EXAME
MUSCULOESQUELÉTICO

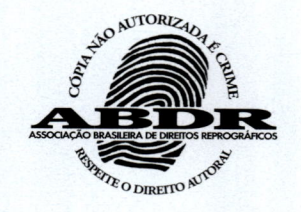

G878   Gross, Jeffrey
        Exame musculoesquelético / Jeffrey Gross, Joseph Fetto e Elaine Rosen;
        trad. Jacques Vissoky. 2.ed. – Porto Alegre : Artmed, 2005.

        ISBN 978-85-363-0458-8

        1. Sistema muscoesquelético – Exames. I. Fetto, Joseph. II. Rosen, Elaine.
III. Título.

                                                            CDU 616.7/.769

Catalogação na publicação: Mônica Ballejo Canto – CRB 10/1023

EXAME MUSCULOESQUELÉTICO

2ª Edição

Jeffrey M. Gross, MD
Clinical Associate Professor of Rehabilitation Medicine
New York University School of Medicine
Medical Director
Union Square Rehabilitation and Sports Medicine
New York, New York

Joseph Fetto, MD
Associate Professor of Orthopedic Surgery
New York University School of Medicine
Director of Orthopedic Surgery
Manhattan V.A. Medical Center
New York, New York

Elaine Rosen, PT, DHSc, OCS
Associate Professor of Physical Therapy,
Hunter College
City University of New York
Partner
Queens Physical Therapy Associates
Forest Hills, New York

Tradução

Jacques Vissoky
Médico. Mestre em Biociências

Reimpressão 2008

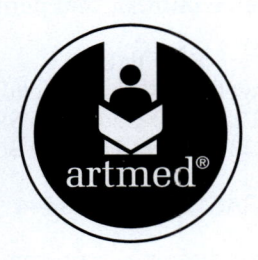

artmed®

2005

Obra originalmente publicada sob o título *Musculoskeletal Examination, Second Edition*
ISBN 0-632-04558-2

© 2002 by Jeffrey M. Gross, Joseph Fetto, and Elaine Rosen

Tradução autorizada por Blackwell Publishing Ltd., Oxford

Traduzido por Artmed Editora S.A. a partir do original em língua inglesa.
A precisão da tradução é de inteira responsabilidade de Artmed Editora S.A.
e não recairá na Blackwell Publishing Ltd.

Capa
Mário Röhnelt

Preparação do original
Jaqueline Cappellari

Leitura final
Bianca Franco Pasqualini

Supervisão editorial
Cláudia Bittencourt

Projeto e editoração
Armazém Digital Editoração Eletrônica – Roberto Vieira

Reservados todos os direitos de publicação, em língua portuguesa, à
ARTMED® EDITORA S.A.
Av. Jerônimo de Ornelas, 670 - Santana
90040-340 Porto Alegre RS
Fone (51) 3027-7000 Fax (51) 3027-7070

É proibida a duplicação ou reprodução deste volume, no todo ou em parte,
sob quaisquer formas ou por quaisquer meios (eletrônico, mecânico, gravação,
fotocópia, distribuição na Web e outros), sem permissão expressa da Editora.

SÃO PAULO
Av. Angélica, 1091 - Higienópolis
01227-100 São Paulo SP
Fone (11) 3365-1100 Fax (11) 3667-1333

SAC 0800 703-3444

IMPRESSO NO BRASIL
PRINTED IN BRAZIL

Agradecimentos

Não teria sido possível escrever este livro sem o insuperável apoio e a compreensão de minha esposa, Elizabeth, e de meus filhos, Tyler e Preston. Também gostaria de agradecer a meus pais, Malcolm e Zelda Gross, e aos professores Dr. Joseph Goodgold, Dr. Bruce Grynbaum, Dr. Howard Thistle e Dr. Matthew Lee pela orientação e pelos esforços que me dedicaram.

J.G.

Agradeço a minha esposa e a minha família por sua compreensão, paciência, apoio e amor.

J.F.

A meu marido, Jed, por sua paciência ilimitada, compreensão e encorajamento.

A minha sócia e amiga, Sandy, por estar por perto sempre que precisei.

A minha família pelo apoio; e a meus muitos pacientes, colegas e amigos que me ajudaram a crescer.

E.R.

Sumário

Como usar este livro 9

1. **Introdução** 11
2. **Conceitos básicos do exame físico** 25
3. **Panorama da coluna e da pelve** 43
4. **A coluna cervical e a coluna torácica** 47
5. **A articulação temporomandibular** 93
6. **A coluna lombossacra** 107
7. **Panorama da extremidade superior** 151
8. **O ombro** 153
9. **O cotovelo** 205
10. **O punho e a mão** 241
11. **O quadril** 299
12. **O joelho** 343
13. **O tornozelo e o pé** 385
14. **A marcha** 435

Apêndices 447
Referências 451
Índice 455

Como usar este livro

Exame musculoesquelético pode ser usado tanto como um livro-texto quanto como uma referência geral nas técnicas de exame médico. Este livro representa os esforços de autoria conjuntos de um fisiatra, um ortopedista e um fisioterapeuta e apresenta a informação em um formato claro e conciso, livre de quaisquer tendências profissionais que reflitam a preferência individual de cada especialidade. A importância disso será evidenciada ao levarmos o leitor por cada região anatômica e ao delinearmos o exame básico. Estão incluídas nos capítulos as anormalidades encontradas com maior freqüência ao se executar um determinado exame.

O livro está organizado em seções anatômicas regionais, incluindo coluna e pelve, bem como extremidade superior e extremidade inferior. Ele inicia com dois capítulos sobre as estruturas do sistema musculoesquelético, discutindo os conceitos básicos e as partes do exame musculoesquelético. O capítulo final descreve o exame da marcha e da postura.

Cada capítulo principal está organizado de maneira idêntica:

- Panorama da região anatômica
- Observação do paciente
- Exame subjetivo
- Palpação suave
- Pontos-gatilho (quando houver)
- Teste dos movimentos ativos
- Teste dos movimentos passivos
- Movimentos fisiológicos
- Teste da mobilidade
- Teste contra resistência
- Exame neurológico
- Padrões de dor referida
- Testes especiais
- Incidências radiológicas

No segundo capítulo, Conceitos Básicos do Exame Físico, fornecemos uma estrutura para a execução do exame físico, começando com a observação e terminando com a palpação. Entretanto, em cada capítulo de anatomia regional, a palpação segue a observação e o exame subjetivo, precedendo todas as outras seções. Por motivo de espaço, consideramos importante discutir cada região e suas estruturas anatômicas especiais tão logo quanto possível. Sendo assim, evitamos a repetição, provemos a anatomia logo no começo de cada capítulo e permitimos que cada estrutura seja visualizada se lêem as seções subseqüentes sobre o exame. Dessa forma, esperamos que isso reforce a anatomia e que auxilie o leitor a aplicá-la à função e a aplicar a função aos achados de seu exame físico.

Cada capítulo inclui um número generoso de desenhos originais, muitos deles em duas cores. Tais desenhos explicam, de forma clara, como executar cada técnica de exame. Foram incluídas 32 radiografias e ressonâncias magnéticas para auxiliar na anatomia radiológica. Paradigmas e tabelas fornecem informação adicional para facilitar a compreensão de como e por que cada técnica de exame deve ser utilizada.

A utilização de *Exame musculoesquelético* como guia e referência fará com que o leitor seja capaz de executar o exame básico completo e compreender as anormalidades comuns e seu significado patológico. Desse modo, esperamos que nossos leitores ganhem a apreciação da relação íntima entre a estrutura e a função dos componentes do sistema musculoesquelético. Tal compreensão permitirá que qualquer leitor faça um diagnóstico correto e um plano terapêutico bem-sucedido para cada paciente.

Introdução

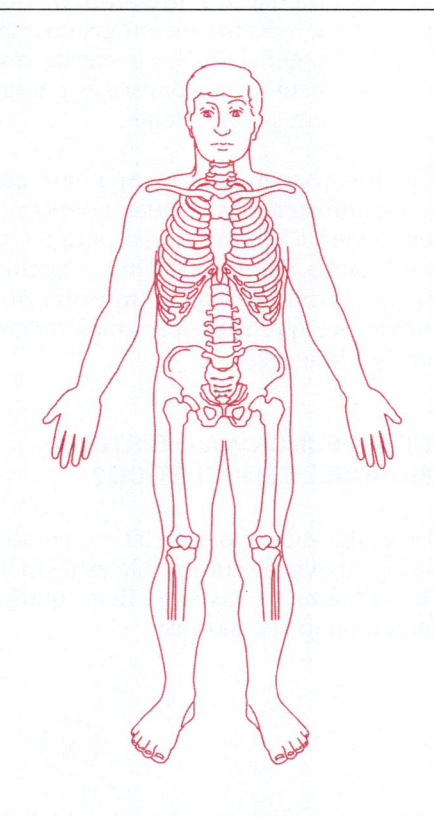

A intenção deste livro é proporcionar ao leitor um conhecimento completo da anatomia regional e das técnicas do exame físico. A segunda e igualmente importante intenção é descrever um método para interpretação e aplicação lógica do conhecimento obtido a partir de um exame físico.

O QUE É UM EXAME FÍSICO?

O exame físico é a inspeção, palpação, medida e ausculta do corpo e suas partes. É o passo que se segue à tomada da história de um paciente, precedendo a solicitação de testes laboratoriais no processo diagnóstico.

QUAL É O PROPÓSITO DO EXAME FÍSICO?

O exame físico possui dois propósitos distintos. O primeiro é localizar uma queixa, ou seja, associar a queixa a uma região específica e, se possível, a uma estrutura anatômica específica. O segundo é qualificar as queixas de um paciente. Todavia, qualificar a queixa envolve descrever seu caráter (p. ex., vaga, em pontada, etc.), quantificar sua gravidade (p. ex., escala visual analógica; graus I, II, III) e definir sua relação com o movimento e com a função.

QUAL É A UTILIDADE DO EXAME FÍSICO?

Relacionando as queixas de um paciente a uma estrutura anatômica, o exame físico torna compreensível a história e os sintomas de um paciente. Isso, contudo, pressupõe que o examinador possua um conhecimento profundo da anatomia. Também é necessária uma metodologia para análise lógica e aplicação das informações obtidas a partir da história e do exame físico de um paciente. Tal metodologia é derivada de uma filosofia clínica baseada em conceitos específicos. Esses conceitos incluem:

1. O conhecimento da estrutura de um sistema e a compreensão de sua função. Sendo assim,

será possível predizer como o sistema ficará vulnerável à degradação e à falência (lesão).
2. Um sistema biológico não é diferente de um sistema inorgânico e está sujeito às mesmas leis da natureza (física, mecânica, engenharia, etc.). Entretanto, o sistema biológico, diferentemente do sistema inorgânico, tem o potencial não apenas de responder, mas também de se adaptar às mudanças que ocorrem em seu ambiente.

Tais conceitos formam a base para o entendimento das informações obtidas no exame físico. Eles também levam a um raciocínio para o tratamento e para a reabilitação das lesões. Uma correlação desse tipo de análise torna possível a antecipação das lesões. Isso, por sua vez, permite um planejamento proativo na prevenção de lesões.

COMO FUNCIONA O SISTEMA MUSCULOESQUELÉTICO?

O sistema musculoesquelético, como qualquer sistema biológico, não é estático. Ele está em um estado de equilíbrio dinâmico constante. Esse equilíbrio, por sua vez, é denominado homeostase.

Assim, quando sujeitado a uma força ou a um estresse externo, o sistema biológico irá responder de maneira muito específica. Diferentemente do sistema inorgânico (p. ex., a asa de um avião que está fadada a falhar após um número previsível de ciclos de carga), o sistema biológico irá tentar restabelecer um estado de equilíbrio em resposta a uma mudança que tenha ocorrido no seu ambiente. Ao fazê-lo, o sistema biológico irá experimentar um dos três possíveis cenários: adaptação (estabelecimento com êxito de um novo estado de equilíbrio sem colapso), colapso temporário (lesão) ou colapso definitivo (morte). Tais cenários podem ser graficamente expressos. Qualquer sistema pode receber estresse por meio de um dos dois seguintes modos: carga única aguda supratolerância ou carga repetitiva crônica submáxima (Figura 1.1). No primeiro modo, o sistema que falha de forma aguda é incapaz de resistir à carga aplicada. No segundo modo, o sistema irá funcionar até que seja alcançado algum limite de fadiga, no qual irá ocorrer uma falha com o decorrer do tempo. No sistema biológico, qualquer modo de falha irá iniciar uma resposta protetora-curativa, denominada reação inflamatória. A reação inflamatória é composta por componentes celulares e humorais, cada qual iniciando uma série complexa de respostas neurológicas e celulares à lesão. Uma consequência importante da reação inflamatória é a produção de dor. O único propósito da dor é chamar

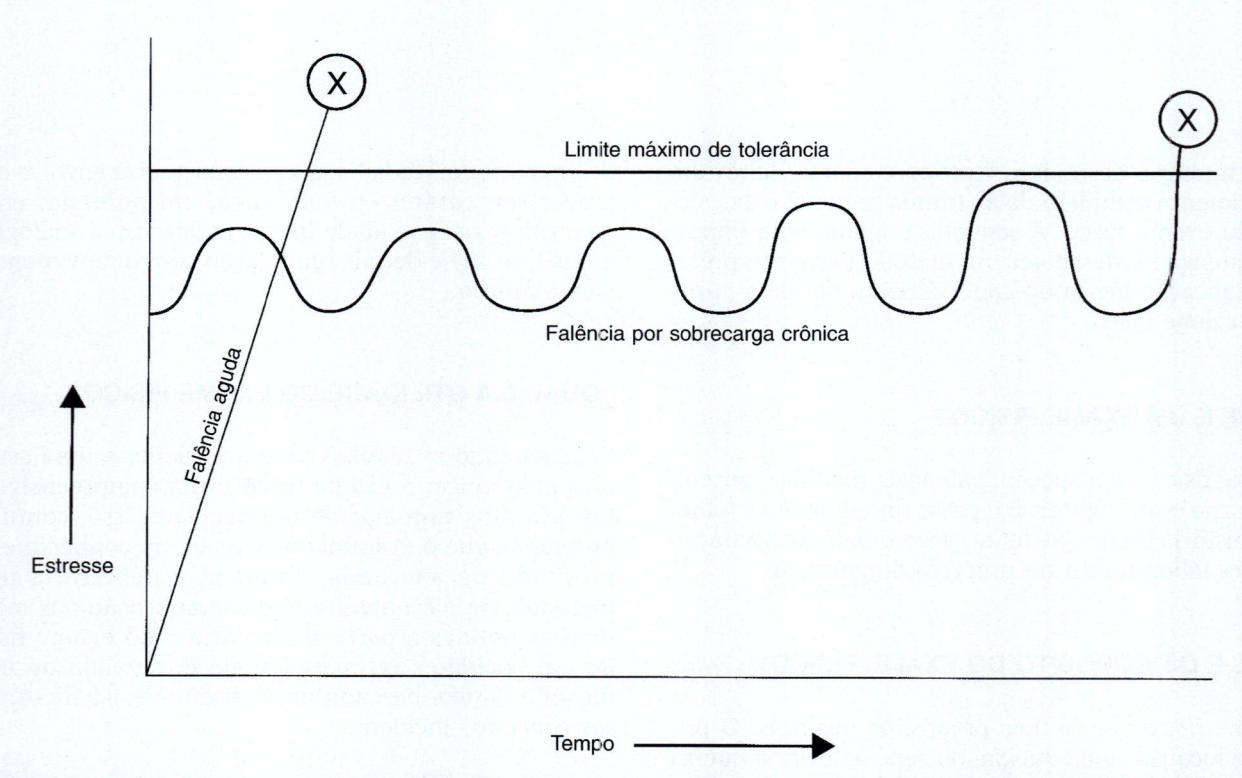

FIGURA 1.1 Os sistemas biológicos, tal como os sistemas inorgânicos, podem falhar de duas maneiras: por meio de um estresse único supramáximo agudo ou de cargas repetitivas submáximas crônicas.

atenção para o local da lesão. A dor pode prevenir a ocorrência de lesão, causando, portanto, atitude protetora e uso limitado da estrutura lesionada. A resposta inflamatória é também caracterizada por vascularização aumentada e edema no local da lesão. Essas são causas dos sinais físicos comumente observados, associados ao local da lesão (p. ex., vermelhidão e calor).

Entretanto, o problema com a dor é que, embora proteja o local (a remoção consciente ou inconsciente do estresse de uma área lesionada), ela permite que ocorra o processo curativo removendo estímulos dinâmicos do sistema biológico. Essa remoção de estímulos (repouso) promove a deterioração do limite de tolerância de um sistema a um limiar mais baixo. Dessa forma, quando a lesão estiver resolvida, todo o sistema, embora "curado", pode, na realidade, estar mais vulnerável a uma nova lesão do que quando estímulos "normais" forem aplicados às estruturas recentemente reparadas. Isso faz com que se inicie o "ciclo vicioso da lesão" (Figura 1.2).

O cenário no qual o sistema biológico se adapta com sucesso ao novo ambiente antes que a falência ocorra vai de encontro a essa situação, representando o condicionamento de um sistema biológico. O resultado é hipertrofia, função aumentada e um conseqüente aumento no limite de tolerância do sistema. O conceito aqui ilustrado se dá porque o limite de tolerância do sistema biológico irá adaptar-se às crescentes demandas se estas forem aplicadas dentro de determinada freqüência, intensidade e duração dentro da capacidade de adaptação do sistema (Figura 1.3).

Por conseguinte, durante o exame físico, uma simetria deverá ser notada e analisada, representando a adaptação ou o descondicionamento de um dado sistema. Qualquer desses princípios fundamentais, sob os quais o sistema musculoesquelético funciona, torna possível organizar a informação obtida a partir de um exame físico e de uma história em categorias gerais ou condições patológicas (trauma, condições inflamatórias, metabólicas, etc.), assim como os subconjuntos dessas condições (tendinites, lesões ligamentares, artrite, infecção, etc.). A partir dessa abordagem, podem ser formuladas generalizações, chamadas paradigmas. Esses paradigmas promovem uma visão holística dos sinais e dos sintomas de um paciente. Dessa maneira, os diagnósticos são obtidos com base na análise de uma inteira constelação de sinais e sintomas que o paciente apresenta. Esse método, baseado em múltiplos fatores e em sua inter-relação, em vez de basear-se em uma única informação, como em um sintoma de estalido ou edema, garante um grau maior de exatidão ao se formular um diagnóstico.

O QUE SÃO PARADIGMAS?

Os paradigmas são instantâneos de apresentação clássica de várias categorias de doenças. Eles são, como os clínicos do século XIX diriam, *augenblick*, uma impressão de um paciente em um piscar de olhos (Tabela 1.1). A partir de tal impressão, uma comparação é feita com um paciente idealizado, para avaliar congruências ou disparidades. Um paradigma para osteoartrite é, por exemplo, um paciente do sexo masculino, trabalhador braçal, com pelo menos 50 anos, cujas queixas incluem dor assimétrica e envolvem articulações maiores e cujos sintomas estão na proporção de suas atividades. Outro exemplo de um paradigma poderia ser a artrite reumatóide. Esse paradigma descreveria uma paciente entre 20 e 40 anos, com queixas de rigidez matinal simétrica envolvendo as pequenas articulações das mãos, edema, febre e rigidez diminuindo com a atividade.

Os paradigmas também podem ser criados para tecidos específicos (p. ex., articulações, tendões, músculos, etc.). O paradigma para uma condição articular

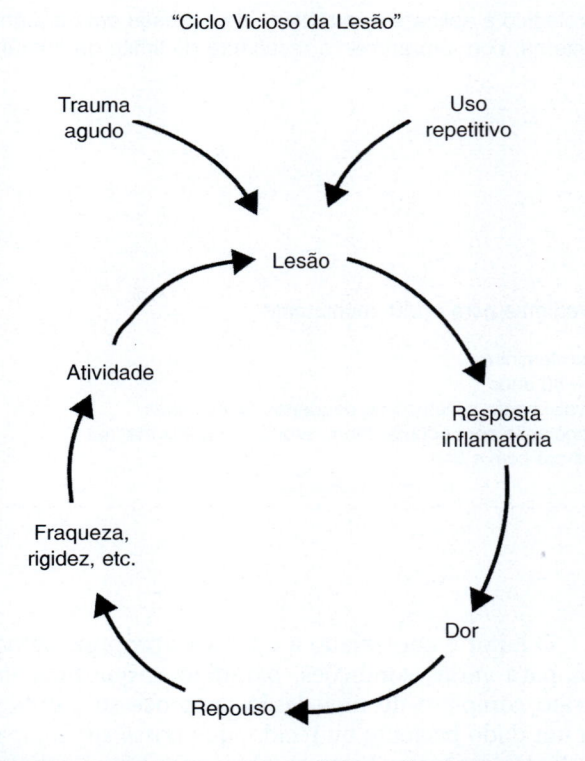

FIGURA 1.2 O "ciclo vicioso da lesão" resulta de uma nova lesão de um sistema vulnerável e recentemente traumatizado. Essa vulnerabilidade aumentada ocorre devido a uma diminuição do limite de tolerância do sistema como resultado da adaptação a um nível menor de demanda durante o período de repouso exigido pela dor.

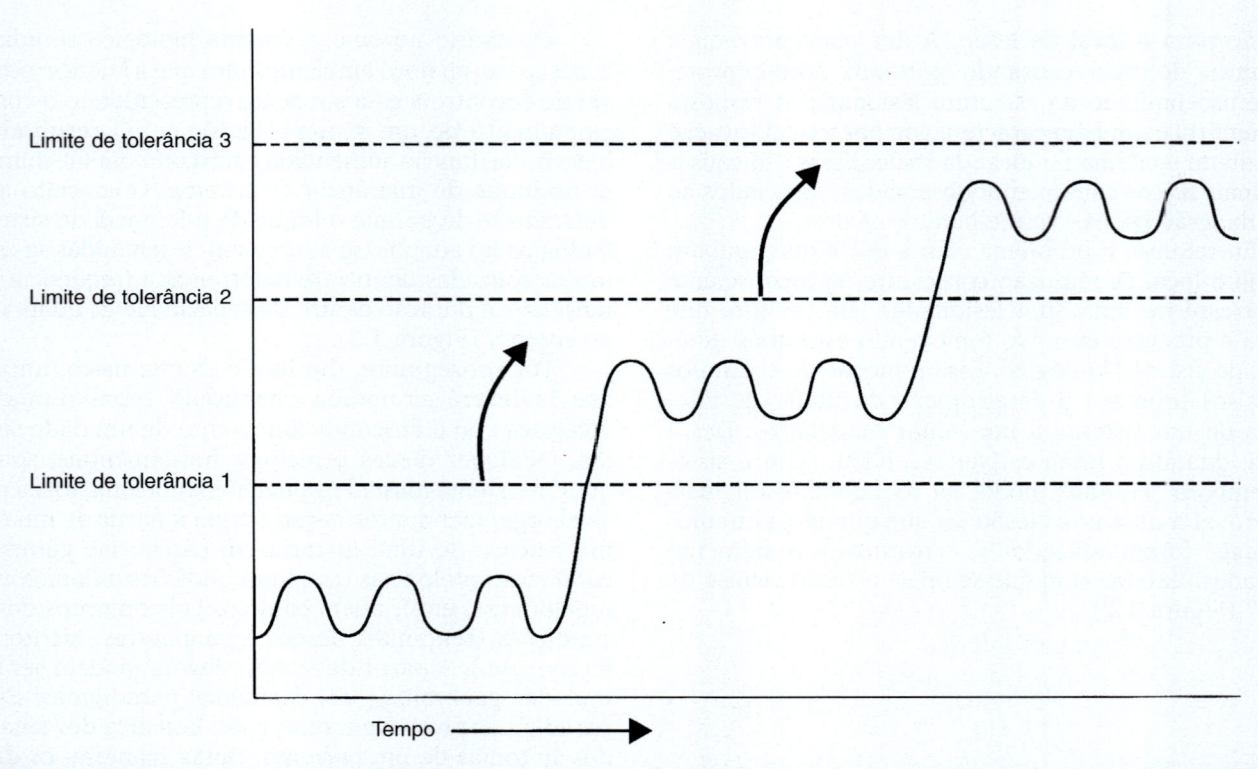

FIGURA 1.3 Condicionamento é a adaptação de determinado sistema biológico à aplicação controlada de estresse em freqüência, intensidade e duração crescentes dentro do limite de tolerância do sistema, com um aumento resultante do limite de tolerância desse sistema.

Tabela 1.1
Paradigmas para osteoartrite e artrite reumatóide

Paradigma para osteoartrite	Paradigma para artrite reumatóide
Sexo masculino Trabalhador braçal + 50 anos Envolvimento de articulações grandes Envolvimento assimétrico Dor proporcional à atividade	Sexo feminino 20 – 40 anos Envolvimento simétrico de pequenas articulações Associação com edema, febre, erupção, rigidez matinal Melhora com o uso

como a osteoartrite seria dor bem-localizada, edema, rigidez em posturas sedentárias e dor que aumenta na proporção da atividade. Já um paradigma para inflamação tendínea branda (tendinite) poderia ser uma rigidez dolorosa após postura sedentária que é aliviada com atividade e esforço leve. Um paradigma para lesão ligamentar, por sua vez, incluiria história de evento traumático específico, junto com a resultante perda de estabilidade articular demonstrada em carga tênsil ativa e passiva na articulação.

O leitor é encorajado a criar seus próprios paradigmas para várias condições, paradigmas que incluam o retrato completo de uma lesão ou processo patológico em um dado paciente ou tecido, que possa ser comparado. Nesse processo, torna-se óbvio que não é suficiente limitar a experiência à localização das queixas em uma região anatômica. É também necessário ser capaz de discriminar o envolvimento de estruturas específicas que possam estar em proximidade dentro daquela região (p. ex., bolsas e tendões por sobre uma articulação).

Conclui-se, por conseguinte, que um exame físico acurado é absolutamente crítico ao processo de diagnóstico, como também uma história completa e detalhada sobre as queixas do paciente. Um exame físico minucioso demanda um profundo conhecimento e familiaridade com a anatomia e a função.

QUAIS SÃO OS COMPONENTES DO SISTEMA MUSCULOESQUELÉTICO?

O sistema musculoesquelético é composto de ossos, cartilagem, ligamentos, músculos, tendões, sinóvias, bolsas e fáscias. Tal sistema é derivado embriologicamente a partir do mesênquima, sendo composto de tecidos conjuntivos duros e moles. Esses tecidos desenvolveram-se para servir a duas funções básicas: integridade estrutural e mobilidade estável. Os tecidos são materiais compostos feitos de células a partir da matriz extracelular.

O colágeno, uma longa proteína linear (Figura 1.4A), é o mais abundante dos materiais extracelulares encontrados nos tecidos conjuntivos. A fundação do colágeno é uma seqüência repetitiva de aminoácidos que formam cadeias polipeptídicas. Então, três dessas cadeias são trançadas juntas para formar uma banda helicoidal tripla denominada tropocolágeno. Essas bandas unem-se para formar microfibrilas, estruturas lineares longas especificamente feitas para suportar a carga tênsil. As microfibrilas são unidas por ligações cruzadas químicas, formando as fibras de colágeno. O grau da ligação cruzada determina as propriedades físicas de uma fibra colágena específica. Quanto mais ligações cruzadas houver, mais rígida será a fibra. O grau de ligação cruzada do colágeno é, em parte, genética e metabolicamente determinado. Isso explica por que algumas pessoas são muito mais flexíveis que outras. A vitamina C é crítica para a formação de ligações cruzadas. Assim, o escorbuto, uma expressão clínica de deficiência vitamínica, é caracterizado por "tecidos fracos". A hipermobilidade das articulações (p. ex., capacidade de estender os polegares até os antebraços, habilidade de hiperestender os joelhos e os cotovelos e excessiva pronação subtalar com pés planos) é uma manifestação da ligação cruzada do colágeno geneticamente determinada (Figura 1.4B).

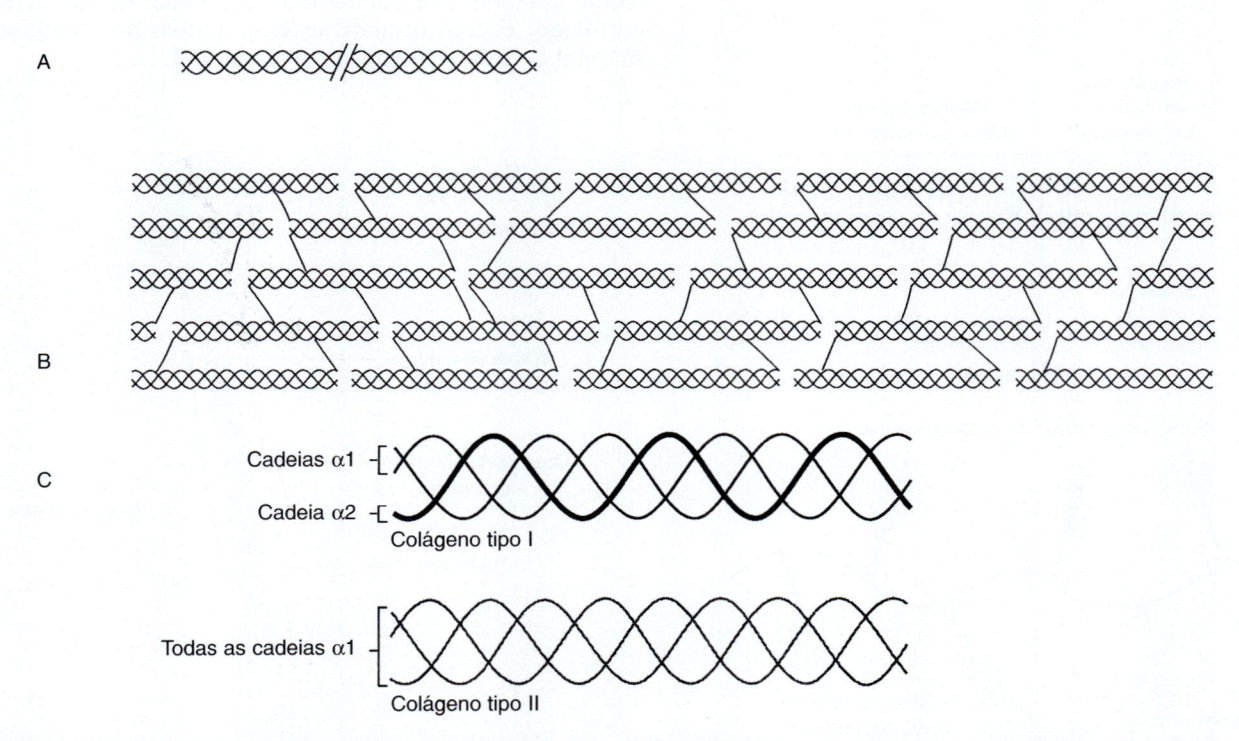

FIGURA 1.4 (A) O colágeno é uma proteína linear feita de cadeias alfa que se espiralam em uma hélice tripla. (B) As fibrilas de colágeno são formadas pela ligação cruzada de proteínas de monômero de colágeno. (C) Os diferentes tipos de colágeno são determinados pelo número de monômeros de colágeno alfa-1 e alfa-2 que se unem para formar uma molécula de colágeno de tripla hélice. Por exemplo, duas cadeias alfa-1 e uma cadeia alfa-2, que se unem para formar uma hélice tripla, formam o colágeno tipo I, que é encontrado no osso, no tendão, no ligamento, na fáscia, na pele, nas artérias e no útero. O colágeno tipo II, encontrado na cartilagem articular, contém três cadeias alfa-1. Há pelo menos 12 tipos diferentes de colágeno.

Existem diferentes tipos de colágeno para diferentes categorias de tecidos. Esses tipos são definidos pela composição específica das cadeias de polipeptídeos que formam as bandas das moléculas de colágeno. O colágeno tipo I é encontrado no tecido conjuntivo, como em ossos, os tendões e os ligamentos. O tipo II é encontrado unicamente na cartilagem articular hialina. Entretanto, também existem outros tipos de colágeno (Figura 1.4C).

Se o colágeno representa a fibra na estrutura composta do tecido conjuntivo, a substância basal representa o "enchimento" entre as fibras. Os principais componentes da substância basal são os agregados de macromoléculas de poliglicanos. Um exemplo de tal macromolécula é o proteoglicano do ácido hialurônico, encontrado na cartilagem articular. O ácido hialurônico é uma molécula com mais de 1 milhão de dáltons. Essa molécula é composta de um longo eixo central, a partir do qual são projetadas muitas cadeias protéicas laterais, contendo radicais sulfato carregados negativamente. Pode ser melhor visualizada como uma escova de pêlos arrepiados a partir dos quais inúmeros pêlos menores se projetam (Figura 1.5). Esses radicais sulfato fortemente negativos tornam a molécula do ácido hialurônico altamente hidrofílica (atrai água). Tal capacidade de atrair e reter água permite que a substância basal do tecido conjuntivo funcione como uma excelente superfície de apoio hidrostático que resiste a uma carga de compressão.

A imobilização reduz a difusão e a migração de nutrientes através dos tecidos conjuntivos. Isso compromete a atividade celular e perturba o equilíbrio homeostático normal do colágeno e da substância basal. O resultado é uma atrofia das fibras colágenas e uma diminuição da substância basal (Cantu e Grodin, 2001), com subseqüente deterioração da macrofunção do tecido conjuntivo (p. ex., condromalacia da patela).

Osso

O osso fornece a estrutura do corpo. É o mais duro de todos os tecidos conjuntivos. Um terço do osso é formado de fibras colágenas e dois terços, de sais minerais, primariamente hidroxiapatita de cálcio. O osso forma-se em reação ao estresse. Embora geneticamente determinado, o tamanho e a forma de um osso dependem de fatores ambientais para sua expressão completa. Essa resposta do osso à sua história de carga é denominada de lei de Wolff. Existem dois tipos principais de osso: cortical e esponjoso. Todos os ossos são cobertos por um tecido altamente vascularizado e inervado, chamado de periósteo, exceto quando estiver dentro da cavidade sinovial de uma articulação (Figura 1.6).

FIGURA 1.5 O agregado de proteoglicanos é formado em uma espinha de ácido hialurônico e tem o aspecto de uma escova peluda.

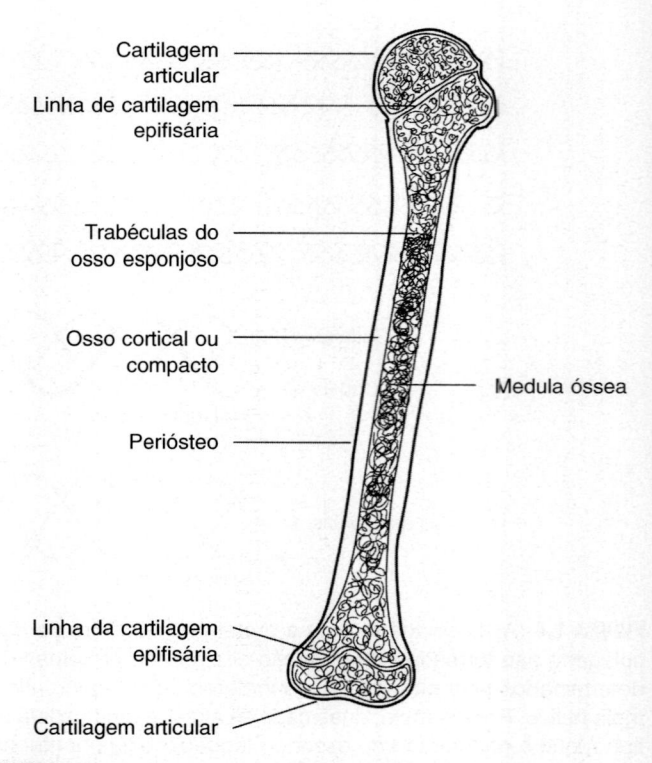

FIGURA 1.6 A estrutura de um osso longo típico.

O osso cortical é muito denso, altamente calcificado e especialmente construído para resistir a cargas de compressão. Ele também pode resistir a vergaduras tênseis e cargas torcionais, mas com menos firmeza. Isso é uma função direta da ultra-estrutura do osso cortical, que é um composto de fibras colágenas flexíveis e cristais minerais rígidos. O osso cortical é encontrado na diáfise de ossos longos, apresentando uma cavidade central oca, denominada canal medular ou cavidade medular.

Na extremidade dos ossos longos e nos locais de inserção tendínea e ligamentar, os ossos tendem a expandir e o osso cortical torna-se uma estrutura mais porosa, denominada osso esponjoso ou trabecular. As trabéculas dos ossos esponjosos ficam na direção das cargas transmitidas. Elas atuam como condutores de carga a partir da superfície articular até o osso cortical diafisário subjacente. A sobrecarga das trabéculas irá, em uma escala microscópica, duplicar a sobrecarga de um osso inteiro (p. ex., fratura). Essa sobrecarga, devido à inervação existente dentro do osso, dará origem à dor (desconforto artrítico por sobrecarga mecânica secundária à deformidade articular ou erosão da cartilagem articular). A cicatrização resultante dessas microfraturas leva a um aumento do depósito de cálcio, formando esclerose subcondral, que é notada ao redor das articulações em imagens radiológicas, e hipertrofia dos locais estressados, tais como a parte média da diáfise da tíbia, secundariamente a fraturas de estresse que ocorrem pelo sobreuso em corredores de longa distância.

Cartilagem

A cartilagem é um tecido conjuntivo feito de células (condroblastos e condrócitos) que produz uma matriz extracelular de proteoglicanos e fibras colágenas com um alto teor hídrico. A resistência tênsil da cartilagem é determinada pelo componente colágeno, e sua resistência à compressão ocorre devido à capacidade do proteoglicano em atrair e manter a água. Os tipos de cartilagem incluem cartilagem articular ou hialina (Figura 1.7); a fibrocartilagem, que existe nos locais de inserção de ligamentos, tendões e ossos; a cartilagem fibroelástica, encontrada nos meniscos e nos discos intervertebrais; e a cartilagem da placa de crescimento, localizada na fise de ossos imaturos. Com a idade, o conteúdo hídrico da cartilagem tende a diminuir e as ligações cruzadas entre as moléculas de colágeno ten-

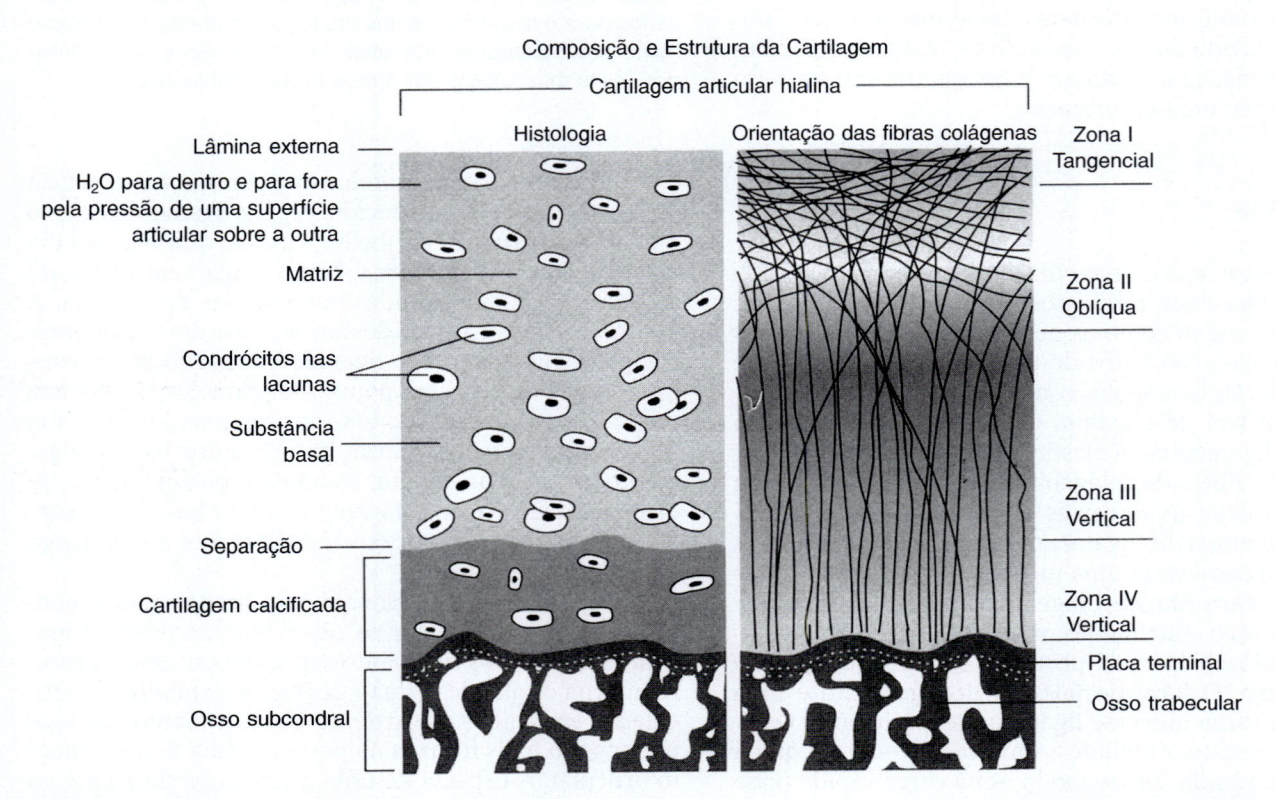

FIGURA 1.7 Composição e estrutura de uma cartilagem articular hialina. A água move-se para dentro e para fora da cartilagem devido à pressão de uma superfície articular na outra e também devido à atração da água pela substância basal. Notar a orientação das fibras de colágeno.

dem a aumentar. O resultado é um tecido cartilaginoso mais quebradiço, menos maleável e menos capaz de resistir a cargas tênseis, torcionais e de compressão. Dessa forma, com a idade, a cartilagem torna-se mais vulnerável a lesões.

A cartilagem articular reveste os espaços nas articulações sinoviais. Ela está ligada ao osso subjacente por uma interdigitação complexa, como um quebra-cabeças. Sua regeneração é lenta e inconsistente em termos de restauração da integridade articular. Ela pode ser substituída por uma fibrocartilagem menos eficiente mecanicamente após a ocorrência de lesões. Não há vasos sangüíneos dentro da cartilagem articular, e a nutrição ocorre somente na dependência da carga e da descarga da articulação, o que permite que nutrientes hidrossolúveis e produtos eliminados entrem e saiam da matriz cartilaginosa através de uma camada de superfície porosa.

A cartilagem fibroelástica do disco intervertebral permite um movimento mínimo entre as vértebras adjacentes, ao mesmo tempo em que fornece absorção a choques. Devido à orientação das fibras, a cartilagem fibroelástica é mais vulnerável à flexão e a forças rotacionais. A cartilagem fibroelástica está também presente nos meniscos do joelho. Aí ela não apenas absorve choques, mas também aumenta a área de superfície articular funcional, promovendo, desse modo, estabilidade extra. Devido ao seu conteúdo de elastina, a cartilagem fibroelástica é resiliente e retorna ao seu formato anterior após uma deformação.

Ligamentos

Os ligamentos são os estabilizadores estáticos das articulações. Eles conectam ossos a ossos (Figura 1.8). Os ligamentos, assim como as outras estruturas capsulares da articulação, são feitos de tecido conjuntivo denso e organizado. Os ligamentos contêm colágeno e uma quantidade variável de elastina. O colágeno fornece força tênsil aos ligamentos. A elastina, por sua vez, prové elasticidade. As fibras de colágeno estão arranjadas mais ou menos paralelas às forças às quais o ligamento deverá resistir. A maioria dos ligamentos e dos tecidos capsulares penetra no osso como uma progressão a partir de fibras colágenas para fibrocartilagem, para cartilagem calcificada e, então, finalmente para osso. Alguns ligamentos (e tendões) ligam-se primeiro ao periósteo, que se liga ao osso. O local de falência do ligamento é uma função da carga que esse ligamento experimenta. Os ligamentos resistem melhor a uma carga lenta do que a uma carga rápida. Desse modo, uma carga rápida pode produzir uma lesão intraligamentar, enquanto um padrão de carga mais lenta gera lesões no nível da interface osso-ligamento ou perto dela.

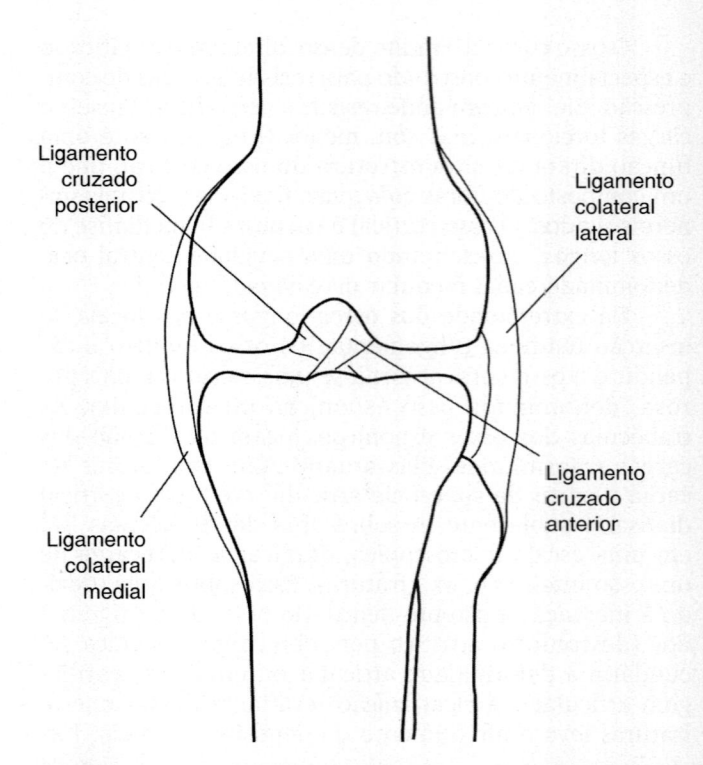

FIGURA 1.8 Os ligamentos do joelho. Como conseqüência da instabilidade inerente da articulação, os ligamentos são necessários para evitar movimentos em todos os planos. Eles agem como estabilizadores primários da articulação e são auxiliados pelos músculos e por outros tecidos conjuntivos.

A elastina é uma proteína que permite a ocorrência de recuo elástico em um tecido. Alguns ligamentos, como o ligamento cruzado do joelho, contêm quase nenhuma elastina. Outros ligamentos, como o ligamento amarelo da coluna, contêm grandes quantidades de elastina. A Figura 1.9 mostra que, devido ao fato de conter mais colágeno que elastina, o ligamento cruzado pode resistir a cargas tênseis com pouco alongamento. Dessa forma, o ligamento cruzado anterior serve ao joelho como uma estrutura de estabilização. Por outro lado, o ligamento amarelo da coluna, composto principalmente de elastina e com pouco colágeno, pode ser bastante estirado antes de romper-se, resistindo somente a uma carga tênsil bastante fraca.

Os ligamentos funcionam para limitar o movimento articular e para guiar os ossos quando estes se movem. Em geral, os ligamentos apresentam uma estrutura interna dupla, de forma que podem estabilizar a articulação em ambos os extremos do movimento. Os ligamentos são mais frouxos na porção média do movimento articular. A cápsula de uma articulação sinovial é na verdade uma estrutura ligamentar fraca. A ruptura de um ligamento pode resultar em uma grave instabilidade articular e em aumento do estresse friccional nas super-

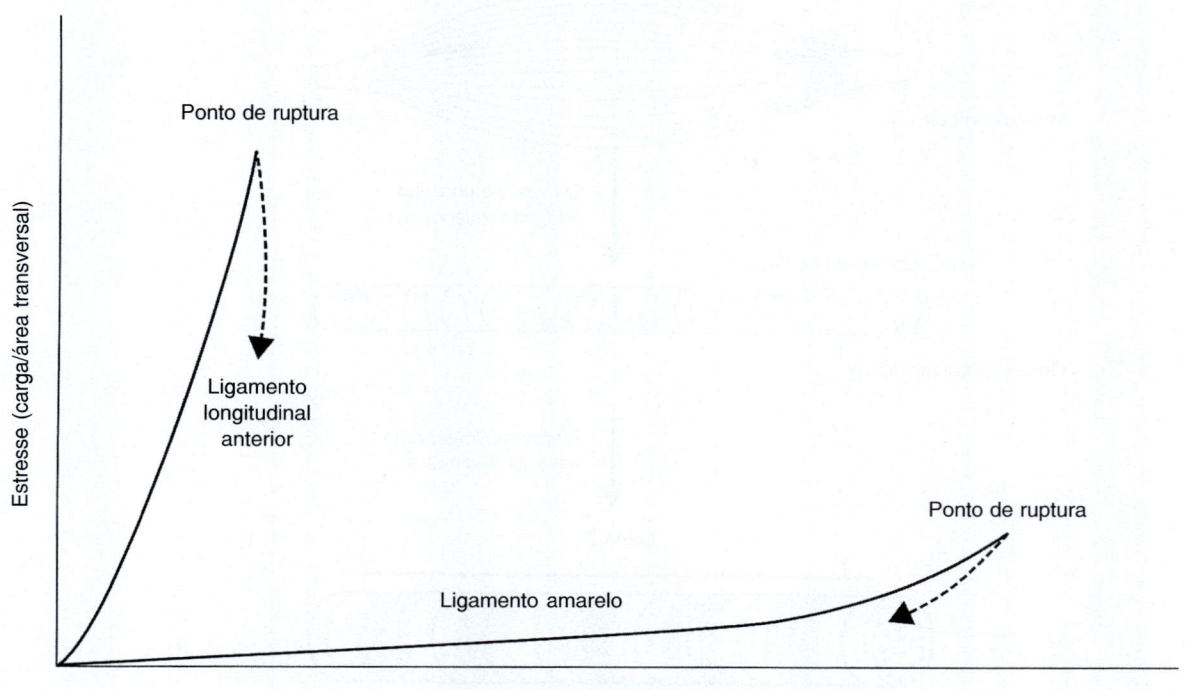

FIGURA 1.9 Resposta mecânica de estresse e estiramento sobre o ligamento longitudinal anterior e sobre o ligamento amarelo. O ligamento cruzado anterior, tendo mais colágeno do que elastina, pode agüentar uma carga maior, mas, antes de se romper, irá estirar-se pouco. Os ligamentos amarelos, tendo mais elastina do que colágeno, podem não tolerar uma carga muito grande, mas podem estirar bastante antes de se romper.

fícies articulares da articulação. Isso irá resultar em osteoartrite prematura. Por outro lado, a perda da lassidão capsular normal por fibrose, após um trauma, irá resultar em uma grave restrição no movimento articular (p. ex., capsulite adesiva pós-traumática do ombro).

Os ligamentos têm pouca vascularização, o que faz com que a cicatrização não seja favorecida. Entretanto, eles apresentam inervação, que pode ser útil para quantificar a intensidade de uma dada lesão ligamentar. Quando a integridade estrutural de um ligamento estiver completamente comprometida (entorse grau III), relativamente pouca dor é produzida ao se tentar estirar o ligamento machucado de modo passivo. Isso ocorre porque nenhuma carga tênsil pode ser criada através de um ligamento completamente rompido. Entretanto, em uma ruptura parcial menos grave (entorse grau I), uma dor intensa e importante será produzida quando a tensão for aplicada através da estrutura lesionada. Tal padrão doloroso paradoxal (menos dor é igual a um entorse mais grave) pode ser um indício diagnóstico significativo, obtido durante o exame físico de um ligamento recentemente lesionado. Isso também tem uma impor-

tância decisiva na definição do prognóstico do paciente e na determinação de um plano de tratamento.

Músculo

O músculo esquelético é um tecido contrátil feito de fibras que contêm proteínas especializadas (Figuras 1.10 e 1.11). Um tecido conjuntivo frouxo conhecido como endomísio preenche o espaço entre essas fibras. Esse tecido liga-se a um tecido conjuntivo mais forte, que envolve as vesículas musculares, conhecido como perimísio. O perimísio, por sua vez, está conectado ao epimísio, que envolve todo o músculo. O epimísio está ancorado aos tecidos fasciais das estruturas vizinhas. Os músculos, por conseguinte, são compostos por dois elementos: tecidos contráteis e tecidos inertes e não-contráteis. As forças geradas pelos músculos são aplicadas ao músculo de forma extrínseca e afetam ambos os tipos de tecido.

Os músculos apresentam em muitos formatos e tamanhos. Alguns estão mostrados na Figura 1.12.

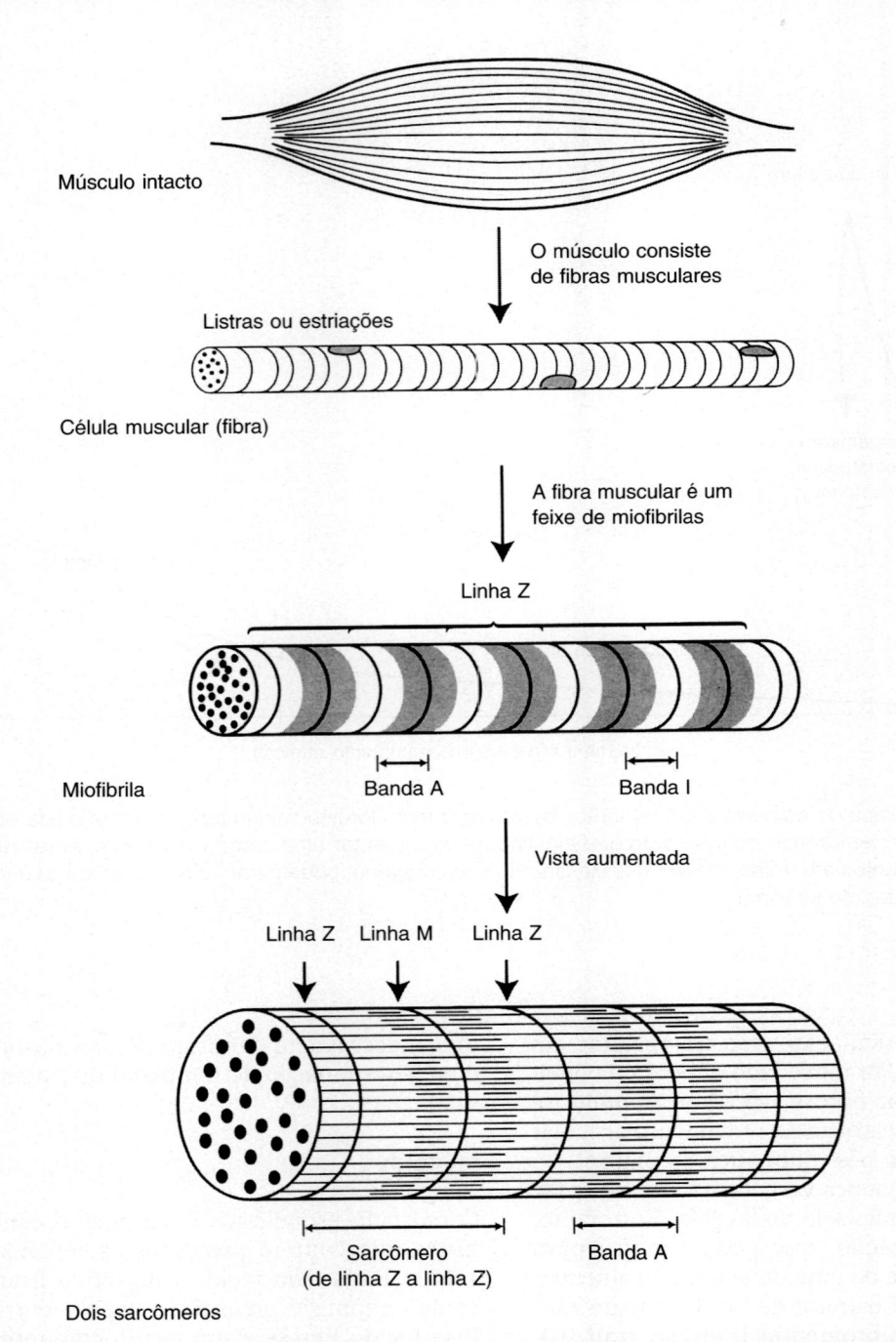

FIGURA 1.10 Vista microscópica do músculo mostrando os padrões repetidos de sarcômeros e fibrilas.

Os músculos contêm três diferentes tipos de fibras: I, IIa e IIb. Eles são definidos pelo maquinário químico usado para gerar trifosfato de adenosina (ATP). A influência genética, o treinamento e a doença neuromuscular podem afetar a composição de um dado músculo com respeito ao tipo de fibra. As características desses vários tipos de fibras estão mostradas na Tabela 1.2.

Os músculos agem movendo partes do corpo ou estabilizando uma determinada articulação. Como estabilizadores articulares dinâmicos, os músculos servem para duplicar a ação estática estabilizadora dos ligamentos. As fibras musculares são capazes de encurtar aproximadamente 50% do seu comprimento original. A tensão desenvolvida por um músculo contraído pode ser

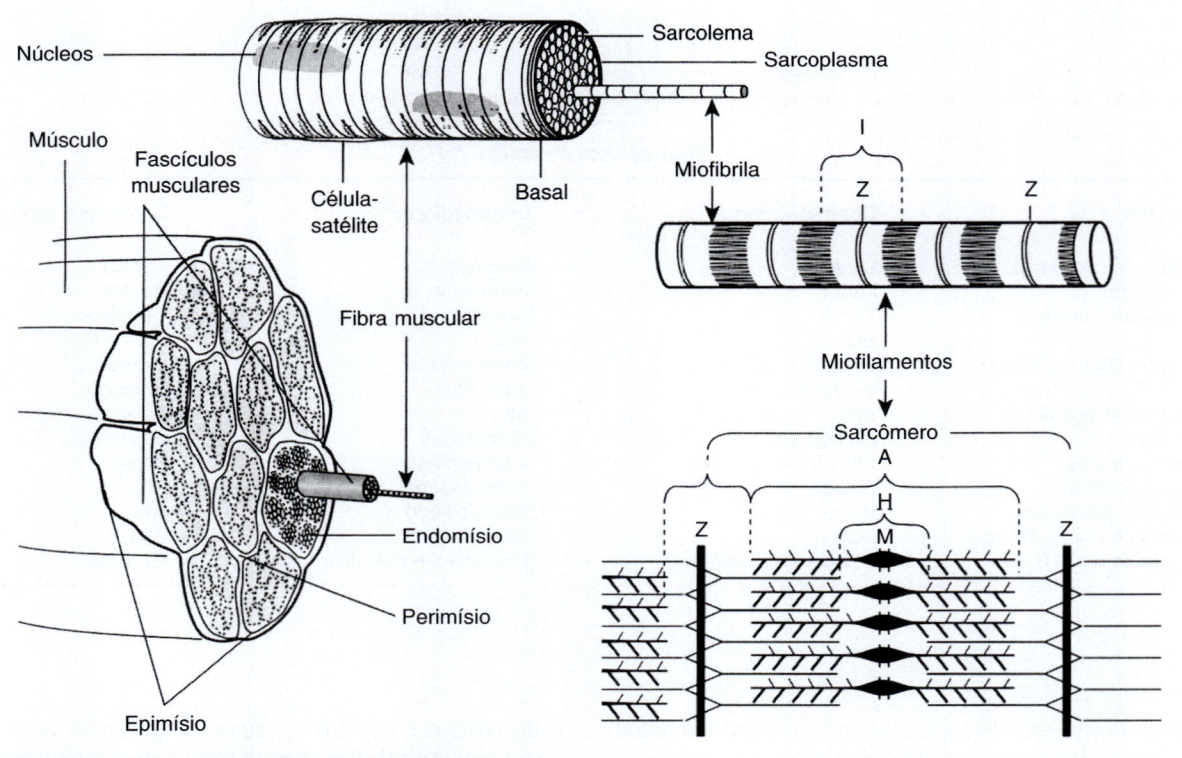

FIGURA 1.11 A organização do tecido muscular esquelético.

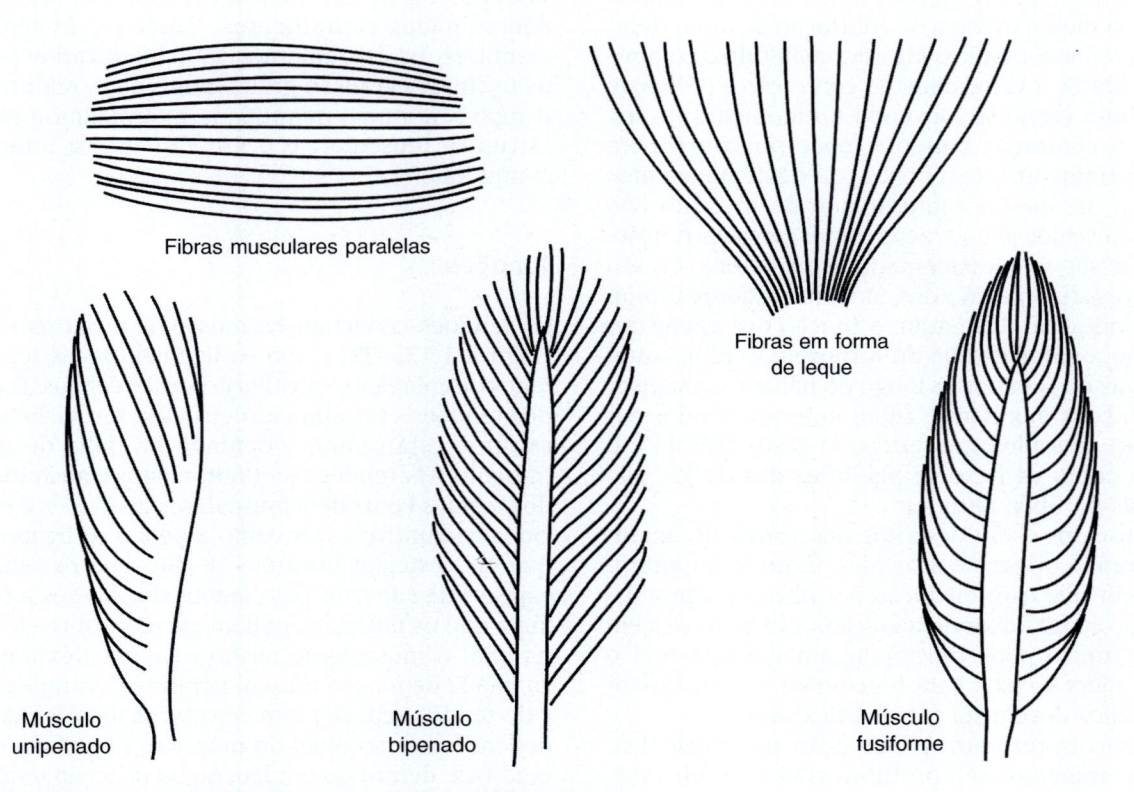

FIGURA 1.12 Diferentes tipos de arranjos dos fascículos musculares.

INTRODUÇÃO Capítulo 1

Tabela 1.2
Características das fibras musculares esqueléticas com base em suas propriedades físicas e metabólicas

	Tipo de fibra muscular		
Propriedade	**Contração lenta**	**Intermediário**	**Contração rápida**
Velocidade de contração	Lenta	Intermediária	Rápida
Taxa de fadiga	Lenta	Intermediária	Rápida
Outros nomes usados	Tipo I	Tipo IIB	Tipo IIA
	SO	FOG	FG
Diâmetro da fibra muscular	Pequeno	Intermediário	Grande
Cor	Vermelha	Vermelha	Branca
Conteúdo de mioglobina	Alto	Alto	Baixo
Mitocôndrias	Numerosas	Numerosas	Escassas
Enzimas oxidativas	Alto	Intermediário	Baixo
Enzimas glicolíticas	Baixo	Intermediário	Alto
Conteúdo de glicogênio	Baixo	Intermediário	Alto
Atividade da miosina ATPase	Baixa	Alta	Alta
Principal fonte de ATP	Fosforilação oxidativa	Fosforilação oxidativa	Glicólise

tanto ativa quanto passiva. A tensão ativa é formada pelos componentes contráteis, a actina e a miosina. A tensão passiva resulta das propriedades elásticas dos tecidos contráteis dentro do músculo.

A força do músculo é proporcional à sua área transversal e à sua massa. A força de contração de um músculo está relacionada a muitos fatores, incluindo o comprimento das fibras, a velocidade de contração e a direção na qual a fibra esteja se movendo no momento de sua contração. A contração muscular pode ser concêntrica (ou de encurtamento), excêntrica (ou de alongamento) e isométrica, na qual o comprimento do músculo não muda. Os músculos são caracterizados por sua função. Os agonistas são os movimentadores primários. Os antagonistas resistem à ação dos movimentadores primários, e os sinergistas sustentam a função dos agonistas. Por exemplo, na dorsiflexão do tornozelo, o tibial anterior é o agonista. O extensor longo do hálux e o extensor longo dos dedos auxiliam o tibial anterior, sendo, por conseguinte, músculos sinergistas. O gastrocnêmio e o sóleo, bem como os flexores plantares dos dedos, são antagonistas do tibial anterior.

Os músculos estão descritos nos textos de anatomia como tendo origens e inserções. É muito importante reconhecer que essa distinção é arbitrária. Um músculo referido como flexor do quadril por levar a coxa em direção ao tronco pode funcionar também trazendo o tronco por sobre a coxa. Para funcionarem normalmente, os músculos devem ser fortes e flexíveis.

No que diz respeito à inervação dos músculos, exceto pelas camadas mais profundas dos músculos vertebrais, a inervação exata dos músculos dos membros e do tronco é similar entre os indivíduos, com alguma variação. As tabelas que listam a inervação segmentar diferem de um texto para outro. Uma dessas tabelas aparece no apêndice deste livro e deve para ser usada somente como um guia. As lesões dos músculos são denominadas estiramentos. Análogos às lesões ligamentares, os estiramentos são classificados por gravidade em três graus: o grau I indica dano mínimo; o grau II representa uma quantidade intermediária de dano à estrutura muscular; e o grau III indica uma ruptura completa.

Tendões

Os tendões conectam os músculos a outras estruturas (Figura 1.13). Tal como os ligamentos, os tendões são feitos de colágeno, substância basal e células. O colágeno dos tendões está alinhado em uma forma linear muito estrita e está sempre orientado na linha de tração do músculo. Os tendões são feitos para transmitir a força dos tecidos contráteis musculares ao osso e a outros tecidos conjuntivos, tais como a pele e os ligamentos em que eles estejam inseridos. É dito que os tendões são capazes de suportar pelo menos duas vezes a força máxima que os músculos podem exercer sobre eles. A zona na qual o músculo se mistura aos tecidos tendíneos é chamada de junção musculotendínea. As unidades músculo-tendão representam estruturas tênseis. Assim, elas podem falhar ao nível do músculo, na junção musculotendínea, dentro do tendão, ou na inserção tendão-osso. No entanto, a falha costuma ocorrer no ponto de transi-

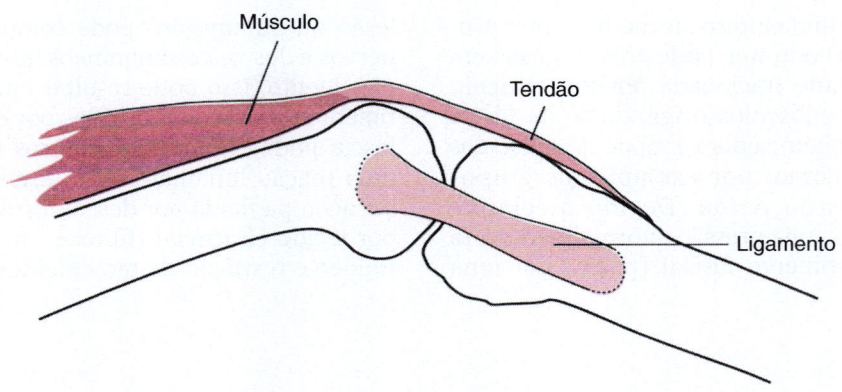

FIGURA 1.13 Um tendão.

ção entre dois materiais diferentes (p. ex., junção musculotendínea). Alguns tendões são envoltos por uma cobertura tubular de paredes duplas, referida como bainha do tendão ou peritendão (p. ex., tendão do calcâneo ou tendões flexores da mão). Essa estrutura é revestida com uma membrana sinovial. A bainha é usada tanto para lubrificar o tendão quanto para guiá-lo em direção à inserção óssea. As bainhas tendíneas fornecem uma via para o movimento deslizante do tendão dentro da bainha. Uma bainha tendínea inflamada pode causar bloqueio ou movimento restrito tal como no dedo-em-gatilho. A inflamação na estrutura do tendão é chamada de tendinite.

Sinóvia e bolsas

O tecido sinovial fica na parte interna das articulações sinoviais e das bolsas. Ele tem duas funções: produzir fluidos lubrificantes e fagocitar (remover) fragmentos estranhos. A sinóvia é altamente vascularizada e inervada. Dessa maneira, quando traumatizado ou inflamado, o tecido sinovial irá rapidamente aumentar e produzir dor significativa.

As bolsas servem para reduzir a fricção. Assim, estão localizadas em áreas com necessidade de movimento entre estruturas muito próximas. Por exemplo, a bolsa do olécrano fica entre o processo do olécrano da ulna e a pele sobre a parte posterior do cotovelo (Figura 1.14). A bolsa subacromial fica entre o arco acromioclavicular (acima) e os tendões do manguito rotador (por baixo). A inflamação sinovial ou da bolsa por trauma, processos inflamatórios ou materiais estranhos é denominada sinovite ou bursite.

Fáscia

Existem três tipos de tecidos fasciais: superficial, profundo e subseroso. A fáscia é composta de tecido conjuntivo frouxo a denso. A fáscia superficial está sob a pele. A fáscia profunda, por sua vez, está sob a superficial e também envolve a cabeça, o tronco e os membros. A fáscia subserosa envolve órgãos no tórax, no abdome e na pelve.

A fáscia superficial contém gordura, vasos sangüíneos e nervos. Ela tem de consistência frouxa e muito fina, estando inserida na superfície inferior da pele.

A fáscia profunda é densa e resistente e possui duas camadas. Ela envolve regiões do corpo, dividindo-se para envolver músculos superficiais como o sartório e o tensor da fáscia lata. O periósteo, o perimísio e o pericôndrio são todos elementos da camada mais interna da fáscia

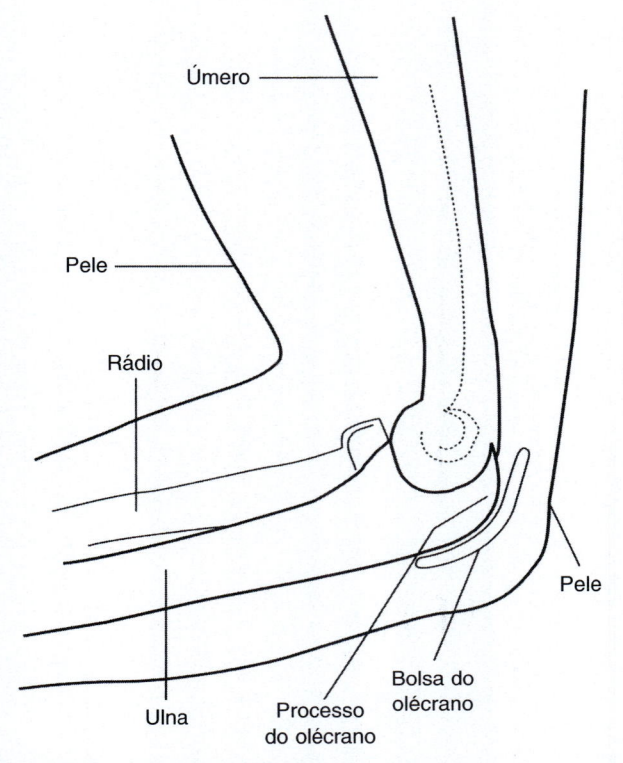

FIGURA 1.14 A bolsa do olécrano fica entre a pele e o processo do olécrano no cotovelo.

profunda. A fáscia profunda interconecta diferentes grupos musculares. Sendo contínua, pode prover tensão em um local distante quando tracionada por um músculo em contração. Alguns músculos originam-se da fáscia profunda. A fáscia também separa grupos de músculos com função similar, como, por exemplo, os grupos flexores e extensores da perna. Devido à relativa inelasticidade da fáscia, uma pressão anormalmente alta dentro de um compartimento fascial (p. ex., por uma lesão ou inflamação) pode comprometer a função dos nervos e dos vasos sangüíneos que atravessam esse compartimento. Isso pode resultar em um sério comprometimento dos tecidos supridos por esses nervos e vasos. A fáscia pode, assim como outros tecidos, experimentar uma reação inflamatória, a fasciíte. Tal condição pode ser acompanhada por desconforto moderado ou grave e por tecido cicatricial (fibrose). A fibrose pode provocar rigidez e restrição de movimentos.

Conceitos básicos do exame físico

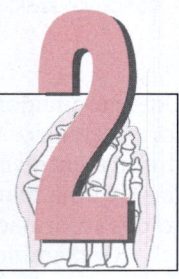

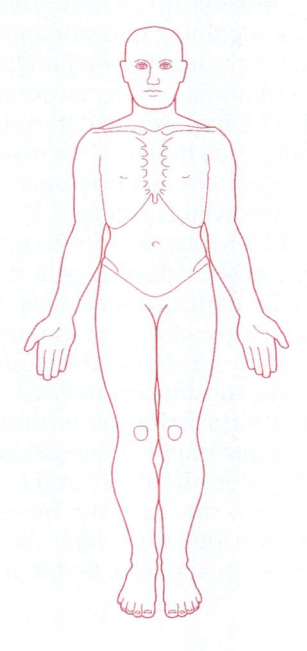

INTRODUÇÃO

A habilidade de examinar uma articulação detalhada e acuradamente é uma parte crítica do processo diagnóstico para o examinador que avalia um problema ortopédico. Para isso, o examinador deve possuir um conhecimento completo de anatomia, biomecânica e cinesiologia, bem como uma compreensão da estrutura, do propósito e da resposta dos vários tecidos. A informação é obtida por meio da observação e da palpação. O examinador deve ser capaz de determinar se a doença é ou não de origem musculoesquelética.

O processo de exame deve ser executado em uma ordem específica e lógica. Essa ordem irá permanecer a mesma, não importando se o examinador está verificando a articulação do ombro ou a coluna vertebral. É importante que o examinador desenvolva o hábito de utilizar um conjunto de seqüências para que ele seja o mais organizado e eficiente possível, evitando a omissão inadvertida de informações.

OBSERVAÇÃO

O exame deve iniciar na sala de espera, antes que o paciente esteja consciente do escrutínio do observador. Podem ser observadas informações com relação ao grau de incapacidade do paciente, ao nível de funcionamento, à postura e à marcha. O examinador deve prestar cuidadosa atenção às expressões faciais do paciente no que diz respeito ao grau de desconforto que ele está experimentando. A observação de como o paciente senta e levanta irá fornecer dados quanto à habilidade de tolerar a flexão e, portanto, ir da flexão à extensão. A observação da marcha dará informações sobre a capacidade de apoio, força de levantar, equilíbrio em relação à passada unilateral e cadência. A informação recolhida nesse curto período pode ser muito útil para que se crie um quadro geral da condição do paciente.

EXAME SUBJETIVO (HISTÓRIA)

O paciente deve ser encaminhado a uma área privada para que seja permitido ao examinador iniciar a parte subjetiva do exame. O paciente irá ficar muito mais confortável e relaxado se lhe for permitido permanecer vestido durante esse exame. O examinador deve prestar atenção nos detalhes do episódio atual, bem como em todos os episódios prévios relatados. O paciente não só merece como irá apreciar a atenção incondicional do examinador, mesmo se for por um curto período de tempo.

Um examinador experiente deve ser capaz de escutar de forma atenciosa seu paciente, ao mesmo tempo em que dirige a entrevista. Perguntas concisas e diretas, realizadas de uma maneira lógica, irão auxiliar no recolhimento das informações apropriadas.

O examinador deve começar a entrevista determinando a história do evento atual. As perguntas devem incluir os seguintes questionamentos: Quando o episódio começou? Qual foi a etiologia (traumática ou insidiosa)? Os sintomas são os mesmos ou possuem maior intensidade? É importante determinar se houve um episódio prévio, e, se houve, é necessário determinar quando ocorreu, qual era sua etiologia, quanto tempo durou e como se resolveu (Quadro 2.1).

É útil lembrar se a dor é constante ou intermitente. Sintomas desencadeados pela mudança de posição podem ser de natureza mecânica. Se os sintomas permanecerem inalterados, sem importar a posição ou a atividade, podem ser de natureza química, secundários à liberação de substâncias nocivas que estão em um nível suficiente para irritar as terminações nervosas. A dor constante que muda de intensidade ou qualidade é considerada intermitente (Cyriax, 1979). É também útil determinar o que faz com que os sintomas melhorem ou piorem e quanto tempo os sintomas permanecem após seu aparecimento. Se um paciente desenvolve dor de forma muito rápida ao executar uma atividade e ela persiste por um longo tempo, o examinador deve considerá-la irritável (Maitland, 2001). É recomendável modificar a porção física do exame de forma a não exacerbar os sintomas. A dor pode ser seguida durante um período de 24 horas. Todavia, deve-se questionar se o paciente melhora ou piora durante o curso do dia. Se o paciente estiver mais rígido pela manhã, ao levantar, ele pode não estar usando um colchão firme, assim como pode estar dormindo em uma posição inapropriada ou ter uma osteoartrite que se apresenta com aumento de rigidez após inatividade prolongada. Uma escala de dor (Escala de Dor de McGill [Melzack, 1975], ou numérica [visual analógica] de 0-10) pode ser usada para compreender de modo mais objetivo a percepção da dor pelo paciente.

Para organizar a informação obtida, é útil usar um desenho do corpo (Figura 2.1). Tal desenho permitirá o registro gráfico para observação e comparação e também o registro de informação de áreas que não a afetada. Se uma área é examinada e for verificado que ela está assintomática (limpa), então, uma marca deve ser colocada sobre aquela área para indicar que ela foi examinada e que se encontra livre de sintomas. Por exemplo, se o paciente apresentar dor no quadril direito no dia do exame inicial, mas retornar com dor no quadril esquerdo duas semanas mais tarde, o examinador pode rapidamente consultar o diagrama para confirmar a história.

A informação recolhida deve ser relacionada com a área primária da queixa e quaisquer áreas associadas. Devem ser notadas áreas de dor irradiada, anestesia ou parestesia. Isso permitirá ao examinador desenvolver um quadro total do problema. E também irá auxiliar para que se verifique a existência de qualquer relação entre as áreas. Por exemplo, se a principal queixa do paciente for de lombalgia e dor no joelho direito, tais sintomas podem ou não ter uma relação direta entre si. Talvez o paciente tenha dor radicular em um padrão L3, ou talvez tenha se machucado em uma queda na qual bateu o joelho ao mesmo tempo em que lesionou as costas. A qualidade ou a descrição da dor (p. ex., em facada ou contínua) por meio das próprias palavras do paciente também deve ser verificada. Se o paciente se queixar de dor em queimação, a raiz nervosa pode estar implicada, enquanto uma sensibilidade profunda pode estar associada com disfunção muscular.

EXAME OBJETIVO

Olho dominante

A exatidão da observação requer o uso de discriminação visual. Isso pode ser obtido com a utilização do olho dominante. A determinação do olho dominante é feita da seguinte forma: o examinador estende ambos os bra-

---

Quadro 2.1

Perguntas típicas para o exame subjetivo

Onde a dor está localizada?
Por quanto tempo o paciente tem sentido dor?
Como a dor começou? Ela é traumática ou insidiosa?
A dor é constante ou intermitente?
Se é intermitente, o que a intensifica ou alivia?
Quão facilmente se produz a queixa?
Descreva a dor (natureza da dor)?
Qual a intensidade da dor (0-10)?
A dor acorda o paciente durante a noite?
Qual a posição de dormir do paciente?
Quais são as atividades de trabalho e lazer do paciente?
Quais tipos de colchão e travesseiro o paciente usa?
A dor muda conforme o dia progride?
O paciente já teve um episódio prévio desse problema?
Se sim, como ele foi tratado?

História patológica pregressa (HPP):
    Revisão abrangente dos sistemas
    Perguntas específicas estão além do alcance deste texto

Medicamentos:
    Está tomando alguma medicação?
    Para qual problema (sintoma) a medicação oferece alívio?

Perguntas especiais:
    Perguntas e preocupações específicas relativas a cada articulação são discutidas em capítulos individuais

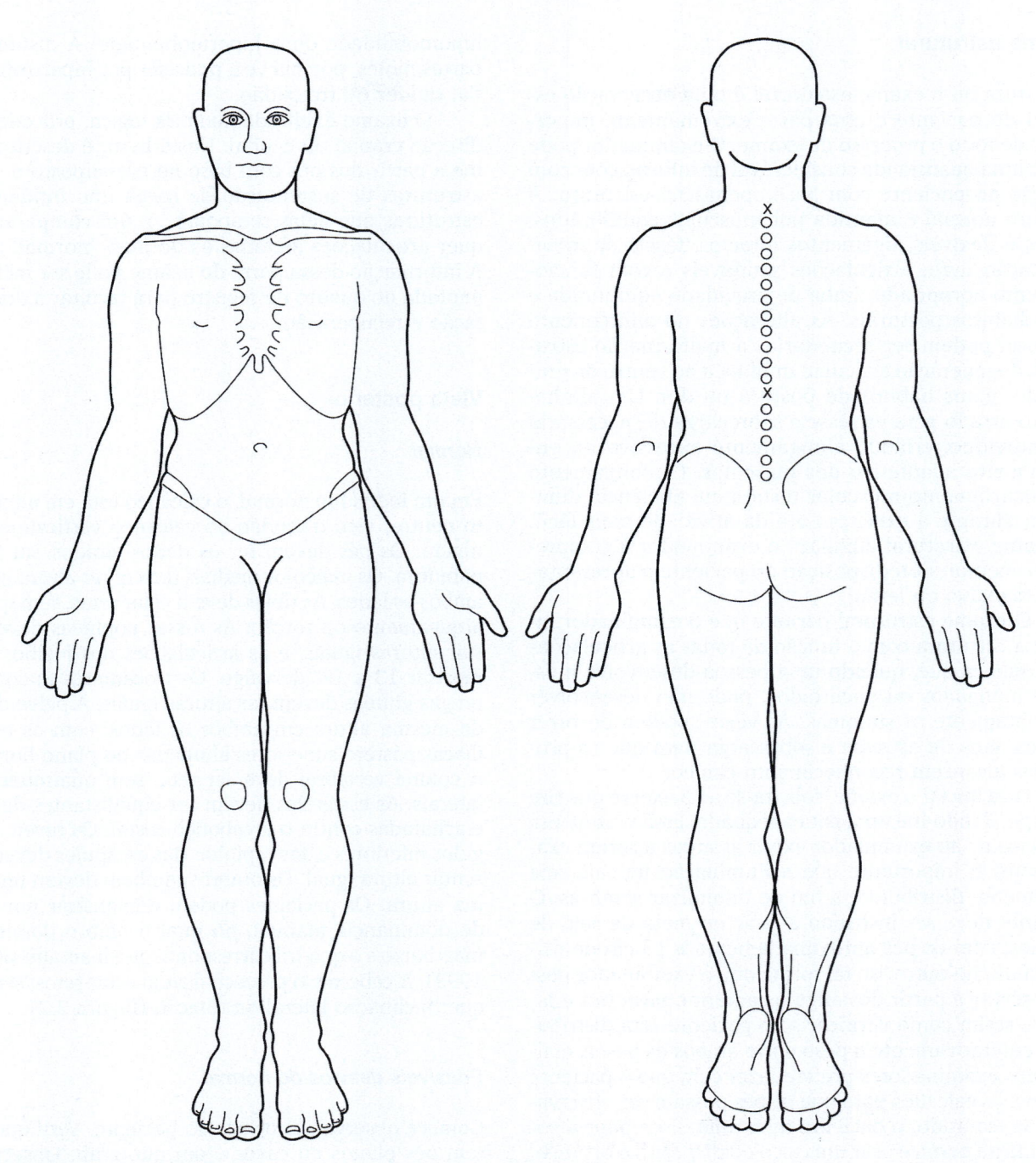

FIGURA 2.1 Quadro de registro do corpo.

ços, usando o polegar e o indicador para fazer um pequeno triângulo. Então, um objeto distante é selecionado e alinhado no centro do triângulo. Logo, o examinador fecha o olho esquerdo e verifica se o objeto permanece no triângulo ou se ele se move. Se ele permanecer no triângulo, o examinador tem o olho direito dominante. O procedimento é repetido para o outro olho. O olho dominante deve ser periodicamente verificado, uma vez que pode mudar. O olho dominante deve ser posicionado sobre o centro de todas as estruturas, enquanto é feito o exame, para permitir mais exatidão na visualização (Bourdillon et al., 1992).

Exame estrutural

A postura ou o exame estrutural é uma observação estática do paciente e uma parte extremamente importante de todo o processo de exame. O examinador pode obter uma quantidade considerável de informações com relação ao paciente com base apenas na estrutura. A postura normal é mantida por músculos equilibrados, fortes e flexíveis, ligamentos intactos, fáscia de movimentação livre, articulações saudáveis e com funcionamento apropriado, linha de gravidade equilibrada e bons hábitos posturais. As alterações no alinhamento postural podem ser secundárias a malformação estrutural, degeneração articular, mudança no centro da gravidade, maus hábitos de postura ou dor. Um alinhamento errado gera estresse e sobrecarga desnecessária no indivíduo, criando alongamento excessivo ou encurtamento adaptativo dos músculos. O alongamento ou encurtamento muscular resulta em eficiência diminuída durante a execução até da atividade mais fácil. O exame estrutural auxiliará o examinador a compreender melhor a predisposição do paciente a apresentar uso excessivo ou lesão.

O exame estrutural permite que o examinador integre a estrutura com a função de todas as articulações e reconheça que, quando uma pessoa desenvolve músculos alongados ou encurtados, pode não desenvolver imediatamente os sintomas. Às vezes, podem decorrer muitos anos de estresse e sobrecarga para que os problemas alcancem reconhecimento clínico.

Para iniciar o exame, solicita-se ao paciente que tire a roupa, dando-lhe uma bata adequada. Essa vestimenta irá permitir ao examinador expor as áreas a serem examinadas. É importante que a iluminação na sala seja igualmente distribuída, a fim de minimizar sombras. O paciente deve ser instruído a ficar no meio da sala de exames, com os pés aproximadamente a 15 cm de distância um do outro, de tal forma que o examinador possa observar a partir dos ângulos anterior, posterior e laterais, assim como verificar se o paciente está distribuindo eqüitativamente o peso entre ambos os pés. A maioria dos examinadores prefere fazer com que o paciente remova os calçados para que os pés possam ser observados. Se, contudo, o paciente tiver uma discrepância conhecida na perna e usar um calço ou dispositivo ortótico, o observador deve examinar o paciente com e sem o calço ou dispositivo. Uma particular atenção deve ser dada para a simetria de estruturas, incluindo referenciais ósseos, tônus muscular, massa muscular, defesa ou atrofia e alinhamento das articulações. A postura ideal e mais eficiente é simétrica e equilibrada. É necessário reconhecer que ninguém é perfeitamente simétrico e que variações menores são consideradas funcionais. Diferenças significativas podem ser secundárias a um mau posicionamento anatômico, que pode ser congênito ou adquirido. A disfunção mecânica pode existir devido a hipomobilidade ou a hipermobilidade. A disfunção de partes moles, por sua vez, pode ser por hipertrofia, atrofia, rigidez ou frouxidão.

O exame é feito de maneira lógica, procedendo de direção cranial ou caudal. Neste livro, é descrito o exame a partir dos pés com base no pressuposto de que as estruturas de sustentação de carga irão influenciar as estruturas que nelas se apóiam. É útil comparar quaisquer articulações afetadas às do lado "normal" oposto. A informação dessa parte do exame pode ser facilmente anotada no quadro de registro para facilitar a documentação e recuperação.

Vista posterior

Normal

Em um indivíduo normal, o calcâneo está em alinhamento neutro, com o tendão do calcâneo verticalmente alinhado. Os pés devem ter os dedos virados em 8 a 10° para fora. Os maléolos mediais devem ter altura igual em ambos os lados. As tíbias devem estar retas, sem qualquer arqueamento ou torção. As fossas poplíteas devem possuir alturas iguais, e as articulações dos joelhos devem mostrar 13 a 18° de valgo. Os trocanteres maiores e as pregas glúteas devem ter alturas iguais. A pelve deve ser da mesma altura em ambos os lados, com as espinhas ilíacas póstero-superiores alinhadas no plano horizontal. A coluna vertebral deve ser reta, sem quaisquer curvas laterais. As escápulas devem ser eqüidistantes da coluna e achatadas contra o arcabouço costal. Os níveis dos ângulos inferiores e das espinhas das escápulas devem apresentar altura igual. Os ombros também devem ter a mesma altura. Os pacientes podem demonstrar um padrão de dominância manual, no qual o ombro dominante é mais baixo e o quadril correspondente, mais alto (Kendall, 1993). A cabeça e o pescoço devem estar retos, sem qualquer inclinação lateral ou rotação (Figura 2.2).

Possíveis desvios do normal

Comece observando os pés do paciente. Verifique se ele tem pés planos ou cavos e em que grau. Observe se o paciente é capaz de colocar todo o pé no solo quando não estiver usando calçados, ou se precisa de um calçado com um salto devido a uma deformidade em eqüino. Depois, verifique qual é o alinhamento do calcâneo e se existe um grau de varo ou valgo excessivo (Figura 2.3). Observe também o alinhamento do tendão do calcâneo, bem como o perímetro e a simetria das panturrilhas. Note se existe atrofia ou edema. Verifique o comprimento da perna e se uma tíbia parece mais curta que a outra. E, posteriormente, observe se existe arqueamento ou torção tibial.

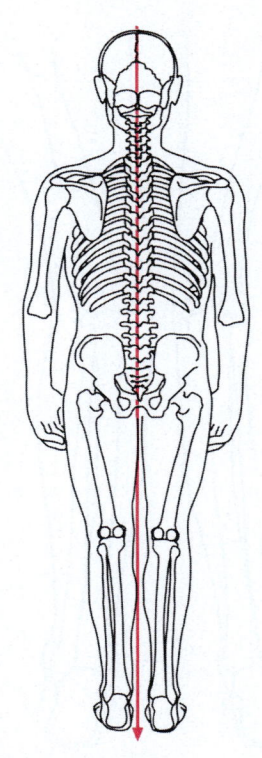

FIGURA 2.2 Vista posterior normal.

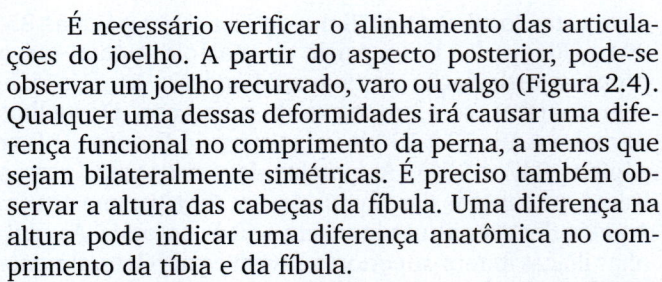

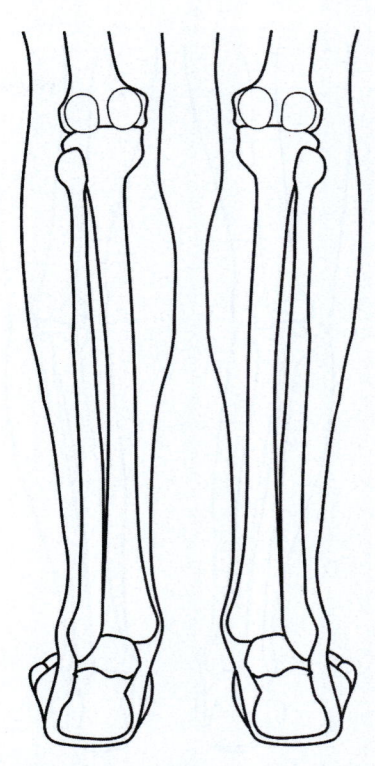

FIGURA 2.3 Deformidade de calcâneo em valgo.

É necessário verificar o alinhamento das articulações do joelho. A partir do aspecto posterior, pode-se observar um joelho recurvado, varo ou valgo (Figura 2.4). Qualquer uma dessas deformidades irá causar uma diferença funcional no comprimento da perna, a menos que sejam bilateralmente simétricas. É preciso também observar a altura das cabeças da fíbula. Uma diferença na altura pode indicar uma diferença anatômica no comprimento da tíbia e da fíbula.

Depois, observe o alinhamento da articulação do quadril. Uma flexão aumentada pode estar presente, secundária a uma contratura em flexão do quadril (ver página 332). Para que isso seja confirmado, um teste de Thomas deve ser feito para testar o comprimento dos flexores do quadril. Verifique se há rotação medial ou lateral excessiva e observe as alturas relativas dos trocanteres maiores. Uma diferença na altura pode ser secundária a uma diferença estrutural no comprimento do fêmur.

A pelve também deve ser verificada. Coloque as mãos sobre as cristas ilíacas e observe suas alturas relativas. Se uma estiver mais alta que a outra, pode ser secundária a uma torção pélvica, uma anomalia estrutural ou uma perna funcionalmente mais curta. Logo, posicione as mãos nas cristas ilíacas póstero-superiores e note a sua localização relativa. Uma mudança na altura pode ser secundária a uma rotação pélvica, a uma disfunção sacroilíaca ou a uma discrepância no comprimento da perna.

Após, observe a coluna vertebral. Primeiro, preste atenção às partes moles. Verifique se há quaisquer áreas de defesa ou espasmo muscular. Elas podem ser secundárias a um segmento facilitado ou circundar uma área de disfunção. Posteriormente, note quaisquer diferenças nas pregas cutâneas. Isso irá permitir que as curvas laterais e as rotações espinais sejam visualizadas melhor. Observe o alinhamento dos processos espinhosos e examine se o dorso está em alinhamento reto ou se o paciente apresenta escoliose (Figura 2.5) ou cifose (Figura 2.6). Caso uma escoliose esteja presente, verifique o arcabouço costal, o grau de rotação e a presença de quaisquer gibas laterais. Analise se existe expansão costal simétrica anterior, posterior e lateral e se existe desvio lateral. Observe se o paciente é capaz de ficar em pé na posição ereta ou se está flexionado para frente ou para o lado.

As escápulas também devem ser observadas. Verifique se elas estão eqüidistantes da coluna e se elas possuem altura igual. Observe ainda se elas estão excessivamente abduzidas ou aduzidas (Figura 2.7) e se um lado está mais alto do que o outro (Figura 2.8). Isso pode ser secundário a fraqueza do músculo serrátil anterior ou paralisia do nervo torácico longo. Observe se a deformidade de Sprengel (Figura 2.9) está presente. Verifi-

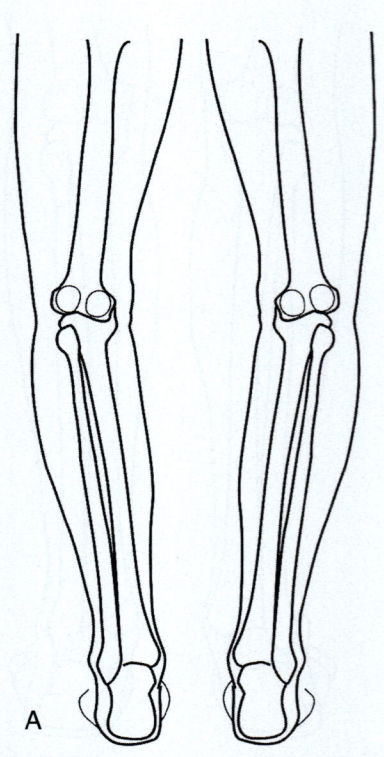

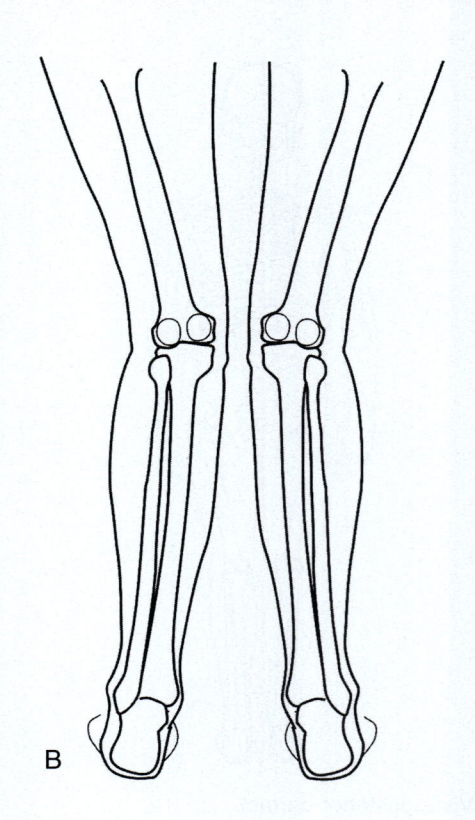

FIGURA 2.4 Deformidades em joelho varo (A) e joelho valgo (B).

que as partes carnosas do músculo infra-espinal, supra-espinal, redondo maior e redondo menor sobre a escápula. Note se existe uma área de atrofia. A atrofia por desuso pode ocorrer no supra-espinal ou no infra-espinal após uma lesão do manguito rotador. As alturas relativas dos ombros e a sua posição também devem ser verificadas. Preste atenção à parte superior do trapézio e note a existência de qualquer hipertrofia ou atrofia. Observe as extremidades superiores e se o paciente posiciona ambos os braços da mesma maneira, bem como se um dos braços está mais longe do tronco ou com maior rotação interna ou externa. Tal sintoma pode ser secundário a encurtamento e desequilíbrios musculares ou pode ocorrer como conseqüência de uma restrição fascial.

A posição da cabeça e do pescoço deve ser observada, verificando-se se a cabeça está em uma postura para frente, rodada ou flexionada lateralmente. Verifique ainda se o paciente pode segurar a cabeça contra a gravidade.

Vista anterior

Normal

Os dedos dos pés devem mostrar-se 8 a 10° para fora, devendo haver um arco longitudinal medial normal que seja bilateralmente simétrico. A tuberosidade navicular deve estar localizada na linha de Feiss (ver páginas 35, 391 e Figura 2.11) (a partir do maléolo medial até a primeira articulação metatarsofalângica). As tíbias devem ser retas, sem arqueamento ou torção. Os joelhos devem possuir 13 a 18° de valgo (ângulo Q normal) (ver páginas 347 e 351). As patelas devem apontar para a frente. As cabeças das fíbulas devem ter a mesma altura. A pelve deve ter altura igual em ambos os lados. As espinhas ilíacas ântero-superiores devem estar bilateralmente alinhadas. A coluna deve estar reta, sem quaisquer curvas laterais. Embora a coluna não seja diretamente visível a partir dessa visão, podem-se supor curvas por meio da observação da parte anterior do tronco e do padrão de distribuição dos pêlos. O arcabouço costal deve ser simétrico, sem qualquer protrusão ou depressão das costelas ou do esterno. Os ombros devem ter altura igual. A inclinação e o desenvolvimento dos trapézios devem ser simétricos. As articulações acromioclaviculares, as clavículas e as articulações esternoclaviculares devem ter alturas iguais e serem simétricas. Os braços devem pender igualmente a partir do tronco, com o mesmo grau de rotação. Os cotovelos devem demonstrar um valgo igual (ângulo de carregamento) (ver página 206) bilateralmente. A cabeça e o pescoço devem estar retos, sem qualquer rotação ou inclinação lateral.

A posição normal da mandíbula deve estar onde os lábios estejam se tocando, porém relaxados, com um

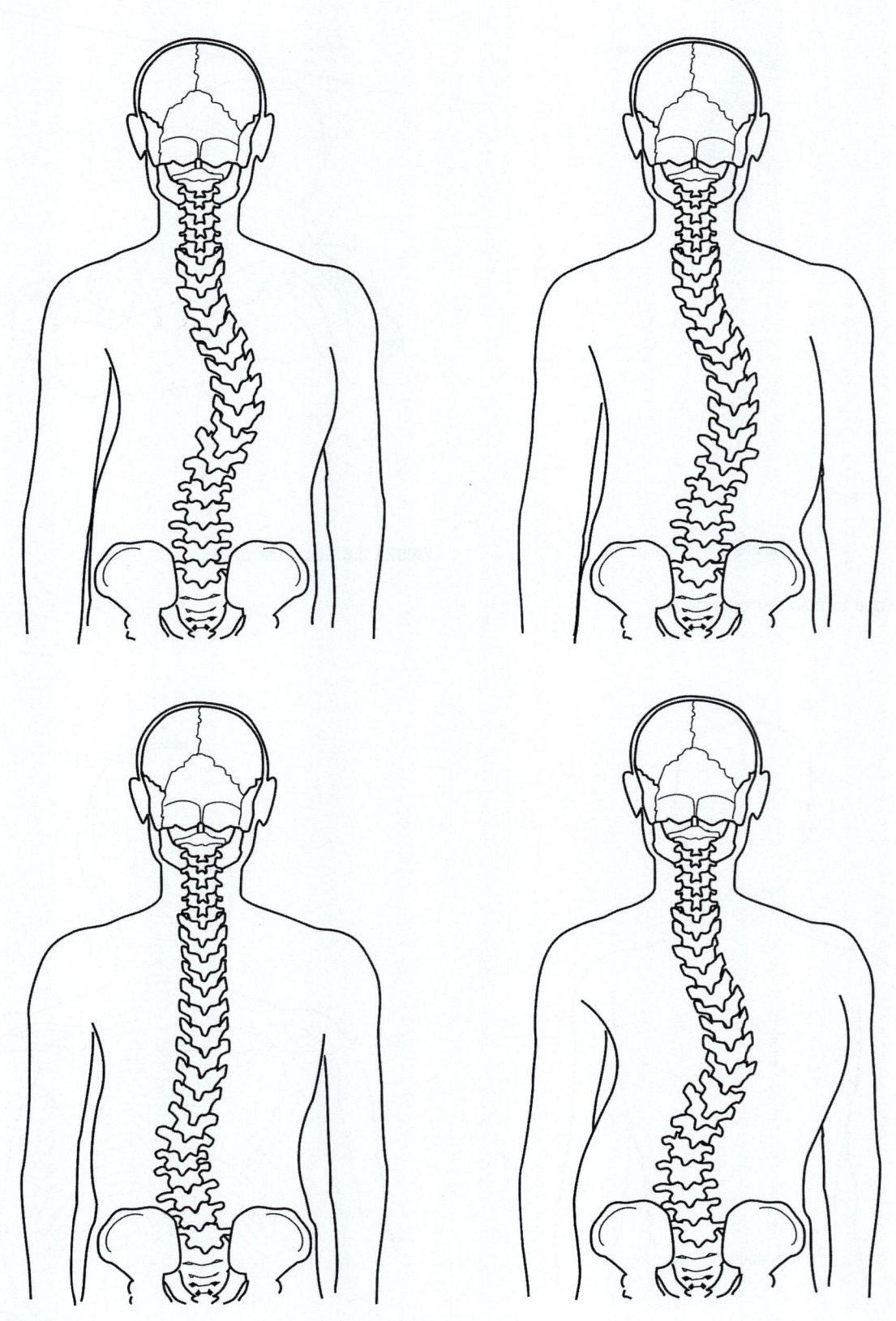

FIGURA 2.5 Escoliose.

CONCEITOS BÁSICOS DO EXAME FÍSICO Capítulo 2

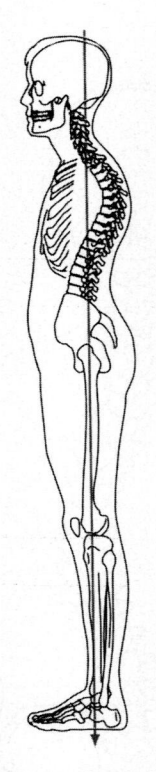

FIGURA 2.6 Cifose torácica arredondada.

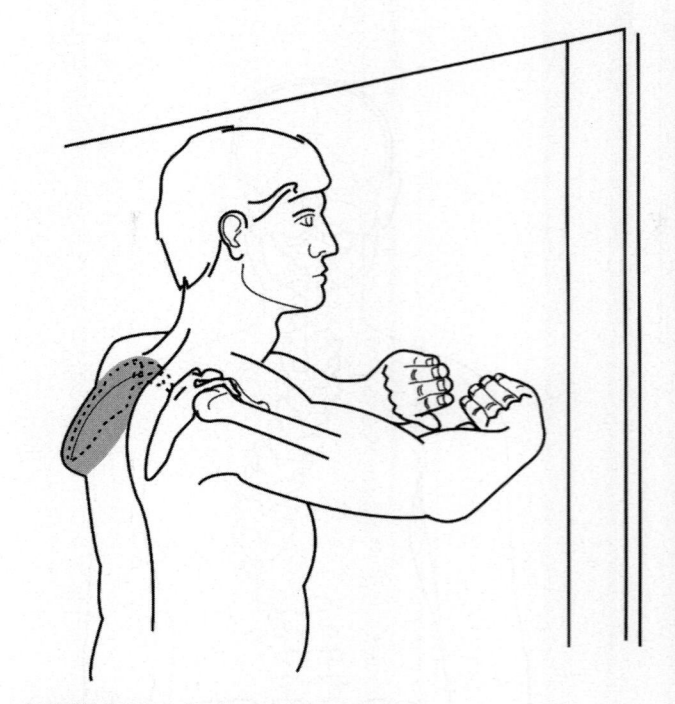

FIGURA 2.8 Escápula alada.

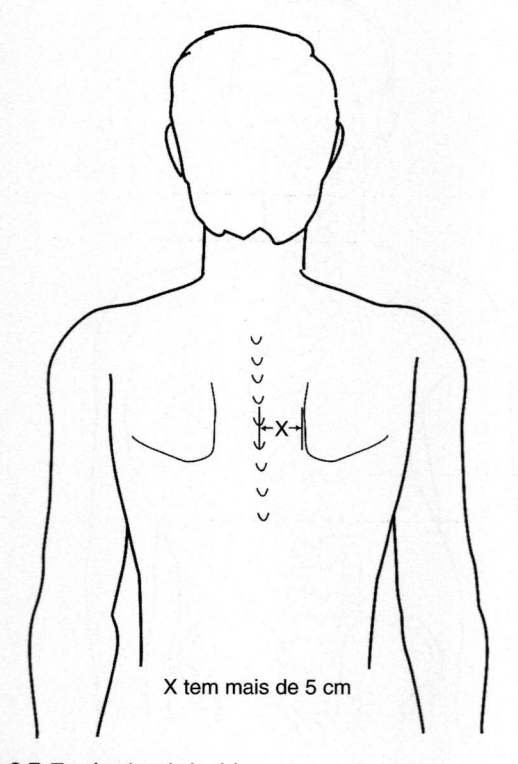

X tem mais de 5 cm

FIGURA 2.7 Escápula abduzida.

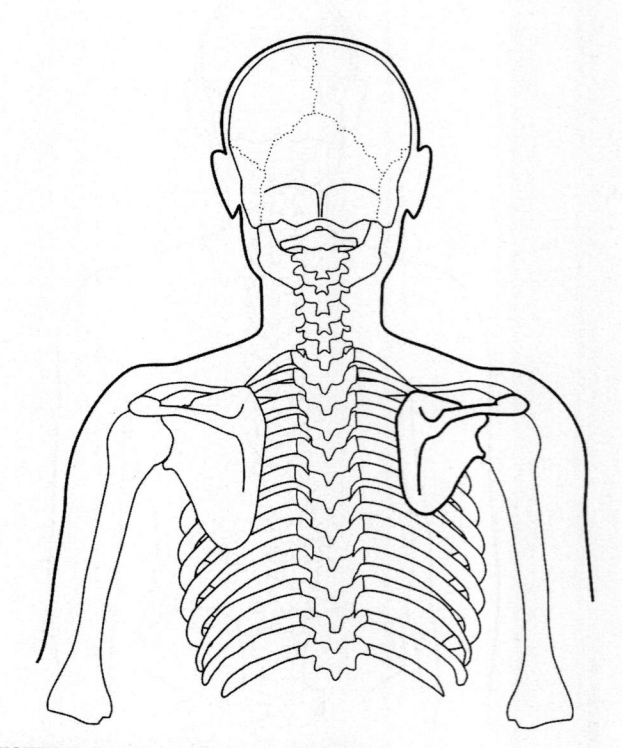

FIGURA 2.9 Deformidade de Sprengel.

Capítulo 2 **CONCEITOS BÁSICOS DO EXAME FÍSICO**

pequeno espaço entre os dentes superiores e os inferiores. A língua deve ficar no palato duro, atrás dos dentes superiores (ver página 102 e Figura 2.10).

Possíveis desvios do normal

Começando pelos pés, observe o arco longitudinal medial do paciente. Verifique se ele tem um arco normal ou pés planos (Figura 2.11) ou cavos. Note se o paciente tem dedos-em-malho (Figura 2.12), hálux valgo (Figura 2.13) ou dedos-em-garra. Analise também o aspecto das unhas, se elas estão descoloridas, quebradiças, espessadas ou ausentes. Observe a coloração dos pés e o padrão de crescimento dos pêlos. Isso irá fornecer informações sobre o estado vascular periférico do paciente, destacando quaisquer desvios da normalidade.

Observe a tíbia e note se há qualquer arqueamento ou rotação tibial. O paciente poderá ter torção tibial. Verifique as alturas relativas das cabeças fibulares. Sendo necessário também, preste atenção às patelas, se elas estão estrábicas (Figura 2.14) ou divergentes (ver página 349 e Figura 12.10) e se têm altura igual. Analise ainda o aspecto anterior da coxa e note se o paciente apresenta atrofia do quadríceps. Observe se o paciente apresenta o joelho recurvado, valgo ou varo (Figura 2.15).

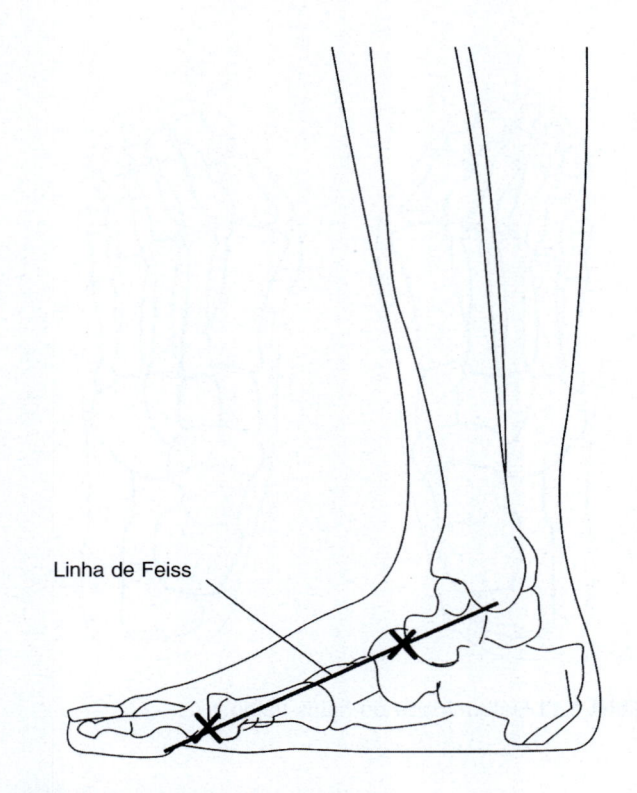

FIGURA 2.11 Deformidade de pé plano.

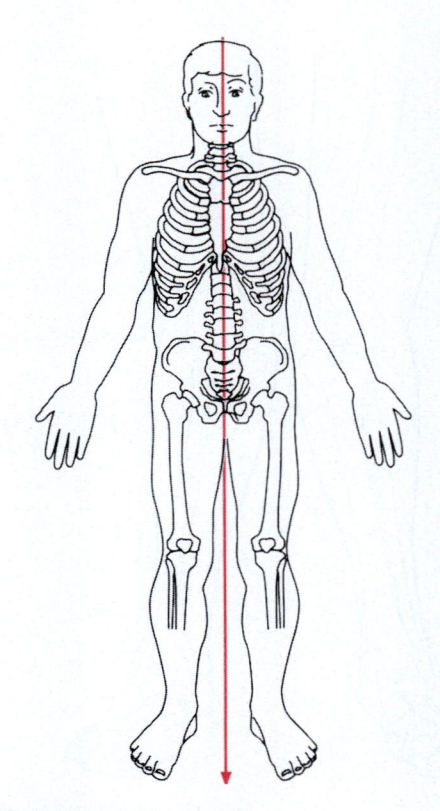

FIGURA 2.10 Vista anterior normal.

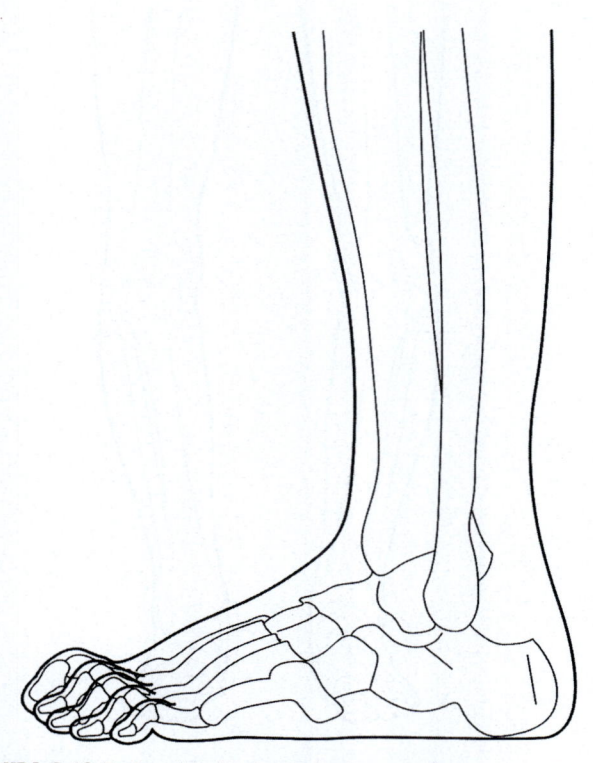

FIGURA 2.12 Deformidade de dedos-em-malho.

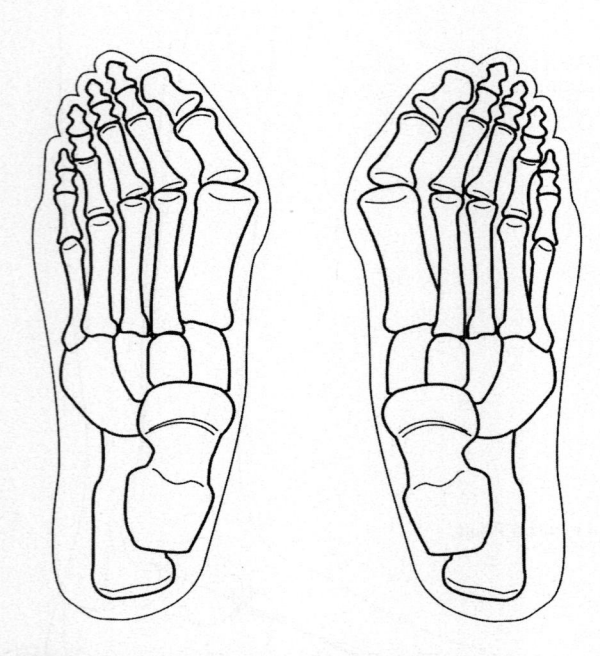

FIGURA 2.13 Deformidade de hálux valgo.

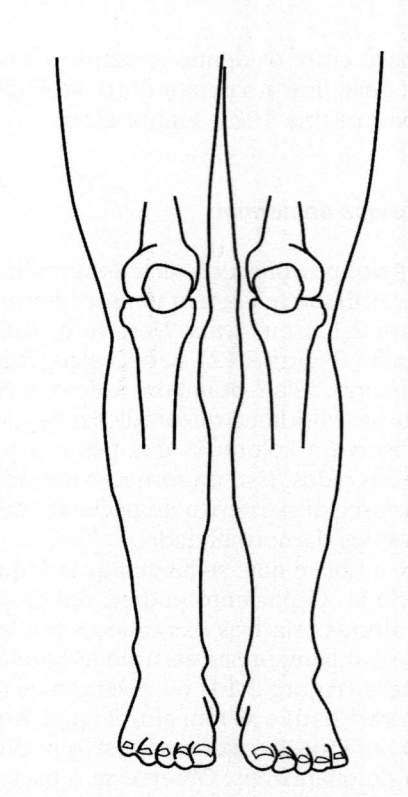

FIGURA 2.14 Patelas estrábicas. As patelas estão viradas uma para a outra.

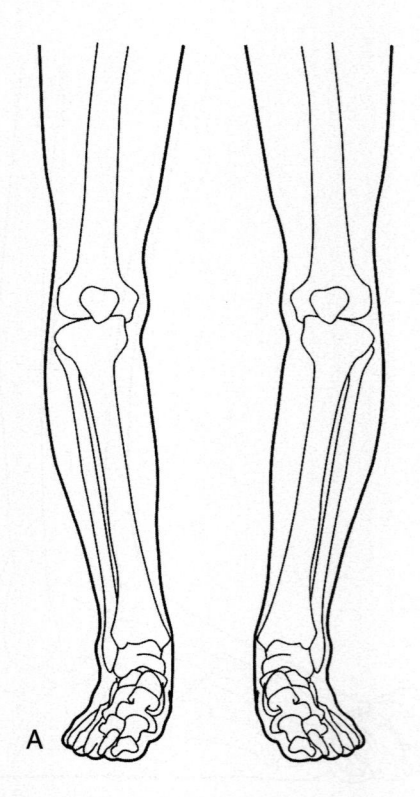

FIGURA 2.15 Deformidades de joelho em varo (A) e valgo (B).

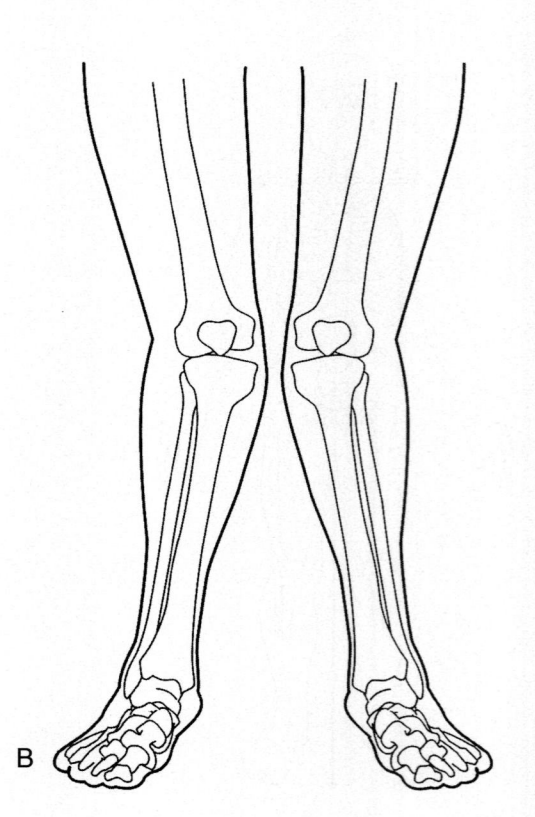

A articulação do quadril também precisa ser observada, verificando-se se existe rotação medial ou lateral exagerada. Pode haver uma quantidade excessiva de anteversão ou retroversão presente. Entretanto, note se há uma contratura em flexão do quadril ou se o quadril do paciente está em uma postura anormal. Note também as alturas dos trocanteres maiores. Depois, coloque as mãos sobre as cristas ilíacas e verifique discrepâncias nos comprimentos das pernas. Posicione os dedos nas cristas ilíacas anteriormente e analise se elas estão simétricas. Mudanças na altura relativa podem ser secundárias a rotação pélvica, a disfunção sacroilíaca ou a discrepâncias estruturais ou funcionais do comprimento das pernas.

O tronco do paciente deve ser observado. Se o paciente tiver pêlos no tórax, será mais fácil determinar a presença de uma escoliose por meio da observação de alterações no padrão de crescimento. Verifique o peito do paciente e note a simetria da expansão durante o ciclo respiratório, verificando se existe expansão costal simétrica tanto anterior/posterior quanto lateralmente. Se uma escoliose estiver presente, analise o arcabouço costal, o grau de rotação e a presença de quaisquer gibas laterais. Observe se há desvio lateral e se o paciente consegue ficar em pé na posição ereta ou se está flexionado para frente ou para o lado.

As clavículas e o esterno também devem ser verificados. Analise se uma articulação acromioclavicular ou esternoclavicular está mais alta do que a outra e se há alguma separação do ombro. Observe ainda se o paciente apresenta peito escavado, peito carinado ou tórax em tonel (Figura 2.16). Verifique as articulações esternoclaviculares buscando simetria. Note as articulações acromioclaviculares e quaisquer separações, bem como as extremidades superiores. Analise se o paciente é capaz de posicionar ambos os braços da mesma maneira. Verifique se um braço está pendendo mais longe do tronco ou mantido em uma rotação mais medial ou lateral. Isso pode ser secundário a um encurtamento muscular e a desequilíbrios ou restrições fasciais.

Observe se o paciente apresenta postura da cabeça para frente e se a cabeça está inclinada para algum lado. Verifique também a presença de torcicolo, com a cabeça posicionada em inclinação lateral e rotação no lado oposto (Figura 2.17).

Vista lateral

Normal

É importante observar o paciente tanto do lado direito quanto do esquerdo e comparar os achados (Figura 2.18). Os pés devem mostrar o arco longitudinal normal. A tuberosidade navicular deve estar localizada na linha de Feiss (do maléolo medial até a primeira articulação meta-

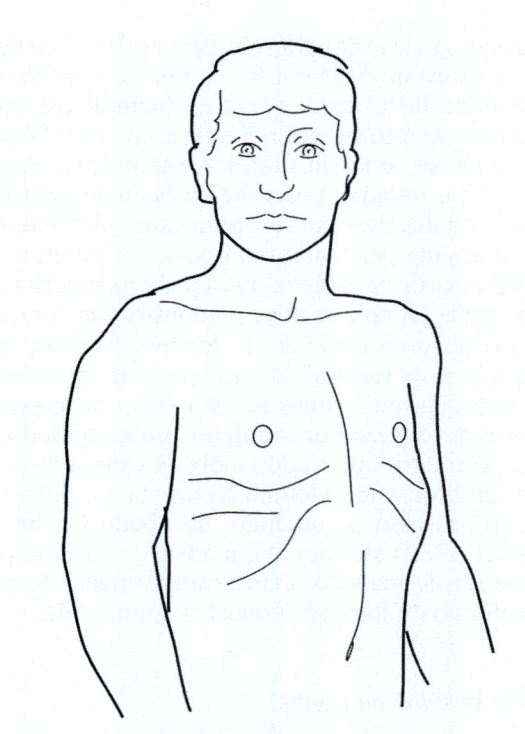

FIGURA 2.16 Deformidade de tórax em tonel.

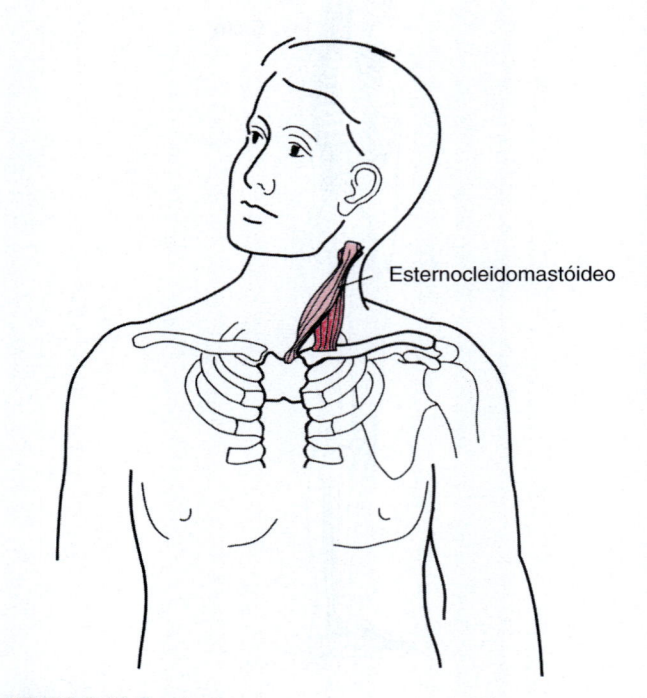

FIGURA 2.17 Torcicolo.

tarsofalângica). Os joelhos devem estar em 0 a 5° de flexão. Os quadris devem estar em 0° de flexão. A pelve deve estar alinhada, de tal forma que as espinhas ilíacas ântero-superiores e póstero-superiores estejam no mesmo plano horizontalmente, criando uma lordose normal. A pelve não deve estar rodada. A espinha ilíaca ântero-superior e a sínfise do púbis devem estar no mesmo plano verticalmente. O ângulo pélvico normal posterior-anterior deve ser de 30° a partir da espinha ilíaca póstero-superior até o ramo do púbis. A coluna deve demonstrar as curvaturas ântero-posteriores normais de lordose lombar, cifose torácica e lordose cervical. O tórax deve ter um contorno suave, sem quaisquer áreas de depressão ou protrusão. Os ombros devem estar em alinhamento apropriado, sem estarem protraídos ou arredondados. A cabeça deve ficar sobre os ombros, com o lóbulo da orelha em linha vertical com o processo do acrômio. Rocabado (dados não-publicados, 1982) salienta que o ápice da cifose torácica não deve ser de mais de 5 cm posteriormente ao ponto mais profundo da lordose cervical (Figura 2.18).

Possíveis desvios do normal

Deve-se iniciar observando os pés do paciente. Verifique o arco longitudinal medial (Figura 2.19). Pode-se observar a linha de Feiss e determinar se está presente um pé plano (Figura 2.11) ou cavo. Analise o alinhamento dos joelhos. A vista lateral provê a forma mais fácil de se observar uma contratura em flexão do joelho ou um joelho recurvado (Figura 2.20).

A posição relativa das espinhas ilíacas ântero-superiores e póstero-superiores deve ser observada. Se a espinha ilíaca ântero-superior estiver mais alta, pode-se indicar uma inclinação pélvica posterior ou uma rotação posterior do osso inominado. Uma inclinação pélvica posterior causará uma diminuição da lordose lombar ou um dorso plano (Figura 2.21). Verifique se está presente um dorso curvo (Figura 2.22). Se a espinha ilíaca póstero-superior estiver relativamente mais alta, isso pode indicar uma inclinação pélvica anterior ou uma rotação anterior do osso inominado. Uma inclinação pélvica anterior causará um aumento da lordose lombar.

O tronco deve ser observado. A vista lateral permite observar as curvas anteriores e posteriores. Verifique se o paciente apresenta com uma cifose torácica arredondada (Figura 2.6) ou achatada e se está presente uma giba dorsal (corcunda) (Figura 2.23).

Note a posição dos ombros. Observe se o paciente apresenta ombros arredondados e anteriormente deslo-

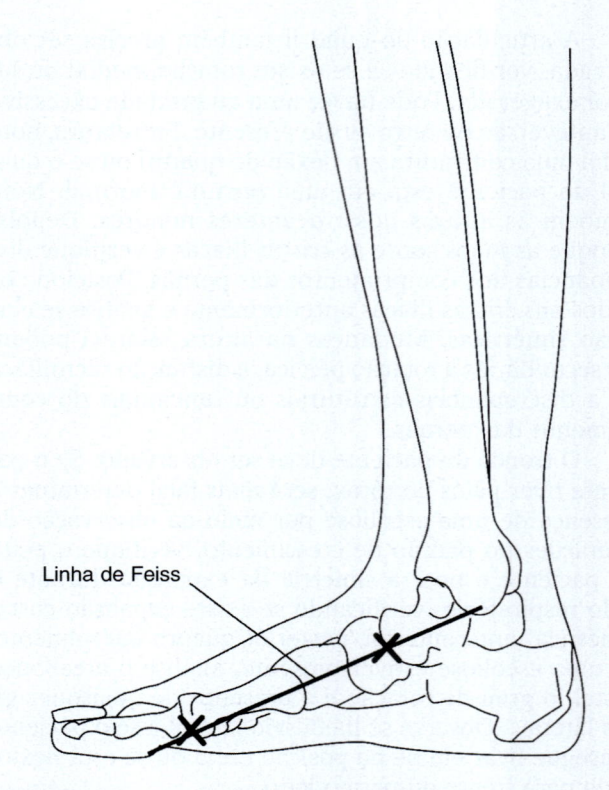

FIGURA 2.19 Arco longitudinal medial normal.

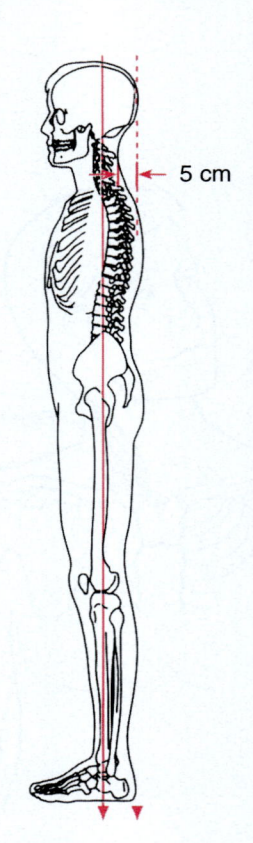

FIGURA 2.18 Vista lateral normal.

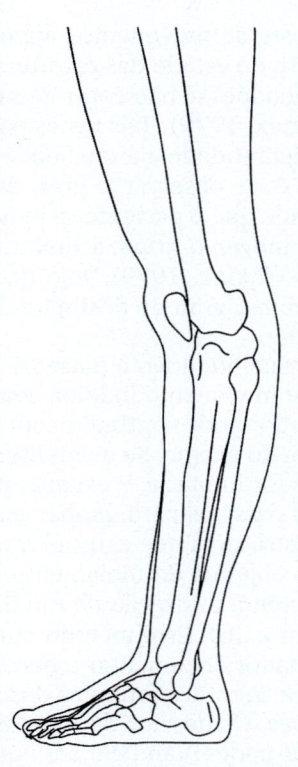

FIGURA 2.20 Deformidade de joelho recurvado.

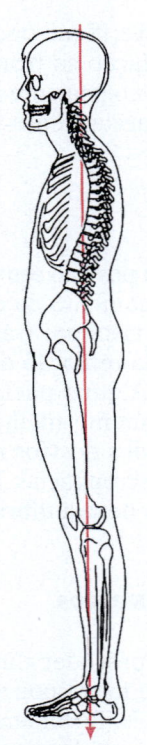

FIGURA 2.22 Deformidade de dorso curvo.

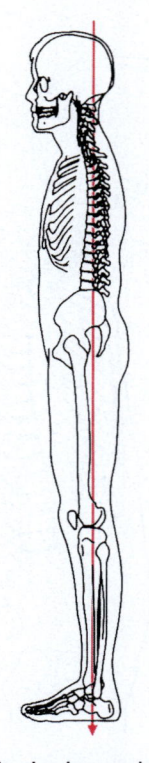

FIGURA 2.21 Deformidade de dorso plano.

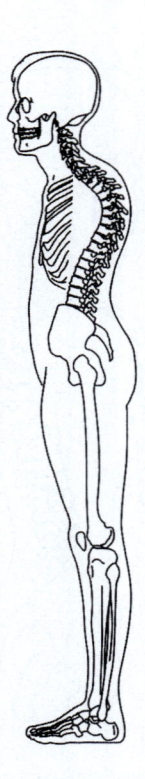

FIGURA 2.23 Deformidade em corcunda.

cados (Figura 2.24). Verifique onde ficam as extremidades superiores em relação ao tronco e observe a cabeça e o pescoço. Analise se o paciente apresenta postura com a cabeça projetada para a frente (Figura 2.25).

Postura sentada

Observe o paciente na posição sentada por trás dele. Note as diferenças no alinhamento da cabeça, do pescoço, do tronco e da pelve na vista por trás. Essas diferenças podem ser causadas pela remoção da influência das extremidades inferiores. Alguns pacientes podem ter uma postura consideravelmente melhor na posição sentada devido à eliminação dos desvios nas extremidades inferiores, o que cria discrepâncias funcionais do comprimento das pernas ou desequilíbrios musculares.

Teste dos movimentos ativos

O examinador deve proceder dirigindo o paciente, fazendo com que ele se mova por todas as amplitudes de movimento disponíveis. Recomenda-se fazer com que o paciente se mova independentemente antes de começar o exame de palpação, já que o grau de movimentos pode ser adversamente afetado se o nível de dor do paciente aumentar. O teste de movimentos ativos fornece informação a respeito do estado das estruturas contráteis (p. ex., músculos, tendões) e não-contráteis (p. ex., ligamentos, ossos) (Cyriax, 1979). Tais testes podem ser usados para avaliar a quantidade e a qualidade de movimento. O examinador deve observar o grau de movimento, o grau de facilidade que o paciente se move, a vontade do paciente em se mover, o ritmo, a simetria e a freqüência do movimento (Cyriax, 1979). Isso dá ao examinador informações sobre o grau de flexibilidade, mobilidade e força do paciente.

Se no movimento ativo o paciente obtiver completa amplitude de movimento indolor, com pressão excessiva, o examinador pode continuar com a porção do teste de resistência do exame. Se a amplitude de movimentos do paciente for limitada, o examinador deve utilizar os movimentos passivos para ganhar uma melhor compreensão das estruturas que causam a restrição.

A medida objetiva do movimento na coluna pode ser registrada com a utilização de um diagrama de movimento (Figura 2.26). Esse método muito simples permite ao examinador documentar a percentagem de movimento relativa ao total anatômico dos movimentos em todas as direções. Os desvios da linha média e o ponto de início da dor podem também ser notados. O diagrama permite ao examinador assegurar rapidamente a simetria do movimento.

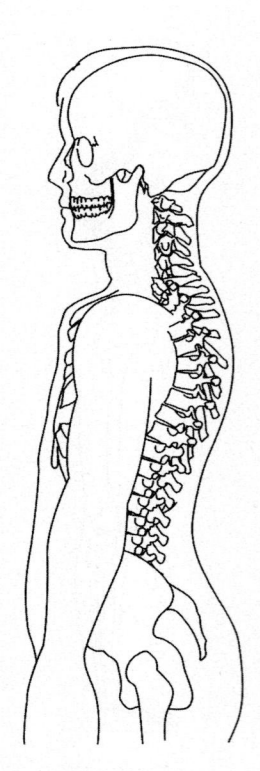

FIGURA 2.24 Ombros arredondados.

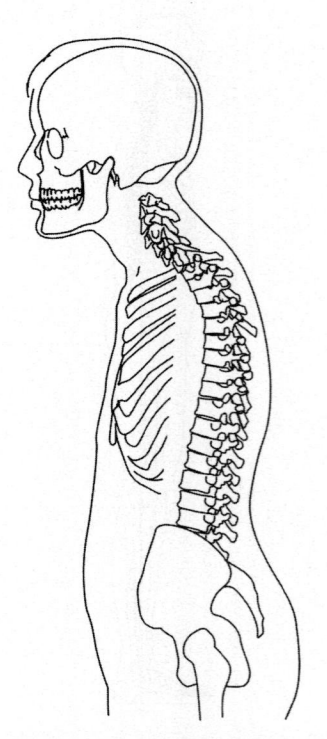

FIGURA 2.25 Postura com a cabeça projetada para a frente.

MOVIMENTO AMPLO

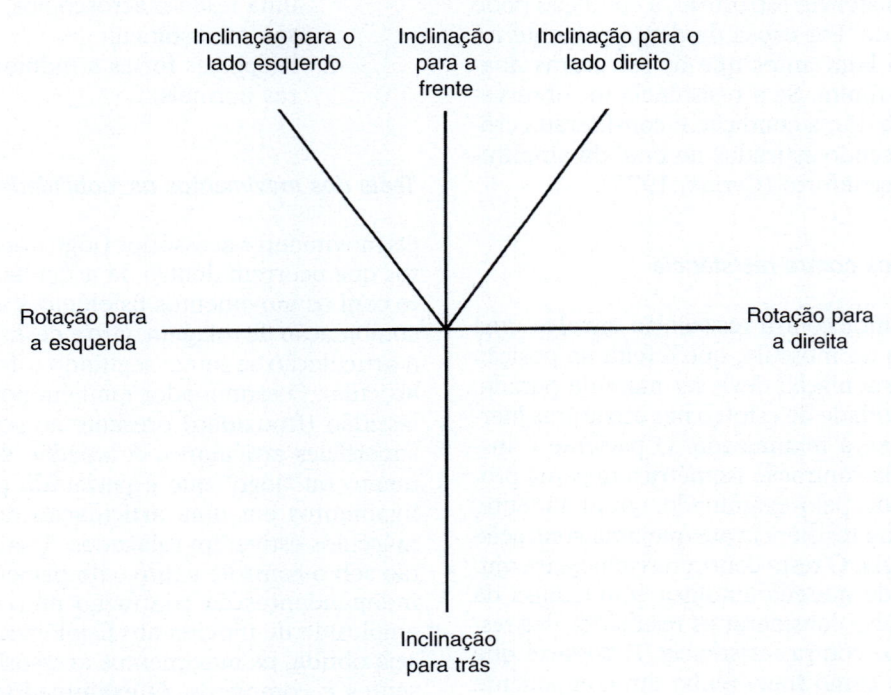

```
    Inclinação para o    Inclinação    Inclinação para o
    lado esquerdo        para a        lado direito
                         frente

Rotação para                                    Rotação para
a esquerda                                      a direita


                      Inclinação
                      para trás
```

FIGURA 2.26 Diagrama do movimento.

A medida formal da amplitude de movimentos pode também ser documentada com um goniômetro padrão, usando a escala de 180 ou 360º. As maneiras mais específicas de posicionar e utilizar o goniômetro são abordadas de forma mais completa em um livro-texto de goniometria. Além disso, goniômetros de nível, réguas flexíveis, inclinômetros e mensurações com fita já estão bem-documentados na literatura como ferramentas apropriadas de mensuração. Informações mais específicas a respeito das medidas de amplitude de movimentos estão incluídas nos capítulos individualmente dedicados às articulações.

Teste dos movimentos passivos

O teste passivo dos movimentos fisiológicos (plano cardinal, movimento articular amplo) é usado para prover informação sobre o estado dos elementos não-contráteis (inertes) (Cyriax, 1979). Cyriax definiu estruturas inertes como tecidos que não possuem a capacidade inerente de se contrair. Essas estruturas (ligamentos, cápsula articular, fáscia, bolsas, dura-máter e raiz nervosa) são estiradas ou recebem forças quando a articulação é levada ao final da amplitude disponível. Contuso, é importante ressaltar que, embora os músculos não sejam requisitados a contraírem-se durante o movimento passivo, eles exercem uma influência sobre o grau do movimento. Caso o músculo seja mantido em encurtamento, isso impedirá a articulação de alcançar toda sua amplitude anatômica.

Ao se executar o teste dos movimentos passivos, é necessário relaxar o paciente e colocá-lo em uma posição segura e confortável, facilitando os movimentos sem resistência interna. O movimento deve ser feito suave e gentilmente, a fim de permitir um movimento máximo com um mínimo de desconforto.

Se o paciente não alcançar a amplitude anatômica completa, o movimento disponível é referido como limite patológico. O examinador deve avaliar a sensação dos tecidos limitantes no final dessa amplitude. Tal sensação é referida como a sensação final (ponto final). A sensação final pode ser dura (óssea), abrupta e firme (ligamentar), mole (aproximação tecidual) ou elástica (tendínea). Essa sensação final irá auxiliar o examinador a compreender qual tecido pode ser responsável pela perda de movimento. A dor pode também ser um fator limitante. Nesse caso, o examinador irá experimentar a sensação de que o tecido não está restringindo o movimento, mas sim de que o paciente está ativamente impedindo o resto do movimento. Isso é referido como sensação final vazia (Kaltenborn, 1999; Paris, 1991; Cyriax, 1979).

Caso a dor esteja presente antes que seja sentida uma sensação de resistência estrutural, a condição pode ser considerada aguda. Por causa da dor, o paciente irá evitar o movimento bem antes que as estruturas anatômicas alcancem o limite. Se a resistência for observada antes do início da dor, a condição é considerada crônica. As estruturas, sendo estiradas no final da amplitude, irão causar o desconforto (Cyriax, 1979).

Teste dos movimentos contra resistência

O teste dos movimentos contra resistência envolve uma contração isométrica do músculo, que é feita na posição neutra (média). A articulação deve ser mantida parada, de forma que a quantidade de esforço nas estruturas inertes (não-contráteis) será minimizada. O paciente é instruído a produzir uma contração isométrica máxima progressiva. Isso é obtido pelo examinador gradualmente, aumentando o grau de resistência até que uma contração máxima seja alcançada. O teste contra resistência irá ajudar a isolar a unidade musculotendínea como causa da dor. O examinador deve considerar os resultados dos testes de movimentação contra resistência. É possível que um músculo testado como fraco tenha um componente musculoesquelético, como um estiramento ou uma inflamação, ou ainda um componente neurológico, como compressão de nervo periférico. Caso o paciente tenha uma disfunção musculoesquelética, o movimento contra resistência irá ser doloroso, uma vez que a estrutura lesionada está sendo forçada. Se o teste revelar um músculo fraco e indolor, então é possível que a etiologia seja neurológica (Cyriax, 1979).

O examinador deve classificar a resposta como forte, fraca, indolor ou dolorosa. Um músculo é considerado forte caso o paciente consiga manter uma contração contra um grau moderado de resistência. Se o músculo for incapaz de gerar força suficiente para opor-se à resistência aplicada, então é considerado fraco (Cyriax, 1979). Se o nível da dor do paciente permanecer inalterado, apesar da resistência do examinador, então a resposta é classificada como indolor. E, caso o grau de dor do paciente aumente ou mude com a resistência do examinador, então a resposta é classificada como dolorosa. Essa relação dor-força irá dar ao examinador uma melhor compreensão sobre as estruturas responsáveis pelo problema. A interpretação, usando o método de Cyriax, indica o seguinte:

1. Respostas fortes e dolorosas podem indicar uma lesão em alguma parte do músculo ou do tendão.
2. Respostas fracas e indolores podem indicar uma ruptura completa do músculo ou podem implicar uma interrupção da inervação nervosa do músculo.
3. Respostas fracas e dolorosas podem indicar uma lesão macroscópica, como fratura ou lesão metastática.
4. Respostas fortes e indolores indicam estruturas normais.

Teste dos movimentos na mobilidade passiva (acessória)

Os movimentos acessórios (jogo articular) são movimentos que ocorrem dentro da articulação, simultaneamente com os movimentos fisiológicos ativos ou passivos. A combinação de rolagem, giro e deslizamento permite que a articulação se mova seguindo o formato da superfície articular. O examinador também pode avaliar o grau de lassidão (frouxidão) presente ao separar ou deslizar as superfícies articulares. A lassidão é o grau de afrouxamento ou "jogo" que é permitido pela cápsula e pelos ligamentos em uma articulação normal, enquanto os músculos estiverem relaxados. Tais movimentos não estão sob o controle volitivo do paciente e são totalmente independentes da contração muscular. Para que uma amplitude de movimento fisiológica completa e indolor seja obtida, os movimentos acessórios devem estar presentes e completos. O examinador deve comparar os achados do lado sintomático com os obtidos no lado não-afetado.

Exame neurológico

O exame neurológico auxilia o examinador a determinar se a sintomatologia do paciente deriva do sistema musculoesquelético, do sistema nervoso ou de uma combinação de ambos. Por exemplo, um paciente com queixas de dor no ombro pode ter uma radiculopatia de C5 ou uma bursite subdeltóidea. O examinador não pode diferenciar os dois diagnósticos sem completar um exame abrangente da coluna cervical e do ombro. Particularidades sobre esses exames serão abordadas mais adiante.

Teste manual dos músculos

Se o examinador prefere obter graus específicos de força para cada músculo individualmente, em vez de classificar a força como forte ou fraca, um teste muscular manual formal pode ser executado. O paciente é colocado nas posições apropriadas, com resistência aplicada para gerar contrações musculares específicas. Então, a força é avaliada e classificada com a utilização de um sistema de 0 a 5 ou de zero a normal. As definições geralmente aceitas dos graus musculares são as seguintes (Kendall, 1993):

- Normal (5): o músculo pode suportar um forte grau de resistência contra a gravidade.
- Bom (4): o músculo pode suportar um grau moderado de resistência contra a gravidade.
- Regular (3): o músculo é capaz de manter a posição do teste contra a gravidade.
- Ruim (2): o músculo é capaz de completar a amplitude de movimento em um plano que é paralelo à gravidade (gravidade eliminada).
- Traço (1): o músculo pode executar uma contração palpável, mas sem qualquer movimento visível.
- Zero (0): nenhuma contração está presente.

Alguns examinadores usam graus (+) e (–) com as definições acima ou usam uma escala de 0 a 10. Uma discussão relacionada ao teste funcional dos músculos está incluída em cada um dos capítulos sobre articulações individuais. A informação detalhada acerca do teste muscular manual específico está além do alcance deste livro. Alguns examinadores podem desejar continuar sua avaliação com equipamento mais complexo, como o necessário para o teste isocinético.

Reflexos tendíneos profundos (estiramento)

É importante testar os reflexos de estiramento tendíneo profundo. A comparação entre os dois lados é muito importante. Um paciente pode apresentar reflexos simetricamente diminuídos e estar perfeitamente normal. As variações normais devem ser levadas em consideração. Se o paciente apresenta hiper-reflexia, então uma correlação pode ser feita com doença de neurônio motor superior secundária à inibição diminuída pelo córtex motor. Caso o paciente apresente hiporreflexia, a doença de neurônio motor inferior pode ser o fator causal, secundário a uma interrupção no arco reflexo. O método de reforço de Jendrassik, no qual o paciente puxa as mãos entrelaçadas, pode ser necessário para determinar se um reflexo está presente, caso o paciente seja muito hiporrefléxico. Solicitar ao paciente que contraia levemente o músculo testado também pode aumentar um reflexo difícil de ser obtido.

Teste sensitivo

O examinador deve proceder com o teste da agulha para avaliar a presença ou a ausência de sensibilidade cutânea. O examinador deve correlacionar os achados com um dermátomo ou uma distribuição de nervo periférico. Se o paciente aparentar possuir déficits neurológicos significativos, seria apropriado um exame sensorial mais detalhado (incluindo testes para temperatura, posição e sensações vibratórias). O tato também pode ser usado como um teste de triagem para a sensibilidade.

Teste de estiramento nervoso

Os testes de estiramento de nervos podem ser usados para determinar se existe compressão de um nervo. Os testes mais comuns são o de elevação da perna (Lasègue) e o do nervo femoral (dobrar o joelho deitado). Um estiramento dural aumentado pode ser adicionado à elevação da perna ao se flexionar a cabeça e o pescoço do paciente, com dorsiflexão do tornozelo. Isso cria um estiramento adicional da raiz nervosa e aumenta os achados positivos. Butler (1991) adiciona uma manobra de queda brusca ao levantamento da perna e durante a flexão do pescoço na posição sentada, chamando-a de "teste da queda". Os nervos periféricos também podem ser testados pelo seu estiramento para provocar ou piorar os sintomas.

Compressão e distração

A compressão e a distração da coluna podem ser usadas para avaliar se os sintomas dos pacientes estão aumentados ou diminuídos. A distração pode aliviar a pressão em uma área comprimida ao separar as estruturas e permitir mais espaço para a raiz nervosa. A dor pode também estar aumentada devido ao estiramento aumentado sobre a raiz nervosa. A compressão irá aumentar uma pressão já existente, diminuindo o espaço no forame da raiz nervosa.

Teste de reflexos patológicos

Os reflexos patológicos também devem ser testados. O examinador deve verificar a presença dos reflexos de Babinski ou de Hoffmann. Se algum estiver presente, pode ser feita a correlação com a doença do neurônio motor superior.

Exame palpatório

O examinador deve iniciar o exame inspecionando visualmente a pele e o tecido subcutâneo sobre a área afetada. Devem ser notadas áreas de edema localizado, gordura em excesso, abrasão, descoloração, hematomas e marcas de nascença. Logo, o examinador deve palpar a área e notar áreas de umidade e temperatura aumentadas ou diminuídas. Uma correlação pode ser feita com lesões agudas se estiverem presentes calor, vermelhidão e umidade aumentada. Um teste de escarificação deve ser feito para avaliar o grau de reação histamínica. A rolagem da pele pode ser feita para determinar se há quaisquer áreas de aderência. Em um paciente normal, a pele deve rolar livremente.

O examinador deve palpar os referenciais ósseos, notando sua orientação e quaisquer áreas de sensibilidade ou deformidade. Ao examinar a coluna, deve-se prestar atenção ao alinhamento dos processos espinhosos e transversos, verificando se estão apropriadamente posicionados. O examinador inexperiente pode ser conduzido a pensar de forma incorreta que um alinhamento anormal existe quando, na verdade, está diante de uma anomalia congênita.

Os músculos devem ser palpados, verificando-se áreas de espasmo, defesa, nós e sensibilidade. O examinador deve estar atento ao fato de que é fácil ser enganado pela escuta da queixa do paciente e, dessa forma, não completar o exame físico integralmente. Com mais frequência, a área de queixa não irá se correlacionar com a área de disfunção ou sensibilidade palpável. Quando palpados, os pontos-gatilho dentro de músculos podem irradiar dor para uma localização a distância. Os ligamentos e tendões também devem ser palpados. Edema e uma sensação de enchimento podem indicar uma lesão aguda, enquanto a sensação de encordoamento pode ser encontrada em lesões crônicas. Finalmente, o examinador deve palpar os pulsos arteriais na área examinada a fim de determinar se há comprometimento vascular.

CORRELAÇÃO

Ao completar o exame, o examinador deve correlacionar a informação de modo lógico, tal como se juntam os pedaços de um quebra-cabeça, para formular um diagnóstico. Caso uma informação não sirva, o examinador deve reexaminar o paciente para garantir que o achado é preciso. Se a informação não "encaixar", o examinador deve considerar que a etiologia do problema tem origem em outro sistema do corpo e, sendo assim, deve encaminhar o paciente conforme o caso.

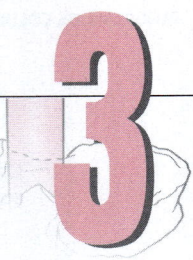

Panorama da coluna e da pelve

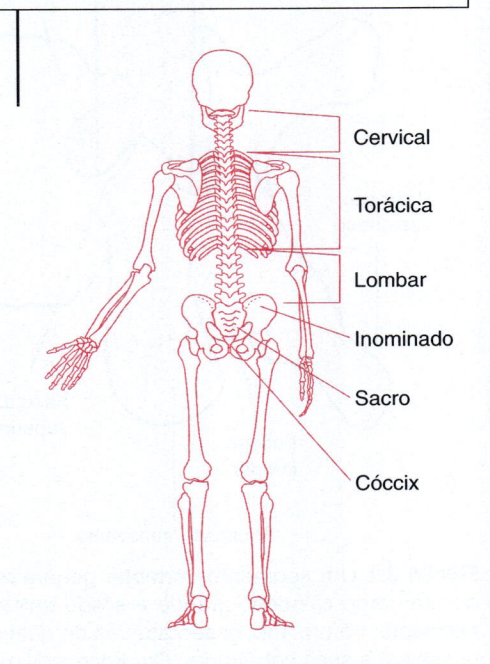

A coluna e a pelve representam o suporte central do corpo. A pelve é uma estrutura trapezoidal assentada sobre duas colunas (as extremidades inferiores), nas quais a coluna vertebral se apóia.

A coluna vertebral é composta de mais de 30 segmentos, chamados de vértebras. As vértebras permitem rotação, inclinação lateral e movimentos de flexão-extensão. Elas variam de formato e tamanho, mas em geral têm estruturas similares (Figura 3.1). A maioria das vértebras tem um grande corpo central. Posteriormente, apresentam um anel oco, através do qual passa a medula espinal. Há projeções ósseas estendendo-se a partir dos lados lateral e posterior desse anel. Essas projeções ósseas são chamadas de processos transversos e processos espinhosos. Elas servem como pontos de inserção para ligamentos vertebrais e tecidos musculares. A estabilidade das vértebras depende das partes moles (ligamentos intervertebrais e músculos paraespinais) e das articulações posteriores, chamadas de articulações dos processos articulares. As vértebras podem ser divididas em cinco subgrupos. Cada subgrupo tem uma função diferente. Desse modo, as vértebras, embora similares dentro de um subgrupo, variam significativamente em sua geometria de vértebras de outro subgrupo. Tal mudança em formato e tamanho reflete as diferentes funções desses subgrupos. Os diferentes formatos têm efeitos consideráveis na mobilidade e na estabilidade vertebral.

O subgrupo mais superior é denominado coluna cervical. Existem sete vértebras dentro da coluna cervical. No ápice, está o atlas ou a vértebra CI, assim chamada porque carrega o "mundo" (a cabeça) em seus ombros. Sua articulação com a base no crânio permite uma amplitude pequena de movimento para frente e para trás (cumprimento com a cabeça) e inclinação lateral. Abaixo do atlas, está o áxis ou a vértebra CII. Ela se chama áxis por apresentar uma estrutura vertical (o odontóide) como se fosse um poste para o atlas, no qual este pode rodar. Esse odontóide ósseo divide espaço com a medula espinal dentro do anel central oco do atlas (Figuras 3.2 e 3.3). Assim, qualquer instabilidade, seja traumática ou secundária a outra etiologia (inflamação reumatóide), pode causar translação anterior do atlas sobre o áxis. Isso pode resultar na compressão do odontóide na medula dentro do canal medular, com conseqüências potencialmente fatais. Abaixo do áxis, as cinco vértebras cervicais remanescentes têm forma e função similares. Elas acomodam a flexão-extensão, a inclinação lateral e a rotação lateral. Abaixo de CII, o ponto de máximo movimento de flexão-extensão está aos níveis de CIV-CV e CV-CVI. Dessa forma, é nesses locais que a degeneração osteoartrítica é mais comumente vista. A conseqüência disso é que a sintomatologia radicular secundária à osteoartrose cervical mais comumente afeta as raízes nervosas de C4, C5 e C6. Isso é causado por estreitamento

PANORAMA DA COLUNA E DA PELVE Capítulo 3

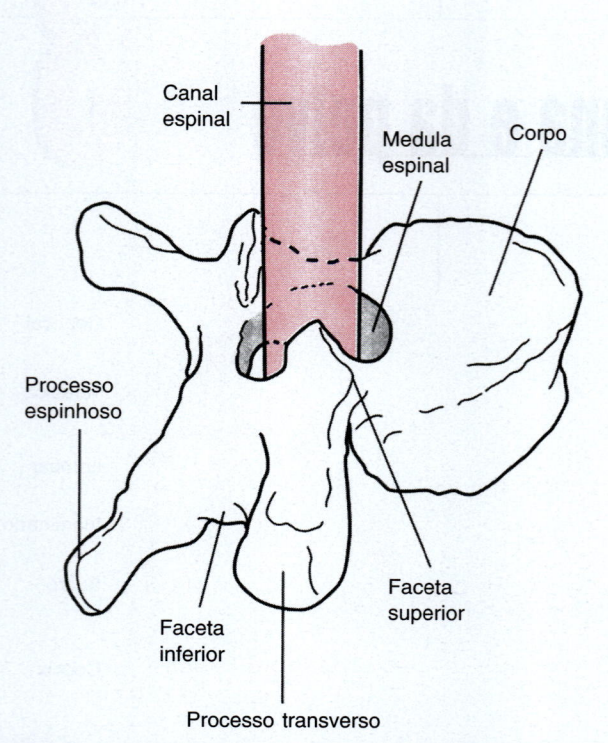

FIGURA 3.1 Um segmento vertebral generalizado é composto de um corpo cilíndrico grande e sólido anteriormente. Posteriormente, há um anel ósseo através do qual passam a medula espinal e suas coberturas. Os processos espinhoso e transverso projetam-se a partir do anel.

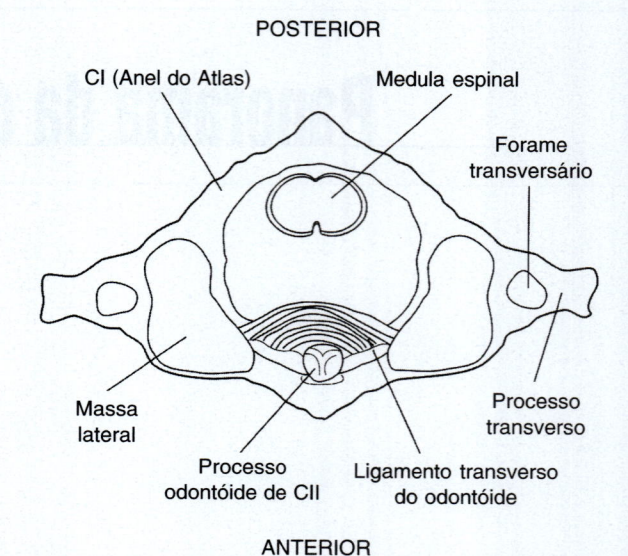

FIGURA 3.2 Uma vista transversa através do anel de CI (atlas) mostra o canal espinal sendo dividido em terços. O terço anterior é ocupado pelo processo odontóide ósseo de CII; o terço posterior é preenchido pela medula espinal; o ligamento transverso evita a migração de CI em CII, impedindo que o odontóide invada o terço central vazio do canal medular.

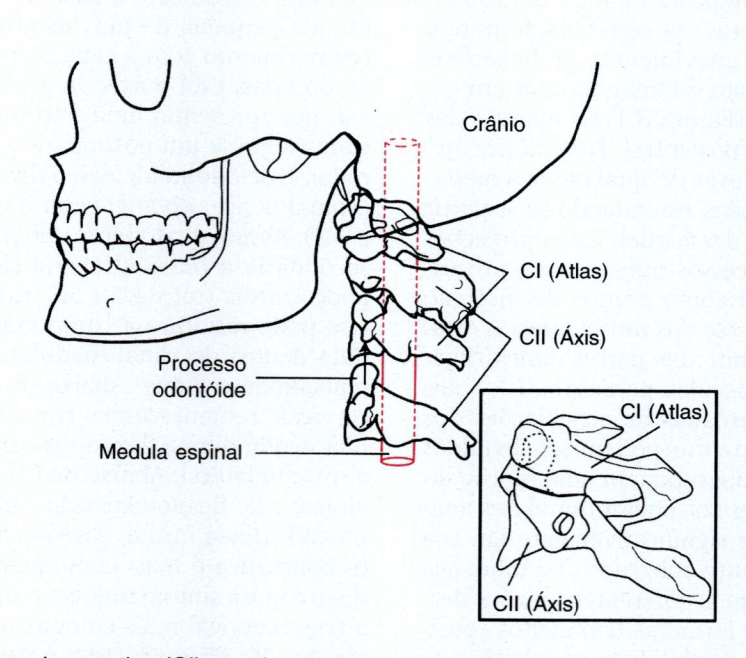

FIGURA 3.3 O crânio repousa sobre o atlas (CI); a cabeça roda ao redor do processo odontóide como uma dobradiça.

(estenose) foraminal e do espaço discal, causado por alterações degenerativas e formação de osteófitos nesses níveis. Outra curiosidade anatômica da coluna cervical envolve a artéria vertebral, que se torna tunelizada dentro dos processos vertebrais de CII, CIII, CIV e CV ao dirigir-se proximalmente em direção ao crânio. Esse envolvimento da artéria vertebral dentro dos ossos vertebrais pode criar um ponto de estresse para o vaso, caso haja algum movimento extremo da coluna cervical.

As 12 vértebras torácicas são estabilizadas pelo arcabouço costal dentro de um segmento relativamente imóvel. Há quatro pontos localizados de estresse significativo criados nas extremidades proximal e distal da coluna torácica, nas junções cervicotorácica e toracolombar. Isso é causado pela mudança abrupta na rigidez desses pontos.

Os cinco segmentos da coluna lombar são versões muito largas daquelas encontradas na coluna cervical. Isso é consistente com a carga aumentada na qual estão submetidas e com o fato de que seu propósito é permitir movimentos nos três planos entre a rígida pelve abaixo e o semi-rígido tórax acima. Tal como a coluna cervical, a coluna lombar é um local comum de alteração degenerativa. Tem sido dito que a coluna lombar humana ainda não evoluiu suficientemente para acomodar a passada bipedestada ereta. Isso certamente confirma o fato de que a dor lombar é quase um sofrimento universal entre os humanos em algum ponto de suas vidas. As articulações LIV-LV e LV-SI são particularmente importantes. Uma convexidade virada para a frente, chamada de lordose, é bastante pronunciada nesses níveis. Essa lordose colabora para o pequeno "oco" que normalmente se observa na região lombar baixa, ao se deitar no solo com as extremidades inferiores completamente estendidas. Tal lordose cria uma tremenda pressão para frente nas facetas articulares verticalmente orientadas, que servem para estabilizar os segmentos lombares baixos contra a translação anterior. Essa pressão anterior constante pode explicar a alta freqüência de alteração degenerativa vista dentro dessas articulações dos processos articulares em particular.

Os segmentos lombar, torácico e cervical apóiam-se em uma grande estrutura triangular, chamada de sacro. O sacro é formado pela fusão de cinco segmentos vertebrais em um único e grande osso triangular. Similar à pedra angular no topo do arco, o sacro é comprimido no anel pélvico entre os ilíacos (inominados). Ele é mantido nesse local por uma combinação de ligamentos extremamente fortes e por uma sincondrose com cada asa ilíaca.

Abaixo do sacro, estão os segmentos vertebrais do cóccix. Visto em incidências radiológicas laterais, o cóccix tem o aspecto de uma cauda curta. Na realidade, ele representa os vestígios remanescentes de uma cauda que existia nos nossos ancestrais. Ocasionalmente, um bebê pode nascer com segmentos coccígeos acessórios ou com uma verdadeira cauda, que irá requerer remoção cirúrgica. O cóccix serve para proteger as estruturas da pelve inferior e atua como uma inserção para alguns músculos e ligamentos pélvicos inferiores.

A coluna cervical e a coluna torácica

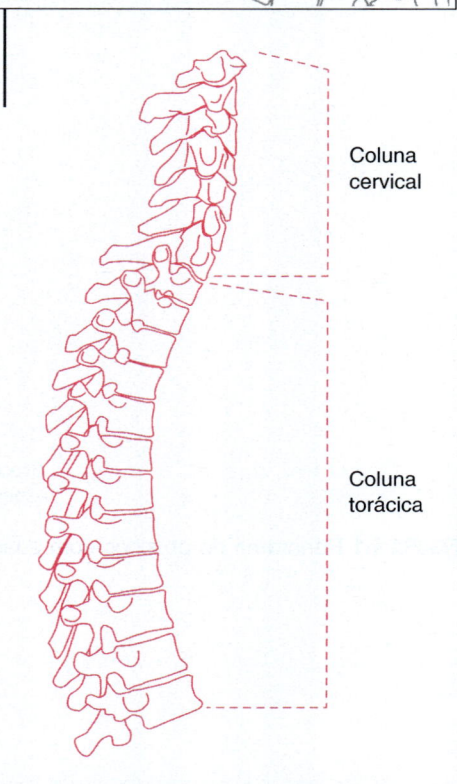

Coluna cervical

Coluna torácica

Consulte o Capítulo 2 para obter um panorama da seqüência de um exame físico. Por motivos de extensão e para evitar a repetição da anatomia, a seção de palpação aparece diretamente após a seção sobre exame subjetivo e antes de qualquer seção sobre teste, em vez de estar no final de cada capítulo. A ordem na qual o exame é feito deve ser baseada na experiência e na preferência pessoal do examinador, bem como na apresentação do paciente.

OBSERVAÇÃO

A coluna cervical é a coluna flexível que suporta o peso da cabeça e promove uma via protegida para a medula espinal na sua descida. Ela protege as artérias vertebrais, as veias jugulares internas e a cadeia simpática do sistema nervoso autônomo (SNA). É imperativo que seja tomado cuidado especial seja tomado para monitorizar essas estruturas durante o exame. O arranjo distinto das articulações da parte superior da coluna cervical, em continuidade com as facetas articulares da parte inferior, permite que a cabeça se mova espacialmente. Os músculos e os ligamentos criam uma grande estabilidade ao contrabalançar a inércia da cabeça. Há também uma interação única com a cintura escapular, pois muitos músculos apresentam inserções mútuas. Em contraste, a coluna torácica é bastante rígida por causa de sua inserção no arcabouço costal. O movimento ativo é, assim, muito mais restrito. Ver Figuras 4.1 a 4.4.

É necessário observar a maneira como o paciente senta na sala de espera. A postura da cabeça, do pescoço e da extremidade superior também deve ser verificada. Observe se a cabeça do paciente pende para a frente ou para o lado e se ele está sustentando a cabeça com as mãos ou usando um colar cervical. Veja se o braço está relaxado ao lado ou sendo usado em atitude protetora. Analise se o paciente apresenta vontade para virar a cabeça ou olhar para cima em sua direção. Verifique se ele irá usar a extremidade superior e se estenderá o braço para trocar um aperto de mãos. A dor pode ser alterada pelas mudanças na posição, por isso observe a expressão facial do paciente para indicações do nível de dor.

Deve-se observar o paciente ao assumir a posição ortostática e notar sua postura. Prestar atenção especial à posição da cabeça, da coluna cervical e da cifose

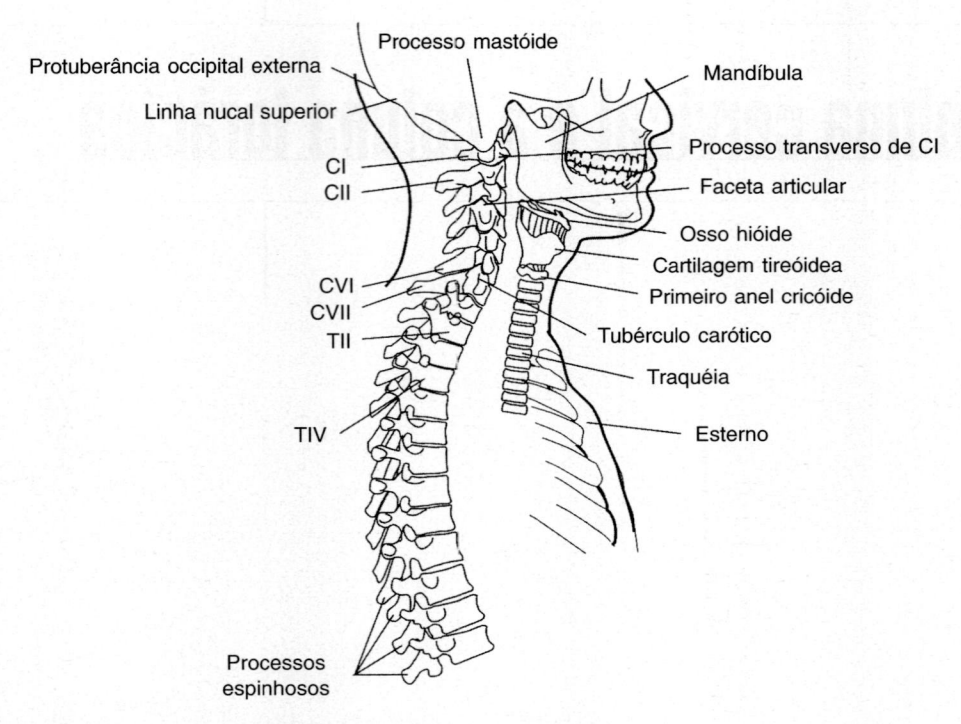

FIGURA 4.1 Panorama do pescoço com suas relações ântero-posteriores.

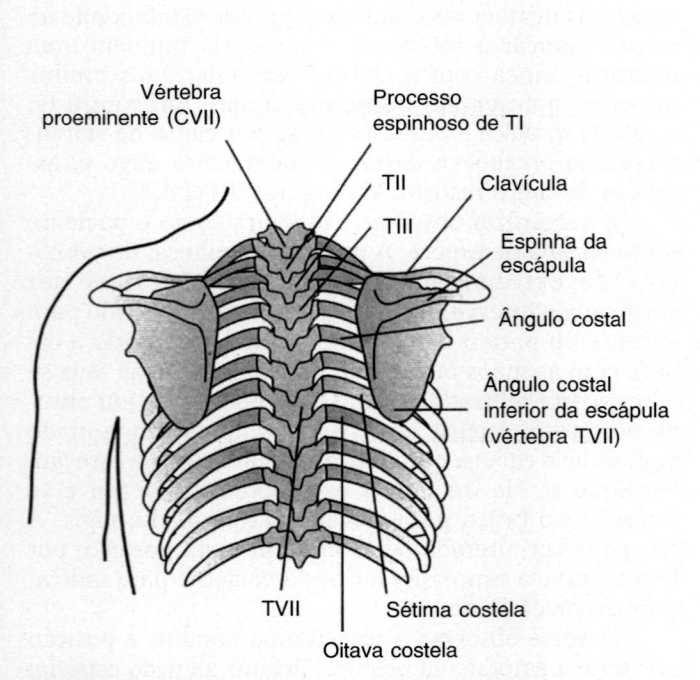

FIGURA 4.2 Panorama da parte posterior do tórax.

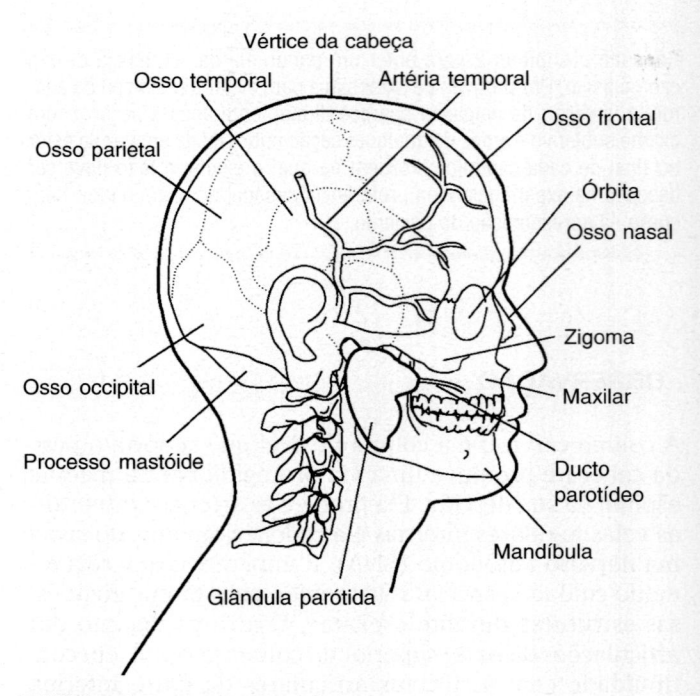

FIGURA 4.3 Panorama do crânio.

Capítulo 4 A COLUNA CERVICAL E A COLUNA TORÁCICA

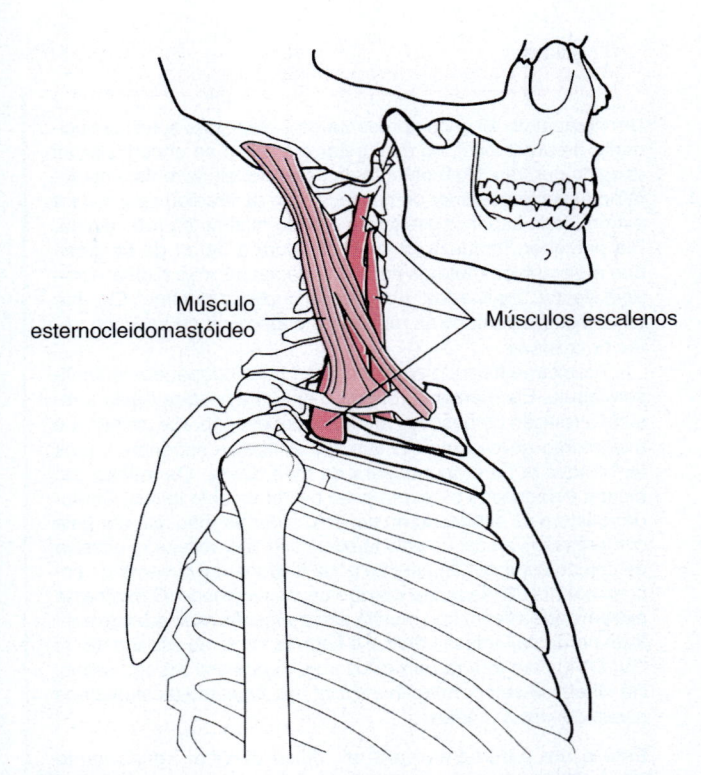

FIGURA 4.4 O músculo esternocleidomastóideo age tanto como um flexor cervical quanto como um rotador lateral da coluna cervical. Os músculos escalenos agem inclinando lateralmente a coluna cervical e também auxiliando na flexão.

EXAME SUBJETIVO

Uma vez que a coluna cervical é bastante flexível, ela se torna uma área muito comumente afetada por osteoartrite, inflamação e trauma. Deve-se perguntar ao paciente sobre a natureza e a localização de suas queixas, bem como sua duração e intensidade. Observar se a dor caminha para a cabeça ou distalmente para baixo no cotovelo. O comportamento da dor durante o dia e a noite também deve ser abordado. É preciso verificar ainda se o paciente é capaz de dormir ou é se acordado durante a noite, qual é a sua posição ao dormir, quantos travesseiros estão sendo usados e qual o tipo de travesseiros em uso.

Deve-se determinar as limitações funcionais do paciente. Verifique se ele pode sustentar de forma independente a cabeça ereta e se consegue ler, dirigir ou levantar objetos pesados. Caso o paciente se queixe de dor radicular, deve-se perguntar acerca do uso da extremidade superior. Verifique se ele pode executar atividades como pentear seu próprio cabelo, colocar sutiã, levar a mão à boca para comer ou tirar seu casaco. Deve-se também descobrir se a dor radicular está associada com formigamento ou com agulhadas no braço ou na mão. Investigar se o paciente participa regularmente de quaisquer atividades vigorosas esportivas ou relacionadas ao trabalho que causariam pressão no pescoço ou na parte superior das costas. Depois, indague qual é a profissão do paciente. Trabalhar com computador ou utilizar constantemente o telefone pode influenciar os sintomas.

Se o paciente relata uma história de trauma, é importante notar o mecanismo de lesão. Saber a direção da força, a posição da cabeça e do pescoço durante o impacto e a atividade em que o paciente estava participando no momento da lesão contribui para compreender o problema resultante e auxilia a dirigir melhor o exame. Se ele foi envolvido em um acidente de automóvel, é importante determinar se ele era o motorista ou passageiro. Então, é necessário investigar se o paciente bateu a cabeça durante o acidente, se perdeu a consciência e, se isso ocorreu, quanto tempo durou. É preciso saber ainda se ele estava usando um cinto de segurança e de qual tipo. Devem ser notados o grau de dor, edemas e incapacidade no momento do trauma e dentro das primeiras 24 horas. Verificar também se o paciente tem história prévia de uma mesma lesão.

Deve-se questionar se a dor é constante ou intermitente. A resposta a essa pergunta irá fornecer informações sobre se a dor é de natureza química ou mecânica. É necessário verificar se a dor é alterada pela posição pois, se assim for, pode-se confirmar a existência de uma base mecânica. Considere os fatores que fazem com que a queixa aumente ou alivie. Observe se a dor aumenta quando o paciente respira profundamente, visto que isso pode ser secundário a um problema musculo-

torácica. Notar a altura dos ombros e suas posições relativas. Uma vez que o paciente começar a caminhar, observar se ele consegue balançar os braços. O balanço do braço pode ser limitado por dor ou por perda de movimento. Uma vez que o paciente esteja dentro do consultório, ele deve ser instruído a despir-se. Analisar a maneira como o paciente inclina a cabeça ao remover a camisa. Observar a facilidade com que as extremidades superiores são usadas e o ritmo dos movimentos. Verificar a postura da cabeça, do pescoço e da parte superior das costas. Analisar a simetria das estruturas ósseas. Observar as clavículas e o esterno. Um contorno irregular pode estar presente de forma secundária a uma fratura consolidada. Verificar as escápulas e determinar se elas estão eqüidistantes da coluna e posicionadas sobre o arcabouço costal. Ver se existe subluxação presente na articulação glenoumeral e, se existe, em que grau. Notar o tamanho e o contorno do músculo deltóide e comparar ao deltóide oposto. Observar quaisquer áreas de atrofia nas extremidades superiores. Verificar o arcabouço costal. Analisar se o paciente apresenta um tórax em tonel e observar seu padrão respiratório. Verificar se ele respira pela boca e observar o grau e a simetria de expansão bilateralmente.

esquelético ou a uma lesão expansiva. Verifique se tossir, espirrar ou inclinar-se para frente aumentam os sintomas. A dor aumentada com maior pressão intra-abdominal pode ser secundária a uma lesão expansiva. Veja também se ele se queixa de problemas gastrintestinais. A dor pode ser referida de uma víscera para a coluna torácica. Se o paciente tem um distúrbio do sistema nervoso central, incluindo uma compressão medular, ele pode apresentar as seguintes queixas: cefaléias, tonturas, convulsões, náuseas, visão borrada ou nistagmo. O paciente pode notar dificuldade em deglutir secundariamente a uma protrusão discal anterior ou notar uma mudança na qualidade de sua voz. O paciente também pode ter dificuldade com as extremidades inferiores e distúrbios da marcha. Sendo assim, analise quão facilmente é a condição do paciente perturbada e quão rapidamente os sintomas podem ser aliviados. Pode ser necessário modificar o exame se o paciente reagir adversamente com muito pouca atividade e precisar de um longo tempo para alívio.

O distúrbio do paciente pode ser relacionado à idade, ao gênero, à origem étnica, ao tipo do corpo, à postura estática e dinâmica, à ocupação, às atividades de lazer, a passatempos e ao nível geral de atividade. É importante inquirir sobre qualquer mudança na rotina diária e qualquer atividade incomum em que o paciente tenha participado.

Deve-se perguntar sobre a natureza, a localização, a duração e a intensidade das queixas. A localização dos sintomas pode fornecer esclarecimentos sobre a etiologia das queixas. Por exemplo, uma dor localizada sobre a parte lateral do ombro pode ser, na verdade, referida de CV.

(Recorra ao Quadro 2.1 para verificar perguntas típicas do exame subjetivo.)

Paradigma para um disco cervical herniado

Um homem de 45 anos apresenta-se 2 dias após sofrer um acidente de automóvel, no qual o carro em que se encontrava foi atingido por trás. No momento do acidente, ele teve dor imediata no aspecto posterior do pescoço, que se irradiou para toda a extremidade superior direita até o dedo mínimo da mão direita. Ele percebeu fraqueza na empunhadura e perda da destreza dos movimentos motores finos dos dedos da mão direita. Também sentiu "agulhadas" nos dedos anular e mínimo. Ele não tinha história de queixas relativas à cabeça ou ao pescoço antes do acidente.

Ao exame físico, o paciente deambula independentemente sem apoio. Ele mantém o pescoço em uma postura rígida e resiste à rotação do pescoço em qualquer direção. Ele preserva o movimento ativo completo das extremidades superiores, mas tem fraqueza na empunhadura da mão direita. Os reflexos do bíceps e do tríceps parecem estar bilateralmente iguais. Contudo, o tato está diminuído no aspecto ulnar da mão. Há dor pela compressão vertical da coluna cervical e com extensão passiva da coluna cervical. O paciente pode flexionar ativamente o pescoço por até 20° sem que isso lhe cause incômodo. O exame da extremidade inferior não mostra alterações. As radiografias mostram perda da lordose cervical e estreitamento do espaço discal CVI-CVII, sem fratura ou deslocamento das estruturas ósseas. Há sinais de osteoartrite leve inicial das facetas articulares nos níveis cervicais médios.

Este é um paradigma para um disco cervical agudamente herniado devido às seguintes características:

- História de trauma agudo
- História de sintomas prévios
- Aparecimento imediato da dor e de sintomas neurológicos no momento da lesão
- Incapacidade de estender a coluna cervical
- Flexão ativa indolor limitada da coluna cervical
- Dor com a compressão vertical
- Déficits motores e sensitivos em uma distribuição específica

---

PALPAÇÃO DELICADA

O exame palpatório é iniciado com o paciente na posição em pé. Tal posição permite que se veja a influência das extremidades inferiores sobre o tronco e a coluna lombar na posição de carga. Se o paciente tem dificuldade de levantar, ele pode sentar-se em um banco, de costas para o examinador. O paciente deve estar suficientemente despido, de forma que o pescoço e a coluna torácica estejam expostos. Primeiro, deve-se buscar áreas de derrame localizado, descoloração, marcas de nascença, fístulas abertas ou drenagem, áreas incisionais, contornos e alinhamento ósseo, musculatura, simetria e dobras cutâneas. Uma mancha café-com-leite ou uma mancha com pêlos, mais comumente encontradas na coluna lombar, podem ser indicativas de espinha bífida oculta. Nesse caso é necessário lembrar de usar o olho dominante (ver página 26) (Bourdillon et al., 1992) ao verificar o alinhamento ou a simetria. Não observar esse aspecto pode alterar os achados. A pressão profunda não deve ser utilizada para determinar áreas de sensibilidade ou desalinhamento. É importante usar pressão firme, porém delicada, pois aumenta suas habilidades palpatórias. Tendo uma boa base de anatomia transversal, não se deve fisicamente penetrar várias camadas de tecido para ter uma boa impressão das estruturas subjacentes. É preciso lembrar que, se a dor aumentar nesse ponto do exame, o paciente estará muito relutante em permitir que o exame continue ou poderá tornar-se muito limitado em sua capacidade de movimentação.

A palpação é executada com mais facilidade se o paciente estiver em uma posição relaxada. Embora a palpação inicial possa ser feita com o paciente em pé ou sentado, as posições supinada, de lado ou pronada permitem um acesso mais fácil às estruturas ósseas e de partes moles.

Parte posterior

A posição mais fácil para a palpação das estruturas posteriores é com o paciente supino e o examinador sentado atrás da cabeça do paciente. Relaxar os antebraços na mesa de exame facilitará o relaxamento das mãos durante a palpação.

Estruturas ósseas

Protuberância occipital externa

Coloque seus dedos na parte medial da base do crânio e mova leve e superiormente na linha capilar. Então, será sentida uma proeminência arredondada, a protuberância (Figura 4.5). Tal proeminência é freqüentemente referida como o "calombo do conhecimento".

Linha nucal superior

Coloque seus dedos na protuberância e mova lateral, inferior e diagonalmente em direção ao processo mastóide. Dessa maneira, será sentida a crista da linha nucal superior sob seus dedos (Figura 4.6).

Occipital

Coloque suas mãos sob a base da cabeça do paciente e permita que as pontas dos seus dedos repousem sobre a parte mais inferior. Essa área é o occipital (Figura 4.7).

Processos mastóides

Coloque seus dedos diretamente sob os lóbulos das orelhas do paciente e você irá sentir uma proeminência arredondada em cada lado, sob seus dedos. São os processos mastóides (Figura 4.8).

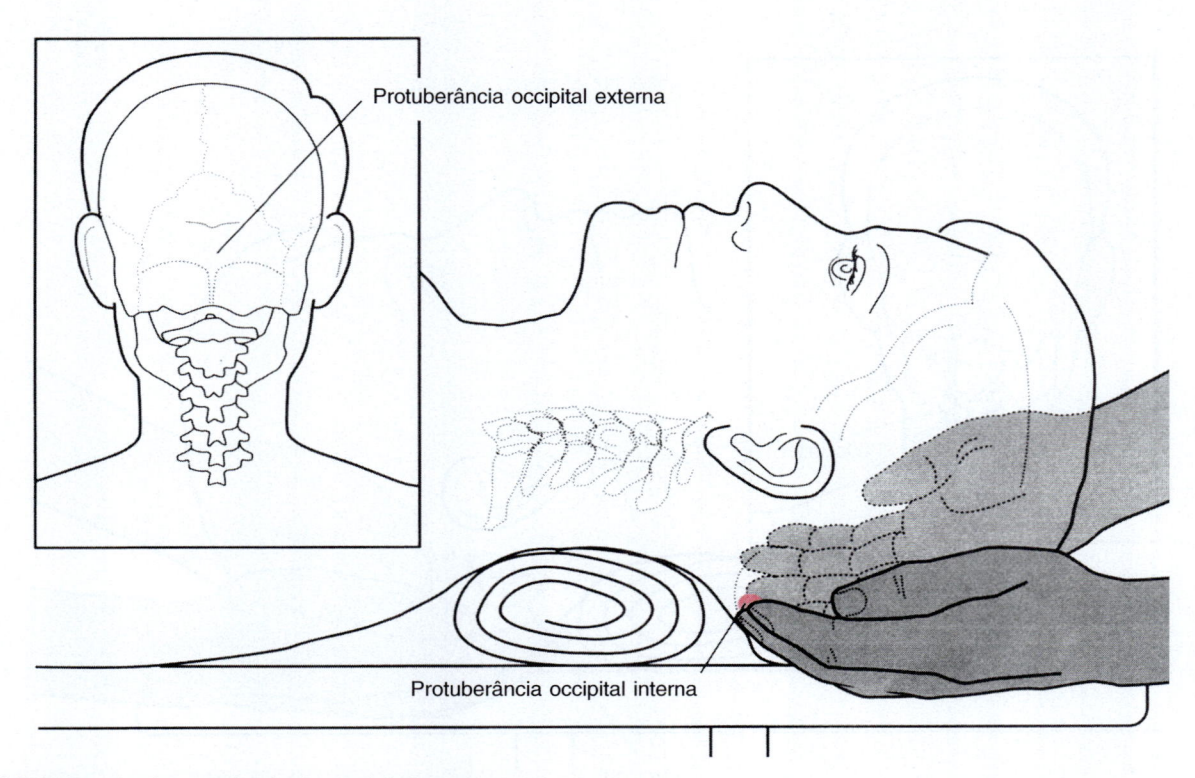

FIGURA 4.5 Palpação da protuberância occipital externa.

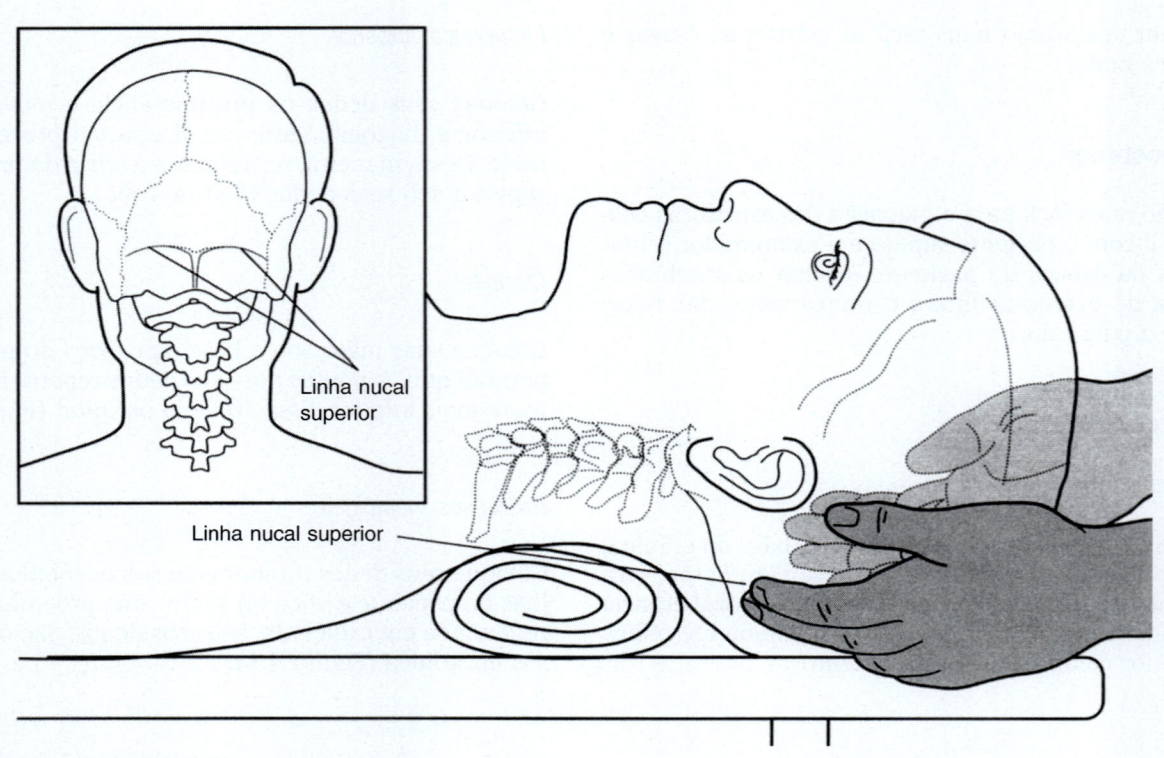

FIGURA 4.6 Palpação da linha nucal superior.

Linha nucal superior

Linha nucal superior

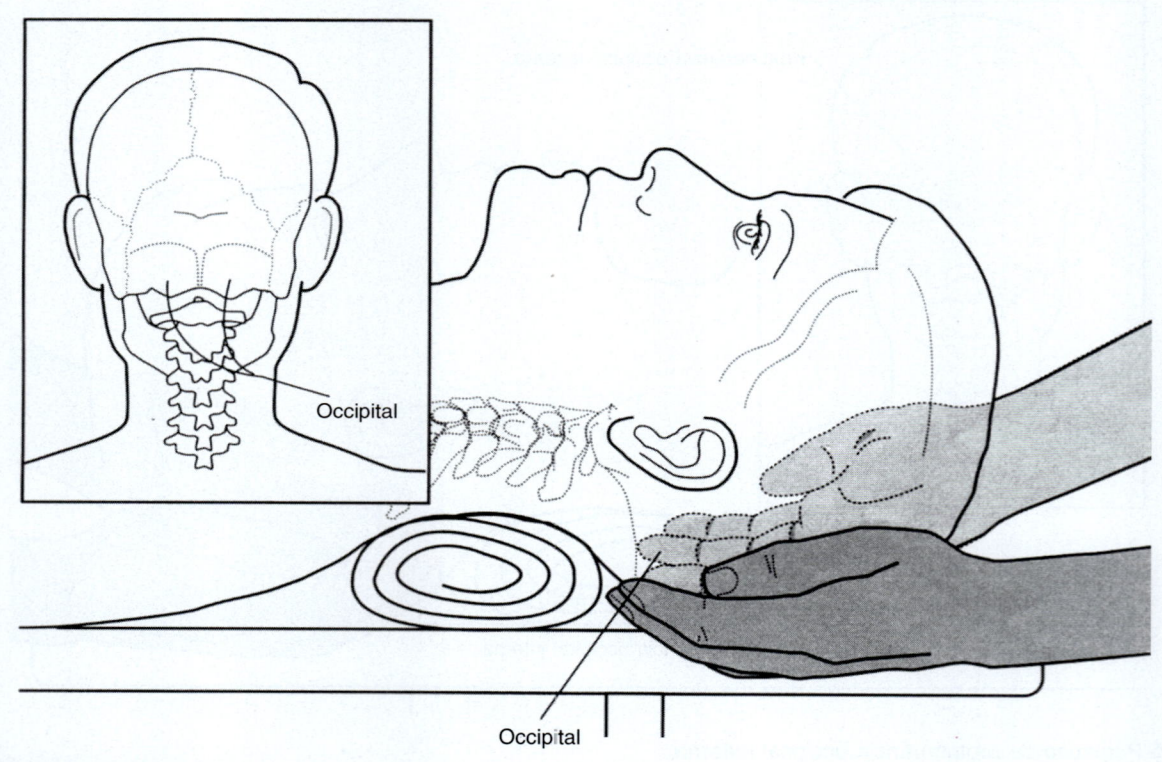

FIGURA 4.7 Palpação do occipital.

Occipital

Occipital

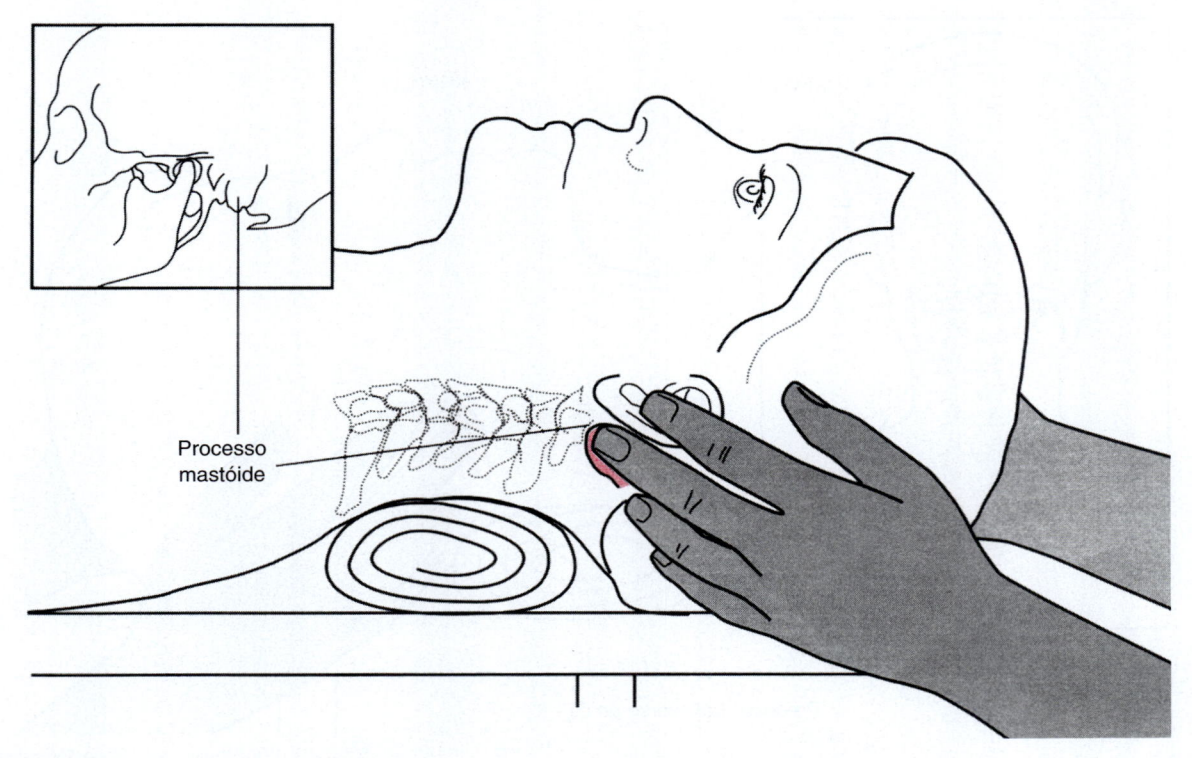

FIGURA 4.8 Palpação do processo mastóide.

Processos transversos de CI

Coloque seus dedos à frente dos processos mastóides e no espaço entre eles e o ângulo da mandíbula a fim de encontrar a projeção do processo transverso de CI (Figura 4.9). Embora possam ser profundos, tome cuidado para não pressioná-los com muita força, pois costumam ser dolorosos à palpação, mesmo no paciente normal.

Processo espinhoso de CII

Coloque seu dedo na protuberância occipital externa e mova-o inferiormente para uma indentação (arco posterior de CI). Ao continuar movendo-se inferiormente, a proeminência arredondada que você sentirá será o processo espinhoso de CII (Figura 4.10).

Processos espinhosos

Coloque seus dedos médios na porção superior da linha média da parte posterior do pescoço. Você irá sentir proeminências rombas sob seus dedos. Elas são os processos espinhosos (Figura 4.11). Os processos espinhosos são freqüentemente bifurcados e você poderá senti-los enquanto os palpa. É possível iniciar contando os processos espinhosos a partir de CII (localização descrita anteriormente) em direção caudal. Ao palpar, você irá notar a lordose cervical. Observe que os processos espinhosos de CIII, CIV e CV são mais profundos e mais juntos, o que dificulta sua diferenciação individual.

Processo espinhoso de CVII

O processo espinhoso de CVII é normalmente o mais longo de todos os processos espinhosos cervicais (Figura 4.12). Ele é referido como o proeminente. Entretanto, pode ter o mesmo tamanho de TI. Para determinar se você está palpando CVII ou TI, localize o processo espinhoso que você acredita ser o CVII. Coloque um dedo sobre o processo que você julga ser o CVII e um sobre CVI e TI. Então, faça com que o paciente estenda levemente a cabeça. A vértebra CVI irá mover-se levemente no início do movimento, seguida por CVII, com um aumento leve na extensão, e TI não irá se mover. Assim, o processo espinhoso de TI estará imobilizado pelas primeiras costelas e, portanto, não se moverá.

A COLUNA CERVICAL E A COLUNA TORÁCICA   Capítulo 4

Processo transverso de CI

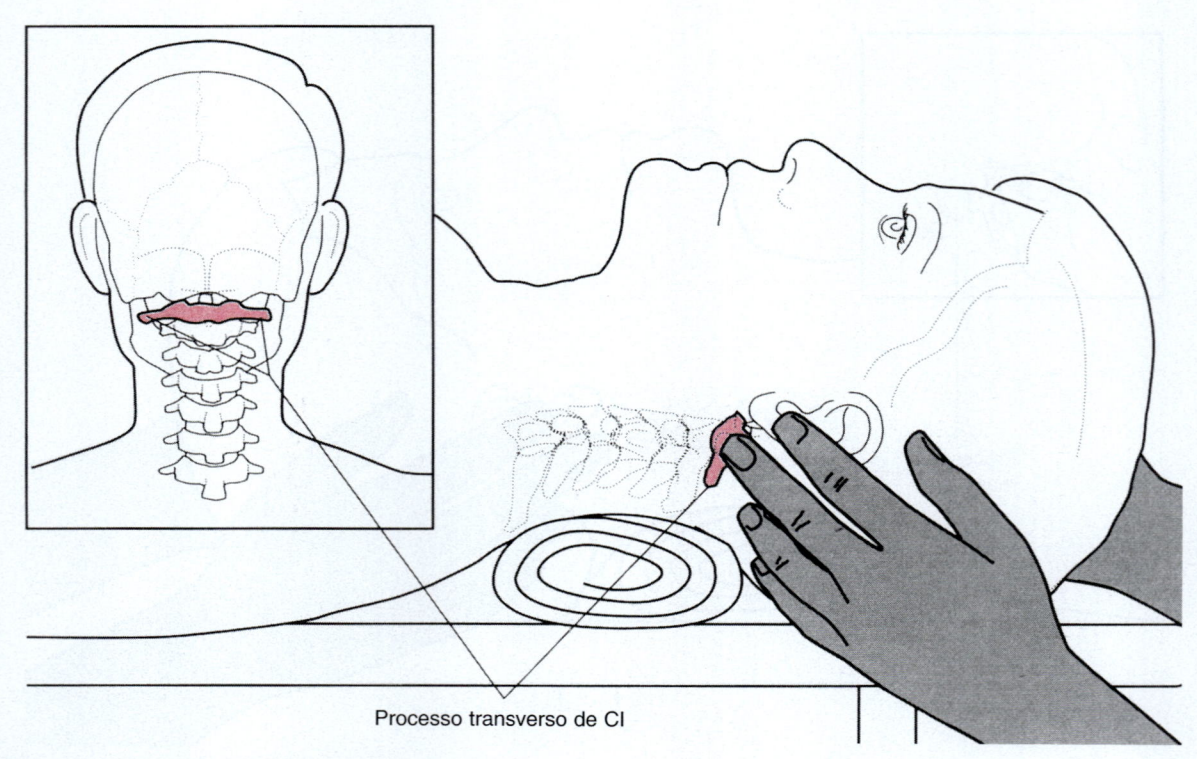

FIGURA 4.9 Palpação do processo transverso de CI.

Processo espinhoso de CII

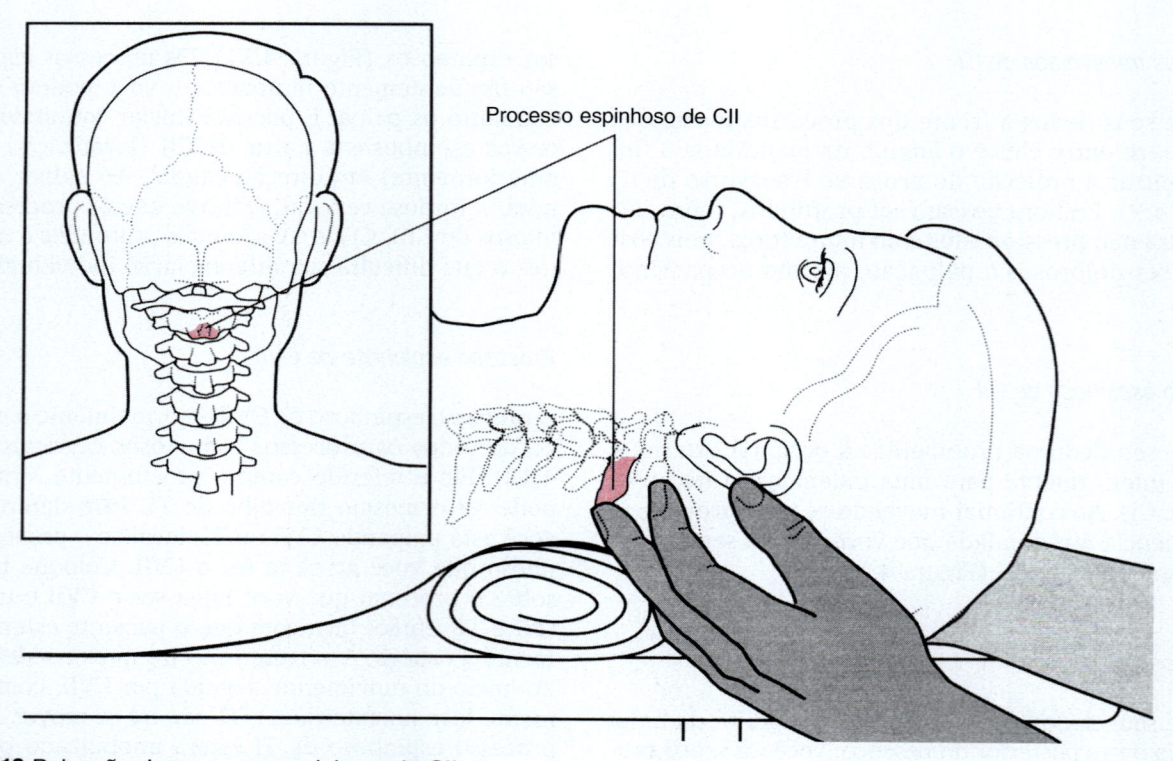

FIGURA 4.10 Palpação do processo espinhoso de CII.

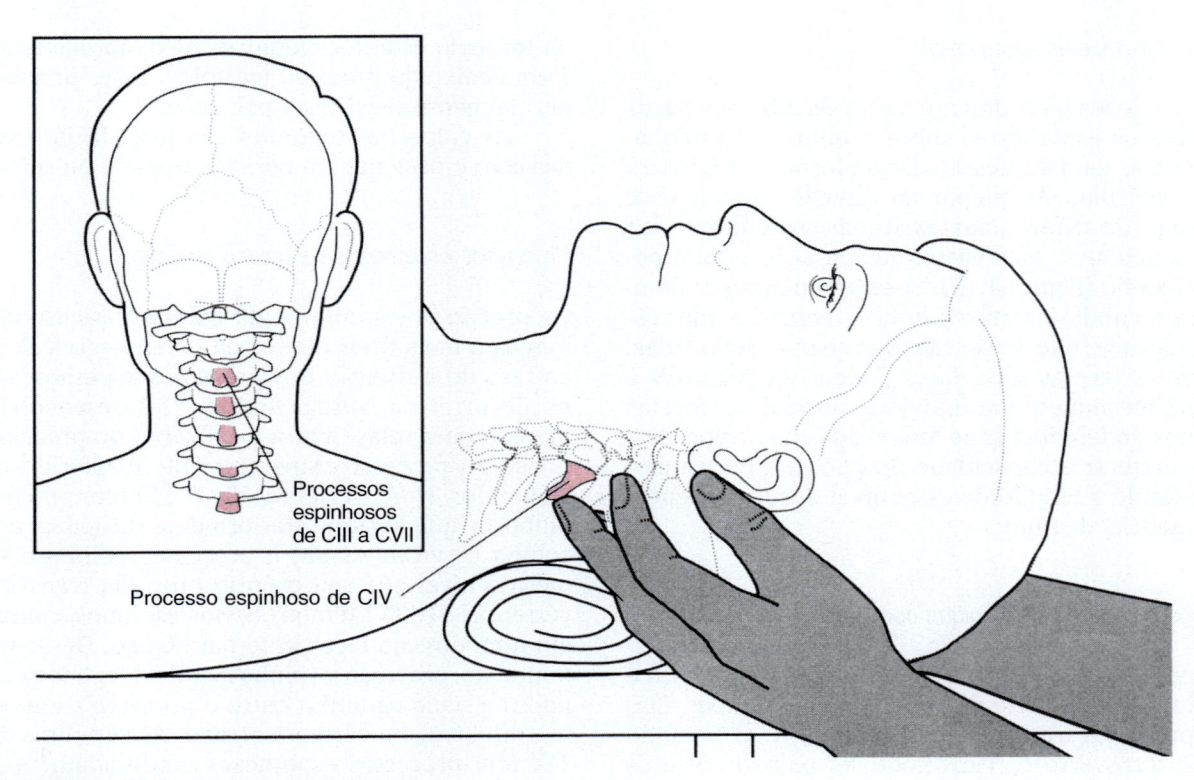

Capítulo 4   **A COLUNA CERVICAL E A COLUNA TORÁCICA**

FIGURA 4.11 Palpação dos processos espinhosos.

(Processos espinhosos de CIII a CVII; Processo espinhoso de CIV)

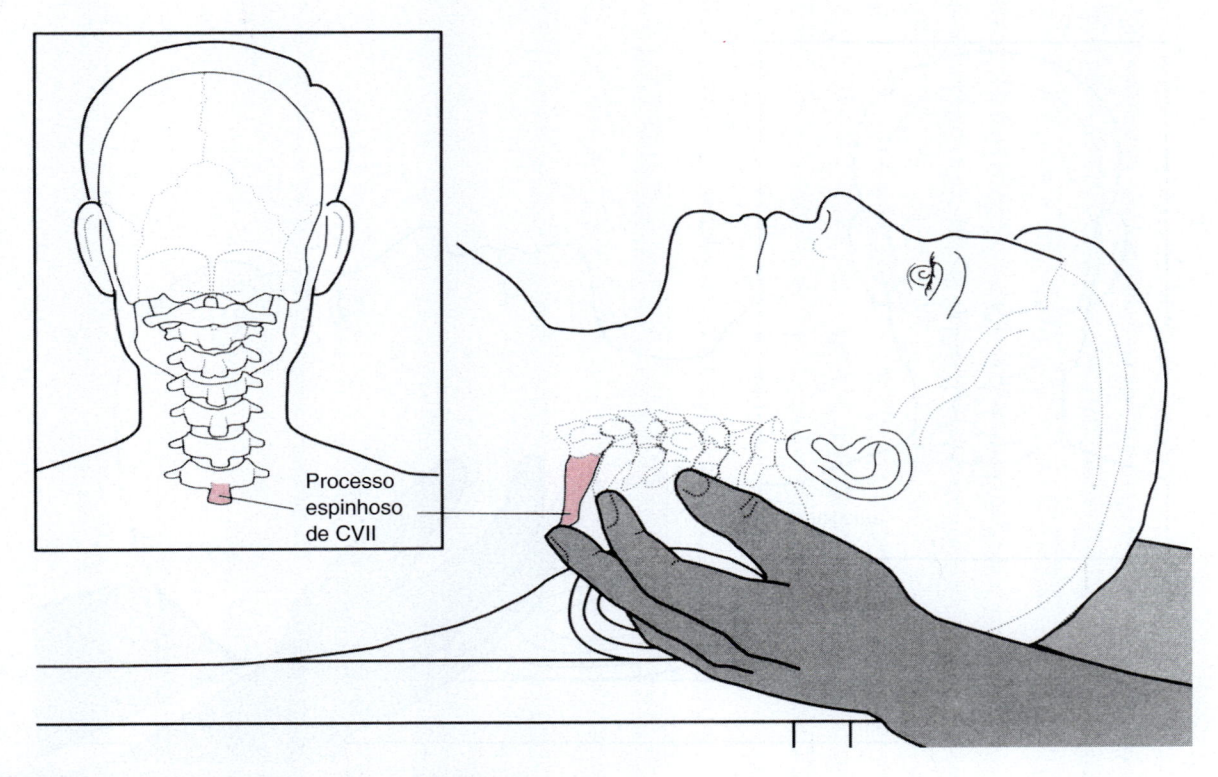

FIGURA 4.12 Palpação do processo espinhoso de CVII.

(Processo espinhoso de CVII)

55

Pilar articular (facetas articulares)

Mova seus dedos lateralmente, cerca de 2,5 cm a partir dos processos espinhosos, sobre o eretor da espinha, até encontrar uma depressão. Dessa forma, você estará no pilar articular. Ao palpar na direção caudal, você será capaz de diferenciar as linhas articulares das facetas articulares: elas passam a sensação de um pedaço de bambu (Figura 4.13). Se as articulações se deteriorarem secundariamente a uma osteoartrite, elas estarão maiores e não serão tão claramente delineadas. Note que as facetas articulares podem ser sensíveis à palpação, mesmo em um indivíduo normal. As facetas articulares podem tornar-se bloqueadas ou deslocadas. Elas irão alterar a capacidade do paciente em se mover, limitando a amplitude disponível dos movimentos em um padrão distinto.

Processos transversos da coluna cervical

Mova seus dedos para a parte mais lateral do pescoço e você irá sentir uma série de proeminências rombas. Elas são os processos transversos (Figura 4.14). O segundo processo transverso cervical pode ser palpado através do músculo esternocleidomastóideo, aproximadamente 1 cm abaixo do processo mastóide. Esses processos são normalmente sensíveis à palpação.

As palpações seguintes são mais facilmente obtidas com o paciente em posição pronada ou sentado.

Processos espinhosos da coluna torácica

Os processos espinhosos da coluna torácica são mais longos e mais finos que os da coluna cervical. Devido ao fato de a direção dos processos espinhosos mudar no decorrer da coluna torácica, foi desenvolvido um método para relacionar a localização do processo espinhoso ao processo transverso. Ele é referido como a "regra dos 3". As vértebras de TI-TIII têm processos espinhosos que estão posteriormente dirigidos, como na coluna cervical. Assim, o processo espinhoso está no mesmo nível que seu próprio processo transverso. As vértebras TIV-TVI têm processos espinhosos angulados em uma direção levemente para baixo. Desse modo, a ponta do processo espinhoso está localizada em um ponto a meio caminho entre o processo transverso do mesmo nível e a vértebra abaixo. As vértebras de TVII-TIX têm processos espinhosos moderadamente angu-

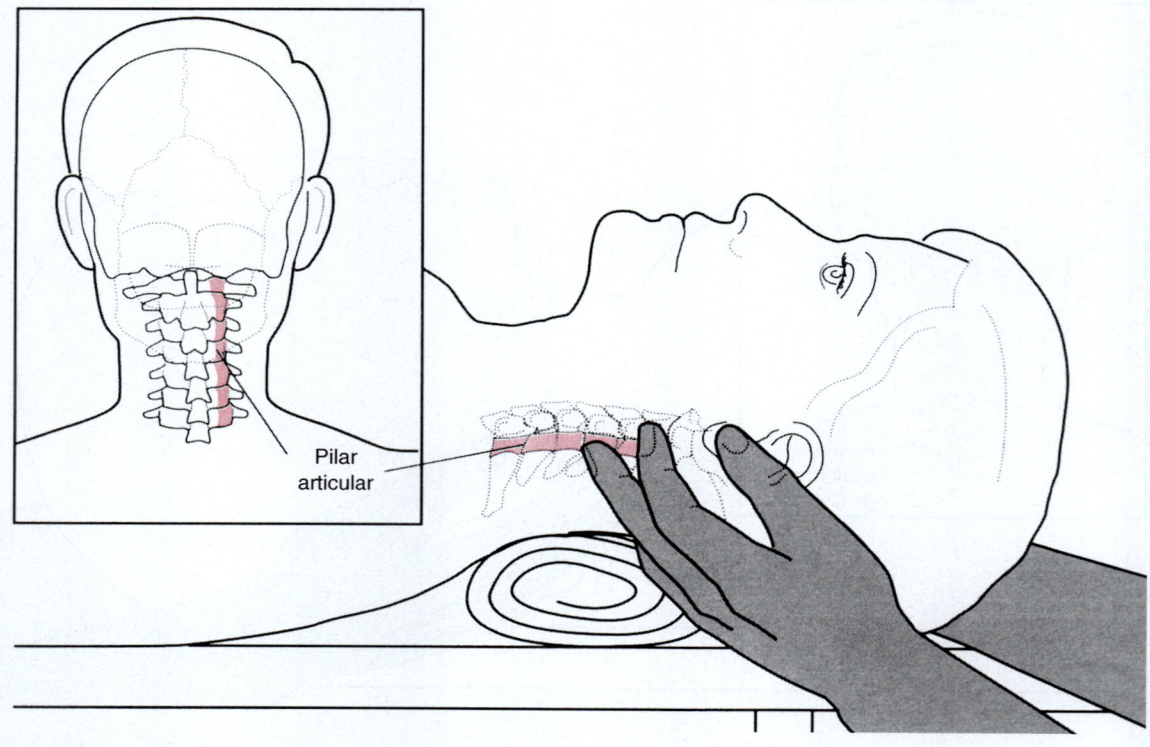

FIGURA 4.13 Palpação do pilar articular.

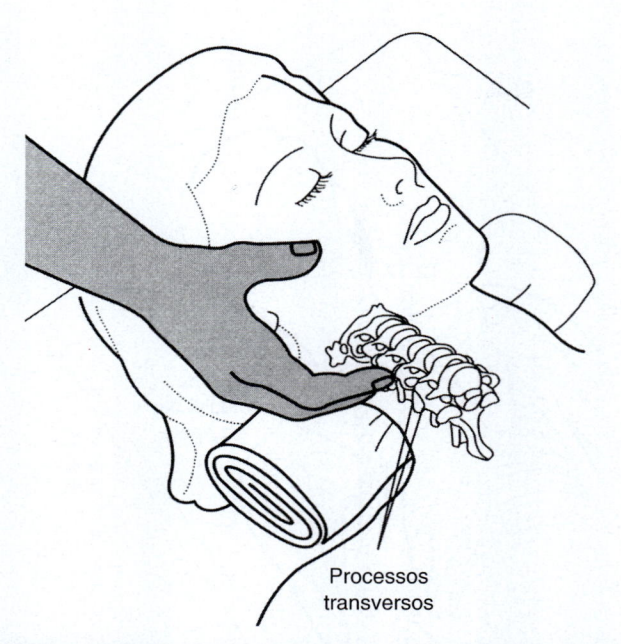

FIGURA 4.14 Palpação dos processos transversos da coluna cervical.

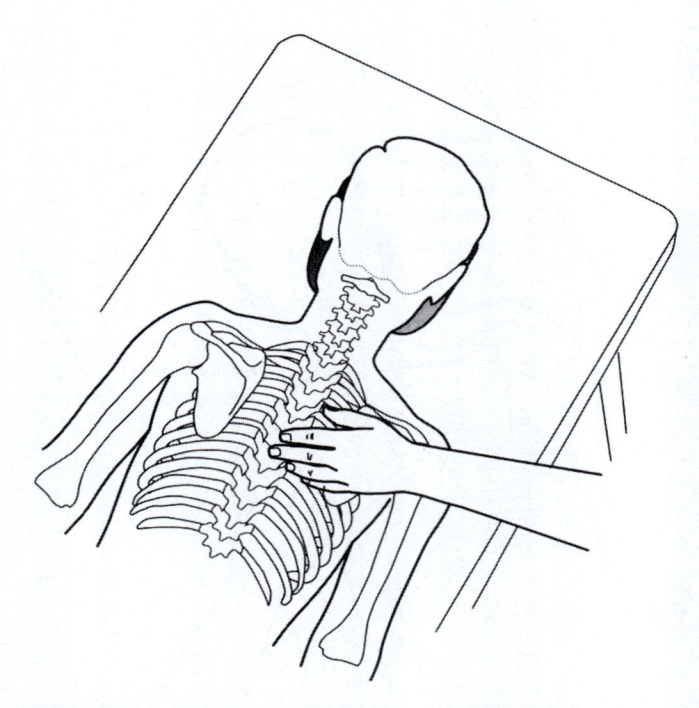

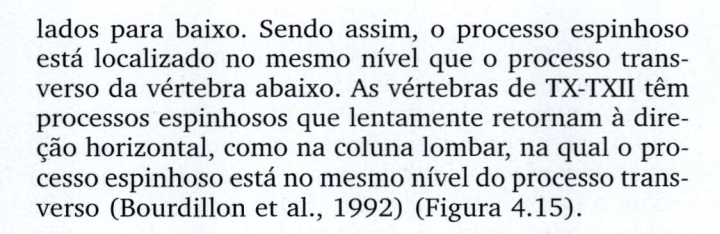

FIGURA 4.15 Palpação dos processos espinhosos da coluna torácica.

lados para baixo. Sendo assim, o processo espinhoso está localizado no mesmo nível que o processo transverso da vértebra abaixo. As vértebras de TX-TXII têm processos espinhosos que lentamente retornam à direção horizontal, como na coluna lombar, na qual o processo espinhoso está no mesmo nível do processo transverso (Bourdillon et al., 1992) (Figura 4.15).

Processos transversos da coluna torácica

Nas vértebras TI-TIII, os processos transversos estão ao mesmo nível que os processos espinhosos. Os processos transversos de TIV-TVI estão a meio caminho entre o processo espinhoso da própria vértebra e o da vértebra acima. Os processos transversos de TVII-TIX estão no nível do processo espinhoso da vértebra acima. Os processos transversos de TX-TXII estão no reverso daqueles dos três grupos prévios (o processo de TX lembra os processos de TVII-TIX, já TXI lembra TIV-TVI, e TXII lembra TI-TIII), quando os processos espinhosos se tornam mais horizontais (Figura 4.16).

Espinha da escápula

Palpe a parte posterior do acrômio e siga medialmente ao longo da crista da espinha da escápula, ao desaparecer e terminar ao nível do processo espinhoso da terceira vértebra torácica (Figura 4.17).

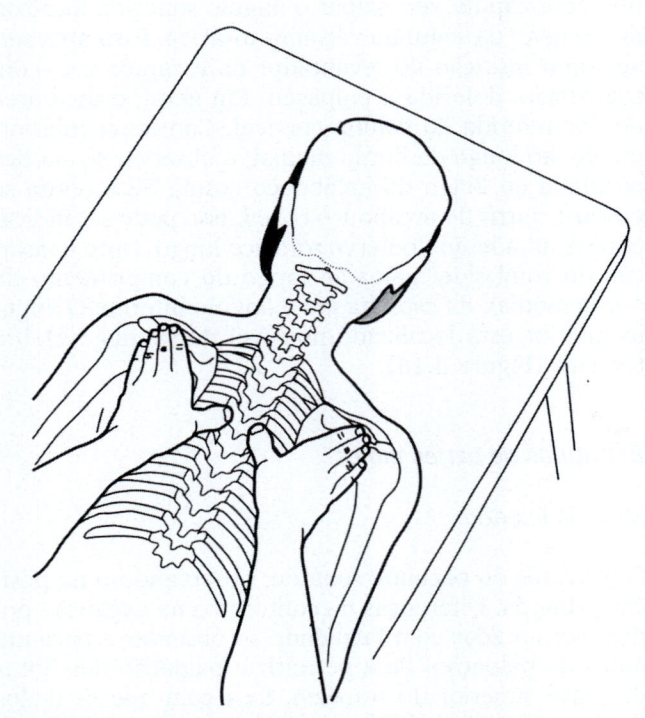

FIGURA 4.16 Palpação dos processos transversos da coluna torácica.

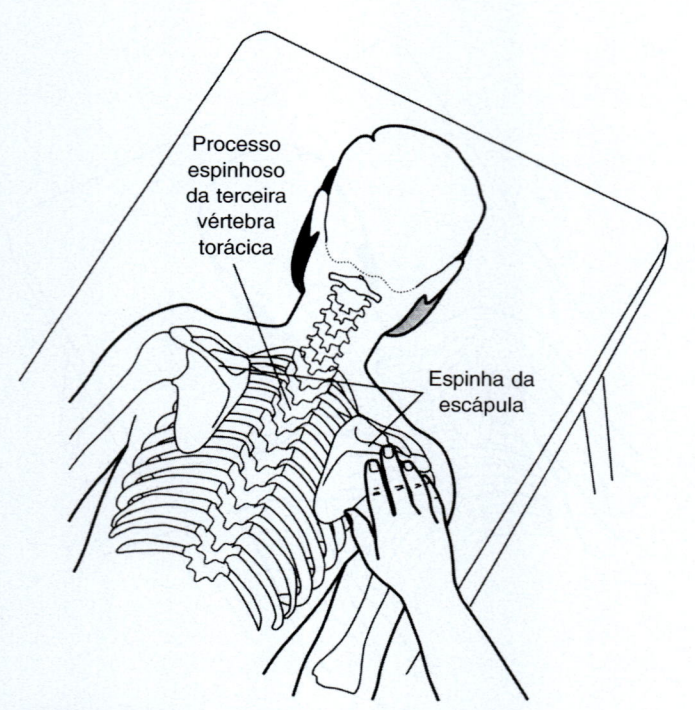

FIGURA 4.17 Palpação da espinha da escápula.

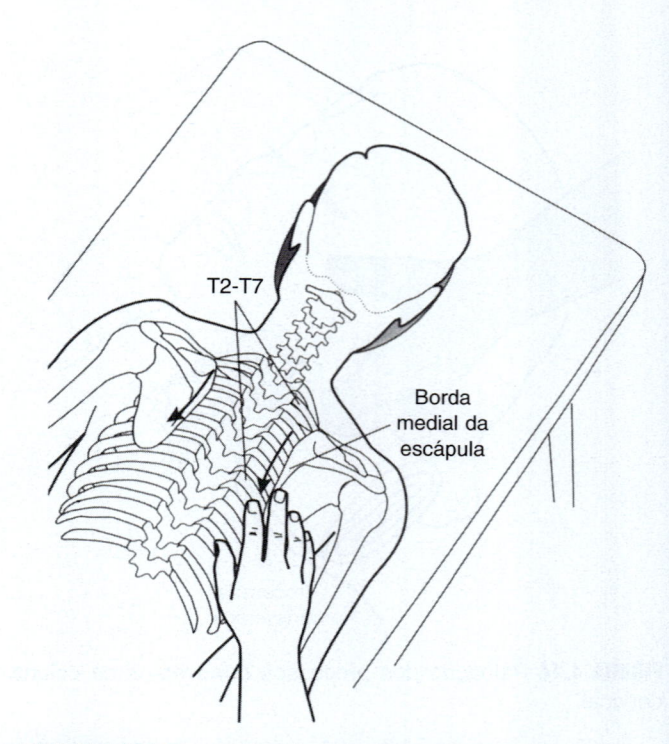

FIGURA 4.18 Palpação da borda medial da escápula.

Borda medial (vertebral) da escápula

Mover superiormente, a partir da parte medial da espinha da escápula, até palpar o ângulo superior, localizado no nível da segunda vértebra torácica. Essa área serve como inserção do levantador da escápula e é, com freqüência, dolorida à palpação. Em geral, é uma área de dor referida da coluna cervical. Continuar inferiormente, ao longo da borda medial, e observar se ela fica achatada ao longo do arcabouço costal. Se a borda se elevar a partir do arcabouço costal, isso pode ser indicativo de uma lesão do nervo torácico longo. Note a inserção do rombóide maior ao longo do comprimento da borda medial, da espinha até o ângulo inferior. O ângulo inferior está localizado no nível da sétima vértebra torácica (Figura 4.18).

Estruturas de partes moles

Músculo trapézio

Fique atrás do paciente sentado, observando-o na posição pronada. Diferenças no contorno e na expansão podem ser notadas com facilidade ao observar o paciente antes da palpação. Para permitir a palpação das fibras da parte superior do trapézio, faça com que os dedos deslizem lateral e inferiormente a partir da protuberância occipital externa, até o terço lateral da clavícula. O músculo é achatado, mas é sentido como uma estrutura semelhante a uma corda, devido à rotação de suas fibras. Com freqüência, ele é doloroso à palpação e comumente endurecido, secundariamente a tensão ou trauma. O músculo pode ser palpado com a utilização do polegar sobre a parte posterior e dos dedos indicador e médio sobre a parte anterior. As fibras inferiores do trapézio podem ser sentidas ao se inserirem a partir da parte medial da espinha da escápula, correndo medial e inferiormente aos processos espinhosos das vértebras torácicas inferiores. As fibras tornam-se mais proeminentes ao se solicitar ao paciente para abaixar a escápula. As fibras médias do trapézio podem ser palpadas a partir do acrômio até os processos espinhosos da sétima cervical e das vértebras torácicas superiores. O músculo torna-se mais proeminente quando é solicitado ao paciente para aduzir as escápulas (Figura 4.19).

Músculos suboccipitais

Os músculos suboccipitais consistem do reto posterior maior e reto posterior menor da cabeça, bem como do oblíquo superior e oblíquo inferior da cabeça. O reto menor e o oblíquo superior prendem-se a partir do atlas até o occipital. O reto maior e o oblíquo inferior têm sua inserção distal no áxis. O reto então vai até o occipital enquanto o oblíquo se insere nos processos transversos do atlas (Figura 4.20). Esse grupo de músculos é feito

Capítulo 4 **A COLUNA CERVICAL E A COLUNA TORÁCICA**

para permitir uma função independente da unidade suboccipital. Eles podem ser palpados colocando-se as pontas dos dedos na base do occipital enquanto o paciente está na posição supina. É importante reconhecer que eles são estruturas muito profundas e que, portanto, você está palpando simultaneamente a fáscia e os músculos superficiais (Porterfield e DeRosa, 1995).

Esses músculos estão freqüentemente em espasmo e tornam-se dolorosos à palpação.

Semi-espinal do pescoço e da cabeça

O semi-espinal do pescoço insere-se nos processos transversos da coluna torácica superior e no processo espinhoso de CII. Ele funciona como um estabilizador da segunda vértebra cervical.

O semi-espinal da cabeça tem suas inserções nos processos transversos das vértebras torácicas superiores e cervicais inferiores e na área occipital, entre as linhas nucais inferior e superior.

O semi-espinal da cabeça está superficial ao semi-espinal do pescoço. Os dois músculos formam uma estrutura em forma de corda. Coloque o dedo sobre os processos espinhosos de CII-CVII e mova lateralmente até sentir uma estrutura arredondada semelhante a uma corda (ver Figura 4.53).

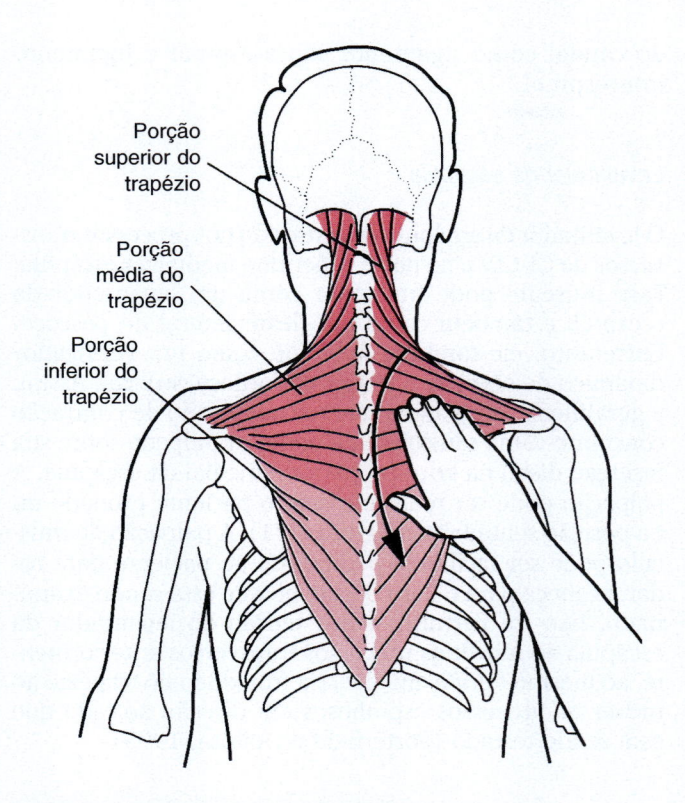

FIGURA 4.19 Palpação do músculo trapézio.

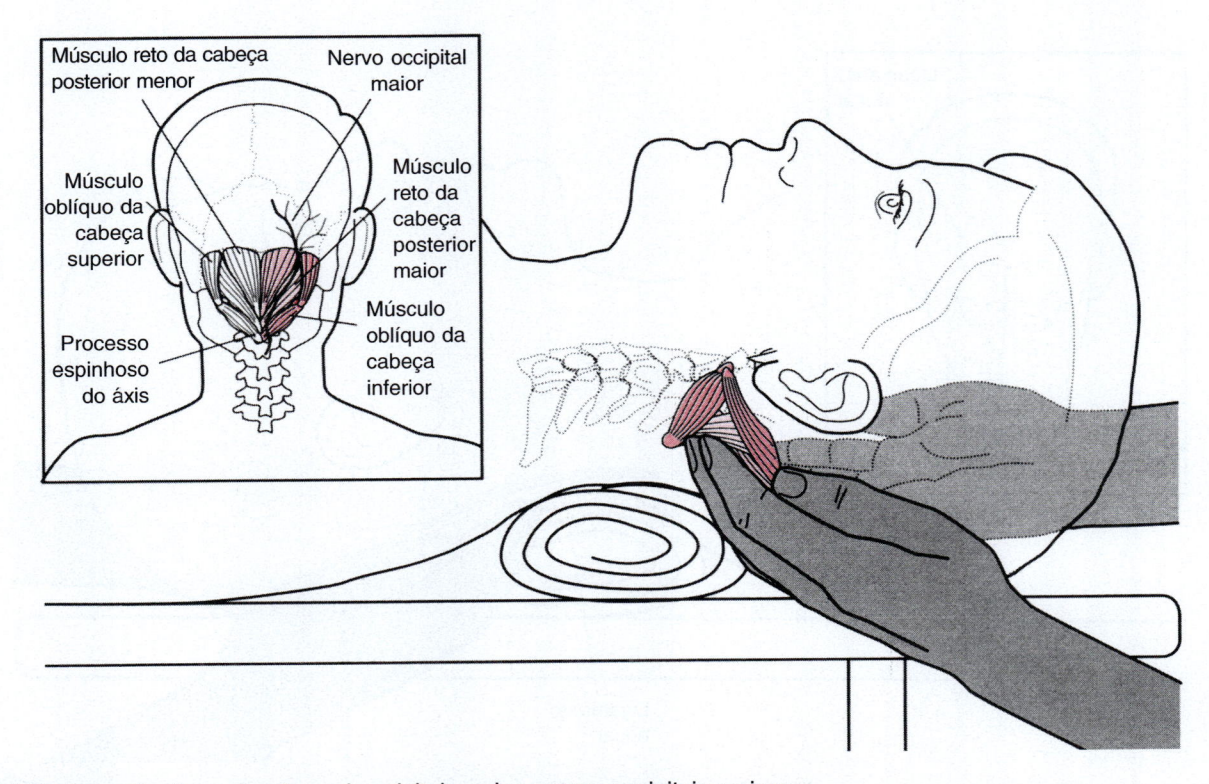

FIGURA 4.20 Palpação dos músculos suboccipitais e dos nervos occipitais maiores.

Nervos occipitais maiores

Os nervos occipitais maiores perfuram o trapézio perto de sua inserção na área occipital. Localize a inserção proximal do trapézio e palpe a base do crânio em qualquer lado da protuberância occipital externa (ver Figura 4.20). Os nervos somente serão palpáveis se estiverem inflamados. Os nervos perfuram o músculo semi-espinal. Pode ocorrer síndrome compressiva com dor, adormecimento ou queimação no escalpo quando o músculo semi-espinal da cabeça estiver hiperirritável (Porterfield e DeRosa, 1995). Os nervos também podem ser a fonte de cefaléias em pacientes com estiramento cervical agudo.

Ligamento nucal

A parte superficial do ligamento nucal tem sua inserção na protuberância occipital externa e sétima vértebra cervical (Figura 4.21). O ligamento nucal é facilmente palpado acima e entre os processos espinhosos cervicais e torna-se mais aparente quando o paciente flexiona o pescoço. Esse ligamento continua em sentido caudal como ligamento supra-espinal e ligamento interespinal.

Levantador da escápula

O levantador da escápula está inserido nos processos transversos de CI-CIV e na parte superior e medial da escápula. Esse músculo pode funcionar como um levantador da escápula e também como um flexor lateral do pescoço. Entretanto, ele também funciona como um verificador dinâmico do empuxo anterior da lordose cervical. Assim, é geralmente obrigado a manter um estado de contração constante. Uma sensibilidade pode ser palpada sobre sua inserção distal na borda superior e medial da escápula. A palpação pode ser realizada com o paciente pronado ou na posição sentada (ver Figura 8.71). A palpação do músculo pode ser facilitada pedindo-se ao paciente para rodar a cabeça para o lado oposto ao que está sendo examinado. Isso irá permitir maior tensão do levantador da escápula ao mover os processos transversos anteriormente, ao mesmo tempo em que cria frouxidão no trapézio ao mover os processos espinhosos em direção ao lado que está sendo testado (Porterfield e DeRosa, 1995).

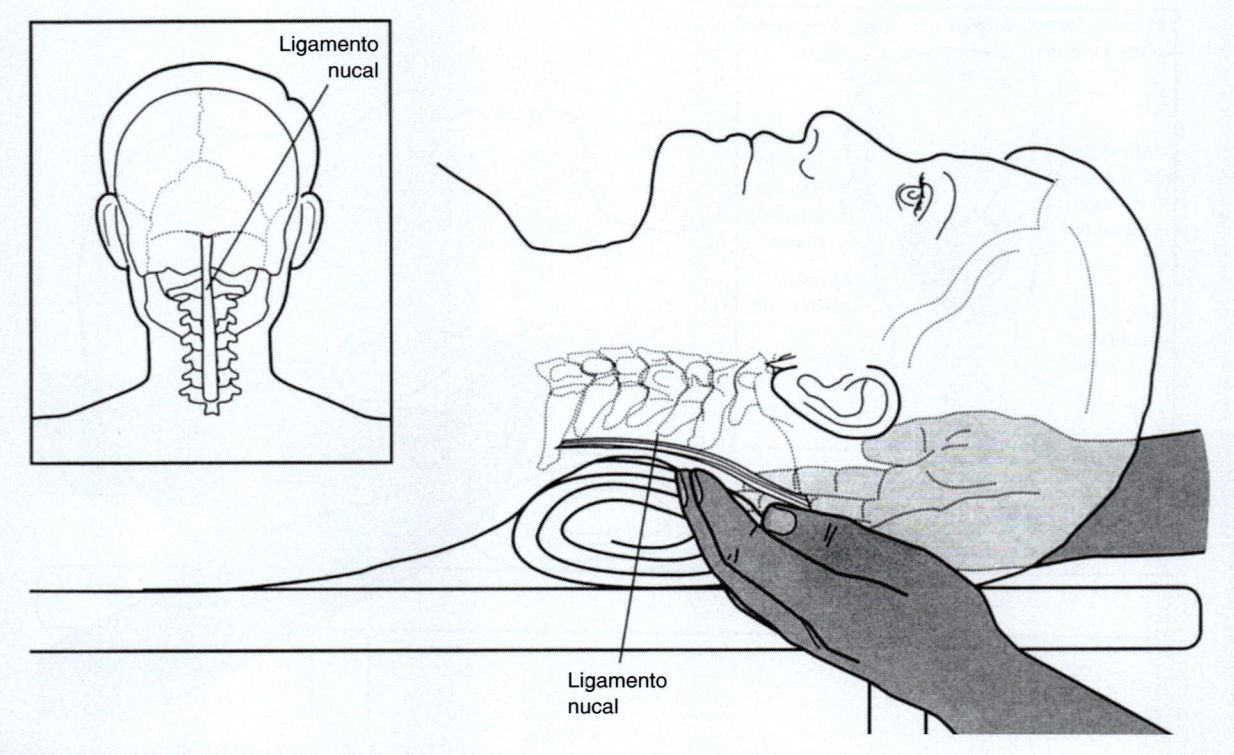

FIGURA 4.21 Palpação do ligamento nucal.

Parte anterior

Para facilitar a palpação da parte anterior do pescoço, o paciente deve estar na posição supina. A cabeça deve estar sendo sustentada e o pescoço, relaxado. Assegure-se de que o pescoço esteja em alinhamento neutro.

Estruturas ósseas

Osso hióide

O osso hióide está localizado na parte anterior dos corpos vertebrais de CIII-CIV. Ele é útil como um referencial para localizar os processos espinhosos, pois pode-se palpar a superfície anterior com facilidade e, então, envolver com seus dedos posteriormente no mesmo nível. O hióide é um osso em forma de ferradura. Com o polegar e o dedo indicador, envolva as partes mais superiores da estrutura e a mova de um lado a outro. Tal palpação não é fácil, visto que o osso hióide está posicionado debaixo da mandíbula e suspenso por muitos dos músculos anteriores do pescoço. Quando o paciente deglute, o movimento do hióide fica aparente (Figura 4.22). É possível notar crepitação enquanto o hióide é movido lateralmente, o que indica uma superfície cartilaginosa áspera.

Cartilagem tireóidea

A cartilagem tireóidea (comumente referida como pomo-de-adão) está localizada na parte anterior dos corpos vertebrais de CIV-CV. Continuando inferiormente a partir do osso hióide, será possível sentir o domo arredondado da cartilagem tireóidea (Figura 4.23). Se o pescoço for completamente estendido, a parte superior da cartilagem tireóidea pode ser localizada na posição média entre o queixo e o esterno. A cartilagem tireóidea está parcialmente coberta pela glândula tireóide. Caso haja uma área edemaciada sobre a parte anterior e inferior da cartilagem, poderá ser um aumento da glândula tireóide, conhecido como bócio.

Primeiro anel cricóide

Ao continuar palpando inferiormente ao longo da parte anterior do pescoço, você pode alcançar um tecido mais macio que a cartilagem tireóidea, ao nível do corpo vertebral de CVI. Esse é o primeiro anel cricóide (Figura 4.24). A palpação dessa área cria uma sensação muito desagradável ao paciente. Essa região é comumente usada para incisões de traqueostomia devido ao acesso fácil e seguro à traquéia.

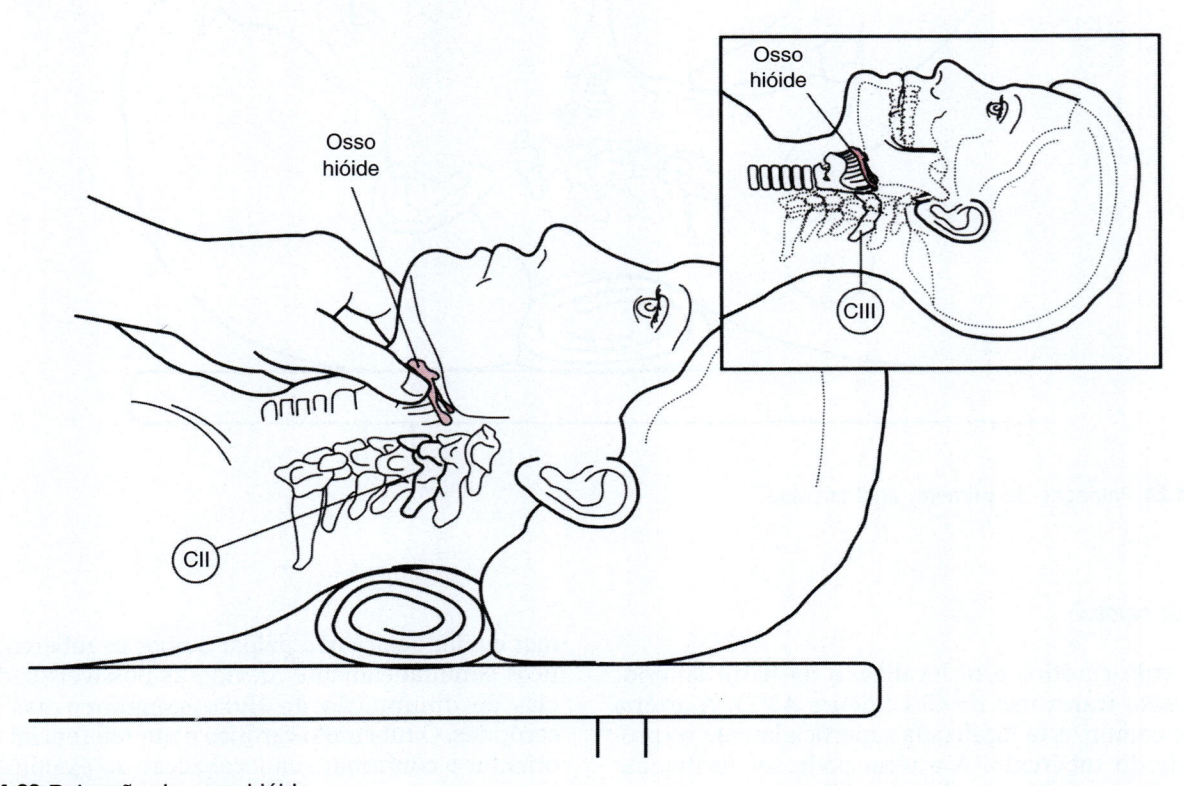

FIGURA 4.22 Palpação do osso hióide.

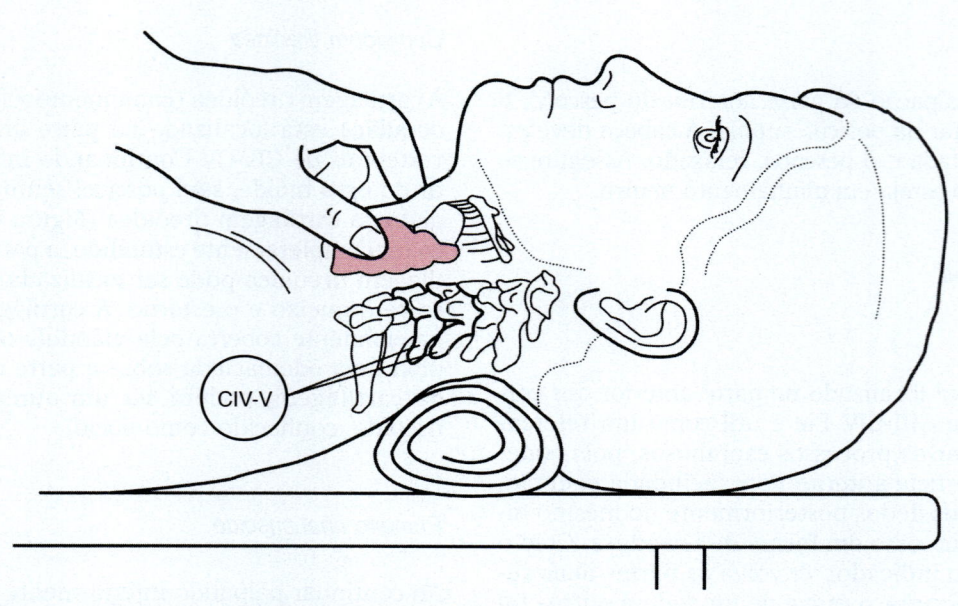

FIGURA 4.23 Palpação da cartilagem tireóidea e da glândula tireóide.

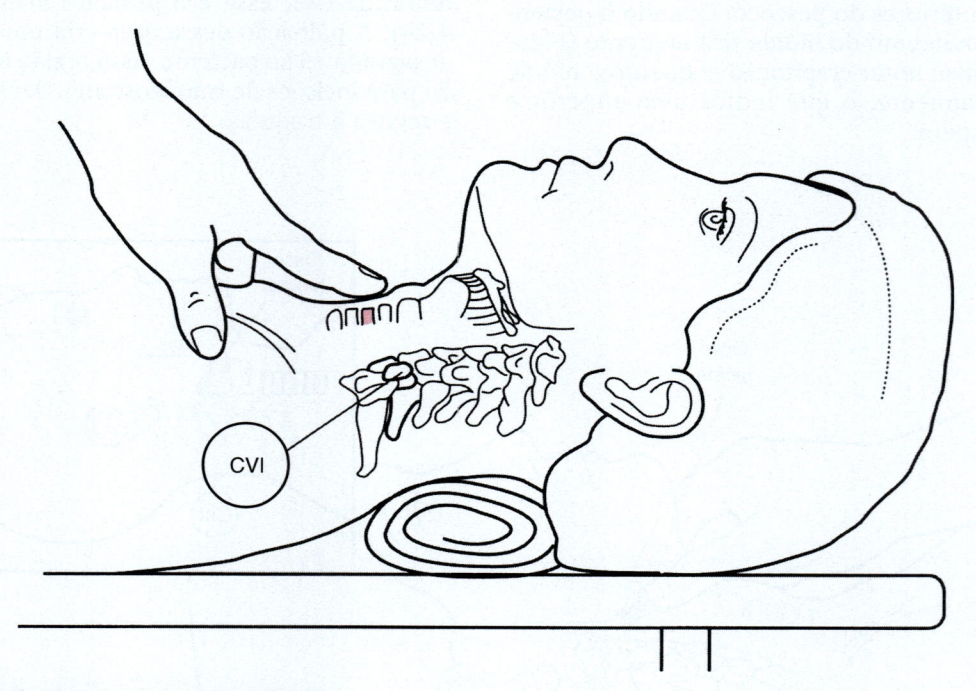

FIGURA 4.24 Palpação do primeiro anel cricóide.

Tubérculo carótico

O tubérculo carótico está localizado na parte anterior do processo transverso de CVI (Figura 4.25). A artéria carótida comum está localizada superficialmente na proximidade do tubérculo. A artéria pode ser facilmente comprimida quando se palpa o tubérculo. Deve-se tomar cuidado para não palpar ambos os tubérculos caróticos simultaneamente, devido às possíveis conseqüências de diminuição do fluxo sangüíneo nas artérias carótidas. O tubérculo carótico é um referencial útil para orientar e confirmar sua localização ao examinar a parte anterior da coluna cervical.

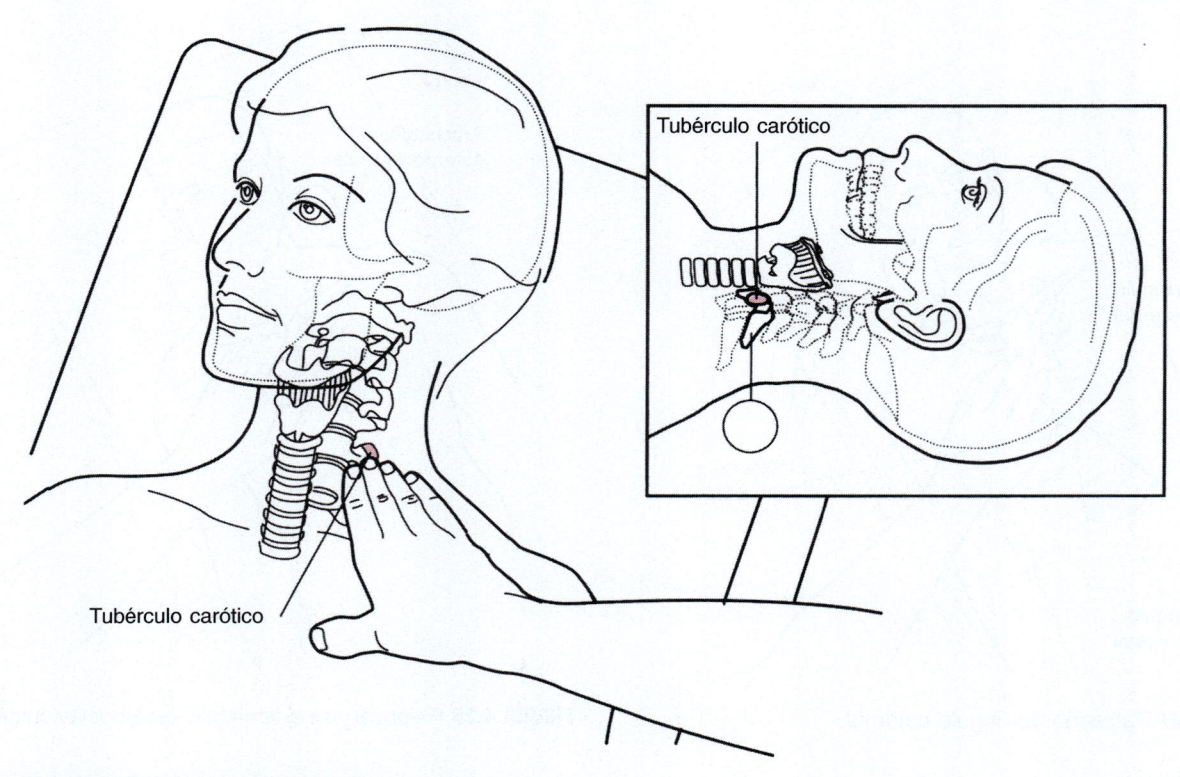

Capítulo 4　A COLUNA CERVICAL E A COLUNA TORÁCICA

FIGURA 4.25 Palpação do tubérculo carótico.

Incisura supra-esternal

Fique em frente ao paciente e use seu dedo médio ou indicador para localizar a incisura triangular entre as duas clavículas. Essa é a incisura supra-esternal (Figura 4.26).

Ângulo esternal (ângulo de Louis)

Você pode localizar o ângulo esternal encontrando a incisura supra-esternal e movendo os dedos para baixo aproximadamente 5 cm (Bates, 1983, p. 126), até localizar uma crista transversal, na qual o manúbrio se junta ao corpo do esterno. Se você mover sua mão lateralmente, irá encontrar a inserção da segunda costela (Figura 4.27).

Articulação esternoclavicular

Mova seus dedos um pouco para cima e lateralmente a partir do centro da incisura supra-esternal até sentir uma linha articular entre o esterno e a clavícula. As articulações devem ser examinadas ao mesmo tempo a fim de permitir a comparação de alturas e localização. Você pode ter um melhor senso da localização da articulação esternoclavicular ao solicitar ao paciente que

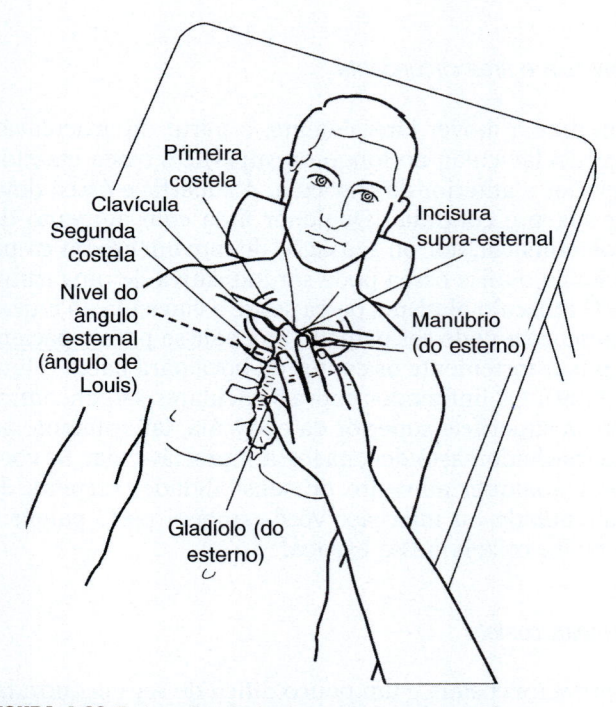

FIGURA 4.26 Palpação da incisura supra-esternal.

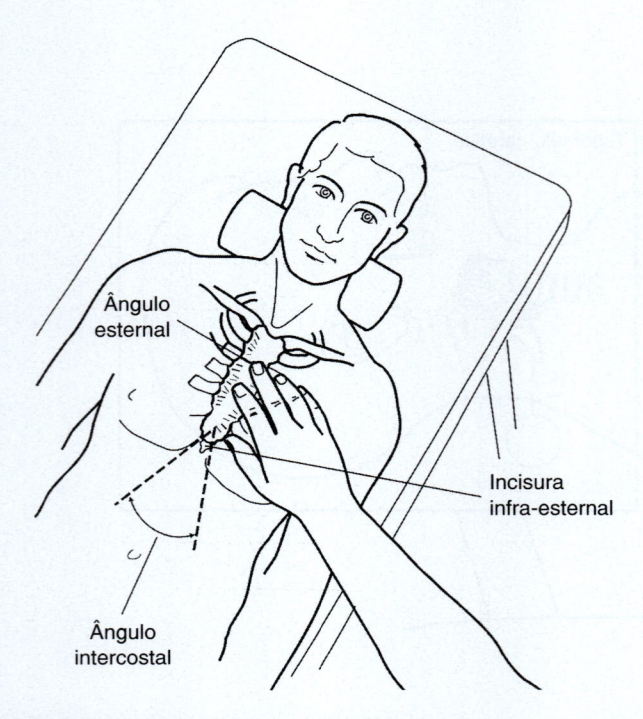

FIGURA 4.27 Palpação do ângulo esternal.

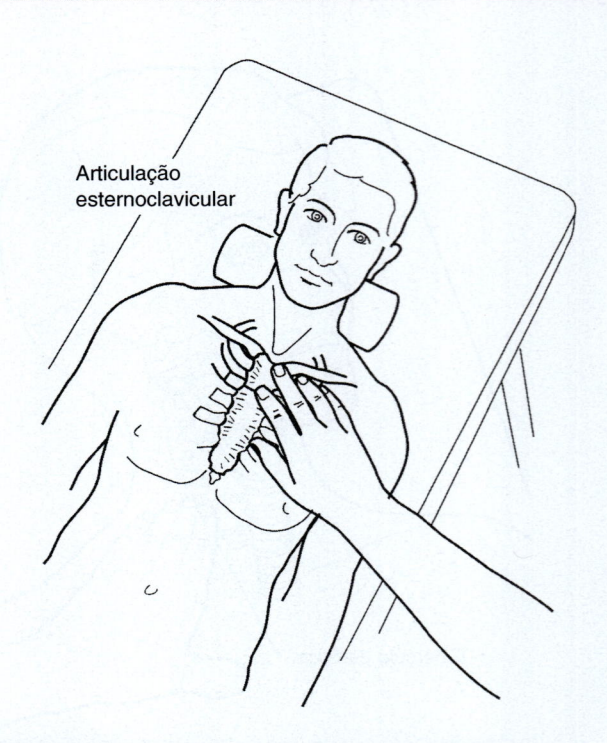

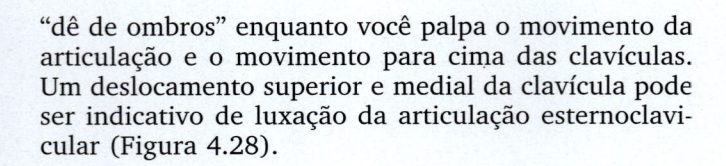

FIGURA 4.28 Palpação da articulação esternoclavicular.

"dê de ombros" enquanto você palpa o movimento da articulação e o movimento para cima das clavículas. Um deslocamento superior e medial da clavícula pode ser indicativo de luxação da articulação esternoclavicular (Figura 4.28).

Clavícula e área circundante

Continue a mover lateralmente, a partir da articulação esternoclavicular, ao longo da superfície óssea curvada superior e anterior da clavícula. A superfície óssea deve ser suave e contínua. Qualquer área com aumento de proeminência, dor ou sensação de movimento ou crepitação na diáfise óssea pode ser indicativa de uma fratura. O músculo platisma passa sobre a clavícula ao cruzar o pescoço e pode ser palpado ao pedir-se para o paciente puxar fortemente os cantos da boca para baixo (Figura 4.29). Os linfonodos supraclaviculares são encontrados na superfície superior da clavícula, lateralmente ao esternocleidomastóideo, na fossa supraclavicular. Se você notar qualquer aumento ou sensibilidade, suspeite de malignidade ou infecção. Você também pode palpar a primeira costela nesse espaço.

Primeira costela

A primeira costela é um pouco difícil de ser encontrada, pois está localizada atrás da clavícula. Se você elevar a

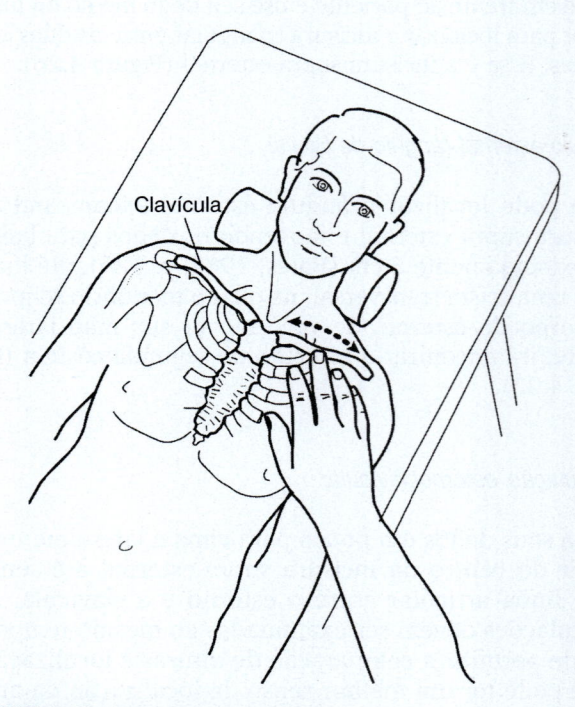

FIGURA 4.29 Palpação da clavícula.

clavícula e mover seus dedos posterior e inferiormente, a partir do terço médio da clavícula, irá localizar a primeira costela logo anterior ao músculo trapézio (Figura 4.30). Essa costela é freqüentemente confundida por examinadores como sendo um espasmo muscular do trapézio. Ela é normalmente sensível à palpação.

Costelas

A segunda costela é a costela mais superior que é palpável na parte anterior do tórax. Localize o ângulo esternal (descrito anteriormente), movendo em entido lateral até localizar a segunda costela. Então, você pode proceder inferiormente e contar as costelas colocando seus dedos nos espaços intercostais. A quinta costela está localizada na articulação xifoesternal. Note a simetria do alinhamento e o movimento. Verifique os ângulos costais posteriormente ao longo da inserção do músculo iliocostal, cerca de 2,5 cm lateralmente aos processos espinhosos. Observe ambos os movimentos de expansão de bomba manual de elevação e alça de balde. A décima-primeira e a décima-segunda costelas são encontradas logo acima das cristas ilíacas. Elas são palpadas com maior facilidade na parte lateral, ao longo das suas extremidades livres (Figura 4.31).

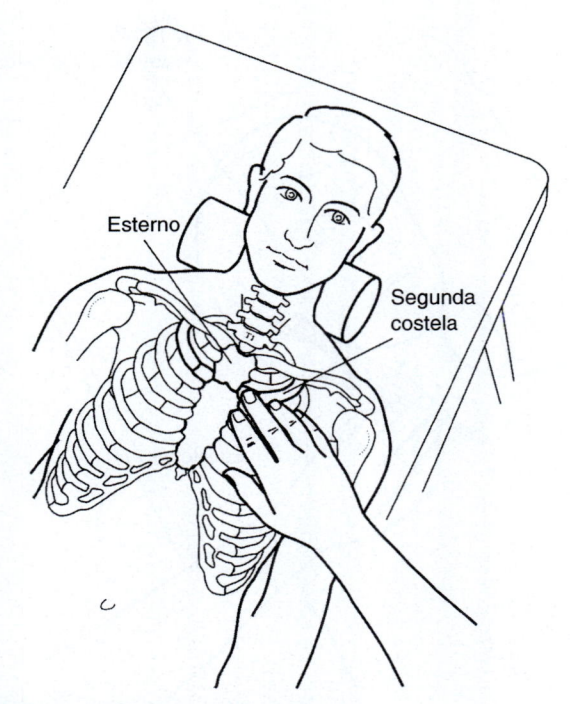

FIGURA 4.31 Palpação das costelas.

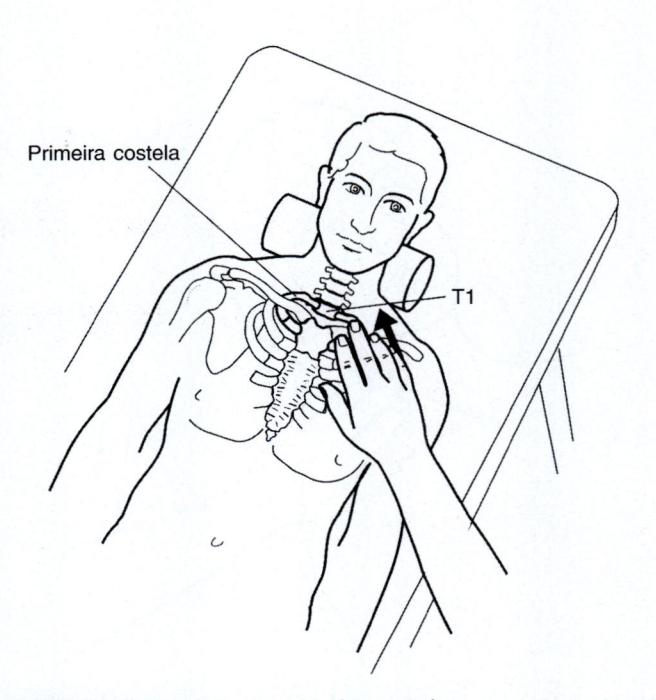

FIGURA 4.30 Palpação da primeira costela.

Estruturas de partes moles

Músculo esternocleidomastóideo

Para facilitar a palpação do músculo esternocleidomastóideo, faça com que o paciente incline o pescoço na direção que você esteja palpando e, então, simultaneamente, faça uma rotação para o outro lado. Esse movimento permite que o músculo fique mais proeminente e, assim, mais fácil de ser localizado. Palpe as inserções distais no manúbrio do esterno e na parte medial da clavícula, seguindo o músculo superior e lateralmente, até que se insira no processo mastóide. A parte superior do trapézio e o esternocleidomastóideo encontram-se em sua inserção no crânio na linha nucal superior. Mova um pouco medialmente até a inserção e você irá sentir a artéria occipital (Moore e Dalley, 1999). O esternocleidomastóideo é a borda anterior do triângulo anterior do pescoço, a parte superior do trapézio é a borda posterior e a clavícula é a borda inferior. Esse é um referencial útil para palpar linfonodos aumentados (Figura 4.32).

Músculos escalenos

O escaleno anterior insere-se proximalmente aos tubérculos anteriores dos processos transversos de todas as vértebras cervicais. O escaleno médio, por sua vez, inse-

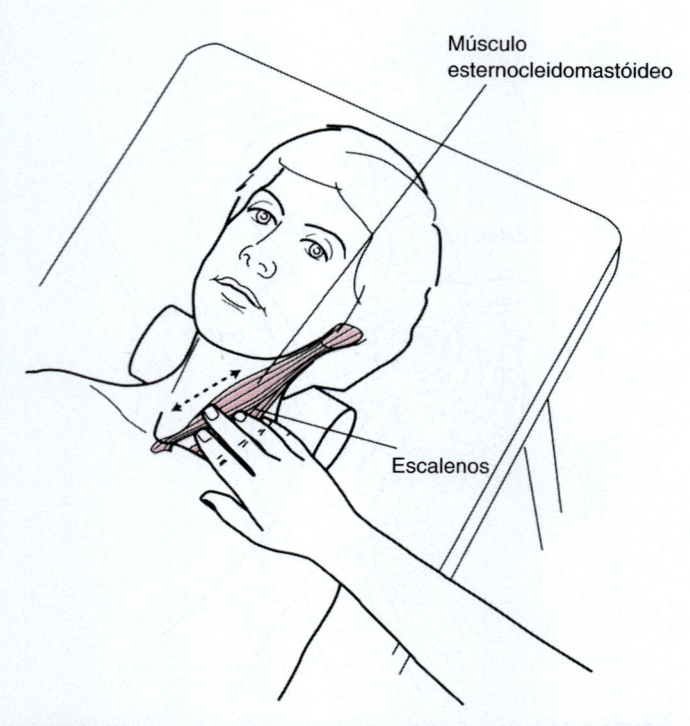

FIGURA 4.32 Palpação dos músculos esternocleidomastóideo e escalenos.

re-se proximalmente aos tubérculos posteriores dos processos transversos de todas as vértebras cervicais. Ambos têm sua inserção distal na primeira costela. E o escaleno anterior é clinicamente significativo devido à sua relação com a artéria subclávia e com o plexo braquial. A compressão dessas estruturas pode levar à síndrome do desfiladeiro torácico. Tanto o escaleno anterior como o escaleno médio podem auxiliar na elevação da primeira costela. O escaleno posterior insere-se a partir dos tubérculos posteriores dos processos transversos de CIV-CVI até a segunda costela. Os músculos escalenos anteriores podem trabalhar bilateralmente para flexionar o pescoço. Unilateralmente, o grupo pode executar a flexão lateral do pescoço. Esses músculos trabalham juntos como estabilizadores do pescoço no plano sagital. Eles podem ser lesionados em acidentes em aceleração. Isso ocorre quando o indivíduo está sentado e parado e é atingido por trás. Coloque seus dedos sobre a parte lateral do pescoço no triângulo anterior e peça para o paciente flexionar lateralmente em direção oposta. Essa ação coloca os músculos em alongamento e facilita sua palpação (ver Figura 4.32). A inalação também torna os músculos mais distintos.

Cadeia de linfonodos

Múltiplos linfonodos estão localizados na cabeça e no pescoço. Há uma longa cadeia de linfonodos com a maioria dos nodos localizados na profundidade do músculo esternocleidomastóideo. Eles não são normalmente acessíveis à palpação. Se estiverem aumentados secundariamente a uma infecção ou malignidade, podem ser palpados circundando o esternocleidomastóideo com o polegar e outro dedo (Figura 4.33).

Pulso carotídeo

O pulso carotídeo pode ser visível por inspeção. Localize o músculo esternocleidomastóideo na área do tubérculo carótico (ver descrição na página 62). Coloque seus dedos indicador e médio medialmente à seção média do ventre muscular e pressione em direção aos processos transversos da coluna cervical. Peça ao paciente para rodar a cabeça em sua direção. Isso irá relaxar o músculo e fazer com que o pulso fique mais acessível (Figura 4.34). Lembre de não pressionar com muita força, pois o pulso será obliterado.

Glândula parótida

A glândula parótida é a maior das três glândulas salivares. Ela não é normalmente palpável. Se estiver aumentada, pode ser encontrada no espaço entre o esternocleidomastóideo, o processo mastóide anterior e o ramo da mandíbula (Figura 4.35). Ele está aumentada quando o paciente tem caxumba ou um cálculo ductal.

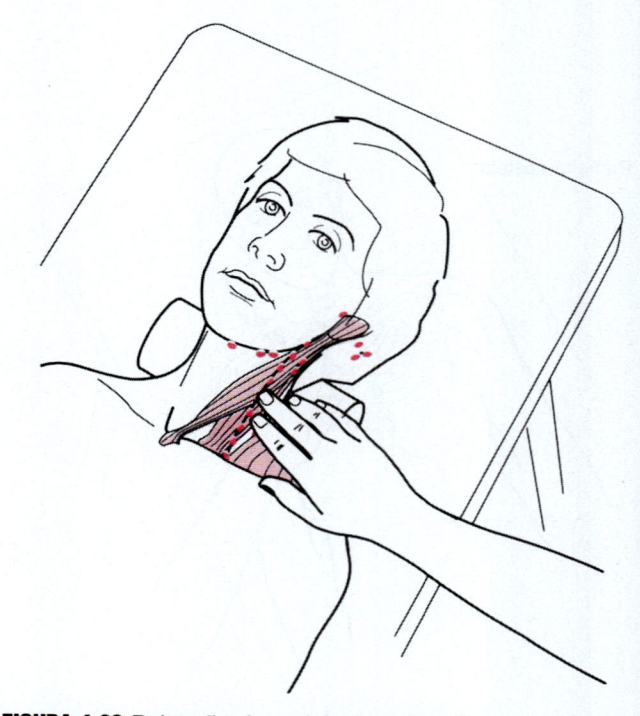

FIGURA 4.33 Palpação da cadeia de linfonodos.

Capítulo 4 **A COLUNA CERVICAL E A COLUNA TORÁCICA**

O contorno do ângulo mandibular aparecerá mais arredondado.

PONTOS-GATILHO DA COLUNA CERVICAL

O músculo trapézio contém numerosos pontos-gatilho. Cinco pontos-gatilho comuns estão ilustrados nas Figuras 4.36, 4.37 e 4.38. O músculo esternocleidomastóideo contém pontos-gatilho que freqüentemente causam sintomas como congestão nasal, lacrimejamento e cefaléias (Figura 4.39). Os músculos escalenos podem referir a dor até tão distalmente quanto na mão (Figura 4.40). Os pontos-gatilho do esplênio da cabeça e do suboccipital também costumam causar cefaléias (Figuras 4.41 e 4.42).

TESTE DOS MOVIMENTOS ATIVOS

Faça com que o paciente sente em um banquinho, em uma área bem-iluminada da sala de exames. As sombras de uma iluminação deficiente afetam a percepção do movimento. O paciente deve estar apropriadamen-

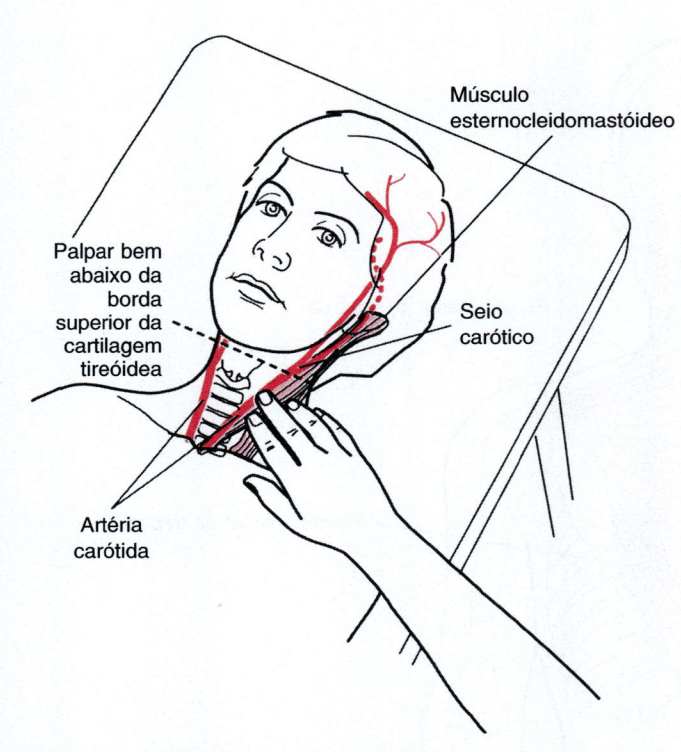

FIGURA 4.34 Palpação do pulso carotídeo.

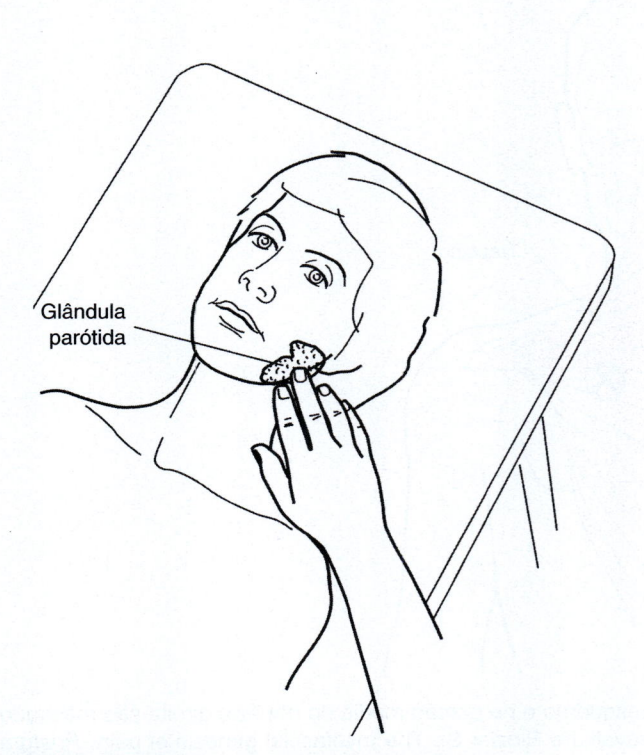

FIGURA 4.35 Palpação da glândula parótida.

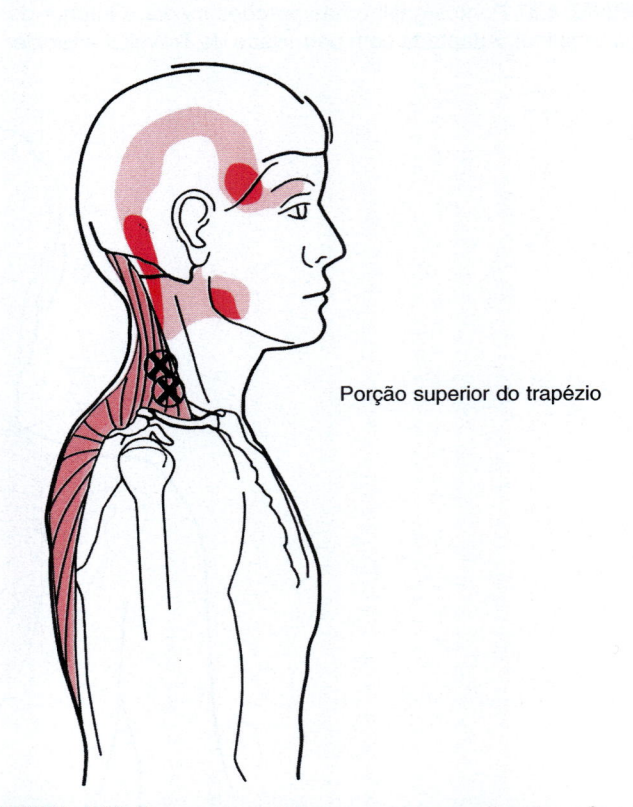

FIGURA 4.36 Um ponto-gatilho na parte superior do músculo trapézio pode causar cefaléias. Adaptada com permissão de Travell J e Rinzler SI. The myofascial genesis of pain. *Postgrad Med* 1952; 31:425-431.

67

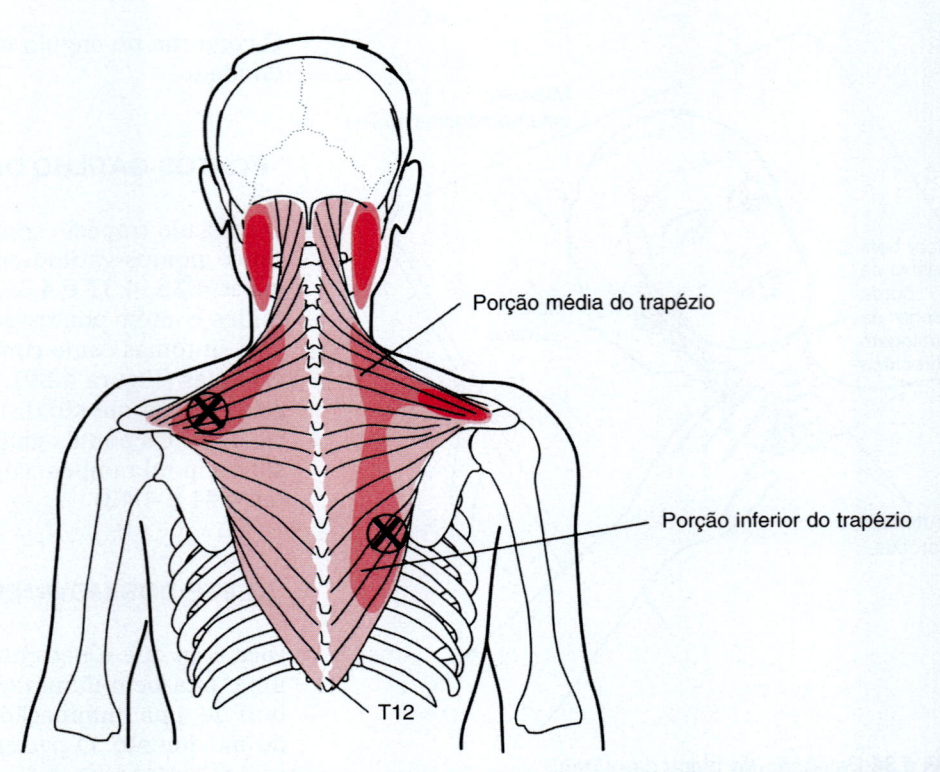

A COLUNA CERVICAL E A COLUNA TORÁCICA Capítulo 4

FIGURA 4.37 Pontos-gatilho nas porções média e inferior do trapézio podem causar dor na região occipital e ao longo da região paraespinal. Adaptada com permissão de Travell J e Rinzler SI. The myofascial genesis of pain. *Postgrad Med* 1952; 31:425-431.

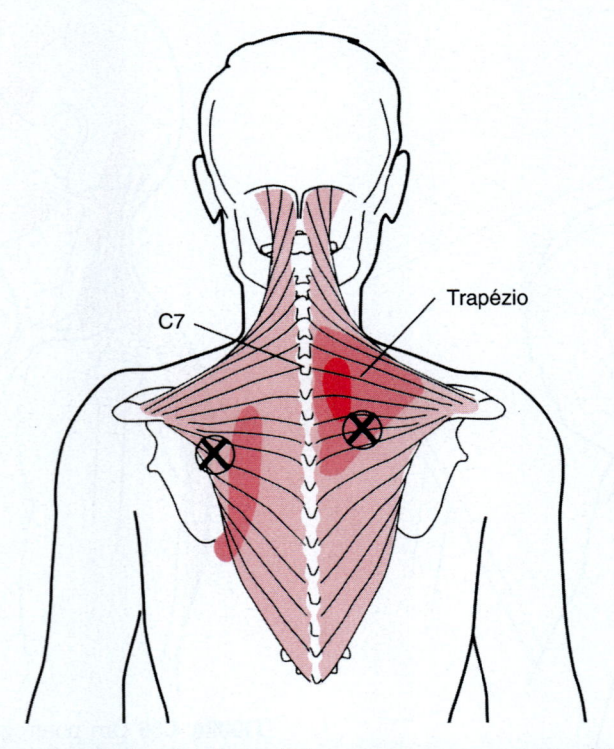

FIGURA 4.38 Pontos-gatilho adicionais na porção inferior do trapézio esquerdo e na porção média do trapézio direito são mostrados com seus padrões de dor referida. Adaptada com permissão de Travell J e Rinzler SI. The myofascial genesis of pain. *Postgrad Med* 1952; 31:425-431.

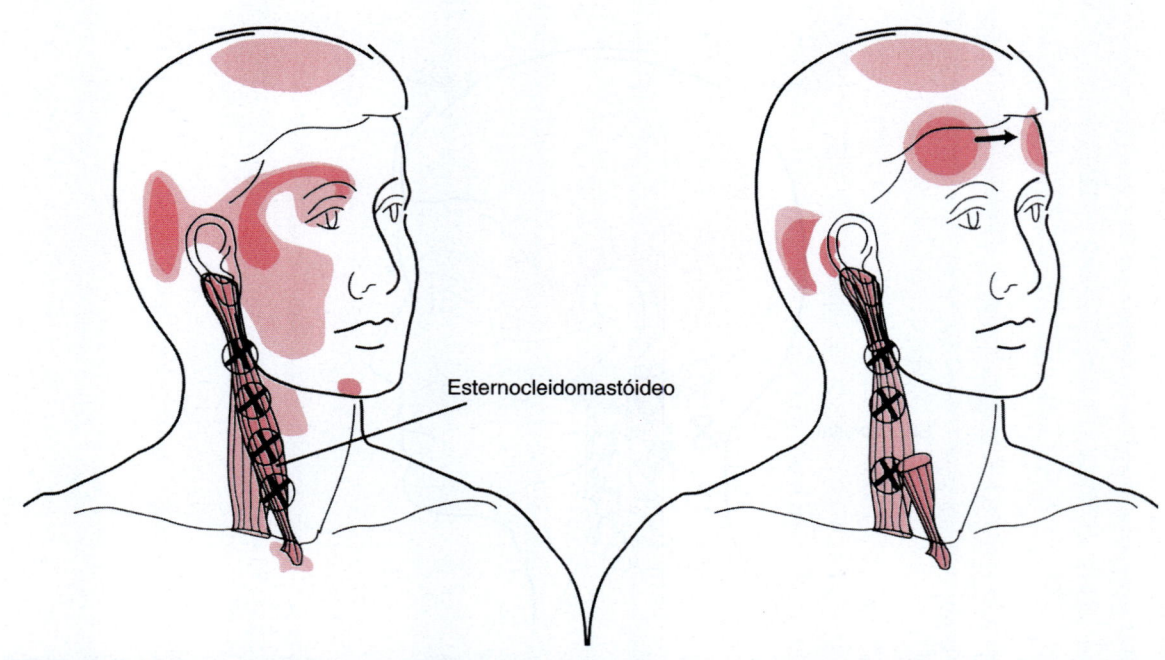

Capítulo 4 **A COLUNA CERVICAL E A COLUNA TORÁCICA**

FIGURA 4.39 Pontos-gatilho no músculo esternocleidomastóideo podem causar dor referida na face e na cabeça, bem como olhos lacrimejantes e nariz escorrendo. Adaptada com permissão de Travell J e Rinzler SI. The myofascial genesis of pain. *Postgrad Med* 1952; 31:425-431.

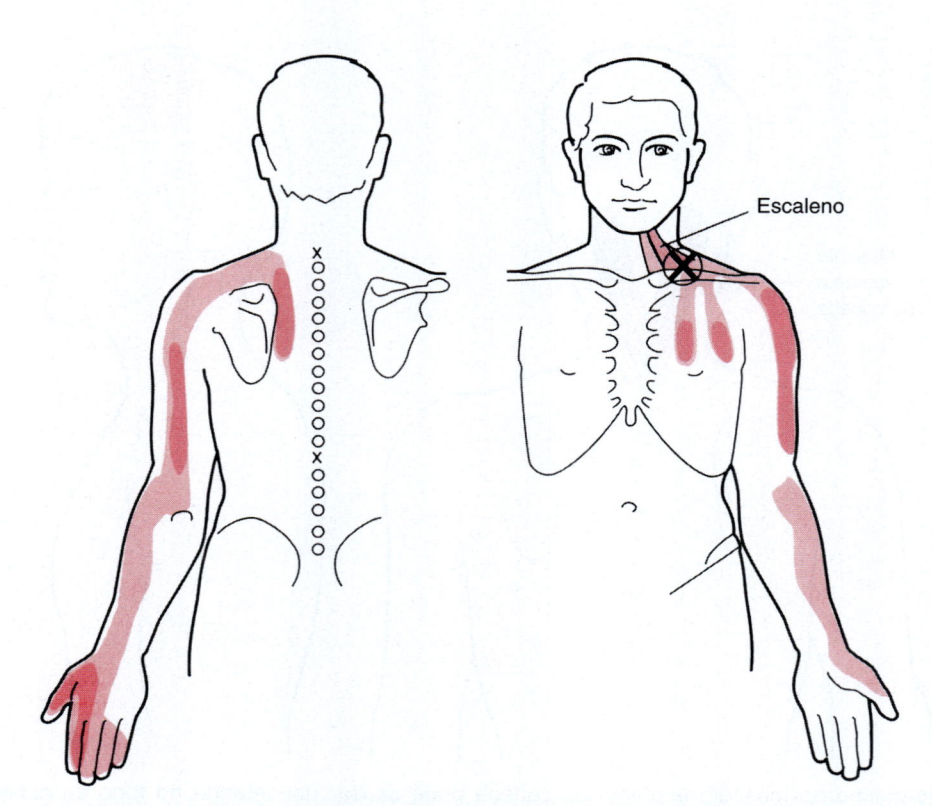

FIGURA 4.40 Pontos-gatilho dentro dos músculos escalenos podem referir dor até a mão. Adaptada com permissão de Travell J e Rinzler SI. The myofascial genesis of pain. *Postgrad Med* 1952; 31:425-431.

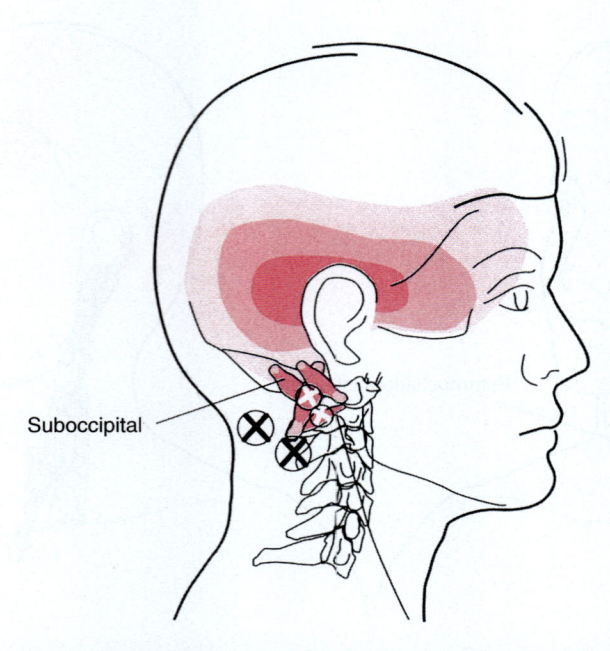

FIGURA 4.41 Pontos-gatilho nos músculos suboccipitais irradiam dor na região do nervo occipital maior. Adaptada com permissão de Travell J e Rinzler SI. The myofascial genesis of pain. *Postgrad Med* 1952; 31:425-431.

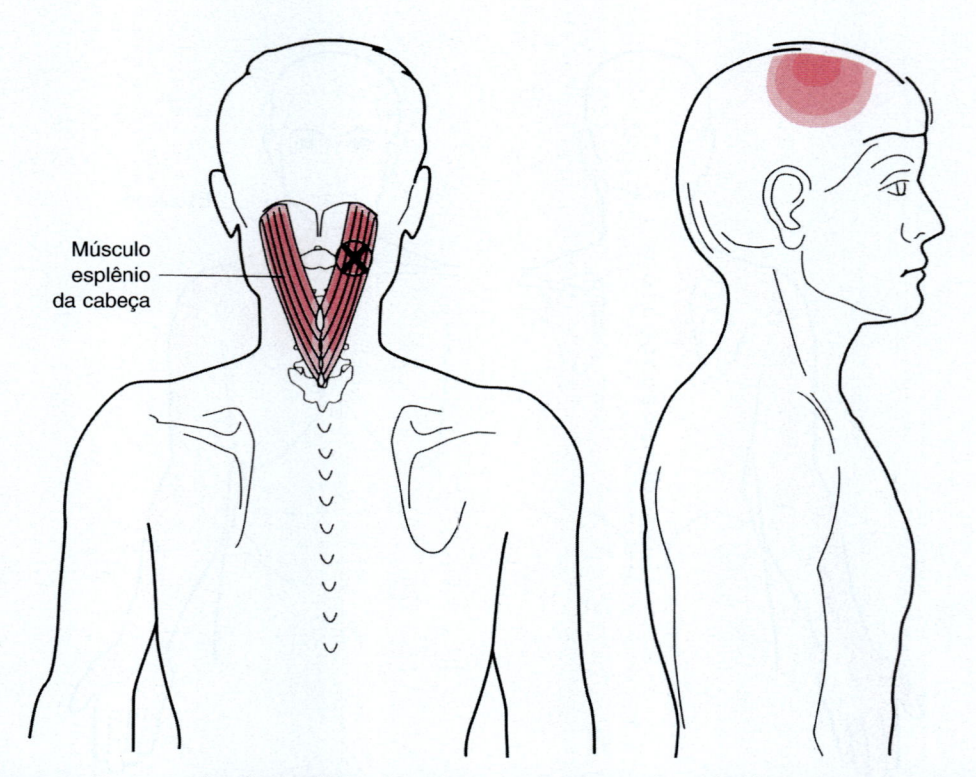

FIGURA 4.42 Um ponto-gatilho no músculo esplênio da cabeça pode causar dor referida no topo da cabeça. Adaptada com permissão de Travell J e Rinzler SI. The myofascial genesis of pain. *Postgrad Med* 1952; 31:425-431.

te despido, de forma que você possa observar o pescoço e a parte superior da coluna torácica. Verifique os movimentos do paciente a partir dos ângulos anterior, posterior e lateral. Ao observá-lo, preste atenção especial na sua vontade de se mover, na qualidade do movimento e na amplitude disponível. As linhas do solo podem servir como guias visuais ao paciente e, dessa forma, alterar os padrões de movimento. Pode ser útil pedir ao paciente para repetir os movimentos com os olhos fechados.

Antes do exame da coluna cervical, você deve pedir que o paciente faça um teste rápido para liberar as articulações das extremidades superiores. Solicite que o paciente eleve completamente as extremidades superiores; faça um esforço de combinação de rotação interna, adução e extensão; e, de forma passiva, force o cotovelo e o punho. Isso irá verificar a amplitude de movimento de toda extremidade superior. Se os movimentos forem indolores, então essas articulações não estão implicadas e você deve proceder com o exame da coluna cervical.

Então, você deve fazer com que o paciente execute os seguintes movimentos: inclinação da cabeça para frente e para trás, inclinação lateral para a direita e para a esquerda e rotação para a direita e para a esquerda. Observe o alinhamento e a simetria das curvas vertebrais. Pode haver um achatamento em uma área particular quando o paciente se inclinar ou desviar para um lado durante a inclinação para frente. Tais desvios exigem um exame mais cuidadoso da área envolvida. Caso o movimento seja indolor na extremidade da amplitude, você poderá acrescentar uma pressão adicional para "limpar" a articulação (Cyriax, 1979). Você também pode solicitar ao paciente que mantenha a posição por 15 segundos a fim de determinar se os sintomas podem ser reproduzidos. Os movimentos sustentados também podem ser combinados para aumentar o grau de sintomas de compressão da raiz nervosa. Se o paciente sentir dor em qualquer um desses movimentos, você deve notar a posição que aumenta ou alivia os sintomas.

Inclinação para a frente

Instrua o paciente a sentar em um banco com os pés firmes no solo e afastados aproximadamente 15 cm. Fique atrás dele para observar suas costas durante o movimento. Note a postura normal de repouso do paciente, já que mudanças nas curvas torácica e lombar normais podem influenciar a posição de repouso e mobilidade da coluna cervical. É também útil observar o paciente pelo lado a fim de obter uma vista melhor da lordose cervical. Instrua-o a sentar em uma postura ereta antes de começar o exame. Peça ao paciente para deixar cair a cabeça para frente, com o queixo em direção ao peito (Figura 4.43A). Logo, observe o grau de amplitude e qualquer desvio à direita ou à esquerda. Note a suavidade com que cada nível intervertebral se abre, revertendo a lordose cervical. Verifique se a amplitude é limitada por dor ou antecipação de dor pelo paciente. O paciente alcança completa flexão quando o queixo, com a boca fechada, toca o peito. É aceito como normal se houver um espaço de dois dedos entre o queixo e o peito. A amplitude normal de movimentos de flexão é de 80 a 90º (Magee, 1997).

A amplitude de movimento pode ser registrada em um diagrama. Os desvios para o lado e o início de sintomas também podem ser registrados. Um método mais objetivo de medir a amplitude pode ser obtido de algumas maneiras. Uma delas é usar uma régua para medir a distância entre o queixo do paciente e a incisura esternal. Outra é usar um goniômetro padrão ou um goniômetro com nível líquido especialmente feito para a coluna cervical, o que fornecerá o grau real de movimento.

Inclinação para trás

Instrua o paciente a sentar em um banco com os pés firmes no solo e afastados aproximadamente 15 cm. Fique atrás dele para observá-lo durante o movimento. Instrua-o a sentar em uma postura ereta antes de começar o exame. Peça ao paciente para elevar o queixo e olhar em direção ao teto (Figura 4.43B). A amplitude normal é alcançada quando a testa e o nariz estão em um plano horizontal. Então, note a suavidade com que cada nível intervertebral se fecha. Observe se a amplitude está limitada por dor ou antecipação de dor pelo paciente.

A amplitude de movimento é registrada com maior facilidade em um diagrama. Outro método de registro é o uso de uma régua para medir a distância do queixo à incisura esternal do paciente, no momento da extensão do pescoço. Um goniômetro padrão ou um especificamente projetado para a coluna cervical pode ser usado para medir os graus reais de movimento. A amplitude normal dos movimentos é de 70º (Magee, 1997).

Inclinação lateral

Instrua o paciente a sentar em um banco com os pés fixados firmemente no solo e a uma distância de cerca de 15 cm. Fique atrás dele para observar o movimento. Instrua-o a sentar em uma postura ereta antes de começar o exame. Peça-lhe que permita aproximar a orelha do ombro no lado em movimento (Figura 4.43C). Não permita que ele eleve o ombro para ir ao encontro da orelha como substituição. A inclinação lateral deve ser repetida nos lados direito e esquerdo. Compare o grau e

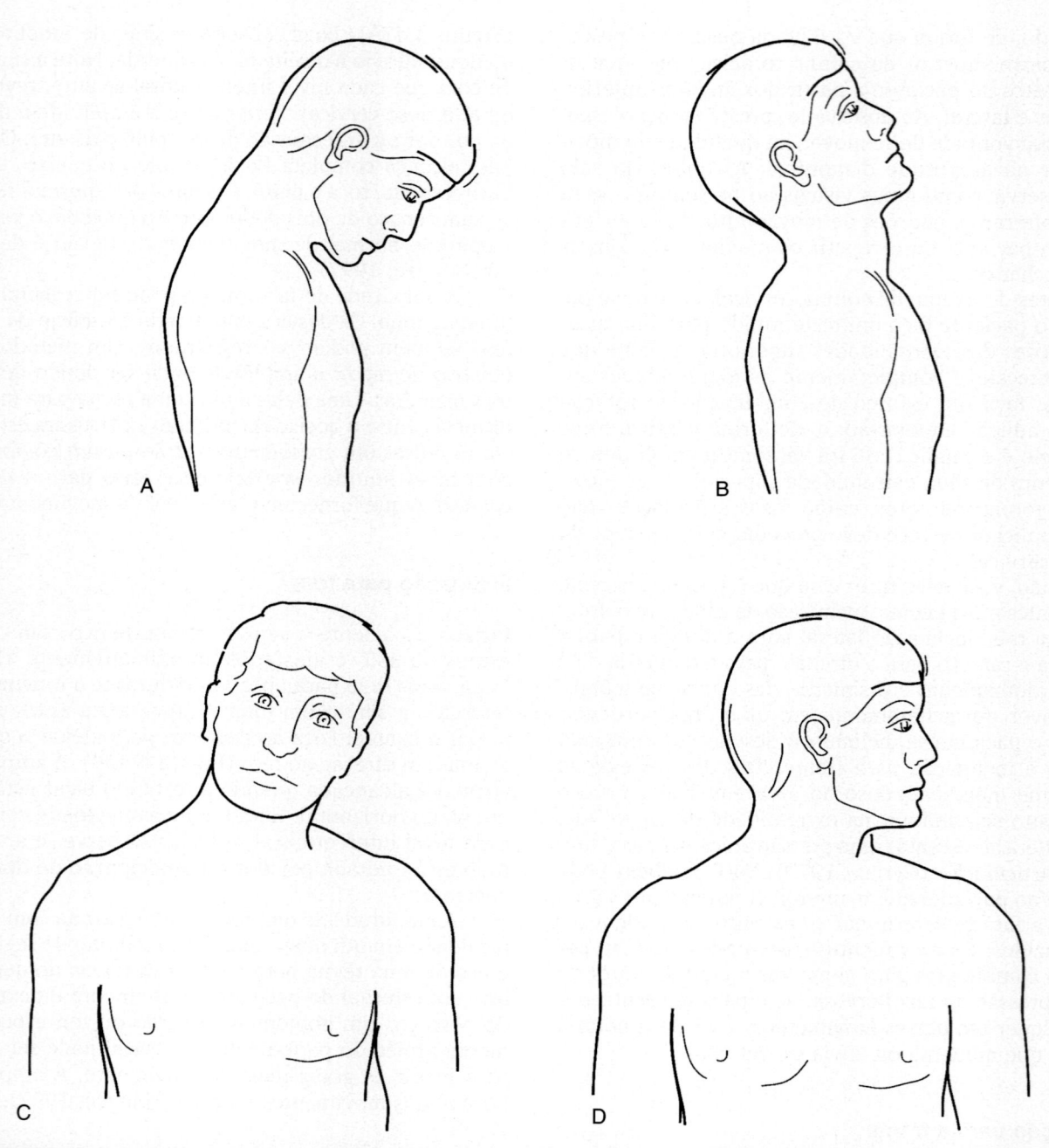

A COLUNA CERVICAL E A COLUNA TORÁCICA   Capítulo 4

FIGURA 4.43 Teste dos movimentos ativos. (A) Inclinação cervical para frente. (B) Inclinação cervical para trás. (C) Inclinação cervical lateral. (D) Rotação cervical.

a qualidade de movimento de um lado a outro. Notar quaisquer quebras na continuidade da curva. Uma angulação da curva pode indicar uma área de hipermobilidade ou hipomobilidade. Observe a suavidade com que cada nível intervertebral se abre e verifique se a amplitude está limitada por dor ou antecipação de dor por parte do paciente.

A amplitude de movimento é mais facilmente registrada em um diagrama de movimento. Uma régua também pode ser usada para medir a distância entre o processo mastóide e a ponta do processo acrômio, assim como para comparar um lado com o outro. Um goniômetro padrão ou especialmente feito para a coluna cervical pode ser usado para medir os graus reais de movimento. A amplitude de movimento normal é de 20 a 45° (Magee, 1997).

Rotação

Instrua o paciente a sentar em um banco com os pés firmes no solo e afastados aproximadamente 15 cm. Fique atrás do paciente para observar o movimento. Instrua-o para sentar em uma postura ereta antes de começar o exame. Peça ao paciente para virar a cabeça no plano horizontal, de tal forma que o queixo se mova em direção ao ombro (Figura 4.43D). Ele pode tentar substituir o movimento ao rodar o tronco. A rotação deve ser repetida nos lados direito e esquerdo. Compare o grau e a qualidade de movimento de um lado a outro. Note qualquer descontinuidade da curva e a suavidade com que cada nível intervertebral se abre. Observe se a amplitude está limitada por dor ou antecipação de dor por parte do paciente.

A amplitude de movimento é mais facilmente registrada em um diagrama de movimento. Uma régua pode ser usada para medir a distância entre o queixo até o processo do acrômio e comparar um lado a outro. Um goniômetro padrão ou um especialmente feito para a coluna cervical pode ser usado para medir os graus reais de movimento. A amplitude de movimento normal é de 70 a 90° (Magee, 1997).

Parte alta da coluna cervical

Se o paciente franzir o queixo, produzirá uma flexão da parte alta da coluna cervical e extensão da parte baixa, ao passo que projetar o queixo produz extensão da parte alta da coluna cervical e flexão da parte baixa.

Movimento torácico

O movimento ativo da parte superior da coluna torácica pode ser avaliado como uma extensão da coluna cervical. Depois que o paciente tiver feito todos os movimentos em cada direção da coluna cervical, ele deve ser instruído a continuar os movimentos de flexão, extensão, inclinação lateral e rotação a um grau maior, até que movimentos na parte média das vértebras torácicas possam ser sentidos pelo examinador. A parte baixa da coluna torácica pode ser avaliada como uma extensão da coluna lombar. Deve-se reconhecer que a coluna torácica é a área mais restrita da coluna por causa das inserções costais.

TESTE DOS MOVIMENTOS PASSIVOS

O teste dos movimentos passivos pode ser dividido em duas categorias: movimentos fisiológicos (plano cardinal), que são os mesmos dos movimentos ativos, e o teste de mobilidade dos movimentos acessórios (componente do jogo articular). Sendo assim, deve-se usar esses testes para diferenciar os elementos contráteis dos elementos não-contráteis (inertes). Elementos tais como ligamentos, cápsula articular, fáscia, bolsas, dura-máter e raiz nervosa (Cyriax, 1979) são estirados ou forçados quando a articulação é levada ao final da amplitude disponível. No final de cada movimento fisiológico ativo, é preciso sentir e determinar se o movimento é fisiológico ou patológico. Avalie a limitação do movimento e veja se ele se encaixa em um padrão capsular. O padrão capsular da coluna cervical é a inclinação lateral e a rotação, igualmente limitadas, seguidas pela extensão, que é menos limitada (Magee, 1997). Tal padrão é apenas claramente notável quando múltiplos segmentos estiverem envolvidos. Paris descreveu um padrão capsular para a coluna cervical, secundário a uma lesão da faceta. Com a lesão na faceta da direita, a inclinação e a rotação estão limitadas à esquerda, e a inclinação para frente desvia-se para a direita (Paris, 1991).

Uma vez que as estruturas das colunas cervical e torácica podem ser facilmente lesionadas, é imperativo que você faça a anamnese e esteja atento aos achados radiológicos antes de iniciar o teste dos movimentos passivos. Os pacientes podem ter fraturas, subluxações ou luxações que não sejam facilmente diagnosticadas na avaliação clínica inicial. Se essas lesões existirem, o bem-estar do paciente pode ser prejudicado durante o processo de exame.

Movimentos fisiológicos passivos

O teste passivo dos movimentos fisiológicos torna-se fácil se for feito com o paciente na posição sentada. Deve-se colocar uma das mãos sobre o topo da cabeça do paciente e descansar os dedos sobre o aspecto anterior do crânio, com a palma sobre a testa do paciente. A outra mão deve segurar o occipital, o que irá permitir que você suporte a cabeça do paciente e que ele relaxe enquanto você executa os movimentos passivos.

Teste de mobilidade dos movimentos acessórios

O teste de mobilidade dos movimentos acessórios irá proporcionar ao examinador informações sobre o grau de frouxidão presente na articulação e a sensação final do movimento. O paciente deve estar totalmente relaxado e confortável para permitir que o examinador mova a articulação e obtenha a informação mais exata. Antes de começar o exame de teste da mobilidade, deve-se ter certeza que a artéria vertebral não está comprometida e que a coluna cervical seja estável.

Mobilidade intervertebral da coluna cervical

Teste da mobilidade intervertebral em flexão

Coloque o paciente na posição sentada em um banco ou mesa baixa, com a cabeça e o pescoço em alinhamento neutro. Fique atrás dele para observar o movimento que ocorre posteriormente. Sustente a cabeça do paciente colocando a mão sobre a testa e sobre o crânio. Coloque o dedo médio da outra mão no interespaço entre os processos espinhosos de CII e CIII. Flexione a cabeça e o pescoço do paciente até sentir movimento no segmento que esteja palpando. Note a abertura do espaço intervertebral. Pode-se estender levemente o pescoço para obter um melhor senso de abertura e fechamento. Aumente levemente o grau de flexão para palpar o próximo segmento intervertebral e continue em direção caudal (Figura 4.44). É possível também palpar sobre as facetas articulares durante a flexão passiva. O teste deve ser repetido bilateralmente para avaliar todas as articulações.

Teste da mobilidade intervertebral em extensão

A extensão cervical é avaliada da mesma maneira descrita para flexão, exceto que deve ser sentido um fechamento entre os processos espinhosos ao estender o pescoço.

Teste da mobilidade intervertebral na inclinação lateral

Coloque o paciente na posição sentada em um banco ou mesa baixa, com a cabeça e o pescoço em alinhamento neutro. Fique atrás dele para observar o movimento que ocorre posteriormente. Sustente a cabeça do paciente ao colocar a mão no topo do crânio. Coloque o dedo médio de sua outra mão sobre a faceta articular no lado que você esteja testando. Inicie colocando seu dedo médio sobre a faceta articular entre CII e CIII. Incline a cabeça e o pescoço do paciente em direção ao lado que você está avaliando até que você sinta movimento no

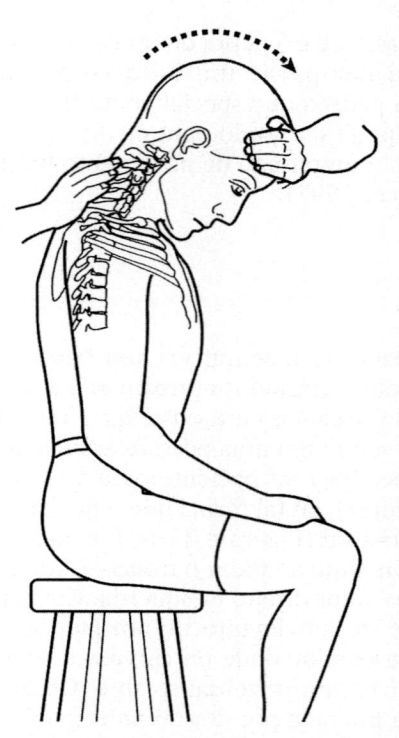

FIGURA 4.44 Teste da mobilidade de flexão da coluna cervical.

segmento sendo palpado. Note o fechamento da faceta articular. Você pode inclinar a cabeça e o pescoço levemente na direção oposta para obter uma melhor sensação de abertura e fechamento. Aumente levemente o grau de inclinação lateral para palpar o próximo segmento intervertebral e continue em direção caudal (Figura 4.45). Esse movimento também pode ser palpado sobre as facetas articulares no lado oposto do movimento. Nesse caso, você irá palpar uma abertura da faceta articular. O teste deve ser repetido em ambos os lados para avaliar todas as articulações.

Teste da mobilidade intervertebral em rotação

Coloque o paciente na posição sentada em um banco ou mesa baixa, com a cabeça e o pescoço em alinhamento neutro. Depois, fique atrás do paciente para observar o movimento que ocorre posteriormente. Sustente a cabeça dele ao colocar sua mão no topo do crânio. Coloque o dedo médio de sua outra mão sobre a parte lateral do processo espinhoso de CII. Rode a cabeça e o pescoço do paciente para o lado oposto em que você colocou seu dedo, até que sinta o processo espinhoso vindo em direção ao seu dedo, no segmento que está sendo palpado. Aumente um pouco o grau de rotação para palpar o próximo segmento intervertebral e continue em uma direção caudal (Figura 4.46). Você também pode palpar ao rodar a cabeça em direção ao seu dedo de palpação. Então, sentirá o processo espinhoso movendo-se para longe de você. O teste deve ser repetido em ambos os lados para avaliar todas as articulações.

Movimentos da coluna torácica

O movimento passivo da parte superior da coluna torácica pode ser avaliado como uma extensão da coluna cervical. Após avaliar todos os movimentos em cada direção, continuar os movimentos de flexão, extensão, inclinação lateral e rotação para um grau maior, até sentir movimento nas vértebras torácicas médias. A parte média da coluna torácica pode ser avaliada com o paciente sentado. Segure o paciente colocando seu braço ao redor das extremidades superiores cruzadas e agarre o ombro oposto. A colocação da mão e o método de palpação são os mesmos descritos para a coluna cervical. A parte baixa da coluna torácica pode ser avaliada como uma extensão da coluna lombar. Ao avaliar a coluna lombar, você deve mover a pelve e as extremidades inferiores em direção superior, aumentando o grau de movimento até que possa sentir mobilidade nas vértebras torácicas mais baixas.

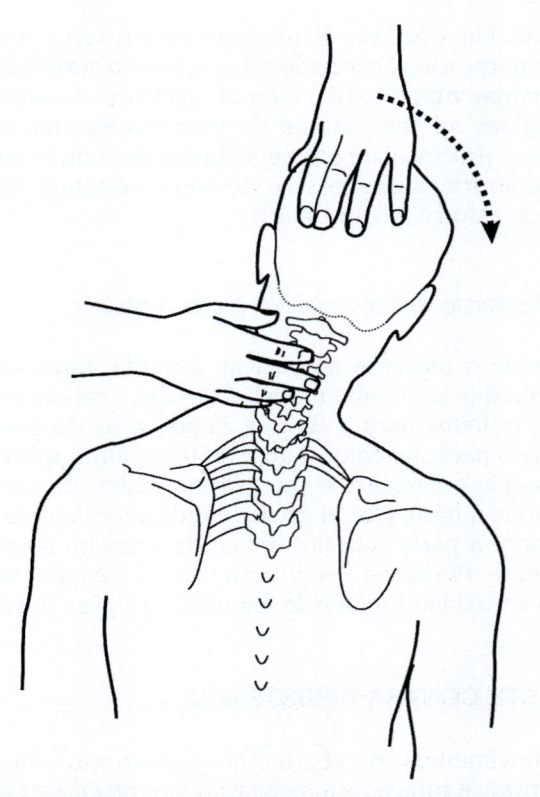

FIGURA 4.45 Teste da mobilidade de inclinação lateral da coluna cervical.

Tração cervical

Coloque o paciente na posição supina. Fique atrás da cabeça do paciente. Coloque suas mãos de forma que as pontas dos dedos segurem a área occipital. Use o seu peso e incline-se para trás do paciente para criar a força de tração (Figura 4.47).

Movimentos acessórios da coluna cervical

Pressão central póstero-anterior (deslizamento ventral) sobre o processo espinhoso

Coloque o paciente na posição pronada com o pescoço em rotação neutra, em meio caminho entre flexão e extensão. Fique no mesmo lado do paciente de forma que

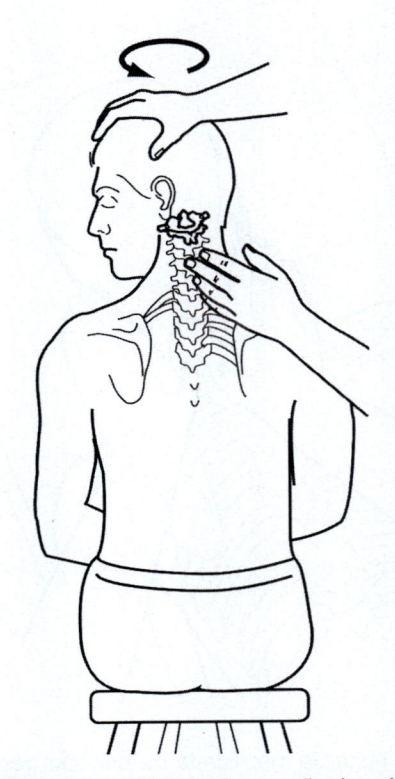

FIGURA 4.46 Teste da mobilidade da rotação da coluna cervical.

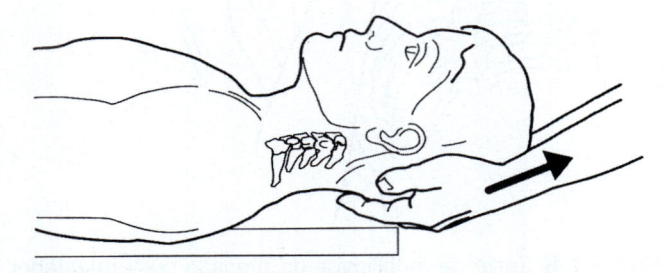

FIGURA 4.47 Teste da mobilidade da tração cervical.

o seu olho dominante esteja centrado sobre a coluna vertebral, com seu corpo virado para a cabeça do paciente. Coloque seus polegares sobrepostos no processo espinhoso. Pressione diretamente sobre o processo em direção anterior, até que toda frouxidão tenha sido eliminda (Figura 4.48).

Pressão unilateral póstero-anterior sobre o processo transverso

Coloque o paciente na posição pronada, com o pescoço em rotação neutra, em meio caminho entre flexão e extensão. Fique do mesmo lado do paciente de forma que seu olho dominante esteja centrado sobre a coluna vertebral, com seu corpo virado para a cabeça do paciente. Coloque seus polegares sobrepostos no processo transverso do lado mais próximo a você. Pressione diretamente sobre o processo em uma direção anterior, até que toda frouxidão tenha sido eliminada. Isso irá causar uma rotação do corpo vertebral para longe do lado que você está em contato (Figura 4.49).

Pressão transversa no processo espinhoso

Coloque o paciente na posição pronada, com o pescoço em rotação neutra, em meio caminho entre flexão e extensão. Fique ao lado do paciente, de forma que seu olho dominante esteja centrado sobre a coluna vertebral, com seu corpo virado para o lado do paciente. Coloque seus polegares na parte lateral do processo espinhoso. Empurre o processo até que seja eliminada toda frouxidão. Tal ação irá causar rotação do corpo vertebral na direção do esforço (Figura 4.50).

Deslizamento ventral-caudal da primeira costela

Coloque o paciente na posição sentada, tanto em um banquinho como uma mesa baixa, com a cabeça e o pescoço rodados para a direita. Fique atrás do paciente. Apóie o paciente colocando a mão esquerda sobre a cabeça dele e descanse o cotovelo no ombro do paciente. Coloque a parte lateral do dedo indicador da mão direita sobre a parte superior-dorsal da primeira costela do paciente. Pressione em direção ventral e caudal até que toda frouxidão tenha sido eliminada (Figura 4.51).

TESTE CONTRA RESISTÊNCIA

Os movimentos da cabeça e do pescoço são a flexão, a extensão, a rotação e a inclinação lateral. O teste da força dos músculos cervicais é realizado de melhor forma

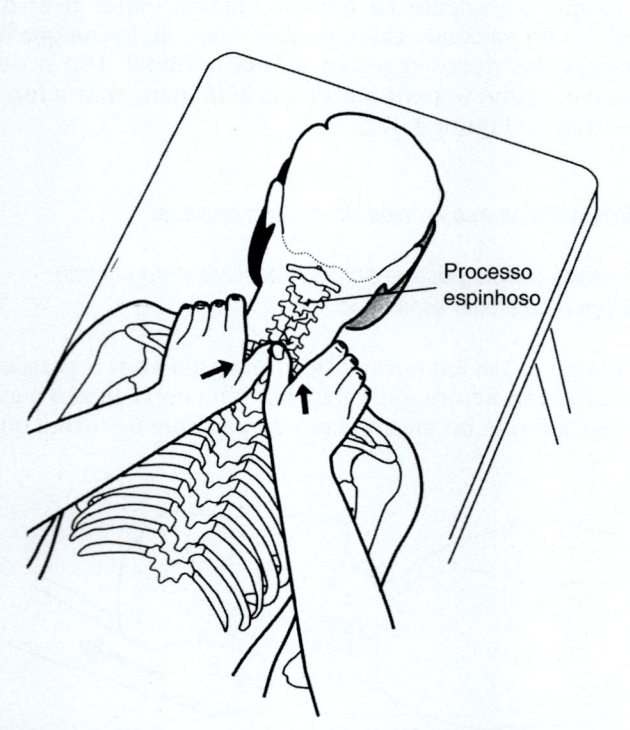

FIGURA 4.48 Teste da mobilidade da pressão póstero-anterior central sobre os processos espinhosos.

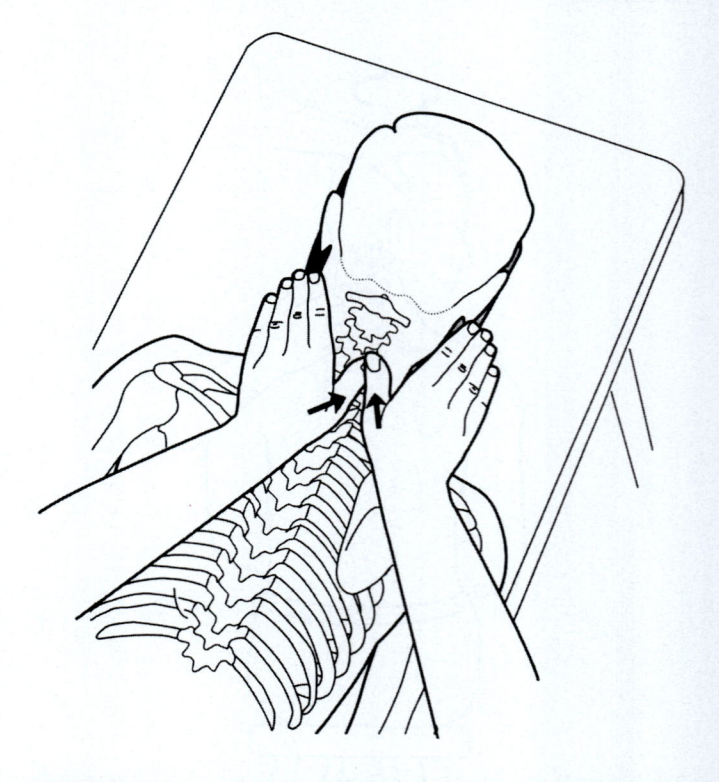

FIGURA 4.49 Teste da mobilidade da pressão póstero-anterior sobre o processo transverso.

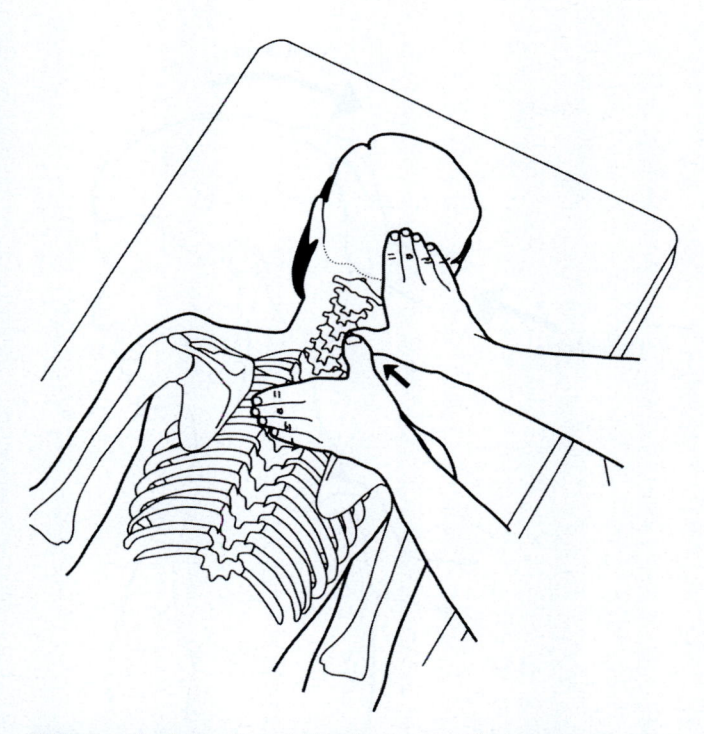

FIGURA 4.50 Teste da mobilidade da pressão transversa sobre o processo espinhoso.

com o paciente na posição sentada. O teste dos músculos cervicais com a gravidade eliminada é feito com o paciente na posição supina. Uma fraqueza significativa dos músculos cervicais pode ser encontrada em doenças neuromusculares como a miastenia grave e a polimiosite.

Flexão cervical

O músculo esternocleidomastóideo é o flexor cervical primário. Ele é auxiliado pelos escalenos anterior, médio e posterior, bem como pelos músculos intrínsecos do pescoço (Figura 4.4).

- Posição do paciente: sentado.
- Teste contra resistência (Figura 4.52): coloque uma das mãos no esterno do paciente para prevenir a flexão do pescoço pela flexão do tórax. Coloque a palma da outra mão sobre a testa do paciente e peça que ele incline a cabeça para baixo, de forma que olhe para o chão. Resista esse movimento com a mão quando o paciente fizer força para baixo.

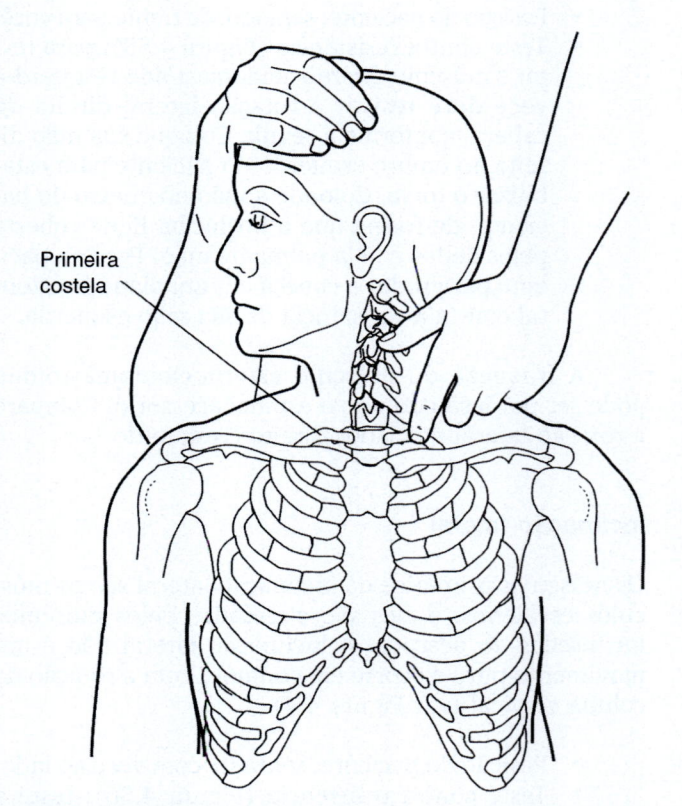

FIGURA 4.51 Teste da mobilidade no deslizamento ventral-caudal da primeira costela.

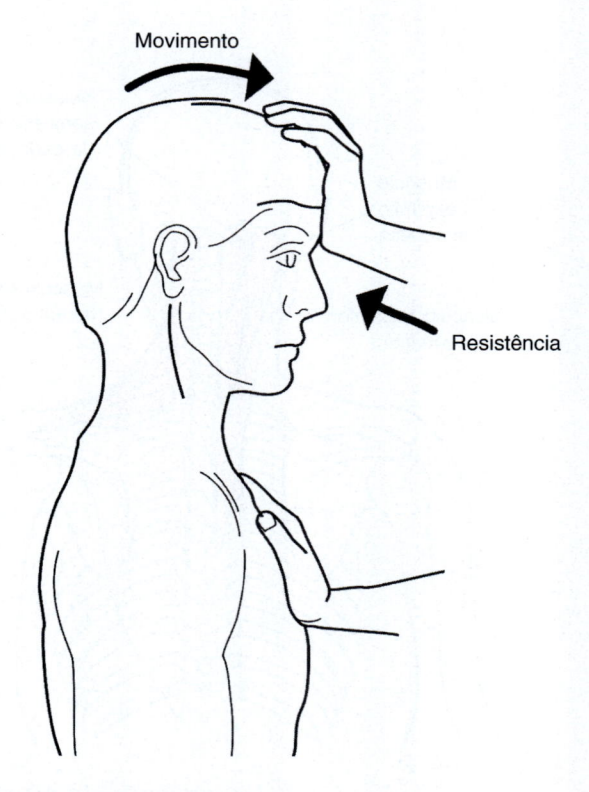

FIGURA 4.52 Teste da flexão cervical.

Extensão cervical

Os extensores primários da coluna cervical são o trapézio (fibras superiores), o semi-espinal da cabeça e o esplênio cervical (Figura 4.53). Esses músculos são auxiliados pelo levantador da escápula e pelos músculos cervicais intrínsecos.

- Posição do paciente: sentado. Fique atrás dele.
- Teste contra resistência (Figura 4.54): coloque uma das mãos no ombro do paciente, sobre a escápula, para estabilização. Coloque a outra mão sobre a área occipital e o vértice do crânio do paciente, solicitando-lhe que incline a cabeça para trás, como se para ver o teto, contra sua resistência. O paciente pode tentar inclinar-se para trás, e você deverá evitar tal movimento com a mão, estabilizando-o.

Rotação (ver figura 4.55)

O músculo esternocleidomastóideo é o rotador primário da coluna cervical. O esternocleidomastóideo direito roda a cabeça para a esquerda (Figura 4.4).

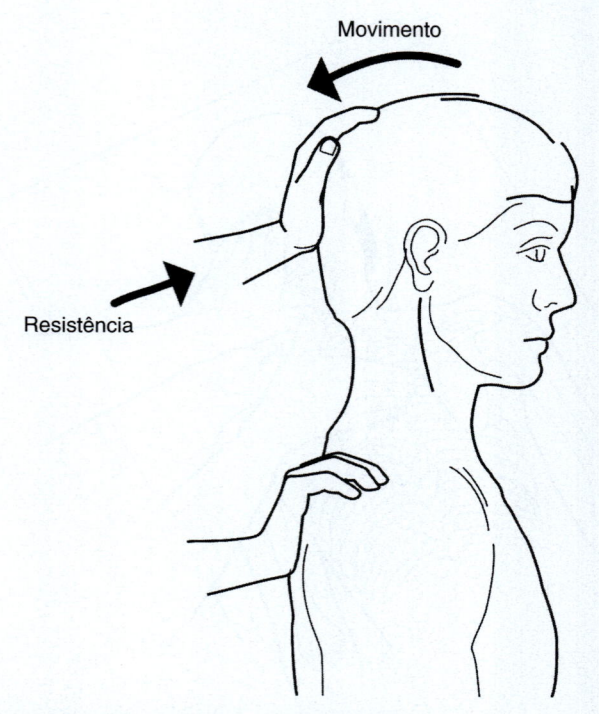

FIGURA 4.54 Teste da extensão cervical.

- Posição do paciente: sentado, de frente para você.
- Teste contra resistência (Figura 4.55): para testar o músculo esternocleidomastóideo esquerdo, você deve resistir à rotação lateral direita da cabeça, conforme a seguir. Coloque sua mão direita no ombro esquerdo do paciente para estabilizar o torso. Coloque a mão no queixo do paciente, de forma que a bochecha fique coberta pelos dedos e pela palma da mão. Peça ao paciente para rodar a cabeça em um plano horizontal contra a resistência de sua mão esquerda.

A fraqueza do músculo esternocleidomastóideo pode ser por lesão do nervo espinal acessório. Compare a rotação lateral dos lados direito e esquerdo.

Inclinação lateral

Os músculos primários da inclinação lateral são os músculos escalenos, e eles são auxiliados pelos músculos intrínsecos do pescoço. A inclinação lateral não é um movimento puro e ocorre em conjunto com a rotação da coluna cervical (ver Figura 4.4).

- Posição do paciente: sentado, com você ao lado.
- Teste contra resistência (Figura 4.56): teste a inclinação direita colocando a mão direita sobre o ombro direito do paciente para estabilizar

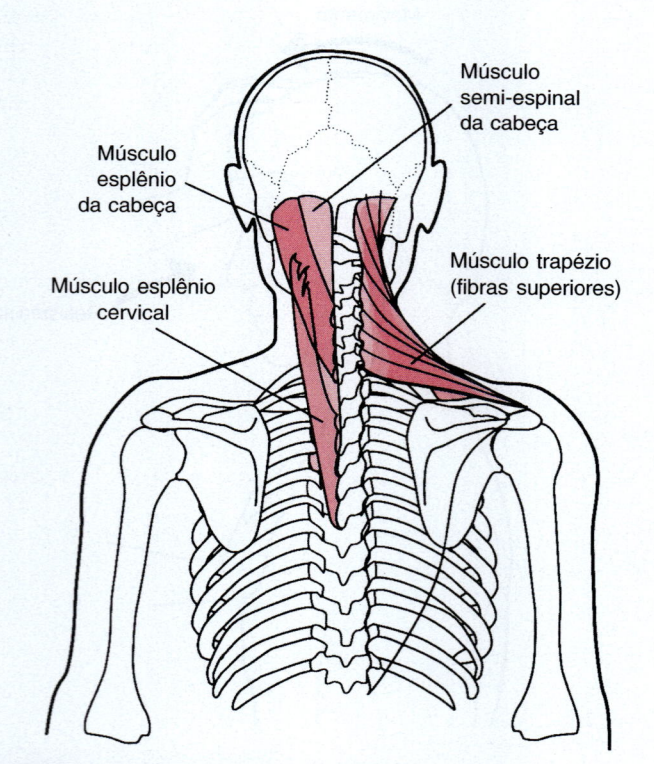

FIGURA 4.53 Os extensores cervicais.

Capítulo 4   A COLUNA CERVICAL E A COLUNA TORÁCICA

o torso. Coloque a mão esquerda sobre a área temporal do crânio, acima da orelha, e solicite ao paciente que incline a orelha em direção ao ombro, enquanto você resiste ao movimento. Compare seus achados com aqueles do lado oposto.

EXAME NEUROLÓGICO DA COLUNA CERVICAL E DA EXTREMIDADE SUPERIOR

O plexo braquial

O plexo braquial (Figura 4.57) é composto das raízes nervosas de C5, C6, C7, C8 e T1. Em alguns indivíduos, C4 está incluída e é referida como um plexo braquial prefixado. Da mesma forma, em alguns indivíduos, T2 está incluída, sendo isso chamado de plexo braquial posfixado.

Durante a embriogênese, o broto do membro superior roda de tal forma que as raízes nervosas superiores C5 e C6 se tornam laterais no braço e as raízes nervosas inferiores, C8 e T1, tornam-se mediais no braço.

As cinco raízes nervosas que formam o plexo unem-se para formar três troncos. C5 e C6 formam o tronco superior, C7 forma o tronco médio, e C8 e T1 formam o tronco inferior. Os troncos estão localizados no nível da clavícula.

Cada tronco divide-se em uma divisão anterior e posterior. As divisões posteriores dos três troncos unem-se para formar o fascículo posterior. As divisões anteriores dos troncos superior e médio formam o fascículo lateral, e a divisão anterior do tronco inferior continua como fascículo medial. Os nomes fascículo posterior, lateral e medial são baseados na sua relação com a segunda parte da artéria axilar e da axila.

Porções dos fascículos lateral e medial unem-se para formar o nervo mediano. O fascículo lateral continua como nervo musculocutâneo, e o fascículo medial continua como nervo ulnar. O fascículo posterior ramifica-se em nervos axilar e radial.

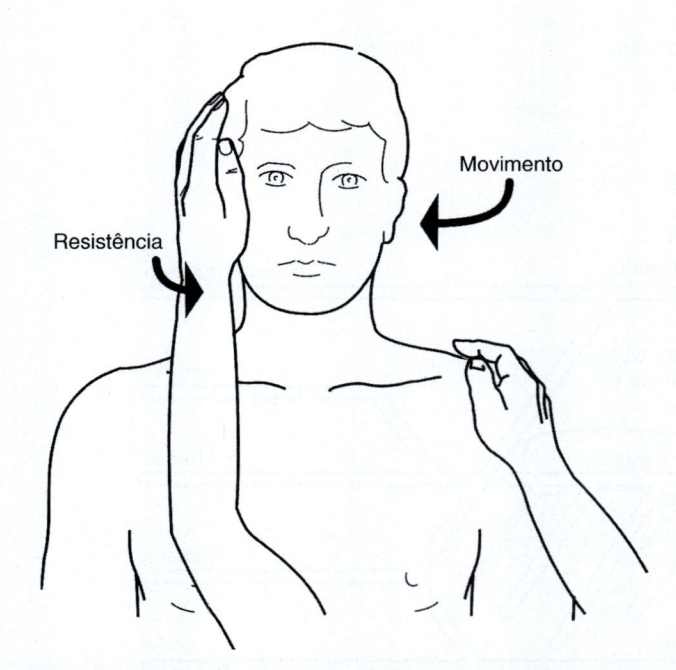

FIGURA 4.55 Teste da rotação lateral. A resistência à rotação da cabeça para a esquerda testa o músculo esternocleidomastóideo direito.

Teste de tensão do membro superior (teste de tensão do plexo braquial e teste de Elvey)

Os nervos componentes do plexo braquial podem ser testados executando-se um teste de estiramento.

Nervo mediano

O paciente deve ser deitado na posição supina com a escápula desobstruída. Abaixe o ombro e mantenha a posição. Estenda o cotovelo e rode extremamente a ex-

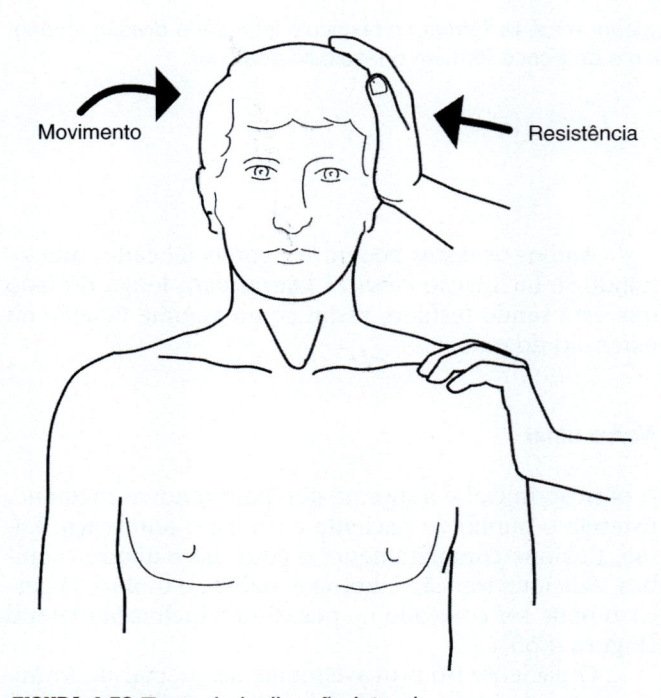

FIGURA 4.56 Teste da inclinação lateral.

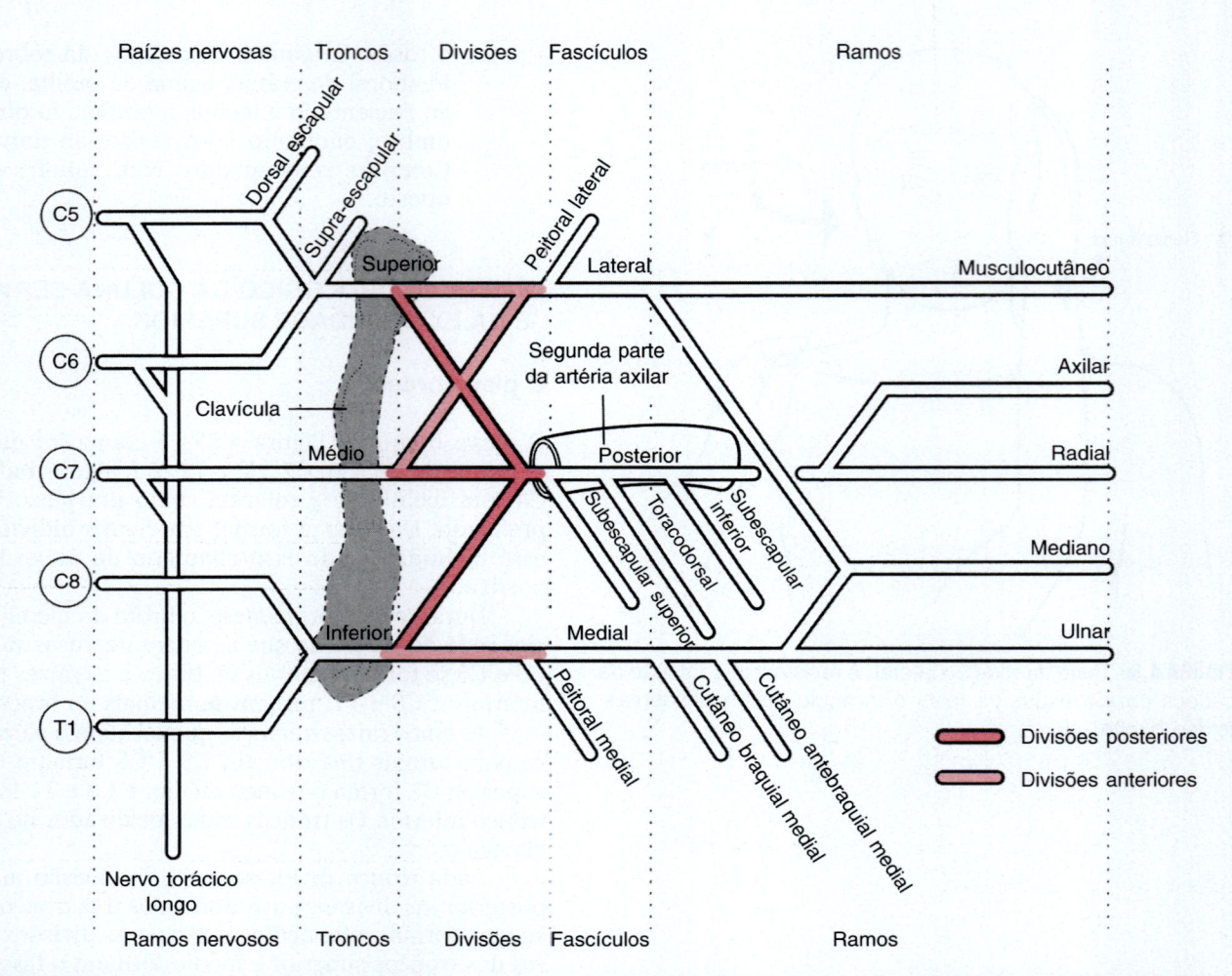

FIGURA 4.57 O plexo braquial. As divisões anteriores dos troncos superior e médio formam o fascículo lateral e a divisão anterior do tronco inferior forma o fascículo medial. As três divisões posteriores do tronco formam o fascículo posterior.

tremidade superior. Então, estenda o punho, os dedos e o polegar. Se uma irritação de raiz nervosa estiver presente, a palpação local do nervo irá aumentar os sintomas (Butler, 1991) (Figura 4.58).

Nervo radial

O paciente deve ser deitado na posição supina, com a escápula desobstruída. Abaixe o ombro e mantenha a posição. Estenda o cotovelo e rode internamente a extremidade superior. Então, flexione o punho. A posição pode ser aumentada adicionando desvio ulnar e flexão do polegar. Se uma irritação de raiz nervosa estiver presente, a palpação local do nervo irá aumentar os sintomas (Butler, 1991) (Figura 4.59).

Ambos os testes podem ser potencializados adicionando-se inclinação cervical lateral para longe do lado que está sendo testado, assim como alguma adução ou extensão do ombro.

Nervo ulnar

A posição inicial é a mesma que para o nervo mediano. Estenda o punho do paciente e supine o antebraço. Então, flexione completamente o cotovelo e abaixe o ombro. Adicione rotação externa e abduza o ombro. O pescoço pode ser colocado na posição de inclinação lateral (Figura 4.60).

O paciente irá provavelmente se queixar de formigamento ou de dor nos dedos polegar, indicador e mé-

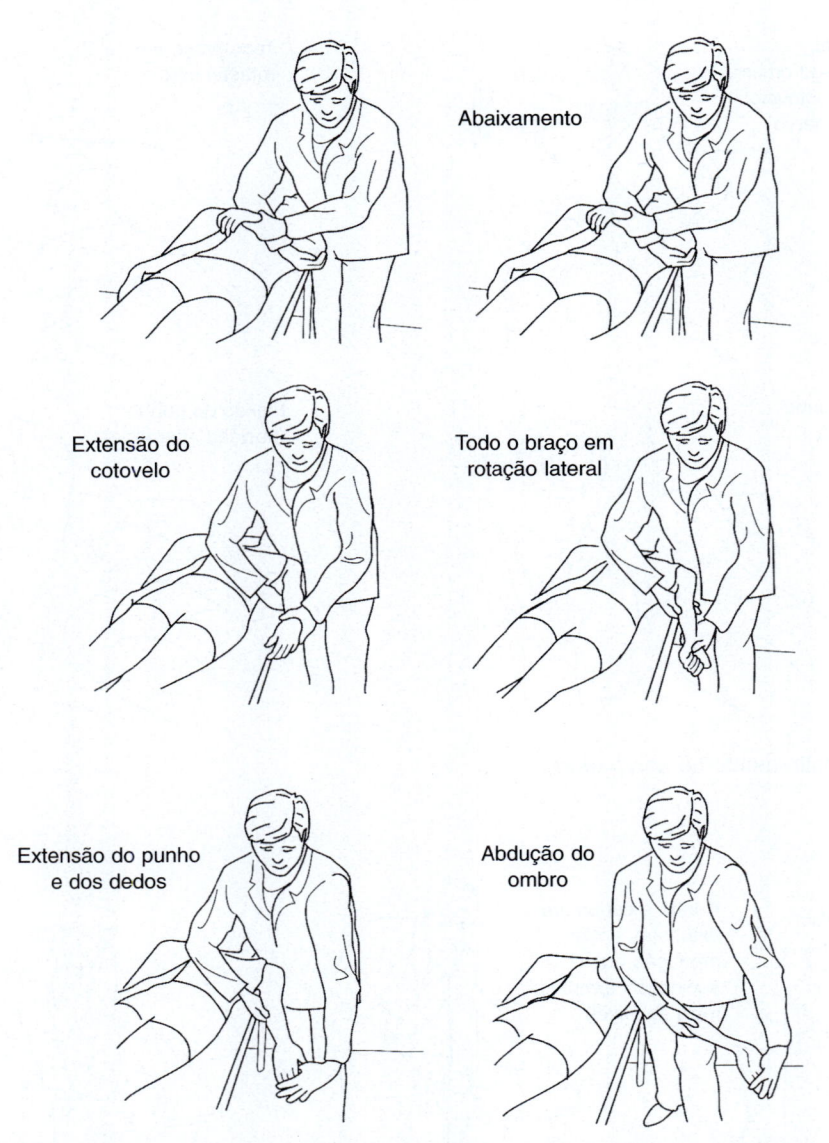

FIGURA 4.58 O teste de estiramento do nervo mediano. Adaptada de Butler, D. *Mobilisation of the Nervous System*. Melbourne: Churchill Livingstone, 1991.

dio. Essa é uma resposta normal. Em 70% dos pacientes normais, a inclinação lateral para longe do local do teste irá exacerbar os sintomas (Kenneally et al., 1988). O teste é anormal se o paciente notar sintomas nos dedos anular e mínimo enquanto a cabeça estiver na posição neutra. Para confirmar que os achados sejam secundários à irritação de raiz, afrouxe a posição de uma das articulações periféricas e incline o pescoço para o lado. Se os sintomas retornarem, a raiz nervosa é provavelmente a fonte (Kaltenborn, 1993).

Essas manobras serão dolorosas se houver doença concomitante das articulações, dos ligamentos ou dos tendões sendo mobilizados. Consulte os outros capítulos para verificar testes específicos para essas importantes estruturas.

Teste neurológico por nível radicular

O exame neurológico das extremidades superiores é necessário para determinar a localização da compressão de raiz nervosa ou lesão na coluna cervical, que pode ser causada por espondilose ou hérnia discal. Ao examinar a força motora, a sensibilidade e os reflexos nas extremidades superiores, você pode determinar o nível radicular que está funcionando anormalmente. Lembre-se que, na coluna cervical, os nervos de C1 a C7 saem acima das vértebras de mesmo número. A raiz nervosa de C8 sai entre os corpos vertebrais de CVII e TI, e a raiz nervosa de T1 sai abaixo do corpo vertebral de TI. São testados, para cada nível radicular, músculos, área sensorial e reflexos importantes.

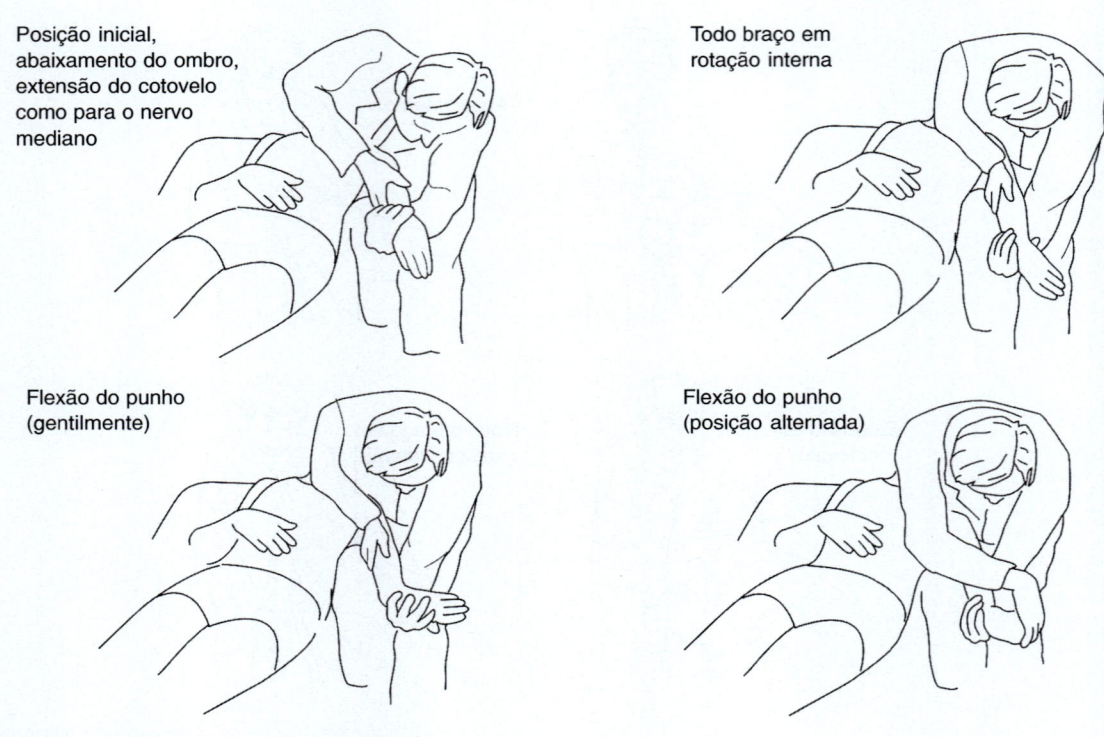

A COLUNA CERVICAL E A COLUNA TORÁCICA   Capítulo 4

Posição inicial, abaixamento do ombro, extensão do cotovelo como para o nervo mediano

Todo braço em rotação interna

Flexão do punho (gentilmente)

Flexão do punho (posição alternada)

FIGURA 4.59 O teste de estiramento do nervo radial.

Punho e dedos em extensão, então pronação ou supinação (pronação mais sensível)

Flexão do cotovelo

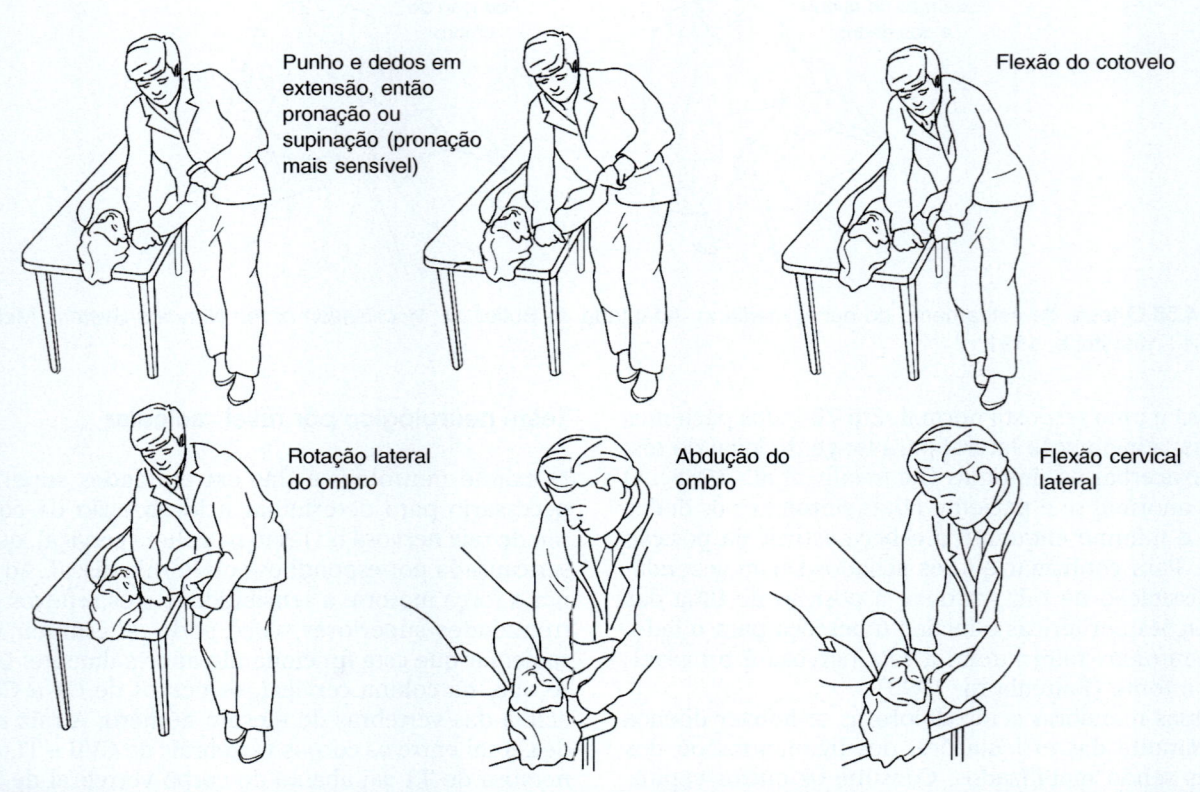

Rotação lateral do ombro

Abdução do ombro

Flexão cervical lateral

FIGURA 4.60 O teste de estiramento do nervo ulnar. Adaptada de Butler, D. *Mobilisation of the Nervous System*. Melbourne: Churchill Livingstone, 1991.

O nível radicular de C5

Motor

O músculo bíceps, que flexiona o cotovelo, é inervado pelo nervo musculocutâneo e representa o nível radicular de C5 (Figura 4.61). Muitos autores também consideram o músculo deltóide, inervado pelo nervo axilar, como sendo um músculo importante de C5. O paciente deve flexionar o cotovelo com o antebraço completamente supinado. Resista a esse movimento com sua mão colocada na parte anterior da área média do antebraço (ver páginas 224 e 225 para obter mais informações).

Sensibilidade

A área sensorial importante para C5 é a fossa antecubital lateral.

Reflexos

O reflexo do bíceps é testado colocando-se o polegar sobre o tendão do bíceps, com o paciente descansando o antebraço sobre o do examinador. Pegue o martelo de reflexos e bata vigorosamente no polegar do paciente, e observe a contração do bíceps e a flexão do cotovelo (ver páginas 228 e 229 para mais informações).

O nível radicular de C6

Motor

Os extensores do punho (extensores radiais do carpo, curto e longo) são inervados pelo nervo radial e representam o nível radicular de C6 (Figura 4.62). Teste a extensão do punho fazendo com que o paciente execute a pronação do antebraço e eleve sua mão, como se fosse dizer "pare". Resista a esse movimento com a mão contra a parte posterior dos ossos do metacarpo (ver páginas 271 a 272 para obter mais informações).

Sensibilidade

A área sensorial importante para C6 é a parte distal anterior do polegar.

Reflexos

O reflexo braquiorradial é usado para testar o nível radicular de C6. Para testar esse reflexo, faça com que o paciente descanse o antebraço dele sobre o seu, com o cotovelo em leve flexão. Use a extremidade plana do martelo de reflexos para percutir a parte distal do rádio. O teste resulta positivo quando o músculo braquiorradial contrai e o antebraço pula levemente (ver páginas 228 e 229 para obter maiores informações). O reflexo do bíceps também pode ser testado para avaliar o nível radicular de C6, pois o bíceps é inervado pelas raízes de C5 e C6.

O nível radicular de C7

Motor

A extensão do cotovelo (tríceps braquial) é examinada para testar o nível radicular de C7 (Figura 4.63). O tríceps é inervado pelo nervo radial. O teste da extensão do cotovelo é feito com o paciente em posição supina, com o ombro flexionado em 90° e com o cotovelo também flexionado. Estabilize o braço com uma mão colocada próxima ao cotovelo e aplique uma força em flexão para baixo contra resistência com a outra mão, posicionada no antebraço, proximalmente ao punho. Solicite ao paciente que estenda a mão para cima, contra sua resistência (ver páginas 224 e 225 para mais informações).

Sensibilidade

A área sensorial principal para C7 está localizada na parte anterior distal do dedo médio.

Reflexos

O reflexo do tríceps testa o nível radicular de C7. Esse teste é executado fazendo com que o antebraço do paciente descanse sobre o do examinador. Mantenha, com a mão, o braço do paciente próximo à articulação do cotovelo, para estabilizar a parte superior do braço. Solicite ao paciente que relaxe. Percuta o tendão do tríceps com o martelo de reflexos próximo ao olécrano. O teste é positivo quando for visualizada uma contração do músculo tríceps (ver páginas 225 e 226 para maior esclarecimento).

O nível radicular de C8

Motor

Os flexores longos dos dedos (flexor profundo dos dedos), que são inervados pelos nervos mediano e ulnar, são testados para avaliar o nível radicular de C8 (Figu-

A COLUNA CERVICAL E A COLUNA TORÁCICA Capítulo 4

Motor

Movimento

Resistência

C5

CV

Sensibilidade

Área sensorial básica de C5

T2

C5

T2

C6

C8

C7

Vista anterior

Reflexo

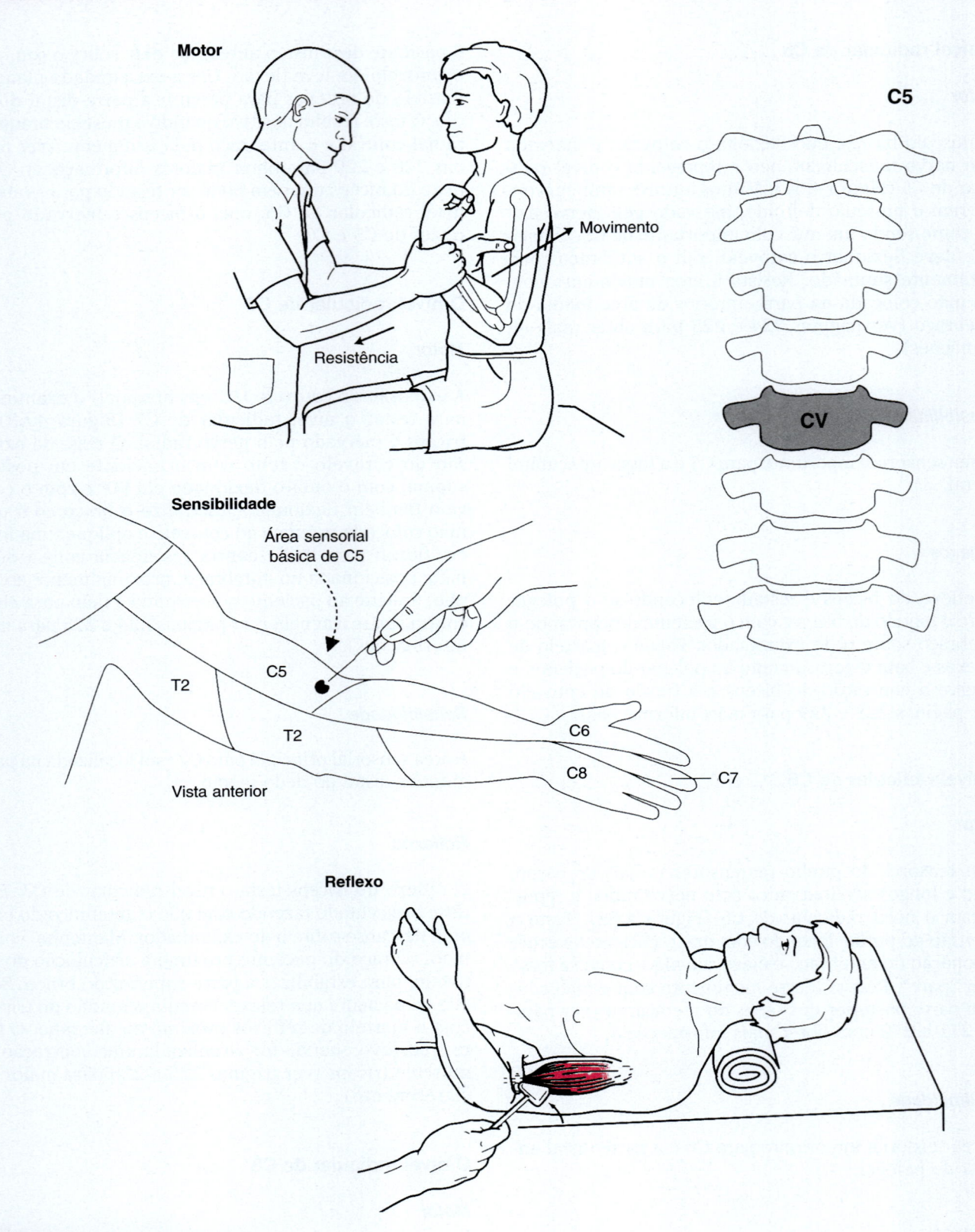

FIGURA 4.61 O nível radicular de C5.

Capítulo 4 **A COLUNA CERVICAL E A COLUNA TORÁCICA**

C6

Motor

Extensão do punho (extensores longo e curto radiais do carpo)

Movimento

Resistência

CVI

Sensibilidade

C5
T2
T1
C6
C8
C7

Área sensorial básica de C6

Vista anterior

Reflexo

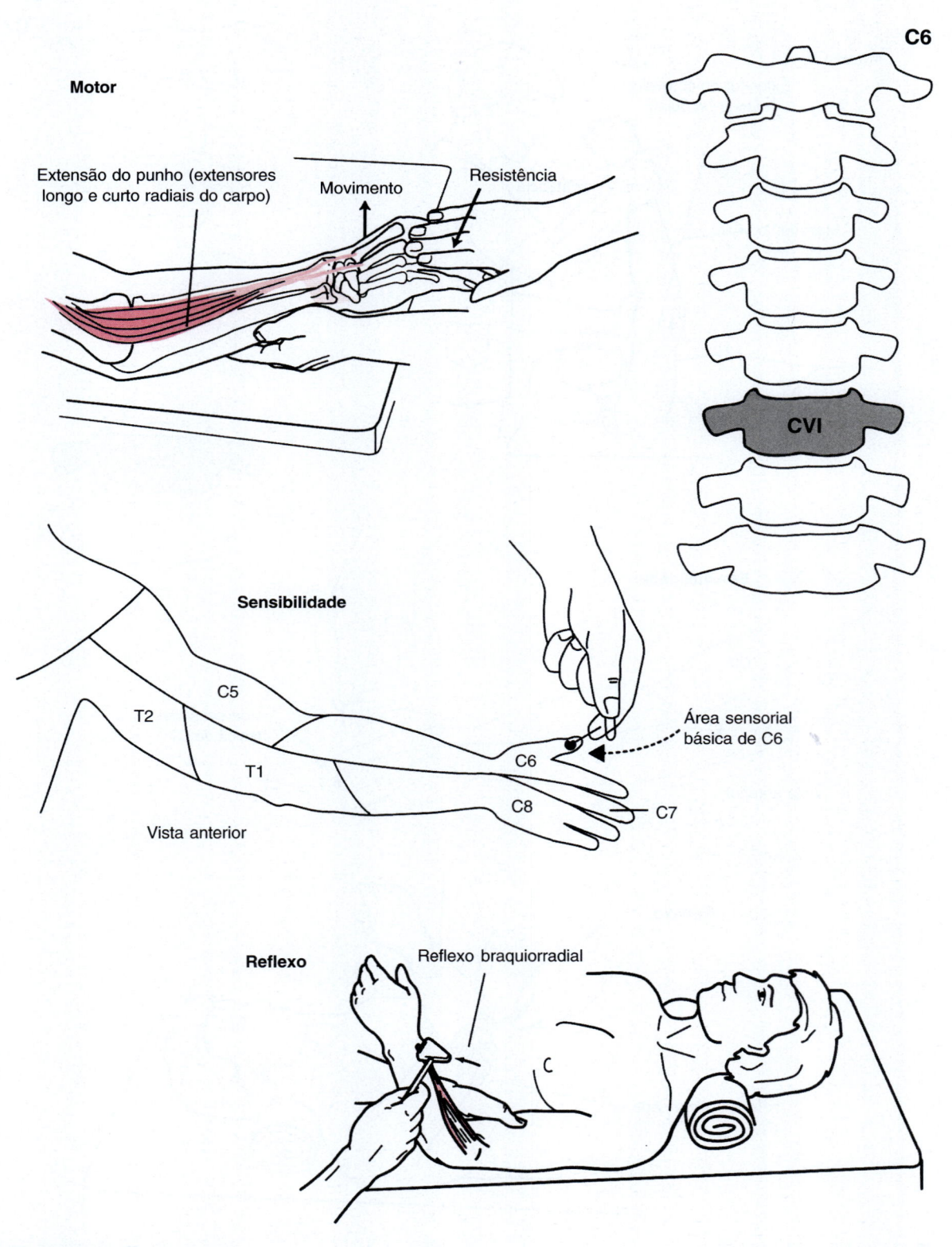

Reflexo braquiorradial

FIGURA 4.62 O nível radicular de C6.

85

A COLUNA CERVICAL E A COLUNA TORÁCICA   Capítulo 4

Motor
Extensor do cotovelo (tríceps braquial)
Resistência
Movimento

C7
CVII

Sensibilidade
T2
C5
T1
C6
C8
C7
Vista anterior
Área sensorial básica de C7

Reflexo
Reflexo do tríceps

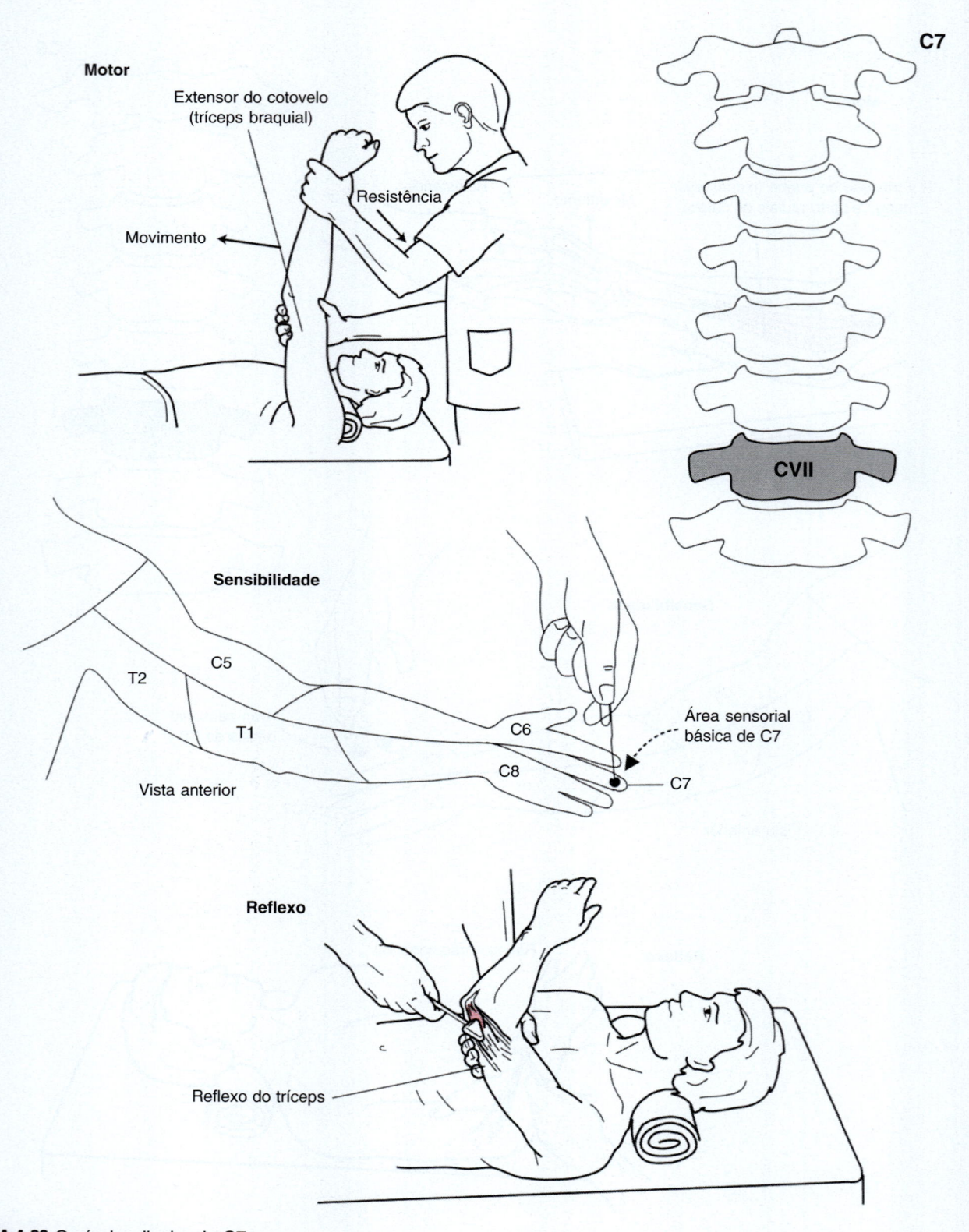

FIGURA 4.63 O nível radicular de C7.

ra 4.64). A flexão digital é testada pedindo-se ao paciente para dobrar do segundo ao quinto dedo em direção à palma, colocando seus dedos contra as polpas digitais do paciente para evitar que ele feche a mão (ver página 272 para mais informações).

Sensibilidade

A área importante para C8 está localizada sobre a parte anterior distal do quinto dedo.

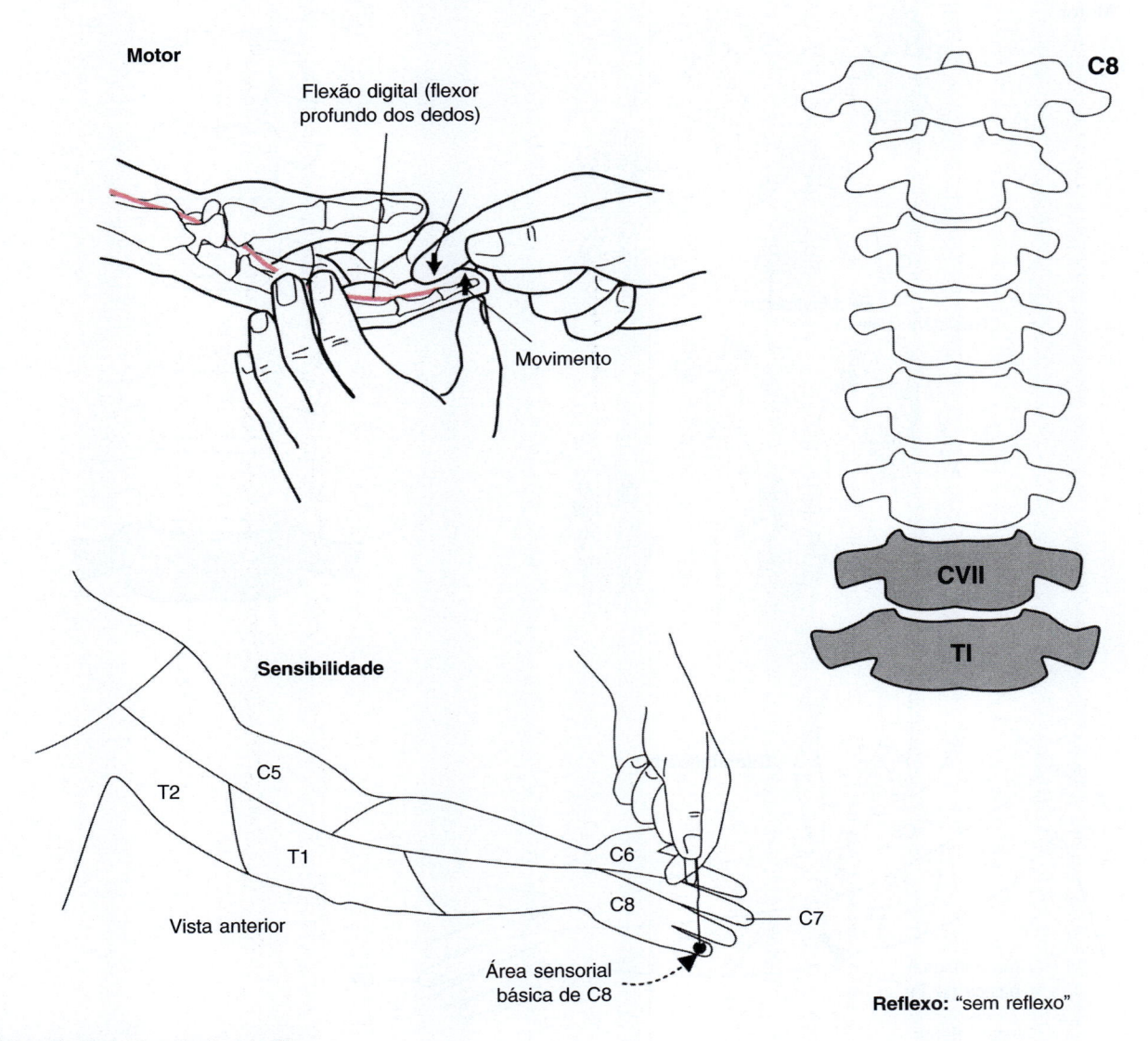

FIGURA 4.64 O nível radicular de C8.

Reflexos

O reflexo flexor do dedo não é freqüentemente testado. Os livros-texto de neurologia possuem maiores informações acerca desse reflexo.

O nível radicular de T1

Motor

Os abdutores do dedo mínimo e do indicador (abdutor do quinto dedo, primeiro interósseo dorsal) são testados para avaliar o nível radicular de T1 (Figura 4.65). Esses

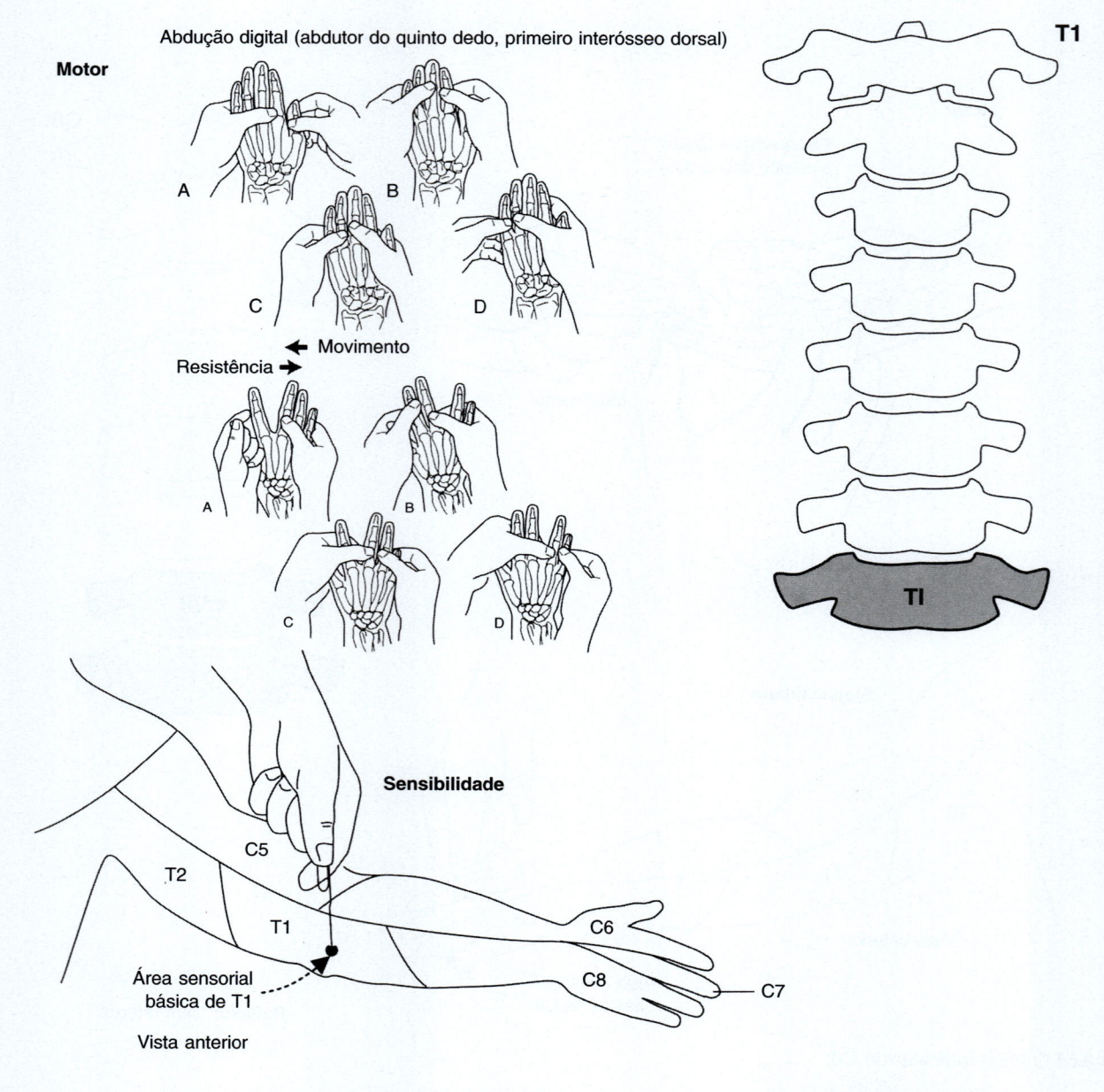

FIGURA 4.65 O nível radicular de T1.

músculos são inervados pelo nervo ulnar. O paciente deve ser examinado com o antebraço pronado. Peça ao paciente para abrir os dedos enquanto você aplica resistência a esse movimento contra as áreas externas das falanges proximais dos dedos indicador e mínimo (ver páginas 276 a 278 para obter mais informação).

Sensibilidade

A área sensorial importante para T1 está localizada na parte medial do braço, próxima à fossa antecubital.

Reflexos

Nenhum.

Níveis radiculares de T2 a T12

Os níveis radiculares torácicos são testados primariamente pela sensibilidade. As áreas importantes estão localizadas logo ao lado da linha média, no tronco, conforme ilustradas na Figura 4.66. A única exceção é a área sensorial de T2, localizada no aspecto ântero-medial da parte distal da axila.

TESTES ESPECIAIS

A compressão da coluna cervical por cima é feita para reproduzir ou amplificar os sintomas radiculares de dor ou parestesias que ocorrem por compressão das raízes nervosas nos forames neurais. Os forames neurais estreitam-se quando o paciente estende o pescoço, roda o pescoço ou inclina a cabeça lateralmente em direção ao lado a ser testado.

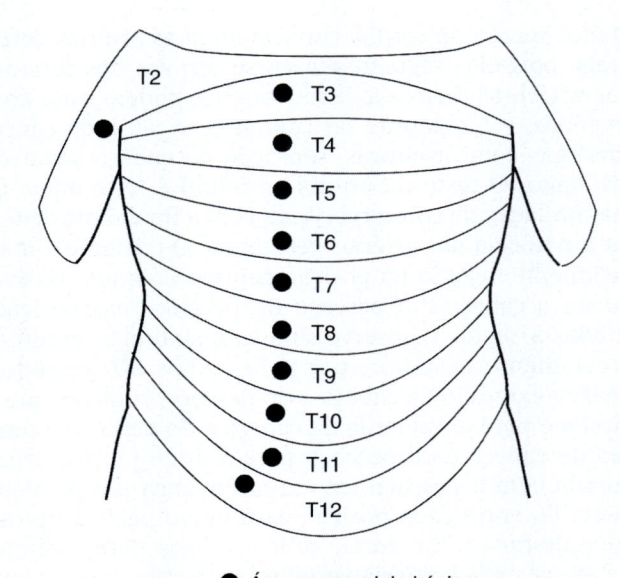

Teste de spurling

O teste de Spurling (Figura 4.67) é feito com o pescoço do paciente em flexão lateral. Com o paciente sentado, coloque sua mão no topo de sua cabeça e pressione fir-

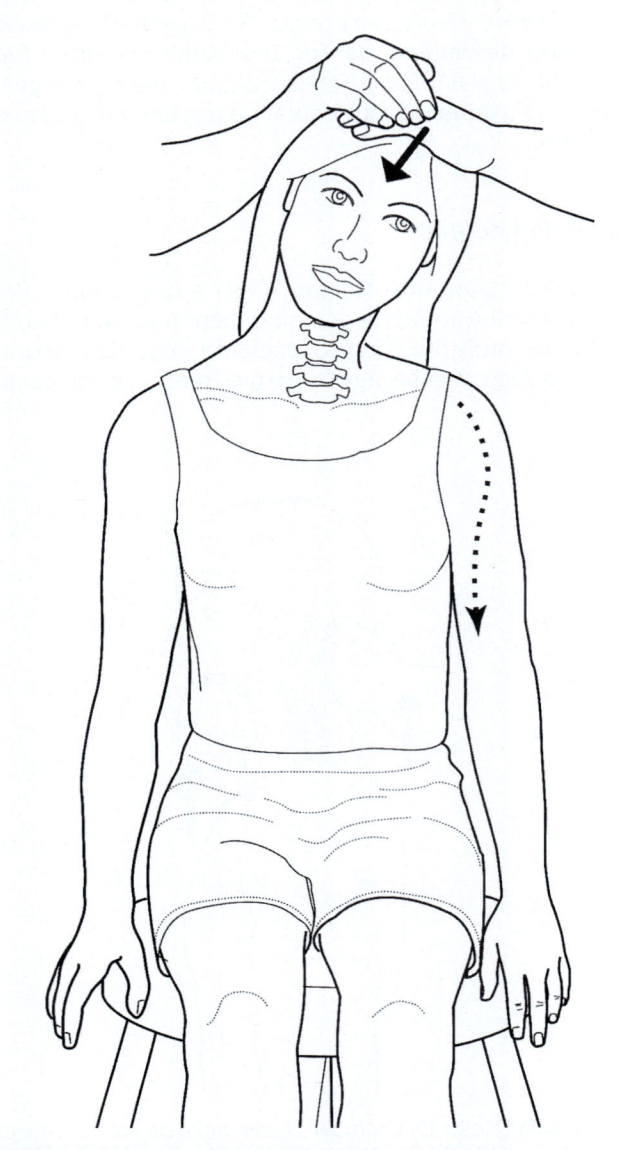

FIGURA 4.66 Os dermátomos torácicos e suas áreas sensoriais básicas.

● Áreas sensoriais básicas

FIGURA 4.67 O teste de Spurling. A cabeça do paciente é flexionada lateralmente. A compressão causa o estreitamento no diâmetro do forame neural do mesmo lado.

memente para baixo, ou bata no dorso de sua mão com a outra mão fechada. Caso o paciente se queixe de um aumento dos sintomas radiculares na extremidade, o teste será positivo. A distribuição da dor e a sensibilidade anormal são úteis para determinar qual nível radicular pode estar envolvido.

Teste da distração

O teste da distração (Figura 4.68) é feito em um esforço para reduzir os sintomas do paciente, ao abrir os forames neurais. Com o paciente sentado, coloque uma de suas mãos sobre o queixo e a outra mão ao redor da parte de trás da cabeça. Levante aos poucos a cabeça do paciente para distrair a coluna cervical. Se o paciente observar alívio ou diminuição da dor, o achado é positivo para lesão de raiz nervosa. Tenha cuidado para proteger a articulação temporomandibular ao tracionar o queixo do paciente.

Sinal de Lhermitte

O sinal de Lhermitte (Figura 4.69) é usado para diagnosticar irritação meníngea e também pode ser visto na esclerose múltipla. Com o paciente sentado, flexione passivamente a cabeça dele para a frente, de forma que

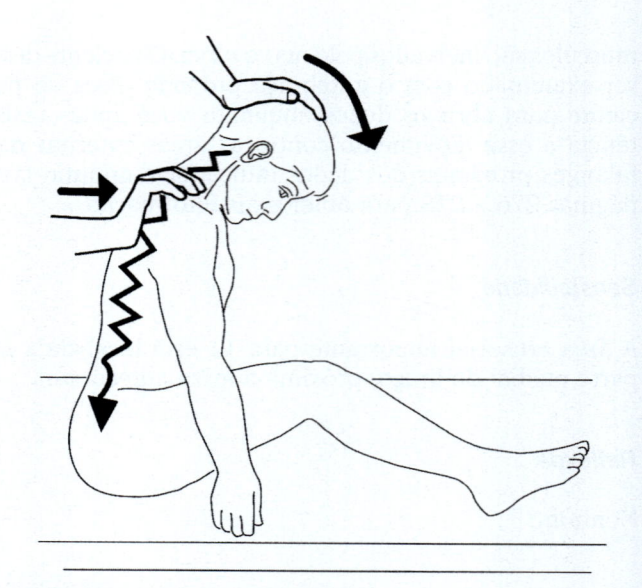

FIGURA 4.69 Sinal de Lhermitte.

o queixo se aproxime do peito. Se o paciente referir dor ou parestesias para baixo na coluna, o resultado do teste é positivo. O paciente também pode queixar-se de dor irradiada para as extremidades superiores ou inferiores. A flexão dos quadris também pode ser feita simultaneamente com a flexão da cabeça (p. ex., com o paciente sentado e com as pernas estendidas).

Teste da artéria vertebral

O movimento da coluna cervical afeta as artérias vertebrais, pois elas seguem seu curso através dos forames das vértebras cervicais. Esses forames podem estar com estenose, e a extensão da coluna cervical pode causar sintomas como tonturas, sensação de cabeça vazia ou nistagmo. O teste da artéria vertebral é feito antes da manipulação da coluna cervical, com a finalidade de testar a patência das artérias vertebrais. O paciente é mais facilmente testado na posição supina. Coloque passivamente a cabeça e o pescoço do paciente nas posições citadas a seguir e observe sinais ou sintomas, como os previamente descritos, por pelo menos 30 segundos. Realize extensão da cabeça e do pescoço, rotação para a direita e para a esquerda da cabeça e do pescoço e rotação da cabeça e do pescoço para a direita e para a esquerda com o pescoço em extensão. Faça um pequeno intervalo entre cada posição para que o paciente possa reequilibrar-se. Em geral, virar a cabeça para a direita irá afetar mais a artéria vertebral esquerda, e vice-versa (Figura 4.70).

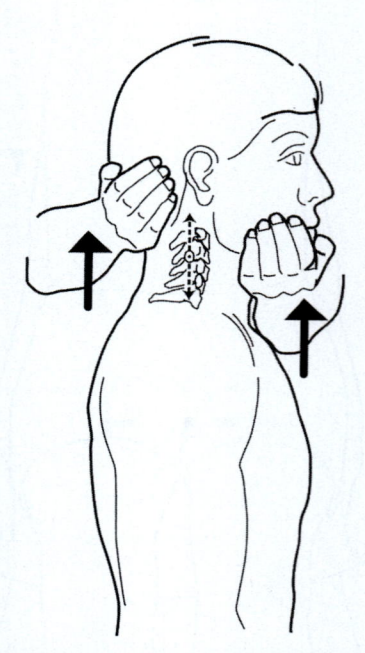

FIGURA 4.68 O teste da distração. A distração da coluna cervical aumenta o diâmetro dos forames neurais.

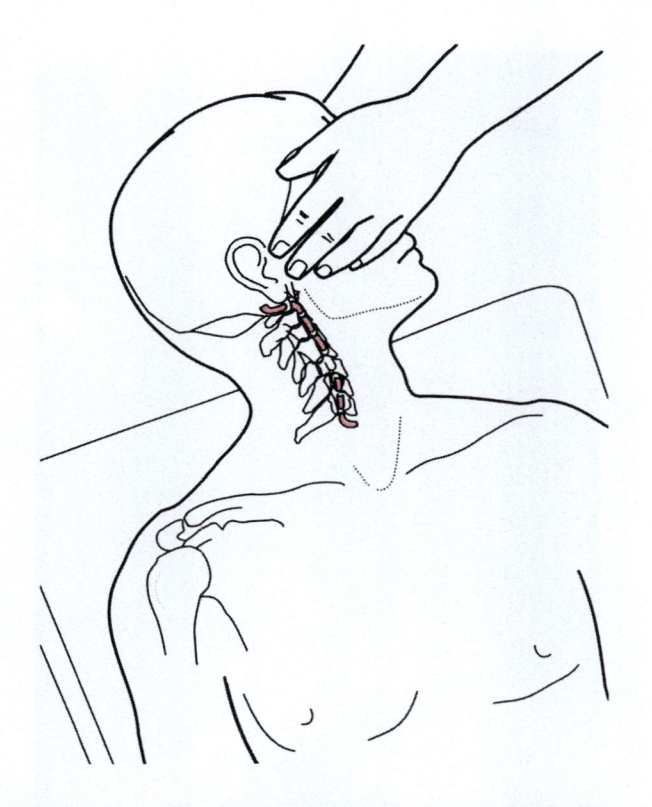

FIGURA 4.70 Teste da artéria vertebral. Este teste deve ser feito se a manipulação cervical estiver sendo contemplada.

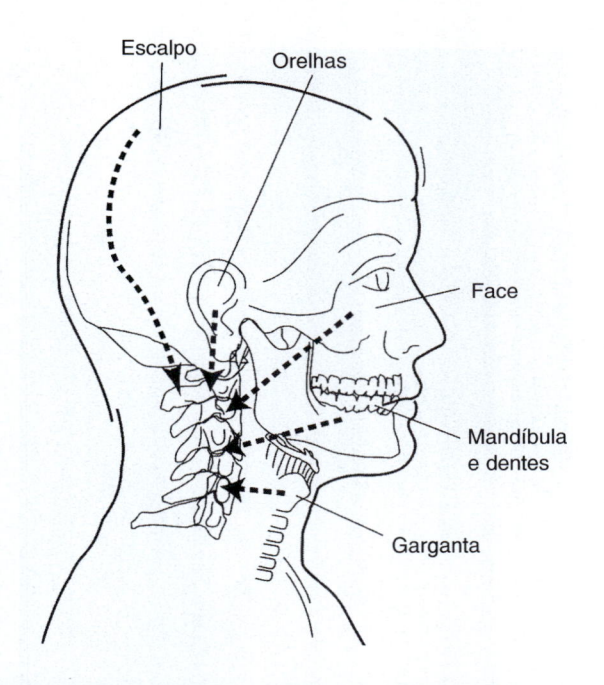

FIGURA 4.71 O escalpo, as orelhas, a face, a mandíbula, os dentes e a garganta podem referir dor na coluna cervical.

PADRÕES DE DOR REFERIDA

A dor na coluna cervical pode resultar de doença ou de infecção na garganta, nas orelhas, na face, no escalpo, na mandíbula ou nos dentes (Figura 4.71).

VISTAS RADIOLÓGICAS

Vistas radiológicas da coluna cervical são oferecidas nas Figuras 4.72 a 4.75.

V = corpo vertebral
D = disco intervertebral
Sc = medula espinal
S = processo espinhoso
N = forame neural
P = pedículo do arco vertebral
I = espaço discal intervertebral
F = facetas articulares
T = processo transverso de TI

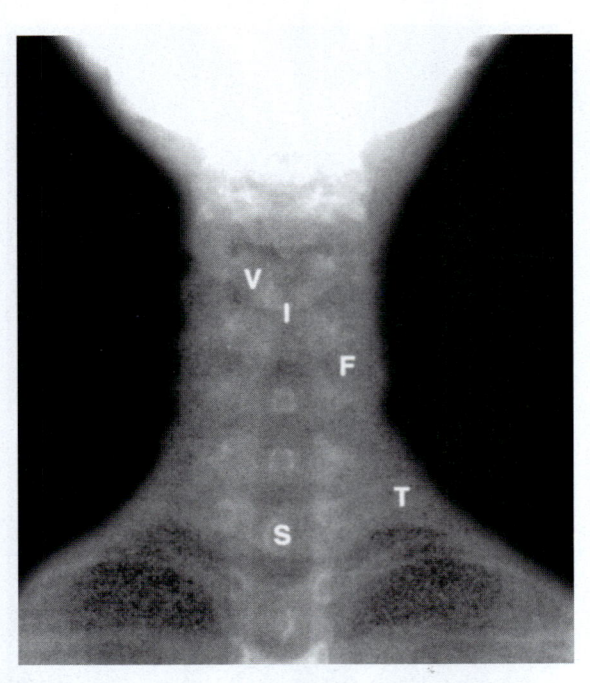

FIGURA 4.72 Vista ântero-posterior da coluna cervical.

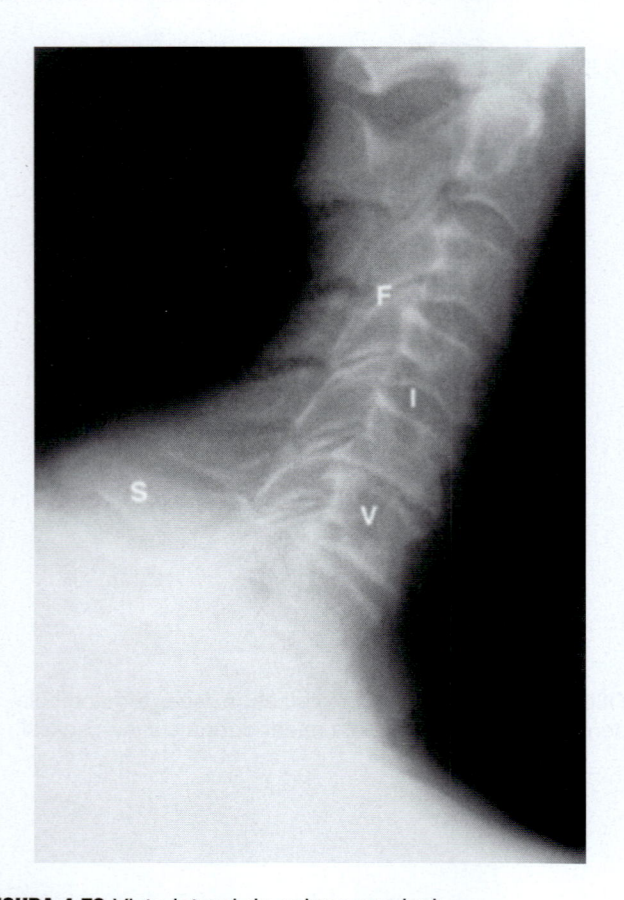

A COLUNA CERVICAL E A COLUNA TORÁCICA Capítulo 4

FIGURA 4.73 Vista lateral da coluna cervical.

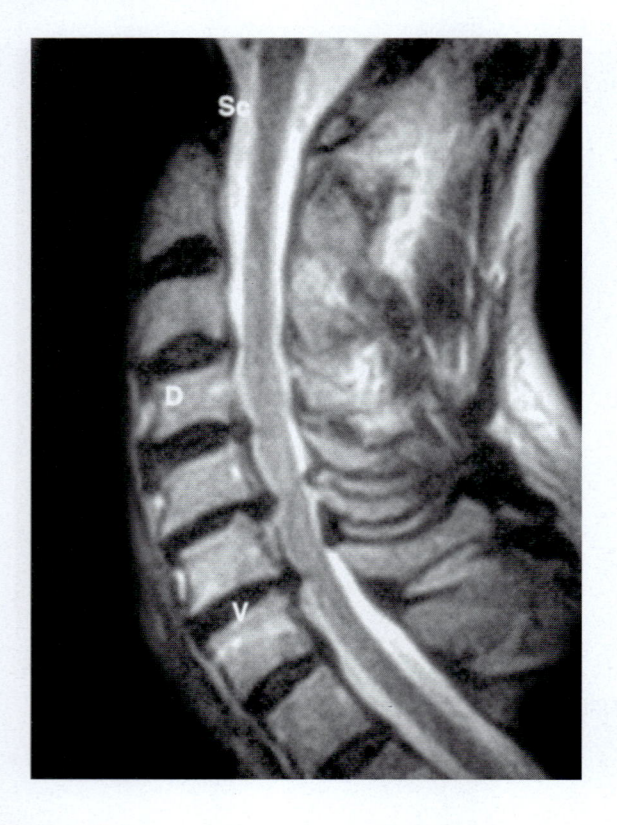

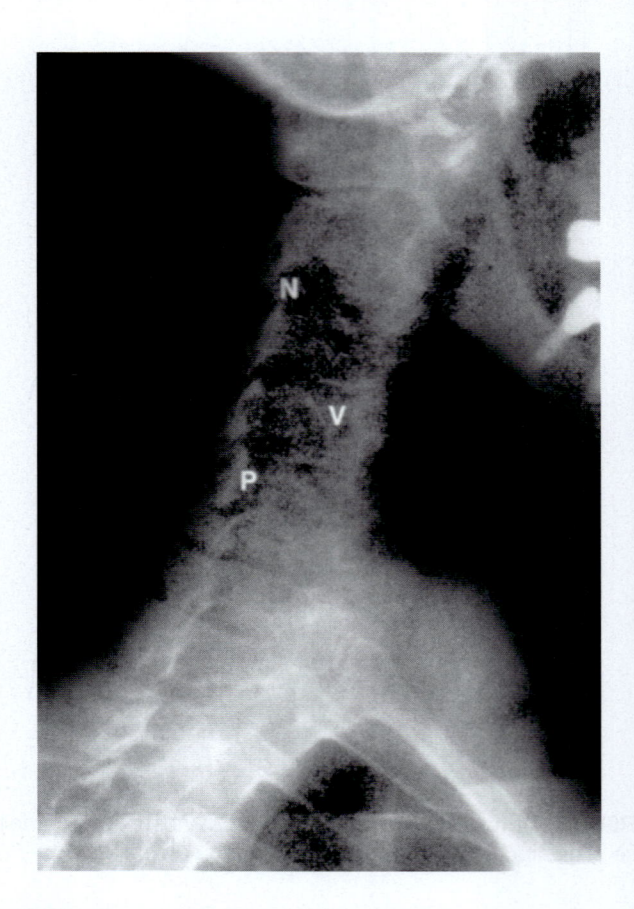

FIGURA 4.74 Vista oblíqua da coluna cervical.

FIGURA 4.75 Ressonância magnética da coluna cervical, vista sagital.

A articulação temporomandibular

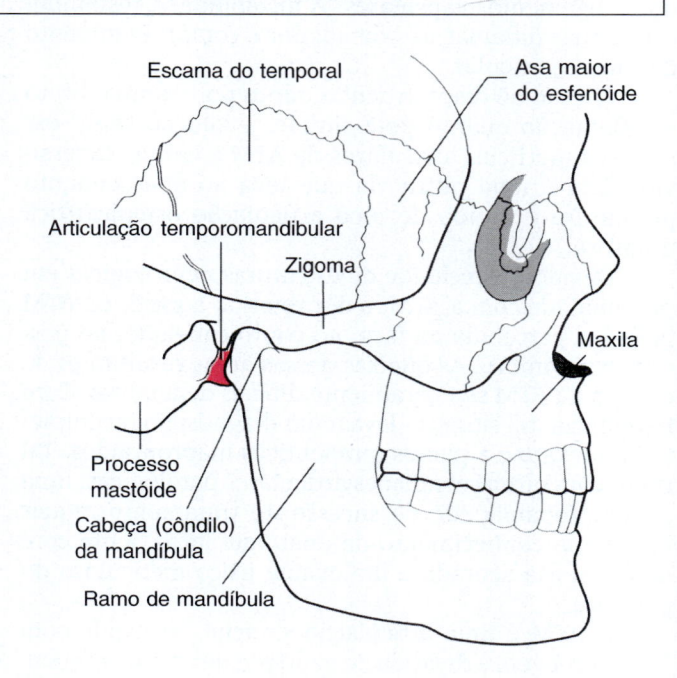

Escama do temporal
Asa maior do esfenóide
Articulação temporomandibular
Zigoma
Maxila
Processo mastóide
Cabeça (côndilo) da mandíbula
Ramo de mandíbula

Consulte o Capítulo 2 para obter um panorama da seqüência de um exame físico. Por motivos de extensão e para evitar a repetição da anatomia, a seção de palpação aparece diretamente após a seção sobre exame subjetivo e antes de qualquer seção sobre teste, em vez de estar no final de cada capítulo. A ordem na qual o exame é feito deve ser baseada na experiência e na preferência pessoal do examinador, bem como na apresentação do paciente.

ANATOMIA FUNCIONAL DA ARTICULAÇÃO TEMPOROMANDIBULAR (ATM)

A ATM é uma articulação sinovial. Ela é formada pela cabeça abobadada da mandíbula que se encaixa na rasa fossa mandibular, no aspecto ínfero-lateral do crânio, abaixo da fossa cranial média. Tal como a articulação acromioclavicular do ombro, as superfícies articulares da ATM estão separadas por um disco articular fibroso. A área da cabeça mandibular é de tamanho similar à da ponta do dedo mínimo, porém está sujeita a muitas centenas de quilos de carga compressiva com, por exemplo, cada mordida de uma maçã ou mastigada de um pedaço de carne.

O movimento para baixo da mandíbula é feito por uma combinação de gravidade e de esforço muscular. Os músculos masseter e temporal efetuam o fechamento da boca. O músculo temporal insere-se no processo coronóide. Assim, ele funciona muito similarmente aos flexores do cotovelo. O masseter está inserido na superfície lateral da mandíbula, ao longo de seu ângulo posterior e inferior. A mandíbula é estabilizada contra a superfície ínfero-temporal do crânio pela contração dos músculos pterigóideos. O pterigóideo lateral está inserido diretamente no aspecto medial do disco articular.

Existem numerosas estruturas neurológicas ao redor da ATM. Os ramos do nervo auriculotemporal fornecem a sensibilidade na região. Os últimos quatro nervos craniais (IX, X, XI, e XII) localizam-se profundamente, próximos à superfície medial da ATM.

Dada a grande magnitude das forças repetitivas atravessando as relativamente pequenas superfícies articulares da ATM, é formidável que ela funcione muito bem e por vários anos. Isso explica por que a ATM se torna um problema extremamente doloroso e desafiador quando sua anatomia se altera.

O trauma da face ou da mandíbula pode causar subluxação ou luxação da ATM. O comprometimento não-tratado da estabilidade ligamentar irá resultar, tal como no joelho, no rápido desenvolvimento de artrite degenerativa prematura.

A instabilidade da ATM pode ser também o resultado de uma sinovite exuberante secundária a uma doença inflamatória, tal como a artrite reumatóide, estirando os ligamentos capsulares. A instabilidade resultante causa mais inflamação, edema, dor e comprometimento da função articular.

A lesão ao disco articular, tanto por trauma direto e inflamação quanto pela simples evolução senil, expõe as superfícies articulares da ATM a cargas excessivas. Essa é uma outra via que leva ao aparecimento prematuro e rápido de uma articulação osteoartrítica dolorosa.

Devido à densidade de estruturas neurológicas em proximidade com a ATM, a dor referida a partir da ATM pode ser percebida na face, no couro cabeludo, no pescoço e no ombro. As queixas dessas áreas resultantes de doença da ATM são geralmente difíceis de analisar. Com freqüência, tal situação leva a um diagnóstico incompleto ou inexato e a planos terapêuticos inapropriados. Tal como com outras condições articulares patológicas, uma maior probabilidade de sucesso do tratamento requer um amplo conhecimento da anatomia local, junto com uma história acurada e um exame físico meticuloso do paciente.

A ATM é uma articulação sinovial, revestida com fibrocartilagem e dividida ao meio por um disco articular. As ATMs devem ser examinadas junto com os dentes.

OBSERVAÇÃO

Note a maneira como o paciente está sentado na sala de espera. Observe qual é a postura da cabeça, do pescoço e das extremidades superiores. Consulte o Capítulo 4 (páginas 37 e 38) para perguntas adicionais com relação à coluna cervical. Verifique se existe simetria facial e se a mandíbula está na posição de repouso normal (boca levemente aberta, mas com os lábios em contato). Verifique qual é o alinhamento do queixo com o nariz na posição de repouso e na abertura completa (Inglarsh e Snyder-Mackler, 1994). Analise se o paciente está sustentando a mandíbula, se está com dificuldade para falar ou abrir a boca e se os dentes estão em contato ou levemente separados. Observe se existe mordida cruzada, sobremordida, submordida ou má oclusão da boca, pois pacientes com mordida cruzada apresentam dentes mandibulares deslocados lateralmente aos dentes maxilares. Os pacientes com submordida apresentam dentes mandibulares deslocados anteriormente aos seus dentes maxilares. Os pacientes com sobremordida, por sua vez, apresentam dentes maxilares que se estendem abaixo dos dentes mandibulares. Observe se há hipertrofia dos masseteres e se o movimento da língua é normal. O paciente deve ser capaz de mover a língua no palato, protruí-la e estalá-la. Verifique a língua do paciente e veja se existem marcas nas bordas ou se ele morde a língua, visto que isso pode indicar que a língua é muito larga ou que ela fica entre os dentes (Inglarsh e Snyder-Mackler, 1994).

Analise qual é a posição de repouso da língua e onde ela fica quando o paciente deglute. A posição de repouso normal da língua deve ser no palato duro. Observe se todos os dentes do paciente estão intactos e note se existe algum edema ou sangramento ao redor das gengivas.

Verifique o paciente quando ele ficar em pé e observe a sua postura. Preste atenção particular na posição da cabeça e da coluna cervical, assim como na posição torácica. Informações adicionais quanto à postura da coluna podem ser encontradas nos Capítulos 2 e 4 (páginas 26 a 42 e páginas 48 e 50). A dor pode ser alterada por mudanças na posição, de forma que a expressão facial do paciente deve ser observada para a indicação do nível da dor.

EXAME SUBJETIVO

As articulações temporomandibulares são extremamente bem-utilizadas e são abertas cerca de 1.800 vezes durante o dia (Harrison, 1997). Essas articulações são essenciais à nossa capacidade de comer, bocejar, escovar os dentes e falar. Elas estão intimamente relacionadas à cabeça e à coluna cervical, devendo ser incluídas no exame. Em torno de 12% dos americanos sentem dor na cabeça e no pescoço (Inglarsh e Snyder-Mackler, 1994). Contudo, infelizmente esses problemas costumam passar despercebidos no processo do exame.

Deve-se perguntar sobre a natureza e a localização das queixas do paciente, bem como sua duração e intensidade. Observe se a dor atravessa a cabeça ou se ela vai distalmente até abaixo do cotovelo. O comportamento da dor durante o dia e à noite também deve ser abordado. Verifique se o paciente consegue dormir ou é despertado durante a noite. Questione-o em qual posição ele dorme e quantos travesseiros ele usa, assim como qual tipo de travesseiro é usado. Perguntas subjetivas adicionais com relação à coluna cervical podem ser encontradas no Capítulo 4 (páginas 49 e 50) e no Quadro 2.1 (página 26) para as perguntas típicas do exame subjetivo.

Verifique se o paciente relata algum trauma nas articulações temporomandibulares e se sofreu algum golpe na mandíbula ou caiu sobre a sua face. Questione-o também se mordeu algo duro e se a boca foi mantida excessivamente aberta por um período prolongado (p. ex., no consultório do dentista). Verifique se ele usou excessivamente a articulação falando por um período prolongado ou mastigando um pedaço de carne dura e se foi aplicada tração ao pescoço, comprimindo a mandíbula com o dispositivo.

Pergunte se o paciente sente dor ao abrir ou fechar a boca. A dor na posição completamente aberta pode ser causada por um problema extra-articular, enquanto a dor durante a mordedura pode ser um problema intra-articular (Magee, 1997). Verifique se o paciente se queixa de algum clique com o movimento, pois a crepitação pode ser indicativa de doença articular degenerativa. Tal crepitação pode ser causada pelo deslocamento do disco. Se a mandíbula bloquear a posição aberta, a ATM pode ter sido deslocada (Magee, 1997). Observe se existe abertura limitada da boca e pergunte ao paciente se ele sente dor ao deglutir, bocejar, falar ou gritar. Questione-o também se sente dor enquanto come e se ele mastiga igualmente em ambos os lados da boca. Verifique se o paciente teve intervenções dentais prévias. Os dentes podem ter sido extraídos ou impactados. Verifique se ele range os dentes (bruxismo). Caso os dentes frontais não estejam em contato com os dentes de trás, existe uma má oclusão. Pergunte ao paciente se ele usou aparelho ortodôntico e, se usou, quando e por quanto tempo. Os aparelhos podem ter alterado a oclusão. Verifique se o paciente tem usado alguma órtese dental, qual o tipo e por quanto tempo a utiliza. Então, questione se o uso da órtese tem sido útil no alívio dos sintomas.

PERGUNTAS ESPECIAIS

O paciente foi amamentado no peito ou com mamadeira (Inglarsh e Snyder-Mackler, 1994)? O paciente usou chupeta ou chupou os dedos? Por quanto tempo? O paciente respira pela boca? Isso altera a posição da língua no palato. O paciente se queixa de problemas ao deglutir? Isso pode ser causado por problemas do VII nervo craniano (nervo facial) e do V nervo craniano (nervo trigêmeo). A dor de ouvido, as tonturas ou a cefaléia podem ser causadas por problemas na ATM, na orelha interna ou na parte superior da coluna cervical.

Considere fatores que aumentam ou diminuem as queixas do paciente. O paciente pode apresentar as seguintes queixas: cefaléias, tonturas, convulsões, náusea, visão borrada, nistagmo ou abafamento. Verifique quão facilmente é irritada a condição do paciente e quão rapidamente podem ser aliviados os sintomas. Pode ser necessário modificar o exame se o paciente reagir adversamente com muito pouca atividade ou necessitar de um tempo prolongado de alívio.

O distúrbio do paciente pode estar relacionado à idade, ao sexo, à origem étnica, ao tipo corporal, às posturas estática e dinâmica, à ocupação, às atividades de lazer, a passatempos e ao nível geral de atividade. Também devem ser abordados os aspectos psicossociais, o nível de estresse e os mecanismos de tolerância. É importante inquirir sobre qualquer mudança na rotina diária e quaisquer atividades incomuns em que o paciente tenha participado.

Paradigma para a síndrome da articulação temporomandibular (ATM)

Um homem de 22 anos apresenta queixa principal de dor nas áreas occipital e temporal esquerda, junto com desconforto no aspecto póstero-lateral esquerdo do pescoço. Ele descreve um clique doloroso associado com a mastigação. E relata também ter estado envolvido em uma discussão após uma festa duas semanas atrás. Naquele momento, ele foi golpeado múltiplas vezes na cabeça e na parte superior do tronco, sendo jogado ao solo e apresentando uma laceração na região occipital do escalpo, necessitando de sutura. Na ocasião, ele foi considerado neurologicamente normal, tanto na sala de emergência, quanto novamente no exame de seguimento, visto que não havia evidência para indicar a presença de patologia intracraniana.

Sua história médica pregressa não contribuía para as queixas presentes. O exame físico demonstrou um homem jovem bem desenvolvido e nutrido, levemente ansioso. Ele falava claramente, mas tinha uma assimetria na mandíbula ao abrir a boca. Não havia desconforto produzido pela compressão da coluna cervical. Havia leve desconforto, limitação da extensão da cabeça e do pescoço e rotação à esquerda. Neurologicamente, o paciente apresentava exame normal nas extremidades superiores e inferiores. A laceração occipital do escalpo estava seca e cicatrizando por primeira intenção. Havia, com o movimento da mandíbula, uma crepitação palpável percebida na ATM esquerda. Havia também uma grande sensibilidade na palpação do músculo masseter esquerdo na região temporal do crânio.

As radiografias mostraram leve retificação e rotação compensatória da coluna cervical, sem fratura ou deslocamento de elementos ósseos. A RM da mandíbula demonstrou lesão no disco articular fibrocartilagíneo da ATM, com edema das partes moles circundantes.

Este é um paradigma para subluxação traumática da ATM esquerda e ruptura das estruturas ligamentares circundantes e do menisco intra-articular, com instabilidade pós-traumática da ATM com estiramento muscular cervical secundário devido às seguintes características:

- Existe uma história de trauma agudo
- Não era história ou sintomas prévios
- Houve aparecimento imediato de dor e disfunção
- Há assimetria na abertura da boca
- Existe limitação da amplitude de movimento cervical

PALPAÇÃO DELICADA

O exame palpatório é iniciado com o paciente na posição sentada.

Deve-se primeiro buscar áreas de derrame localizado, descoloração, marcas de nascença, fístulas abertas ou com drenagem, bem como áreas de incisão, contornos e alinhamento ósseos, massa muscular e simetria.

Lembre de usar o olho dominante ao verificar o alinhamento ou a simetria. Os achados podem alterar-se caso isso não seja feito. Não se deve usar pressão profunda para determinar áreas de sensibilidade ou desalinhamento. É importante usar uma pressão firme, porém delicada, o que irá melhorar a capacidade de palpação. Tendo uma ampla base da anatomia transversal, não se deve penetrar fisicamente através de várias camadas de tecido para se ter uma boa sensibilidade das estruturas subjacentes. Lembre que, se a dor do paciente for aumentada nesse ponto do exame, o paciente ficará muito relutante em permitir a continuação ou sua capacidade de movimentação pode tornar-se mais limitada.

A palpação é executada de forma mais fácil com o paciente em uma posição relaxada. Embora a palpação inicial possa ser executada com o paciente sentado, as posições supina e pronada permitem um acesso mais fácil às estruturas ósseas e de partes moles.

A mellhor posição para palpação das estruturas posteriores é com o paciente supino e com o examinador sentado atrás da cabeça do paciente. Os antebraços podem ser apoiados na mesa, o que permitirá ao examinador relaxar as mãos durante a palpação.

Aspecto posterior

Estruturas ósseas

Processos mastóides

Consulte o Capítulo 4 (páginas 51 e 53, Figura 4.8).

Processos transversos de CI

Consulte o Capítulo 4 (páginas 53 e 54, Figura 4.9).

Estruturas de partes moles

Trapézio

Consulte o Capítulo 4 (páginas 58 e 59, Figura 4.19).

Músculos suboccipitais

Consulte o Capítulo 4 (páginas 58 e 59, Figura 4.20).

Semi-espinal do pescoço e da cabeça

Consulte o Capítulo 4 (página 59, Figura 4.20).

Nervos occipitais maiores

Consulte o Capítulo 4 (página 60, Figura 4.20).

Ligamento nucal

Consulte o Capítulo 4 (páginas 60, Figura 4.20).

Levantador da escápula

Consulte o Capítulo 4 (página 60) e Figura 8.71.

Aspecto anterior

Para facilitar a palpação do aspecto anterior do pescoço, o paciente deve estar na posição supina. A cabeça dele deve estar apoiada e o pescoço, relaxado. Assegure-se de que o pescoço esteja em alinhamento neutro.

Estruturas ósseas

Mandíbula

Corra os dedos junto à borda óssea da mandíbula, iniciando medial e inferiormente às orelhas e movendo inferiormente até o ângulo da mandíbula em direção anterior e medial. Palpe os dois os lados simultaneamente (Figura 5.1).

Dentes

Usando luvas, o examinador é capaz de retrair a boca e examinar os dentes. Observe se houver falta ou soltura de algum dente, o tipo de mordida e qualquer tipo de má oclusão.

Hióide

Consulte o Capítulo 4 (página 61, Figura 4.22).

Capítulo 5 — A ARTICULAÇÃO TEMPOROMANDIBULAR

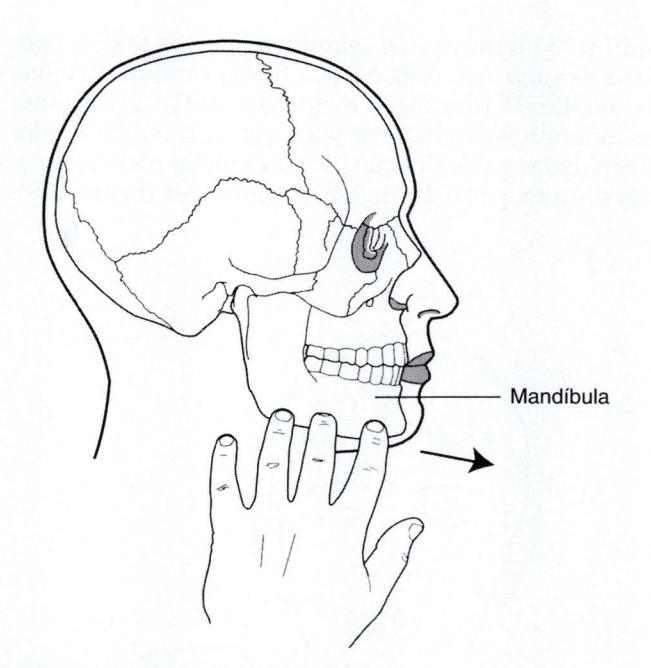

FIGURA 5.1 Palpação da mandíbula.

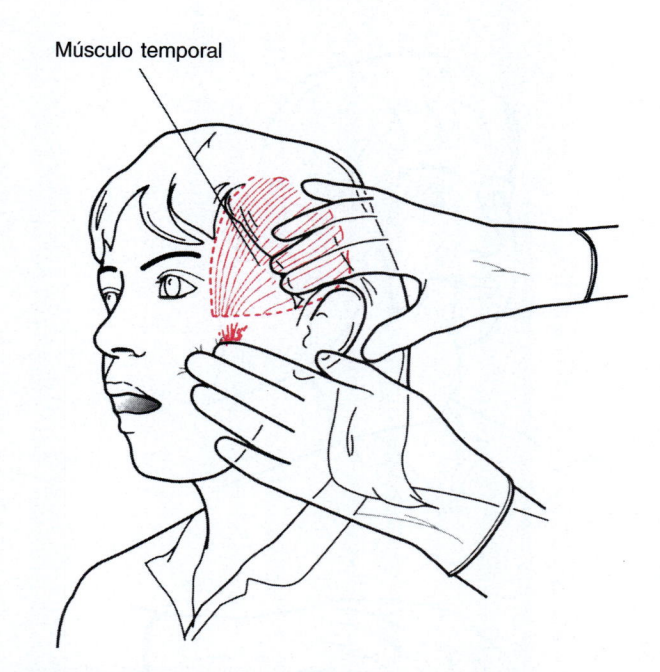

FIGURA 5.2 Palpação do músculo temporal.

Tireóide

Consulte o Capítulo 4 (página 61, Figura 4.23).

Coluna cervical

Consulte o Capítulo 4 para obter uma descrição completa de todas as proeminências ósseas e estruturas de partes moles.

Estruturas de partes moles

Temporal

Palpe o aspecto lateral do crânio sobre a fossa temporal. Peça ao paciente para fechar a boca e sinta a contração muscular. O espasmo do músculo pode ser uma causa de cefaléia (Figura 5.2).

Pterigóideos lateral e medial

Coloque o dedo mínimo ou indicador enluvado entre a bochecha e a gengiva superior. Deslize desde o molar até alcançar o colo da mandíbula. Solicite ao paciente para abrir a mandíbula para que você possa notar retesamento muscular. Pode ser difícil diferenciar as porções medial da lateral do músculo (Iglarsh e Snyder-Mackler, 1994). O espasmo no músculo pode causar dor na orelha e desconforto durante a alimentação (Figura 5.3).

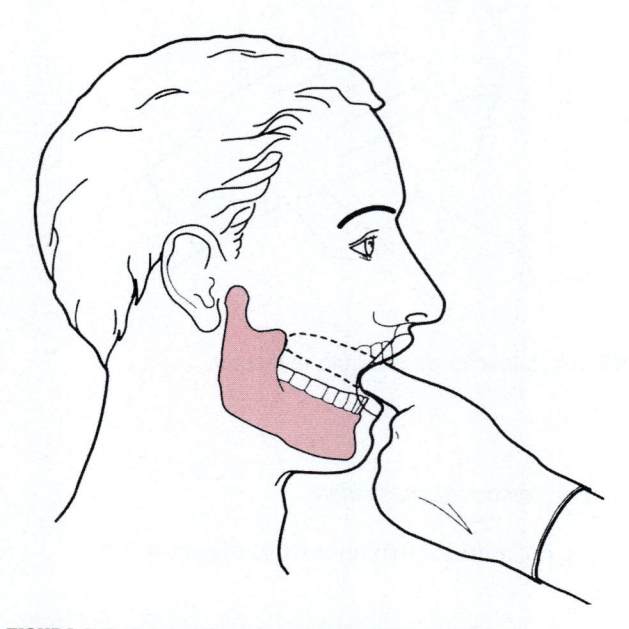

FIGURA 5.3 Palpação dos músculos pterigóideos.

Masseter

Coloque o dedo indicador enluvado na boca do paciente e deslize a polpa digital ao longo da parte interna da bochecha, aproximadamente a meio caminho entre o arco zigomático e a mandíbula. Simultaneamente, palpe a bochecha externa com o polegar. Solicite que o paciente feche a boca e sinta a contração do músculo (Figura 5.4).

contração do músculo é sentida quando se realiza oposição de uma leve resistência à flexão cervical no início da amplitude (Rocabado e Iglarsh, 1991). O espasmo no músculo supra-hióideo pode elevar o hióide e criar dificuldades na deglutição. A dor também pode ser sentida na boca, perto da origem dos músculos (Figura 5.5).

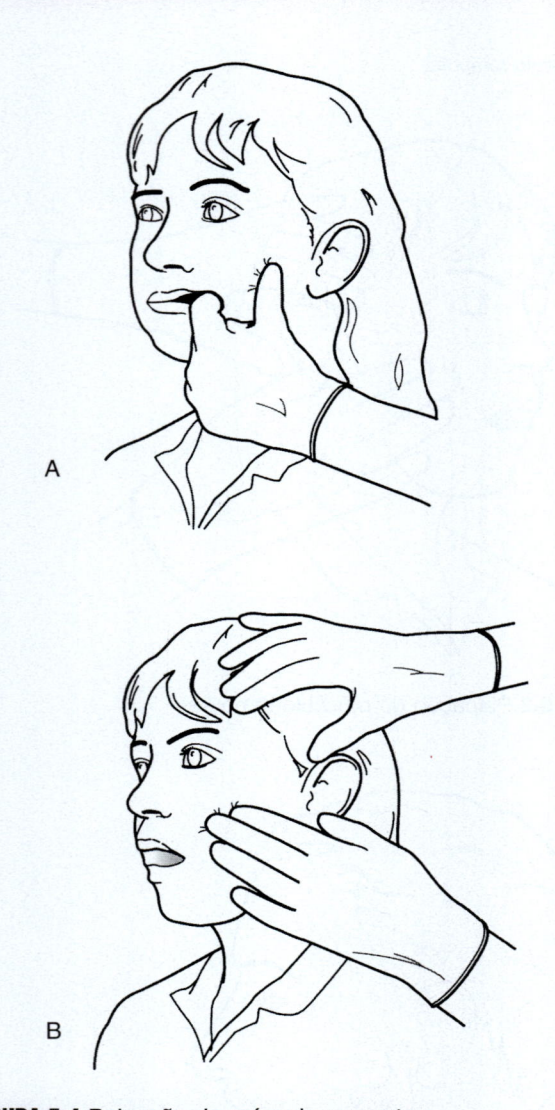

FIGURA 5.4 Palpação do músculo masseter.

Músculo esternocleidomastóideo

Consulte o Capítulo 4 (páginas 65, Figura 4.32).

Músculos escalenos

Consulte o Capítulo 4 (página 65, Figura 4.32).

O músculo supra-hióideo

Esse músculo pode ser palpado externamente, por baixo do queixo, no arco da mandíbula (Rocabado e Iglarsh, 1991). O músculo infra-hióideo pode ser palpado em qualquer um dos lados da cartilagem tireóidea. Uma

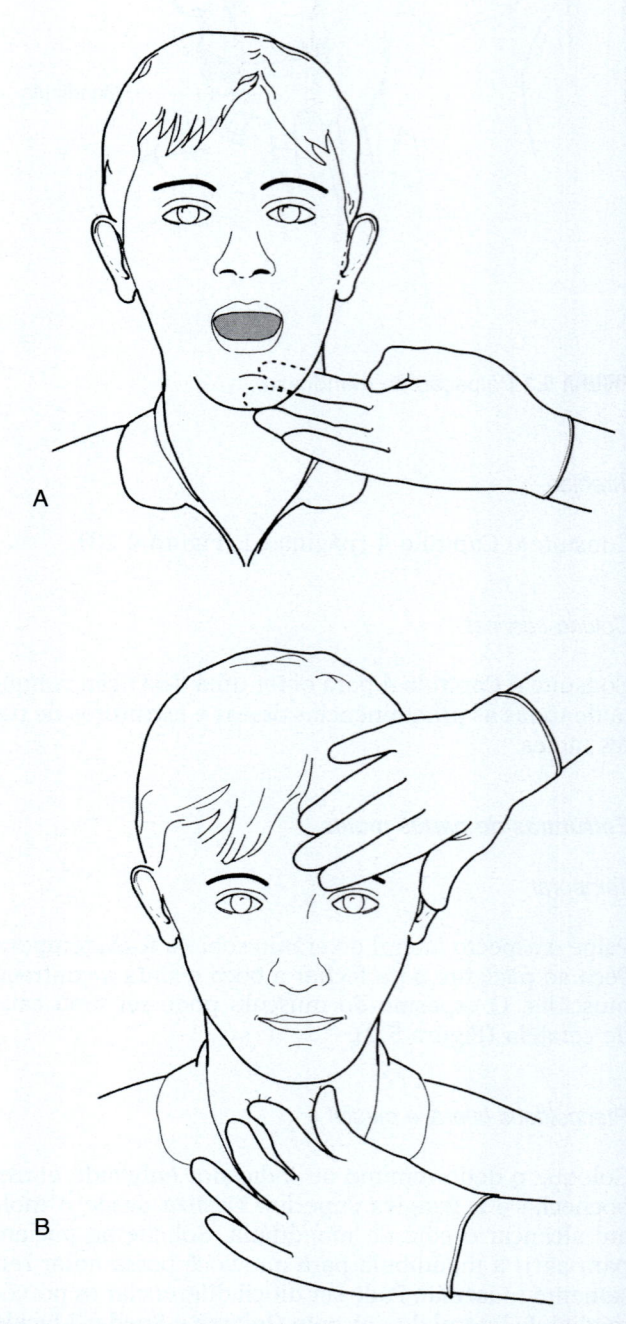

FIGURA 5.5 Palpação dos músculos supra-hióideos e infra-hióideos.

PONTOS-GATILHO NA REGIÃO DA ATM

A dor miofascial na região da ATM é bastante comum e pode ocorrer por má oclusão dental, bruxismo, mastigação gengival excessiva, respiração bucal prolongada (uso de equipamento de mergulho ou máscara cirúrgica) e por trauma. A ativação desses pontos-gatilho pode causar cefaléias e também mimetizar uma doença articular intrínseca da ATM.

O masseter e o pterigóideo lateral são os músculos mais comumente afetados, seguidos pelo temporal e pelo pterigóideo medial. A localização e as zonas de dor referida para os pontos-gatilho nesses músculos estão ilustradas nas Figuras 5.6 a 5.9.

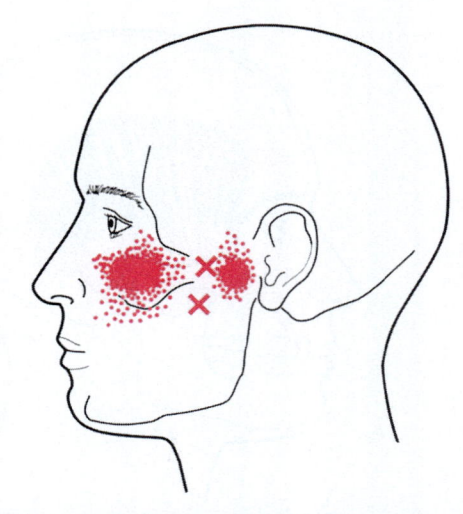

FIGURA 5.6 Pontos-gatilho do pterigóideo lateral, mostrados com as áreas comuns de dor referida.

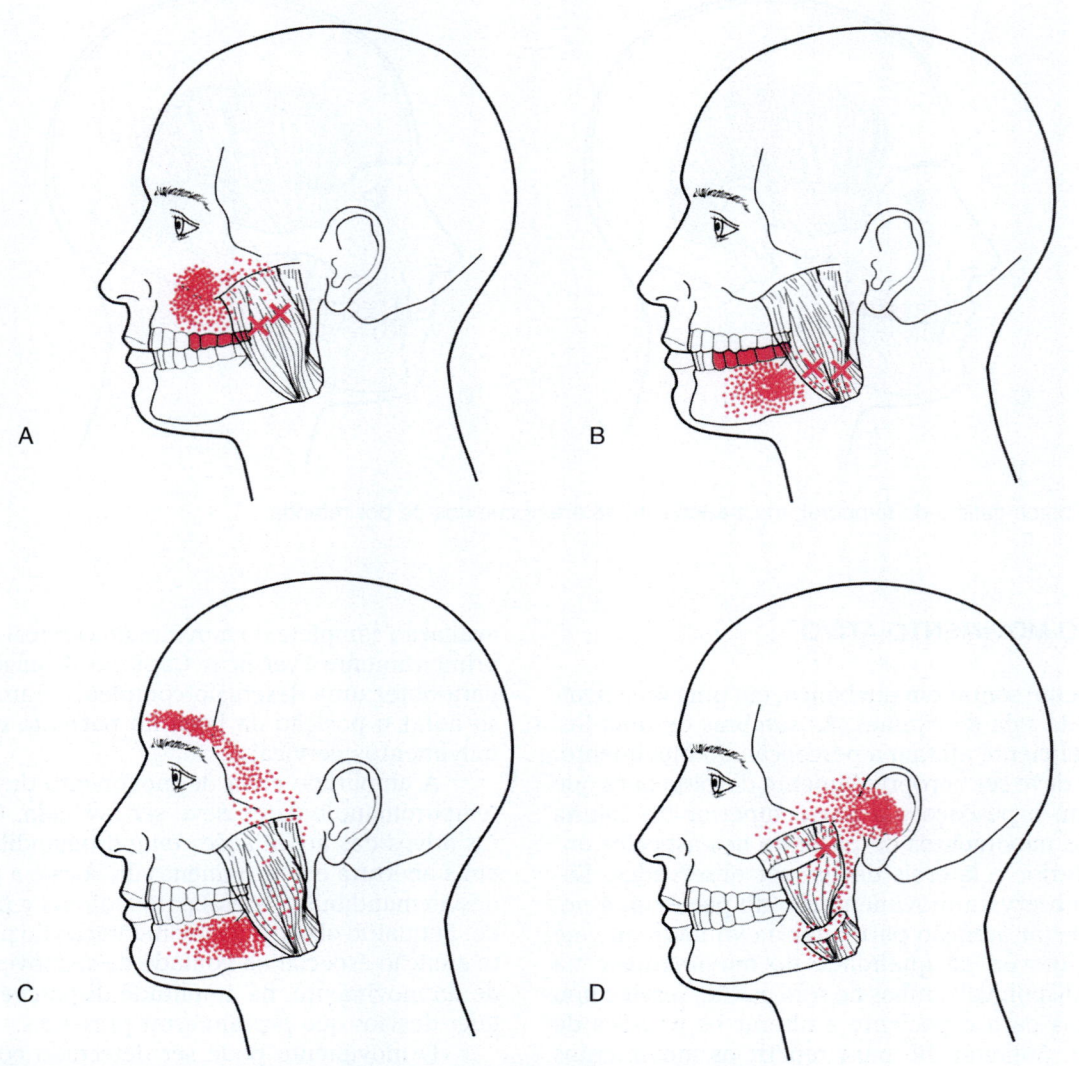

FIGURA 5.7 Pontos-gatilho do masseter, mostrados com as áreas comuns de dor referida.

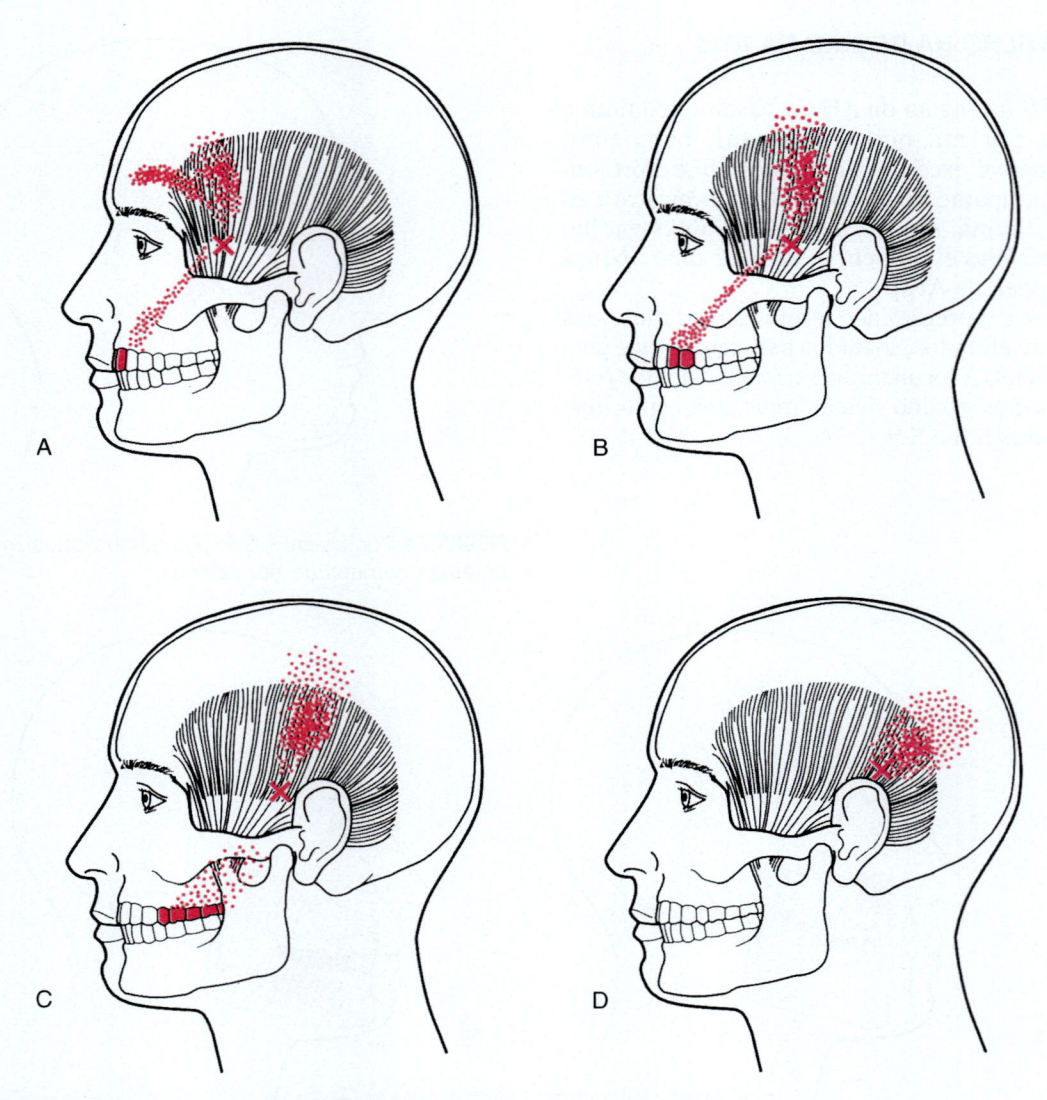

FIGURA 5.8 Pontos-gatilho do temporal, mostrados com as áreas comuns de dor referida.

TESTE DO MOVIMENTO ATIVO

Faça o paciente sentar em um banco, em uma área bem-iluminada da sala de exames. As sombras de uma iluminação deficiente afetam a percepção do movimento. O paciente deve ser apropriadamente despido para que se observem o pescoço e a parte superior da coluna torácica. Os movimentos do paciente nos aspectos anterior, posterior e laterais devem ser observados. Enquanto se observa a movimentação do paciente, é necessário prestar atenção particular na vontade que ele tem de se mover, na qualidade do movimento e na amplitude disponível. Linhas no solo podem servir como guias visuais para o paciente e alterar os padrões de movimento. Solicitar-lhe para repetir os movimentos com os olhos fechados pode ser uma iniciativa útil. Uma avaliação completa do movimento cervical deve ser feita primeiramente (Verificar Capítulo 4, páginas 67 a 73 para obter uma descrição completa). Também é preciso notar a posição da boca do paciente com todos os movimentos cervicais.

A amplitude ativa de movimento das articulações temporomandibulares deve ser avaliada. Os movimentos ativos das articulações temporomandibulares incluem a abertura e o fechamento da boca e a protrusão e o desvio mandibular lateral para a direita e para a esquerda. Enquanto observa a movimentação do paciente, preste atenção especial na vontade de se mover, na qualidade do movimento, na amplitude disponível e em quaisquer desvios que possam estar presentes.

O movimento pode ser detectado colocando-se o quarto ou quinto dedo nas orelhas do paciente para

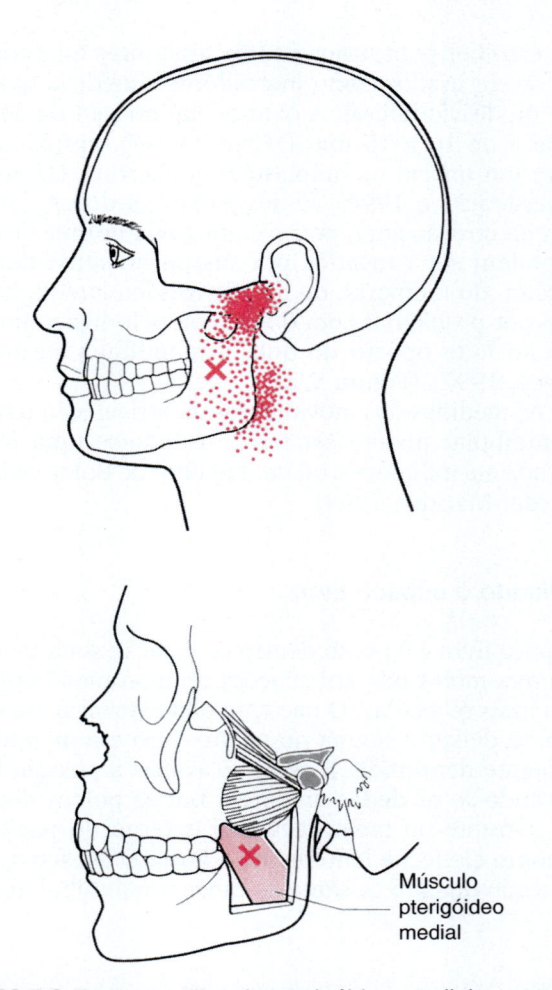

FIGURA 5.9 Pontos-gatilho do pterigóideo medial, mostrados com as áreas comuns de dor referida.

Abertura da boca

Peça ao paciente para abrir a boca ao máximo. Ambas as ATMs devem estar funcionando simultânea e sincronicamente, permitindo que a mandíbula se abra de forma equilibrada e sem desvio para qualquer lado. O examinador deve palpar a abertura ao colocar os quintos dedos nos meatos acústicos externos do paciente, com as polpas digitais viradas para frente, a fim de sentir os côndilos se moverem para longe dos dedos. Caso uma ATM seja hipomóvel, então a mandíbula irá desviar-se para aquele lado. A amplitude do movimento normal da abertura está entre 35 e 55 mm a partir da posição de repouso e até a abertura completa (Magee, 1997). A abertura deve ser medida entre os incisivos maxilares e mandibulares. Se a mandíbula abrir menos do que 25 a 33 mm, ela deverá ser classificada como hipomóvel. E se a abertura for maior de 50 mm, então a articulação deverá ser classificada como hipermóvel (Iglarsh e Snyder-Mackler, 1994). Um rápido teste funcional é feito quando se solicita ao paciente que coloque dois ou três dedos flexionados entre os dentes superiores e inferiores (Figura 5.10).

palpar os côndilos. As articulações temporomandibulares também podem ser palpadas externamente, colocando-se o dedo indicador anterior à orelha. Note qualquer clique, estalido ou crepitação com o movimento. A dor ou a sensibilidade, especialmente durante o fechamento, indicam capsulite posterior (Magee, 1997). Durante a abertura da mandíbula, o côndilo deve-se mover para frente. A abertura completa requer que os côndilos rodem e façam uma translação igual (Magee, 1997). Se esse movimento simétrico não ocorrer, pode ser notado um desvio. A perda de movimento pode ser secundária a artrite reumatóide, anormalidades ósseas congênitas, anquilose de partes moles ou óssea, osteoartrite e espasmo muscular (Hoppenfeld, 1976).

A ATM está intimamente relacionada tanto à coluna cervical quando à boca. Para o processo de avaliação ser completo, deve ser incluída a amplitude de movimento cervical ativo no exame da ATM. Os detalhes do teste da coluna cervical podem ser encontrados no Capítulo 4 (páginas 67 a 73, Figura 4.43).

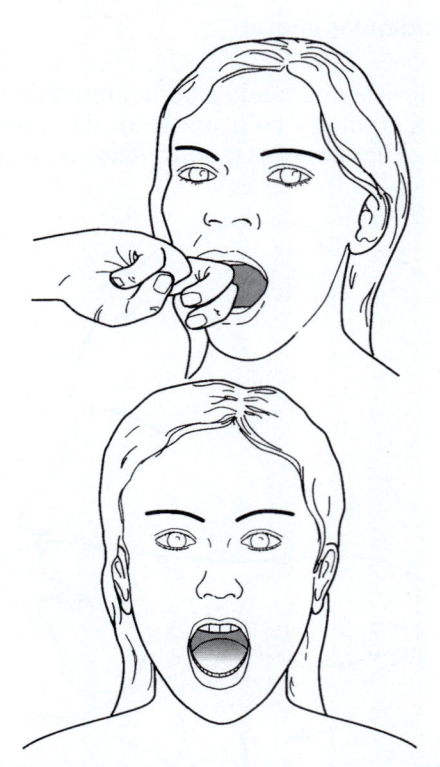

FIGURA 5.10 Observe o paciente abrir a boca o máximo que ele puder. Ambas as ATM devem estar trabalhando simultaneamente e de forma sincrônica, permitindo que a mandíbula se abra de forma equilibrada e sem desvios laterais. Um rápido teste funcional é feito pedindo-se ao paciente para colocar dois ou três dedos flexionados na altura das falanges proximais, entre os dentes superiores e inferiores.

Fechamento da boca

O paciente deve ser instruído a fechar a boca a partir da abertura completa. O examinador deve palpar a abertura colocando os dedos mínimos no meato acústico externo do paciente, com as polpas digitais viradas para frente, devendo sentir os côndilos se moverem em direção aos dedos.

Protrusão da mandíbula

O paciente deve ser instruído a projetar anteriormente a mandíbula, de forma que ela se protrua além dos dentes superiores. O movimento não deve ser difícil de ser executado pelo paciente. Então, é preciso medir a distância que os dentes inferiores protruem anteriormente passando dos dentes superiores. A amplitude normal para esse movimento deve ser de 3 a 6 mm a partir da posição em repouso até a posição protruída (Magee, 1997; Iglarsh e Snyder-Mackler, 1994) (Figura 5.11).

Desvio mandibular lateral

O paciente deve ser instruído a abrir a mordida e mover a mandíbula, primeiro para um lado, de volta para a linha média, e, então, para o outro lado. O examinador deve escolher pontos nos dentes superiores e inferiores para serem usados como marcadores e medir a quantidade de desvio lateral. A quantidade normal de desvio lateral é de 10 a 15 mm (Magee, 1997), aproximadamente um quarto da amplitude da abertura (Iglarsh e Snyder-Mackler, 1994). O desvio lateral de um lado a partir da posição em repouso e um grau anormal de desvio podem ser causados por disfunção muscular do masseter, do temporal, ou do pterigóideo lateral, assim como por problemas com o disco ou pelo ligamento lateral no lado oposto do qual a mandíbula se desvia (Magee, 1997) (Figura 5.12).

As medidas dos movimentos da articulação temporomandibular podem ser feitas usando-se uma régua marcada em milímetros ou um medidor de Boley (Iglarsh e Snyder-Mackler, 1994).

Avaliando o espaço livre

O espaço livre é o ponto dentro da posição solta no qual as partes moles das articulações temporomandibulares estão mais relaxadas. O paciente pode alcançar essa posição ao deixar a língua no palato duro e a mandíbula levemente deprimida. É possível avaliar a posição livre colocando-se os dedos anulares com as polpas digitais para a frente no meato acústico externo do paciente, enquanto ele fecha lentamente a boca. O espaço livre é alcançado quando se sente as cabeças mandibulares to-

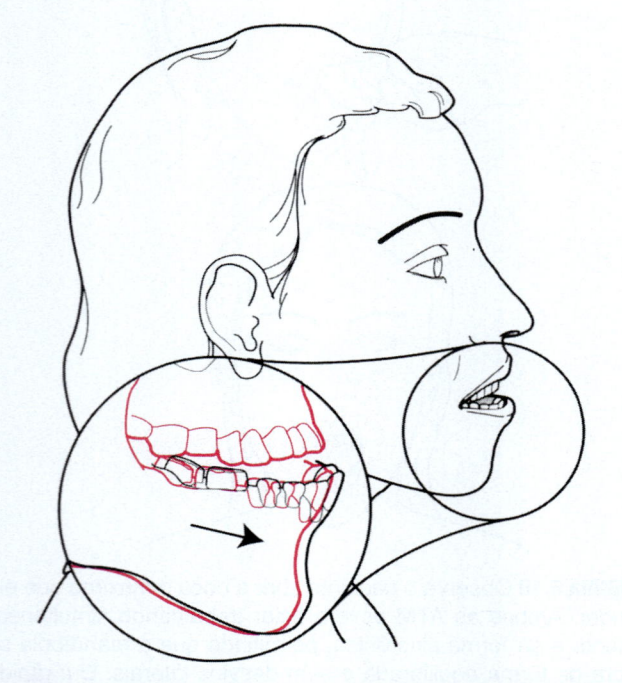

FIGURA 5.11 Observe quanto o paciente fecha a mandíbula anteriormente, de forma que ela protrua a partir dos dentes superiores.

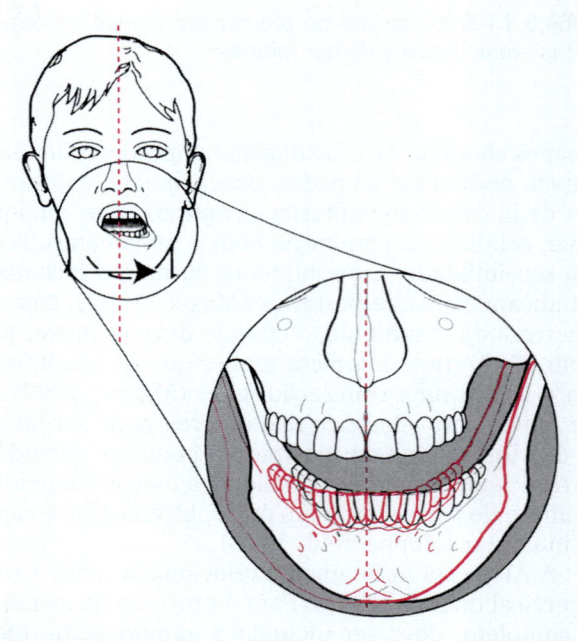

FIGURA 5.12 Observe enquanto o paciente desencaixa a mordida, move a mandíbula primeiro para um lado, volta à linha média e move para o outro lado.

carem as pontas dos dedos (Iglarsh e Snyder-Mackler, 1994). A medida normal é de 2 a 4 mm (Harrison, 1997) (Figura 5.13).

Medida da sobremordida

Solicite ao paciente para fechar a boca. Logo, marque um ponto no qual os dentes maxilares se sobrepõem aos dentes mandibulares. Peça ao paciente para abrir a boca e meça do topo dos dentes até a linha que foi marcada. Essa medida é de habitualmente 2 a 3 mm (Iglarsh e Snyder-Mackler, 1994; Rocabado, dados não-publicados, 1982) (Figura 5.14).

Medida da projeção (*overjet*)

A projeção é a distância que os dentes maxilares protruem anteriormente sobre os dentes mandibulares. Peça para o paciente fechar a boca e meça abaixo dos incisivos maxilares até a superfície anterior dos incisivos mandibulares. Essa medida é de habitualmente 2 a 3 mm (Iglarsh e Snyder-Mackler, 1994; Rocabado, dados não-publicados, 1982) (Figura 5.14).

Medida mandibular

Deve-se medir por trás da ATM até a incisura do queixo, comparando ambos os lados. Se um lado estiver assimétrico em relação ao outro, pode ser uma deformidade estrutural ou de desenvolvimento. As medidas normais devem ser entre 10 e 12 cm (Magee, 1997) (Figura 5.15).

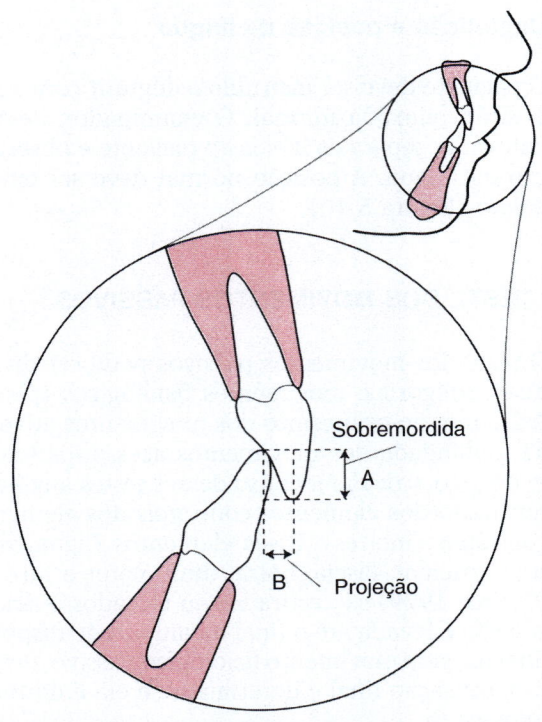

FIGURA 5.14 A sobremordida é o ponto no qual os dentes maxilares se sobrepõem aos dentes mandibulares. A projeção é a distância que os dentes maxilares protruem anteriormente sobre os dentes mandibulares.

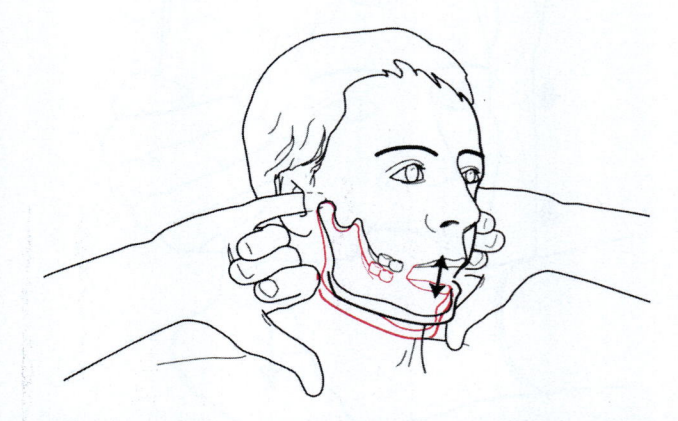

FIGURA 5.13 O espaço livre é o ponto da posição aberta no qual as partes moles das articulações temporomandibulares estão mais relaxadas.

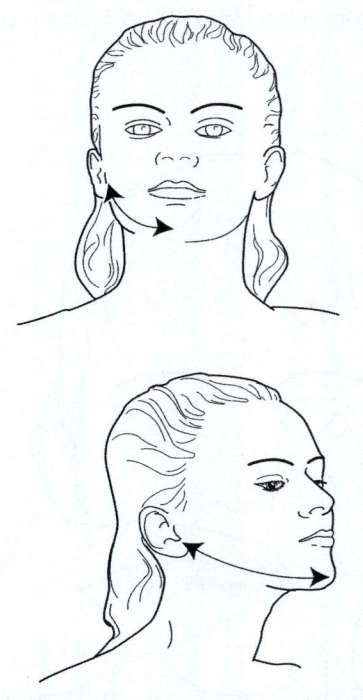

FIGURA 5.15 A medida da mandíbula é feita desde a parte de trás da ATM até a ponta do queixo. Compare as medidas de ambos os lados.

Deglutição e posição da língua

O paciente deve ser instruído a deglutir com a língua na posição relaxada normal. O examinador, devidamente enluvado, separa os lábios do paciente e observa a posição da língua. A posição normal deve ser em cima do palato (Figura 5.16).

TESTE DOS MOVIMENTOS PASSIVOS

O teste dos movimentos passivos pode ser dividido em duas categorias: movimentos fisiológicos (plano cardinal), que são os mesmos dos movimentos ativos, e teste da mobilidade dos movimentos acessórios (componente de jogo articular). O uso desses testes auxilia na diferenciação dos elementos contráteis dos elementos não-contráteis (inertes). Esses elementos (ligamentos, cápsula articular, fáscia, bolsa, dura-máter e raiz nervosa) (Cyriax, 1979) são estirados ou forçados quando a articulação é levada até o final da amplitude disponível. No final de cada movimento fisiológico passivo, deve-se sentir a sensação final e determinar se ela é normal ou patológica.

Movimentos fisiológicos passivos

O teste passivo dos movimentos fisiológicos é mais fácil se realizado com o paciente na posição sentada. O teste dos movimentos da coluna cervical está descrito no Capítulo 4. O teste do movimento passivo da ATM é raramente feito, a menos que o examinador busque a sensação final do movimento. A sensação final da abertura é firme e ligamentar, enquanto a sensação final do fechamento é dura, ou seja, dente com dente.

Teste da mobilidade dos movimentos acessórios

O teste da mobilidade dos movimentos acessórios fornecerá informações sobre o grau de frouxidão ou hipomobilidade presente na articulação e na sensação final. O paciente deve estar totalmente relaxado e confortável para permitir o movimento na articulação e, assim, fornecer a informação mais exata.

Distração da articulação temporomandibular

O paciente deve estar na posição sentada, com o examinador ao seu lado. O examinador, por sua vez, coloca o polegar enluvado na boca do paciente, sobre o aspecto superior dos molares, e os empurra inferiormente. O dedo indicador do examinador simultaneamente repousa sobre a superfície exterior da mandíbula e a traciona para baixo e para frente. O teste deve ser feito unilateralmente, com uma das mãos testando a mobilidade e a outra mão disponível para estabilizar a cabeça. A sensação final deve ser firme e abrupta (Figura 5.17).

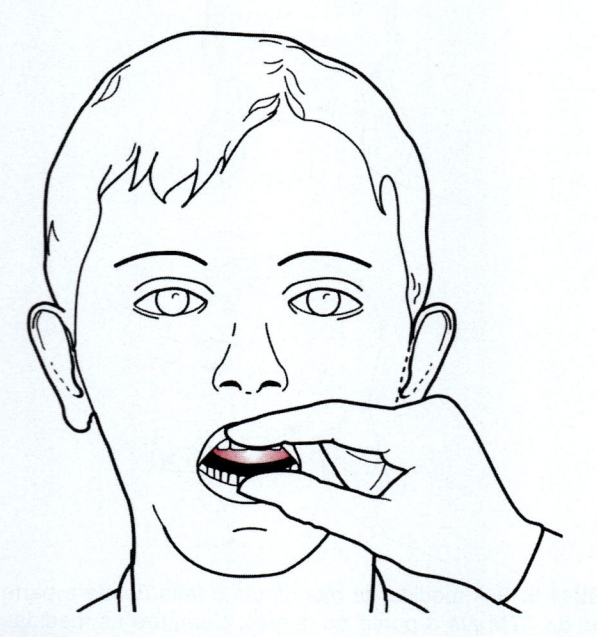

FIGURA 5.16 A posição normal da língua é em cima do palato.

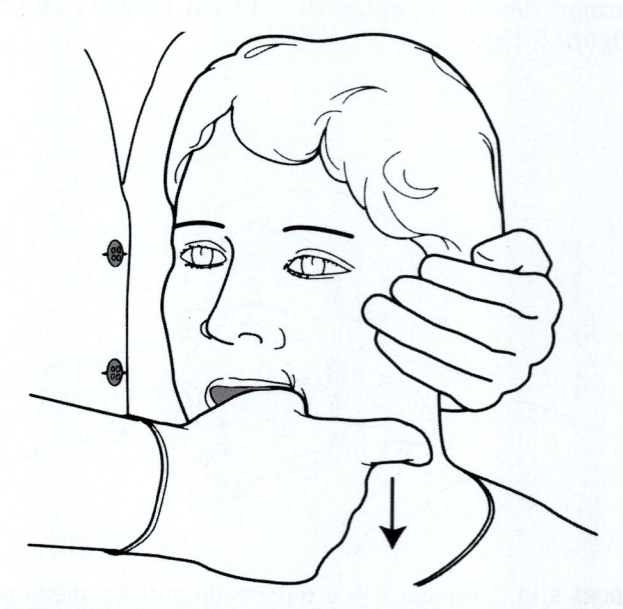

FIGURA 5.17 Teste de mobilidade de distração da articulação temporomandibular.

TESTE CONTRA RESISTÊNCIA

Os movimentos da mandíbula são complexos devido à liberdade de movimento permitida pelas ATMs. Os músculos cervicais servem para estabilizar a cabeça, tal como os músculos da mastigação atuam na mandíbula. O temporal e o masseter são os principais músculos do fechamento. A porção inferior do pterigóideo lateral funciona para abrir a boca e para protruir a mandíbula. A porção superior do pterigóideo lateral estabiliza o côndilo mandibular e o disco durante o fechamento da boca. A fraqueza extrema desses músculos é incomum, exceto nos casos de lesão do sistema nervoso central ou do nervo trigêmeo.

Abertura da mandíbula

O abridor bucal primário é o pterigóideo lateral (porção inferior) (Figura 5.18). O ventre anterior do músculo digástrico auxilia esse músculo.

- Posição do paciente: sentado, de frente para o examinador.
- Teste contra resistência: coloque a palma da mão sobre o queixo do paciente e peça-lhe para abrir a boca enquanto você resiste ao esforço. Normalmente, o paciente é capaz de superar a resistência máxima.

Fechamento da mandíbula

O masseter (Figura 5.19) e o temporal (Figura 5.20) são os músculos primários que fecham a boca. O pterigóideo medial (Figura 5.18) os auxilia.

- Posição do paciente: sentado, de frente para o examinador.

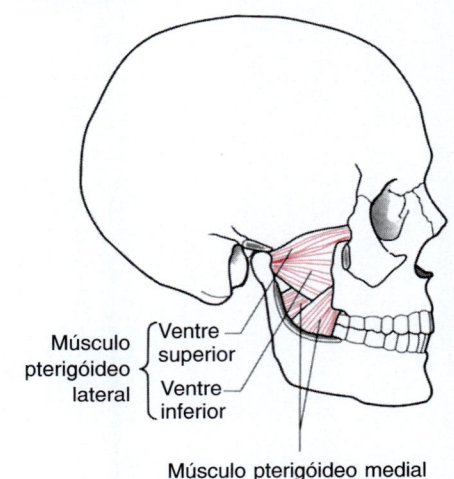

FIGURA 5.18 Músculos pterigóideos laterais e mediais.

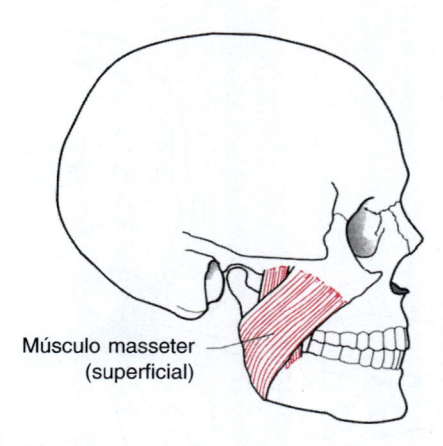

FIGURA 5.19 Masseter.

- Teste contra resistência: peça para o paciente fechar a boca e tente abrir a mandíbula dele tracionando-a para baixo.

TESTE DOS REFLEXOS

Reflexo mandibular

O nervo trigêmeo (quinto par) é o mediador do reflexo mandibular. Esse reflexo resulta da contração dos músculos masseter e temporal após um golpe no queixo (mandíbula). Para executar o reflexo, o paciente deve relaxar a mandíbula na posição de repouso, com a boca levemente aberta. Então, coloque os dedos indicador e médio abaixo do lábio, sobre o queixo do paciente, e dê golpes nos dedos com o martelo de reflexos (Figura 5.20). Uma resposta normal é o fechamento da boca. No entanto, uma resposta exagerada indica uma lesão do neurônio motor superior. E uma resposta diminuída indica um distúrbio do nervo trigêmeo.

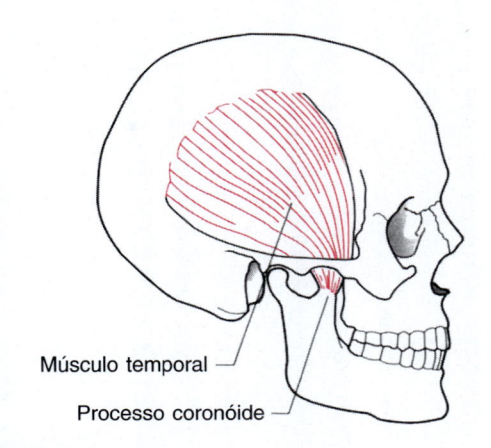

FIGURA 5.20 Temporal.

A ARTICULAÇÃO TEMPOROMANDIBULAR   Capítulo 5

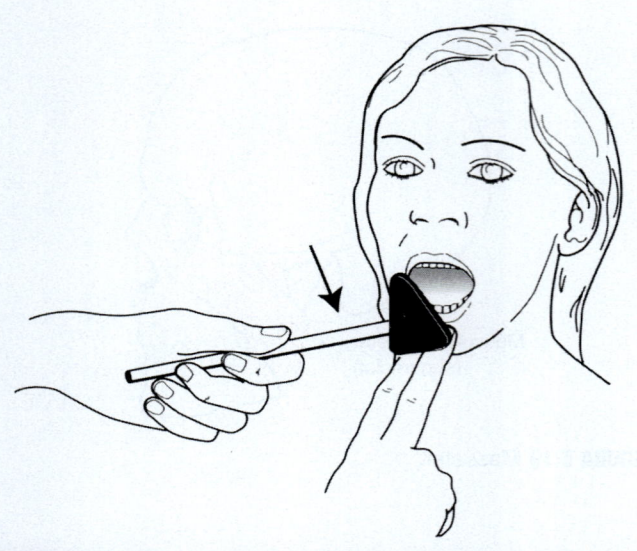

FIGURA 5.21 Reflexo mandibular. Assegure-se de que o paciente esteja relaxado.

A coluna lombossacra

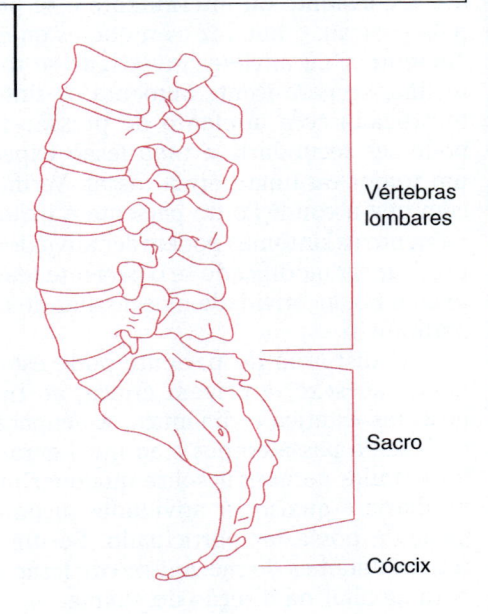

6

Vértebras lombares

Sacro

Cóccix

Consulte o Capítulo 2 para obter um panorama da seqüência de um exame físico. Por motivos de extensão e para evitar a repetição da anatomia, a seção de palpação aparece diretamente após a seção sobre exame subjetivo e antes de qualquer seção sobre teste, em vez de estar no final de cada capítulo. A ordem na qual o exame é feito deve ser baseada na experiência e na preferência pessoal do examinador, bem como na apresentação do paciente.

OBSERVAÇÃO

A coluna lombar e as articulações sacroilíacas estão intimamente relacionadas. Elas funcionam juntas para sustentar a parte superior do corpo e transmitir peso através da pelve às extremidades inferiores. Além disso, recebem as forças de reação do solo através das extremidades inferiores, no momento do contato do calcanhar com o chão e durante toda fase de apoio da marcha. Uma ruptura no equilíbrio entre essas forças pode infligir uma lesão no sistema.

Observe o paciente na sala de espera. Verifique se ele é capaz de sentar ou se está andando porque sentar é muito desconfortável. Caso o paciente esteja sentado, observe se ele está simétrico ou inclinado para algum dos lados. Isso pode ocorrer devido à dor na tuberosidade isquiática por bursite, disfunção sacroilíaca ou devido a dor irradiada a partir da coluna lombar. A dor pode também ser alterada por mudanças na posição. Observe a expressão facial do paciente para ter uma idéia da intensidade da dor.

Observe o paciente ao assumir a posição em pé. Verifique se ele tem dificuldade de ir da flexão à extensão e se pode distribuir uniformemente o peso entre ambos os membros inferiores. Observe a postura do paciente. Note qualquer deformidade estrutural, como cifose ou escoliose. Verifique se as curvas estão normais, diminuídas ou exageradas e observe a postura vertebral total do paciente, da cabeça até a base sacral. É também importante reconhecer a influência das extremidades inferiores. Observe qualquer desvio estrutural nos quadris, nos joelhos e nos pés. Uma vez que o paciente começar a deambular, uma breve análise da marcha deve ser iniciada. Note quaisquer desvios da marcha e se o paciente requer ou está usando um dispositivo de auxílio. Os detalhes e as implicações dos desvios são discutidos no capítulo sobre marcha.

Exame subjetivo

Pergunte sobre a etiologia dos sintomas do paciente. Procure saber se houve um incidente traumático ou se a dor se desenvolveu insidiosamente. Investigue se é o primeiro episódio ou se o paciente tem uma história prévia de dor lombar. Tratando-se de uma mulher, verifique se ela está grávida ou se teve um parto recente, bem como se a sintomatologia da paciente está relacionada ao seu ciclo menstrual. Analise se a gravidez e a menstruação influenciam o grau de frouxidão ligamentar, tornando a paciente mais suscetível a lesão. Verifique se a dor é constante ou intermitente e se pode ser alterada pela posição, o que faz com que as queixas do paciente aumentem ou aliviem. Investigue se tossir, espirrar ou inclinar-se para frente aumenta os sintomas. A dor intensificada com aumento de pressão intra-abdominal pode ser secundária a uma lesão expansiva, tal como um tumor ou uma hérnia discal. Verifique a facilidade com que a condição do paciente é irritada e quão rapidamente os sintomas podem ser aliviados. O exame pode precisar ser modificado se o paciente reagir adversamente com pouca atividade e necessitar de um tempo maior para alívio.

O distúrbio do paciente pode estar relacionado à idade, ao sexo, à origem étnica, ao tipo do corpo, às posturas estática e dinâmica, à ocupação, a atividades de lazer, a passatempos e ao nível geral de atividade. É importante perguntar sobre qualquer mudança na rotina diária e quaisquer atividades incomuns nas quais o paciente possa ter participado. Se um incidente ocorreu, os detalhes do mecanismo de lesão são importantes para auxiliar na direção do exame.

Deve-se perguntar acerca da natureza e da localização das queixas, bem como a duração e a intensidade dos sintomas. O curso da dor durante o dia e à noite também deve ser questionado. A localização dos sintomas pode fornecer esclarecimentos sobre a etiologia das queixas. Dor, insensibilidade ou formigamento localizado sobre as partes anterior e lateral da coxa podem ser referidos de LIII ou LIV. A dor no joelho pode ser referida de LIV ou LV ou da articulação do quadril. O paciente pode queixar-se de dor sobre a parte lateral ou posterior do trocanter maior, o que pode indicar bursite trocantérica ou síndrome do piriforme. Note qualquer dor ou insensibilidade na área de apoio ao sentar (perineal), pois isso pode ser indicativo de irradiação de SII e SIII. Investigue quaisquer mudanças na micção, função intestinal e função sexual. A alteração dessas funções pode indicar de problemas no plexo sacral. (Consulte o Quadro 2.1, página 26, para verificar quais são as perguntas típicas do exame subjetivo.)

PALPAÇÃO DELICADA

O exame palpatório começa com o paciente em pé. Isso permite ver a influência das extremidades inferiores sobre o tronco na posição de carga. Se o paciente tem dificuldade de ficar em pé, ele pode sentar em um banquinho, de costas para o examinador. O paciente deve estar suficientemente despido para que toda área das costas esteja desnuda. Deve-se buscar áreas de derrame localizado, descoloração, marcas de nascença, seios de drenagem e áreas incisionais. Note contornos ósseos e seu alinhamento, perímetro muscular e simetria, assim como dobras cutâneas. Uma mancha café-com-leite ou pilosa pode indicar espinha bífida oculta ou neurofibromatose. Lembre-se de usar o olho dominante ao verificar o alinhamento ou a simetria. A não-observação desse preceito pode alterar seus achados. A pressão forte para determinar áreas de sensibilidade ou desalinhamento não deve ser usada. É importante usar uma pressão firme, porém delicada, pois irá aumentar a capacidade de palpação. Caso o examinador tenha uma base profunda de anatomia transversal, não deverá ser necessário penetrar fisicamente através de várias camadas de tecido para que se tenha um bom senso das estruturas subjacentes. Lembre-se que se você aumentar a dor do paciente nesse ponto do exame, ele ficará mais relutante para permitir que você continue ou poderá tornar-se mais limitado em sua capacidade de movimentação.

A palpação é realizada de forma mais fácil com o paciente em posição relaxada. Embora a palpação inicial possa ser feita com o paciente em pé ou sentado, as posições supina, deitada de lado ou de bruços são também usadas para permitir um acesso facilitado às estruturas ósseas e de partes moles.

Paradigma para uma neoplasia da coluna lombar

Um executivo de banco com 65 anos apresenta dor aguda no meio da região lombar. O desconforto lento e insidioso dos últimos três meses tornou-se mais intenso na última semana. Não existe história de trauma. Ele descreve a dor como pior à noite e diz que sente alívio ao ficar de pé. A dor não piora ao tossir, espirrar ou fazer esforços durante a defecação.

No exame físico, o paciente parece estar em leve desconforto enquanto está sentado. Ele é independente na transferência para a mesa de exames e ao vestir-se. O paciente não tem sinais de tensão com a elevação da perna, e os reflexos estão bilateralmente iguais, como também a força. Existe dor na percussão sobre os processos espinhosos na parte média da coluna lombar. As radiografias sugerem uma ausência do pedículo direito da terceira vértebra lombar.

Esse paradigma é característico de neoplasia espinal porque:

- Não existe história de trauma
- Ocorre em repouso, alívio em pé
- Não há evidência de envolvimento nervoso

Parte posterior

Estruturas ósseas

Crista ilíaca

A crista ilíaca é superficial e muito proeminente, sendo fácil de palpar. Posicione suas mãos estendidas, de forma que os dedos indicadores estejam na cintura. Permita que suas mãos pressionem medialmente e descansem sobre a parte superior da borda das cristas. Então, coloque seus polegares na coluna lombar, alinhados com os dedos nas cristas. O nível intervertebral LIV-LV está localizado a essa altura e é um referencial útil para palpar os processos espinhosos lombares (Figura 6.1).

Cristas ilíacas de altura desigual podem ocorrer secundariamente a uma diferença de membros inferiores, a uma obliqüidade pélvica ou a uma disfunção sacroilíaca.

Processos espinhosos

Os processos espinhosos da coluna lombar possuem formato quadrangular e estão posicionados de forma horizontal, logo atrás do corpo vertebral. Localize a espinha ilíaca póstero-superior e permita que seu dedo caia na direção medial e superior em um ângulo de 30°. Então, você irá localizar o processo espinhoso de LV. Outro método consistente para localizar a vértebra é colocando as mãos na crista ilíaca e movendo medialmente. Logo, você encontrará o interespaço vertebral de LIV-LV. Você pode contar os processos espinhosos a partir de qualquer um desses pontos de partida. E pode ainda localizar o processo espinhoso de LI por meio da localização da décima-segunda costela e da movimentação da mão medialmente e em um nível para baixo. Se você escolher esse método, então localize os processos espinhosos remanescentes contando para baixo até LV (Figura 6.2).

A sensibilidade ou uma depressão palpável de um nível a outro pode indicar a ausência do processo espinhoso ou uma espondilolistese.

Processos transversos

Os processos transversos da coluna lombar são longos e finos, sendo horizontalmente posicionados. Eles variam em comprimento, sendo LIII o mais longo e LI e LV os mais curtos. O processo transverso de LV é mais facilmente localizado, palpando-se a crista ilíaca póstero-superior e movendo-se medial e superiormente em um ângulo de 30 a 45°. Os processos transversos são mais difíceis de palpar na coluna lombar por causa da espes-

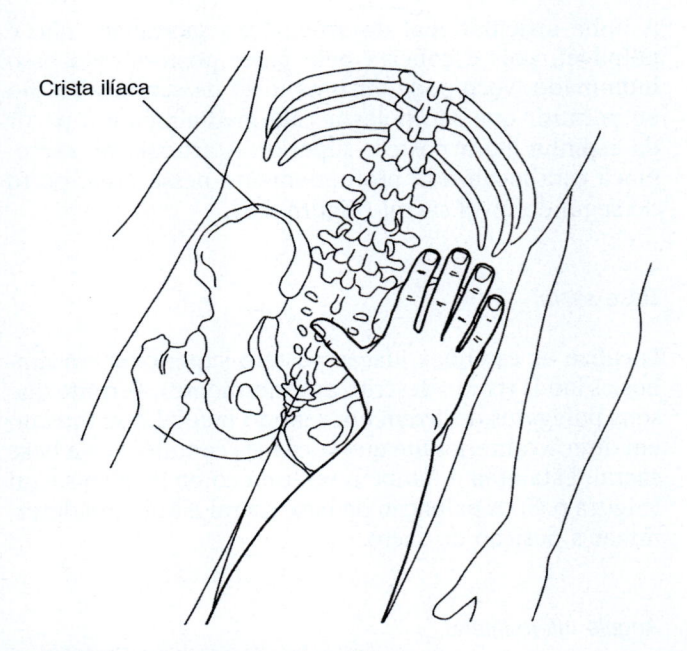

FIGURA 6.1 Palpação da crista ilíaca.

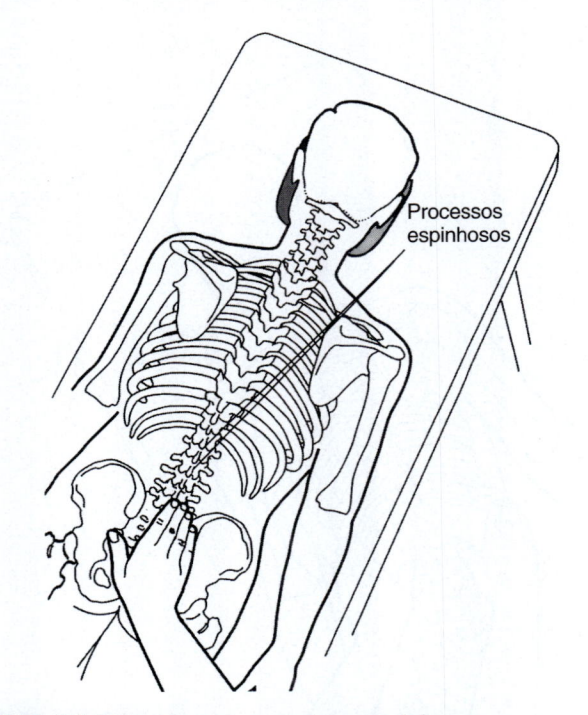

FIGURA 6.2 Palpação dos processos espinhosos.

sura do tecido circundante. Eles são identificados com maior facilidade na goteira situada entre os músculos espinal e o longuíssimo (Figura 6.3).

Espinhas ilíacas póstero-superiores

As espinhas ilíacas póstero-superiores (EIPS) podem ser encontradas colocando-se as mãos estendidas sobre a parte superior das cristas ilíacas e permitindo que os polegares alcancem diagonalmente uma direção inferior e medial, até que façam contato com a proeminência óssea. Faça com que seus polegares rolem de forma que fiquem abaixo das EIPS e estejam direcionados cranialmente para determinar com mais exatidão a posição. Muitos indivíduos apresentam "covinhas" que tornam a localização mais óbvia. Entretanto, você deve ser cuidadoso, visto que nem todos os pacientes têm a "covinha", e, se ela estiver presente, pode não coincidir com as espinhas ilíacas póstero-superiores. Se você mover seus polegares em um ângulo medial e superior de aproximadamente 30°, terá contato com o arco posterior de LV. Caso mova seus polegares em um ângulo caudal e inferior de aproximadamente 30°, você terá contato com a base do sacro. Se tiver dificuldade, as espinhas ilíacas póstero-superiores também podem ser localizadas seguindo posteriormente as cristas ilíacas até chegar nas espinhas (Figura 6.4).

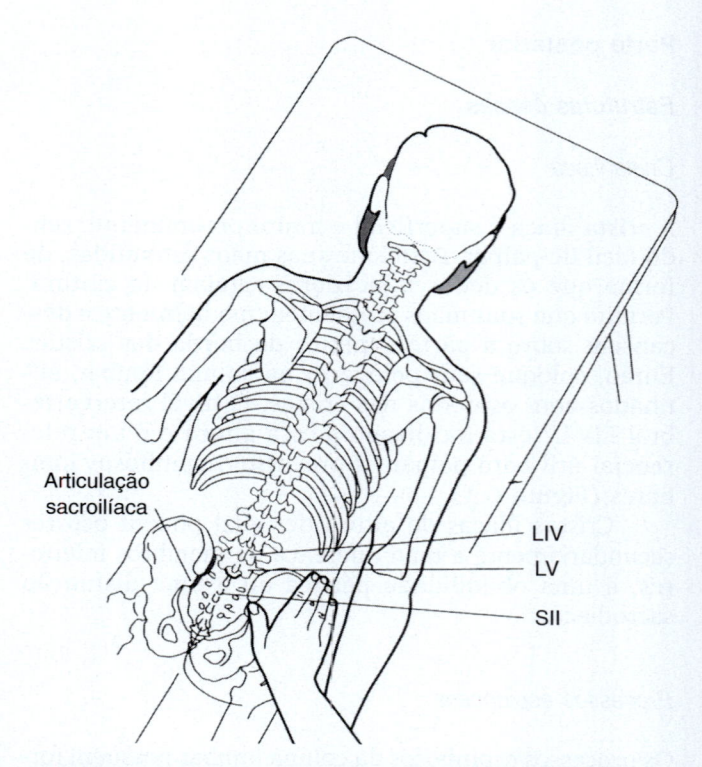

FIGURA 6.4 Palpação da espinha ilíaca posterior e superior.

Articulação sacroilíaca

A linha articular real da articulação sacroilíaca não é palpável, pois é coberta pela parte posterior do osso inominado. Você pode ter uma idéia de sua localização ao permitir que seu polegar caia medialmente a partir da espinha ilíaca póstero-superior. A articulação sacroilíaca está localizada profundamente nessa área, perto do segundo nível sacral (Figura 6.5).

Base sacral

Localize as espinhas ilíacas póstero-superiores em ambos os lados (como descrito anteriormente). Permite que seus polegares deslizem em sentido medial e se movam em direção anterior até que você faça contato com a base sacral. Esta área é também referida como o sulco sacral (Figura 6.6). A palpação da base sacral é útil para determinar a posição do sacro.

Ângulo ínfero-lateral

Coloque seus dedos na linha média inferior da parte posterior do sacro e localize uma pequena depressão vertical, que é o hiato sacral. Mova seus dedos lateral-

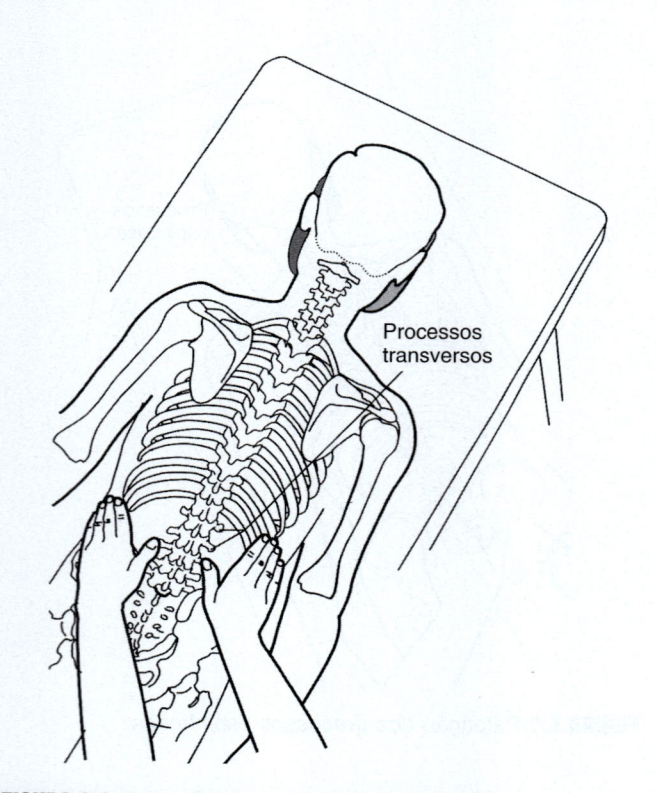

FIGURA 6.3 Palpação dos processos transversos.

Capítulo 6 A COLUNA LOMBOSSACRA

mente, por volta de 2 cm, e você estará no ângulo ínfero-lateral (Figura 6.7).

Tuberosidade isquiática

Você pode colocar seus polegares sob a porção média das pregas glúteas, aproximadamente no nível dos trocanteres maiores. Permita que seu polegar vire para cima e palpe delicadamente através do glúteo máximo, até que o polegar esteja sobre a tuberosidade isquiática. Algumas pessoas acham mais fácil executar essa palpação com o paciente deitado de lado, com o quadril flexionado, permitindo que a tuberosidade isquiática seja mais acessível, uma vez que o glúteo máximo é tracionado, reduzindo a cobertura muscular (Figura 6.8). Se essa área for sensível à palpação, isso pode indicar uma inflamação na bolsa isquiática ou um abscesso isquiorretal.

Cóccix

A ponta do cóccix pode ser encontrada na fenda interglútea. Para palpar a parte anterior, o que é essencial para determinar a posição, deve ser feito um exame retal (Figura 6.9). A dor no cóccix é referida como coccidínia e é habitualmente secundária a um trauma direto na área.

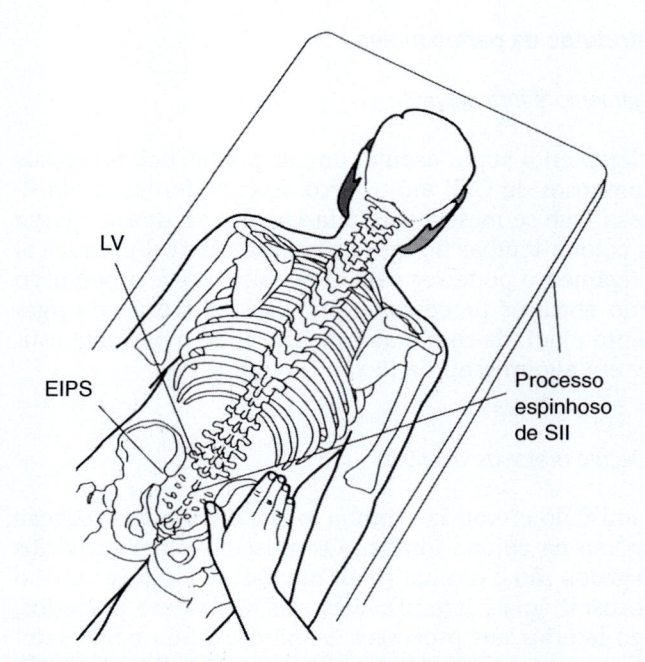

FIGURA 6.5 Palpação da articulação sacroilíaca.

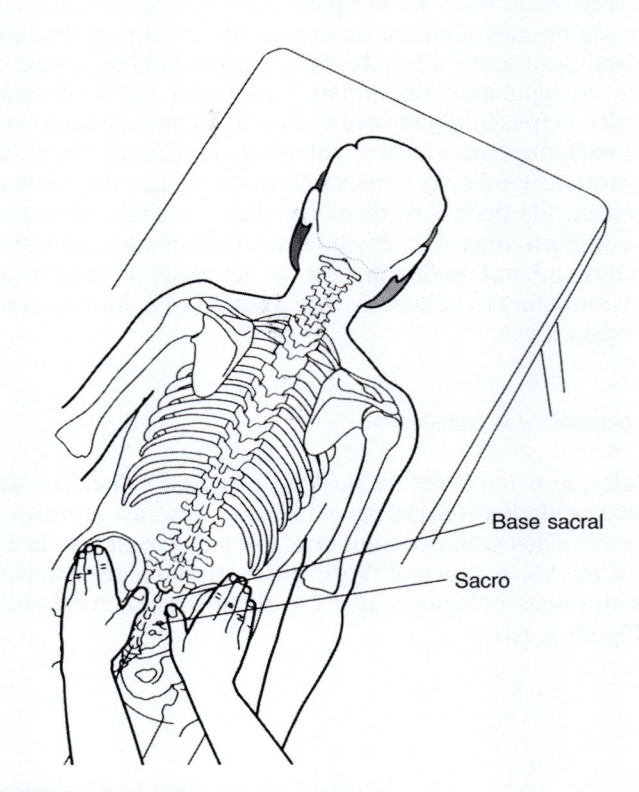

FIGURA 6.6 Palpação da base sacral.

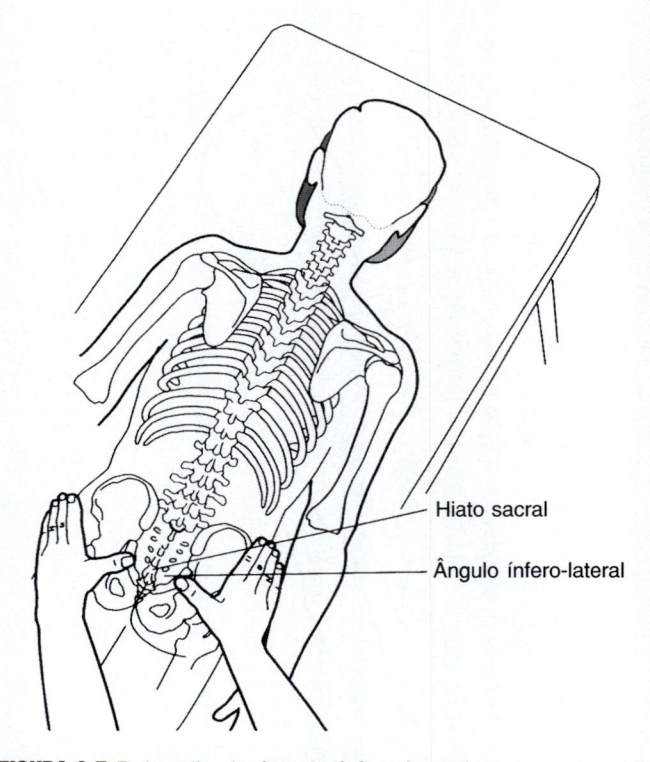

FIGURA 6.7 Palpação do ângulo ínfero-lateral.

111

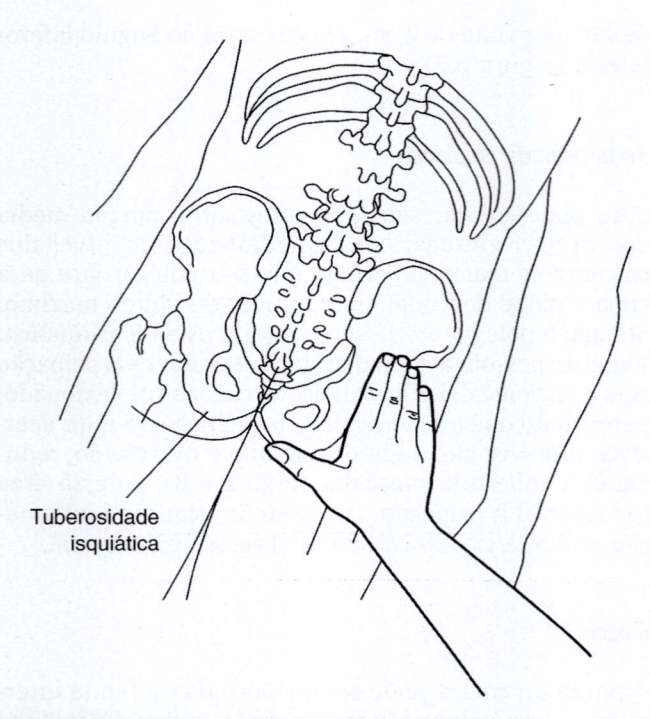

FIGURA 6.8 Palpação da tuberosidade isquiática.

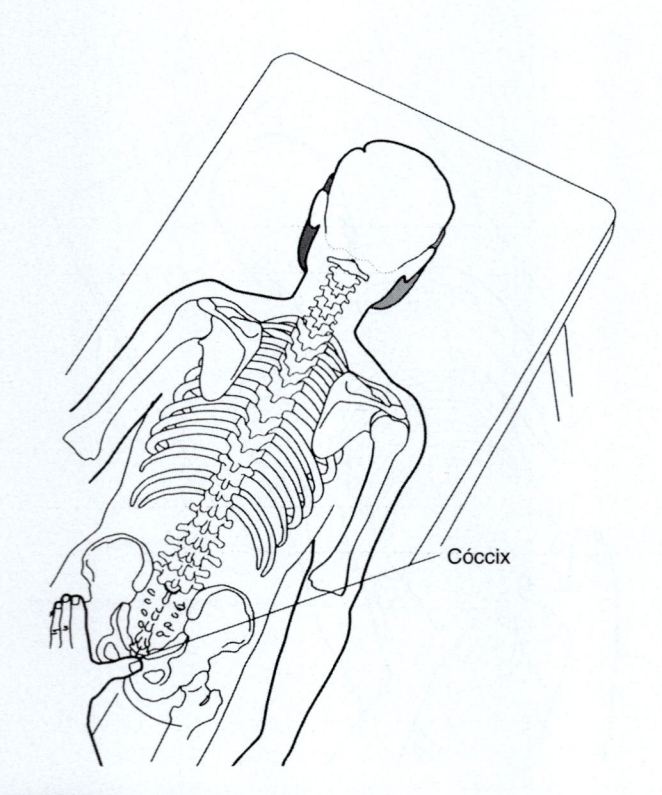

FIGURA 6.9 Palpação do cóccix.

Estruturas de partes moles

Ligamento supra-espinal

O ligamento supra-espinal une as pontas dos processos espinhosos de CVII até o sacro. Essa poderosa corda fibrosa, que se mescla com a fáscia, é mais densa e larga na coluna lombar do que na coluna cervical e torácica. O ligamento pode ser palpado colocando-se a ponta do dedo entre os processos espinhosos. A tensão do ligamento é notada com maior facilidade se o paciente estiver em algum grau de flexão (Figura 6.10).

Músculo eretor da espinha

O músculo eretor da espinha forma uma massa carnosa espessa na coluna lombar. Os músculos intermediários do grupo são o espinal (mais medial), o longuíssimo e o iliocostal (mais lateral). Eles são facilmente palpados, logo laterais aos processos espinhosos. Sua borda lateral parece ser uma goteira (Figura 6.11). Esse músculo está freqüentemente sensível e com espasmo nos pacientes com uma dor lombar aguda.

Músculo quadrado lombar

Coloque suas mãos sobre a parte posterior da crista ilíaca. Pressione medialmente no espaço abaixo do arcabouço costal para sentir a tensão do quadrado lombar, a inserção do ligamento iliolombar e na crista ilíaca (Figura 6.12). O músculo pode ser mais evidenciado pedindo-se ao paciente para elevar a pelve em direção ao tórax. O quadrado lombar é importante na avaliação da coluna lombar. Ele pode adversamente afetar o alinhamento e o equilíbrio muscular devido à sua inserção ao ligamento iliolombar. E pode também ter um papel na mudança do alinhamento pélvico devido à sua relação íntima com a crista ilíaca.

Ligamento sacrotuberal

Coloque o paciente na posição pronada e localize as tuberosidades isquiáticas, conforme descrito anteriormente. Faça com que seus polegares deslizem em direção medial e superior. Você irá sentir uma resistência contra seus polegares, que é o ligamento sacrotuberal (Figura 6.13).

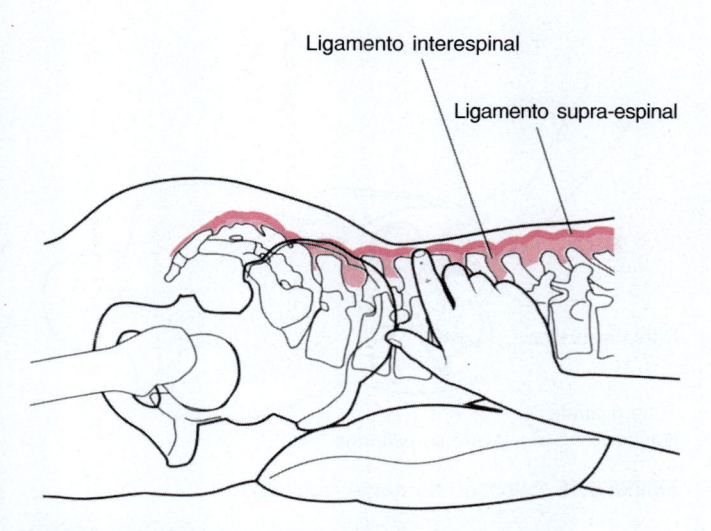

FIGURA 6.10 Palpação do ligamento supra-espinal.

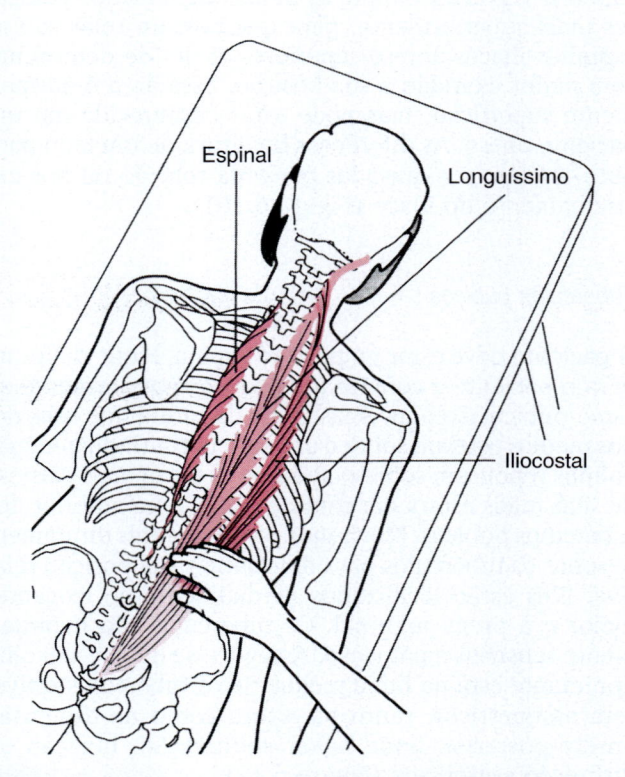

FIGURA 6.11 Palpação dos músculos eretores espinais.

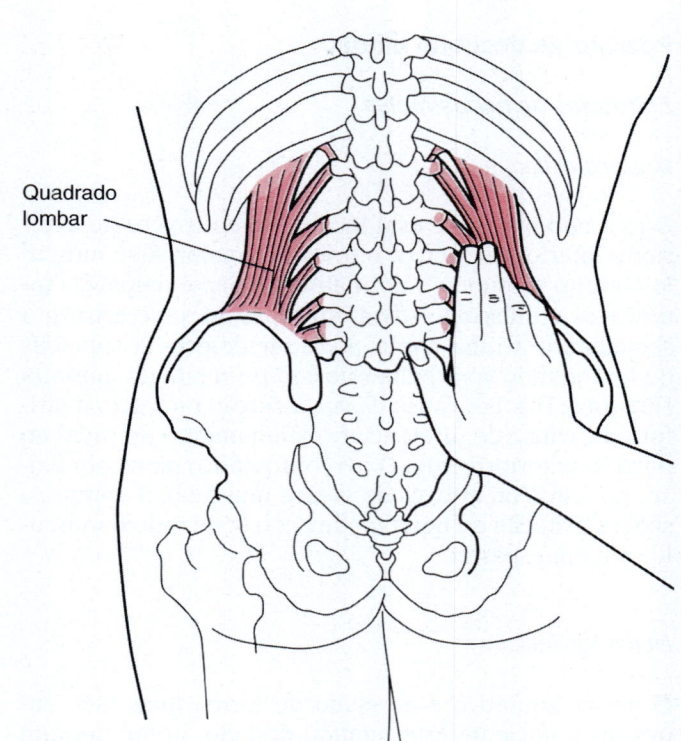

FIGURA 6.12 Palpação do músculo quadrado lombar.

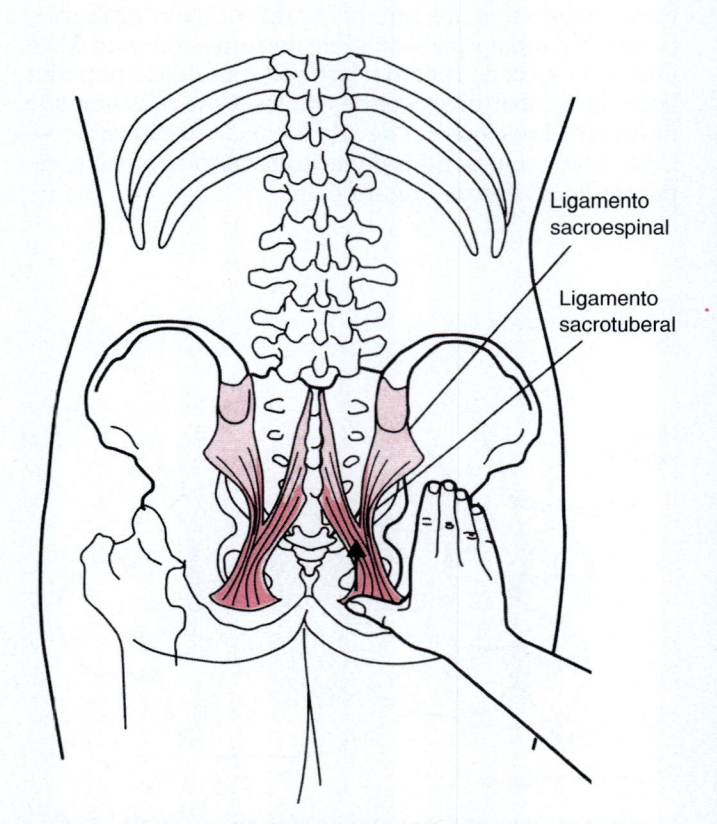

FIGURA 6.13 Palpação do ligamento sacrotuberal.

Posição de decúbito lateral

Estruturas de partes moles

Músculo piriforme

O músculo piriforme está localizado entre a parte anterior e inferior do sacro e o trocanter maior. Esse músculo é muito profundo e normalmente não é palpável. Todavia, se o músculo estiver em espasmo, uma estrutura semelhante a uma corda pode ser detectada sob seus dedos, quando você palpar no comprimento do músculo (Figura 6.14). Por causa de sua inserção no sacro, o piriforme é capaz de influenciar o alinhamento do sacro ao puxá-lo anteriormente. O nervo isquiático passa por baixo, por cima ou através do ventre muscular. A compressão ou irritação do nervo pode ocorrer quando o músculo está em espasmo.

Nervo isquiático

O nervo isquiático é acessado de forma mais fácil enquanto o paciente está deitado de lado, o que permite que o nervo tenha menor cobertura muscular, uma vez que o glúteo máximo fica achatado. Localize a posição entre a tuberosidade isquiática e o trocanter maior. O nervo habitualmente sai abaixo do músculo piriforme, porém, em alguns pacientes, ele perfura o músculo. Você pode ser capaz de rolar o nervo sob seus dedos se puder levantar a cobertura de partes moles. Uma sensibilidade nessa área pode ocorrer devido a uma irritação do nervo isquiático, secundária a doença discal lombar ou a espasmo do piriforme (Figura 6.15).

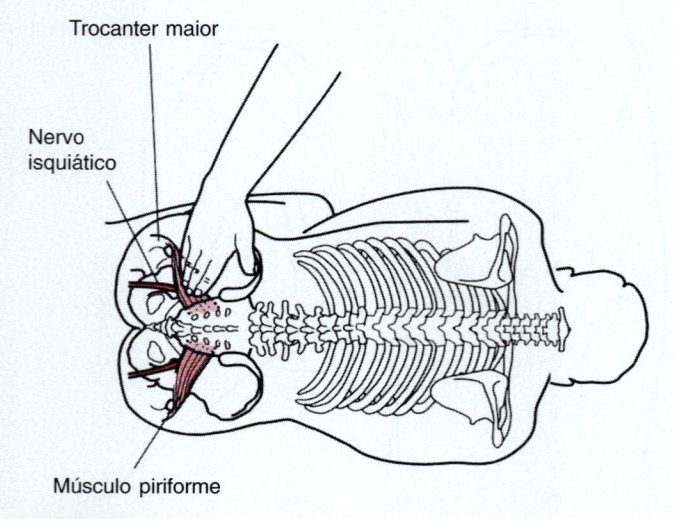

FIGURA 6.14 Palpação do músculo piriforme.

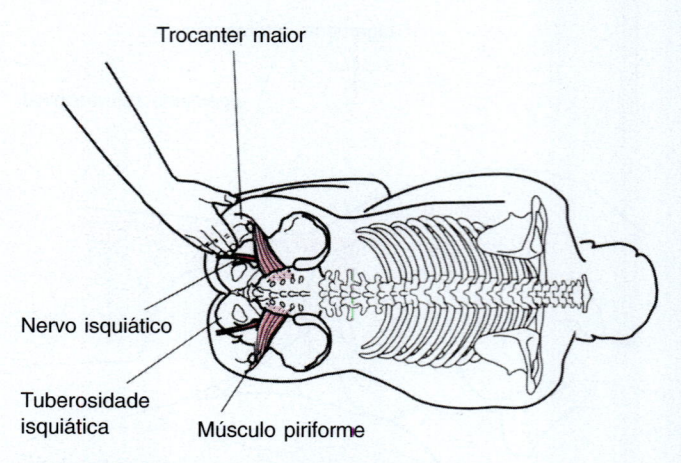

FIGURA 6.15 Palpação do nervo isquiático.

Área anterior

Estruturas ósseas

Espinha ilíaca ântero-superior

Coloque suas mãos nas cristas ilíacas e faça com que seus polegares alcancem anterior e inferiormente, de forma diagonal, em direção ao ramo do púbis. A protuberância mais proeminente é a espinha ilíaca ântero-superior (EIAS). Coloque as polpas digitais dos polegares mais superiormente, para que possam rolar sob as espinhas ilíacas ântero-superiores, a fim de determinar com maior exatidão a sua posição. Essa área é normalmente superficial, mas pode estar obscurecida em um paciente obeso. As diferenças de altura de um lado para outro podem ser causadas por uma rotação ou por um cisalhamento do ilíaco (Figura 6.16).

Tubérculos púbicos

O paciente deve estar na posição supina. Fique de frente para o paciente e comece a palpação superiormente ao ramo púbico. Coloque suas mãos de forma que seus dedos médios estejam sobre o umbigo, permitindo que suas palmas repousem sobre o abdome. A parte mais carnosa de suas mãos estará em contato com a área anterior dos tubérculos púbicos. Mova suas polpas digitais diretamente sobre os tubérculos para determinar sua posição relativa. Eles estão localizados medialmente ao trocanter maior e à prega inguinal. Os tubérculos são habitualmente sensíveis à palpação. Assegure-se de que seu olho dominante está na linha média. Se os tubérculos estiverem assimétricos, tanto na altura como na dimensão ântero-posterior, pode haver subluxação, luxação ou disfunção sacroilíaca (Figura 6.17).

Tecidos moles

Músculos abdominais

Os músculos abdominais têm um papel importante na sustentação do tronco e ao influenciar a posição da sínfise púbica e o alinhamento sacroilíaco. O grupo consiste do reto do abdome, do oblíquo externo do abdome e do oblíquo interno do abdome. O reto do abdome cobre a parte anterior do tronco e origina-se da quinta até a sétima costela, indo até a crista do púbis. Os músculos têm inervação segmentar. O ventre muscular do reto do abdome pode ficar mais distinto ao se pedir para o paciente colocar os braços atrás da cabeça e executar um exercício abdominal. Observe a simetria muscular e note quaisquer déficits (Figura 6.18).

Músculo psoas

O psoas é extremamente importante em pacientes com alguma condição lombar devido à sua origem nos processos transversos e nos aspectos laterais dos corpos vertebrais de TXII e LI-LV. Esse músculo pode ser palpado na sua inserção do trocanter menor e medial e profun-

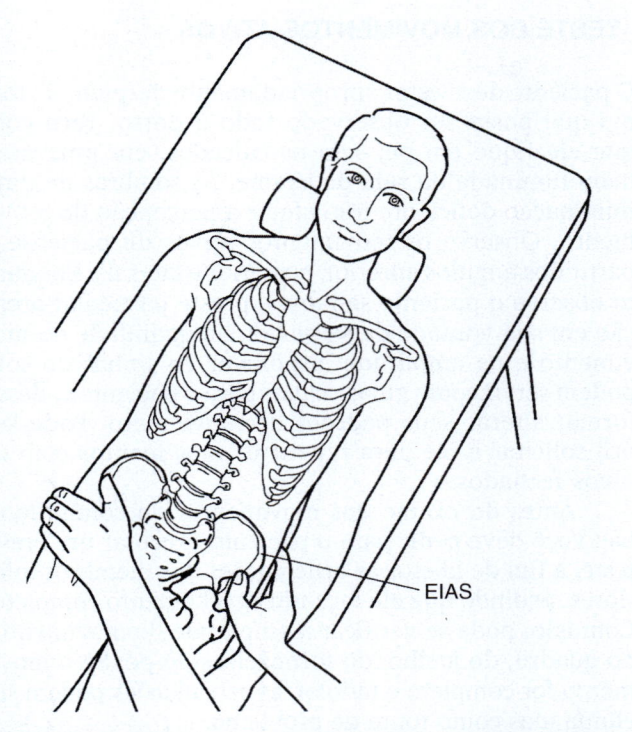

FIGURA 6.16 Palpação da espinha ilíaca ântero-superior (EIAS).

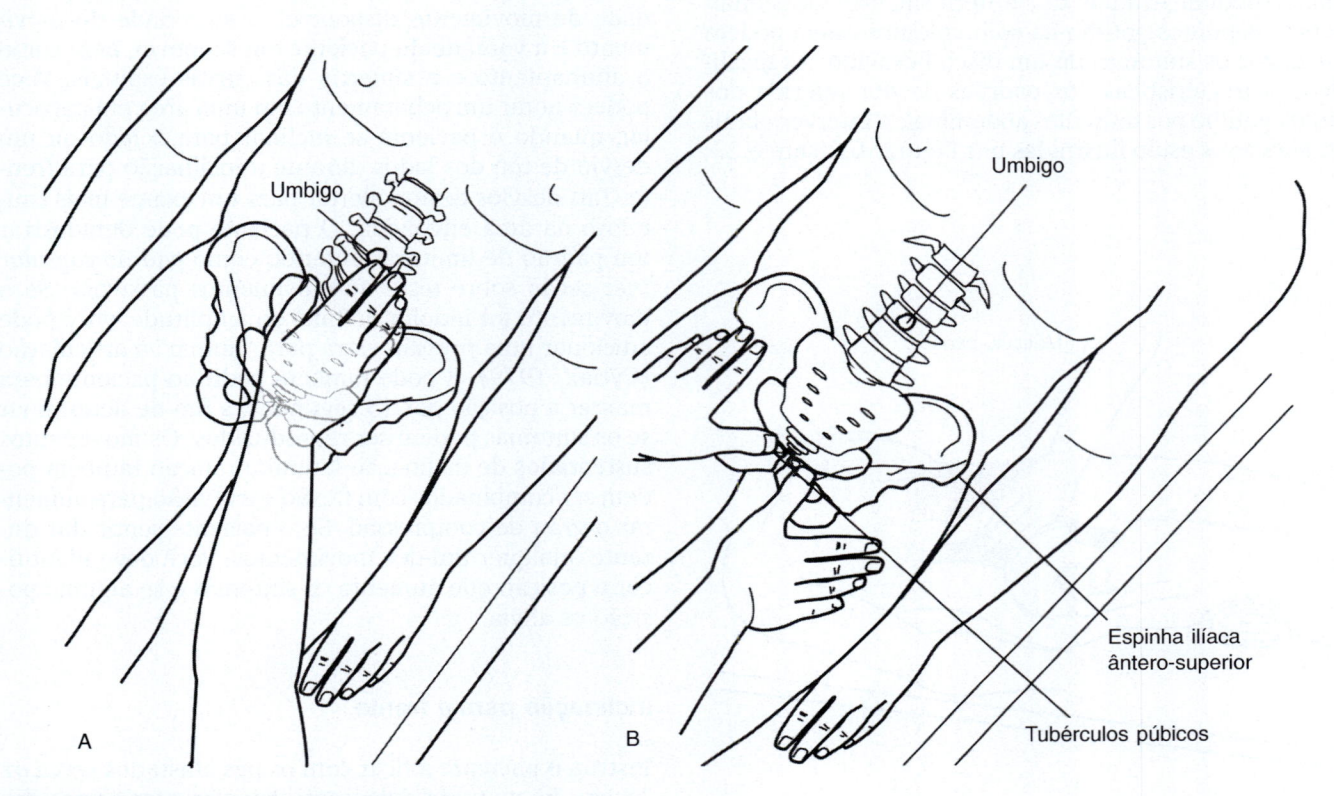

FIGURA 6.17 Palpação dos tubérculos púbicos.

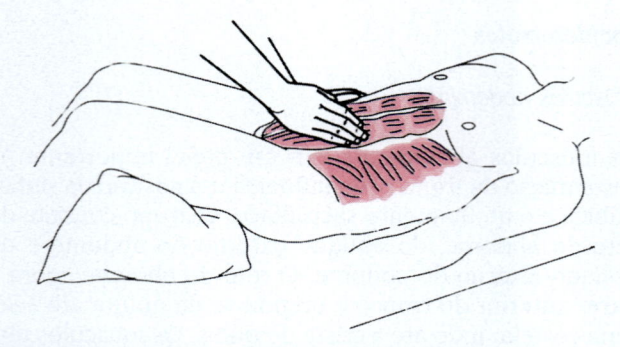

FIGURA 6.18 Palpação dos músculos abdominais.

TESTE DOS MOVIMENTOS ATIVOS

O paciente deve estar apropriadamente despido, de forma que possa ser observado todo o dorso. Faça com que ele fique em pé, sem os calçados, em uma área bem-iluminada da sala de exame. As sombras de uma iluminação deficiente irão afetar a percepção do movimento. Observe os movimentos ativos do paciente a partir dos ângulos anterior, posterior e laterais. Enquanto observa o paciente se mover, preste particular atenção em sua vontade de se mover, na qualidade do movimento e na amplitude disponível. As linhas do solo podem servir como guias visuais para o paciente e, dessa forma, alterar seus padrões de movimento. Pode ser útil solicitar a ele para repetir os movimentos com os olhos fechados.

Antes do exame dos movimentos da coluna lombar, você deve pedir para o paciente executar um breve teste, a fim de liberar as articulações dos membros inferiores, pedindo que ele faça um agachamento completo. Com isso, pode-se verificar a amplitude de movimentos do quadril, do joelho, do tornozelo e do pé. Se o movimento for completo e indolor, as articulações podem ser eliminadas como fonte de problema.

Então, deve-se solicitar ao paciente que faça os seguintes movimentos: inclinação para frente e para trás, inclinação lateral para a direita e para a esquerda e rotação para a direita e para a esquerda. Observe a quantidade de movimento disponível, a suavidade do movimento e a vontade do paciente em se mover, bem como o alinhamento e a simetria das curvas espinais. Você poderá notar um achatamento em uma área em particular, quando o paciente se inclinar para o lado ou um desvio de um dos lados durante a inclinação para frente. Tais desvios devem alertar para um exame mais cauteloso da área envolvida. O paciente pode demonstrar um padrão de limitação referido como *padrão capsular* (ver seção sobre teste de movimentos passivos). Se o movimento for indolor no final da amplitude, você pode adicionar uma pressão extra para "limpar" a articulação (Cyriax, 1979). E pode também pedir ao paciente para manter a posição por 15 segundos, a fim de determinar se os sintomas podem ser reproduzidos. Os movimentos sustentados de inclinação lateral e rotação também podem ser combinados com flexão e extensão para aumentar o grau de compressão. Se o paciente sentir dor durante qualquer um dos movimentos, você deve identificar a posição que aumenta os sintomas e se alguma posição os alivia.

damente à espinha ilíaca ântero-superior, sobre a área medial do sartório (Figura 6.19). O ventre é tornado mais distinto pela resistência à flexão do quadril.

PONTOS-GATILHO DA REGIÃO LOMBOSSACRA

Os pontos-gatilho e a dor miofascial são frequentemente notados nos músculos abdominais e nos músculos lombares vertebrais extrínsecos e intrínsecos. Os pontos-gatilho nos músculos abdominais podem irradiar dor para trás, e os pontos-gatilho na musculatura intervertebral lombar podem irradiar dor anteriormente. Ocasionalmente, os pontos-gatilho na coluna lombossacra podem mimetizar os sintomas de um disco herniado. As localizações características dos padrões de dor referida dos pontos-gatilho nos músculos abdominais e intervertebrais lombossacros estão ilustradas nas Figuras 6.20 até 6.25.

Inclinação para a frente

Instrua o paciente a ficar com os pés afastados cerca de 15 cm. Fique atrás dele para observar suas costas du-

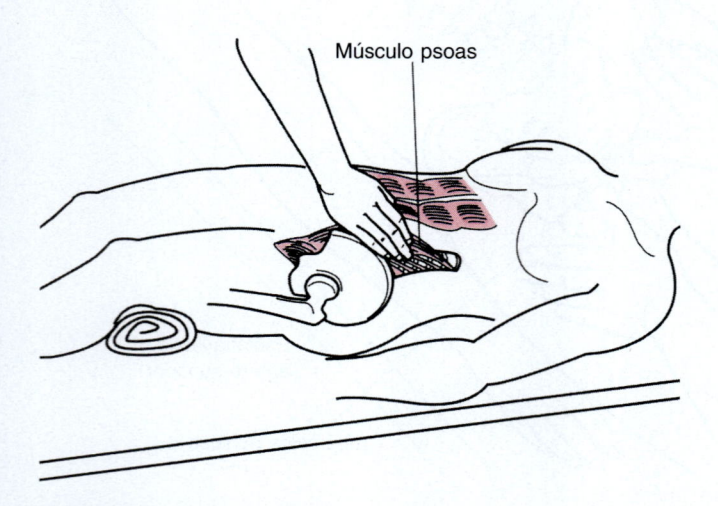

FIGURA 6.19 Palpação do músculo psoas.

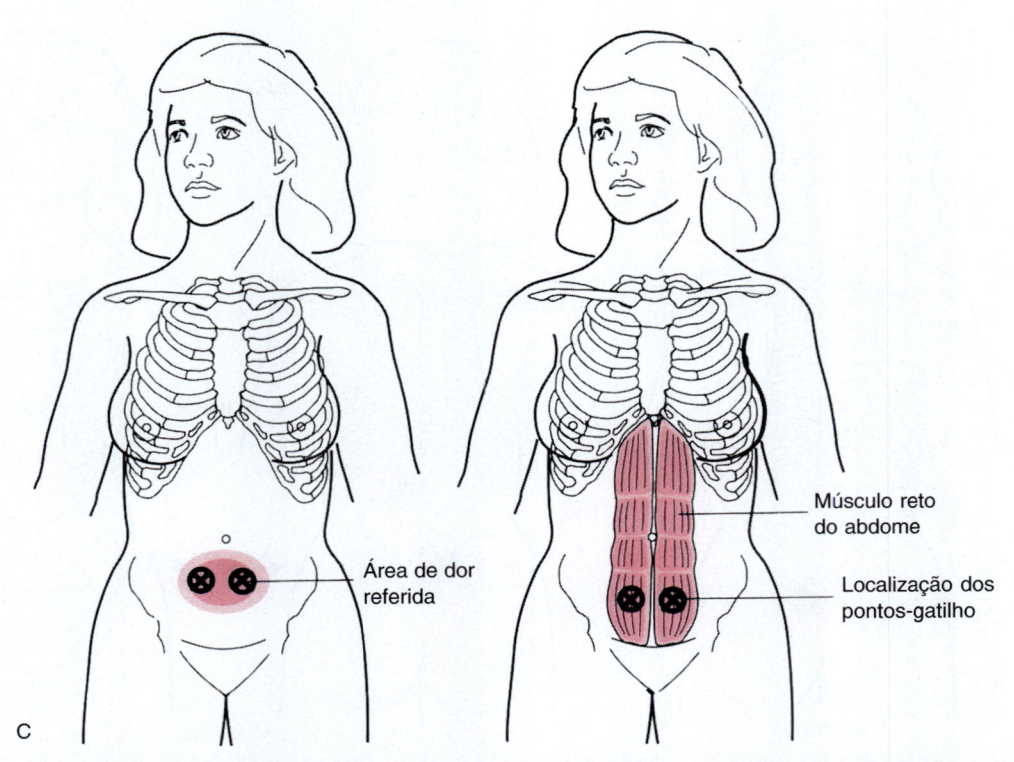

FIGURA 6.20 Pontos-gatilho no reto do abdome podem simular a dor de dismenorréia. Adaptada com permissão de Travell, J e Rinzler, SI. The myofascial genesis of pain. *Postgrad Med* 1952; 31:425-431.

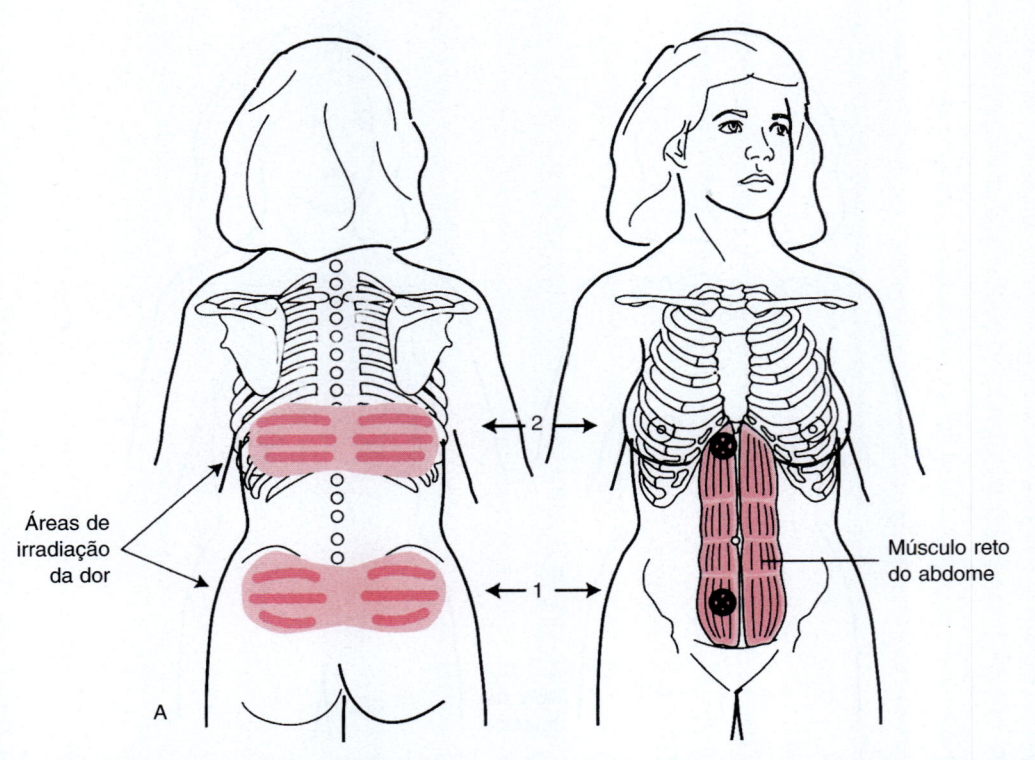

FIGURA 6.21 Pontos-gatilho no reto do abdome podem também irradiar dor para dentro da parte inferior e posterior do tórax e região lombar. Adaptada com permissão de Travell, J e Rinzler, SI. The myofascial genesis of pain. *Postgrad Med* 1952; 31:425-431.

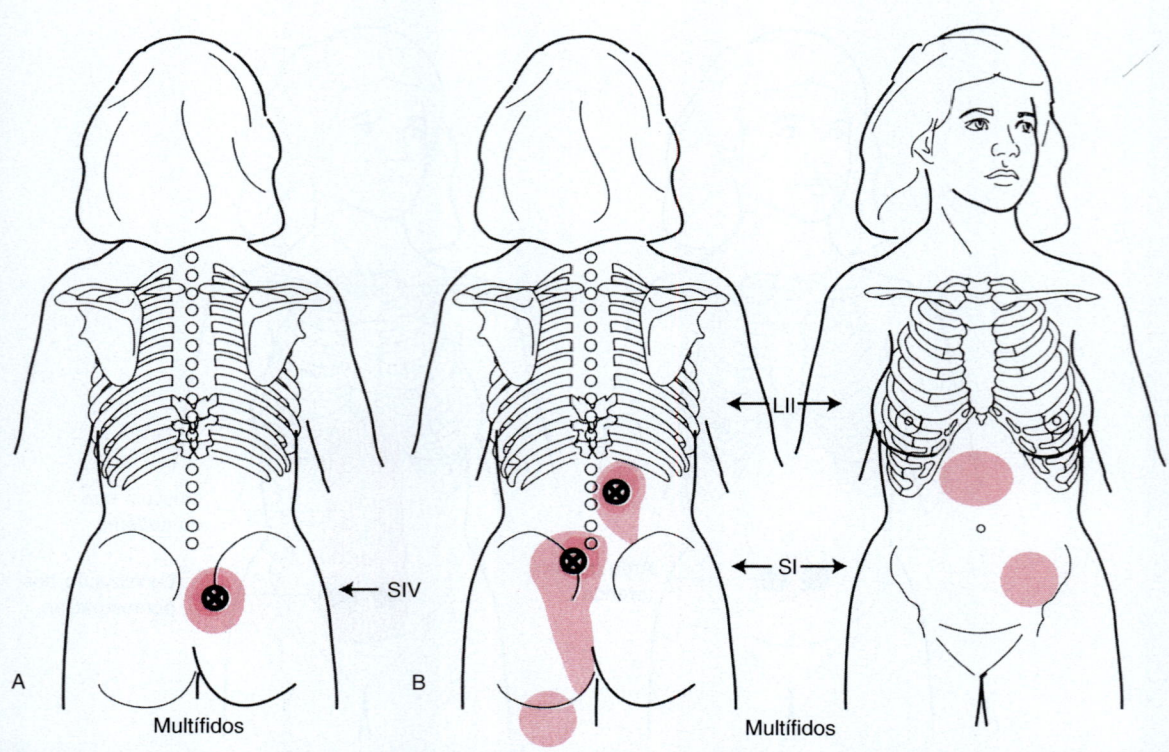

FIGURA 6.22 Pontos-gatilho dentro dos músculos multífidos podem causar dor referida na região paraespinal. A dor pode também se irradiar anterior ou inferiormente. Adaptada com permissão de Travell, J e Rinzler, SI. The myofascial genesis of pain. *Postgrad Med* 1952; 31:425-431.

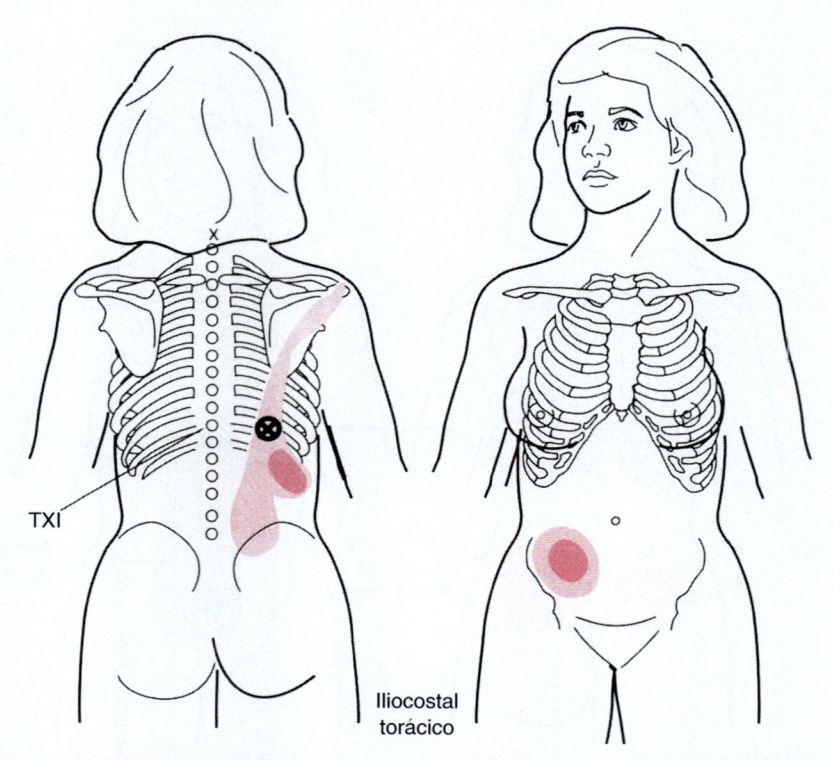

FIGURA 6.23 Pontos-gatilho no músculo iliocostal torácico podem irradiar a dor superior, inferior e anteriormente. Adaptada com permissão de Travell, J e Rinzler, SI. The myofascial genesis of pain. *Postgrad Med* 1952; 31:425-431.

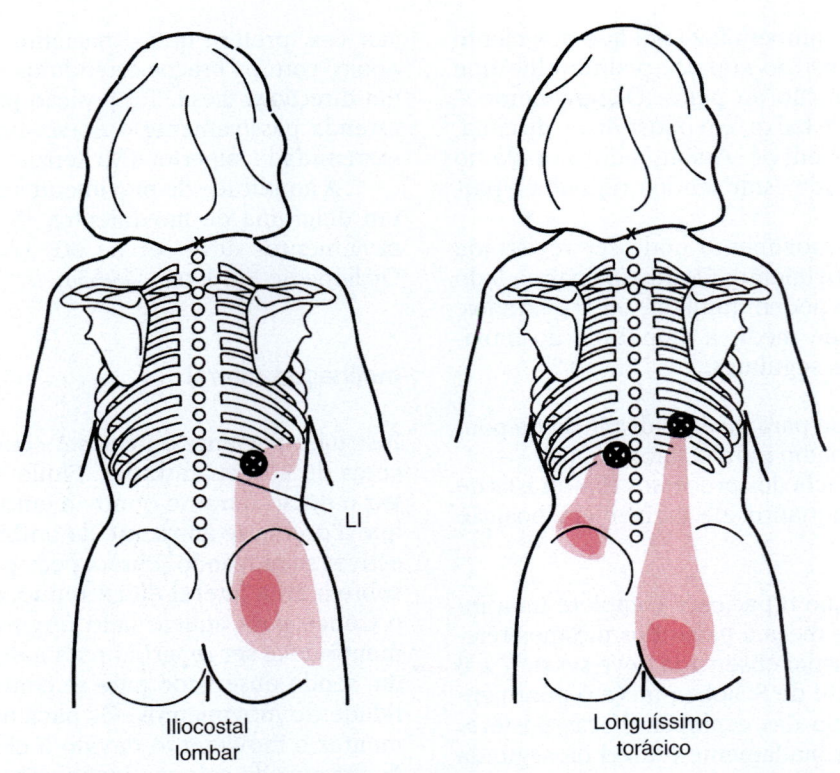

FIGURA 6.24 Pontos-gatilho nos músculos iliocostal lombar e longuíssimo torácico irradiam dor inferiormente. Adaptada com permissão de Travell, J e Rinzler, SI. The myofascial genesis of pain. *Postgrad Med* 1952; 31:425-431.

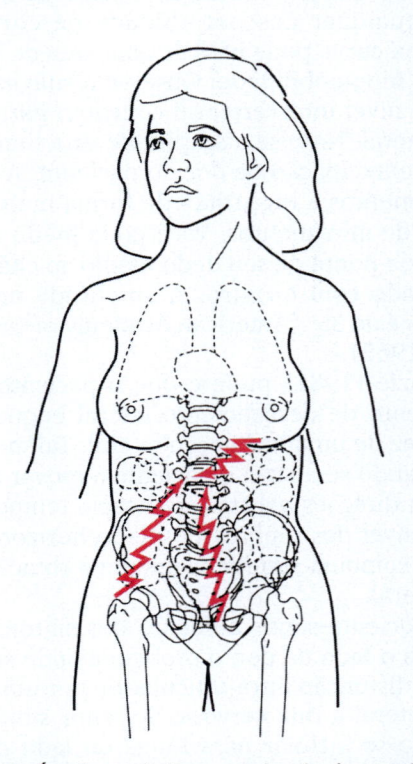

FIGURA 6.25 Órgãos pélvicos, abdominais e retroperitoniais podem irradiar dor para a coluna lombar. O quadril também pode causar dor lombar.

rante o movimento. Adicionalmente, observe o paciente de lado, para ter uma melhor vista do contorno da curva lombossacra. Para iniciar o movimento, peça ao paciente para inclinar a cabeça para frente, encostando o queixo no peito e soltando os braços, permitindo que o tronco role para frente, com as pontas dos dedos viradas para baixo. Faça com que o paciente vá o mais para baixo possível (Figura 6.26A). Observe a amplitude disponível e os desvios para algum dos lados, se ocorrerem. Se você achar que o paciente é capaz de compensar o desvio usando indícios visuais, faça com que ele feche os olhos durante o movimento. Observe quanto movimento está realmente vindo da coluna lombar, e não por subtração a partir da articulação do quadril, e o ritmo lombar-pélvico normal (Cailliet, 1995). Para separar os movimentos, você pode estabilizar a pelve com seu próprio braço com a finalidade de limitar o grau de flexão do quadril. Os pacientes também tentam substituir permitindo a flexão do joelho. Observe a suavidade do movimento ao se abrir cada nível intervertebral. Na amplitude final, note se o movimento está limitado por dor ou antecipação de dor. A amplitude de movimento normal de flexão é de 80° (American Academy of Orthopedic Surgeons, 1965).

McKenzie (1981) também faz com que o paciente execute a flexão na posição supina, pedindo-lhe que leve os joelhos em direção ao peito. O movimento é assim iniciado a partir de baixo, em oposição ao de cima, quando o paciente está em pé. Assim, a dor notada no início do movimento pode estar sendo originada a partir de LV-SI.

A quantidade de movimento pode ser registrada em um diagrama de movimento. Os desvios para o lado e o início dos sintomas podem também ser registrados. Os métodos objetivos de medir a amplitude do movimento em flexão são os seguintes:

1. use uma régua para medir a distância da ponta do dedo médio para o solo;
2. meça a distância dos processos espinhosos de TXII a SI enquanto ele estiver em posição neutra.

Então, faça com que o paciente complete uma inclinação para a frente e meça a partir dos mesmos referenciais. A excursão normal observada deve ser de 7 a 8 cm. Para executar o teste de Schober, meça o ponto entre a média da distância das espinhas ilíacas pósterosuperiores, que é aproximadamente o nível da segunda vértebra sacral. Marque 5 cm abaixo e 10 cm acima. Meça a distância entre os referenciais externos, primeiro na posição neutra e depois em flexão (Magee, 1997). Registre a diferença na distância medida. Um goniômetro de nível pode ser colocado no paciente para dar os graus reais de movimento.

Inclinação para trás

Instrua o paciente para que fique em ortostatismo, com os pés aproximadamente 15 cm afastados. Fique atrás dele para observar o dorso durante o movimento. Peça-lhe para colocar suas mãos atrás do dorso, de forma que as palmas toquem os glúteos. Instrua-o a permitir que o pescoço estenda, porém sem hiperextensão. Então, de forma lenta, permita que o tronco se mova para trás, em direção às mãos (Figura 6.26B). Com freqüência, os pacientes substituirão pela flexão do joelho quando tiverem extensão limitada das costas. Note a suavidade com que cada nível intervertebral se fecha. Verifique se a amplitude de movimento é limitada por dor ou antecipação de dor.

Como um método alternativo de usar a extensão das costas, Bourdillon, Day, Bookhout e colaboradores (1992) e Greenman (1996) preferem que o paciente se incline para trás, permitindo que ele se eleve com os cotovelos e sustente o queixo nas mãos (posição de esfinge), enquanto estiver na posição pronada. Isso facilita a palpação da posição óssea, uma vez que os músculos do paciente estão relaxados. McKenzie (1981), por sua vez, prefere que o paciente faça um exercício de apoio, com os braços estendidos e a pelve vergando-se em direção à mesa. Tal posição permite que o paciente estenda passivamente o dorso, usando os músculos da extremidade superior (McKenzie, 1981).

A amplitude de movimentos deve ser registrada em um diagrama de movimentos. A amplitude normal de movimentos deve ser de 30° (American Academy of Orthopedic Surgeons, 1965).

Inclinação lateral

Instrua o paciente a ficar em ortostatismo, com os pés cerca de 15 cm afastados. Fique atrás dele para observar o dorso durante o movimento. Instrua-o a permitir que a orelha se aproxime do ombro no lado em que ela estiver se movendo. Então, peça para que deslize a mão sobre a área lateral da extremidade inferior, dobrando o tronco para aquele lado (Figura 6.26C). Esse movimento deve ser repetido para a direita e para a esquerda, sendo observado para se comparar o grau e a qualidade de movimentos. Os pacientes podem tentar aumentar o movimento devido à elevação da extremidade inferior do solo e à inclinação do quadril. Isso pode ser minimizado pela estabilização da pelve com o braço enquanto o paciente executa o teste de movimentos. Note qualquer descontinuidade na curva. Uma angulação na curva pode indicar uma área de hipermobilidade ou hipomobilidade. Observe a suavidade com a qual cada nível intervertebral contribui para o movimento em geral. Note se a amplitude está limitada por dor ou por antecipação de dor do paciente. A amplitude de movimentos é registrada de forma mais fácil em um gráfico de movimentos. Você pode medir a distância a partir da ponta de seu dedo médio ao chão e comparar um lado com o outro. A amplitude normal de movimentos é de 35° (American Academy of Orthopedic Surgeons, 1965).

McKenzie (1981) prefere que o paciente execute um movimento de deslizamento lateral enquanto está de pé, em vez de uma inclinação lateral. Tal movimento é obtido quando se instrui o paciente a mover a pelve e o tronco em direções opostas ao mesmo tempo em que mantém o nível dos ombros no plano horizontal. Esse movimento combina simultaneamente a rotação e a inclinação lateral.

Se o paciente sentir aumento dos sintomas ao se inclinar para o lado da dor, o problema pode ser causado por uma disfunção intra-articular ou por uma protrusão discal lateral à raiz nervosa. Se sentir sintomas aumentados ao se inclinar para longe do lado da dor, o problema pode ser causado por uma lesão muscular ou ligamentar, que irá causar encurtamento do músculo ou do ligamento. O paciente pode ter uma protrusão discal

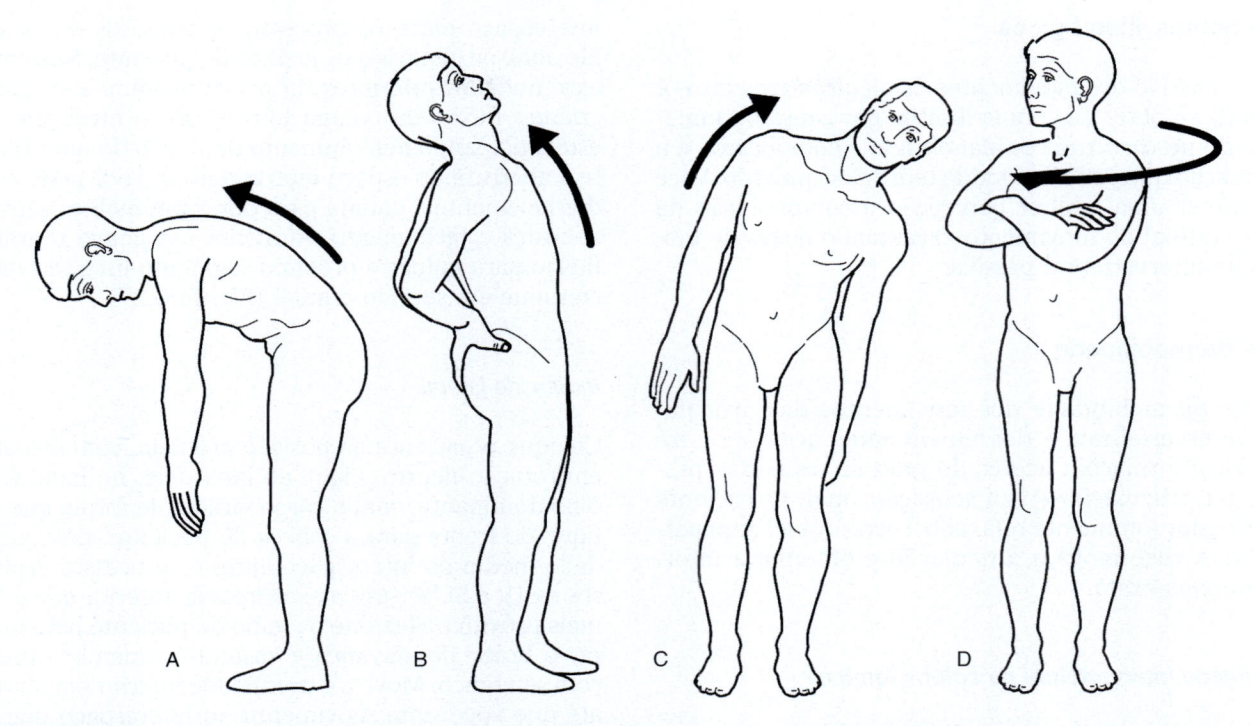

FIGURA 6.26 Teste dos movimentos ativos. (A) Inclinação lombar para a frente. (B) Inclinação lombar para trás. (C) Inclinação lombar lateral. (D) Rotação lombar.

medial à raiz nervosa. Um exame neurológico detalhado irá auxiliar na diferenciação entre os diagnósticos.

Rotação

Instrua o paciente a ficar em ortostatismo, com os pés aproximadamente 15 cm afastados. Fique atrás dele para observar o dorso durante o movimento. Instrua-o a iniciar virando a cabeça na direção em que ele está movendo-se, permitindo que o tronco continue a virar (Figura 6.26D). Os pacientes tendem a compensar a limitação da rotação virando todo o corpo. Isso pode ser minimizado estabilizando a pelve com seu braço ou pedindo para o paciente executar o teste enquanto estiver sentado. Esse movimento deve ser repetido para a esquerda e para a direita. Compare o grau e a qualidade de movimentos de um lado a outro. Note qualquer descontinuidade da curva. Observe a suavidade com que cada nível intervertebral contribui. Verifique se a amplitude está limitada por dor ou antecipação de dor. A amplitude de movimentos pode ser registrada em um diagrama de movimentos. A amplitude normal de movimentos é de 45° (American Academy of Orthopedic Surgeons, 1965).

TESTE DE MOVIMENTOS PASSIVOS

O teste de movimentos passivos pode ser dividido em duas categorias: movimentos fisiológicos (plano cardinal), que são os mesmos dos movimentos ativos, e teste da mobilidade dos movimentos acessórios (jogo articular, componentes). Você pode determinar se os elementos não-contráteis (inertes) podem ser incriminados, usando tais testes. Esses elementos (ligamentos, cápsula articular, fáscia, bolsa, dura-máter e raiz nervosa) (Cyriax, 1979) são estirados ou submetidos a estresse enquanto a articulação é levada ao extremo da amplitude disponível. No final de cada movimento fisiológico passivo, você deve perceber a sensação final e determinar se ela é normal ou patológica. Avalie a limitação de movimentos e determine se ela combina em um padrão capsular. O padrão capsular da coluna lombar é a igualdade de limitação entre a inclinação lateral e rotação, seguida pela extensão (Magee, 1997). Esse padrão é apenas claramente notável quando múltiplos segmentos estiverem envolvidos. Paris (1991) descreveu um padrão capsular para a coluna lombar, secundário a uma lesão na faceta. Com a lesão na faceta da direita, a inclinação lateral está limitada à esquerda, a rotação está limitada à direita e, na inclinação para frente, há desvio para a direita.

Movimentos fisiológicos

O teste passivo dos movimentos fisiológicos grosseiros é difícil de se obter na coluna lombar por causa do tamanho e do peso do tronco. Manobrá-la é complicado, e a informação que pode ser obtida tem valor limitado. Você pode obter uma melhor percepção e compreensão da sensação final do movimento executando testes de mobilidade intervertebral passiva.

Teste da mobilidade

O teste da mobilidade dos movimentos das articulações intervertebrais e dos movimentos acessórios irá conferir informações acerca do grau de frouxidão presente na articulação e sua sensação final. O paciente deverá estar totalmente relaxado e confortável para permitir que você mova a articulação e obtenha a informação mais exata.

Mobilidade intervertebral da coluna lombar

Flexão

Coloque o paciente na posição lateral em frente a você, com a cabeça e o pescoço em alinhamento neutro. Fique em pé e de frente para o paciente. Tenha cuidado para não permitir a rotação do tronco a fim de que seus achados não sejam distorcidos. Coloque seu dedo médio no interespaço entre os processos espinhosos de LV e SI. Flexione os quadris e os joelhos do paciente. Sustente as extremidades inferiores do paciente sobre seu quadril, criando flexão da coluna lombar até o nível que você esteja palpando pelo aumento da flexão do quadril. Note a abertura do espaço intervertebral. Você pode estender levemente a coluna para obter um melhor senso de abertura e fechamento. Aumente um pouco o grau de flexão para palpar o próximo segmento intervertebral e continue em sentido cranial (Figura 6.27).

Inclinação lateral

Coloque o paciente na posição pronada, com o pescoço em rotação neutra. Fique ao lado dele, no lado de seu olho dominante, com o corpo virado, de forma que você fique de frente para a cabeça do paciente. Coloque seu dedo médio no interespaço entre os processos espinhosos de LV e SI. Segure a extremidade inferior que estiver mais próxima. Flexione o joelho do paciente para encurtar o braço de alavanca e sustente o membro inferior com seu braço. Mova a extremidade inferior em abdução até que você sinta movimento no interespaço que está palpando. Isso criará inclinação para o lado no qual você está localizado e você sentirá um estreitamento do interespaço. Você também pode palpar o lado oposto, dessa forma, sentirá a abertura do interespaço. Aumente levemente o grau de inclinação lateral para palpar o próximo segmento intervertebral e continue em direção cranial (Figura 6.28).

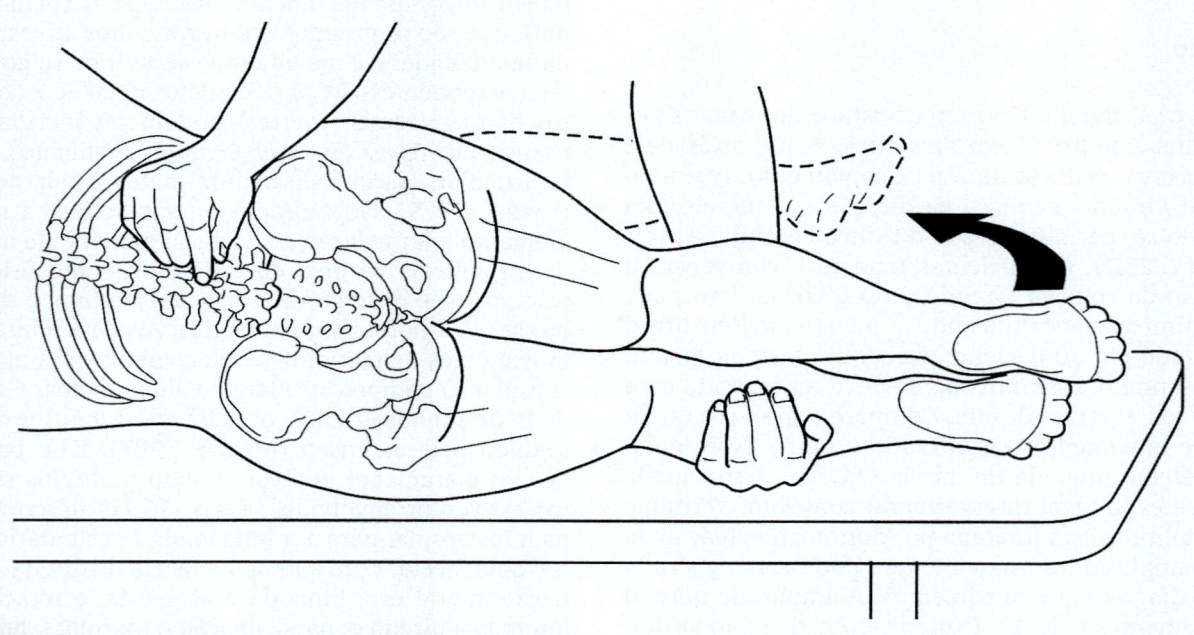

FIGURA 6.27 Teste de mobilidade da flexão da coluna lombar.

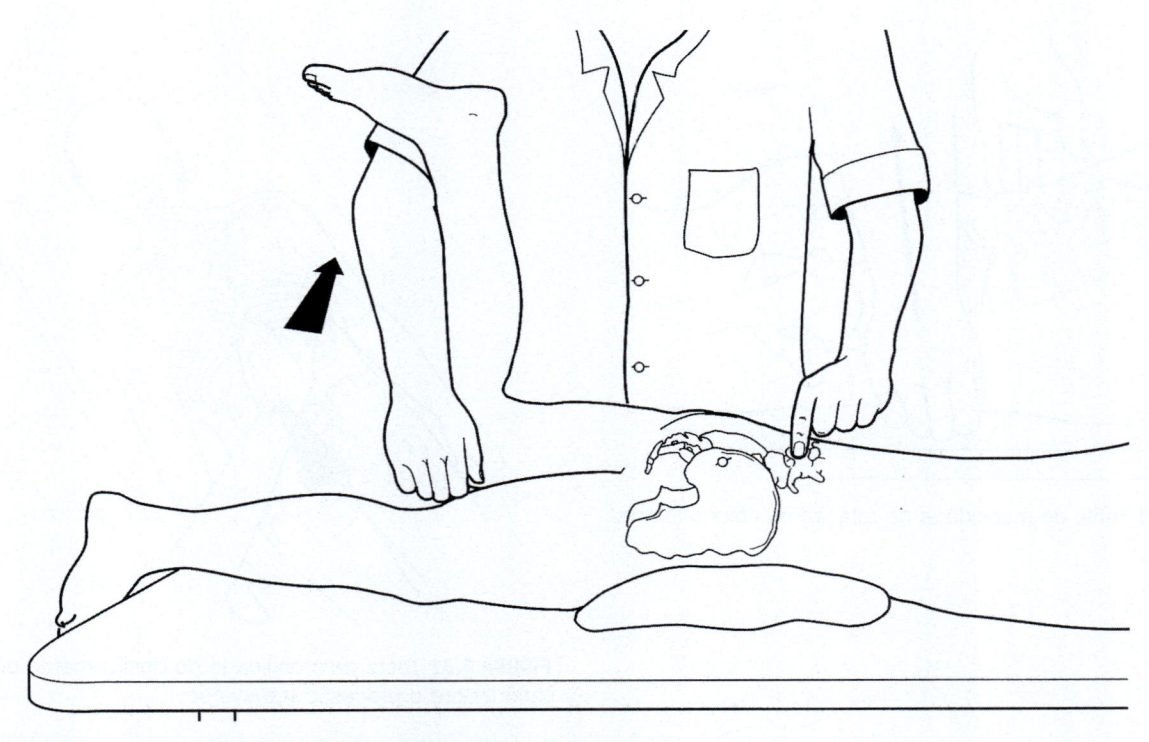

FIGURA 6.28 Teste de mobilidade da inclinação lateral da coluna lombar.

Rotação

Coloque o paciente na posição pronada, com o pescoço em rotação neutra. Fique ao lado do paciente, no lado de seu olho dominante, com o corpo virado, de forma que você fique de frente para a cabeça do paciente. Coloque seu dedo médio no processo espinhoso de LV que está mais perto de você. Segure o osso inominado do paciente no lado oposto ao qual você está. Levante a pelve em direção ao teto. Isso irá criar rotação de LV para longe de você e, assim, você sentirá o processo espinhoso movendo-se em direção ao seu dedo (Figura 6.29).

Movimentos acessórios da coluna lombar

Recuo central póstero-anterior do processo espinhoso

Coloque o paciente na posição pronada e com o pescoço em rotação neutra. Fique ao lado dele, no lado de seu olho dominante e com o corpo virado para a cabeça do paciente. Coloque a porção central da sua palma (entre as eminências tenar e hipotenar) sobre o processo espinhoso e pressione diretamente sobre o processo em uma direção anterior, até que toda frouxidão tenha sido eliminada (Figura 6.30).

Recuo póstero-anterior do processo transverso

Coloque o paciente na posição pronada e com o pescoço em rotação neutra. Fique ao lado dele, no lado de seu olho dominante, com o corpo virado para a cabeça do paciente. Coloque a eminência hipotenar, medialmente ao pisiforme, sobre o processo transverso no lado mais perto de você. Pressione o processo em direção anterior, até que toda frouxidão tenha sido eliminada. Isso irá causar uma rotação do corpo vertebral para longe do lado que você esteja tocando (Figura 6.31).

Pressão transversa sobre o processo espinhoso

Coloque o paciente em posição pronada e com o pescoço em rotação neutra. Fique ao lado do paciente, no lado de seu olho dominante e com o corpo virado para o lado do paciente. Coloque seus polegares na parte lateral do processo espinhoso e empurre-o para longe de você até que a frouxidão tenha sido retirada. Isso irá causar rotação do corpo vertebral na sua direção (Figura 6.32).

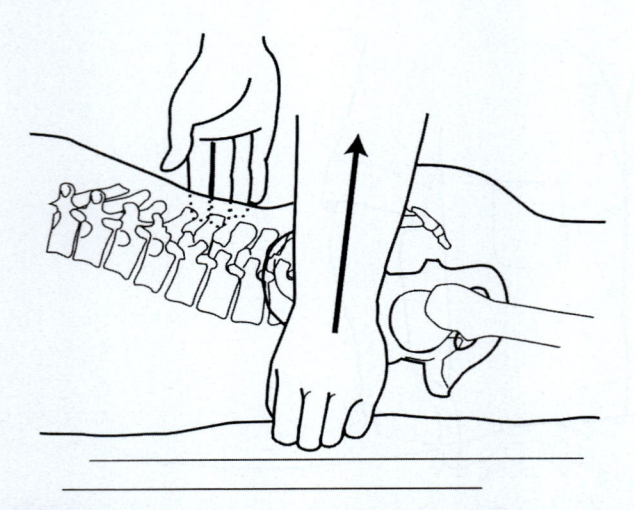

FIGURA 6.29 Teste de mobilidade de rotação da coluna lombar.

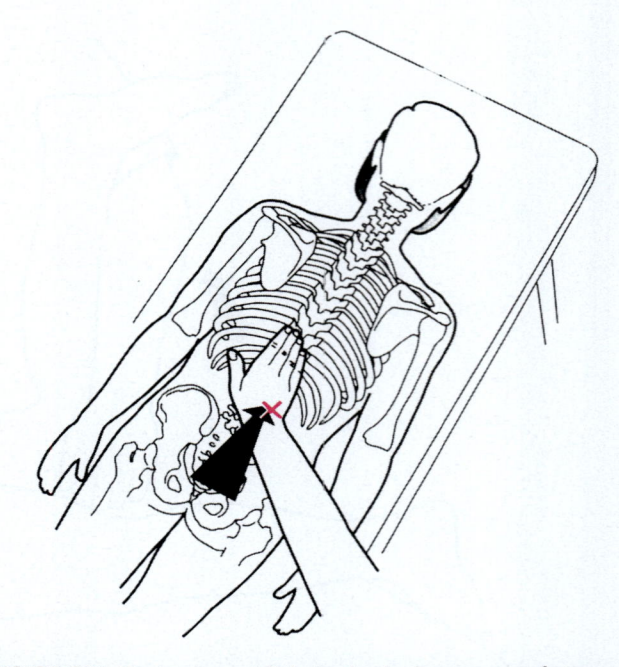

FIGURA 6.31 Teste de mobilidade do deslizamento póstero-anterior sobre o processo transverso.

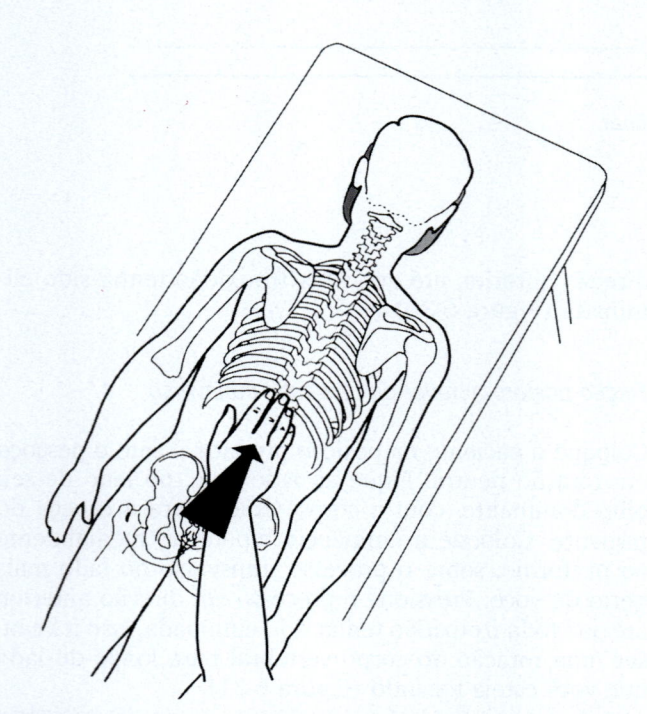

FIGURA 6.30 Teste de mobilidade do deslizamento póstero-anterior sobre o processo espinhoso.

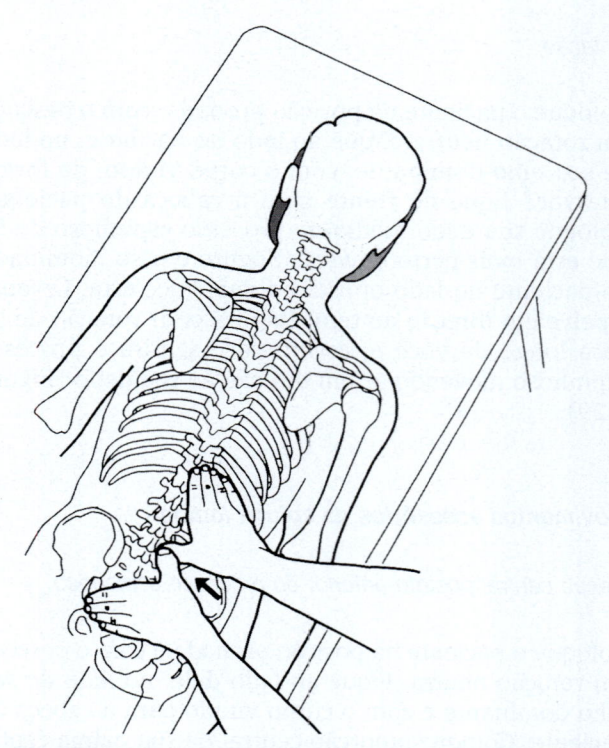

FIGURA 6.32 Teste de mobilidade da pressão transversal sobre o processo espinhoso.

Exame da articulação sacroilíaca

Após concluir os exames da mobilidade intervertebral lombar e os movimentos acessórios, proceder com o exame da articulação sacroilíaca.

Teste de flexão em pé

Esse é um teste da mobilidade do sacro sobre o ilíaco. Instrua o paciente a ficar em pé, com os pés afastados 15 cm. Fique atrás dele para observar o movimento. Lembre-se de usar o olho dominante. Localize as espinhas ilíacas póstero-superiores e coloque abaixo delas seus polegares. Mantenha contato com as espinhas ilíacas póstero-superiores durante todo o movimento. Peça para o paciente dobrar-se tanto quanto possível. Observe o movimento das espinhas ilíacas póstero-superiores, uma em relação à outra. Elas devem mover-se igualmente. Se houver restrição, o lado que se move primeiro e mais longe será considerado hipomóvel (Figura 6.33). Se o paciente tiver encurtamento isquiotibial, poderá ocorrer um achado falso-positivo (Greenman, 1996; Bourdillon et al., 1992).

Teste de Stork (Gillet, de marcha)

Esse é um teste da mobilidade do sacro sobre o ilíaco. Instrua o paciente a ficar em pé, com os pés aproximadamente 15 cm afastados. Fique atrás dele para observar o movimento. Lembre-se de usar o olho dominante. Localize a espinha ilíaca póstero-superior em cada lado que você está testando e coloque seu polegar sobre ela. Coloque o outro polegar logo medialmente à espinha ilíaca póstero-superior, sobre a base sacral. Peça ao paciente para elevar a extremidade inferior no lado que está sendo testado, de forma que o quadril e o joelho sejam flexionados em 90°. Note o movimento da espinha ilíaca póstero-superior em relação ao sacro. Tal teste deve ser repetido no lado contralateral. Compare a quantidade de movimento de um lado com o outro. Se a espinha ilíaca póstero-superior não cair do seu polegar em um lado, o ilíaco será considerado hipomóvel (Figura 6.34).

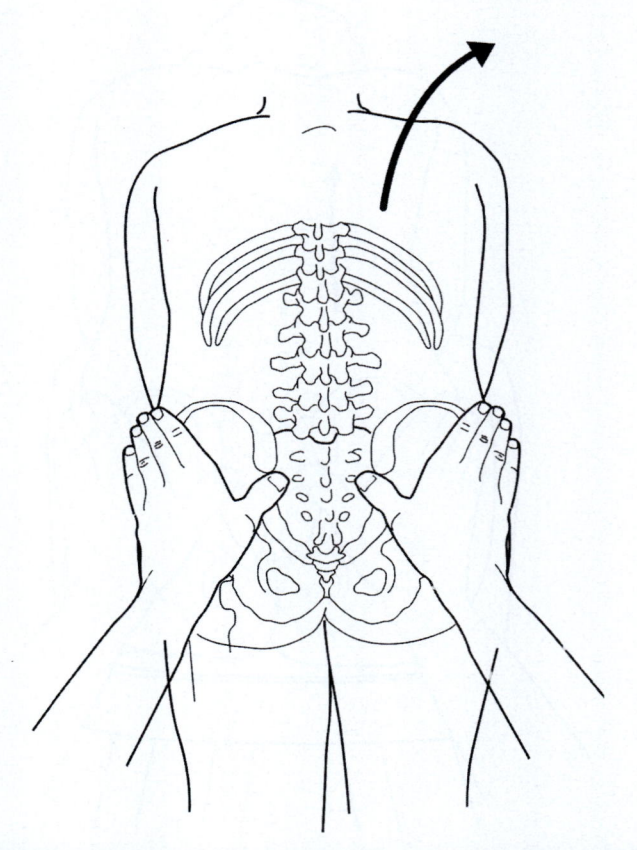

FIGURA 6.33 Teste de mobilidade da articulação sacroilíaca: teste de inclinação anterior.

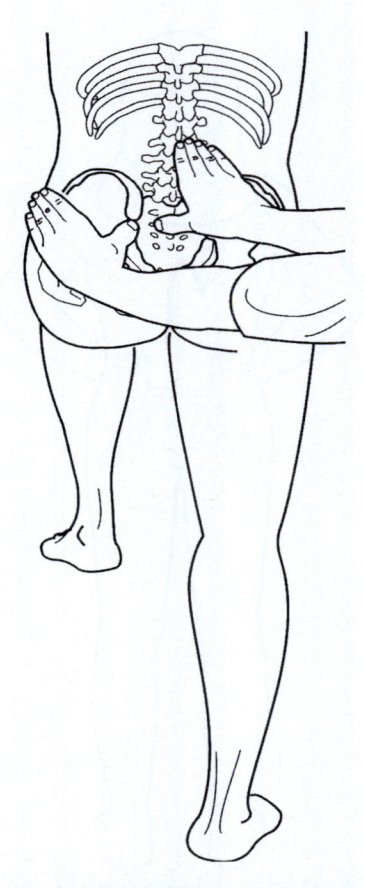

FIGURA 6.34 Teste de mobilidade da articulação sacroilíaca: teste de Stork.

Teste de inclinação para trás

Instrua o paciente a ficar em pé, com os pés aproximadamente 15 cm afastados. Fique atrás dele para observar o movimento. Lembre-se de usar o olho dominante. Coloque seus polegares medialmente às espinhas ilíacas póstero-superiores, bilateralmente sobre a base sacral. Instrua o paciente para que se dobre para trás. Observe os polegares se moverem em direção anterior. Uma incapacidade de mover anteriormente demonstra hipomobilidade do sacro sobre o ilíaco (Greenman, 1996; Bourdillon et al., 1992) (Figura 6.35).

Teste de flexão sentada

Esse é um teste da mobilidade do sacro sobre o ilíaco que elimina a influência das extremidades inferiores. Instrua o paciente para que ele se sente em um banquinho com os pés apoiados firmemente sobre o solo. Fique atrás dele para observar o movimento. Lembre-se de usar o olho dominante. Localize as espinhas ilíacas póstero-superiores e coloque seus polegares abaixo delas. Mantenha contato com as espinhas ilíacas póstero-superiores durante todo o movimento. Peça ao paciente para dobrar-se para frente tanto quanto possível, com os braços entre os joelhos. Observe o movimento das espinhas ilíacas póstero-superiores, uma em relação à outra. O lado que se move primeiro e mais será considerado hipomóvel (Greenman, 1996; Bourdillon et al., 1992) (Figura 6.36).

Recuo póstero-anterior do sacro

Esse teste avalia a mobilidade póstero-anterior do sacro sobre o ilíaco. Coloque o paciente deitado em pronação, com o pescoço em rotação neutra. Fique ao lado, no mesmo lado de seu olho dominante, com seu corpo virado de forma que esteja olhando para a cabeça do paciente. Coloque suas mãos sobre a parte central da área posterior do sacro, usando a palma da mão como ponto de contato. Pressione diretamente sobre o sacro em direção anterior, até que toda a frouxidão seja retirada (Paris, 1991) (Figura 6.37).

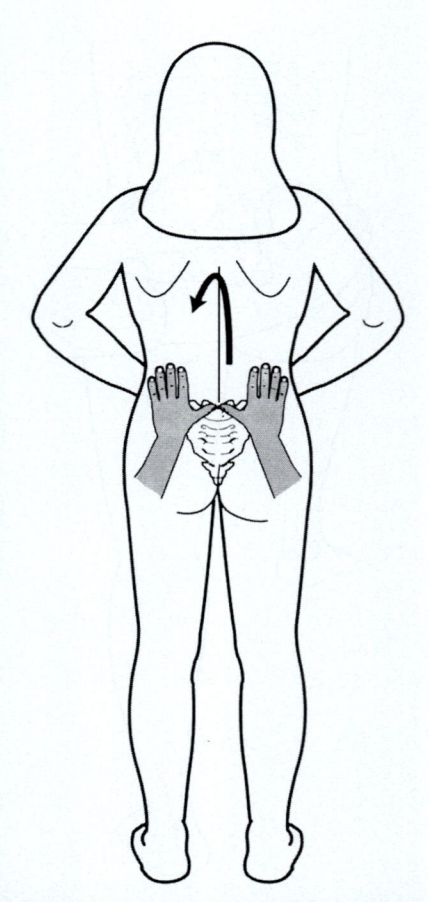

FIGURA 6.35 Teste de mobilidade da articulação sacroilíaca: teste de inclinação para trás.

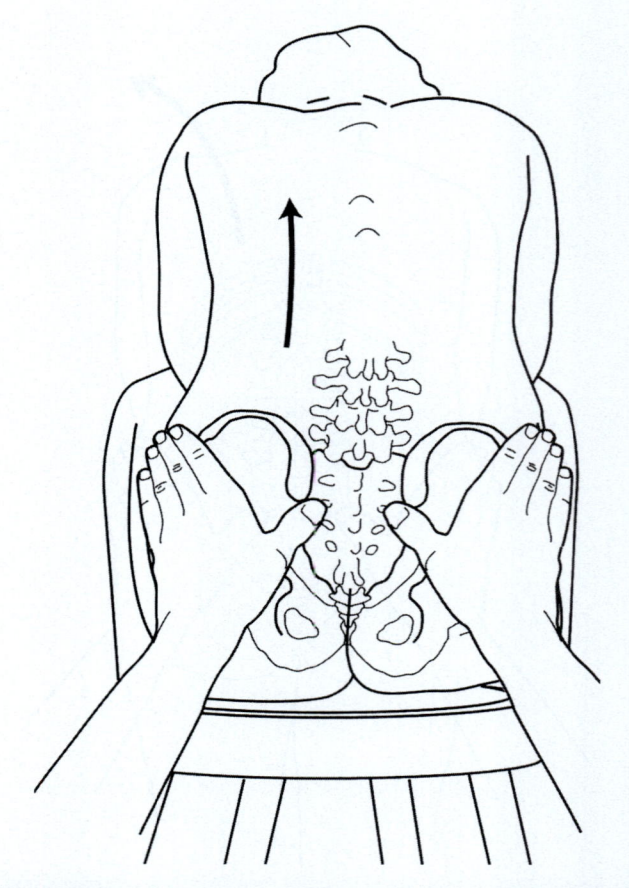

FIGURA 6.36 Teste de mobilidade da articulação sacroilíaca: teste de inclinação para a frente sentado.

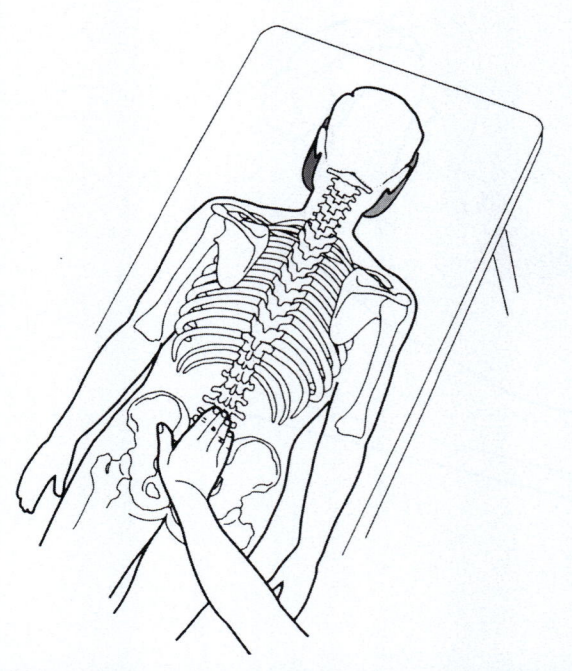

FIGURA 6.37 Teste de mobilidade da articulação sacroilíaca: deslizamento póstero-anterior do sacro.

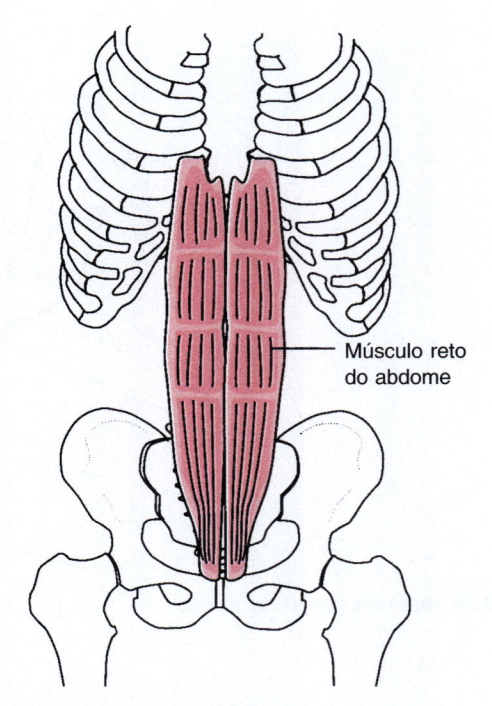

FIGURA 6.38 Os flexores do tronco.

TESTE CONTRA RESISTÊNCIA

Flexão do tronco

O reto do abdome é o flexor primário do tronco. Ele é auxiliado pelos músculos oblíquos interno e externo (Figura 6.38).

- Posição do paciente (Figura 6.39): em supino, com as mãos entrelaçadas atrás da cabeça.
- Teste contra resistência: estabilize as extremidades inferiores do paciente, pressionando a parte anterior das coxas, e peça que ele faça um abdominal, levantando as escápulas da mesa. Observe o umbigo para movimentos craniais ou caudais. O movimento em direção à cabeça indica contração mais forte da parte superior do músculo, e o movimento em direção aos pés indica contração mais forte dos segmentos inferiores do reto do abdome. Observe a região umbilical para uma protuberância do conteúdo abdominal através da linha alba. Isso representa uma hérnia umbilical. A flexão do tronco é feita com mais facilidade se o paciente tentar executar o teste com os braços relaxados ao lado.

A fraqueza da flexão no tronco resulta em maior risco de dor lombar e pode causar dificuldades para o paciente levantar-se a partir da posição sentada.

Rotação do tronco

Os rotadores do tronco são os músculos oblíquos interno e externo (Figura 6.40). Os músculos acessórios incluem multífidos, rotadores, retos do abdome, latíssimo do dorso e semi-espinal.

- Posição do paciente (Figura 6.41): supino com as mãos atrás do pescoço.
- Teste contra resistência: estabilize as extremidades inferiores do paciente, pressionando a parte anterior das coxas e pedindo a ele que eleve o ombro esquerdo e vire o corpo, de forma a trazer o cotovelo esquerdo em direção ao quadril direito. Esse teste afere os músculos oblíquo externo esquerdo e oblíquo interno direito. Depois, peça ao paciente para repetir o procedimento, levantando o ombro e a escápula direita e virando para a esquerda, a fim de testar os músculos oblíquo externo direito e oblíquo interno esquerdo.

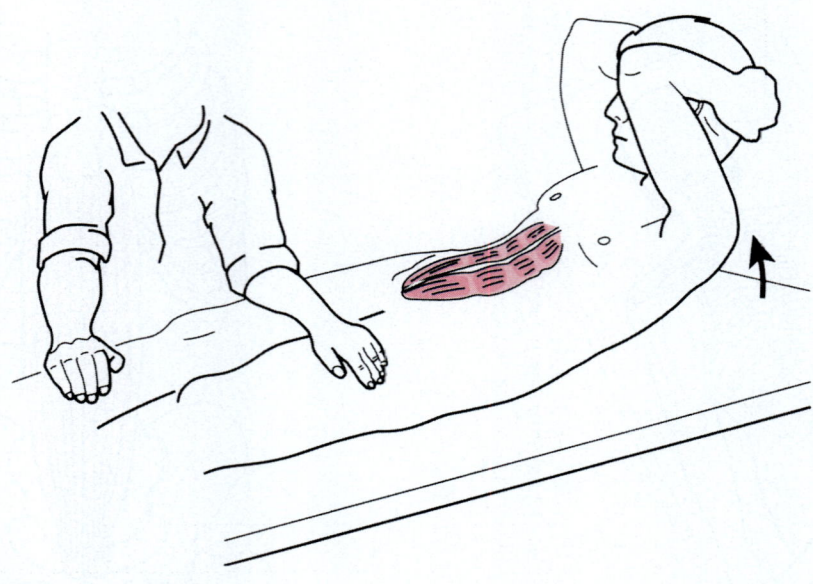

FIGURA 6.39 Teste da flexão do tronco.

Oblíquo interno

Oblíquo externo

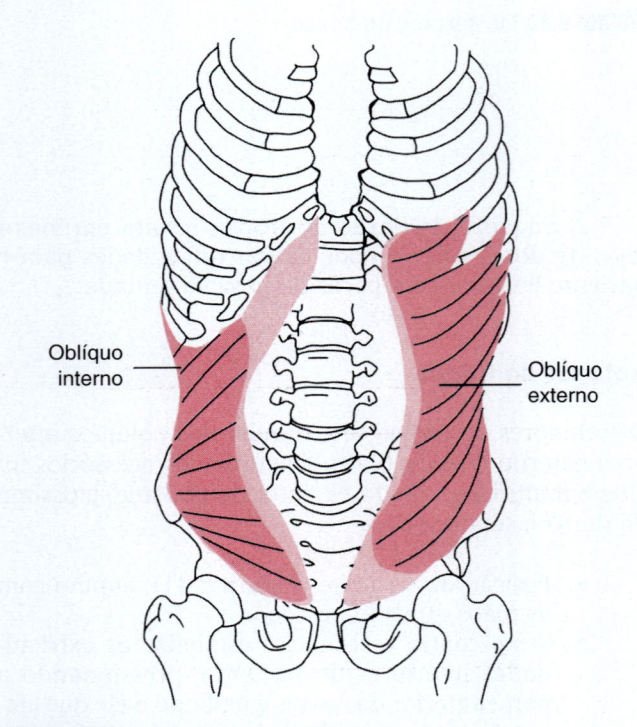

FIGURA 6.40 Os rotadores do tronco.

A fraqueza nos rotadores do tronco causa esforço expiratório reduzido e pode resultar em escoliose funcional. O risco de dor lombar também é maior.

Extensão do tronco

Os extensores do tronco são os músculos eretor da espinha, que incluem o iliocostal torácico, o longuíssimo do tórax, o espinal do tórax e o iliocostal lombar (Figura 6.42).

- Posição do paciente (Figura 6.43): deitado em pronação, com os braços ao longo do corpo. Coloque um travesseiro sob o abdome para conforto do paciente e para inverter a lordose lombar.
- Teste contra resistência: estabilize a pelve do paciente com um de seus antebraços e peça a ele para elevar o pescoço e o esterno contra a resistência aplicada no meio das costas.

A fraqueza dos músculos extensores das costas resulta em perda da lordose lombar e em aumento na cifose torácica. A fraqueza de lado resulta em curvatura lateral com concavidade em direção ao lado mais forte.

TESTE NEUROLÓGICO

O plexo lombar

O plexo lombar é composto das raízes nervosas de L1 até L4, com alguma contribuição de T12 (Figura 6.44). Perto da coluna, as raízes nervosas ramificam-se em di-

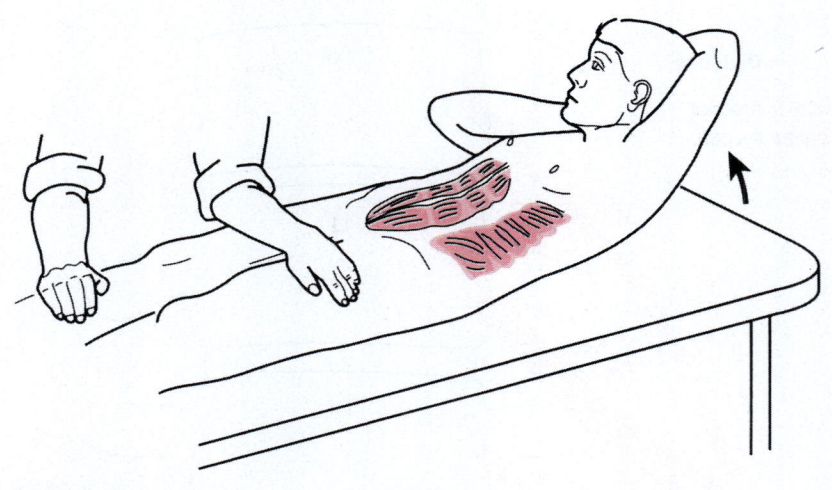

FIGURA 6.41 Teste da rotação do tronco.

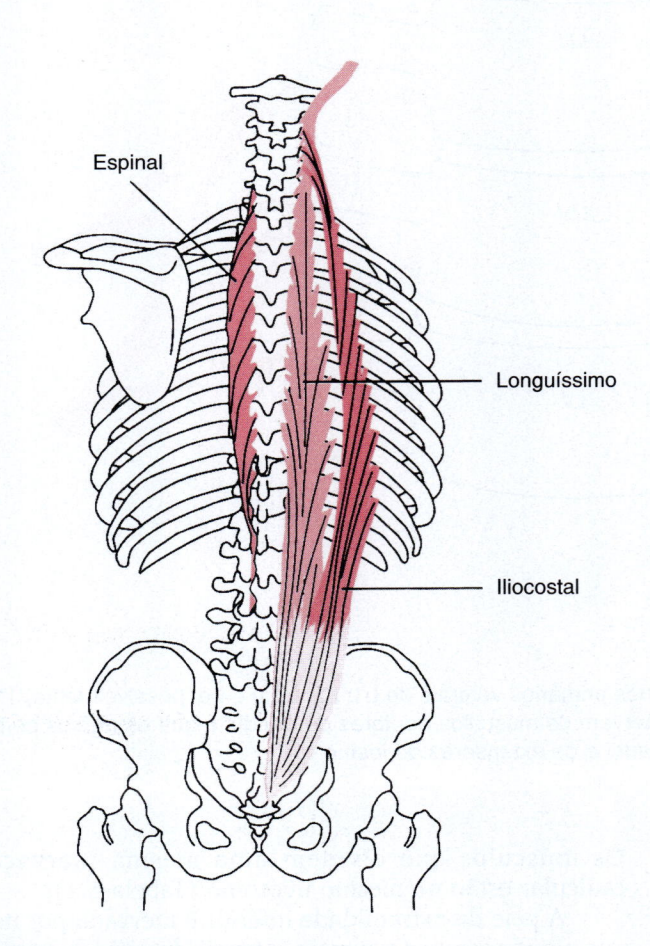

FIGURA 6.42 Os extensores do tronco.

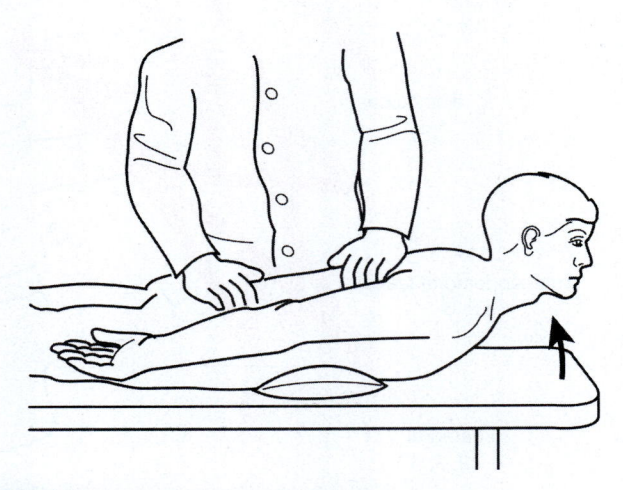

FIGURA 6.43 Teste da extensão do tronco.

visões anteriores e posteriores. Os nervos periféricos que são formados a partir das divisões anteriores inervam os músculos adutores do quadril. Os nervos que se formam a partir das divisões posteriores inervam os flexores do quadril e os extensores do joelho.

O plexo lombossacral

O plexo lombossacral é composto das raízes nervosas de L4 até S4 (Figura 6.45).

Por causa da rotação do membro inferior que ocorre durante a embriogênese, as divisões anteriores e os nervos periféricos que emanam delas inervam a parte posterior da extremidade inferior e a superfície plantar do pé. As divisões posteriores das raízes nervosas lombossacras e os nervos periféricos derivados delas inervam os abdutores laterais e um extensor do quadril, os mús-

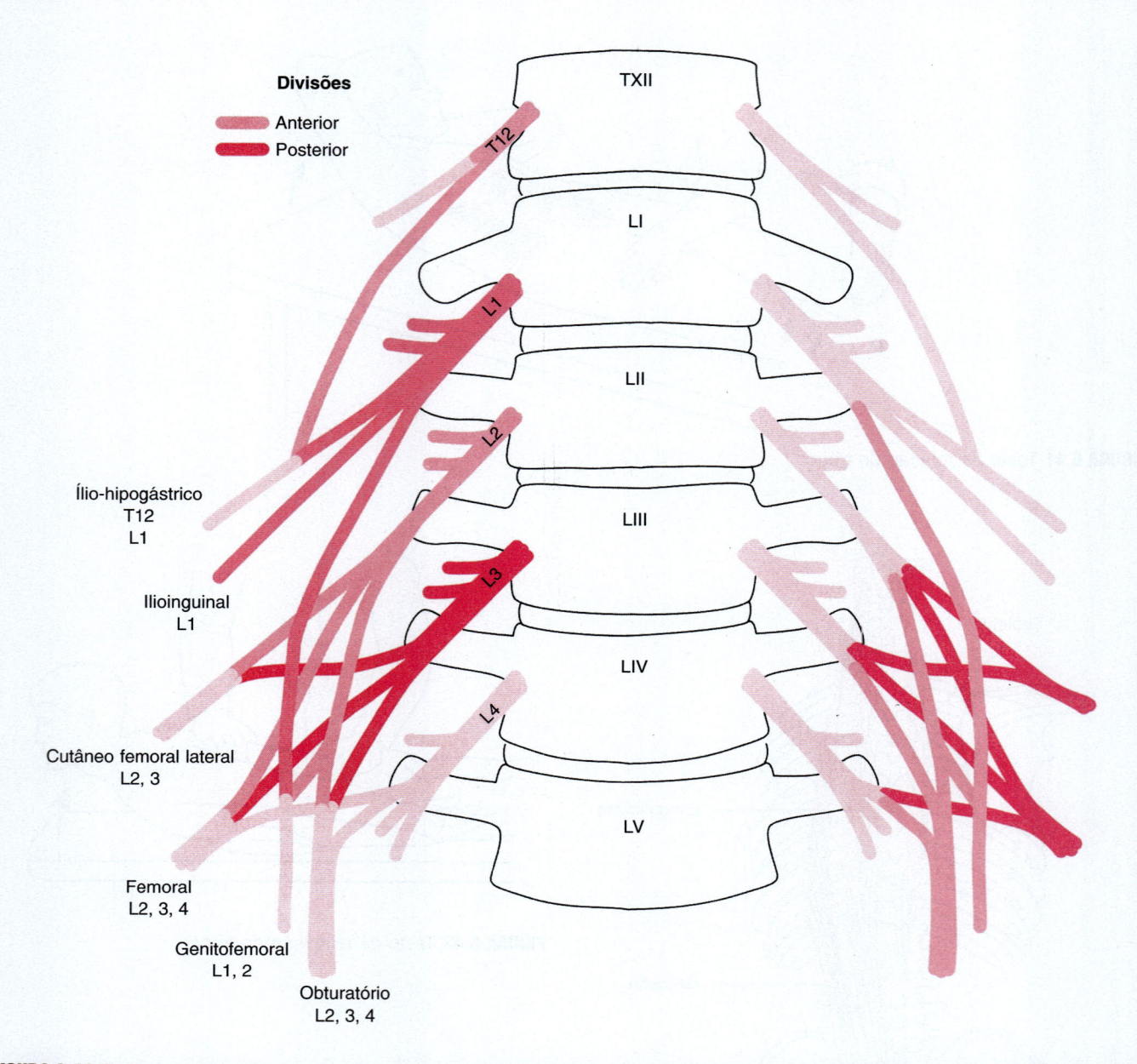

FIGURA 6.44 O plexo lombar. O plexo lombar é formado pelos ramos primários ventrais de L1, L2, L3 e L4 e, possivelmente, T12. Note que os nervos periféricos a partir das divisões anteriores inervam os músculos adutores do quadril e que os nervos periféricos a partir das divisões posteriores inervam os flexores do quadril e os extensores do joelho.

culos dorsiflexores do tornozelo e os músculos extensores dos dedos do pé.

Teste por nível neurológico

A doença da coluna lombossacra é comum e o teste neurológico é necessário para determinar o local do processo patológico. Os músculos da extremidade inferior são habitualmente inervados por raízes nervosas específicas. Os músculos que dividem uma mesma inervação radicular estão no mesmo miótomo (Tabela 6.1).

A pele da extremidade inferior é inervada por nervos periféricos que emanam a partir de raízes nervosas específicas. A pele que divide inervação de uma raiz nervosa em particular partilha um dermátomo comum (Figura 6.46).

O conhecimento dos miótomos, dos dermátomos e das inervações de nervos periféricos (Figura 6.47) da pele e dos músculos irá auxiliá-lo no diagnóstico de uma

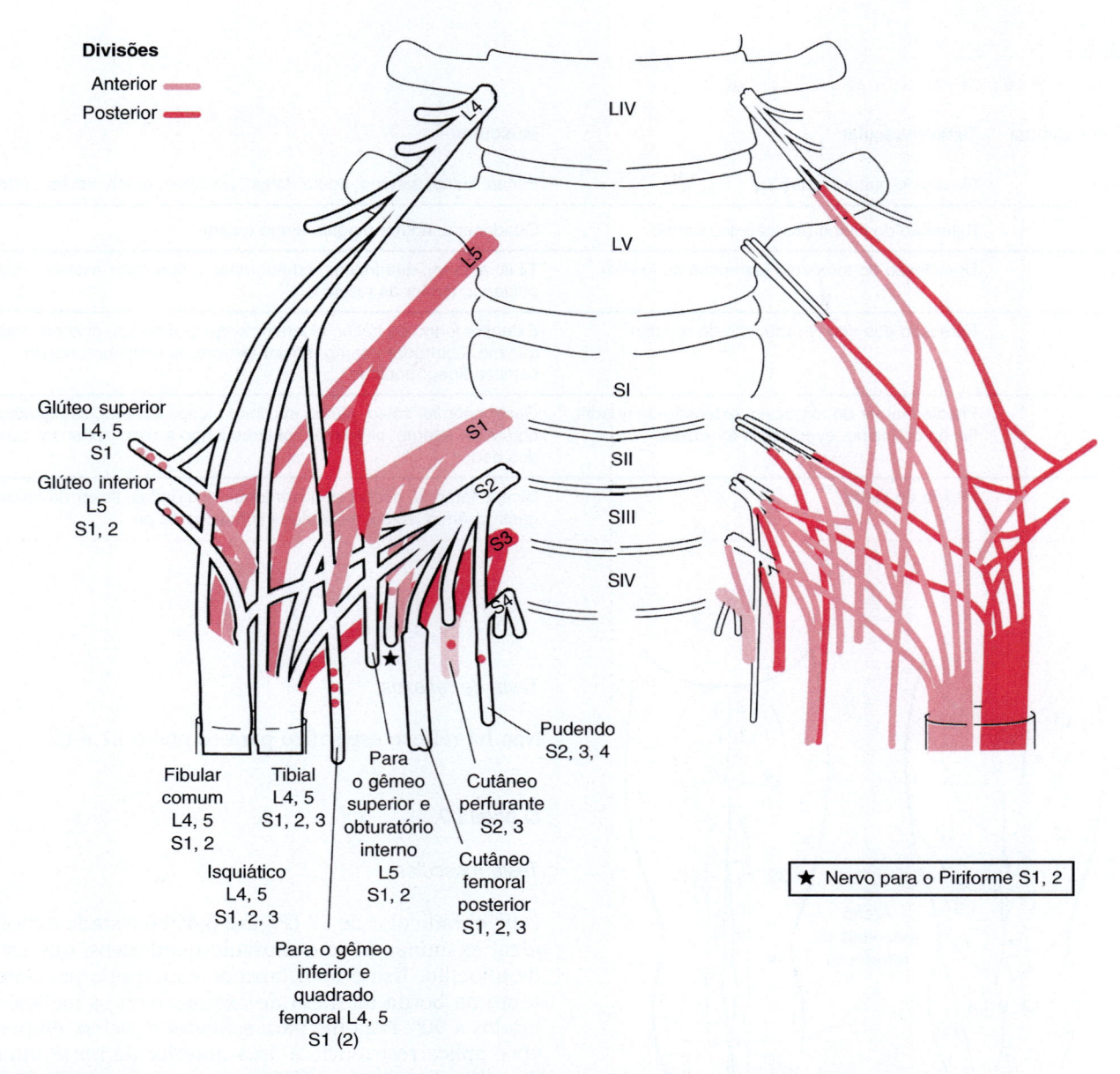

FIGURA 6.45 O plexo lombossacro. Esse plexo é formado pelos ramos primários ventrais de L4, L5, S1, S2 e S3.

patologia neurológica. Lembre-se que há uma variabilidade significativa de um paciente a outro com respeito a padrões de inervação. Com isso em mente, o exame neurológico é, então, organizado por níveis radiculares.

Os níveis L1 e L2

Teste muscular

As raízes nervosas de L1 e L2 (Figura 6.48) inervam o músculo iliopsoas, que é um flexor do quadril. Teste a flexão do quadril fazendo o paciente sentar na borda da mesa com os joelhos dobrados em 90°. Peça-lhe para elevar o joelho ao mesmo tempo em que você aplica resistência na parte anterior e média da coxa (ver páginas 320 e 321 para obter mais informações).

Teste da sensibilidade

O dermátomo L1 está localizado sobre o ligamento inguinal. A área sensorial importante está localizada sobre o terço medial do ligamento. O dermátomo de L2

Tabela 6.1
Plexo lombossacral: organização muscular

Nível radicular	Teste muscular	Músculos
L1-L2	Flexão do quadril (adução)	Psoas, ilíaco, sartório, adutor longo, pectíneo, grácil, adutor curto
L3	Extensão do joelho (adução do quadril)	Quadríceps, adutor magno, longo e curto
L4	Dorsiflexão do tornozelo (extensão do joelho)	Tibial anterior, quadríceps, adutor magno, obturador externo, tibial posterior, tensor da fáscia lata
L5	Extensão dos dedos (abdução do quadril)	Extensor longo do hálux, extensor longo dos dedos, glúteos médio e mínimo, obturador interno, fibular terceiro, semimembranáceo, semitendíneo, poplíteo
S1	Flexão plantar do tornozelo, extensão do quadril, flexão do joelho, eversão do tornozelo	Gastrocnêmio, sóleo, glúteo máximo, bíceps femoral, semitendíneo, obturador interno, piriforme, fibulares longo e curto, extensor curto dos dedos
S2	Flexão do joelho	Bíceps femoral, piriforme, flexor longo dos dedos, flexor do hálux, gastrocnêmio, sóleo, músculos intrínsecos do pé

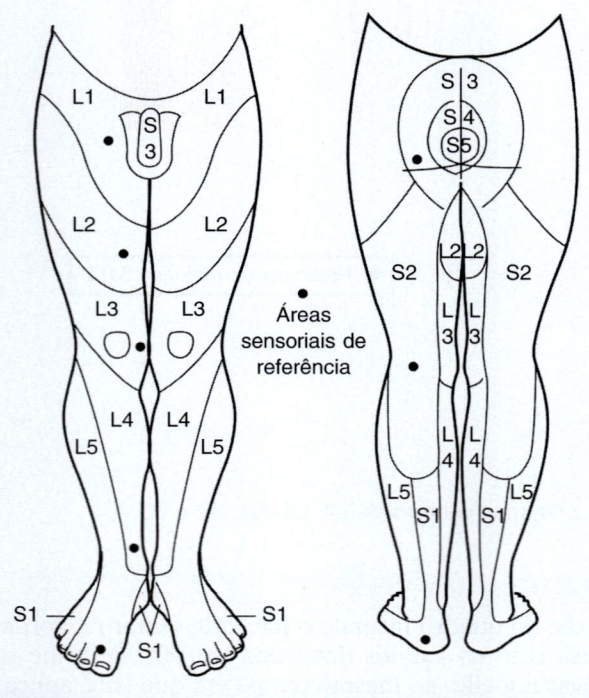

FIGURA 6.46 Os dermátomos e as áreas sensoriais de referência na extremidade inferior.

está localizado sobre a parte ântero-medial próxima à coxa. A área sensorial de referência está localizada aproximadamente a meio caminho da virilha ao joelho, na parte medial da coxa.

Teste de reflexos

Não há reflexo específico para os níveis L1 e L2.

O nível L3

Teste muscular

O nível radicular de L3 (Figura 6.49) é testado de forma ideal examinando-se o músculo quadríceps, que estende o joelho. Isso é feito fazendo com que o paciente se sente na borda da mesa de exames com os joelhos dobrados a 90°. Peça-lhe para estender o joelho, enquanto você aplica resistência à área anterior da parte inferior da perna (ver página 369 para mais informações).

Teste da sensibilidade

O dermátomo de L3 está localizado na parte ântero-medial da coxa. Ele se estende logo abaixo da área medial do joelho. A área sensorial de referência para L3 está localizada logo medialmente à patela.

Teste de reflexos

Não há reflexo específico para o nível de L3. A raiz nervosa de L3 contribui para o reflexo do quadríceps no joelho (ver a seguir).

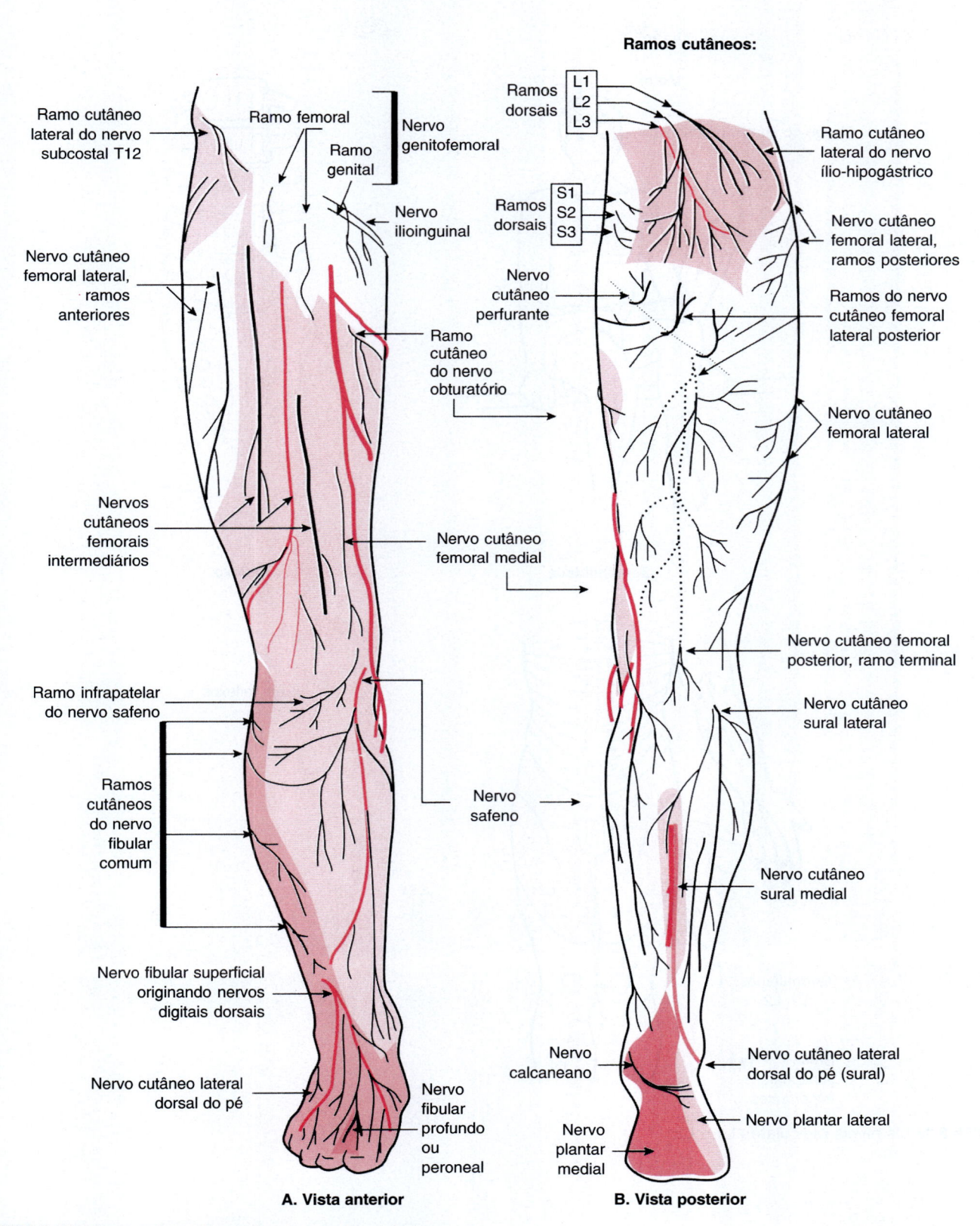

FIGURA 6.47 A inervação cutânea de um membro inferior.

A. Vista anterior
B. Vista posterior

Capítulo 6 — A COLUNA LOMBOSSACRA

133

A COLUNA LOMBOSSACRA Capítulo 6

Motor

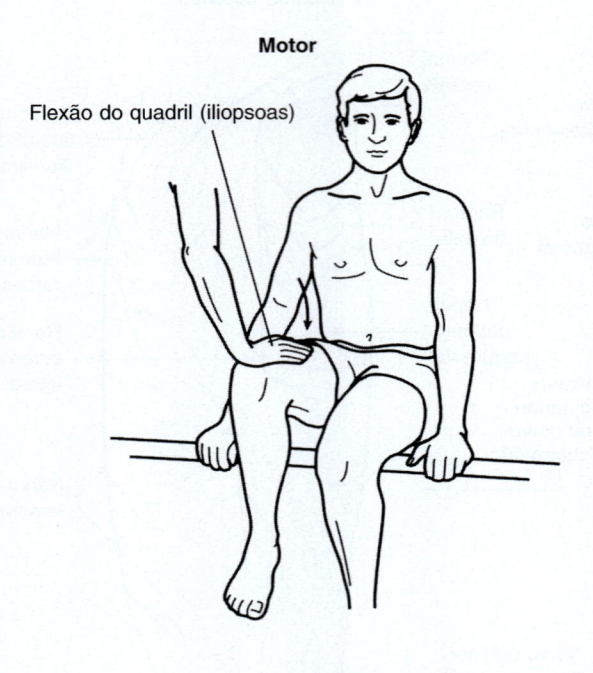

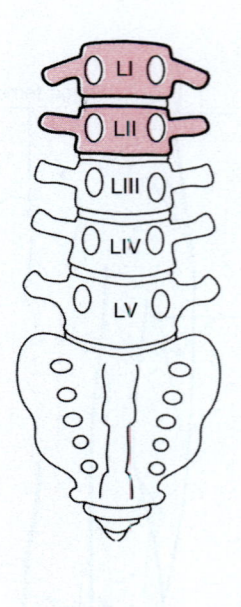

Flexão do quadril (iliopsoas)

Sensibilidade

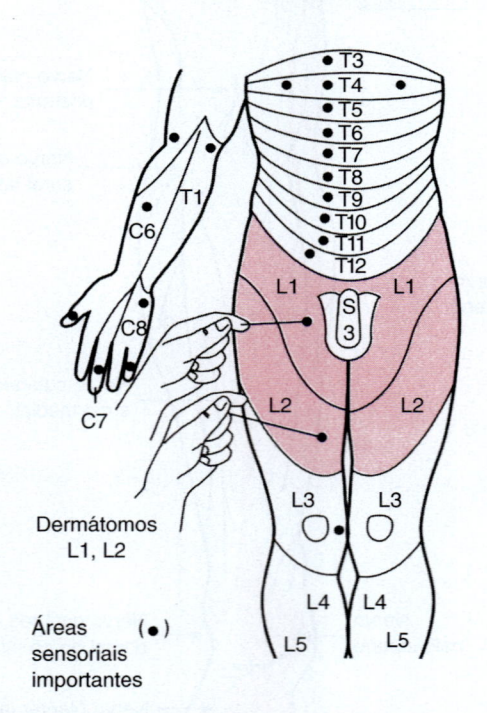

Dermátomos L1, L2

Áreas (•) sensoriais importantes

Reflexo

Sem reflexos

FIGURA 6.48 Os níveis radiculares L1 e L2.

Capítulo 6 A COLUNA LOMBOSSACRA

Extensão do joelho (quadríceps)

Motor

Sensibilidade

Dermátomo L3

Áreas (•) sensoriais importantes

Reflexo

Reflexo do quadríceps

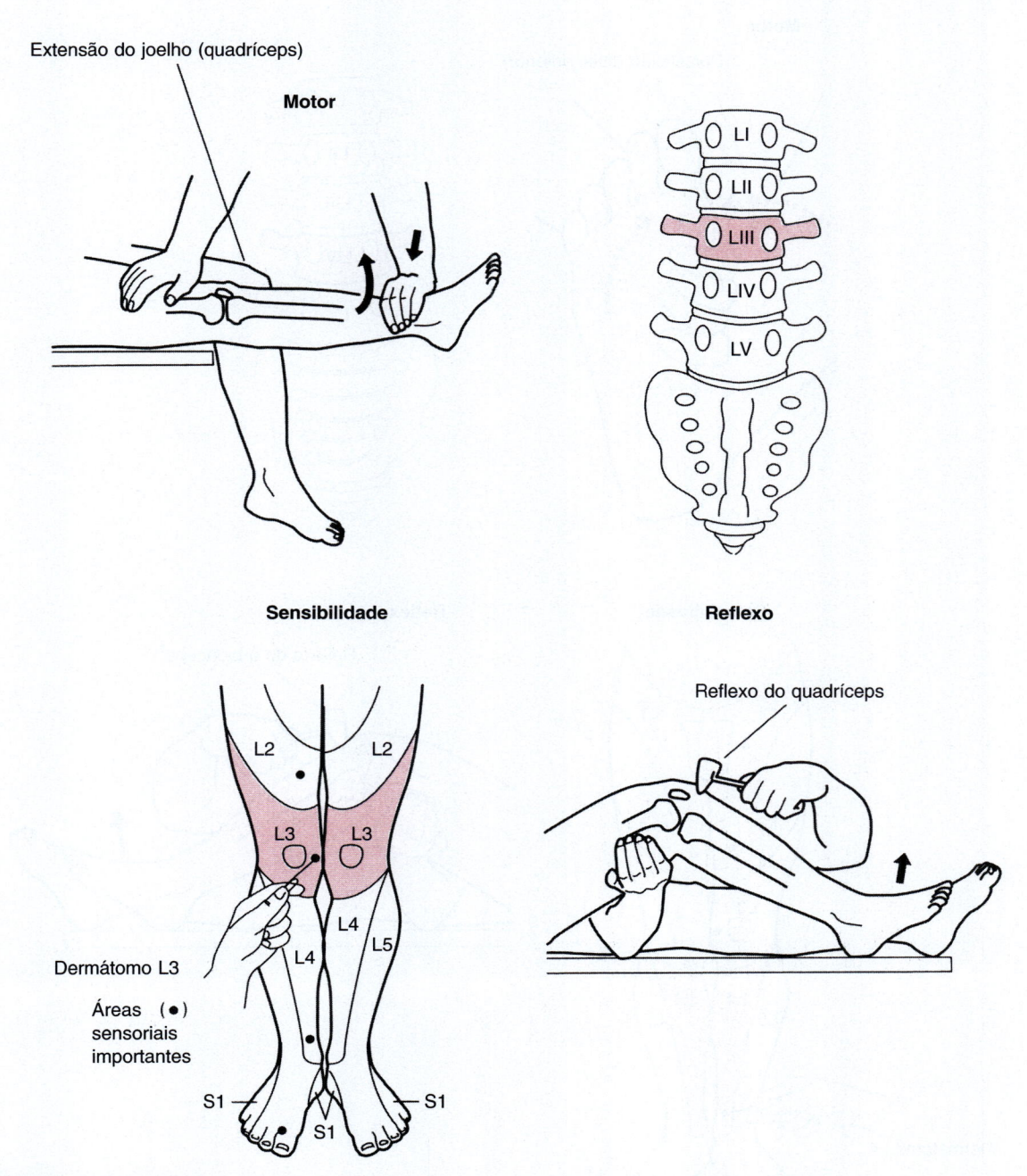

FIGURA 6.49 O nível radicular L3.

135

O nível L4

Teste muscular

A raiz nervosa de L4 (Figura 6.50) é examinada de forma ideal por meio do teste da dorsiflexão, que é feita pelo músculo tibial anterior. O paciente deve estar na posição sentada ou supina. Peça para ele levantar o pé para cima e para dentro, dobrando no tornozelo, enquanto você aplica resistência ao dorso do pé.

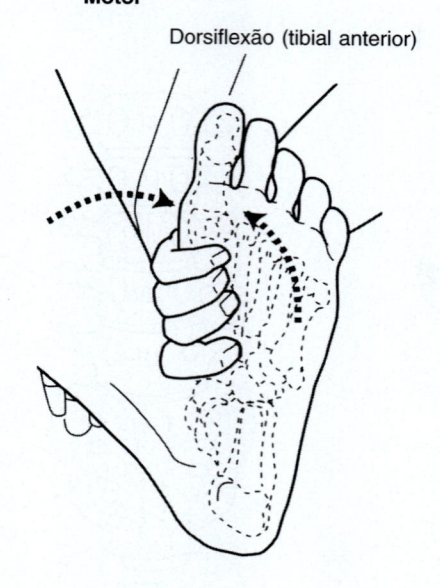

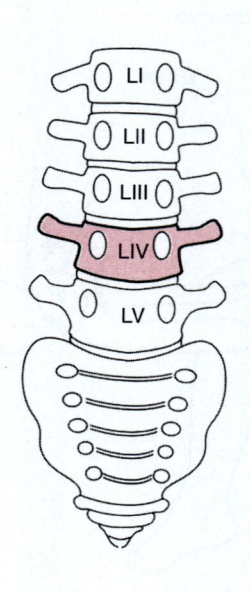

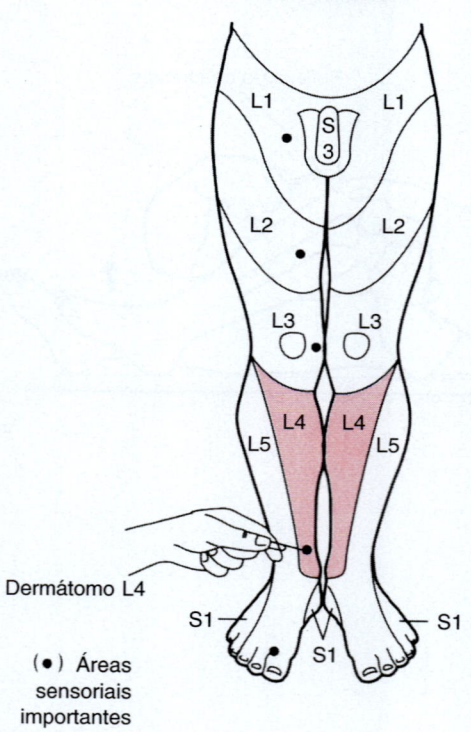

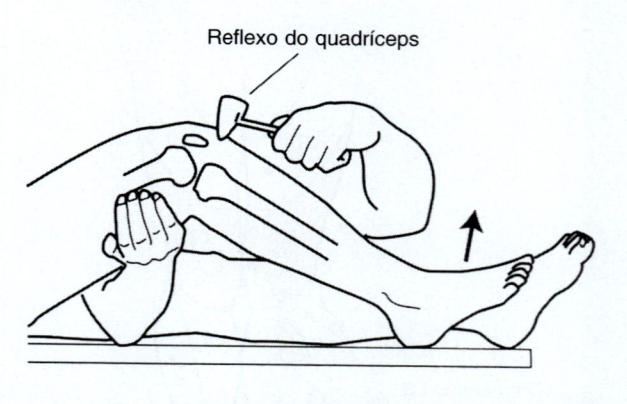

FIGURA 6.50 O nível radicular L4.

Teste da sensibilidade

O dermátomo de L4 está localizado sobre a área medial da perna e estende-se além do maléolo medial. A área sensorial de referência de L4 está localizada próxima ao maléolo medial.

Teste de reflexos

L4 é testado por meio do exame do reflexo do quadríceps. O paciente deve ficar sentado com as pernas sobre a borda da mesa. Então, percuta o tendão patelar com um martelo de reflexos e observe a contração do quadríceps e a extensão do joelho.

O nível L5

Teste muscular

A raiz nervosa de L5 (Figura 6.51) é testada por meio do exame do músculo extensor longo do hálux, que se estende até a falange distal do dedo maior do pé. O paciente deve estar sentado ou deitado na posição supina. Peça ao paciente para elevar o hálux enquanto você aplica resistência à falange distal.

Teste da sensibilidade

O dermátomo de L5 está localizado na região ânterolateral da perna. Ele se estende até a parte dorsal do pé. A área sensorial de importância em L5 está localizada próxima ao segundo raio no aspecto dorsal do pé.

Teste de reflexos

A contração sural medial pode ser usada para testar a raiz nervosa de L5. Isso deve ser feito com o paciente na posição supina. Sustente a perna com seu antebraço e coloque seu polegar sobre o tendão sural medial distal, na fossa poplítea. Percuta seu polegar com o martelo de reflexos e observe a flexão do joelho.

O nível S1

Teste muscular

A raiz nervosa de S1 (Figura 6.52) é testada por meio do exame da flexão plantar do pé pelos músculos gastrocnêmio e sóleo. Solicite que o paciente fique na ponta dos pés.

Teste da sensibilidade

O dermátomo de S1 está localizado na parte posterior da panturrilha e estende-se distalmente para o calcanhar e lateralmente ao longo do dorso do pé. A área sensorial de referência para S1 está localizada lateralmente à inserção do tendão do calcâneo no pé.

Teste de reflexos

A raiz nervosa de S1 é testada por meio do exame do reflexo do tornozelo. O paciente deve estar sentado com as pernas pendentes sobre a borda da mesa. Aplique leve pressão à parte plantar do pé e peça ao paciente para relaxar no momento em que você percute o tendão do calcâneo com o martelo de reflexos. Observe a flexão plantar do pé e a contração dos músculos da panturrilha.

Os níveis S2, S3 e S4

Teste muscular

As raízes nervosas de S2 a S4 suprem a bexiga urinária e os músculos intrínsecos do pé.

Teste da sensibilidade

O dermátomo de S2 está localizado na parte posterior da coxa e estende-se distalmente até o meio da panturrilha. A área sensorial de referência está localizada no centro da fossa poplítea. Os dermátomos de S3 e S4 estão localizados de forma concentrada ao redor do ânus, com o dermátomo de S3 formando o anel mais externo.

Os reflexos superficiais

Os reflexos cutâneos abdominais superior, médio e inferior, o reflexo cremastérico e o reflexo de Babinski são testados para examinar os neurônios motores superiores do trato piramidal. Esses reflexos ficam exagerados nas doenças do neurônio motor superior, tais como acidentes vasculares e lesões próximas à medula espinal.

Reflexo cutâneo abdominal superior (T5-T8) (Figura 6.53)

O paciente deve estar na posição supina, relaxado, tendo os braços ao longo do corpo e os joelhos levemente flexionados. A pele sobre a parte inferior do arcabouço

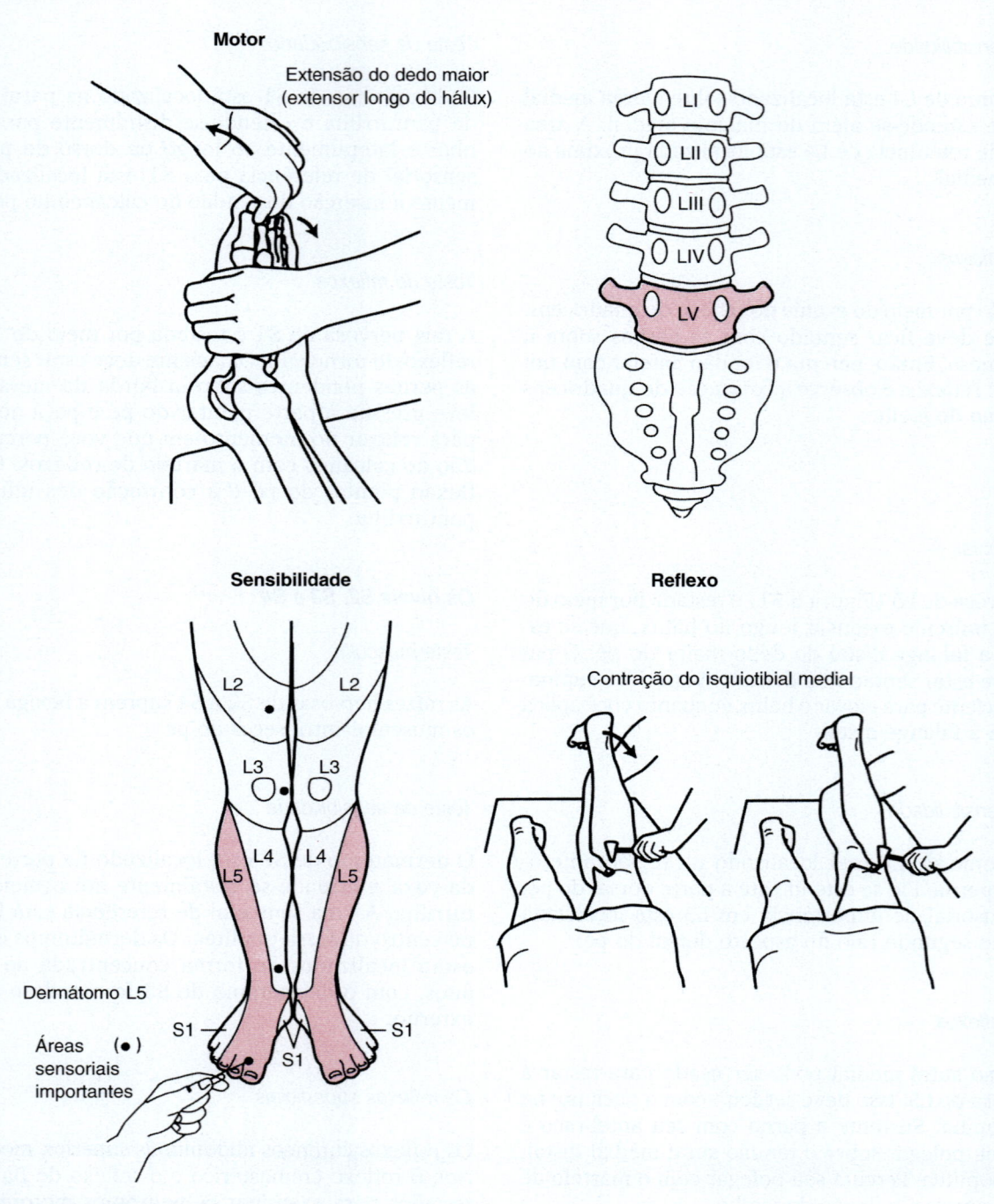

FIGURA 6.51 O nível radicular L5.

costal deve ser tocada com a unha ou com uma chave, da lateral para o meio. Observe se há contração dos músculos abdominais superiores no mesmo lado. Você também pode observar o movimento do umbigo no mesmo lado do estímulo.

Reflexo cutâneo abdominal médio (T9-T11) (Figura 6.54)

Faça o teste anterior, mas ao nível do umbigo. A resposta é similar do reflexo cutâneo abdominal superior.

Capítulo 6 **A COLUNA LOMBOSSACRA**

Motor

Flexão plantar (gastrocnêmio, sóleo)

Sensibilidade

Reflexo

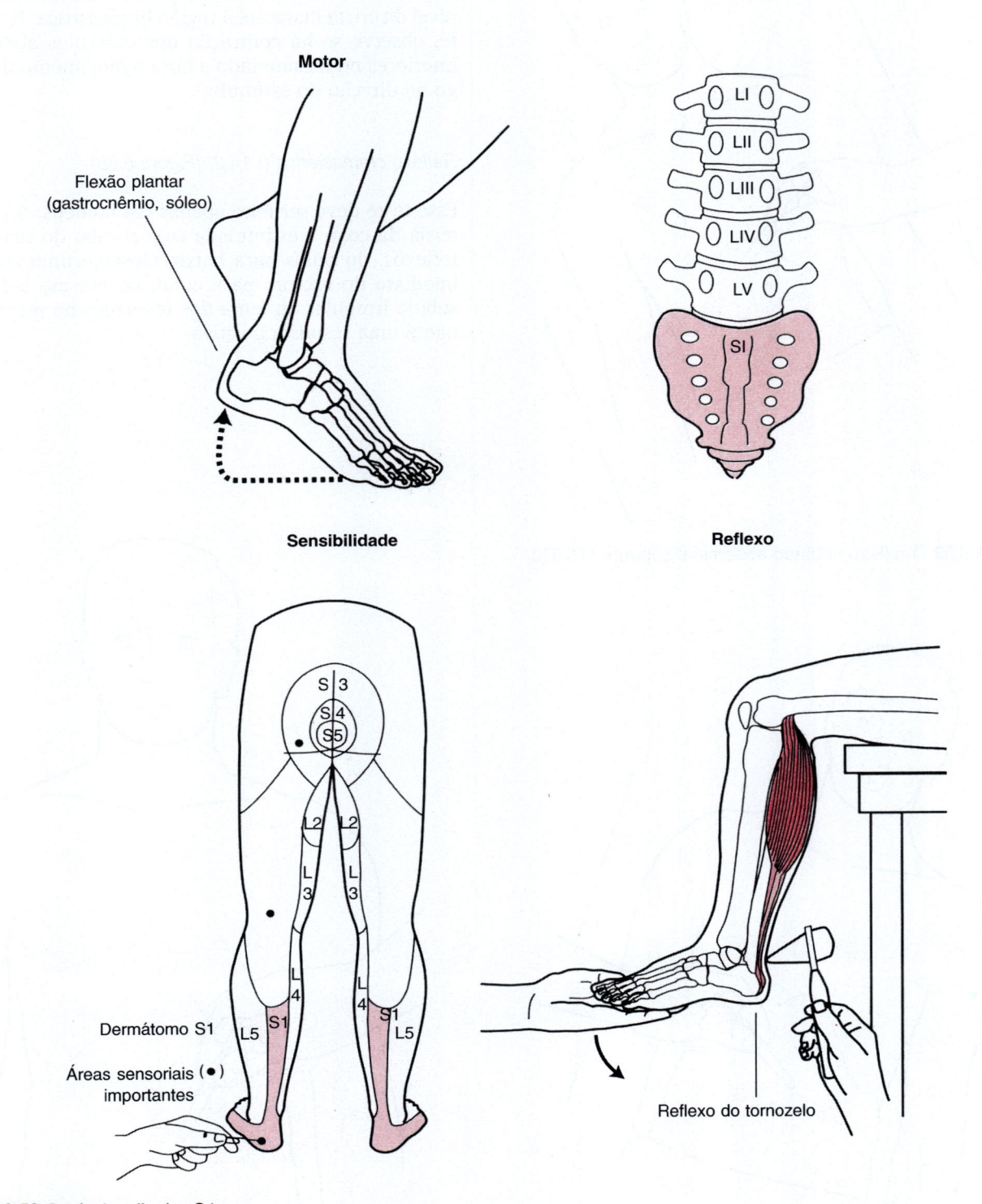

Dermátomo S1
Áreas sensoriais (●) importantes

Reflexo do tornozelo

FIGURA 6.52 O nível radicular S1.

139

Reflexo cutâneo abdominal inferior (T11-T12) (Figura 6.55)

Faça como no teste anterior, porém com o estímulo ao nível da crista ilíaca até a região hipogástrica. Novamente, observe se há contração dos músculos abdominais inferiores no mesmo lado e note o movimento do umbigo na direção do estímulo.

Reflexo cremastérico (L1-L2) (Figura 6.56)

Esse teste deve ser feito apenas em homens. A parte interna da coxa é estimulada com o cabo do martelo de reflexos, do púbis para baixo. Observe uma contração imediata do escroto para cima, no mesmo lado. Uma subida irregular ou lenta dos testículos no mesmo lado não é uma resposta positiva.

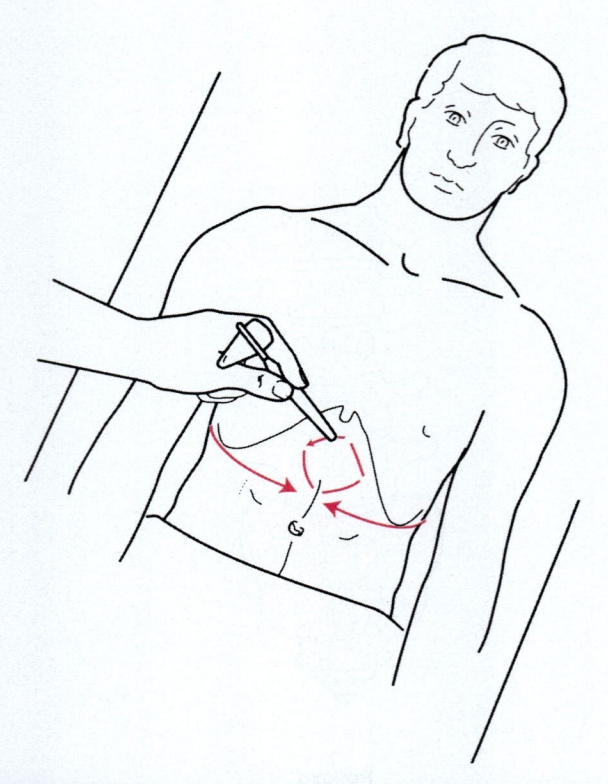

FIGURA 6.53 O reflexo cutâneo abdominal superior (T5-T8).

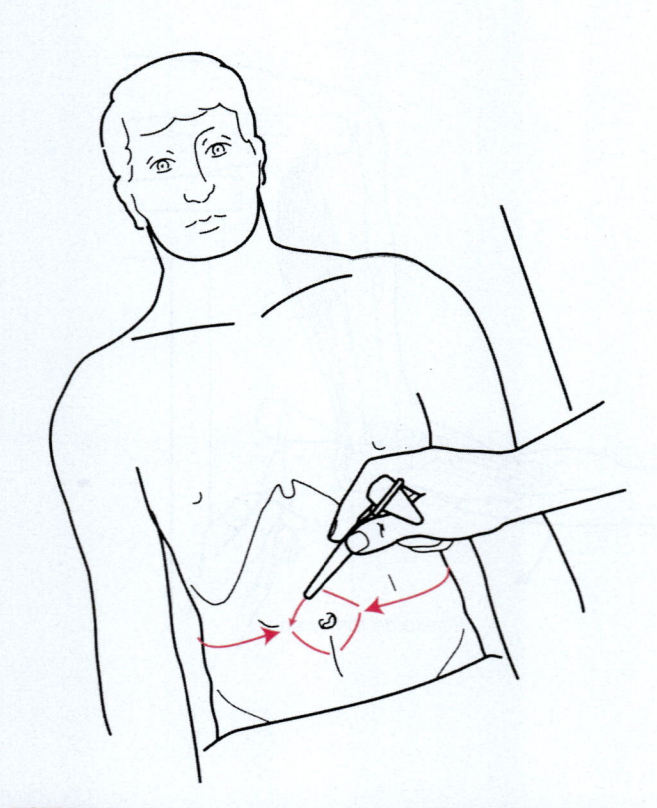

FIGURA 6.54 O reflexo cutâneo abdominal médio (T9-T11).

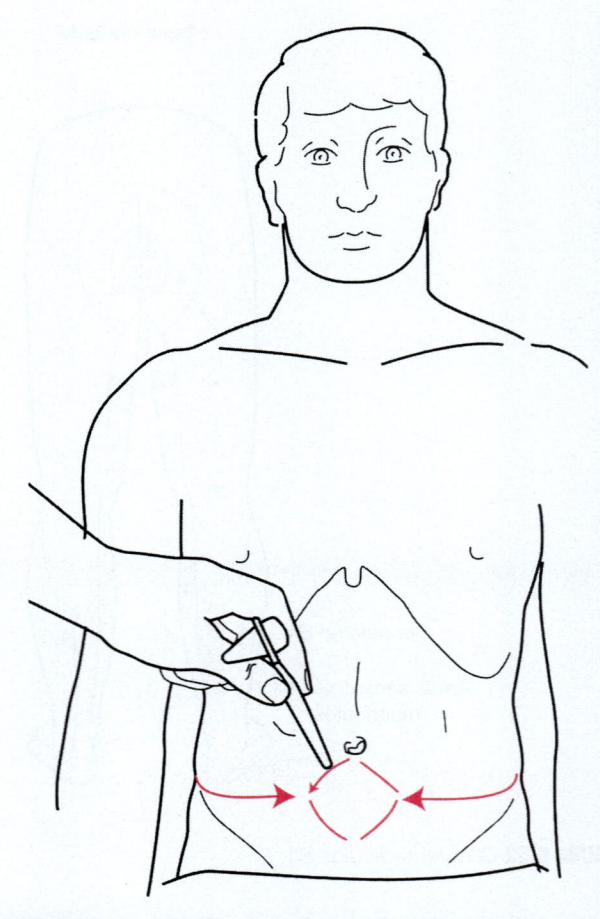

FIGURA 6.55 O reflexo cutâneo abdominal inferior (T11, T12).

Capítulo 6 **A COLUNA LOMBOSSACRA**

TESTES ESPECIAIS

Teste de elevação da perna

Tal teste é feito para estirar proximalmente o nervo isquiático e sua cobertura dural. Nos pacientes com um disco herniado em LIV-LV ou LV-SI (Figuras 6.57 e 6.58) pressionando as raízes nervosas de L5 ou S1, o alongamento do nervo isquiático freqüentemente causará piora da dor na extremidade inferior, parestesias ou ambos os sintomas. O teste deve ser realizado pedindo-se para o paciente deitar na posição supina (Figura 6.59). Com o joelho estendido, pegue o pé do paciente pelo calcanhar e eleve, a partir da mesa de exames, toda a perna dele. Com a perna sendo elevada além de aproximadamente 75°, o nervo isquiático começa a ser alongado. O paciente irá queixar-se de aumento na dor da extremidade inferior ou de parestesias no lado examinado. Esta será uma resposta positiva no teste de elevação da perna. Se o paciente se queixar de dor na perna oposta, isso será chamado de resposta cruzada positiva, sendo muito significativa para um disco herniado. O paciente pode também se queixar de dor na parte posterior da coxa, o que ocorre por encurtamento dos isquiotibiais.

Você pode determinar se a dor é causada por isquiotibiais encurtados ou se ela é de origem neurogênica ele-

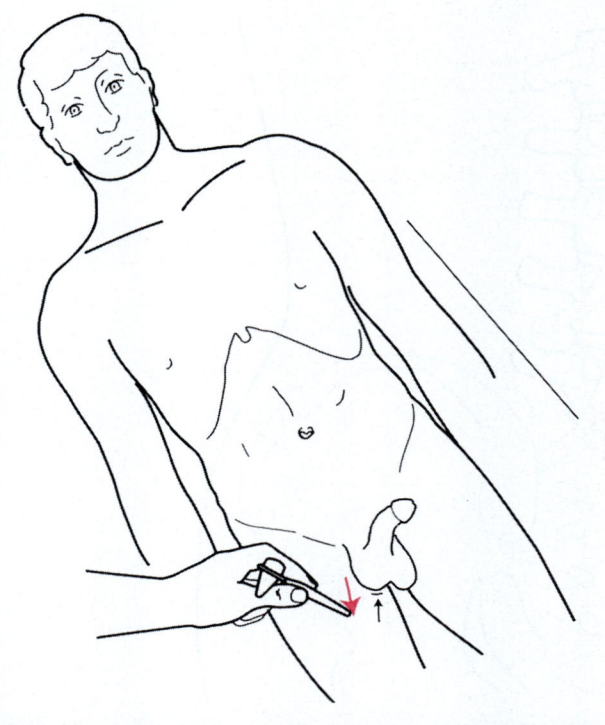

FIGURA 6.56 O reflexo cremastérico. Observe que o movimento imediato do escroto para cima é um resultado positivo do teste.

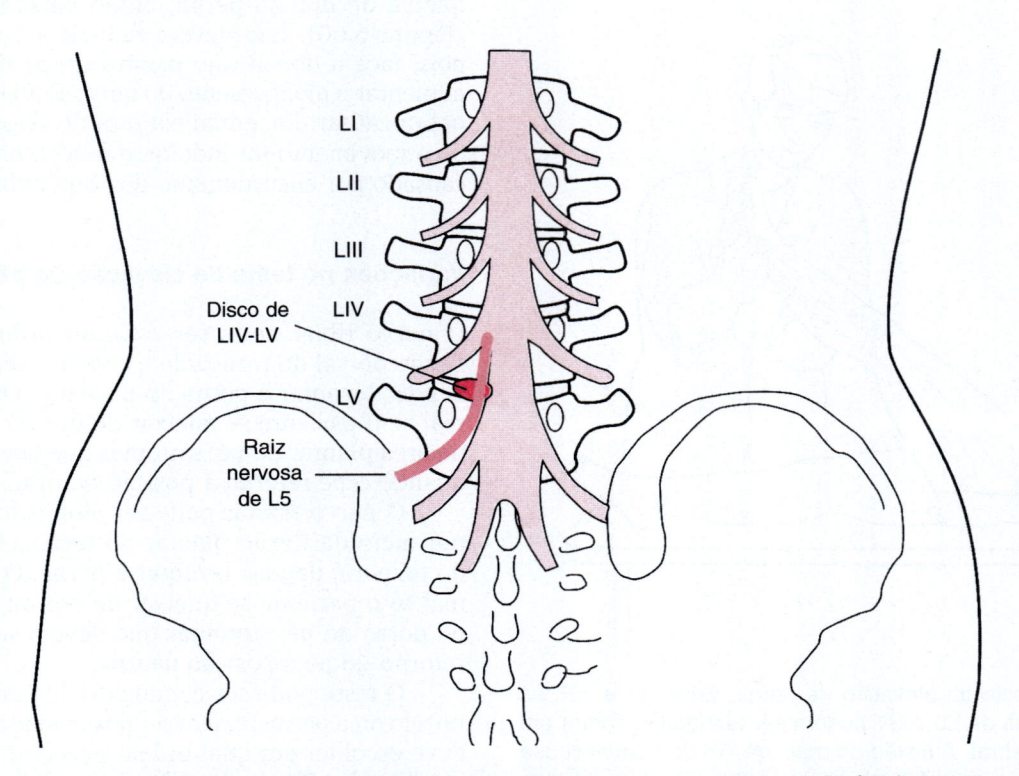

FIGURA 6.57 Uma herniação póstero-lateral do disco de LIV-LV pode causar compressão e lesão à raiz nervosa de L5.

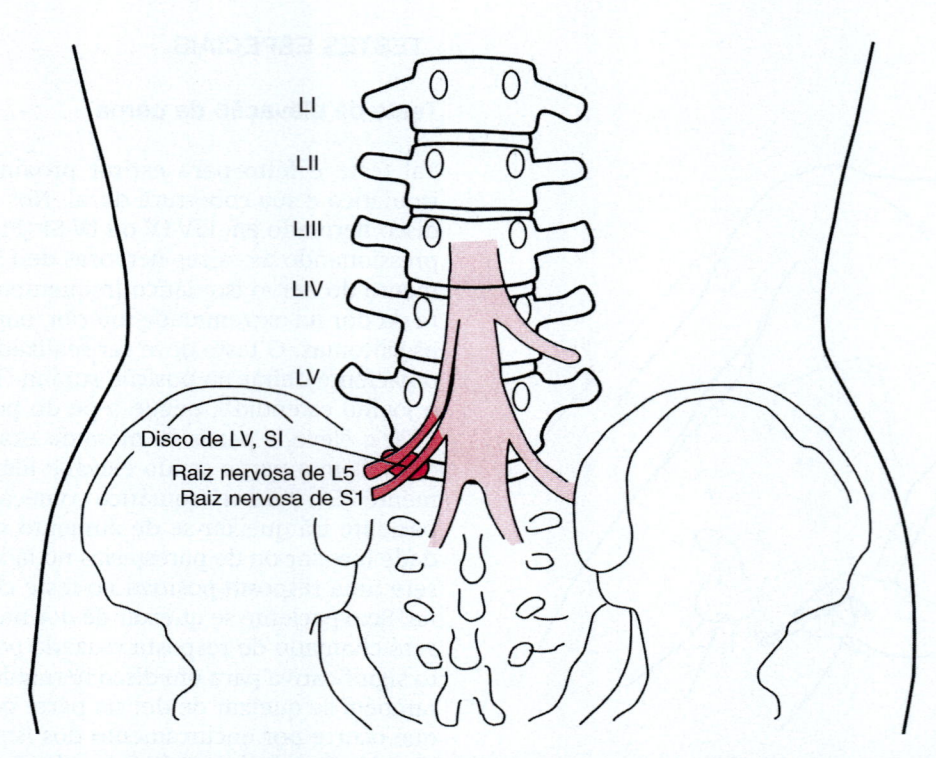

FIGURA 6.58 Uma herniação póstero-lateral do disco de LV-SI pode causar compressão e lesão às raízes nervosas de L5 e S1.

vando a perna do paciente até o ponto no qual ele se queixa de dor na perna, então baixando-a levemente (Figura 6.60). Isso deverá reduzir a dor na perna. Depois, faça a dorsiflexão passiva do pé do paciente para aumentar o alongamento do nervo isquiático. Se essa manobra causar dor, então ela será de origem neurogênica. Se o movimento for indolor, o desconforto do paciente é causado por encurtamento dos isquiotibiais.

Variações no teste de elevação da perna

O nervo tibial pode ser estirado primeiramente pela flexão dorsal do tornozelo e com a inversão do pé para, depois, levantar a perna do paciente. O teste será anormal se o paciente se queixar de dor ou adormecimento na área plantar do pé, sintomas que devem ser aliviados quando o pé retorna à posição neutra.

O nervo fibular pode ser alongado primeiramente por meio da flexão plantar do tornozelo e da inversão do pé para, depois, levantar a perna. O teste será anormal se o paciente se queixar de dor ou adormecimento no dorso do pé, sintomas que devem ser aliviados pelo retorno do pé à posição neutra.

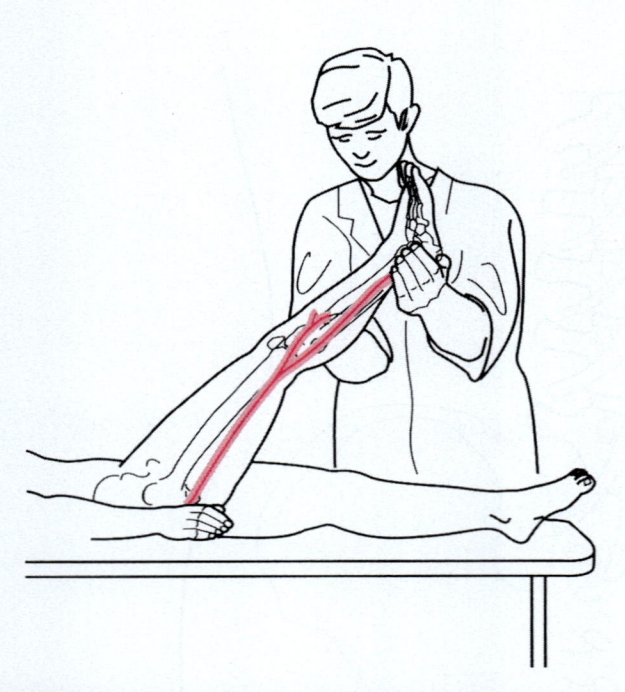

FIGURA 6.59 Teste da elevação da perna. Entre 35 e 70°, as raízes nervosas de L5 e S1 podem ser alongadas contra um disco intervertebral. A flexão de mais de 70° do quadril causa estresse sobre a coluna lombar.

O teste pode ser conduzido de duas formas: o tornozelo ou a perna podem ser posicionados primeiro. Você deve escolher em qual ordem executar o teste, posicionando primeiro a parte do corpo mais perto dos sinto-

Capítulo 6 **A COLUNA LOMBOSSACRA**

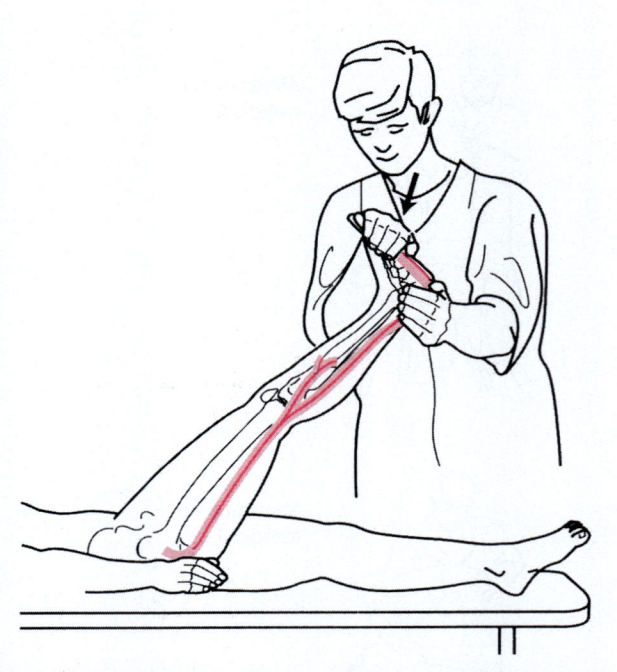

FIGURA 6.60 Ao levantar a perna até o ponto em que o paciente pára de sentir dor ou parestesias na perna e, então, fazer a dorsiflexão do tornozelo, você poderá determinar se a dor na perna é por encurtamento de isquiotibiais ou se tem origem neurogênica. Se a dor for reproduzida na dorsiflexão do tornozelo, após o relaxamento dos isquiotibiais por meio de leve abaixamento da perna, então a dor é de origem neurogênica.

mas. Por exemplo, se a dor for na nádega, use o teste de elevação da perna primeiro e, depois, posicione o tornozelo do paciente. Se a dor for no pé, posicione primeiro o tornozelo (Butler, 1991).

O teste do abaixamento

O teste do abaixamento (Figura 6.61) é um teste de tensão neural que está indicado quando o paciente se queixa de sintomas espinais. O teste é conduzido da seguinte maneira.

- Posição do paciente: sentado, com ambas as extremidades inferiores apoiadas, com as extremidades superiores nas costas e com as mãos entrelaçadas.
- Instrua-o a "arquear-se". Pode ser feita uma pressão para aumentar o grau de flexão. Mantenha a flexão e peça-lhe que dobre o pescoço em direção ao peito. Faça mais pressão e os sintomas são reavaliados. Enquanto mantém tal posição, instrua o paciente para que ele estenda um joelho; então, reavalie. Logo, peça ao paciente para dorsifletir o tornozelo e reavalie. Libere a flexão do pescoço e reavalie novamente. Peça ao paciente para flexionar novamente o pescoço e faça com que ele repita o processo com a outra perna. Por fim, as duas pernas podem ser simultaneamente estendidas.

As respostas normais podem incluir dor em T8-T9 em aproximadamente 50% dos pacientes, dor na área posterior do joelho estendido, diminuição da amplitude de movimento na dorsiflexão e liberação dos sintomas, bem como aumento na amplitude quando é liberada a flexão do pescoço (Butler, 1991). A piora dos sintomas neurológicos pode ser indicativa de patologia secundária a tensão no sistema nervoso.

Teste de estiramento femoral

Esse teste (Figura 6.62) é útil para determinar se o paciente tem um disco herniado na região LII-LIV. O propósito do teste é estirar o nervo femoral e as raízes nervosas de L2-L4. O paciente é deitado de lado, com o lado a ser testado para cima. O teste pode também ser feito em decúbito ventral. Sustente a extremidade inferior do paciente com seu braço, apoiando o joelho e a perna. A perna a ser testada é estendida ao nível do quadril e flexionada no joelho. Se essa manobra causar aumento de dor ou parestesias na parte anterior e medial da coxa, ou na parte medial da perna, é provável que o paciente tenha uma lesão compressiva das raízes nervosas de L2, L3 ou L4, bem como um disco herniado LII-LIII, LIII-LIV, ou LIV-LV.

Teste de Hoover

Tal teste é útil para identificar um paciente simulador que alega ser incapaz de elevar a extremidade inferior, a partir da mesa de exames, enquanto está deitado. O teste é feito pegando-se os calcanhares do paciente nas mãos, enquanto as pernas ficam na mesa. Peça a ele para elevar uma das pernas sobre a mesa, enquanto mantém o joelho na posição estendida. Normalmente, a perna oposta irá pressionar a mão do examinador para baixo. Se o paciente afirma que ele está tentando elevar a perna e não houver pressão na mão oposta, é provável que o paciente esteja fingindo.

Testes para aumentar a pressão intratecal

Esses testes são feitos em um esforço para determinar se a dor nas costas é causada por patologia intratecal, como um tumor. Aumentando o volume das veias epidurais, é elevada a pressão dentro do compartimento intratecal.

A COLUNA LOMBOSSACRA Capítulo 6

Abaixamento, estágio 1

Abaixamento, estágio 2

Abaixamento, estágio 3

Abaixamento, estágio 4

Abaixamento, estágio 5

Abaixamento, estágio 6

Testando a extensão bilateral dos joelhos no abaixamento

O teste do abaixamento com um assistente

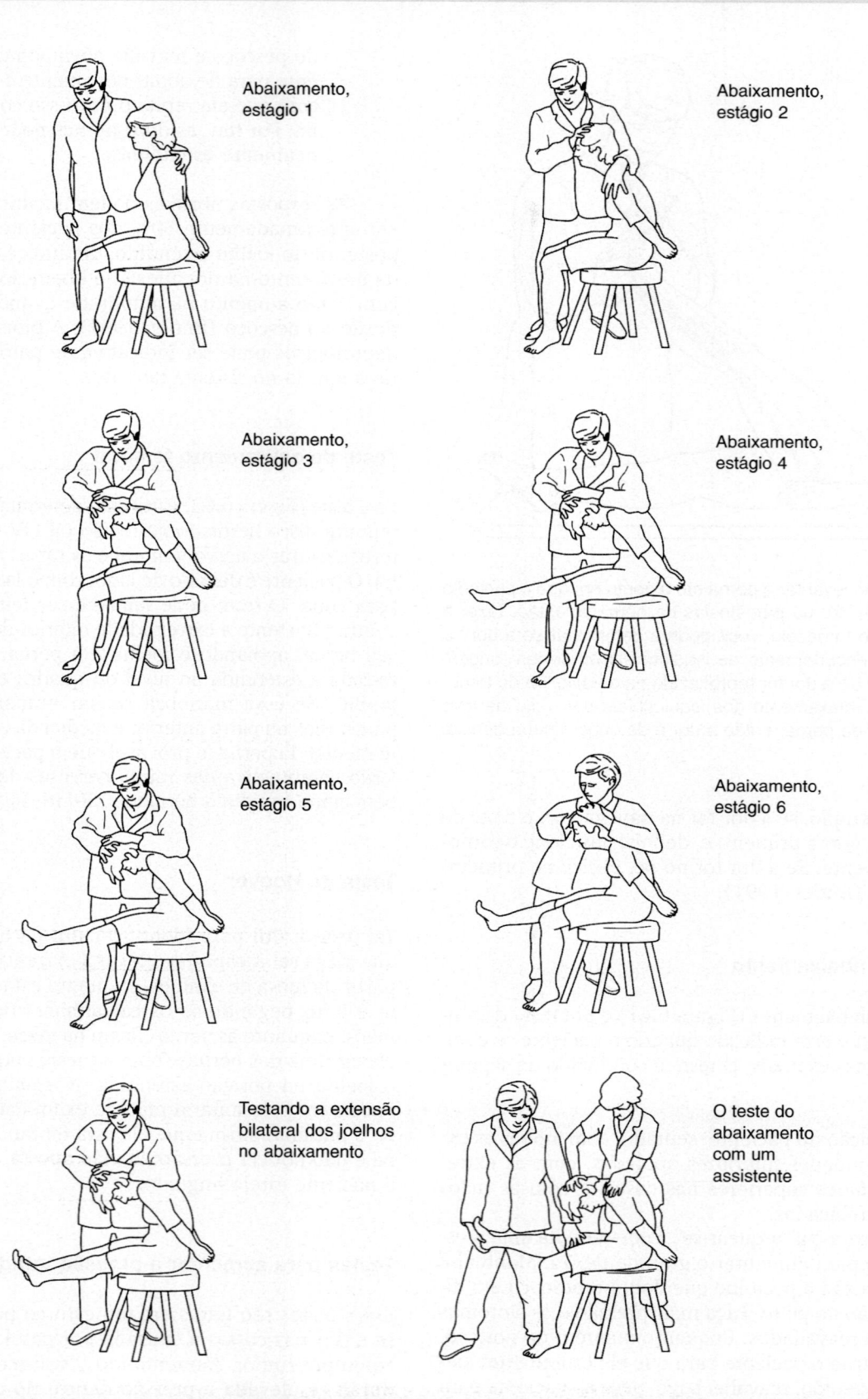

FIGURA 6.61 O teste do abaixamento. Adaptada de Butler, D. *Mobilization of the Nervous System*. New York, Churchill Livingstone, 1991.

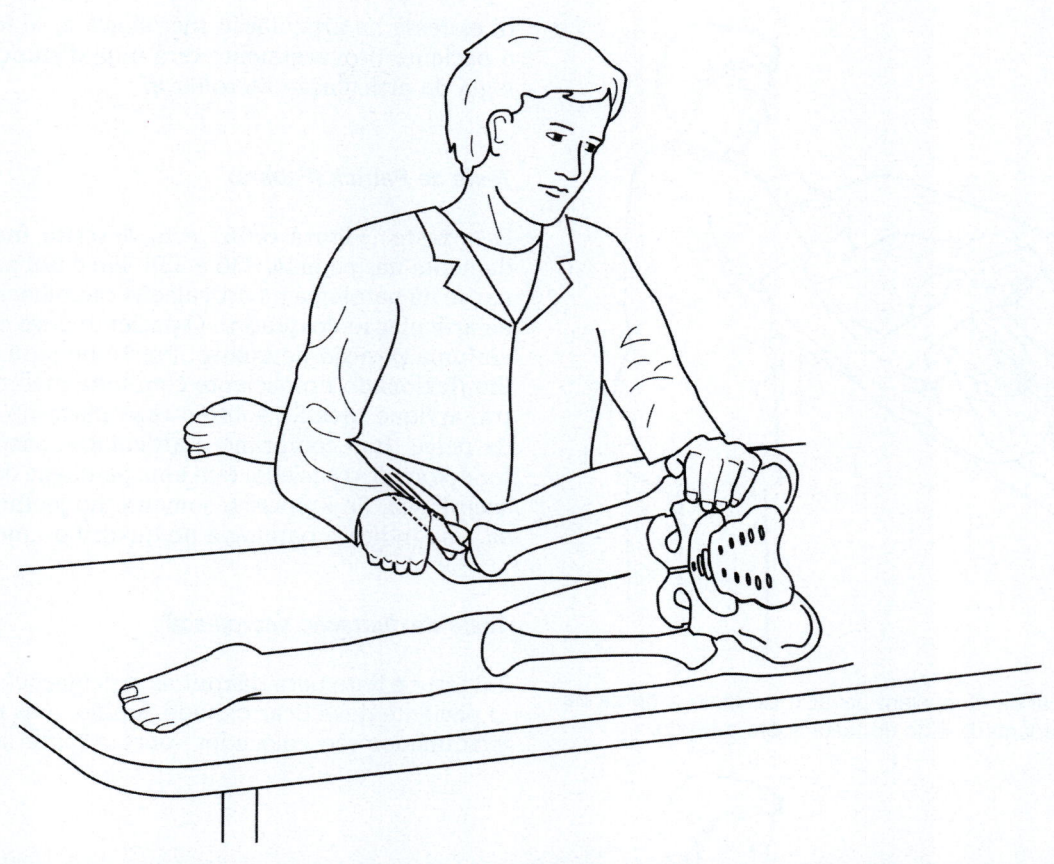

FIGURA 6.62 O teste do estiramento femoral. A perna a ser testada é primeiro estendida no quadril, depois, o joelho deve ser flexionado.

Manobra de Valsalva

Com o paciente sentado, peça que ele faça uma inspiração completa e que se dobre para frente como se estivesse tentando evacuar. Isso aumentará a pressão intratecal e poderá fazer com que aumente a dor nas costas ou a dor nas pernas. Isso é uma manobra de Valsalva positiva (Figura 6.63).

Testes para a articulação sacroilíaca

Sinal de Gaenslen

Esse teste é usado para determinar doença da articulação sacroilíaca ipsilateral, devido a estresse nessa articulação. O teste é feito com o paciente supino na mesa de exames, com ambos os joelhos flexionados e em direção ao peito. Mova o paciente em direção à borda da mesa, de forma que uma nádega (do lado do teste) fique fora da mesa (Figura 6.64). Sustente cuidadosamente o paciente e peça para ele baixar a coxa e a perna livremente em direção ao solo (Figura 6.65). Isso causa-

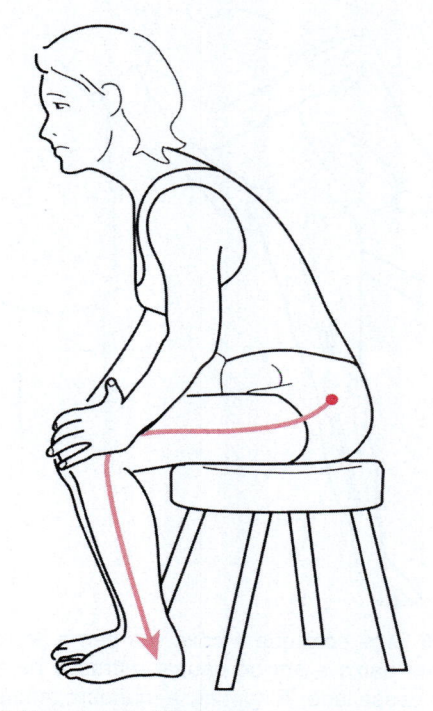

FIGURA 6.63 Manobra de Valsalva.

rá estresse na articulação sacroilíaca e, se for doloroso, o paciente provavelmente terá uma disfunção ou patologia da articulação sacroilíaca.

Teste de Patrick (Fabere)

Esse teste (Figura 6.66) está descrito mais detalhadamente nas páginas 336 e 338. Ele é útil para determinar se há patologia na articulação sacroilíaca, bem como na articulação do quadril. O paciente deve estar deitado em uma posição de quatro. Pressione para baixo o joelho flexionado do paciente com uma mão e, com a outra, aplique pressão sobre o osso ilíaco no lado oposto da pelve. Isso comprime a articulação sacroilíaca e, se for doloroso, o paciente tem uma patologia da articulação sacroilíaca. Se a pressão somente no joelho for dolorosa, isso indicará patologia no quadril do mesmo lado.

Teste da distração sacroilíaca

Tal teste é feito para distrair as articulações sacroilíacas. O paciente deve ficar deitado supino, e os polegares do examinador são colocados sobre a parte ântero-lateral

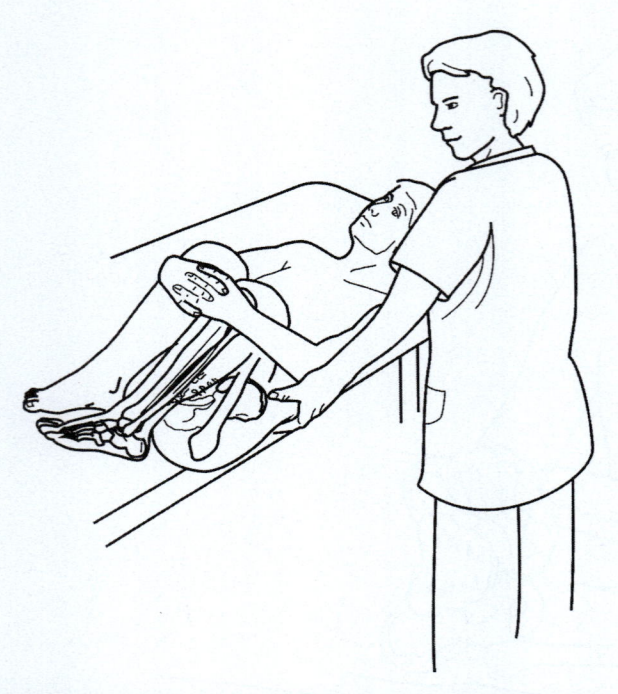

FIGURA 6.64 Sinal de Gaenslen. Levar o paciente à borda da mesa, com a nádega do lado do teste sobre a borda.

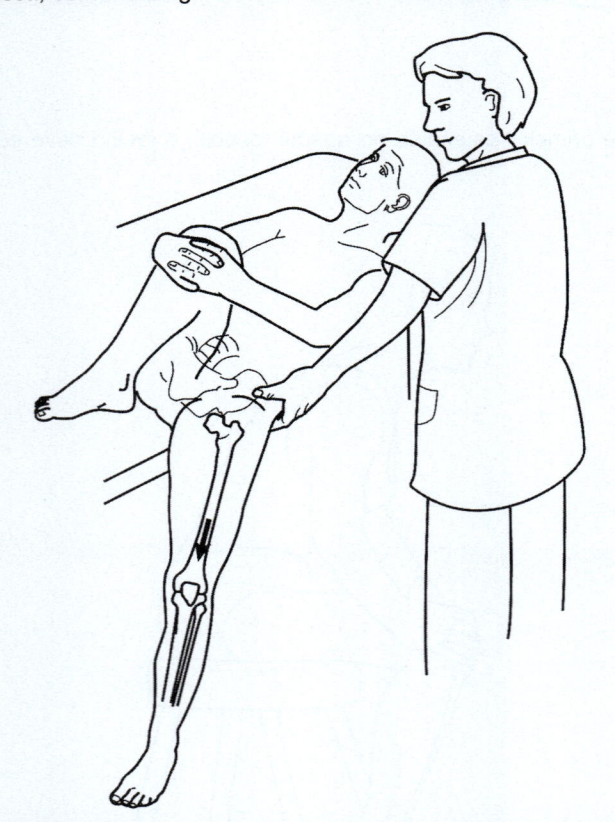

FIGURA 6.65 Faça com que a coxa e a perna do paciente se movam para baixo a fim de causar estresse na articulação sacroilíaca desse lado. A dor nessa manobra reflete patologia da articulação sacroilíaca.

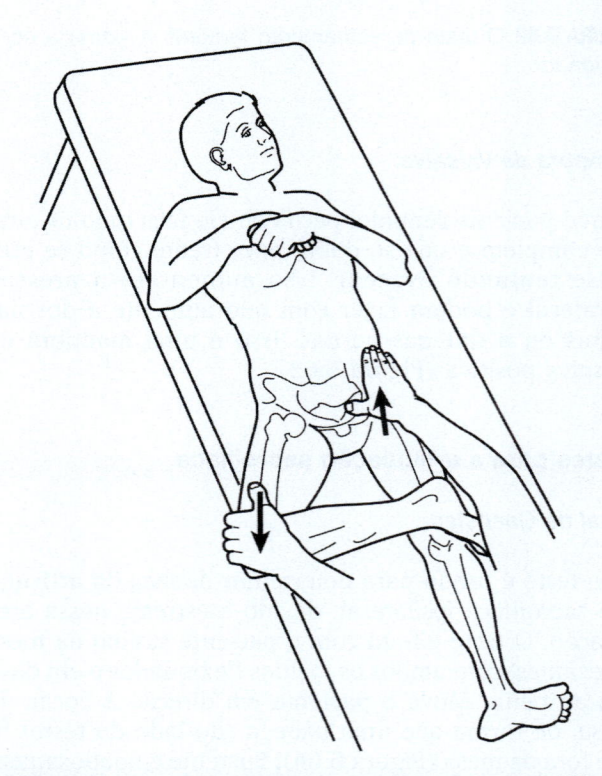

FIGURA 6.66 Teste de Patrick ou de Fabere. O quadril é flexionado, abduzido e rodado externamente.

das cristas ilíacas bilateralmente. Com ambas as mãos, comprima a pelve em direção à linha média. O resultado do teste é positivo para patologia da articulação sacroilíaca se o paciente se queixar de dor na região da articulação sacroilíaca (Figura 6.67).

Teste para espondilólise
(Extensão com apoio em uma perna)

Esse teste (Figura 6.68) é feito para identificar uma fratura de estresse da parte interarticular, que pode causar uma espondilolistese. Peça ao paciente para ficar sobre uma perna e estender a coluna lombar. Se o paciente se queixar de dor nas costas, o resultado do teste é positivo e pode representar uma fratura de estresse (espondilólise). Tal postura impõe estresse nas articulações das facetas e também será dolorosa se houver patologia nessas articulações.

VISTAS RADIOLÓGICAS

As vistas radiológicas são mostradas nas Figuras 6.69 à 6.74.

   A = Corpo vertebral de LII
   B = Espaço discal intervertebral LIII/LIV
   C = Processo espinhoso
   D = Processo transverso
   DG = Gânglio de raiz dorsal de L2 no forame intervertebral
   E = Articulação sacroilíaca (S-I)
   ES = Músculo eretor da espinha
   F = Faceta articular
   ID = Disco intervertebral
   L = Lâmina do arco vertebral
   L5 = Corpo vertebral de LV
   N = Raiz nervosa
   PI = Parte interarticular
   PL = Pedículo
   S = Canal espinal, cauda eqüina (C)
   V = Corpo vertebral de LII

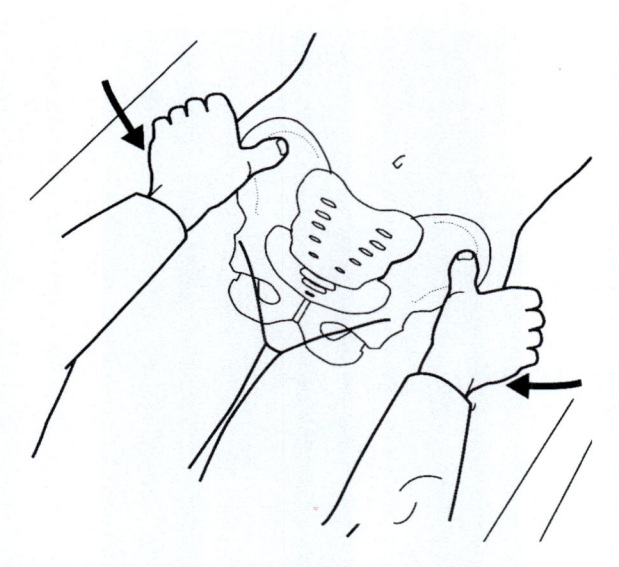

FIGURA 6.67 O teste da distração sacroilíaca. Comprima medialmente a pelve do paciente e distraia as articulações sacroilíacas. Esse teste determina se há presença de patologia sacroilíaca.

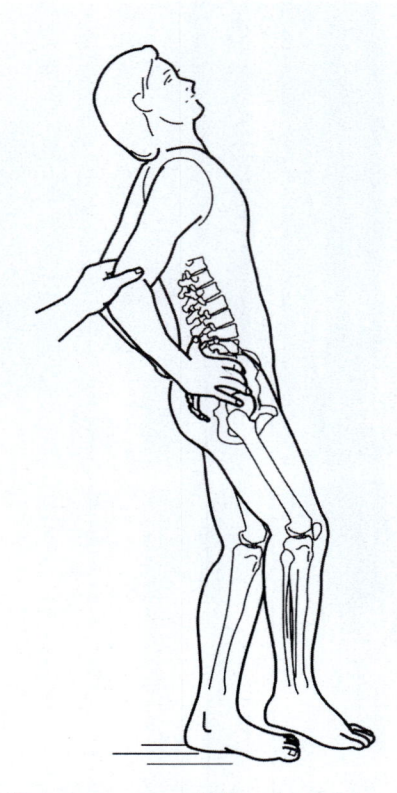

FIGURA 6.68 Teste para espondilólise (extensão com apoio em um dos membros inferiores).

A COLUNA LOMBOSSACRA   Capítulo 6

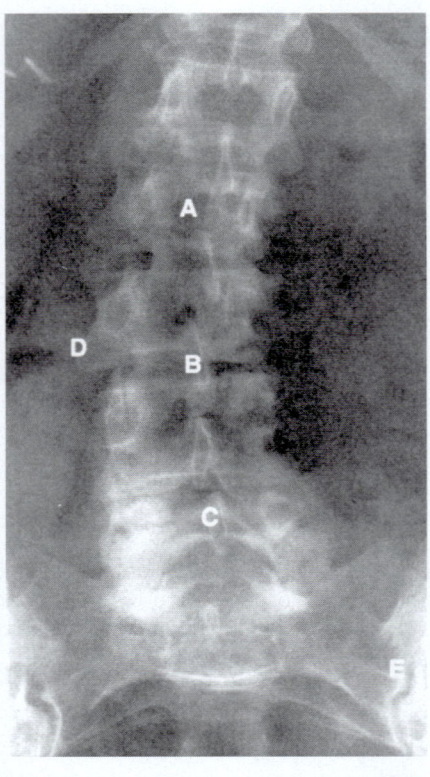

FIGURA 6.69 Vista ântero-posterior da coluna lombossacra.

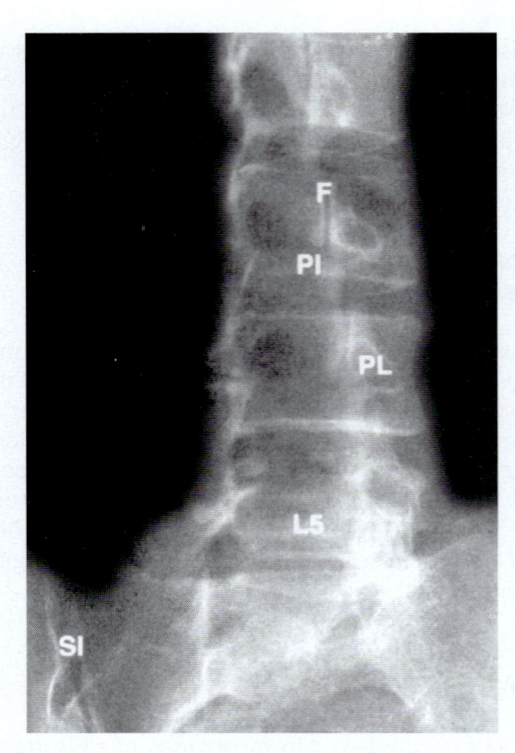

FIGURA 6.71 Vista oblíqua da coluna lombossacra.

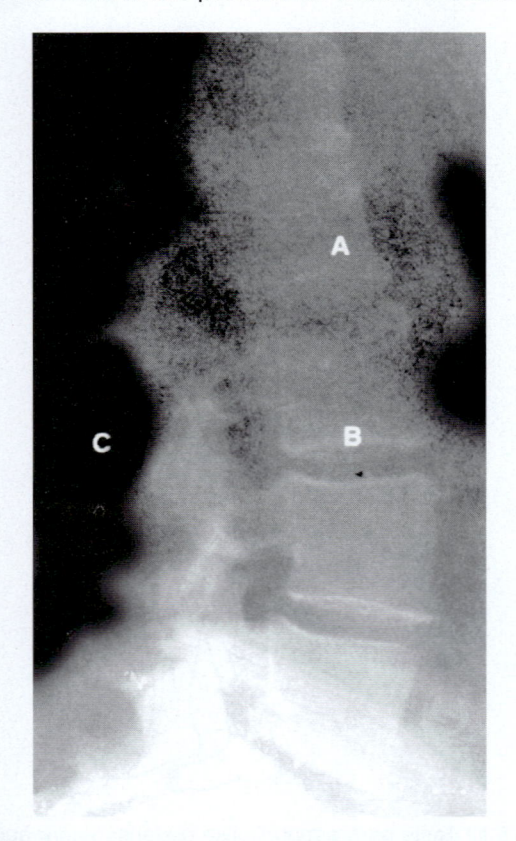

FIGURA 6.70 Vista lateral da coluna lombossacra.

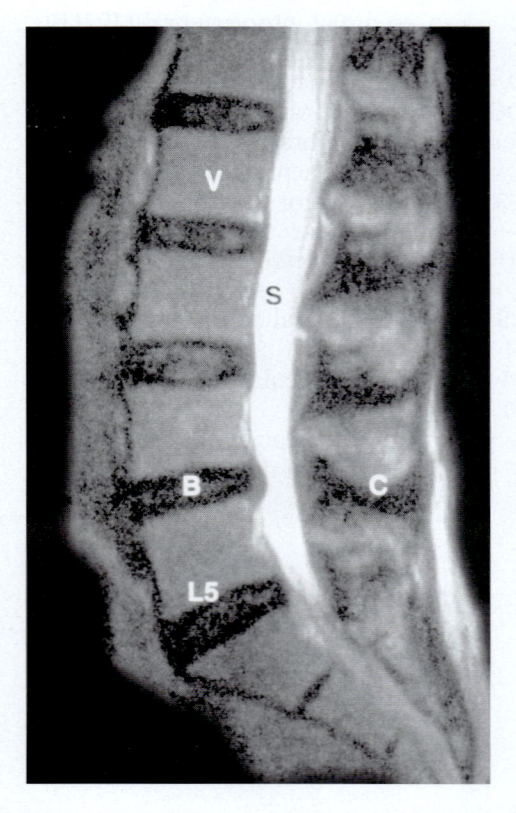

FIGURA 6.72 Imagem de ressonância magnética da coluna lombossacra, vista sagital.

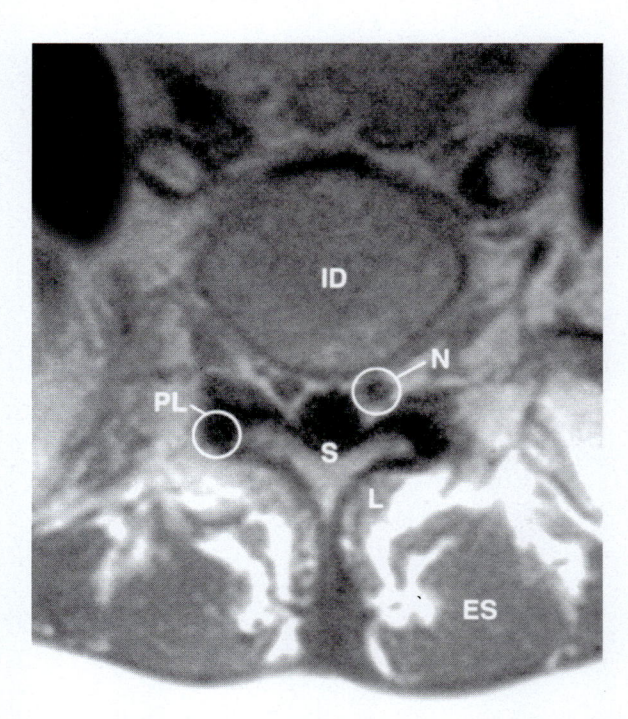

FIGURA 6.73 Imagem de ressonância magnética da coluna lombossacra, vista transversa.

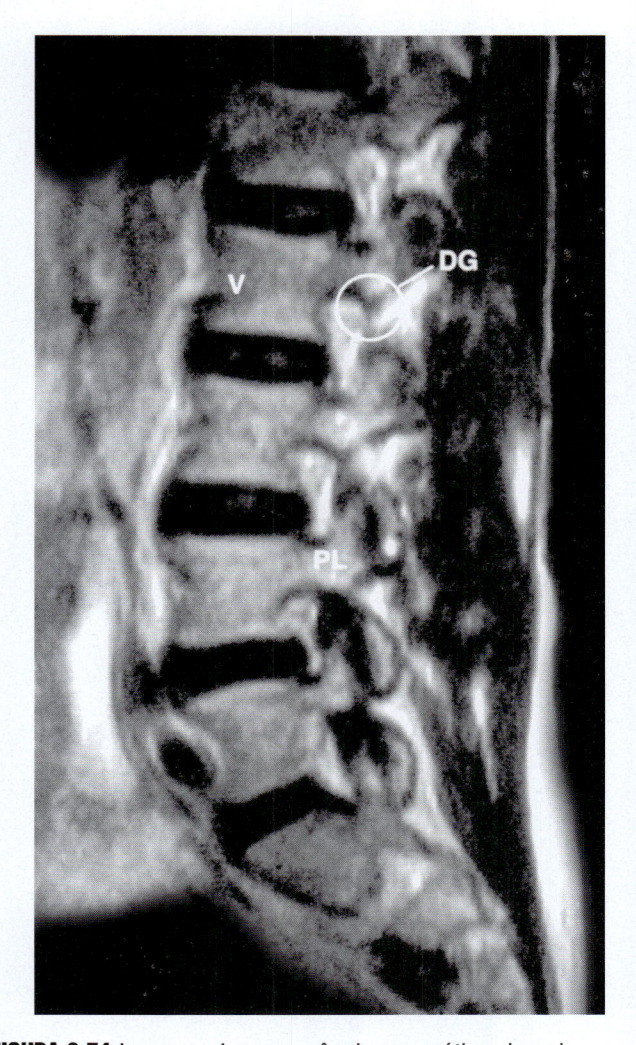

FIGURA 6.74 Imagem de ressonância magnética da coluna lombossacra, vista sagital.

Panorama da extremidade superior 7

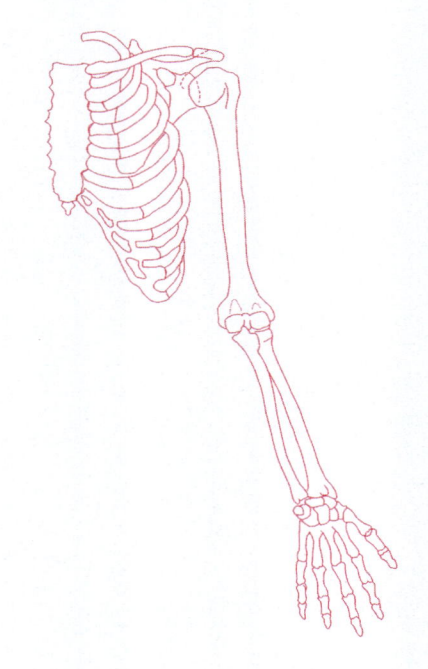

A utilidade da extremidade superior humana é definida por seu complexo órgão terminal, a mão. O único propósito da extremidade superior é o de posicionar e mover a mão no espaço. A extremidade superior está unida ao resto do corpo através de apenas uma pequena articulação, chamada *articulação esternoclavicular*. Afora isso, é suspensa a partir do pescoço e mantida apertada ao torso por tecidos moles (músculos e fáscias). A clavícula age como uma viga de suporte, projetando a extremidade superior em sentido lateral e posterior, a partir da linha média. A extremidade superior recebe influência da parte posterior do tórax por meio de um osso largo e achatado, a escápula. Esta fica na parte posterior do tórax; como tal, ela está dirigida há aproximadamente 45° para a frente, a partir do plano médiosagital. Na borda súpero-lateral da escápula há um soquete raso, a glenóide. A glenóide está perpendicularmente alinhada ao corpo da escápula. O soquete tem orientação oblíqua para frente e lateralmente. A cabeça esférica do úmero está normalmente dirigida pósteromedialmente (retrovertida em 40°), de forma que esteja centrada dentro da glenóide. O resultado é que o ombro tem uma configuração altamente móvel, porém extremamente instável, permitindo um tremendo grau de liberdade de movimento no espaço (Figura 7.1).

No meio do caminho, ao longo da extremidade superior, há uma dobradiça articulada complexa, chamada de *cotovelo*. Como será discutido, o cotovelo acomoda os movimentos de flexão, bem como a rotação do antebraço. Diferentemente do ombro, o cotovelo tem uma configuração muito mais estável. O propósito primário do cotovelo é o de aproximar a mão das outras partes do corpo, particularmente da cabeça.

A mão é o final da extremidade superior. Ela é conectada à extremidade superior por meio de uma articulação complexa chamada de *punho*. O punho serve para modificar os movimentos menos elaborados do cotovelo e do ombro. A importância do punho e a complexidade da mão podem ser mais bem apreciadas quando sua função tiver sido comprometida. Não há uma simples ferramenta ou um aparelho que possa duplicar a função da mão. A quantidade desproporcional de córtex motor que o cérebro aloca para controlar os movimentos da mão enfatiza tanto a sua importância quanto a sua complexidade.

PANORAMA DA EXTREMIDADE SUPERIOR   Capítulo 7

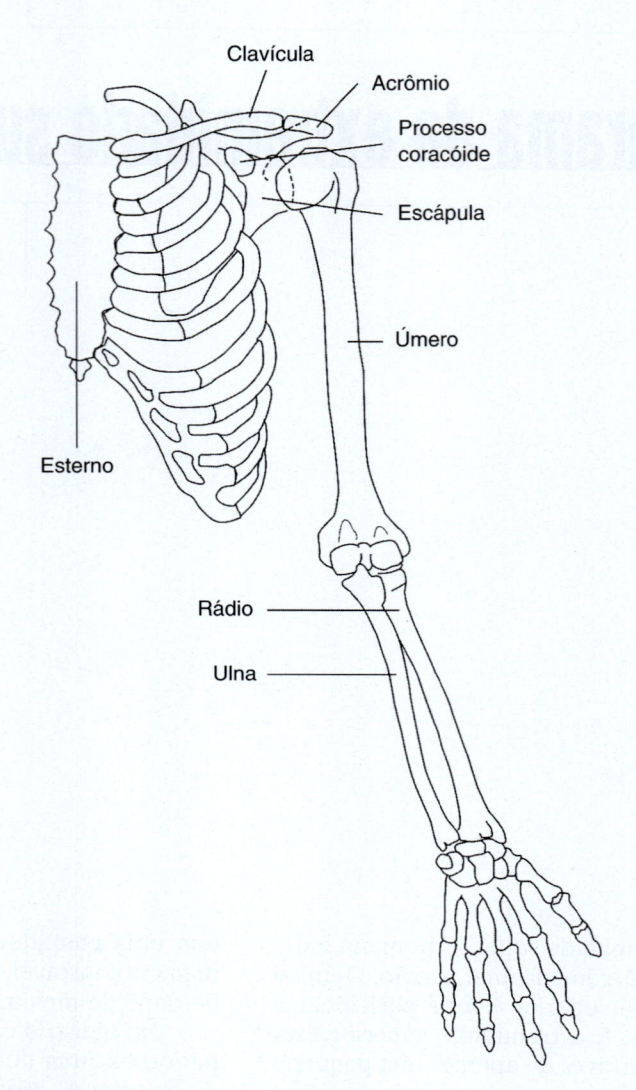

FIGURA 7.1 Panorama da extremidade superior.

O ombro 8

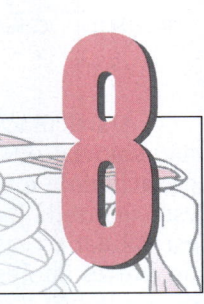

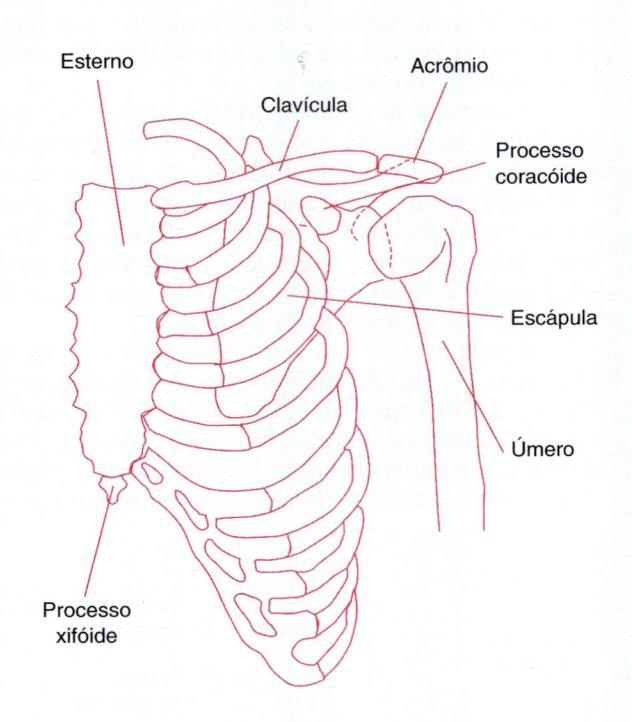

Esterno
Clavícula
Acrômio
Processo coracóide
Escápula
Úmero
Processo xifóide

Consulte o Capítulo 2 para obter um panorama da seqüência de um exame físico. Por motivos de extensão e para evitar a repetição da anatomia, a seção de palpação aparece diretamente após a seção sobre exame subjetivo e antes de qualquer seção sobre teste, em vez de estar no final de cada capítulo. A ordem na qual o exame é feito deve ser baseada na experiência e na preferência pessoal do examinador, bem como na apresentação do paciente.

ANATOMIA FUNCIONAL

O ombro contém quatro articulações: a esternoclavicular, a acromioclavicular, a escapulotorácica e a glenoumeral.

A cintura escapular facilita a colocação da mão no espaço. Ela consegue isso por meio dos movimentos complementares da escápula sobre o tórax e da articulação glenoumeral. Tal movimento complementar é denominado *ritmo escapuloumeral*.

Historicamente, os movimentos da cintura escapular têm sido subdivididos em responsabilidades específicas de cada uma das quatro articulações do ombro.

Entretanto, tal fragmentação artificial da função do ombro não é um retrato fiel da realidade. De fato, sob circunstâncias normais, as articulações funcionam em sincronia, e não em isolamento. O corolário desse fato é que a patologia de qualquer uma das articulações terá conseqüências adversas significativas sobre o funcionamento das articulações remanescentes e sobre toda a extremidade superior.

Toda a extremidade superior está inserida no torso através da pequena articulação esternoclavicular. Ela oferece movimento limitado, porém deve suportar cargas significativas. Por conseguinte, não é incomum observar alterações degenerativas dessa articulação associadas a significativo edema de partes moles e formação osteofitária.

A articulação acromioclavicular, tal como a esternoclavicular, é uma pequena articulação sinovial que tem uma amplitude limitada de movimentos e freqüentemente sofre degeneração osteoartrítica. Com mais importância que no caso da articulação esternoclavicular, o aumento da articulação acromioclavicular tem conseqüências adversas significativas sobre os movimentos e a integridade do ombro (ver a seguir).

A articulação escapulotorácica é uma articulação não-sinovial. Ela é formada pela escápula – que é larga, achatada e triangular, sobre o arcabouço costal – e está separada das costelas por uma grande bolsa. Sua estabilidade é estritamente dependente das inserções de partes moles da escápula no tórax. O plano da escápula fica a 45° à frente do plano mediocoronal do corpo. Tal articulação escapulotorácica serve para suplementar a grande articulação esferóide da verdadeira articulação do ombro.

A articulação glenoumeral ou articulação do ombro é uma articulação tipo enartrose rasa. Como tal, ela apresenta uma tremenda liberdade de movimentos. Entretanto, essa liberdade tem um custo, sendo inerentemente uma articulação instável. A glenóide é tão rasa que a bola (a cabeça umeral), se desprotegida, pode facilmente escorregar para baixo e para fora do seu encaixe, criando uma luxação do ombro.

Normalmente, isso é evitado pelos tecidos moles (Figura 8.1). Anteriormente, existe o tendão do subescapular. Superiormente, há os tendões do supra-espinal e a cabeça longa do bíceps. Posteriormente, há o tendão dos músculos infra-espinal e redondo menor. Esses tendões passam ao redor da cabeça umeral, formando um "manguito"; e os músculos correspondentes são responsáveis pela rotação da cabeça umeral dentro do encaixe glenóide. Assim, são referidos como o *manguito rotador*. O propósito do manguito rotador é o de estabilizar a cabeça umeral dentro do encaixe glenóide, criando um ponto de pivô estável, no qual os músculos maiores do ombro (deltóide e peitoral maior) podem eficientemente exercer sua força.

O manguito rotador não se estende ao aspecto inferior (axilar) da articulação glenoumeral. A única conexão de partes moles entre a bola e o soquete são os ligamentos capsulares, sendo o mais forte deles o ligamento glenoumeral inferior. Esse ligamento é importante, pois, em virtude de o braço se mover por sobre a cabeça, a abdução e a rotação externa do úmero são limitadas pelo processo acrômio (Figura 8.2). Quando a diáfise do úmero alcança o acrômio, é criado um fulcro. A abdução é forçada a partir desse ponto, forçando também a cabeça umeral para fora do soquete glenóide, inferiormente contra o ligamento glenoumeral. Se a tolerância do ligamento capsular inferior que resiste esse movimento for excedida pela magnitude da força aguda sendo aplicada ou pela estirabilidade inerente de um ligamento frouxo geneticamente determinado, isso irá resultar em uma clássica luxação ântero-inferior do ombro (Figura 8.3). O conseqüente alongamento do ligamento glenoumeral é irreversível. A menos que isso seja corrigido, a articulação glenoumeral se torna vulnerável para repetir os episódios de instabilidade com os movimentos do braço acima da altura do ombro (sinal da apreensão).

O aspecto superior do ombro é protegido pelo arco ósseo acromioclavicular e pelo ligamento coracoacromial (Figura 8.4). Este representa o remanescente vestigial fibroso do arco ósseo coracoacromial dos quadrúpedes. Abaixo desse teto protetor, passa a porção superior do

FIGURA 8.1 Panorama do ombro, mostrando a importância das partes moles na manutenção da cabeça umeral (arredondada) no processo glenóide (achatado) na escápula. As outras articulações do ombro também são mostradas.

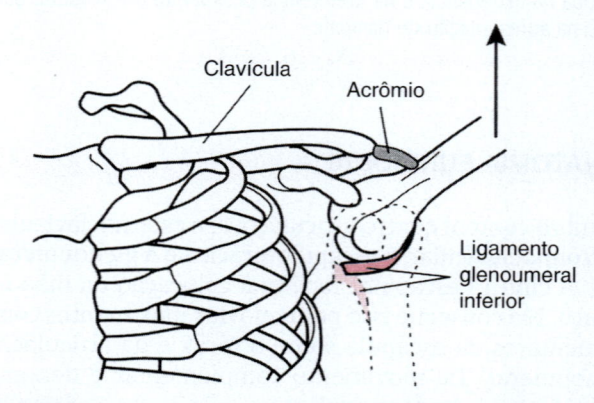

FIGURA 8.2 A ação do úmero é limitada pelo acrômio. A força de abdução aplicada após esse limite cria um fulcro, forçando a cabeça umeral inferiormente contra o ligamento glenoumeral inferior, ameaçando a estabilidade glenoumeral.

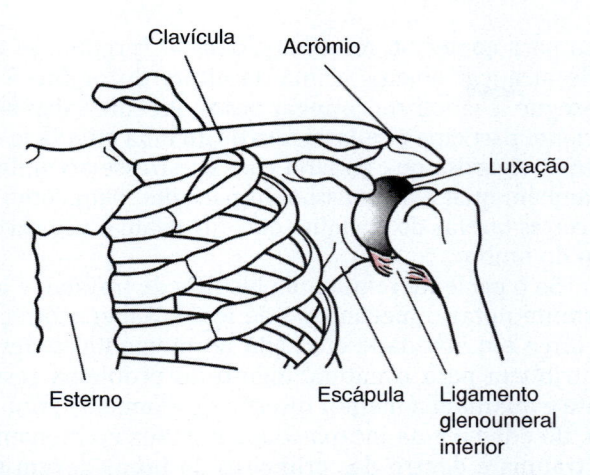

FIGURA 8.3 Luxação inferior da articulação glenoumeral, com enfraquecimento do ligamento glenoumeral inferior.

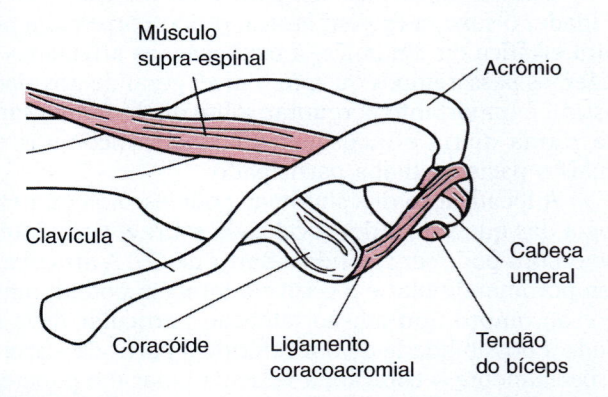

FIGURA 8.4 Vista superior do ombro, mostrando a articulação acromioclavicular e o ligamento coracoacromial sobre a cabeça umeral.

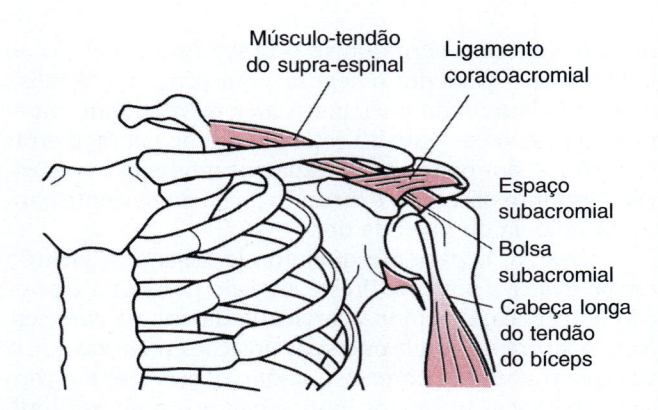

FIGURA 8.5 O espaço subacromial é definido superiormente pelo arco ósseo acromioclavicular e ligamento coracoacromial. Inferiormente, é definido pela cabeça umeral. Dentro desse espaço fica a bolsa subacromial, os tendões dos músculos supra-espinal e a cabeça longa do bíceps.

manguito rotador, o tendão do supra-espinal e a cabeça longa do tendão do bíceps. O bíceps é a única parte do manguito rotador que deprime a cabeça umeral. Com o movimento do úmero, esses tendões deslizam através de um espaço definido pelo teto osteoligamentar acima e pela cabeça umeral abaixo (Figura 8.5). Para reduzir a fricção existe uma bolsa, a bolsa subacromial, posicionada entre os tendões (abaixo) e o teto (acima).

O espaço subacromial pode ser estreitado por osteófitos que se estendem inferiormente a partir da clavícula, do acrômio ou da articulação acromioclavicular. O edema de partes moles dentro do espaço (p. ex., bursite e tendinite) pode também estreitar relativamente o espaço. Esses edemas de partes moles podem aparecer como resultado de lesões agudas ou síndromes crônicas de uso excessivo. Em qualquer caso, o resultado é o espaço insuficiente para a passagem livre do manguito rotador sob o arco coracoacromial. Isso cria um impacto doloroso dos tecidos entre o teto e a cabeça umeral. Tal condição tem sido denominada *síndrome do impacto*. A dor resultante dessa condição pode não apenas levar a uma condição cronicamente incapacitante, com erosão dos tecidos do manguito rotador, mas também a uma tentativa de compensar a perda do movimento glenoumeral com um movimento escapulotorácico. Um estresse excessivo pode ser criado sobre a coluna cervical, devido ao esforço muscular da área proximal das costas e dos músculos do ombro, visando compensar a falta de movimento glenoumeral.

Quando o tendão do bíceps se torna cronicamente inflamado como conseqüência de desgaste friccional sob o arco acromial ou de tendinite crônica, ele está em risco de ruptura. Se isso ocorrer, o abaixamento da cabeça umeral fica comprometido. O úmero irá migrar superiormente dentro da glenóide, aumentando a pressão entre a cabeça umeral e o arco acromial. Isso irá também evitar a saída do tubérculo maior do úmero sob o acrômio durante a abdução, resultando em movimento limitado do ombro. O resultante ciclo de dor e amplitude de movimentos limitada produz um padrão ascendente de disfunção da extremidade superior.

O movimento do ombro, por conseguinte, representa um jogo complexo de articulações múltiplas e partes moles, que deve ser reconhecido e apreciado na sua delicada inter-relação.

OBSERVAÇÃO

Note a maneira na qual o paciente está sentado na sala de espera. Observe como o paciente posiciona a extremidade superior. Verifique se o braço está relaxado ao lado ou se o paciente o segura para proteção. Analise qual é a vontade do paciente usar a extremidade superior. Note se o paciente irá estender o braço para apertar sua mão. A dor pode ser alterada por mudanças na posição, portanto observe a expressão facial do paciente para ter uma idéia do nível da dor.

Observe o paciente quando ele assume a posição em pé e note a postura. Preste atenção particular à posição da cabeça, da coluna cervical e da coluna torácica. Note a altura dos ombros e suas posições relativas. Uma vez que o paciente comece a andar, observe se ele consegue balançar os braços, pois o balanço pode ser limitado pela dor ou perda de movimento. Uma vez que o paciente esteja na sala de exames, peça a ele para despir-se. Observe a facilidade com a qual o paciente usa as extremidades superiores e o ritmo dos movimentos. Observe a simetria das estruturas ósseas. Pela frente, verifique as clavículas. Um contorno irregular pode estar presente secundariamente a uma fratura consolidada. Siga a clavícula e determine se as articulações acromioclavicular e esternoclavicular estão em alturas similares. A partir das costas, observe as escápulas e determine se elas estão eqüidistantes a partir da coluna e achatadas por sobre o arcabouço costal. Verifique se uma escápula está estruturalmente mais alta, como na deformidade de Sprenguel. Analise se existe uma subluxação visível na articulação glenoumeral e note o tamanho e o contorno do deltóide, comparando ambos lados para atrofia ou hipertrofia.

EXAME SUBJETIVO

A articulação glenoumeral é uma juntura flexível formada por músculos que permitem uma grande amplitude de movimento. O ombro não sustenta carga; assim, os problemas são mais comumente relacionados a síndromes de uso excessivo, inflamação e trauma. Você deve perguntar sobre a natureza e a localização das queixas do paciente, bem como sobre sua duração e intensidade. Note se a dor caminha para baixo, no cotovelo, pois isso pode indicar que a dor se origina a partir da coluna cervical. O comportamento da dor durante o dia e à noite deve também ser abordado. Verifique se o paciente consegue dormir sobre o ombro ou é se despertado durante a noite. Pergunte se o paciente é capaz de deitar para dormir ou é se forçado a dormir em uma poltrona reclinada, visto que isso irá dar informação acerca da reação do paciente a mudanças na posição, atividade e edema.

Você deseja determinar as limitações funcionais do paciente. Pergunte a ele acerca do uso da extremidade superior. Pergunte se ele consegue executar atividades como pentear o cabelo, colocar o sutiã, levar a mão à boca para comer ou remover o casaco. Pergunte se ele pode alcançar objetos acima da altura do ombro e se consegue levantar ou carregar pesos. Procure saber se o paciente participa regularmente de alguma atividade esportiva vigorosa que poderia causar estresse ao ombro. E também qual é a profissão do paciente, bem como se há certas tarefas do trabalho que envolvam o uso excessivo do ombro.

Se o paciente relata uma história de trauma, é importante notar o mecanismo de lesão. Saber a direção da força e a atividade efetuada no momento da lesão contribuem para o entendimento do problema resultante e auxiliam a melhor direção do exame. O grau da dor, do edema e da incapacidade notados no momento do trauma e dentro das primeiras 24 horas devem ser anotados. Verifique se o paciente tem uma história prévia do mesmo tipo de lesão ou de outra lesão no mesmo local.

O distúrbio do paciente pode estar relacionado com a idade, o sexo, a origem étnica, o tipo corporal, a postura estática ou dinâmica, a ocupação, as atividades de lazer, os passatempos ou com o nível geral de atividade. Assim, é importante perguntar sobre qualquer mudança na rotina diária e quaisquer atividades incomuns das quais o paciente tenha participado.

A localização dos sintomas pode esclarecer a etiologia das queixas. A dor localizada sobre a parte lateral do ombro pode ser referida a partir de C5. A articulação temporomandibular e o cotovelo também podem referir dor ao ombro. Em adição, atenção particular deve ser dada à possibilidade de dor referida a partir de vísceras, especialmente o coração, a vesícula biliar e o pâncreas. (Verificar o Quadro 2.1, para consultar as perguntas típicas do exame subjetivo.)

PALPAÇÃO DELICADA

O exame palpatório é iniciado com o paciente na posição supina. Primeiro, deve-se buscar áreas de derrame localizado, descoloração, marcas de nascença, fístulas abertas ou drenagem, áreas incisionais, contornos ósseos, perímetro e simetria muscular, assim como dobras cutâneas. A pressão profunda para determinar áreas sensíveis ou com desalinhamento não deve ser usada. É importante usar uma pressão firme, porém delicada, pois irá aumentar sua habilidade em palpar. Se o examinador tiver uma boa base de anatomia transversal, não precisará penetrar fisicamente através de diversas camadas de tecidos para obter um bom senso das estruturas subjacentes. Lembre que aumentar a dor do paciente nesse ponto do exame fará com que ele fique muito relutante em permitir que você continue ou fará com que a capacidade de movimentação do paciente se torne mais limitada.

Capítulo 8　**O OMBRO**

> **Paradigma para uma síndrome de impacto crônica do ombro**
>
> Um homem de 45 anos de idade apresenta queixa de dor no ombro direito. A dor tem sido episódica por pelo menos 10 anos, porém tornou-se mais intensa, constante e limitante das atividades do dia-a-dia nos últimos 3 meses. Não houve nenhum trauma recente na extremidade superior, mas o paciente caiu sobre o ombro direito esquerdo há 25 anos. Naquele momento, ele apresentou uso limitado do seu braço direito dominante por 4 semanas. Eventualmente, ele recobrou o uso "completo" daquele membro e participou em atividades esportivas regulares. Há 3 meses, o paciente estava viajando a trabalho. Ele desenvolveu dor na parte superior do ombro e no aspecto lateral do braço, que não é agravada pelo movimento da cabeça ou do pescoço, nem está associada com "agulhadas" ou "choque elétrico" em qualquer parte da extremidade superior. Ele notou uma sensação ou um som de "raspado" e "estalido" na área do ombro quando executa um movimento acima da cabeça.
>
> Ao exame físico, o paciente não apresenta os últimos 20° de rotação externa do ombro por causa da dor. Ele mostra força completa e nenhuma evidência de instabilidade do ombro. Sua articulação acromioclavicular direita é maior e mais sensível em comparação com a do lado oposto. Não há déficits neurológicos encontrados, e ele tem um exame negativo da coluna cervical. As radiografias mostram alinhamento glenoumeral normal; existe hipertrofia da articulação acromioclavicular com elevação da clavícula. Há uma leve esclerose na margem superior do tubérculo maior e mínimo estreitamento do espaço subacromial.
>
> Esse paradigma é mais consistente com um impacto subacromial crônico devido à presença de:
>
> - História de lesão prévia com recuperação completa aparente
> - Aparecimento retardado dos sintomas
> - História de eventos agravantes recentes
> - Crepitação na amplitude de movimento sem instabilidade

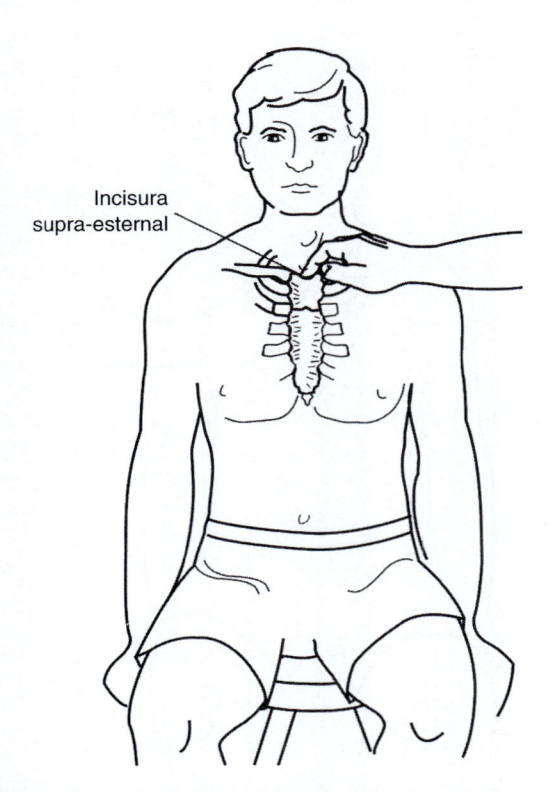

FIGURA 8.6 Palpação da incisura supra-esternal.

A palpação é idealmente feita com o paciente em posição relaxada. Embora a palpação possa ser feita com o paciente em pé, a posição sentada é preferida, pois que facilita o exame do ombro. Enquanto estiver localizando os referenciais ósseos, você deve estar atento a áreas de aumento ou diminuição de temperatura ou umidade, a fim de identificar áreas de inflamação aguda ou crônica.

Vista anterior

Estruturas ósseas

Incisura supra-esternal

Fique em frente ao paciente sentado e use o dedo médio ou indicador para localizar a incisura triangular entre as duas clavículas. Essa é a incisura supra-esternal (Figura 8.6).

Articulação esternoclavicular

Mova os dedos um pouco superior e lateralmente a partir do centro da incisura supra-esternal, até sentir a interlinha articular entre o esterno e a clavícula (Figura 8.7). As articulações devem ser examinadas simultaneamente para permitir uma comparação de alturas e localização. Um deslocamento superior e medial da clavícula pode ser indicativo de luxação da articulação esternoclavicular. É possível ter um melhor senso da localização exata e da estabilidade da articulação esternoclavicular com o paciente com os ombros encolhidos enquanto o examinador palpa a articulação e o movimento para cima das clavículas.

Clavícula

Continue a mover lateralmente a partir da articulação esternoclavicular, ao longo da superfície óssea superior e anteriormente curvada da clavícula. A superfície óssea deve ser lisa e contínua. Qualquer área de proeminência ou sensação de movimento aumentado, crepitação ou dor ao longo da diáfise pode ser indicativa de uma fratura. Além disso, o músculo platisma passa sobre a clavícula em direção ao pescoço, podendo ser palpado quando o examinador pede para o paciente puxar fortemen-

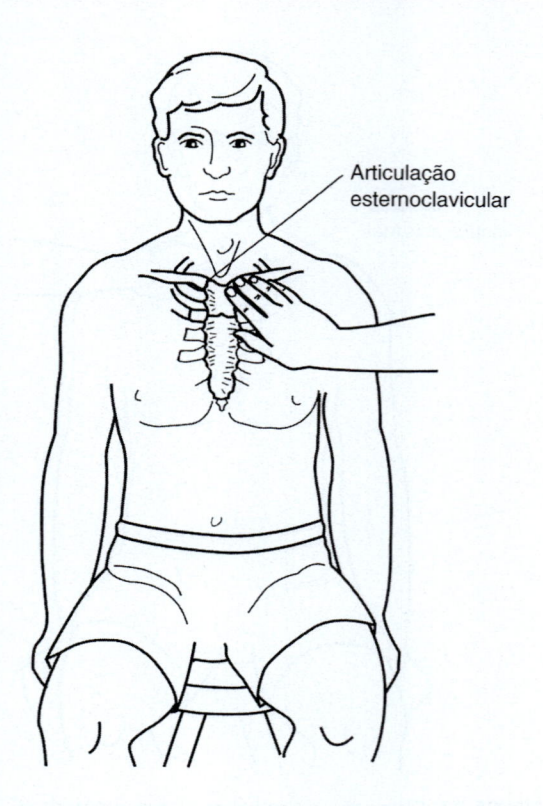

FIGURA 8.7 Palpação da articulação esternoclavicular.

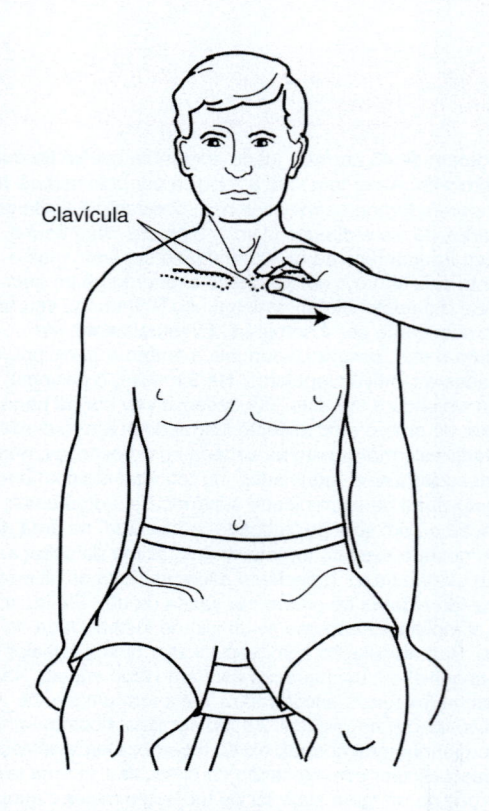

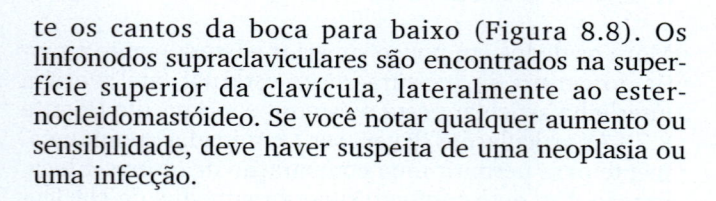

FIGURA 8.8 Palpação da clavícula.

te os cantos da boca para baixo (Figura 8.8). Os linfonodos supraclaviculares são encontrados na superfície superior da clavícula, lateralmente ao esternocleidomastóideo. Se você notar qualquer aumento ou sensibilidade, deve haver suspeita de uma neoplasia ou uma infecção.

Articulação acromioclavicular

Continue a palpar lateralmente ao longo da clavícula, a partir da convexidade até onde se torna côncava, na parte mais lateral, logo medialmente ao acrômio. Então, você será capaz de palpar a interlinha articular acromioclavicular na qual a clavícula fica levemente superior ao acrômio (Figura 8.9). Logo, poderá ter uma idéia melhor dessa localização ao pedir para o paciente estender o ombro enquanto você palpa o movimento na articulação acromioclavicular. Essa articulação é suscetível a osteoartrite, sensibilidade e crepitação, que podem ser notadas na palpação. A dor com movimento e o edema na articulação podem ser indícios de subluxação acromioclavicular. Se a articulação for gravemente traumatizada, o que ocorre geralmente por uma queda sobre o ombro, isso poderá ocasionar uma luxação e a clavícula estará, portanto, deslocada superior e posteriormente. A arti-

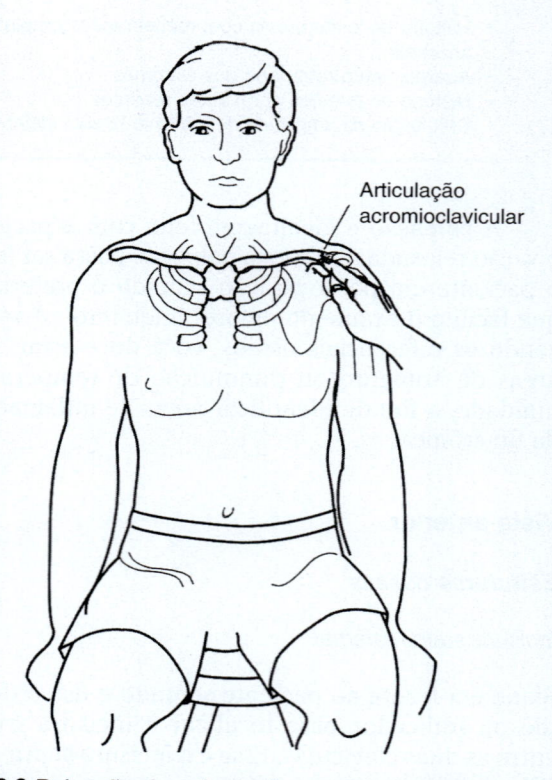

FIGURA 8.9 Palpação da articulação acromioclavicular.

culação acromioclavicular é uma área na qual a dor é sentida localmente, não sendo irradiada.

Processo acrômio

Passe para a parte lateral da articulação acromioclavicular e palpe a superfície larga e achatada do acrômio entre o dedo indicador e o polegar (Figura 8.10).

Tubérculo maior do úmero

Permita que seus dedos sigam a parte mais lateral do acrômio. Sendo assim, eles irão cair inferiormente sobre o tubérculo maior do úmero (Figura 8.11).

Processo coracóide

Mova seus dedos em direção diagonal, inferior e medialmente a partir da articulação acromioclavicular. Coloque de forma delicada seu dedo médio na profundidade do triângulo deltopeitoral, até que você localize a proeminência óssea do processo coracóide, que costuma ser sensível à palpação (Figura 8.12). No processo

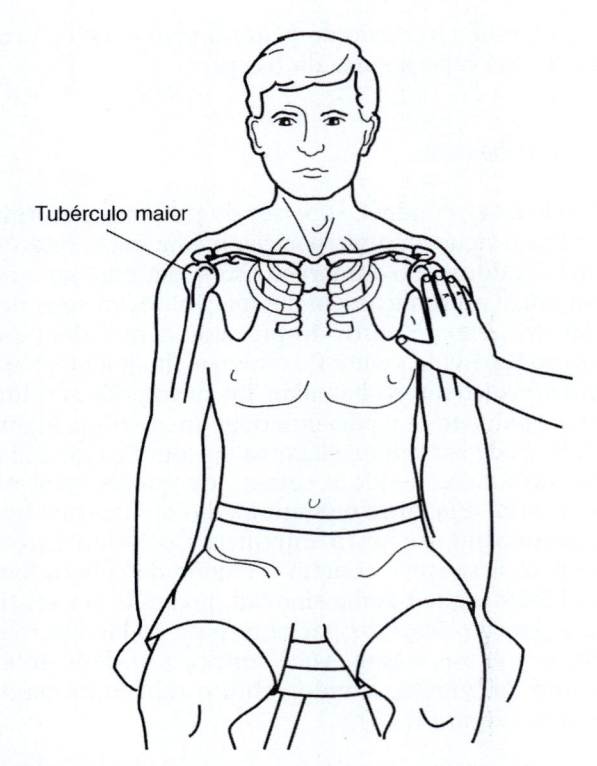

FIGURA 8.11 Palpação do tubérculo maior do úmero.

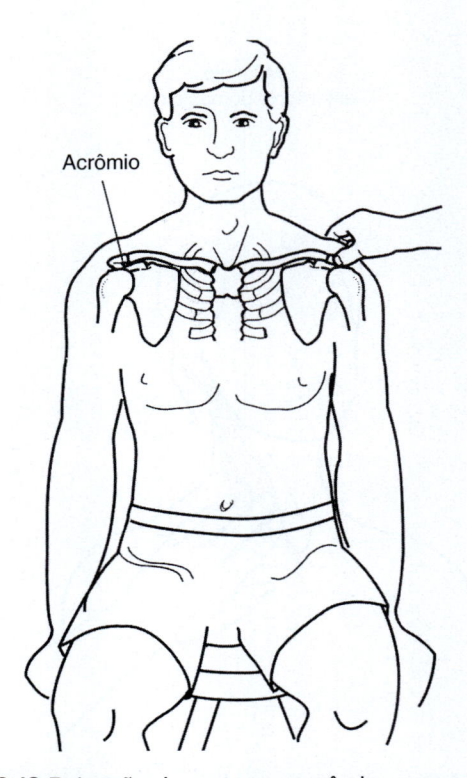

FIGURA 8.10 Palpação do processo acrômio.

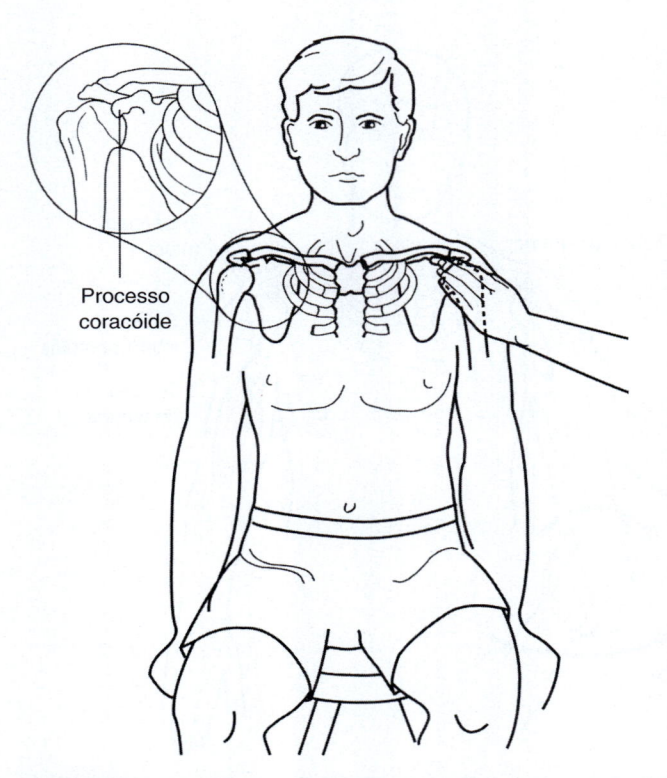

FIGURA 8.12 Palpação do processo coracóide.

coracóide está a inserção do peitoral menor, do coracobraquial e da cabeça curta do bíceps.

Sulco intertubercular

Posicione a extremidade superior do paciente de forma que o braço fique em uma posição média entre rotação interna e externa e o antebraço esteja em uma posição média entre a pronação e a supinação. Mova seus dedos lateralmente, a partir do processo coracóide, para dentro do tubérculo menor do úmero e, finalmente, para dentro do sulco intertubercular. Tal sulco pode ser difícil de ser palpado se o paciente tiver um deltóide hipertrofiado. Pode ser útil localizar os epicôndilos medial e lateral do úmero, tendo a certeza de que estejam no plano frontal. Encontre o ponto médio do úmero e trace proximalmente para encontrar o sulco intertubercular. Esse sulco contém o tendão da cabeça longa do bíceps e sua bainha sinovial, podendo ser sensível à palpação. Peça ao paciente para rodar internamente o braço e, assim, você sentirá seu dedo rolar para fora da goteira, caindo sobre o tubérculo maior do úmero (Figura 8.13).

Estruturas de partes moles

Esternocleidomastóideo

Para facilitar a palpação do músculo esternocleidomastóideo, faça com que o paciente incline o pescoço para o lado que está sendo palpado e, simultaneamente, rode a cabeça dele para o outro lado. Esse movimento permite que o músculo fique mais proeminente e, por conseguinte, mais fácil de ser localizado. Palpe as inserções distais no manúbrio do esterno e a parte medial da clavícula, seguindo o músculo superior lateralmente até sua inserção no processo mastóide. O esternocleidomastóideo está na borda anterior do triângulo cervical e é um referencial útil para a palpação de linfonodos aumentados (Figura 8.14).

Trapézio

Fique atrás do paciente sentado. Diferenças no contorno e expansão podem ser facilmente notadas ao se observar o paciente antes da palpação. Para permitir que você palpe as fibras da parte superior do trapézio, faça com que seus dedos se movam lateral e inferiormente a partir da protuberância occipital externa até o terço lateral da clavícula. O músculo é uma lâmina achatada, mas tem uma estrutura de corda devido à rotação de

FIGURA 8.13 Palpação do sulco intertubercular.

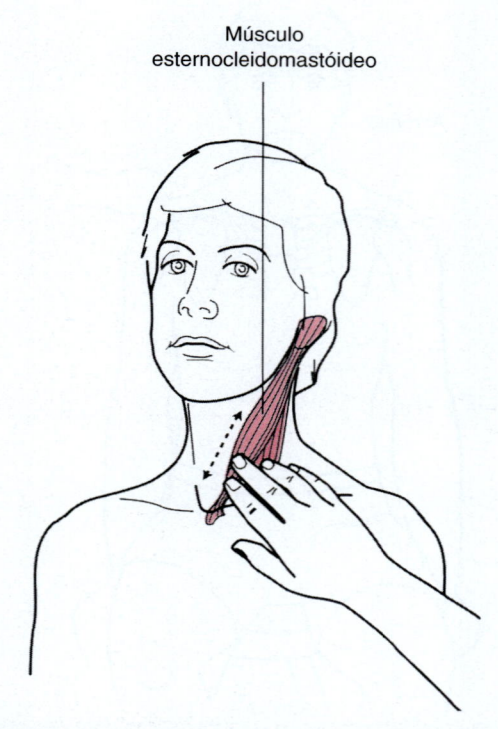

FIGURA 8.14 Palpação do músculo esternocleidomastóideo.

suas fibras. Ele é, com freqüência, sensível à palpação e geralmente muito retesado, secundariamente a tensão ou a trauma. Você pode palpar o músculo usando o polegar, na parte posterior, e seus dedos indicador e médio anteriormente. As fibras da parte baixa do trapézio podem ser localizadas na sua inserção a partir da parte medial da espinha da escápula, correndo medial e inferiormente aos processos espinhosos das vértebras torácicas inferiores. As fibras podem tornar-se mais proeminentes quando se solicita ao paciente que abaixe a escápula. As fibras médias do trapézio podem ser palpadas a partir do acrômio e até os processos espinhosos da sétima cervical e das vértebras torácicas altas. O músculo fica mais proeminente quando se pede para o paciente aduzir as escápulas (Figura 8.15).

Peitoral maior

O peitoral maior está localizado na superfície anterior da cintura escapular. Ele é palpado a partir de sua origem, no lado esternal da clavícula, e ao longo do esterno, até a sexta ou sétima costela, à sua inserção lateral na crista do tubérculo maior do úmero. Ele cria a parte inferior do sulco deltopeitoral, ficando perto do músculo deltóide. O músculo forma a parede anterior da axila (Figura 8.16).

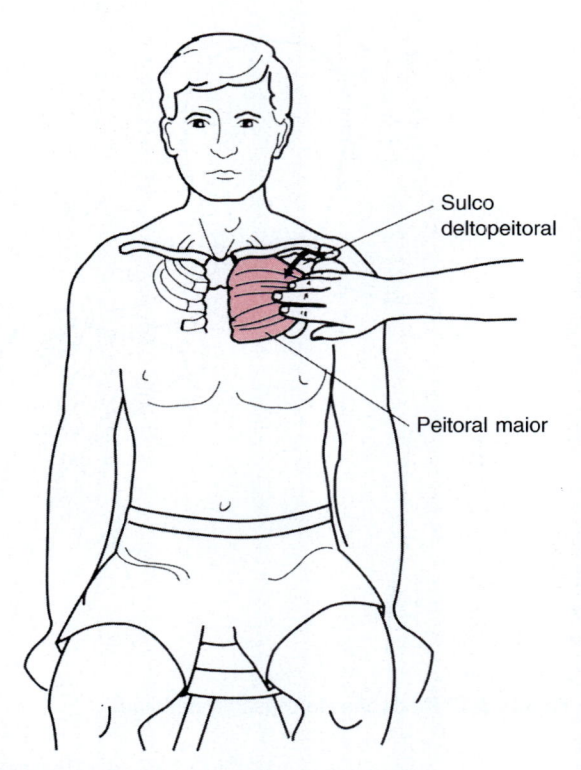

FIGURA 8.16 Palpação do músculo peitoral maior.

Deltóide

O deltóide tem suas origens proximais na área lateral da clavícula, no acrômio e na espinha da escápula. Então, as fibras convergem e inserem-se na tuberosidade do deltóide no úmero. O deltóide tem uma grande massa arredondada, criando todo o contorno do ombro (Figura 8.17). A sua atrofia pode ser causada por lesão no tronco superior do plexo braquial ou no nervo axilar, seguida de uma fratura ou luxação do úmero. Inicie o exame ficando em frente ao paciente. Permita que sua mão parta da clavícula inferior e lateralmente, sentido todo o músculo. Observe que as fibras anteriores são superficiais ao sulco intertubercular, tornando difícil distinguir se a sensibilidade em tal área é mesmo do músculo ou das estruturas subjacentes. Continue seguindo as fibras médias a partir do acrômio, até a tuberosidade do deltóide. Note que as fibras médias passam por cima da bolsa subdeltóidea. Se o paciente tem bursite, o exame cuidadoso da área irá ajudar a diferenciar as estruturas dolorosas. Uma neoplasia que afeta o diafragma ou a isquemia cardíaca também podem referir dor no deltóide.

Bíceps

Fique em frente ao paciente sentado. Palpe o sulco intertubercular, conforme previamente descrito. Locali-

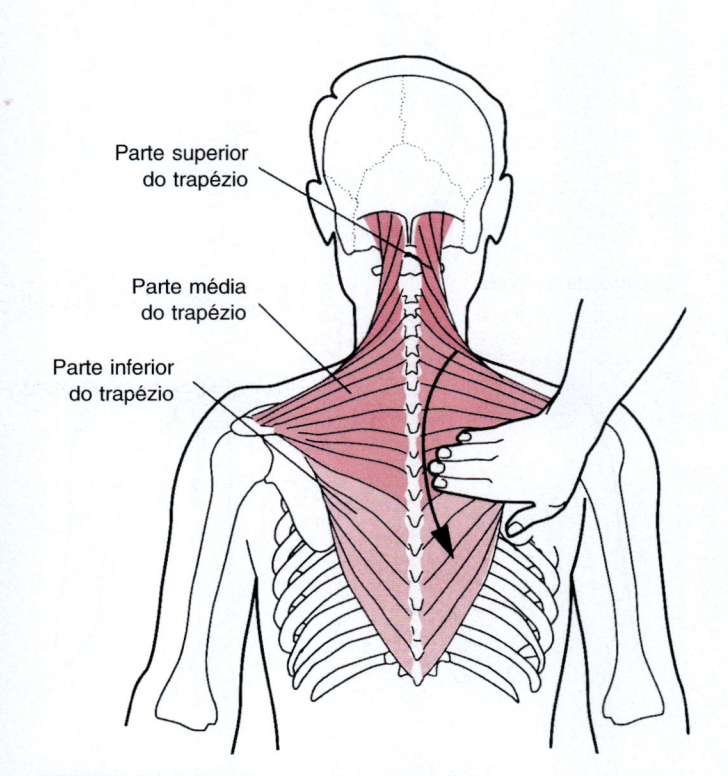

FIGURA 8.15 Palpação do músculo trapézio.

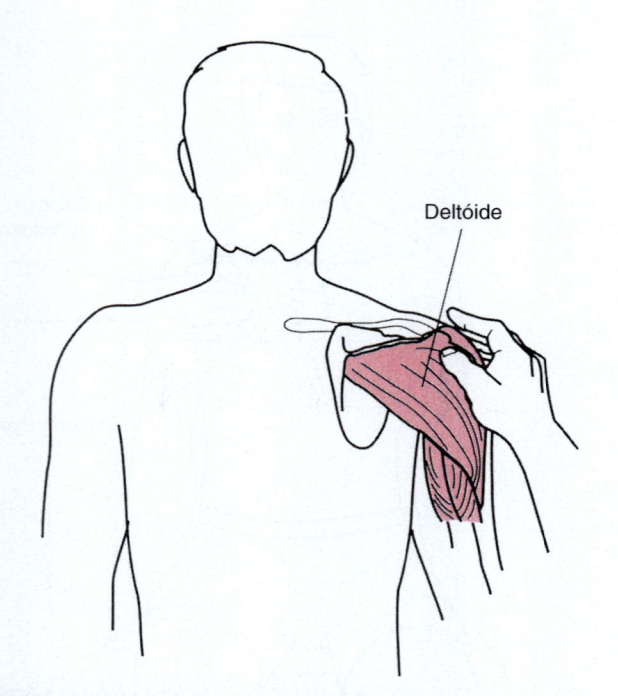

FIGURA 8.17 Palpação do músculo deltóide.

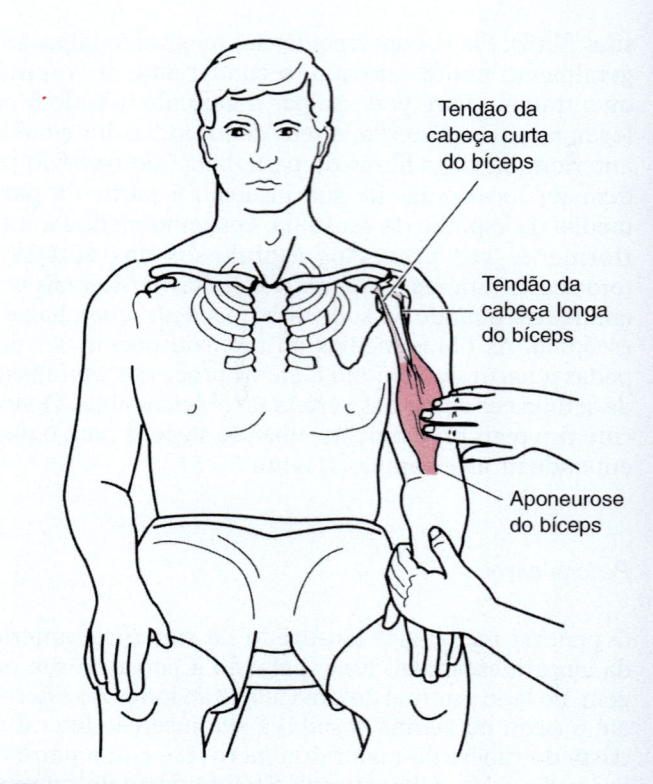

FIGURA 8.18 Palpação do músculo bíceps.

ze a cabeça longa do tendão do bíceps inferiormente através do sulco, onde se origina do ventre muscular. A sensibilidade do tendão do bíceps à palpação pode ser indicativa de tenossinovite. Esse também é um local para subluxação ou luxação do tendão do bíceps. O tendão da cabeça curta pode ser palpado no processo coracóide, como previamente descrito. O ventre muscular fica mais proeminente quando se pede ao paciente para flexionar o cotovelo. O aspecto distal do ventre e o tendão do bíceps podem ser palpados na sua inserção sobre a tuberosidade do rádio. Palpe a continuidade do ventre e seu tendão (Figura 8.18). Se uma grande protuberância muscular for notada na área distal anterior do úmero, com uma concavidade acima, você deverá suspeitar de ruptura da cabeça longa do bíceps. A subluxação do tendão do bíceps, secundária à ruptura do ligamento umeral transverso, é conhecida como estalido do ombro.

Área posterior

Estruturas ósseas

Espinha da escápula

Palpar o aspecto posterior do acrômio, medialmente ao longo da crista da espinha da escápula, local no qual ela desaparece na borda medial. A espinha da escápula está localizada no nível do processo espinhoso da terceira vértebra torácica (Figura 8.19). A espinha da

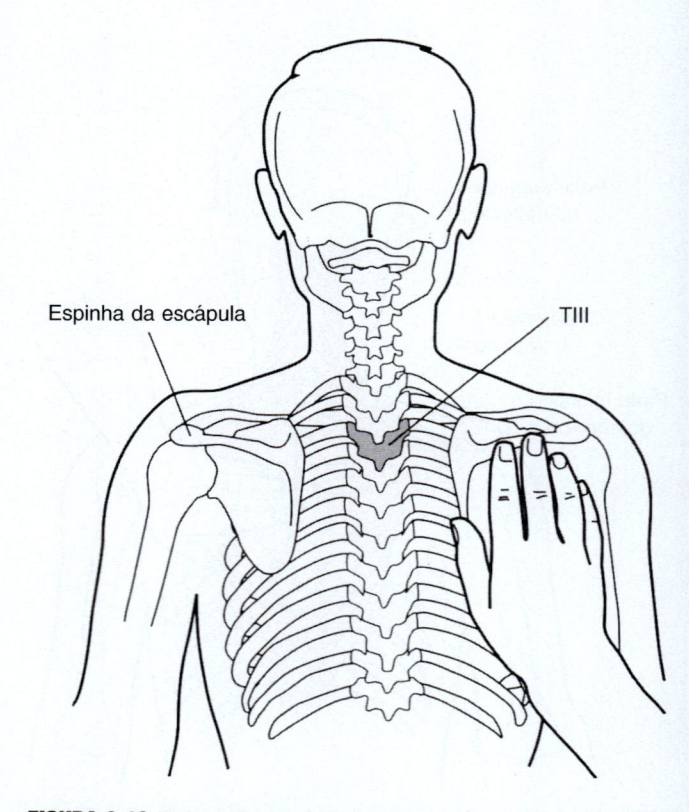

FIGURA 8.19 Palpação da espinha da escápula.

escápula separa das fossas supra-espinal e infra-espinal, servindo de inserção aos músculos supra e infra-espinal.

Borda medial (vertebral) da escápula

Mova superiormente a partir da área medial da espinha da escápula, até que você palpe o ângulo superior, localizado no nível da segunda vértebra torácica. Tal área serve como inserção do levantador da escápula e é, com freqüência, sensível à palpação. Além disso, costuma ser uma área de dor referida da coluna cervical. Continue inferiormente ao longo da borda medial e note se ela fica achatada junto ao arcabouço costal. Se a borda se elevar para longe da caixa torácica, isso pode indicar uma lesão no nervo torácico longo. Note a inserção do rombóide maior junto do comprimento da borda medial, a partir da espinha e até o ângulo inferior. Este fica no nível da sétima vértebra torácica e serve como inserção do músculo latíssimo do dorso e do serrátil anterior (Figura 8.20).

Borda lateral da escápula

Continue superior e lateralmente a partir do ângulo inferior, ao longo da borda lateral da escápula. Ela é menos definida que a borda medial devido às inserções musculares do subescapular, anteriormente, e dos redondos maior e menor, posteriormente. A inserção da cabeça longa do tríceps pode também ser palpada no tubérculo infraglenoidal, que está na área superior da borda lateral (Figura 8.21).

Estruturas de partes moles

Rombóides maior e menor

O rombóide maior origina-se a partir dos processos espinhosos de TII-TV e insere-se na borda medial da escápula, entre a espinha e o ângulo inferior. O rombóide menor origina-se a partir do ligamento nucal e dos processos espinhosos de CVII e TI até a borda medial, na raiz da espinha da escápula. Fique atrás do paciente sentado. Os músculos podem ser localizados na borda vertebral da escápula. Você pode distinguir o músculo de forma mais fácil fazendo com que o paciente coloque a mão atrás da cintura dele e aduza a escápula (Figura 8.22).

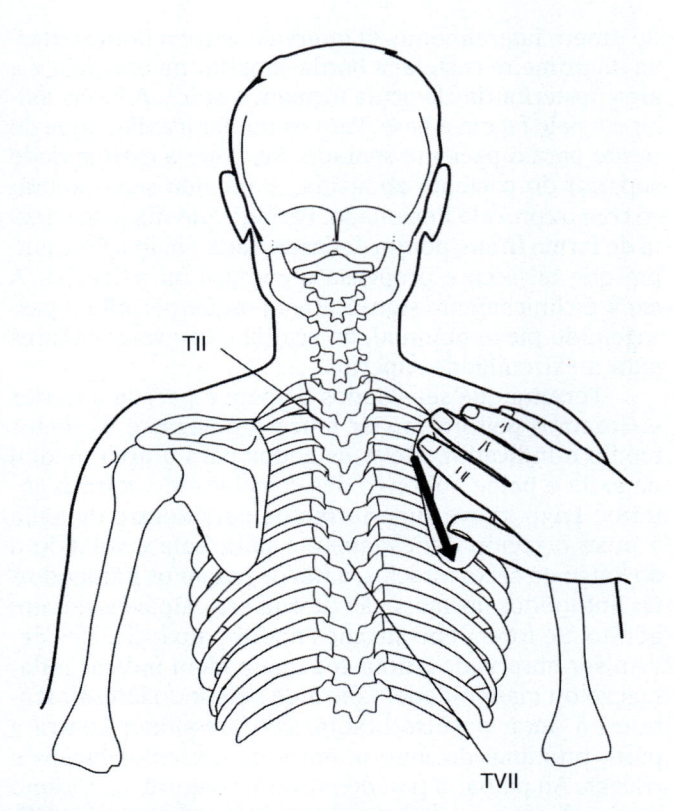

FIGURA 8.20 Palpação da borda medial da escápula.

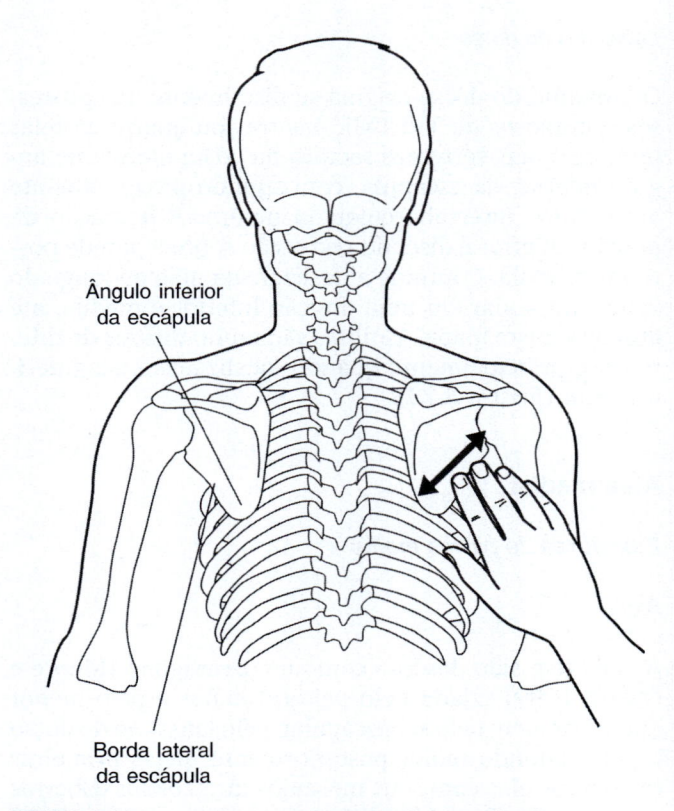

FIGURA 8.21 Palpação da borda lateral da escápula.

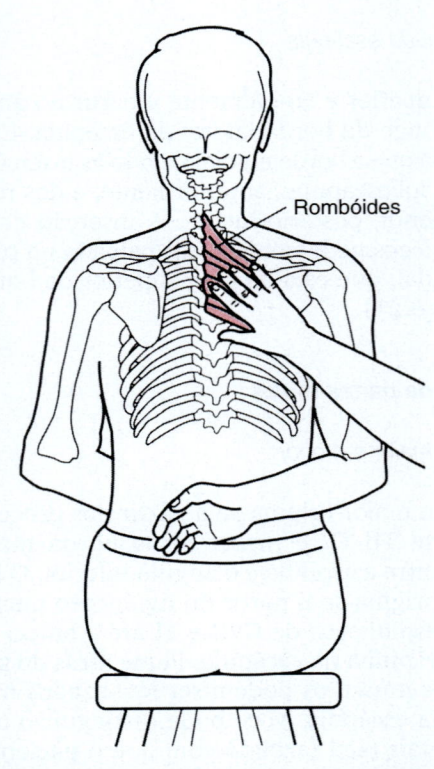

FIGURA 8.22 Palpação dos músculos rombóides maior e menor.

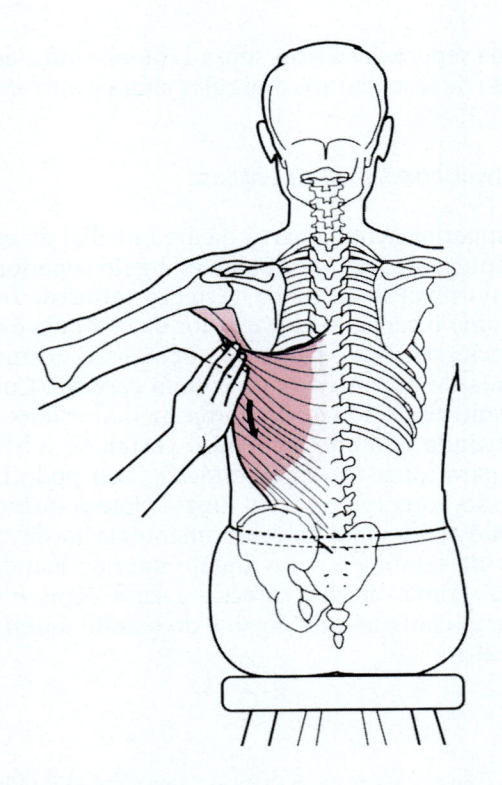

FIGURA 8.23 Palpação do músculo latíssimo do dorso.

Latíssimo do dorso

O latíssimo do dorso origina-se distalmente nos processos espinhosos de TVI-TXII, nas três ou quatro costelas inferiores, nas vértebras sacrais, na crista ilíaca e no ângulo inferior da escápula, convergindo proximalmente até o sulco intertubercular do úmero. A palpação da porção superior é discutida na seção sobre a parede posterior da axila. Continue a deslizar sua mão ao longo do ventre muscular em uma direção inferior e medial, até atingir a crista ilíaca. As fibras são muito difíceis de diferenciar, principalmente quando localizadas mais inferiormente (Figura 8.23).

Área medial

Estruturas de partes moles

Axila

A axila tem sido descrita como um pentágono (Moore e Dalley, 1999) criado pelo peitoral maior e pelo menor anteriormente; pelo subescapular, pelo latíssimo do dorso e pelo redondo maior posteriormente; pelas primeiras quatro costelas com seus músculos intercostais cobertos pelo serrátil anterior medialmente; e pela parte proximal do úmero lateralmente. O intervalo entre a borda externa da primeira costela, a borda superior da escápula e a área posterior da clavícula formam o ápice. A fáscia axilar e a pele fazem a base. Para examinar a axila, fique de frente para o paciente sentado. Sustente a extremidade superior do paciente abduzida, mantendo seu antebraço com o cotovelo flexionado. Permita que sua mão oposta de forma firme, porém delicada, faça a palpação. Lembre que tal área é propensa a cócegas na palpação. A axila é clinicamente significativa porque permite a passagem do plexo braquial, da artéria e das veias axilares para a extremidade superior.

Permita que seus dedos palpem a parede anterior e sintam o peitoral maior entre o polegar e os dedos médio e indicador. Mova os dedos para a área medial da axila e palpe ao longo das costelas e do serrátil anterior. Logo, mova superiormente para dentro da axila e puxe o tecido delicadamente para baixo, rolando-o ao longo da caixa torácica, a fim de palpar os linfonodos. Os linfonodos normais não devem ser palpáveis em um adulto. Se forem encontrados nodos palpáveis, eles devem ser observados, uma vez que podem indicar inflamação ou malignidade. Continue palpando lateralmente e irá notar o pulso braquial ao pressionar contra a parte proximal do úmero, entre os músculos bíceps e tríceps. Ao palpar a parede posterior, segure o latíssimo do dorso entre os dedos polegar, indicador e médio. E, ao palpar os músculos, preste atenção ao tônus e ao tamanho. Note se os mesmos são simétricos bilateralmente (Figura 8.24).

Serrátil anterior

A descrição desta palpação é encontrada na seção prévia, sobre a axila. O serrátil anterior é importante porque segura a borda medial da escápula ao arcabouço costal (Figura 8.25). A fraqueza e a desnervação serão observadas como uma escápula alada.

Área lateral

Estruturas de partes moles

Manguito rotador

Quando o paciente repousa o braço ao lado, os tendões do manguito rotador estão localizados sob o arco acromial, no ponto de sua inserção, no tubérculo maior do úmero. Esses tendões são referidos como os músculos SIR, em virtude da ordem de inserção, de anterior para posterior: supra-espinal, infra-espinal e redondo menor. O músculo restante do manguito rotador é o subescapular, não sendo palpável nessa posição. Para facilitar o acesso aos tendões, peça ao paciente para trazer o braço para trás da cintura dele, em rotação interna e extensão (Figura 8.26). Dessa maneira, você será capaz de distinguir os tendões ao se unirem sobre a área anterior do tubérculo maior. Se uma inflamação estiver presente, a palpação dos tendões causará dor.

Cyriax (1984) descreveu um método mais específico de palpação individual dos tendões. Para localizar o tendão do supra-espinal, faça com que o paciente dobre o cotovelo em 90° e coloque seu antebraço atrás do dorso. Então, peça ao paciente para que se apóie sobre o cotovelo em posição semideitada. Isso fixa o braço em adução e rotação medial. É possível localizar o tendão palpando o processo coracóide e movendo lateralmente até o tubérculo maior, sob a borda do acrômio (Figura 8.27).

Para localizar o tendão do infra-espinal, peça ao paciente para apoiar-se nos cotovelos. Solicite também que fique na borda da mesa para manter rotação lateral. Depois, instrua-o a virar seu peso sobre o braço que está sendo examinado. O peso do tronco irá ajudar a evidenciar o tubérculo maior. A combinação de flexão, adução e rotação lateral irá empurrar o tubérculo maior para fora. Palpe ao longo da espinha da escápula lateralmente e palpe o tendão do infra-espinal sobre a cabeça do úmero (Figura 8.28).

Bolsa subacromial (subdeltóidea)

A bolsa subacromial está localizada entre o deltóide e a cápsula. Ela está alongada sob o acrômio e o ligamento coracoacromial. Essa bolsa não se comunica com a arti-

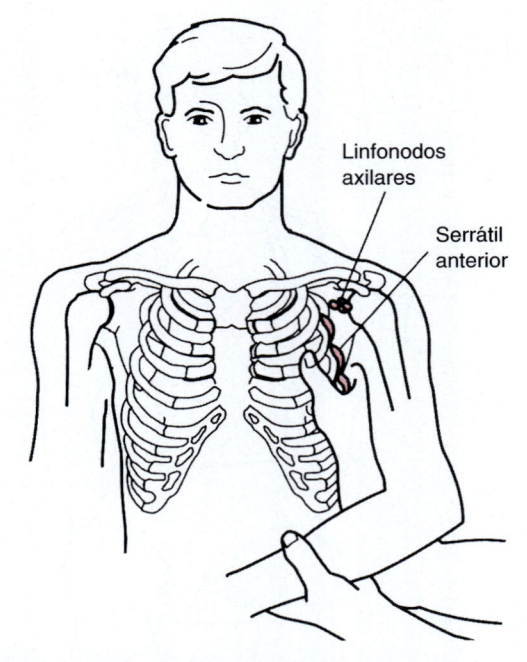

FIGURA 8.25 Palpação do músculo serrátil anterior.

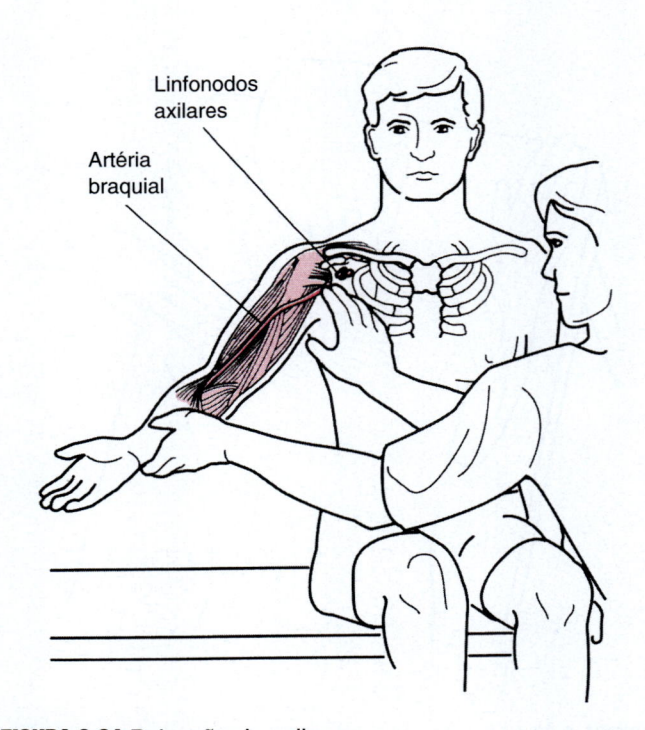

FIGURA 8.24 Palpação da axila.

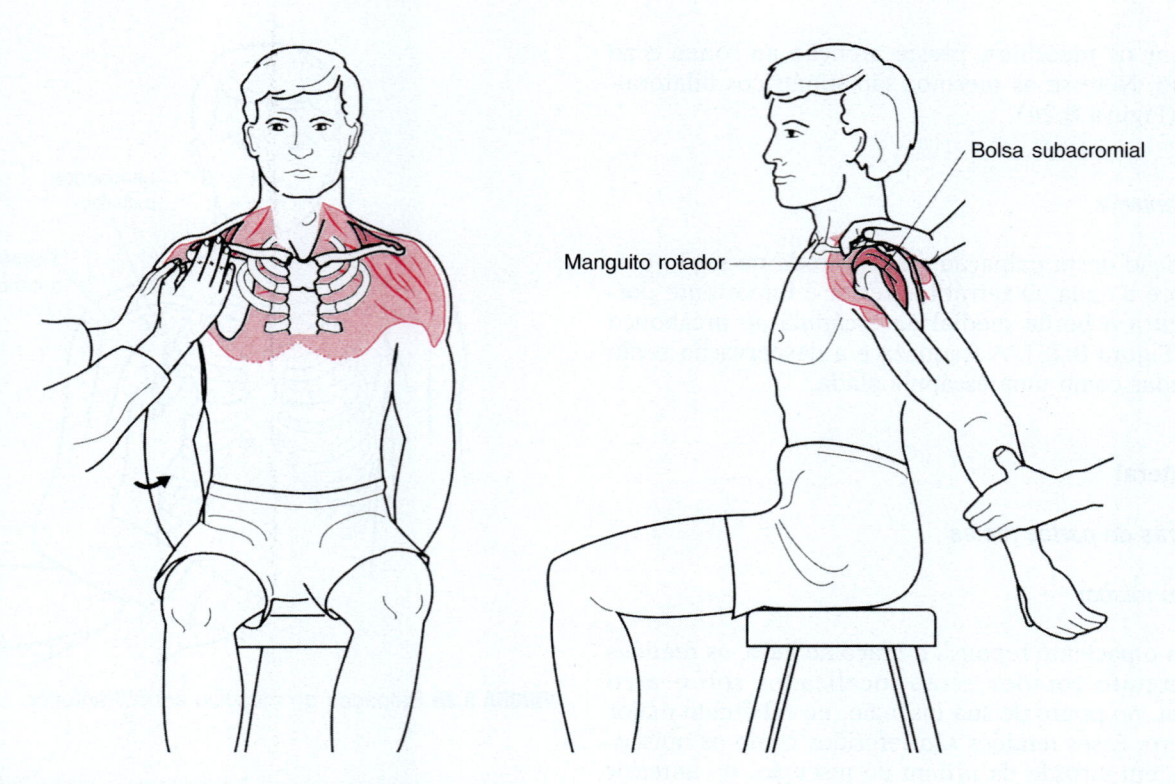

FIGURA 8.26 Palpação dos músculos do manguito rotador.

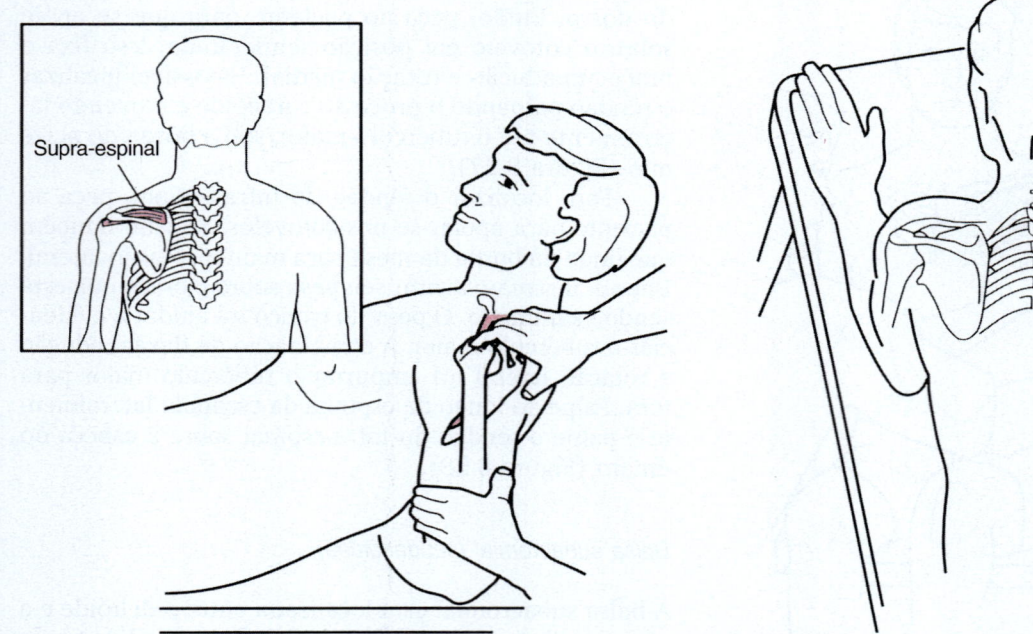

FIGURA 8.27 Palpação do tendão do supra-espinal.

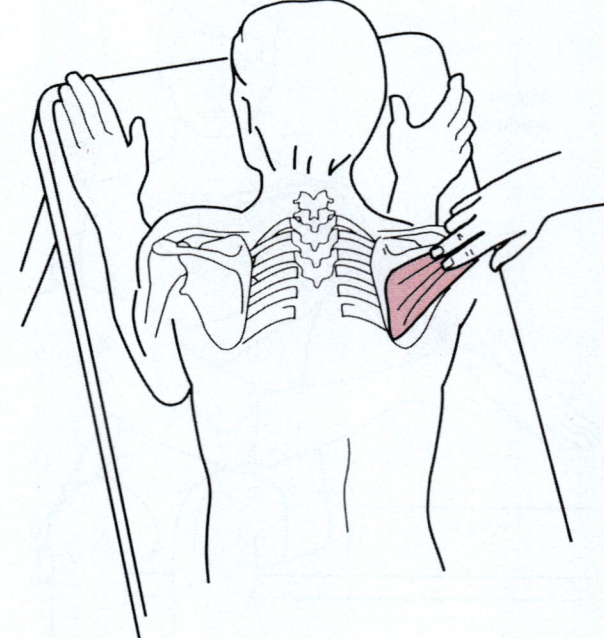

FIGURA 8.28 Palpação do tendão do infra-espinal.

culação. A bolsa subacromial pode ser facilmente inflamada e pode sofrer impacto sob o acrômio, em virtude de sua posição. Ela será muito sensível à palpação se estiver inflamada, e um espessamento poderá ser notado. A bolsa pode ser palpada de forma mais fácil se trazida para frente do acrômio, ao estender e rodar internamente o ombro (Figura 8.29).

PONTOS-GATILHO NA REGIÃO DO OMBRO

A dor miofascial da cintura escapular é extremamente comum, especialmente por causa do uso ocupacional excessivo que ocorre em muitos pacientes. Os pontos-gatilho ao redor do ombro podem mimetizar sintomas de radiculopatia cervical ou angina.

Os locais comuns e as zonas de dor referida para os pontos-gatilho para o levantador da escápula, o supra-espinal, o infra-espinal, o deltóide, o subescapular, os rombóides maior e menor, assim como para o peitoral maior, estão ilustrados nas Figuras 8.30 a 8.36.

TESTE DOS MOVIMENTOS ATIVOS

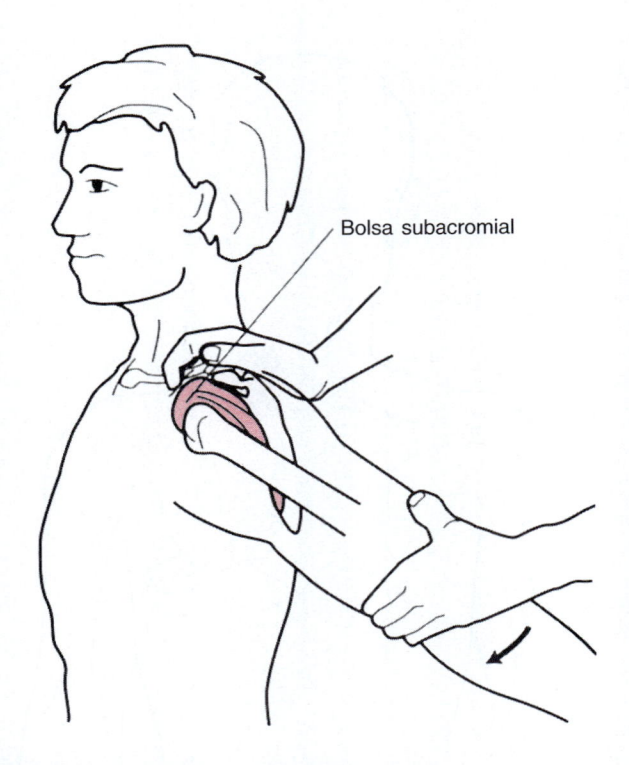

FIGURA 8.29 Palpação da bolsa subacromial.

O teste dos movimentos ativos pode ser realizado com o paciente executando movimentos específicos individuais ou combinando funcionalmente os movimentos. O paciente pode fazer os seguintes movimentos: flexão e extensão no eixo transversal, abdução e adução no eixo sagital e rotação medial e lateral no eixo longitudinal. Esses testes são rápidos e funcionais, feitos para descartar anormalidades da articulação. Se o movimento for indolor no final da amplitude, é possível adicionar uma pressão extra para "limpar" a articulação. Contudo, esteja atento, pois a pressão adicional em rotação externa pode causar uma luxação anterior em um ombro instável. Se o paciente sentir dor em qualquer dos movimentos, a etiologia da dor deve continuar sendo explorada para verificar se ela é secundária às estruturas contráteis ou não-contráteis, com a utilização de testes passivos e contra resistência.

Coloque o paciente na posição sentada ou em pé. Faça com que ele repita o movimento, de forma que você possa observá-lo na frente e atrás. Faça com que o paciente coloque os braços junto ao corpo e peça para ele abduzi-los além de 90°, com as palmas olhando para o chão. Dirija o paciente para que ele rode externamente os braços e junte as palmas acima da cabeça (Figura 8.37), o que fará com que ele alcance o final da amplitude para flexão anterior e abdução. Observe-o, buscando simetria do movimento e amplitude disponível real. Verifique se o paciente apresenta um arco doloroso (Cyriax, 1979) (movimento indolor está presente antes e após a ocorrência da dor) secundário a bursite ou a tendinite. Note que o braço dominante pode estar mais limitado, mesmo em atividades normais. Observe se o paciente é cooperativo para se mover, ou se está apreensivo por causa da instabilidade. A partir da vista posterior, observe como as escápulas se movem. Verifique se há elevação e marque o ângulo inferior da escápula com seus polegares, observando-os rodar para cima. Note o ritmo escapuloumeral. Se for observado um ritmo escapuloumeral reverso, o paciente pode ter uma disfunção importante do ombro, como uma capsulite adesiva ou uma ruptura do manguito rotador. A partir da vista anterior, note a simetria e o movimento das articulações esternoclavicular e acromioclavicular. Olhando de lado, note se o paciente está tentando estender a coluna, de forma que pareça aumentar a amplitude mais do que ela é na realidade.

Alguns examinadores preferem que os pacientes executem a abdução no plano neutro ou no plano da escápula, localizado com o braço em aproximadamente 30 a 45° de adução horizontal a partir do plano coronal médio. Esse plano é menos doloroso para o paciente e representa um movimento mais funcional. Há menos estresse sobre a cápsula, fazendo com que o movimento seja realizado com mais facilidade (Figura 8.38).

Faça com que o paciente abduza o ombro até 90°, com o cotovelo flexionado em 90°. Instrua-o a tocar o

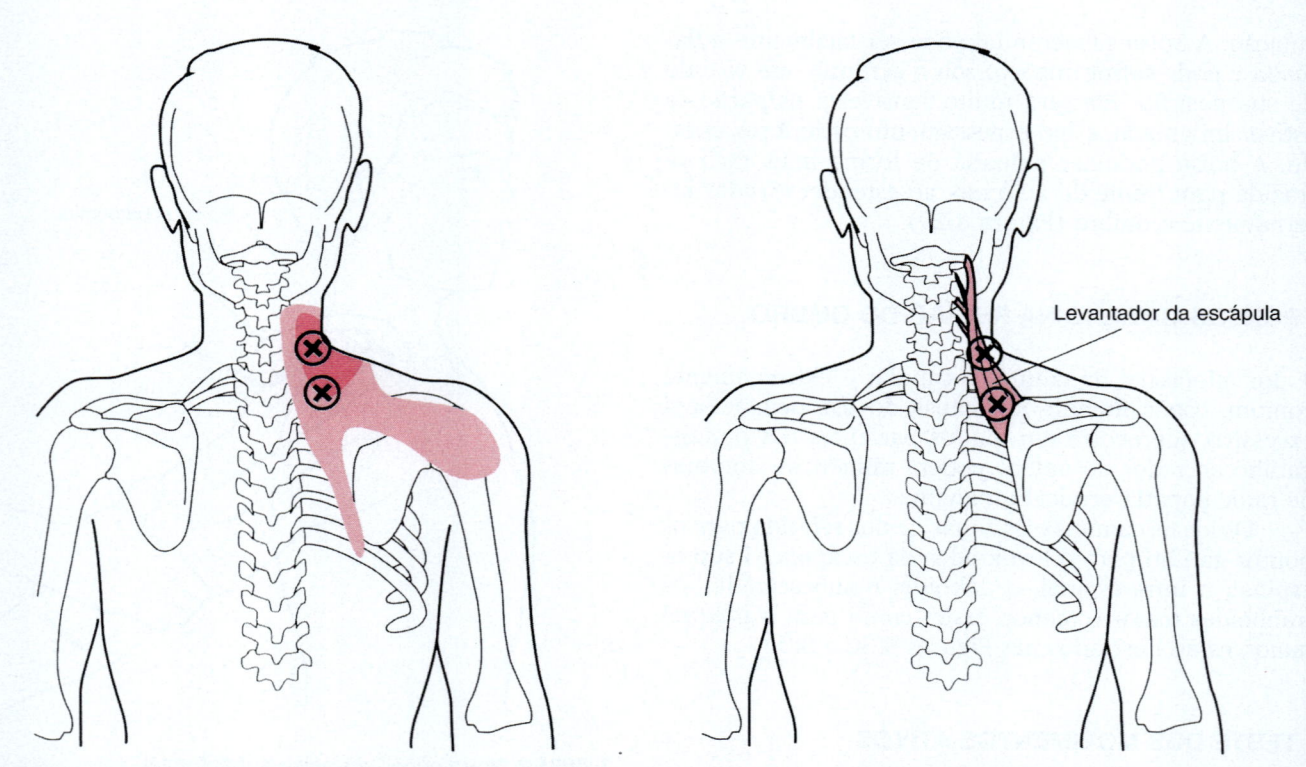

FIGURA 8.30 Pontos-gatilho no levantador da escápula, mostrados com as áreas comuns de dor referida. Adaptada com permissão de Travell, J e Rinzler, Sl. The myofascial genesis of pain. *Postgrad Med* 1952; 31:425-431.

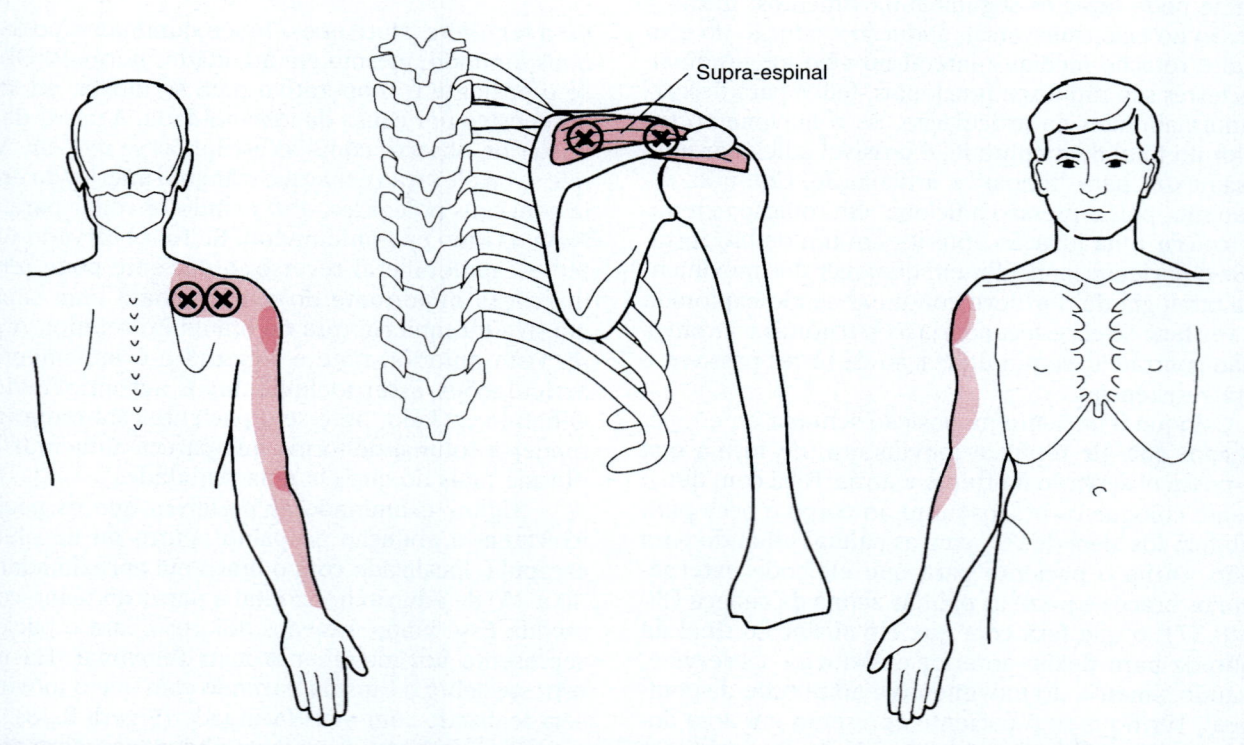

FIGURA 8.31 Pontos-gatilho no músculo supra-espinal, mostrados com as áreas comuns de dor referida. Adaptada com permissão de Travell, J e Rinzler, Sl. The myofascial genesis of pain. *Postgrad Med* 1952; 31:425-431.

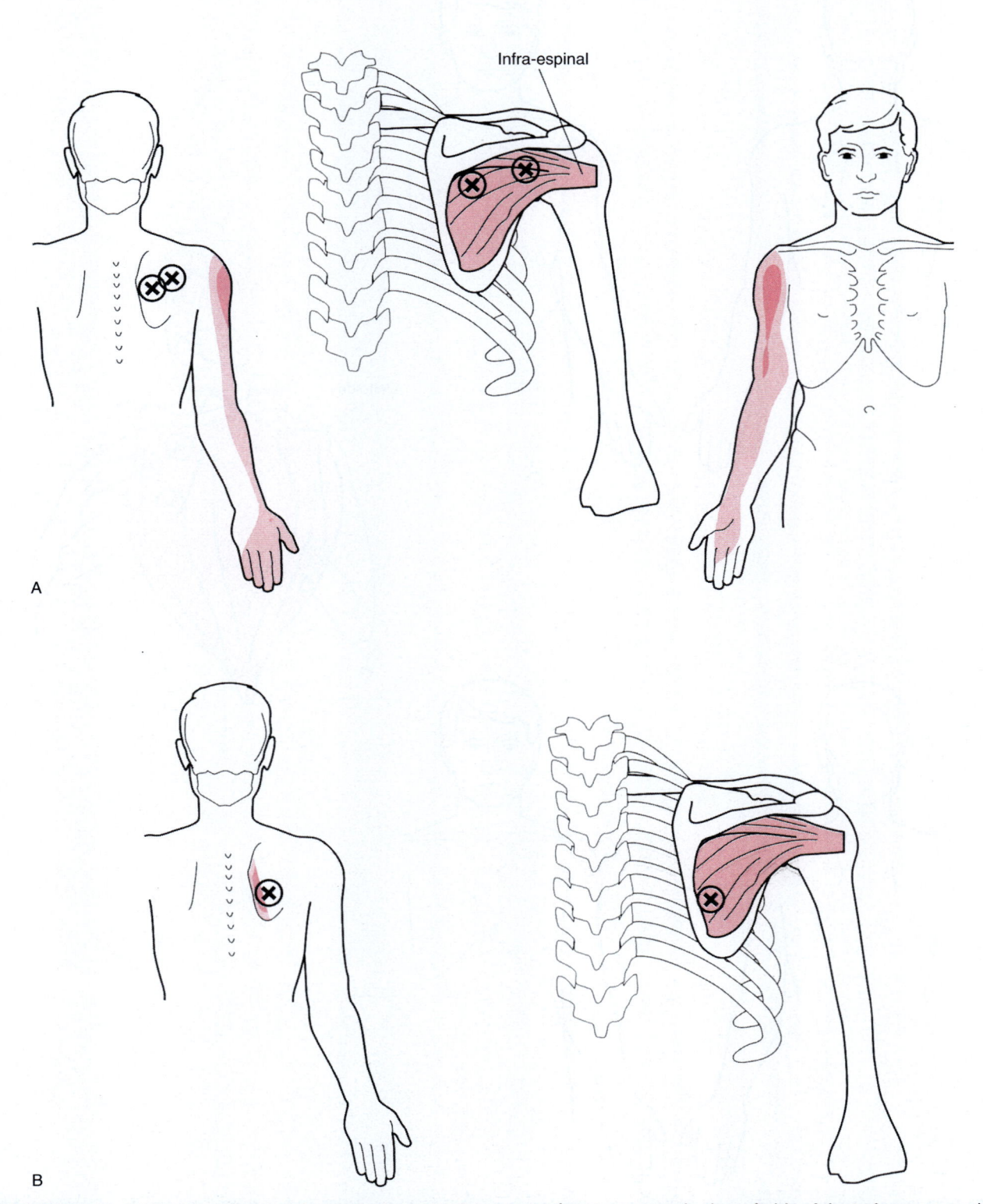

FIGURA 8.32 Pontos-gatilho no músculo infra-espinal, mostrados com as áreas comuns de dor referida. Adaptada com permissão de Travell, J e Rinzler, SI. The myofascial genesis of pain. *Postgrad Med* 1952; 31:425-431.

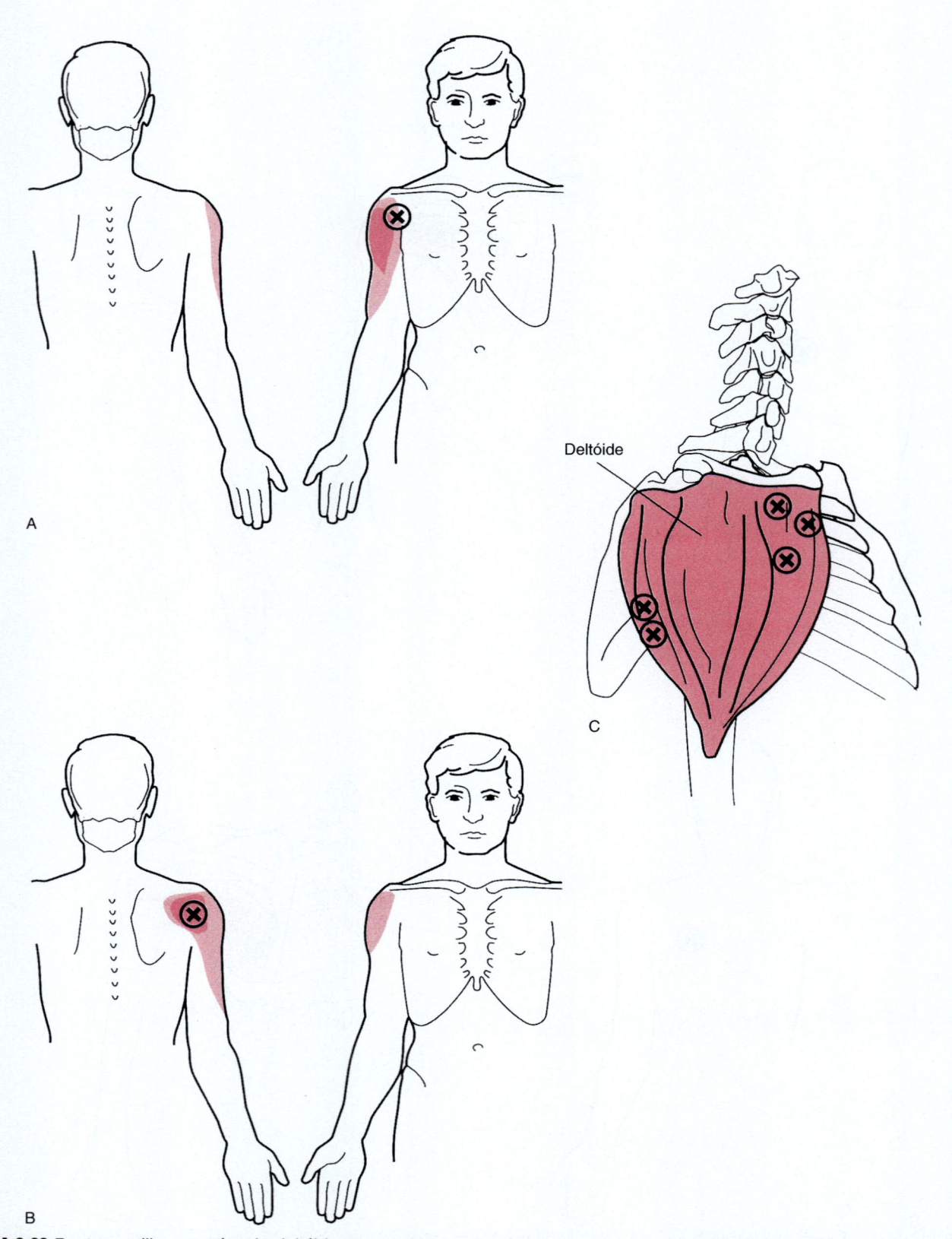

FIGURA 8.33 Pontos-gatilho no músculo deltóide, mostrados com as áreas comuns de dor referida. Adaptada com permissão de Travell, J e Rinzler, SI. The myofascial genesis of pain. *Postgrad Med* 1952; 31:425-431.

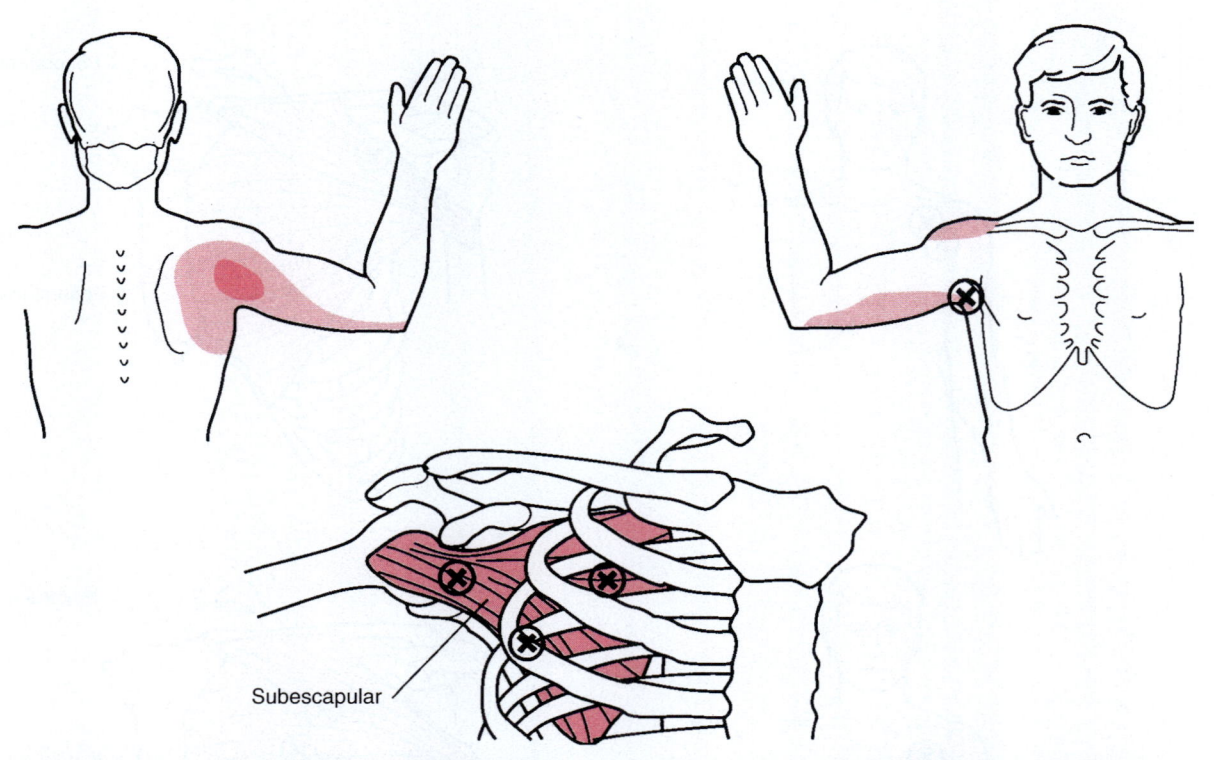

FIGURA 8.34 Pontos-gatilho no músculo subescapular, mostrados com as áreas comuns de dor referida. Adaptada com permissão de Travell, J e Rinzler, SI. The myofascial genesis of pain. *Postgrad Med* 1952; 31:425-431.

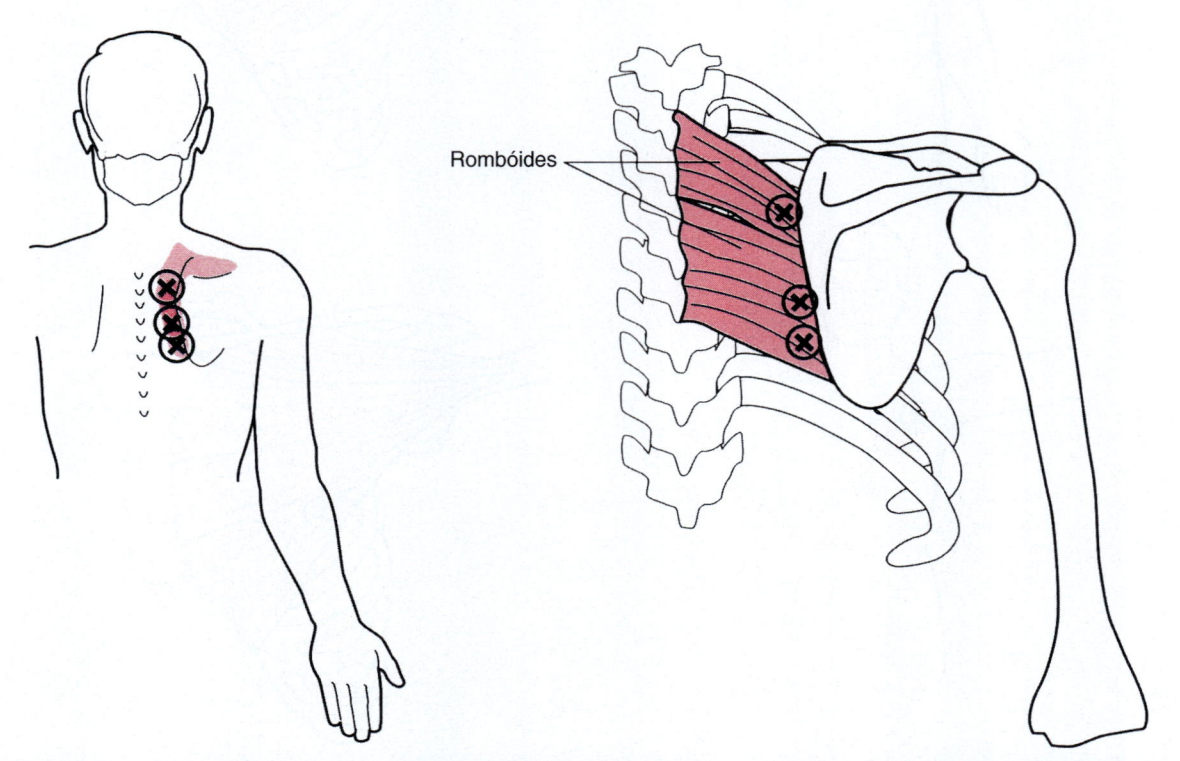

FIGURA 8.35 Pontos-gatilho nos músculos rombóides, mostrados com as áreas comuns de dor referida. Adaptada com permissão de Travell, J e Rinzler, SI. The myofascial genesis of pain. *Postgrad Med* 1952; 31:425-431.

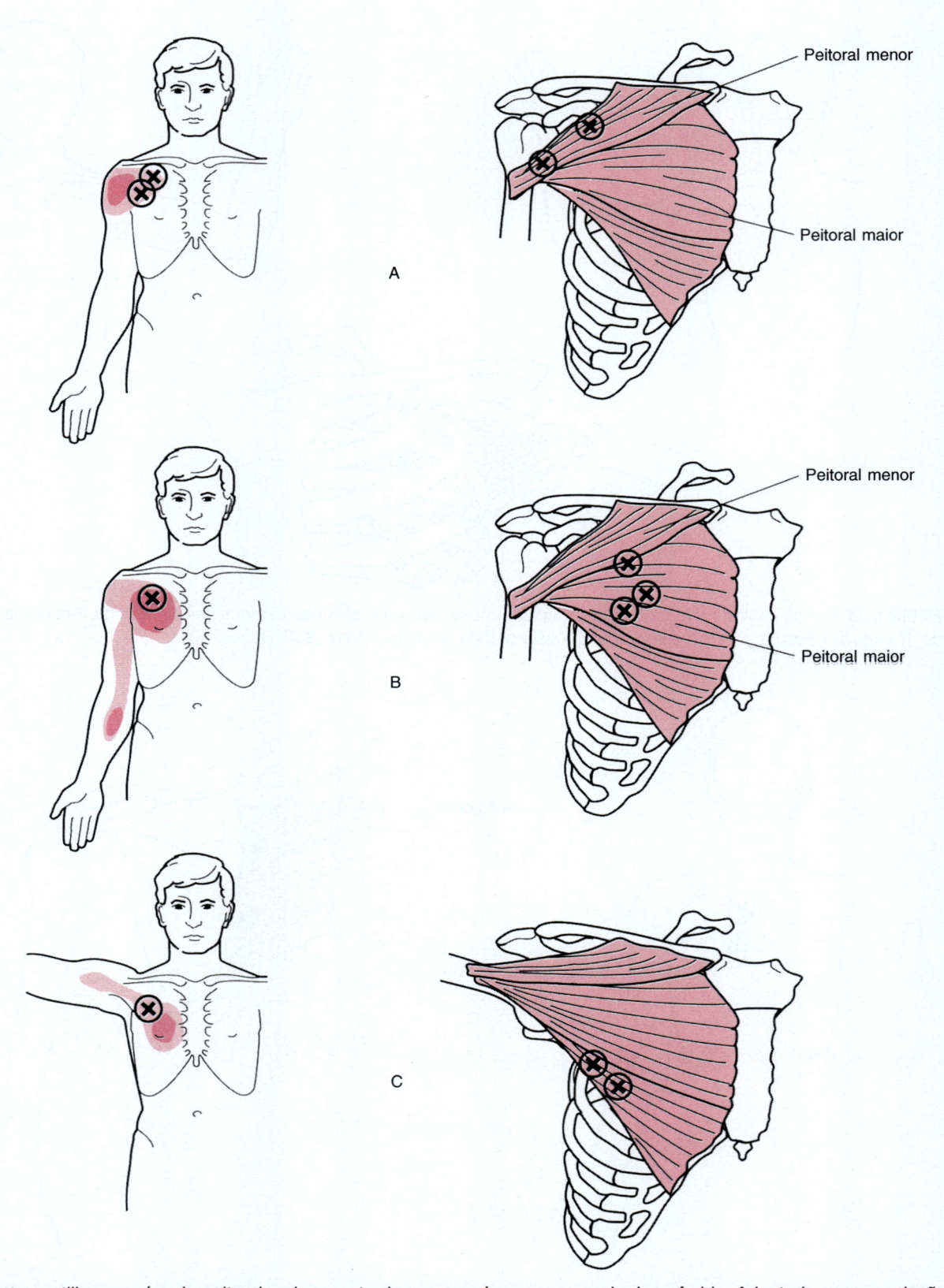

FIGURA 8.36 Pontos-gatilho no músculo peitoral maior, mostrados com as áreas comuns de dor referida. Adaptada com permissão de Travell, J e Rinzler, Sl. The myofascial genesis of pain. *Postgrad Med* 1952; 31:425-431.

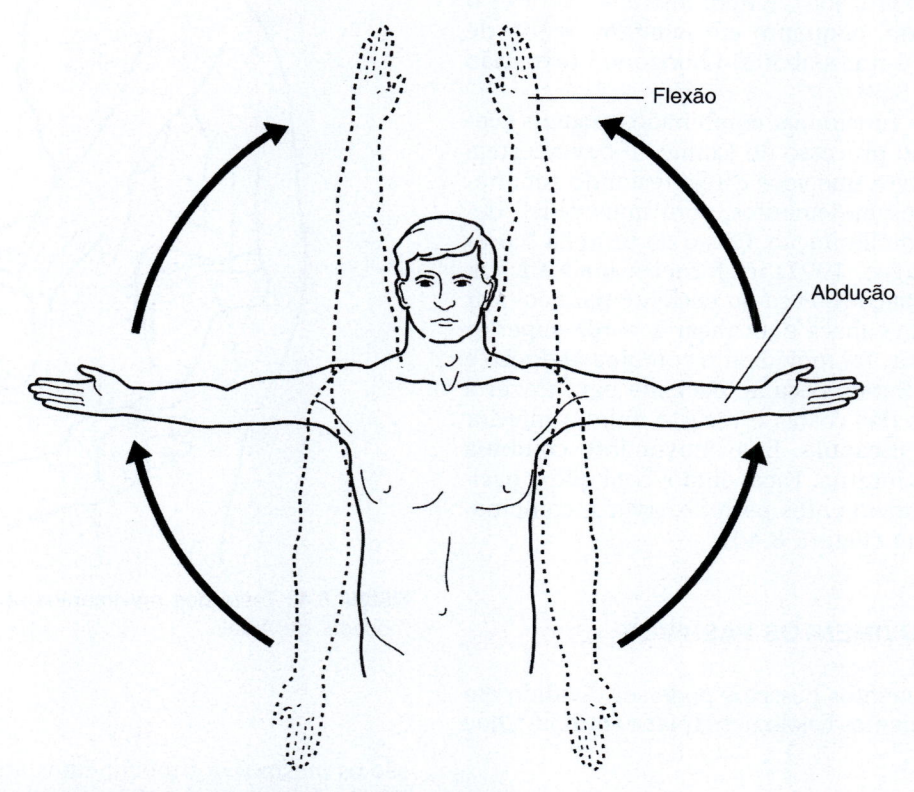

FIGURA 8.37 Teste dos movimentos ativos de abdução e flexão do ombro.

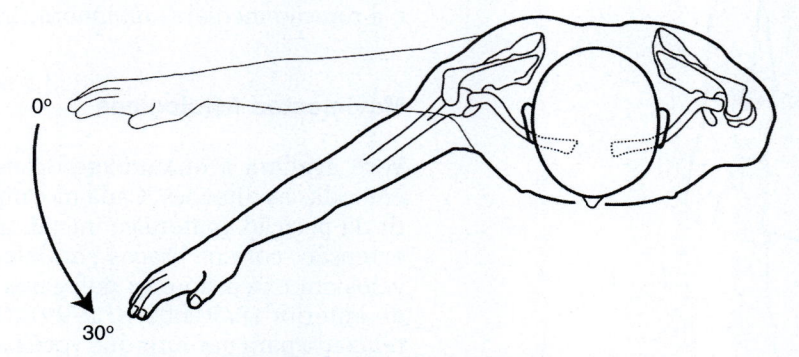

FIGURA 8.38 Teste dos movimentos ativos de flexão do ombro no plano da escápula.

acrômio oposto. Esse movimento irá testar a adução horizontal (flexão cruzada). Então, instrua-o a trazer o braço em extensão, enquanto ele mantém os 90° de abdução. Isso irá testar a abdução horizontal (extensão cruzada) (Figura 8.39).

Movimentos funcionais combinados podem economizar tempo no processo de exame. Todavia, esteja atento, pois uma vez que você esteja testando simultaneamente diversos movimentos, será mais difícil determinar a fonte de limitação. O uso do teste da "coçada" de Apley (Magee, 1997) irá fornecer mais eficientemente as informações. Peça ao paciente para colocar uma mão atrás da cabeça e alcançar a borda superior da escápula oposta. Tal movimento combina abdução e rotação externa. Então, peça ao paciente para trazer a mão oposta atrás das costas e tocar o ângulo inferior contralateral da escápula. Esse movimento combina adução e rotação interna. Faça, então, com que o paciente inverta os movimentos para observar a combinação bilateralmente (Figura 8.40).

TESTE DOS MOVIMENTOS PASSIVOS

O teste dos movimentos passivos pode ser dividido em duas áreas: movimentos fisiológicos (plano cardinal), que são os mesmos dos movimentos ativos, e teste da mobilidade dos movimentos acessórios (jogo articular, componentes). Você pode determinar, pelo uso de tais testes, se os elementos não-contráteis (inertes) são causadores do problema do paciente. As estruturas (ligamentos, cápsula articular, fáscia, bolsa, dura-máter e raiz nervosa) (Cyriax, 1984) são estiradas ou sofrem estresse quando a articulação é levada ao final da amplitude disponível. No final de cada movimento fisiológico passivo, você deve perceber a sensação final e determinar se é normal ou patológica. Avalie a limitação de movimentos e veja se ela se encaixa em um padrão capsular. O padrão capsular do ombro é a rotação lateral, a abdução e a rotação medial (Kaltenborn, 1999).

Movimentos fisiológicos

Você avaliará a quantidade de movimento disponível em todas as direções. Cada movimento é medido a partir da posição anatômica inicial, que é de 0° de flexão-extensão, com os braços paralelos ao tronco, os cotovelos em extensão e os polegares apontando no sentido anterior (Kaltenborn, 1999). O paciente deve estar relaxado para permitir que você faça os testes com mais facilidade. Os testes podem ser feitos com o paciente na posição sentada, mas a posição supina e a posição pronada oferecem maior estabilidade, sustentando o tronco do paciente.

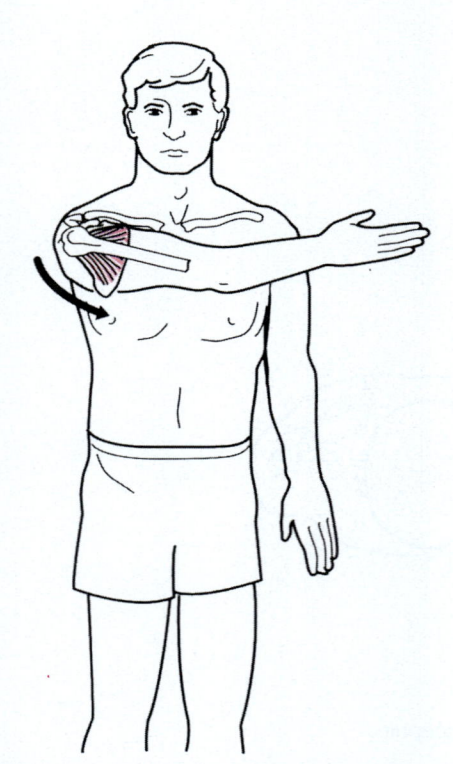

FIGURA 8.39 Teste dos movimentos ativos do ombro na adução e abdução horizontais.

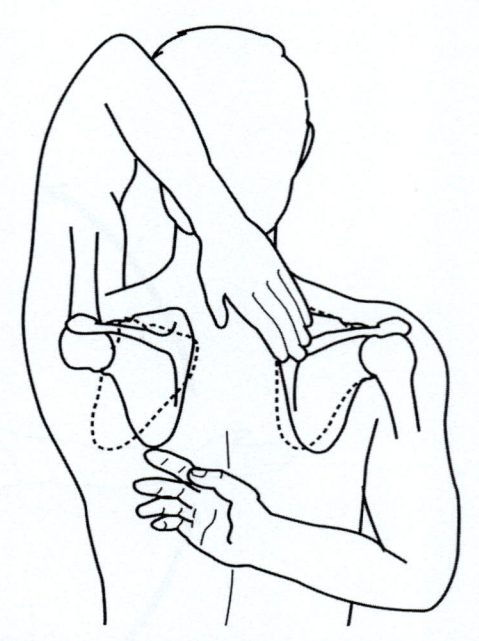

FIGURA 8.40 Teste dos movimentos ativos usando o teste da "coçada" de Apley.

Flexão

O paciente é colocado na posição supina com quadris e joelhos flexionados em 90°, a fim de retificar a lordose lombar. O ombro deve ser colocado na posição anatômica. Ponha sua mão sobre a borda lateral da escápula para estabilizá-la e, assim, avaliar com precisão o movimento glenoumeral. Coloque sua mão sobre a parte lateral da caixa torácica para estabilizar o tórax e evitar extensão da coluna quando você avaliar o movimento do complexo do ombro. Fique ao lado do paciente e estabilize a escápula ou o tórax dele com sua mão esquerda. Segure a parte distal do antebraço do paciente, logo proximal à articulação do punho, movendo a extremidade superior para cima. Quando identificar movimento na escápula, você saberá que alcançou o final do movimento glenoumeral disponível. Continue a mover a extremidade superior até que a sensação final seja notada para toda amplitude de movimento do complexo do ombro. A sensação normal final da flexão glenoumeral é abrupta e firme (ligamentar) (Kaltenborn, 1999; Magee, 1997) por causa da tensão na cápsula posterior, nos músculos e nos ligamentos. A sensação final normal do complexo do ombro é também abrupta e firme (ligamentar) devido à tensão no latíssimo do dorso. A amplitude normal de movimentos para flexão do complexo do ombro é de 0 a 180° (Figura 8.41) (American Academy of Orthopedic Surgeons, 1965).

Extensão

O paciente é colocado na posição pronada com o ombro na posição anatômica. Não coloque um travesseiro sobre a cabeça do paciente. O cotovelo deve estar levemente flexionado, de forma que a cabeça longa do bíceps braquial esteja solta e não diminua a amplitude disponível de movimentos. Coloque sua mão sobre a borda superior e posterior da escápula para estabilizá-la e avaliar com mais precisão o movimento glenoumeral. Coloque sua mão sobre a parte lateral do arcabouço costal para estabilizar o tórax e prevenir flexão espinal enquanto é avaliado o movimento do complexo do ombro. Fique ao lado do paciente e estabilize a escápula ou o tórax com sua mão direita. Coloque sua mão sob a parte anterior distal do úmero e levante a extremidade superior em direção ao teto. A sensação final normal é abrupta e firme (ligamentar) por tensão da cápsula anterior e dos ligamentos. A sensação final normal do complexo ombro é também abrupta e firme (ligamentar) por tensão no peitoral maior e no serrátil anterior. A amplitude normal de movimentos é de 0 a 60° (Figura 8.42) (American Academy of Orthopedic Surgeons, 1965).

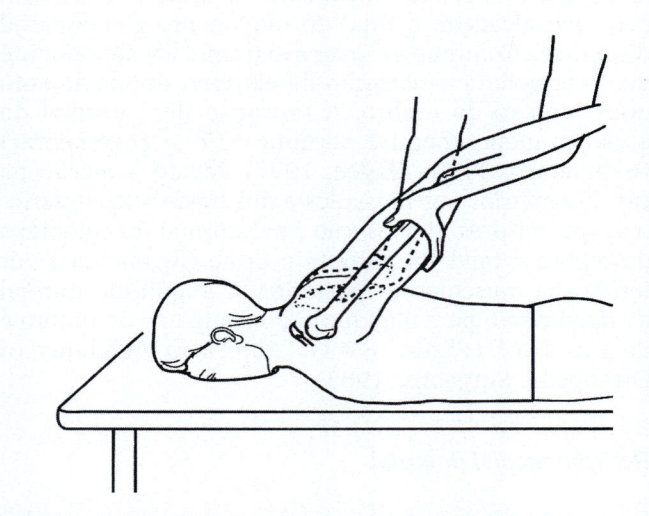

FIGURA 8.42 Teste do movimento passivo da extensão do ombro.

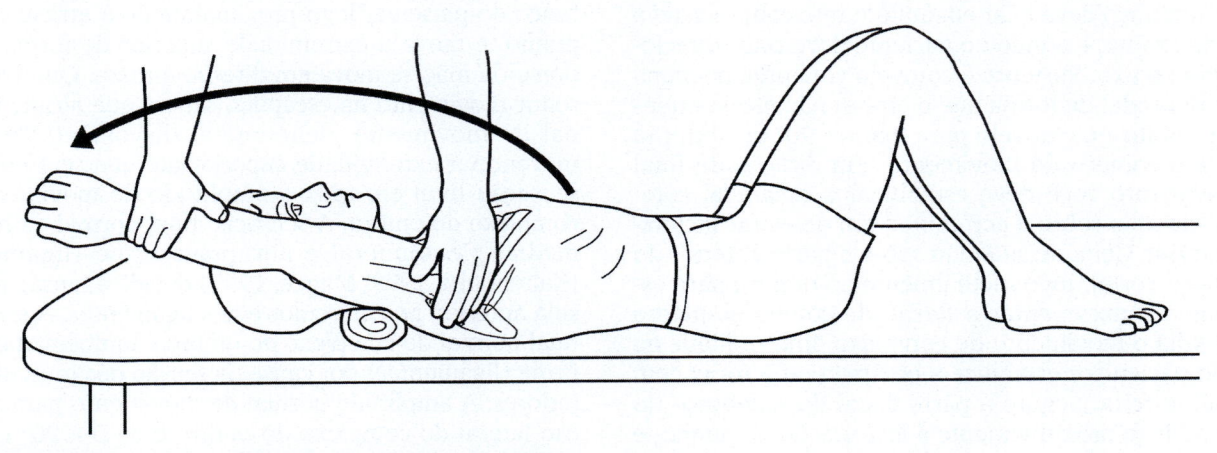

FIGURA 8.41 Teste do movimento passivo da flexão do ombro.

Abdução

O paciente é colocado na posição supina, com o ombro na posição anatômica inicial. O cotovelo deve estar em extensão para evitar a limitação de movimentos por tensão na cabeça longa do tríceps. Coloque sua mão sobre a borda lateral da escápula, estabilizando-a para obter uma avaliação acurada do movimento glenoumeral. Coloque sua mão sobre a parte lateral do arcabouço costal a fim de estabilizar o tórax e evitar a flexão lateral da coluna enquanto você avalia o movimento do complexo ombro. Fique ao lado do paciente e estabilize a escápula ou o tórax dele com a mão esquerda. Segure a parte distal do braço do paciente, logo proximalmente ao cotovelo, e mova a extremidade superior em direção externa. Você deve rodar o úmero lateralmente antes de alcançar 90° para permitir que o tubérculo maior do úmero passe com maior facilidade sob o acrômio e evitar impacto nesse nível. Quando sentir movimento na escápula, você saberá que alcançou o final do movimento glenoumeral disponível. Continue a mover a extremidade superior até que seja notada a sensação de extremo do movimento do complexo do ombro. A sensação final normal da abdução glenoumeral é abrupta e firme (ligamentar) (Kaltenborn, 1999; Magee, 1997) devido à tensão na cápsula inferior nos músculos e nos ligamentos anteriores e posteriores. A sensação final normal do complexo do ombro é também abrupta e firme (ligamentar) por tensão na musculatura posterior. A amplitude normal de movimento para a abdução do complexo do ombro é de 0 a 180° (Figura 8.43) (American Academy of Orthopedic Surgeons, 1965).

Rotação medial (interna)

O paciente é colocado na posição supina, com o quadril e os joelhos flexionados em 90° a fim de retificar a lordose lombar. O ombro é colocado em 90° de abdução, com posição neutra entre supinação e pronação do antebraço. O antebraço deve ficar em ângulo reto com relação à mesa de exame; e a mão do paciente deve estar direcionada para baixo. Sustente o cotovelo com uma pequena toalha dobrada, de forma que o ombro não esteja estendido. Estabilize o cotovelo para manter 90° de abdução durante o começo do movimento. Em direção do final do movimento você deve estabilizar a escápula, colocando sua mão sobre o acrômio, a fim de evitar inclinação anterior. Coloque sua mão sobre a parte anterior do arcabouço costal, logo medialmente ao ombro, para estabilizar o tórax e evitar a flexão da coluna enquanto você avalia o movimento do complexo ombro. Fique ao lado do paciente e estabilize a escápula ou o tórax com sua mão direita. Segure a parte distal do antebraço do paciente, logo proximalmente à articulação do punho, e mova a extremidade superior fazendo com que a palma

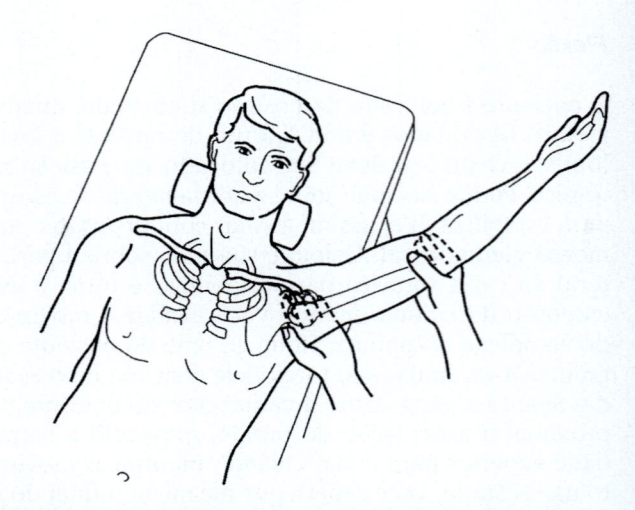

FIGURA 8.43 Teste do movimento passivo da abdução do ombro.

da mão se mova em direção à mesa. Quando você sentir movimento na escápula, saberá que alcançou o final do movimento glenoumeral disponível. Continue a mover a extremidade superior até que seja notada a sensação de final para toda a amplitude de movimento do complexo do ombro. A sensação final normal da rotação medial glenoumeral é abrupta e firme (ligamentar) (Kaltenborn, 1999; Magee, 1997) por causa da tensão na cápsula posterior, nos músculos e nos ligamentos. A sensação final normal do complexo do ombro é também abrupta e firme (ligamentar), como conseqüência da tensão na musculatura posterior. A amplitude normal de movimento para a rotação medial do complexo do ombro é de 0 a 70° (Figura 8.44) (American Academy of Orthopedic Surgeons, 1965).

Rotação lateral (externa)

A rotação lateral é feita com o corpo nas mesmas posições para a rotação medial. Segure a parte distal do antebraço do paciente, logo proximalmente à articulação do punho, e mova a extremidade superior de forma que o dorso da mão se mova em direção à mesa. Quando você sentir movimento na escápula, saberá que alcançou o final do movimento glenoumeral disponível. Continue movendo a extremidade superior até que seja notada a sensação final em toda a amplitude de movimento do complexo do ombro. A sensação final normal da rotação medial glenoumeral é abrupta e firme (ligamentar) (Kaltenborn, 1999; Magee, 1997) devido à tensão na cápsula anterior, nos músculos e nos ligamentos. A sensação final normal do complexo do ombro é também abrupta e firme (ligamentar) por causa da tensão nos músculos anteriores. A amplitude normal de movimento para a rotação lateral do complexo do ombro é de 0 a 90° (Figura 8.45) (American Academy of Orthopedic Surgeons, 1965).

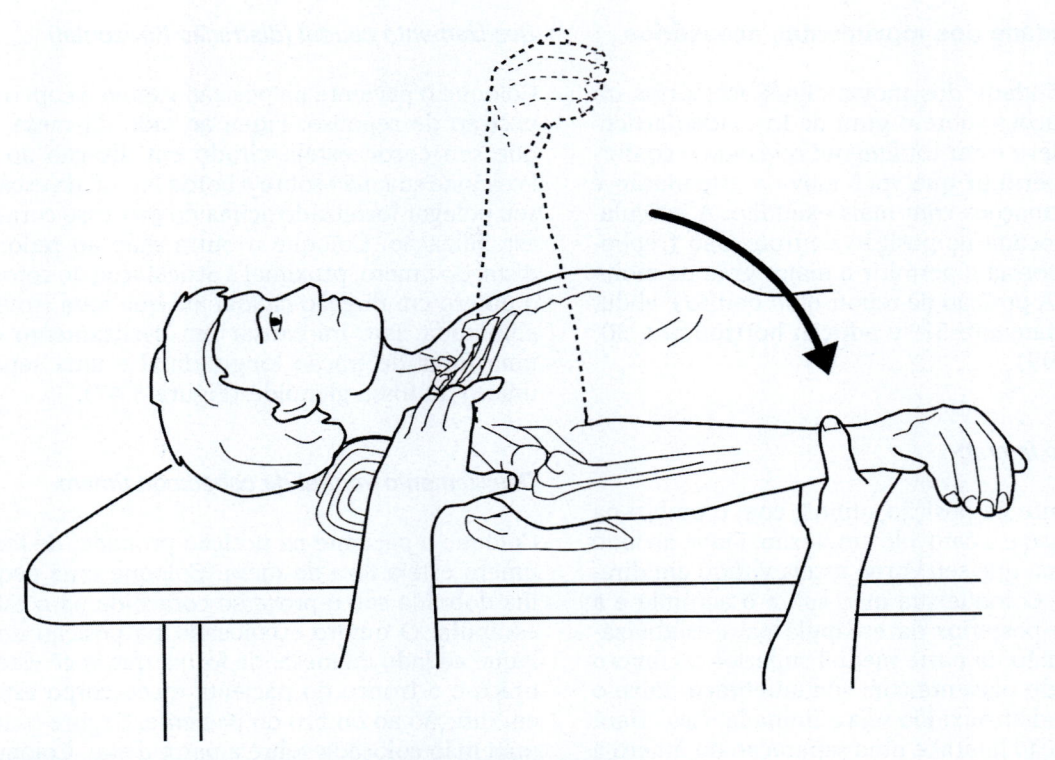

FIGURA 8.44 Teste do movimento passivo da rotação medial do ombro.

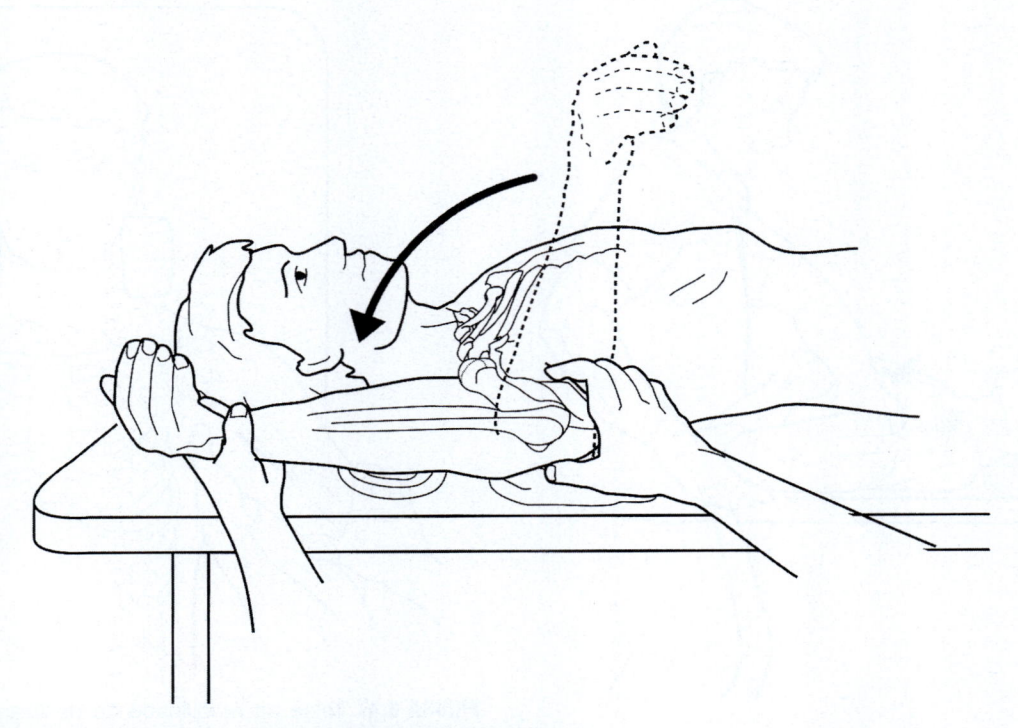

FIGURA 8.45 Teste do movimento passivo da rotação lateral do ombro.

Teste da mobilidade dos movimentos acessórios

O teste da mobilidade dos movimentos acessórios irá fornecer informações sobre o grau de frouxidão articular. O paciente deve estar totalmente relaxado e confortável, a fim de permitir que você mova a articulação e obtenha as informações com mais exatidão. A articulação deve ser colocada na posição de frouxidão (repouso) máxima, de forma a permitir o maior grau de mobilidade articular. A posição de repouso do ombro é abdução a aproximadamente 55° e adução horizontal a 30° (Kaltenborn, 1999).

Tração (distração lateral)

Coloque o paciente na posição supina, com o ombro na posição de repouso e o cotovelo em flexão. Fique ao lado da mesa, de forma que seu corpo esteja virado em direção ao paciente. Coloque sua mão sobre o acrômio e a parte superior e posterior da escápula para estabilização. Ponha sua mão na parte medial superior do úmero e apóie o braço do paciente com seu antebraço. Puxe o úmero até que toda frouxidão seja eliminada. Isso criará uma força de tração lateral e uma separação do úmero a partir da fossa glenóide (Figura 8.46).

Deslizamento caudal (distração horizontal)

Coloque o paciente na posição supina e com o ombro na posição de repouso. Fique ao lado da mesa, de forma que seu corpo esteja virado em direção ao paciente. Posicione sua mão sobre a borda lateral da escápula, com seu polegar localizado acima do processo coracóide para estabilização. Coloque a outra mão ao redor da parte distal do úmero, proximal à articulação do cotovelo. Puxe o úmero em direção caudal até que toda frouxidão seja eliminada. Isso irá causar um deslizamento caudal ou uma força de tração longitudinal e uma separação do úmero da fossa glenóide (Figura 8.47).

Deslizamento ventral da cabeça do úmero

Coloque o paciente na posição pronada, de forma que o úmero esteja fora da mesa. Coloque uma pequena toalha dobrada sob o processo coracóide para estabilizar a escápula. O ombro é colocado na posição de repouso. Fique ao lado da mesa, de forma que você esteja entre o braço e o tronco do paciente e seu corpo esteja virado em direção ao ombro do paciente. Segure o úmero com uma mão colocada sobre a parte distal. Coloque a outra mão sobre a parte proximal do úmero, logo distal à arti-

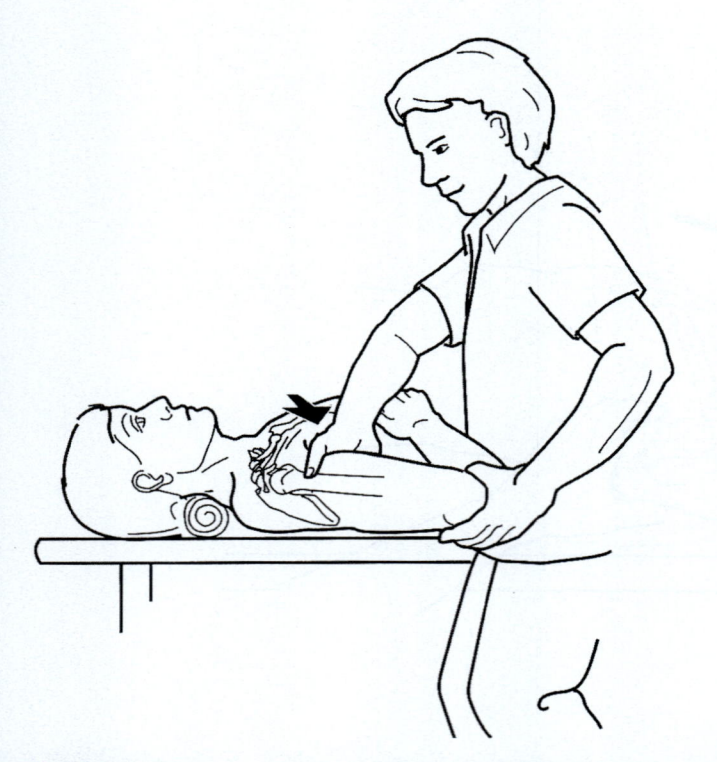

FIGURA 8.46 Teste da mobilidade da distração lateral do ombro.

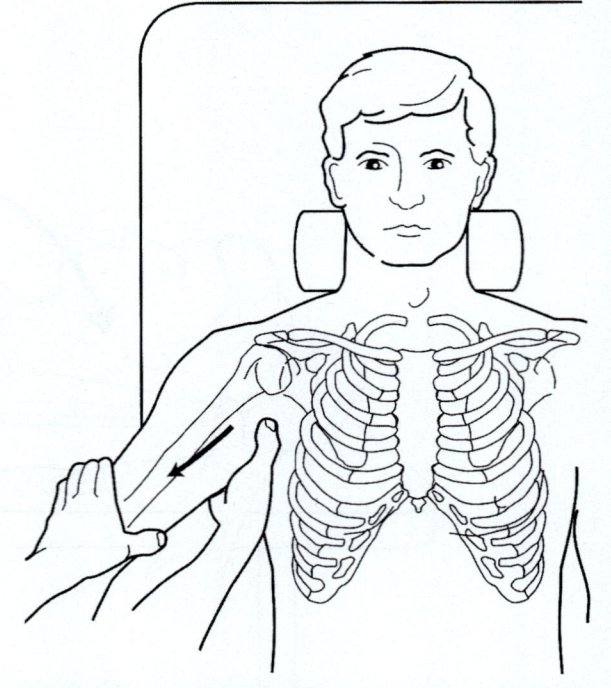

FIGURA 8.47 Teste da mobilidade do deslizamento caudal do ombro.

culação glenoumeral. Mova o úmero como uma unidade, em direção anterior, até que você elimine toda frouxidão. Tal ação causará um deslizamento anterior da cabeça umeral (Figura 8.48).

Deslizamento dorsal da cabeça do úmero

Coloque o paciente na posição supina, de forma que o úmero esteja fora da mesa. Coloque uma pequena toalha dobrada sob a escápula para estabilizá-la. O ombro deve ser colocado na posição de repouso. Fique ao lado da mesa, de forma que você esteja entre o braço e o tronco do paciente e seu corpo esteja virado em direção ao ombro do paciente. Mantenha o úmero com uma mão sobre a parte distal e apóie o antebraço do paciente, mantendo-o entre seu braço e seu tronco. Coloque outra mão na extremidade proximal do úmero, logo distalmente à articulação glenoumeral. Mova o úmero como uma unidade, na direção posterior, até que toda frouxidão seja eliminada. Isso irá causar um deslocamento posterior da cabeça umeral (Figura 8.49).

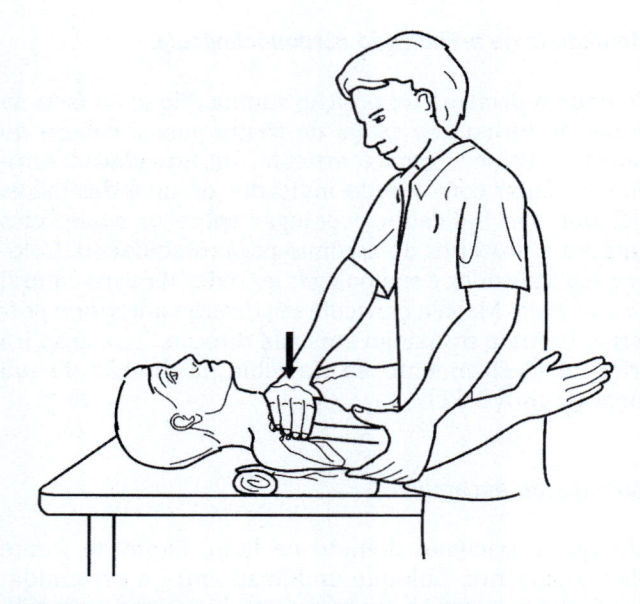

FIGURA 8.49 Teste da mobilidade do deslizamento dorsal da cabeça do úmero.

Mobilidade da articulação esternoclavicular

Coloque o paciente na posição supina. Fique ao lado da mesa, de forma que esteja de frente para a cabeça do paciente. Palpe o espaço articular da articulação esternoclavicular com o dedo indicador de uma das mãos. Coloque o indicador e seu polegar da outra mão ao redor da parte medial da clavícula. Mova a clavícula nas direções cranial, caudal, anterior e posterior. Elimine a frouxidão em cada direção. Isso irá causar um deslizamento da clavícula na direção de sua força (Figura 8.50).

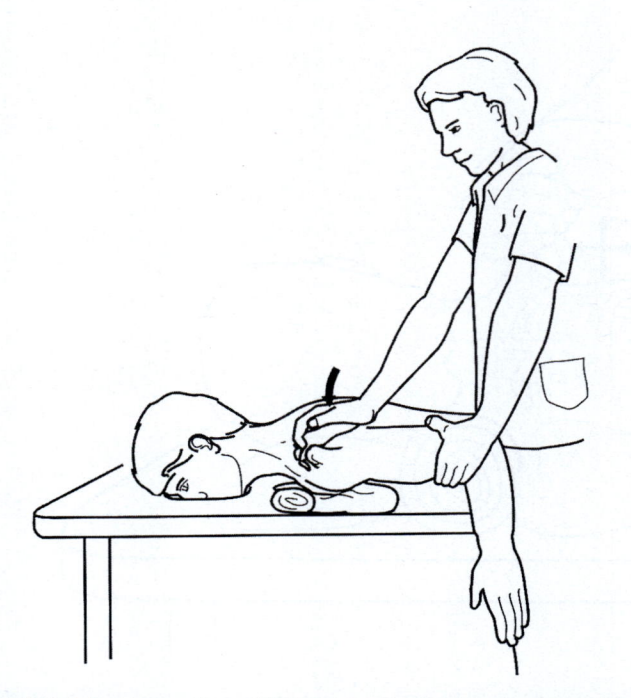

FIGURA 8.48 Teste da mobilidade do deslizamento ventral da cabeça úmero.

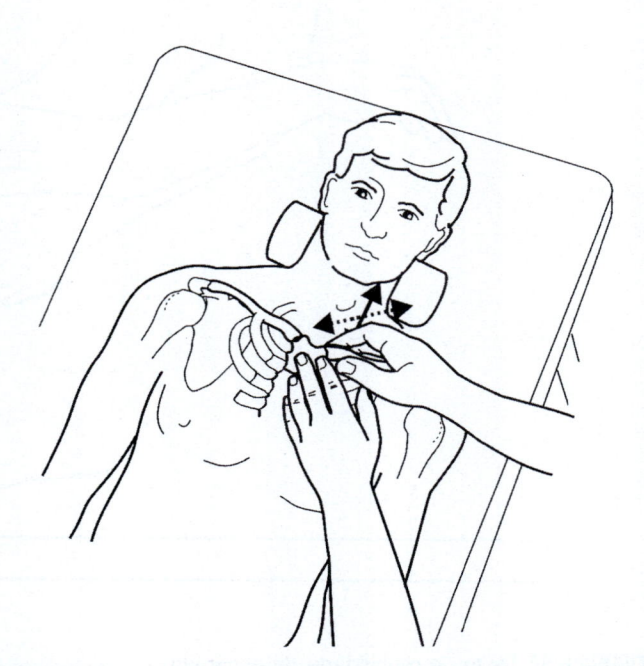

FIGURA 8.50 Teste da mobilidade da articulação esternoclavicular.

Mobilidade da articulação acromioclavicular

Coloque o paciente na posição supina. Fique ao lado da mesa, de forma que esteja de frente para a cabeça do paciente. Palpe o espaço articular da articulação acromioclavicular com o dedo indicador de uma das mãos. Coloque seu indicador e polegar sobre as superfícies anterior e posterior do acrômio para estabilizá-lo. Coloque seu indicador e seu polegar ao redor da parte lateral da clavícula. Mova a clavícula em direção anterior e posterior. Retire a frouxidão em cada direção. Essa ação irá criar um deslizamento da clavícula na direção da sua força (Figura 8.51).

Mobilização escapular

Coloque o paciente deitado de lado. Fique de frente para o paciente. Coloque uma mão entre a extremidade superior e o tronco do paciente. Segure o ângulo inferior da escápula usando sua mão, de forma que seus dedos agarrem a borda medial e sua palma fique sobre a borda lateral da escápula. Posicione sua outra mão, tal forma que a sua eminência tenar esteja sobre o acrômio do paciente e seus dedos circundem a parte superior e posterior da escápula do mesmo. Mova a escápula nas direções cranial, caudal, medial e lateral. Retire a frouxidão em cada direção, o que irá causar um deslizamento da escápula sobre o tórax na direção da sua força (Figura 8.52).

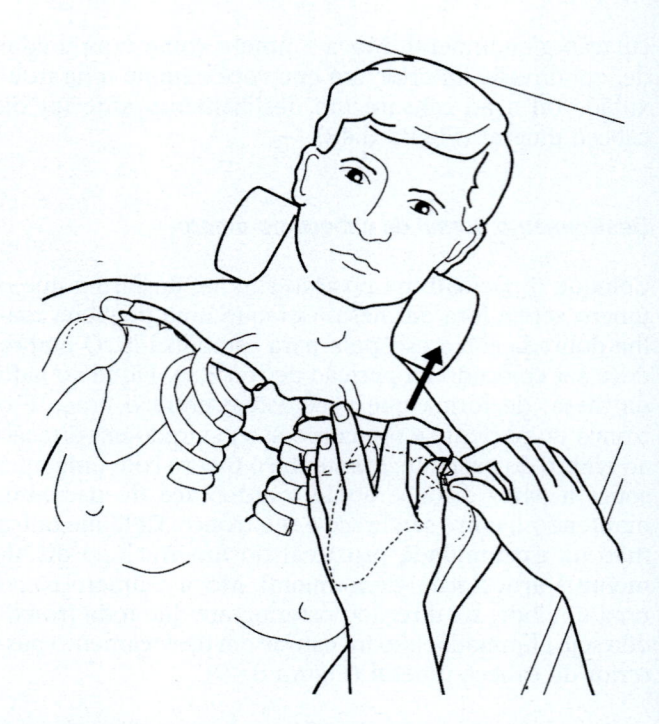

FIGURA 8.51 Teste da mobilidade da articulação acromioclavicular.

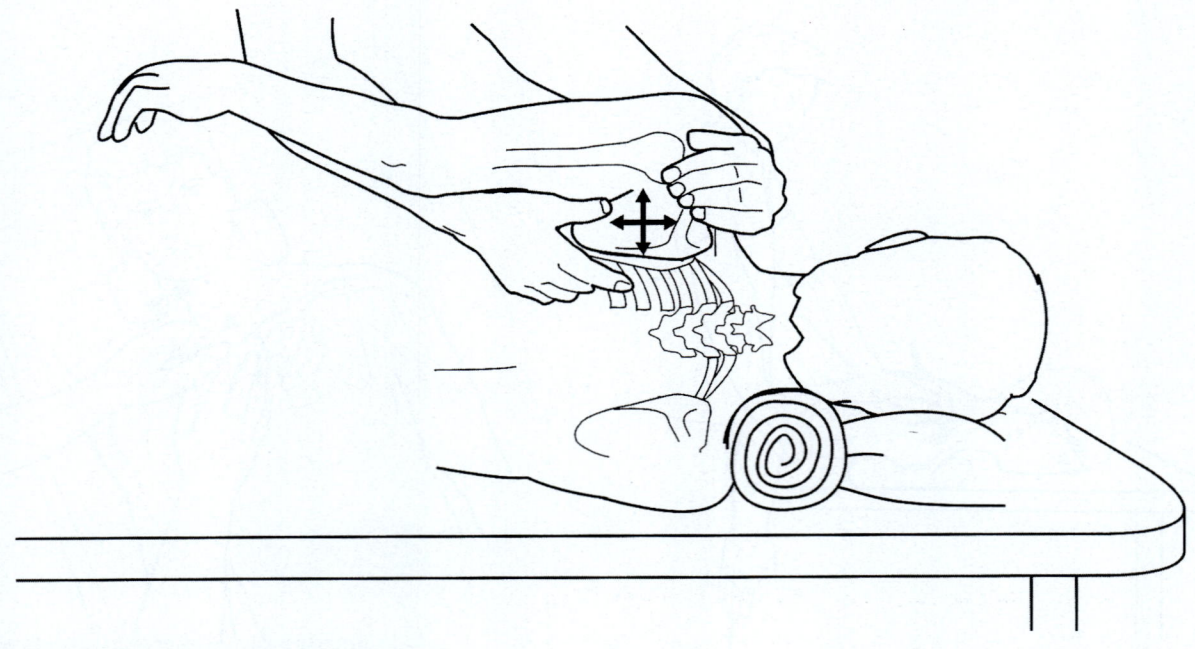

FIGURA 8.52 Teste de mobilidade da escápula.

TESTES CONTRA RESISTÊNCIA

Os músculos da articulação do ombro, além de serem responsáveis pelo movimento do braço, são necessários para manter a coaptação da cabeça umeral na fossa glenóide da escápula. Por exemplo, durante o levantamento de peso com a extremidade, os músculos longos que incluem o tríceps, o coracobraquial e as cabeças longa e curta do bíceps se contraem em um esforço para elevar a cabeça umeral até a escápula, prevenindo, dessa forma, sua luxação inferior.

Como na maioria das articulações, a fraqueza de um movimento em particular pode ser compensada por outros músculos. Isso ocorre pela substituição e é geralmente observável no exame como um movimento irregular ou anormal de uma parte do corpo. Por exemplo, a fraqueza ou abdução restrita da articulação glenoumeral podem ser compensadas por maior rotação lateral, elevação e abdução da articulação escapulotorácica (exemplo, encolher os ombros).

Para testar a força do ombro, é preciso examinar a flexão, a extensão, a abdução, a adução, a rotação interna (medial) e a rotação externa (lateral).

Os seguintes movimentos da escápula devem também ser testados: elevação, retração, protração e adução com depressão.

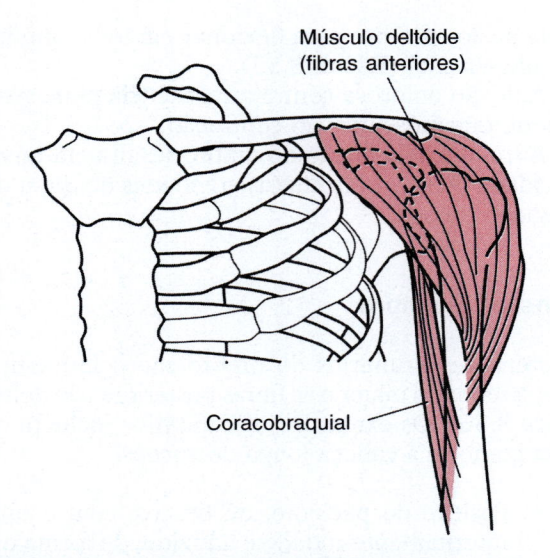

FIGURA 8.53 Os músculos flexores primários do ombro são as fibras anteriores do deltóide e o coracobraquial.

Flexão do ombro

Os flexores primários do ombro são a parte anterior do deltóide e o coracobraquial (Figura 8.53). Os flexores secundários incluem a cabeça clavicular do peitoral maior, as fibras médias do deltóide, o bíceps braquial, o serrátil anterior e o trapézio.

- Posição do paciente: sentado, com o braço ao lado e o cotovelo levemente flexionado. O paciente deverá tentar flexionar o ombro em aproximadamente 90° sem rotação ou deslocamento horizontal.
- Teste contra resistência: fique atrás do paciente e coloque uma mão sobre a parte superior do tórax para estabilizar o corpo, posicionando sua outra mão logo proximalmente à articulação do cotovelo, de forma que você possa aplicar uma força para baixo no braço. Peça ao paciente para tentar elevar o braço diretamente contra a sua resistência (Figura 8.54).

O teste da flexão do ombro com a eliminação da gravidade pode ser feito com o paciente deitado de lado e com o braço a ser testado para cima. O braço do paciente é colocado sobre uma tábua com talco. Depois,

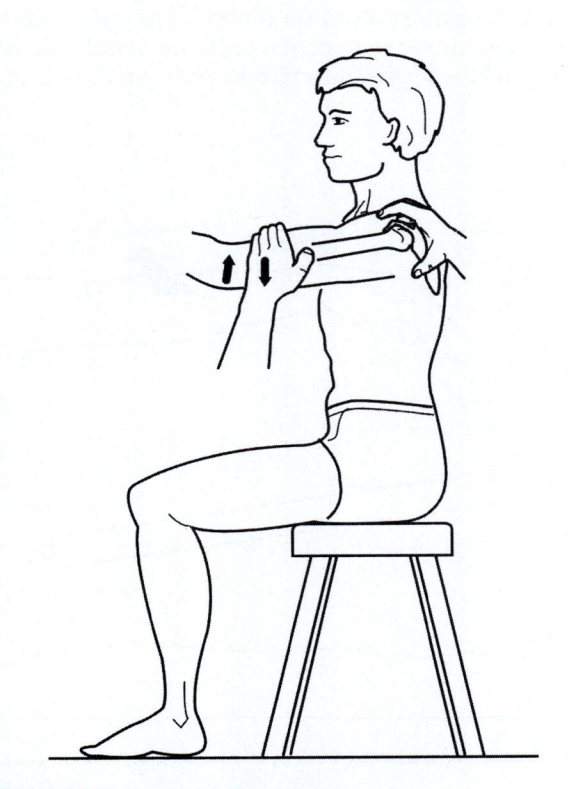

FIGURA 8.54 Teste da flexão do ombro.

solicita-se ao paciente para flexionar em toda amplitude no plano coronal (Figura 8.55).

A flexão dolorosa contra a resistência pode ser por tendinite dos músculos em contração.

A fraqueza da flexão do ombro resulta em uma incapacidade de executar muitas atividades do dia-a-dia e de higiene pessoal.

Extensão do ombro

Os extensores primários do ombro são o latíssimo do dorso, o redondo maior e as fibras posteriores do deltóide (Figura 8.56). Os extensores secundários incluem o redondo menor e a cabeça longa do tríceps.

- Posição do paciente: de bruços, com o ombro internamente rodado e aduzido, de forma que a palma esteja virada para cima.
- Teste contra resistência: estabilizar o tórax do paciente em sua porção superior com uma mão, mantendo o braço do paciente proximal ao cotovelo com sua outra mão, ao mesmo tempo em que aplica resistência para baixo, enquanto o paciente tenta elevar o braço reto da mesa de exames (Figura 8.57).

O teste da extensão do ombro com eliminação da gravidade pode ser feito com o paciente deitado de lado, com o braço a ser testado virado para cima. O braço é

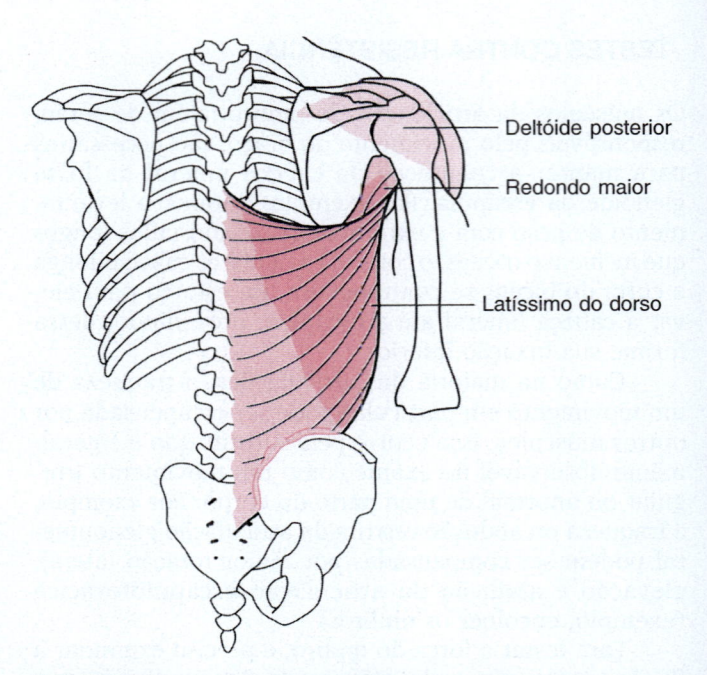

FIGURA 8.56 Os músculos extensores primários do ombro são o latíssimo do dorso e o redondo maior.

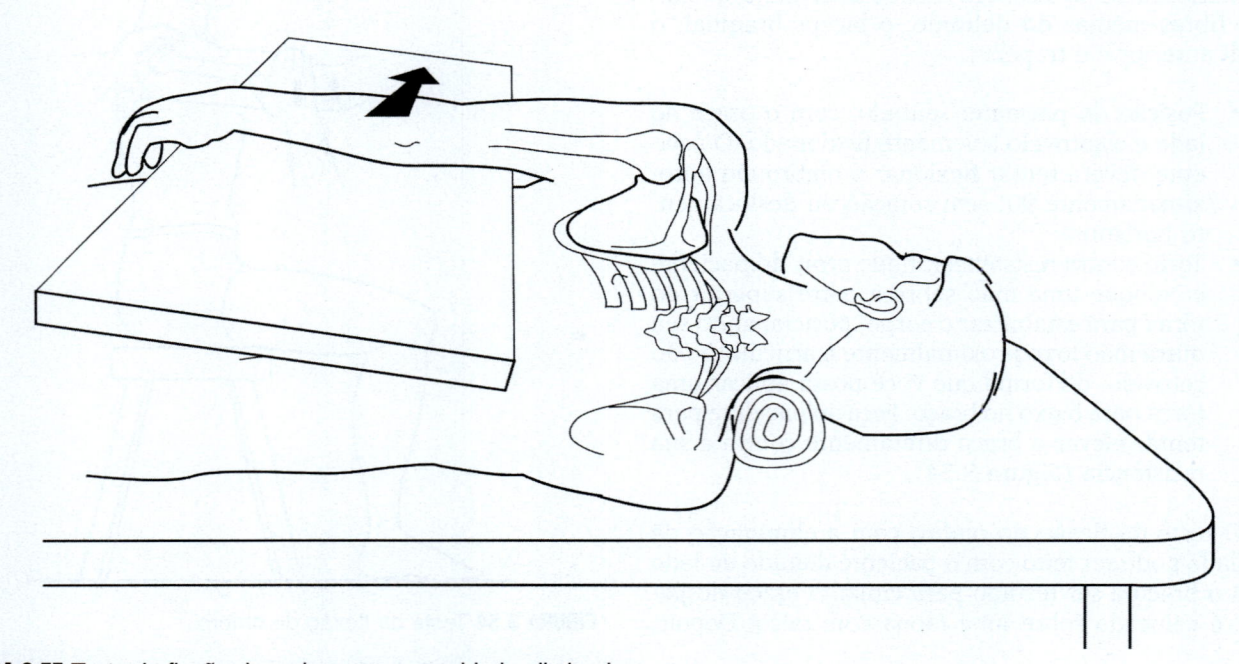

FIGURA 8.55 Teste da flexão do ombro com a gravidade eliminada.

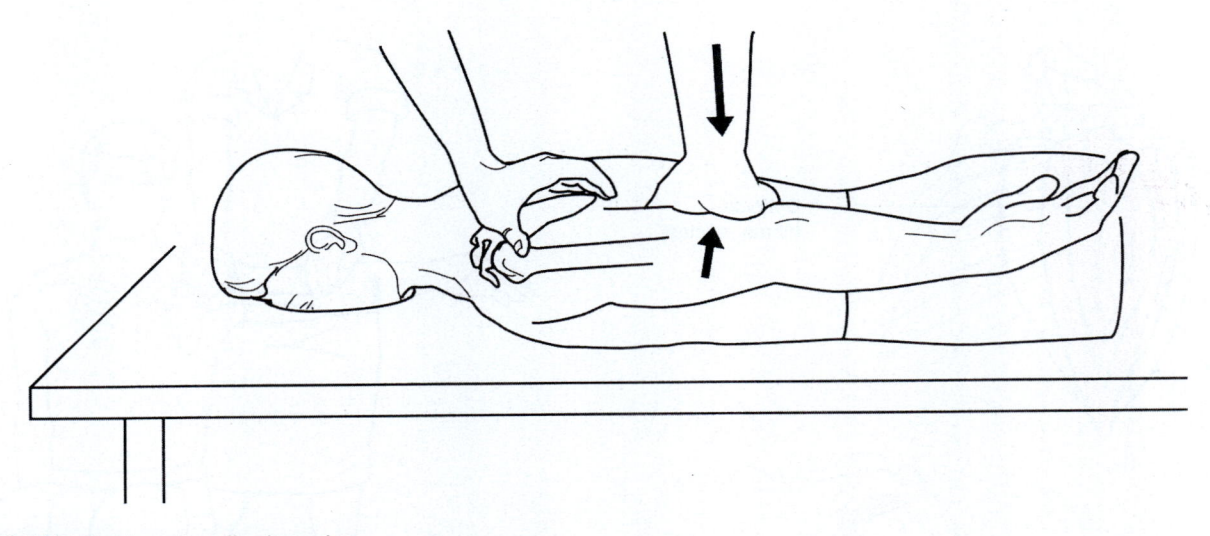

FIGURA 8.57 Teste da extensão do ombro.

colocado em uma tábua com talco, e o paciente deve tentar estender o ombro na amplitude de movimentos (Figura 8.58).

A extensão dolorosa do ombro pode ser causada por tendinite dos músculos em contração.

A fraqueza da extensão do ombro limitará a capacidade do paciente em escalar, caminhar com muletas, nadar ou remar.

Abdução do ombro

Os abdutores do ombro são primariamente a porção média do deltóide e o supra-espinal (Figura 8.59). Auxiliando esses músculos estão as fibras anteriores e posteriores do deltóide e o serrátil anterior, por sua ação direta na escápula, rodando-a para fora e para cima.

- Posição do paciente: sentado, com o braço abduzido em 90° e o cotovelo levemente flexionado.
- Teste contra resistência: fique atrás do paciente e coloque uma mão sobre a parte superior do trapézio, junto ao pescoço, para estabilizar o tórax. Coloque sua outra mão sobre o braço, logo proximalmente à articulação do cotovelo, e aplique uma resistência para baixo, enquanto o paciente tenta abduzir o braço (Figura 8.60).

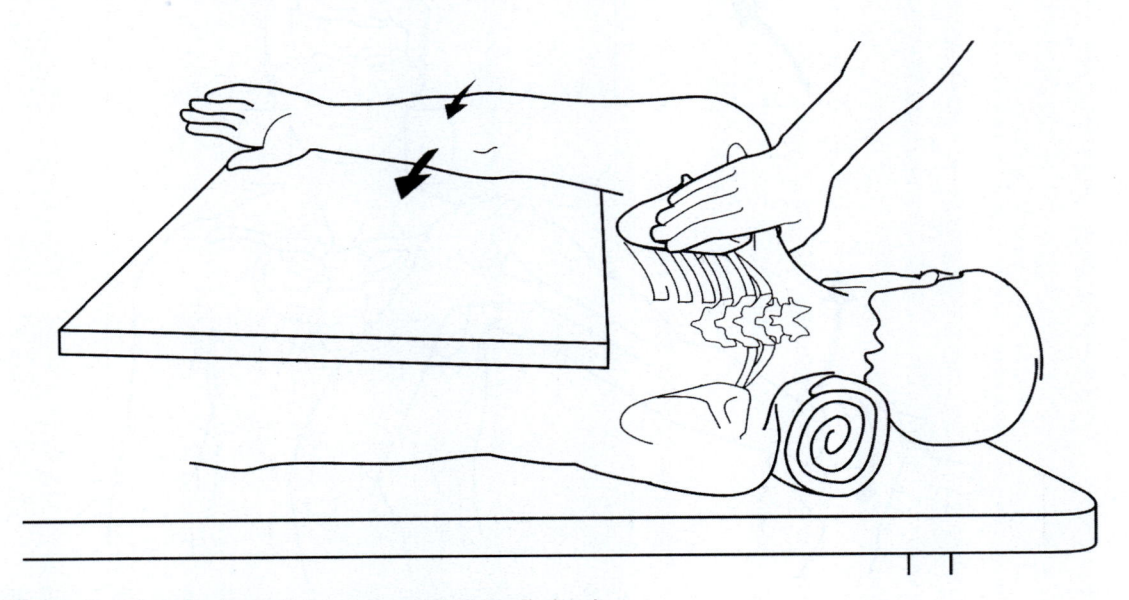

FIGURA 8.58 Teste da extensão do ombro com a gravidade eliminada.

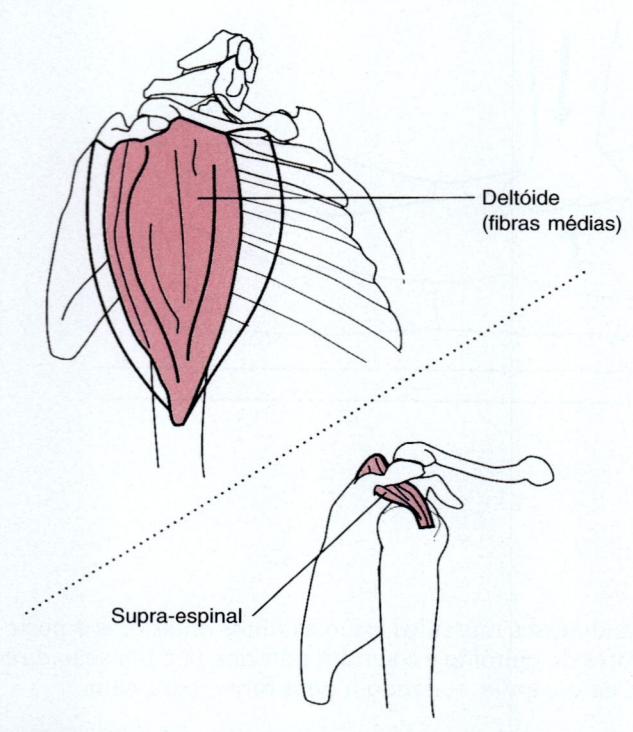

FIGURA 8.59 Os músculos abdutores primários do ombro são as fibras médias do deltóide e o supra-espinal.

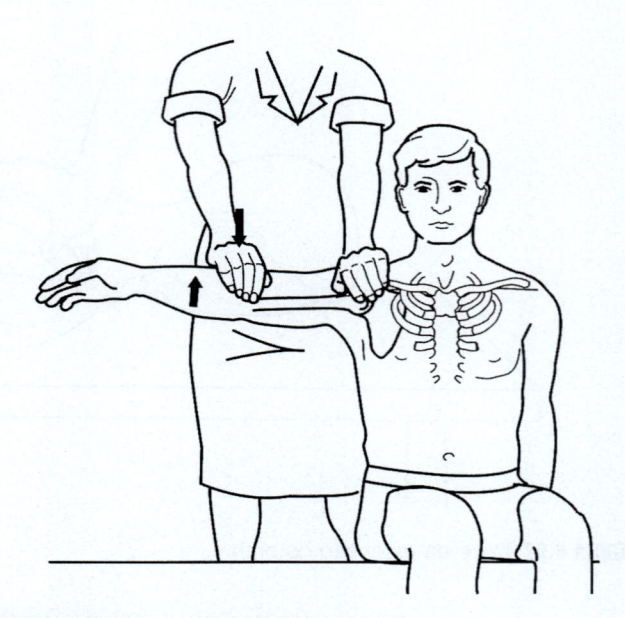

FIGURA 8.60 Teste da abdução do ombro.

O teste da abdução do ombro com a gravidade eliminada é feito com o paciente na posição supina, com ao braço ao lado e o cotovelo em leve flexão. O paciente tenta abduzir o braço com o seu peso sustentado pela mesa de exames em toda a amplitude de movimentos (Figura 8.61).

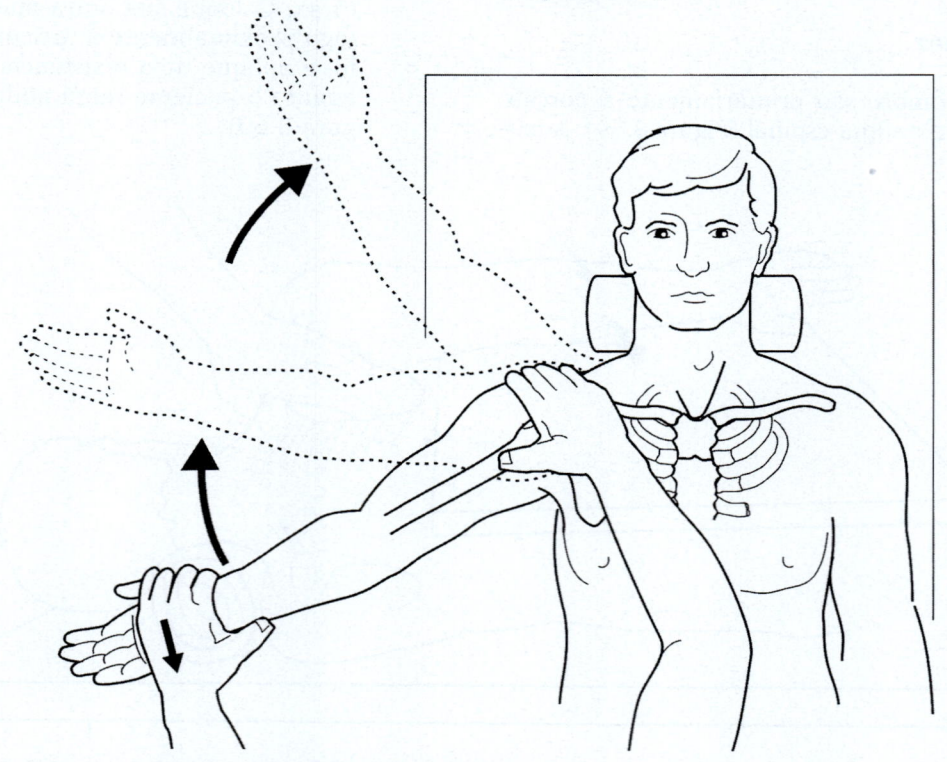

FIGURA 8.61 Teste da abdução do ombro com a gravidade eliminada.

A abdução dolorosa contra a resistência pode ser causada por tendinite dos músculos envolvidos.

A fraqueza da abdução do ombro causa uma restrição significativa na capacidade do paciente em executar atividades diárias e de higiene.

Adução do ombro

O adutor primário do ombro é o músculo peitoral maior (Figura 8.62). Os músculos acessórios incluem o latíssimo do dorso, a porção anterior do deltóide e o redondo maior.

- Posição do paciente: supino, com o ombro abduzido em aproximadamente 90°. O paciente faz a adução horizontal do ombro, cruzando o braço sobre o peito.
- Teste contra resistência: coloque uma mão atrás do ombro do paciente para estabilizar o tórax. Pegue sua outra mão e segure o braço do paciente com seu polegar por trás, de forma que você possa aplicar uma força de resistência para longe da linha média do paciente, enquanto ele tenta aduzir o braço contra sua resistência (Figura 8.63).

O teste da adução do ombro com a gravidade eliminada é feito com o paciente sentado, com a extremidade superior sobre a mesa de exames e o cotovelo estendido. O paciente deve tentar balançar o braço para frente, cruzando o corpo, enquanto o peso do braço é sustentado pela mesa de exames (Figura 8.64).

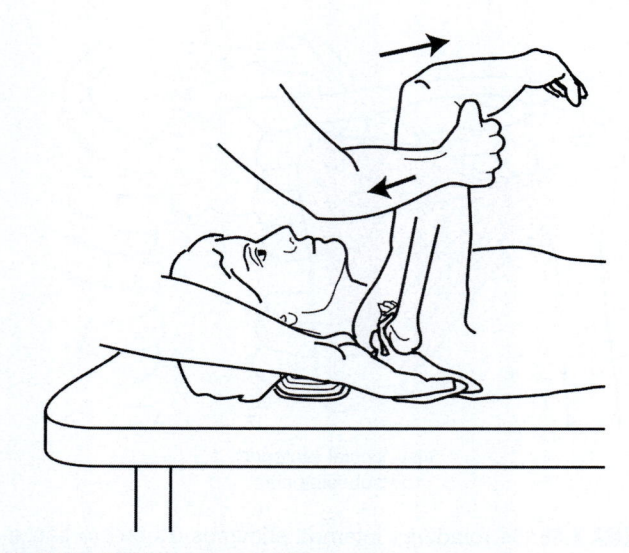

FIGURA 8.63 Teste da adução do ombro.

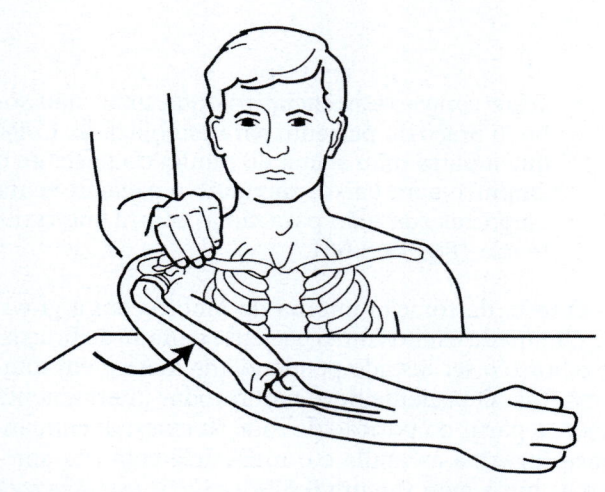

FIGURA 8.64 Teste da adução do ombro com a gravidade eliminada.

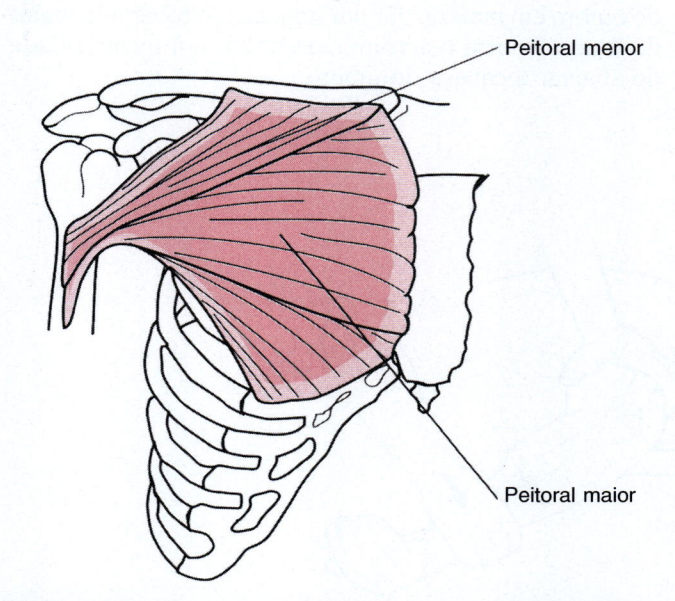

FIGURA 8.62 O adutor primário do ombro é o músculo peitoral maior.

A adução dolorosa contra a resistência pode ser causada por tendinite dos músculos envolvidos.

A fraqueza da adução do ombro pode resultar em restrição das atividades bimanuais. Por exemplo, carregar um objeto pesado ao nível da cintura pode ser difícil.

Rotação interna (medial) do ombro

Os rotadores internos primários do ombro são o latíssimo do dorso, o redondo maior, o subescapular e o peitoral maior (Figura 8.65).

- Posição do paciente: pronado, com o braço abduzido em 90° e o cotovelo em flexão também de 90°.

Vista costal (anterior) do subescapular

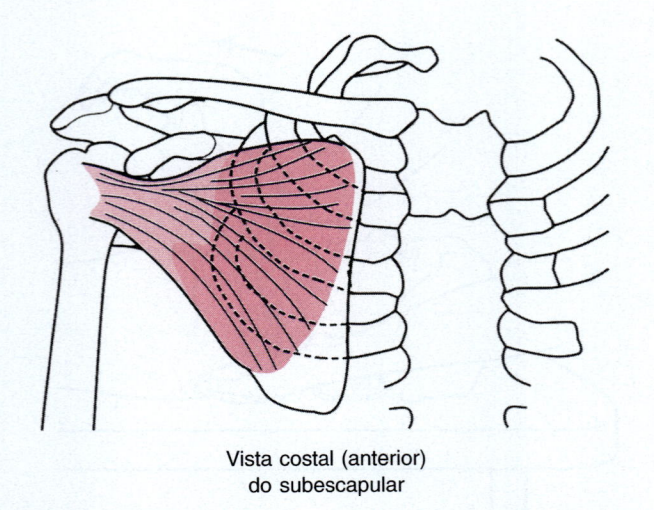

FIGURA 8.65 Os rotadores internos primários do ombro são o subescapular, o peitoral maior e o latíssimo do dorso.

A rotação interna dolorosa pode ser causada por tendinite dos músculos envolvidos.

Rotação externa (lateral) do ombro

Os rotadores externos do ombro são o músculo infra-espinal e o redondo menor (Figura 8.68). As fibras posteriores do músculo deltóide auxiliam nesse movimento.

- Posição do paciente: pronado, com o ombro abduzido em 90° e o cotovelo dobrado em 90°. O braço é sustentado, na mesa de exames, com um travesseiro ou lençol dobrado colocado sob o braço.
- Teste contra resistência: enquanto você estabiliza a escápula com a palma e os dedos de uma das mãos, pegue o braço do paciente logo acima do punho com a outra mão e aplique uma resistência no sentido inferior, enquanto o paciente tenta rodar o ombro para cima, de forma que a mão seja elevada acima do nível da mesa de exames (Figura 8.69).

O teste da rotação externa do ombro com a gravidade eliminada é feito com o paciente na posição pronada, com o braço a ser testado balançando sobre a borda da mesa de exames em rotação interna. O paciente deve tentar rodar externamente o braço, enquanto você estabiliza a escápula com suas mãos (Figura 8.70).

A rotação externa dolorosa contra a resistência pode ser causada por tendinite dos músculos envolvidos.

A fraqueza da rotação externa irá evitar a abdução do ombro em mais de 95° por impacto do tubérculo maior do úmero contra o acrômio, secundário à incapacidade de abaixar a cabeça do úmero.

- Teste contra resistência: coloque uma mão sobre o braço do paciente para estabilizá-lo. Coloque a outra mão acima do punho do paciente e empurre para baixo, enquanto o paciente tenta empurrar sua mão para cima, contra sua resistência (Figura 8.66).

O teste da rotação interna do ombro com a gravidade eliminada é feito com o paciente deitado de bruços, com o braço a ser testado pendendo da mesa e em rotação externa. O paciente deve tentar rodar internamente o braço, a partir da posição de rotação externa, enquanto você segura a escápula e o tórax dele com seu antebraço e com a mão (Figura 8.67).

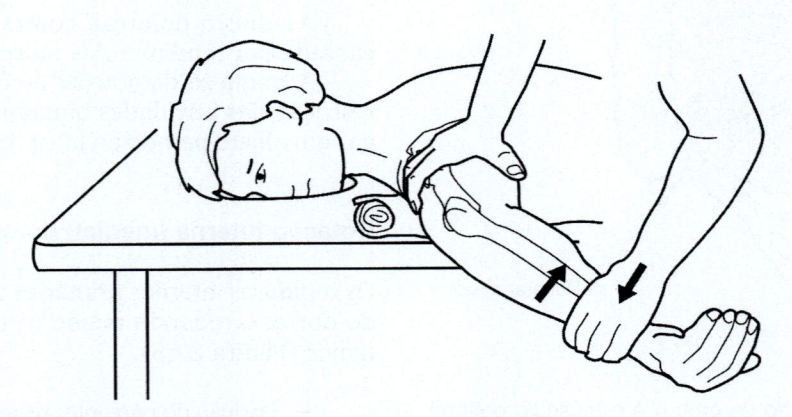

FIGURA 8.66 Teste da rotação interna do ombro.

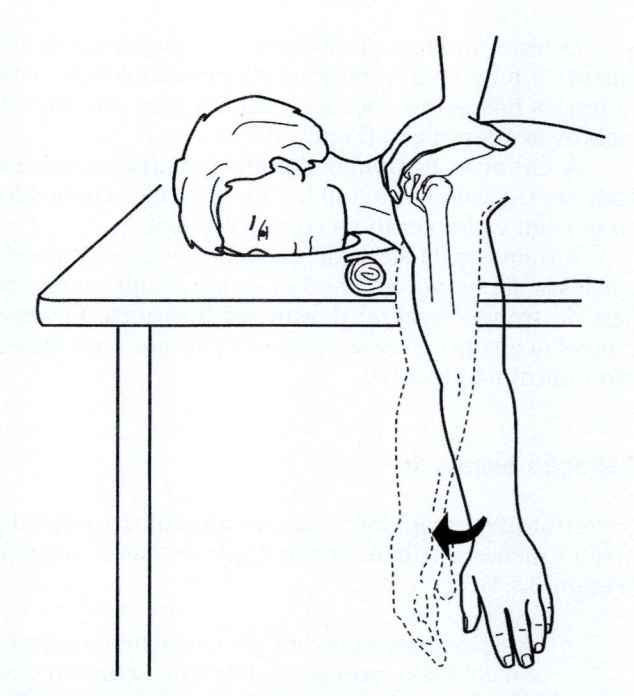

FIGURA 8.67 Teste da rotação interna do ombro com a gravidade eliminada.

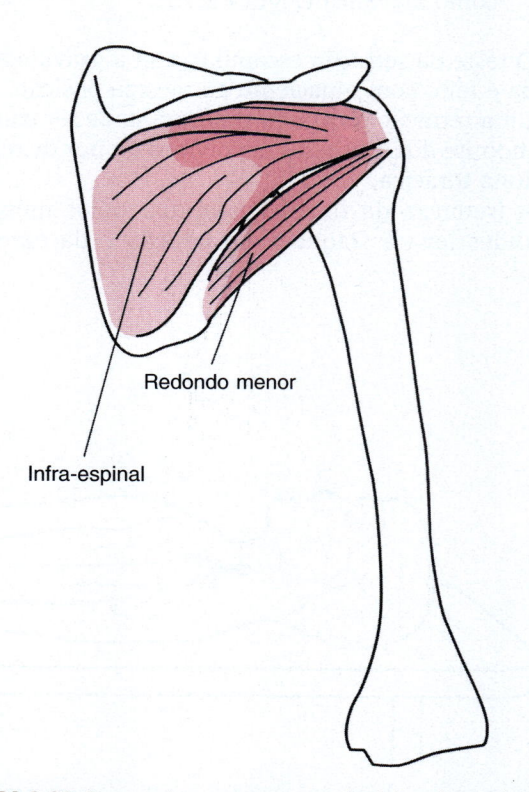

FIGURA 8.68 Os rotadores externos primários do ombro são o infra-espinal e o redondo menor.

Redondo menor

Infra-espinal

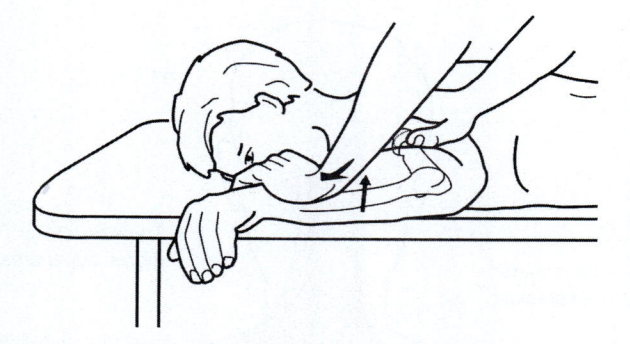

FIGURA 8.69 Teste da rotação externa.

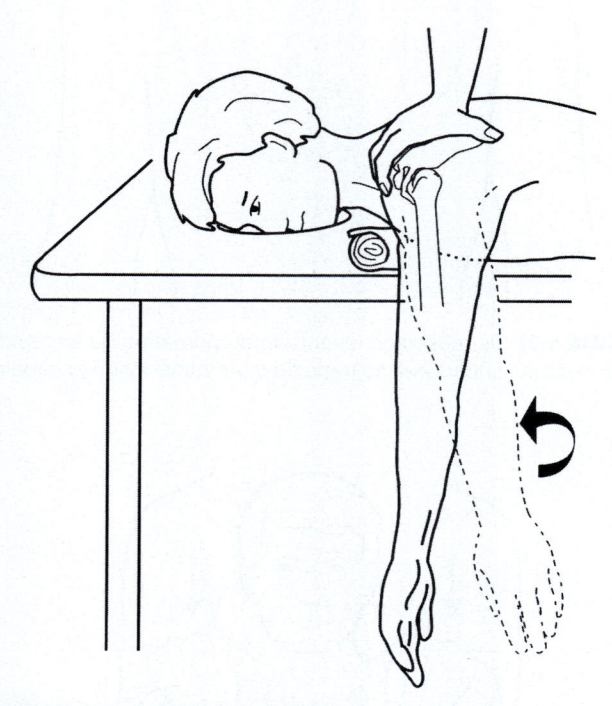

FIGURA 8.70 Teste da rotação externa com a gravidade eliminada.

Elevação escapular (encolhimento do ombro)

Os levantadores escapulares primários são a parte superior do trapézio e o levantador da escápula (Figura 8.71). Os músculos rombóides auxiliam nesse movimento.

- Posição do paciente: em pé, com os braços pendentes.
- Teste contra resistência: fique atrás do paciente, colocando cada uma de suas mãos sobre a parte superior dos músculos trapézios do paciente. Peça que ele encolha os ombros contra sua resistência (Figura 8.72).

O teste da elevação escapular com gravidade eliminada é feito com o paciente na posição supina, com os braços nos lados. Peça ao paciente para encolher os ombros nessa posição (Figura 8.73).

A elevação escapular dolorosa contra resistência pode ser causada por tendinite dos músculos envolvidos ou por um estiramento na coluna cervical.

A fraqueza da elevação escapular pode ser causada por lesão de nervo craniano e, sendo assim, outros sinais de tronco cerebral devem ser buscados. O nervo espinal acessório pode ser cortado durante uma dissecção radical no pescoço.

Retração escapular

Os retratores escapulares são os músculos rombóides maior e menor, auxiliados pelas fibras médias do trapézio (Figura 8.74).

- Posição do paciente: em pé, com o braço aduzido e o cotovelo levemente dobrado. O úmero deve ficar levemente estendido.
- Teste contra resistência: fique atrás do paciente e coloque sua mão envolvendo o cotovelo. Peça ao paciente para resistir, enquanto você tenta abduzir a escápula usando o braço do paciente como alavanca (Figura 8.75).

O teste da retração escapular com a gravidade eliminada é feito com o paciente na mesma posição.

Uma retração escapular dolorosa pode ser causada por tendinite dos músculos envolvidos ou por distúrbios da coluna torácica.

A fraqueza da fixação escapular pelos músculos rombóides leva à fraqueza da adução e da extensão umeral.

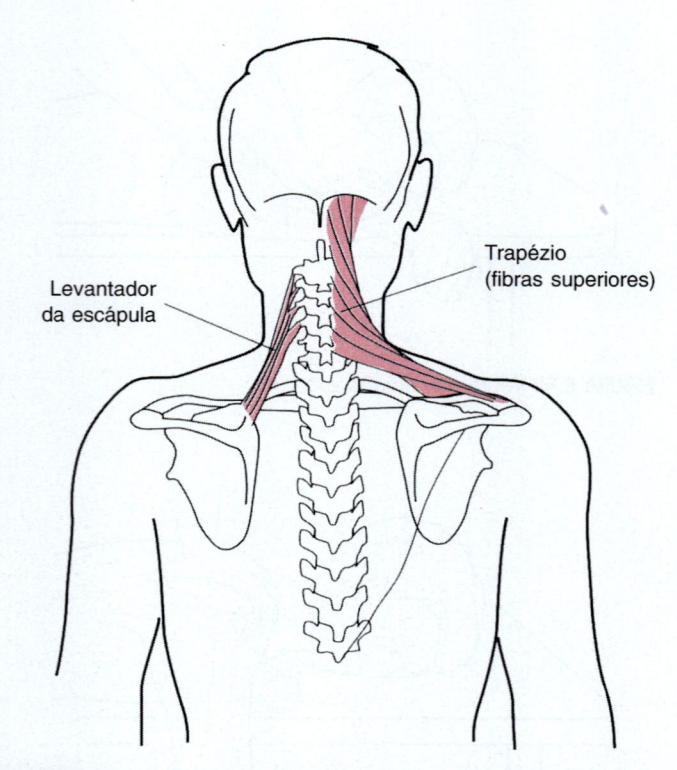

FIGURA 8.71 Os músculos levantadores primários da escápula são as fibras superiores do trapézio e o levantador da escápula.

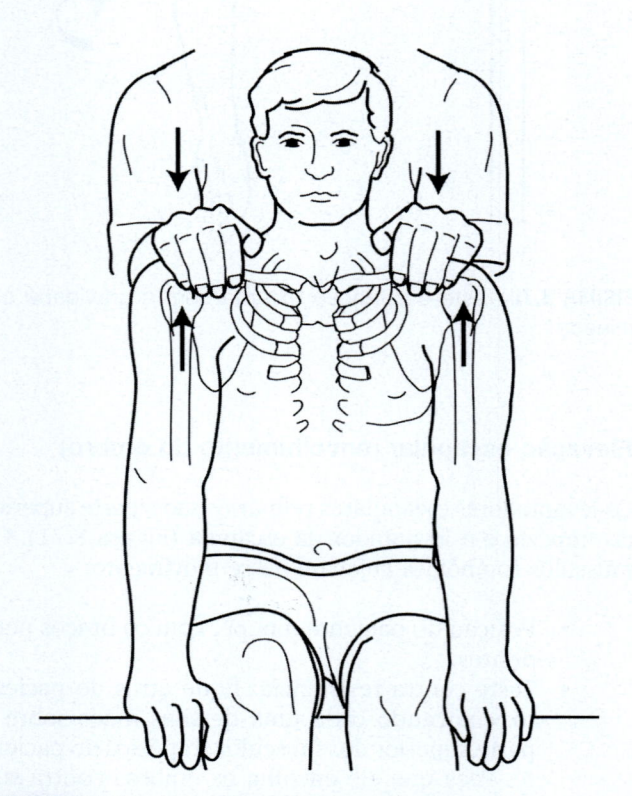

FIGURA 8.72 Teste da elevação da escápula.

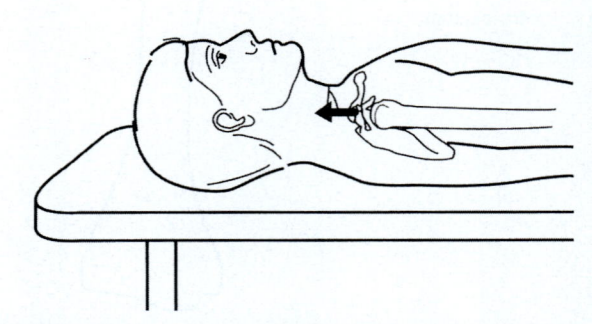

FIGURA 8.73 Teste da elevação da escápula com a gravidade eliminada.

Capítulo 8   O OMBRO

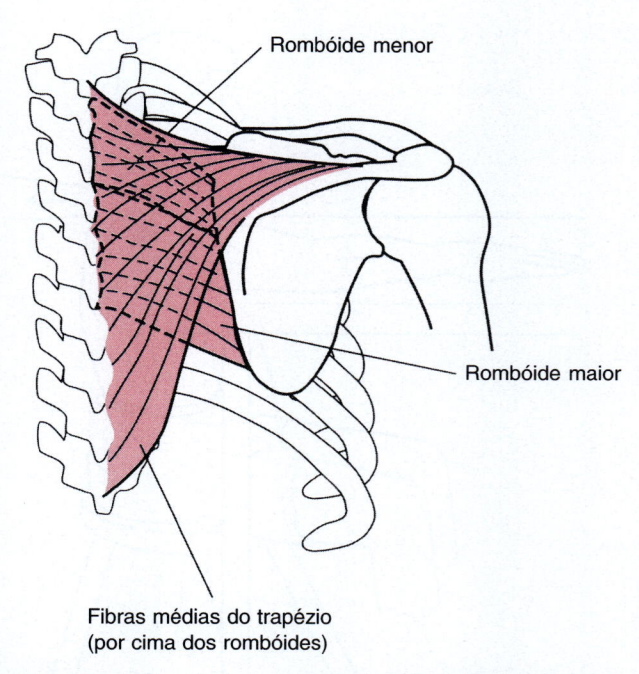

FIGURA 8.74 Os músculos retratores escapulares são o rombóide maior, o rombóide menor e as fibras médias do trapézio.

Protração escapular

O músculo serrátil anterior é o executor da protração escapular primária (Figura 8.76). Esse músculo mantém o ângulo inferior da escápula contra a parede torácica e roda o ângulo inferior para cima.

- Posição do paciente: em pé, com o braço testado flexionado para frente em aproximadamente 90°, com o cotovelo também dobrado em 90°.
- Teste contra resistência: fique atrás do paciente e coloque uma mão sobre a coluna torácica para estabilização. Pegue sua outra mão e segure a parte proximal do antebraço e o cotovelo do paciente, tentando puxar o braço para trás, na sua direção, enquanto o paciente tenta empurrar o braço para frente (Figura 8.77).

O teste da protração escapular com a gravidade eliminada é feito com o paciente na posição sentada (Figura 8.78).

A protração escapular dolorosa pode ser causada por tendinite dos músculos envolvidos.

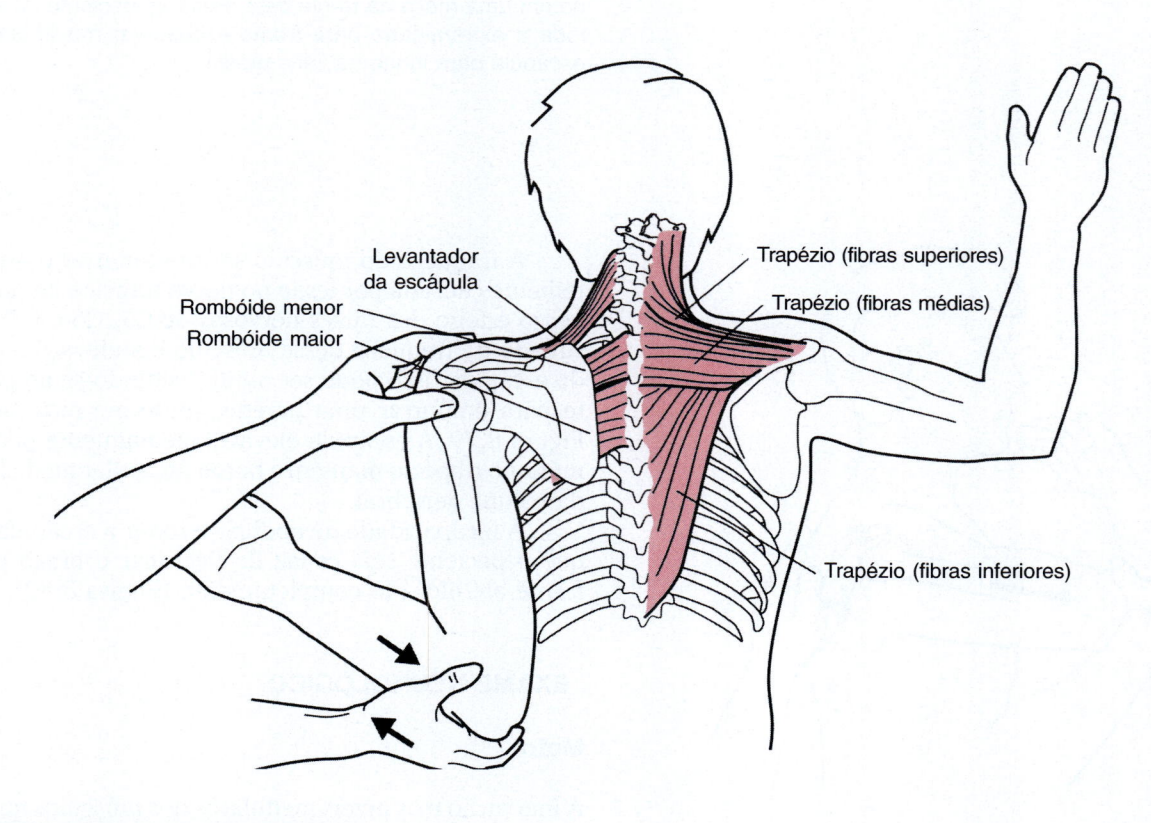

FIGURA 8.75 Teste da retração escapular.

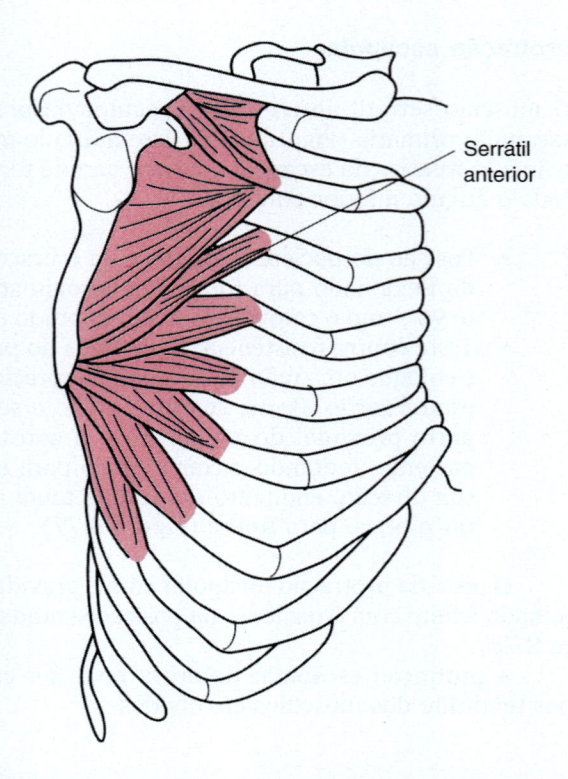

FIGURA 8.76 O executor da protração escapular primária é o músculo serrátil anterior.

Serrátil anterior

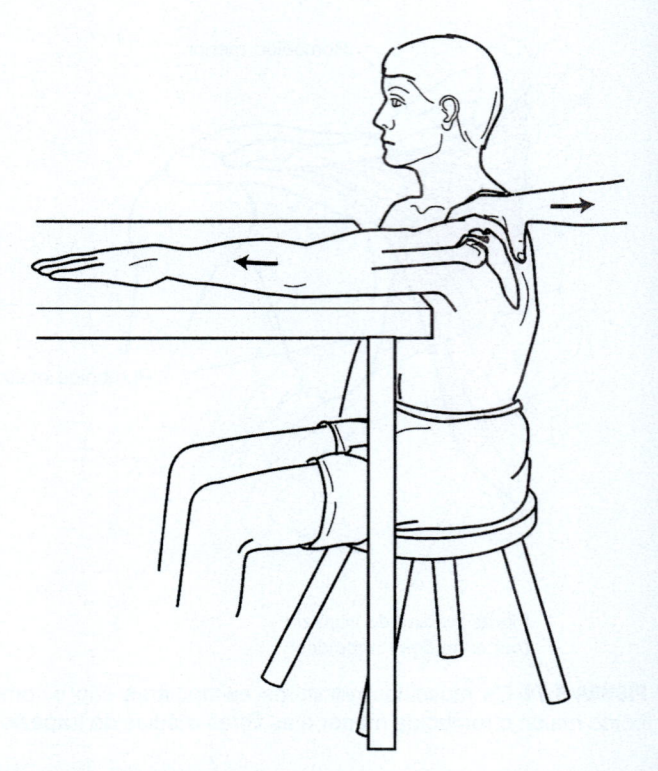

FIGURA 8.78 O teste da protração escapular com a gravidade eliminada é feito com o paciente sentado, com o braço estirado em uma mesa na frente dele. Peça ao paciente para levar toda a extremidade para frente e observar movimentos da escápula para longe da linha média.

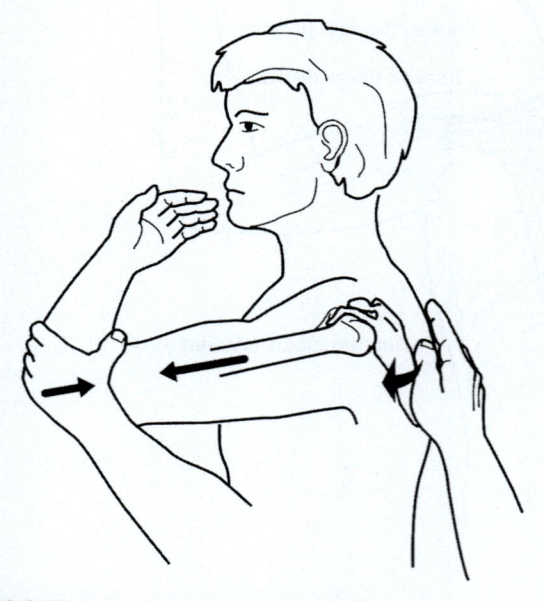

FIGURA 8.77 Teste da protração escapular.

A fraqueza do músculo serrátil anterior é freqüentemente causada por lesão no nervo torácico longo. Esse nervo é feito das raízes nervosas de C5, C6 e C7. O resultado da fraqueza desse músculo é a elevação medial da escápula. Isso pode ser obtido pedindo-se ao paciente para empurrar uma parede, conforme mostrado na Figura 8.79. A escápula eleva-se medialmente porque o músculo trapézio mantém a borda escapular medial perto da coluna vertebral.

A incapacidade de abduzir e rodar a escápula evita que o paciente seja capaz de flexionar o braço para a frente até elevá-lo completamente (Figura 8.80).

EXAME NEUROLÓGICO

Motor

A inervação e os níveis medulares dos músculos que funcionam no ombro estão listados na Tabela 8.1.

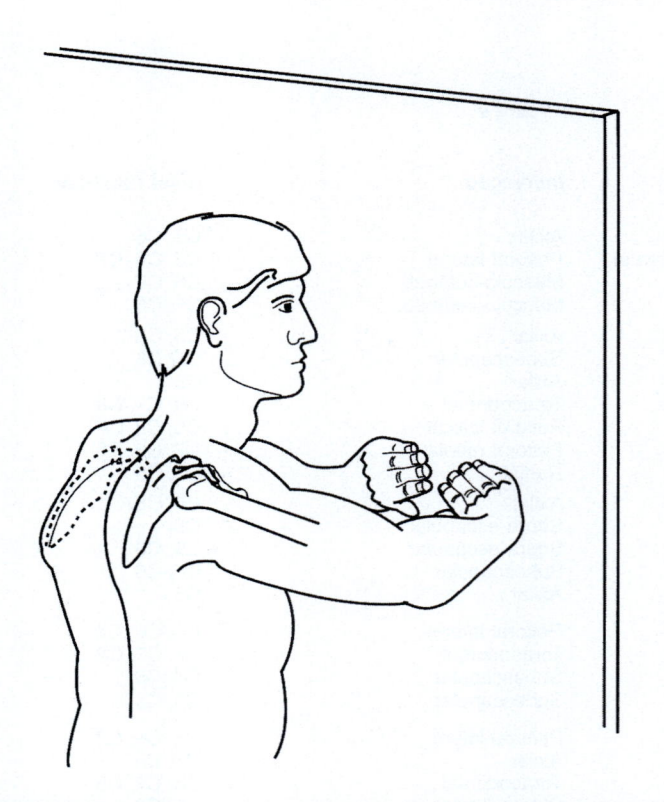

FIGURA 8.79 A elevação medial da escápula é causada pela fraqueza do músculo serrátil anterior. Isso costuma ser causado por lesão ao nervo torácico longo (raízes de C5, C6 e C7).

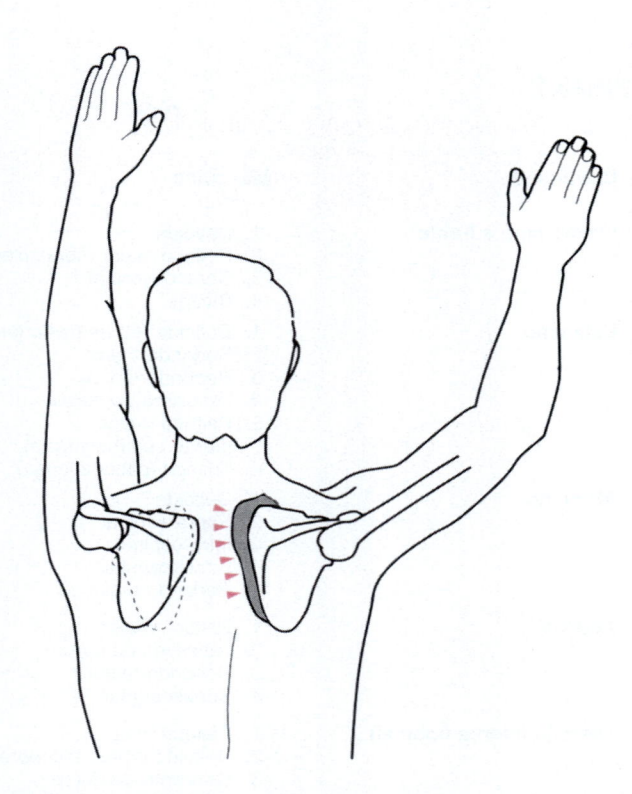

FIGURA 8.80 Note que, com a fraqueza do serrátil anterior direito, o paciente não consegue rodar e abduzir a escápula completamente, em comparação com o lado esquerdo. O resultado é uma incapacidade de flexionar completamente o braço para frente e para cima.

Reflexos

O reflexo do peitoral maior é feito para testar a raiz nervosa de C5 e o músculo peitoral maior (Figura 8.81). Execute o teste do reflexo fazendo com que o paciente fique na posição supina e coloque seu dedo sobre o tendão do músculo peitoral maior, logo acima da articulação do ombro. Percuta seu polegar com o martelo de reflexos e observe a contração do músculo peitoral maior do paciente. O ombro pode também ser um pouco aduzido durante esse reflexo. Compare esses achados com os do lado oposto. Esse reflexo estará ausente se houver lesão grave do músculo peitoral maior, dos nervos peitorais medial e lateral, do tronco superior do plexo braquial ou da raiz nervosa de C5.

Sensibilidade

O tato e a sensibilidade puntiforme devem ser examinados após o teste motor e de reflexos. Os dermátomos do ombro são C4, C5, C6 e C7. Os dermátomos torácicos superiores (T2, T3) são responsáveis pela axila e pela parte medial do braço (Figura 8.82). Os nervos periféricos que fornecem sensibilidade à região do ombro estão mostrados nas Figuras 8.83 e 8.84.

A lesão nos nervos axilar ou musculocutâneo pode resultar de uma luxação do ombro. As áreas sensoriais desses nervos devem ser cuidadosamente examinadas quando o paciente apresentar luxação (Figura 8.85).

O nervo supra-escapular pode ser lesado por separação da articulação acromioclavicular ou por um cisto sinovial. Isso resultará em dor e atrofia dos músculos supra-espinal e infra-espinal. A adução forçada do braço por cima do peito piora a dor devido ao estiramento do nervo supra-escapular (Figura 8.86).

A lesão ao tronco superior do plexo braquial, que engloba as raízes nervosas de C5 e C6, leva a uma paralisia de Erb-Duchenne da extremidade superior. Isso pode ser causado ao nascimento, no trauma causado por distocia de ombro, ou pode ser congênito. O resultado é postura, fraqueza e perda sensorial características (Figura 8.87).

O OMBRO   Capítulo 8

Tabela 8.1
Movimentos e inervação dos músculos do ombro

Movimento	Músculos	Inervação	Nível radicular
Flexão para a frente	1. Deltóide	Axilar	C5, C6
	2. Peitoral maior (fibras claviculares)	Peitoral lateral	C5, C6, C7
	3. Coracobraquial	Músculo-cutâneo	C6, C7
	4. Bíceps	Músculo-cutâneo	C5, C6
Extensão	1. Deltóide (fibras posteriores)	Axilar	C5, C6
	2. Redondo maior	Subescapular	C5, C6
	3. Redondo menor	Axilar	C5
	4. Latíssimo do dorso	Toracodorsal	C6, C7, C8
	5. Peitoral maior (fibras esternocostais)	Peitoral lateral / Peitoral medial	C5, C6, C7 / C7, C8, T1
	6. Tríceps (cabeça longa)	Radial	C7, C8
Abdução	1. Deltóide	Axilar	C5, C6
	2. Supra-espinal	Supra-escapular	C5
	3. Infra-espinal	Supra-escapular	C5, C6
	4. Subescapular	Subescapular	C5, C6
	5. Redondo maior	Axilar	C5
Adução	1. Peitoral maior	Peitoral lateral	C5, C6, C7
	2. Latíssimo do dorso	Toracodorsal	C6, C7, C8
	3. Redondo maior	Subescapular	C5, C6
	4. Subescapular	Subescapular	C5, C6
Rotação interna (medial)	1. Peitoral maior	Peitoral lateral	C5, C6, C7
	2. Deltóide (fibras anteriores)	Axilar	C5, C6
	3. Latíssimo do dorso	Toracodorsal	C6, C7, C8
	4. Redondo maior	Subescapular	C5, C6
	5. Subescapular	Subescapular	C5, C6
Rotação externa (lateral)	1. Infra-espinal	Supra-escapular	C5, C6
	2. Deltóide (fibras posteriores)	Axilar	C5, C6
	3. Redondo menor	Axilar	C5
Elevação da escápula	1. Trapézio (fibras superiores)	Acessória / Raízes nervosas de C3, C4	XI par craniano / Raízes de C3, C4
	2. Levantador da escápula	Raízes nervosas de C3, C4 / Dorsal escapular	Raízes de C3, C4 / C5
	3. Rombóide maior	Dorsal escapular	C5
	4. Rombóide menor	Dorsal escapular	C5
Retração (movimento para trás da escápula)	1. Trapézio	Acessória	XI par craniano
	2. Rombóide maior	Dorsal escapular	C5
	3. Rombóide menor	Dorsal escapular	C5
Protração (movimento para a frente da escápula)	1. Serrátil anterior	Torácico longo	C5, C6, C7
	2. Peitoral maior	Peitoral lateral	C5, C6, C7
	3. Peitoral menor	Peitoral medial	C7, C8, T1
	4. Latíssimo do dorso	Toracodorsal	C5, C6, C7

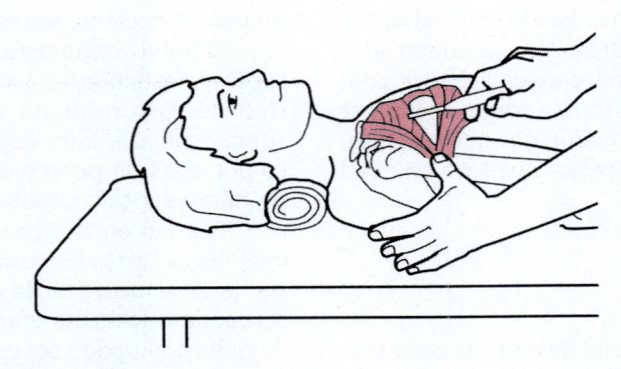

FIGURA 8.81 Teste do reflexo peitoral (raiz nervosa de C5).

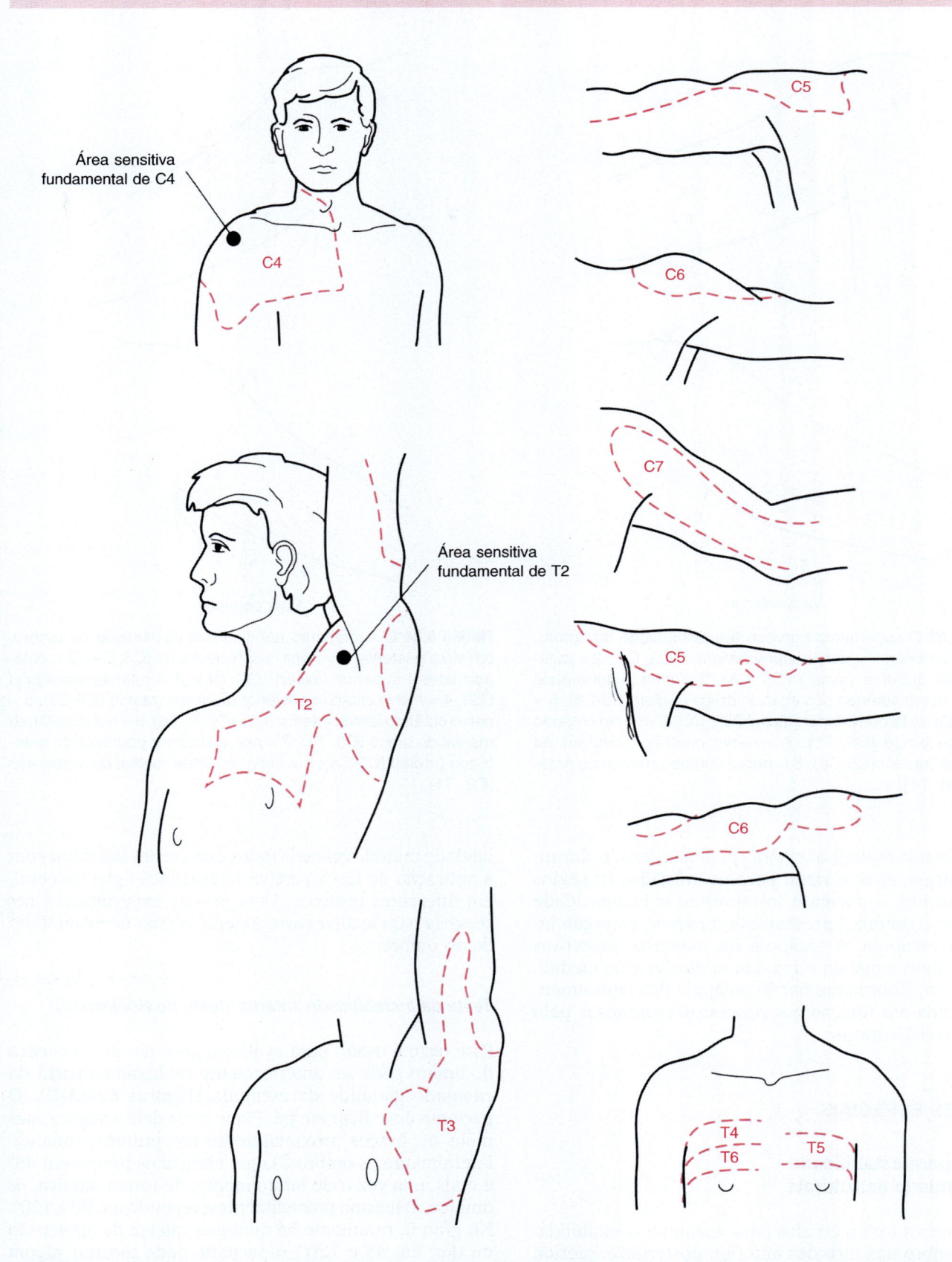

FIGURA 8.82 Os dermátomos do ombro e da axila. Note as áreas sensitivas fundamentais para os dermátomos de C4 e T2 nessa região.

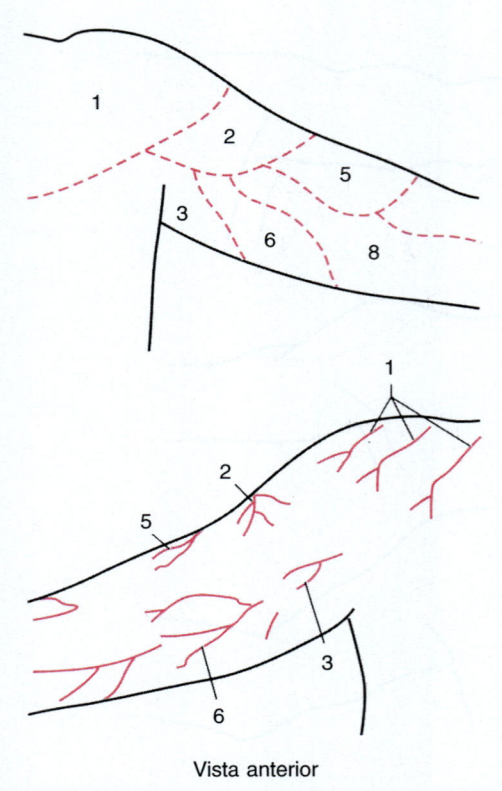

FIGURA 8.83 O suprimento nervoso e a distribuição no ombro, em vista anterior. 1 = nervo supraclavicular (C3, C4); 2 = cutâneo lateral superior (axilar) (C5, C6); 3 = intercostobraquial (T2); 4 = nervo cutâneo posterior do braço (radial) (C5-C8); 5 = nervo cutâneo lateral inferior (radial) (C5, C6); 6 = nervo cutâneo medial do braço (C8, T1); 7 = nervo cutâneo posterior do antebraço (radial) (C5-C8); 8 = nervo cutâneo medial do antebraço (C8, T1).

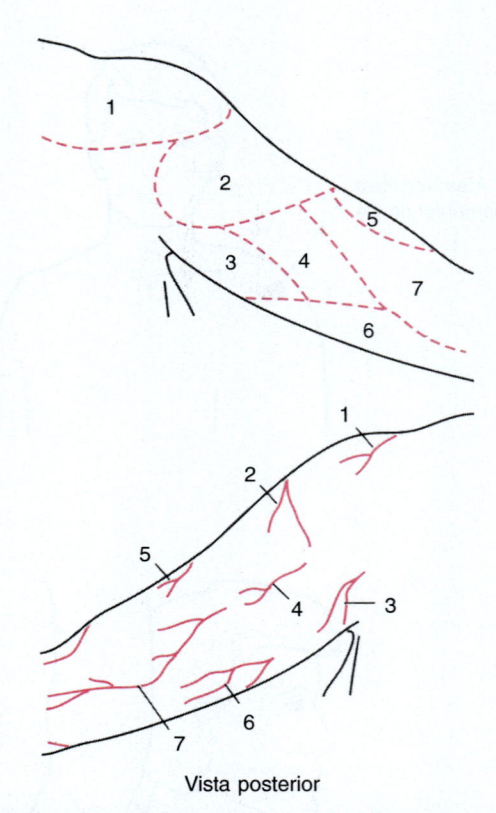

FIGURA 8.84 O suprimento nervoso e a distribuição no ombro, em vista posterior. 1 = nervo supraclavicular (C3, C4); 2 = cutâneo lateral superior (axilar) (C5, C6); 3 = intercostobraquial (T2); 4 = nervo cutâneo posterior do braço (radial) (C5-C8); 5 = nervo cutâneo lateral inferior (radial) (C5, C6); 6 = nervo cutâneo medial do braço (C8, T1); 7 = nervo cutâneo posterior do antebraço (radial) (C5-C8); 8 = nervo cutâneo medial do antebraço (C8, T1).

O nervo espinal acessório pode ser lesado durante a cirurgia, e, se o ramo para os músculos trapézios for destruído, o paciente irá apresentar incapacidade de elevar o ombro, apresentando também elevação lateral da escápula. A escápula irá mover-se posteriormente e para longe do tórax, como na elevação medial. Entretanto, a borda medial da escápula fica lateralmente colocada em relação aos processos espinhosos pelo forte serrátil anterior.

TESTES ESPECIAIS

Testes para estabilidade e integridade estruturais

Muitos testes foram criados para examinar a estabilidade do ombro nas direções anterior, posterior e inferior. Há também testes para examinar o paciente com instabilidade multidirecional. Todos esses testes são feitos com a aplicação de força passiva à articulação glenoumeral, em diferentes posições. Uma grande experiência é necessária para avaliar corretamente o grau de instabilidade do ombro.

Teste da instabilidade anterior (teste de Rockwood)

Esse teste é usado para avaliar o grau no qual a cabeça do úmero pode ser anteriormente subluxada a partir da cavidade glenóide da escápula (Figuras 8.88A-D). O paciente deve ficar em pé. Fique atrás dele e segure suas mãos ou braços proximalmente aos punhos, rodando lateralmente os ombros. Logo, abduza os braços em 45° e mais uma vez rode lateralmente, de forma passiva, os ombros. O mesmo procedimento é repetido em 90 e 120°. No grau 0, raramente há qualquer queixa de apreensão ou dor. Em 45 e 120°, o paciente pode mostrar algum sinal de apreensão. O teste é positivo quando o paciente

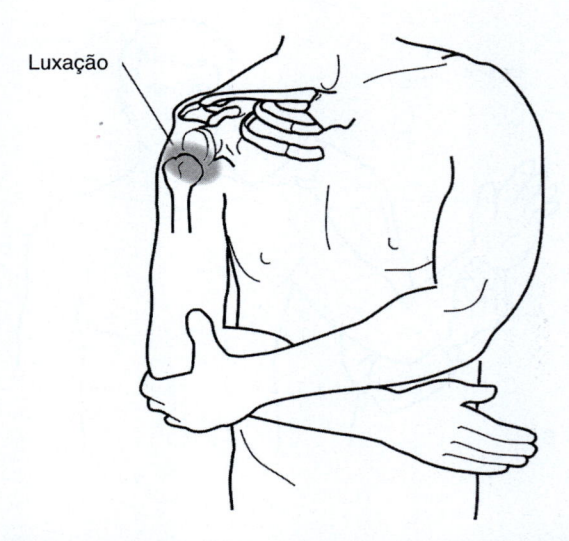

FIGURA 8.85 Aparência de um ombro direito luxado. Sempre avaliar o paciente para lesão neurovascular quando houver suspeita de luxação.

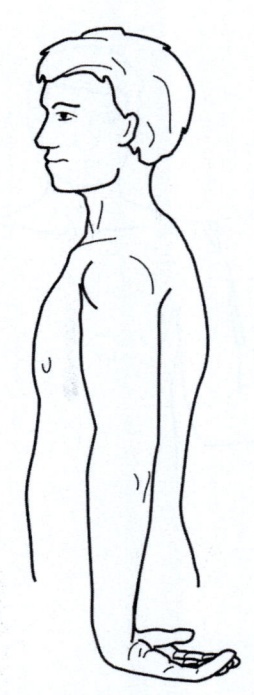

FIGURA 8.87 Posição característica de um paciente com uma paralisia de Erb-Duchenne da extremidade superior, também referida como *postura de gorjeta do garçom*. O ombro está internamente rodado e aduzido, e o punho está flexionado.

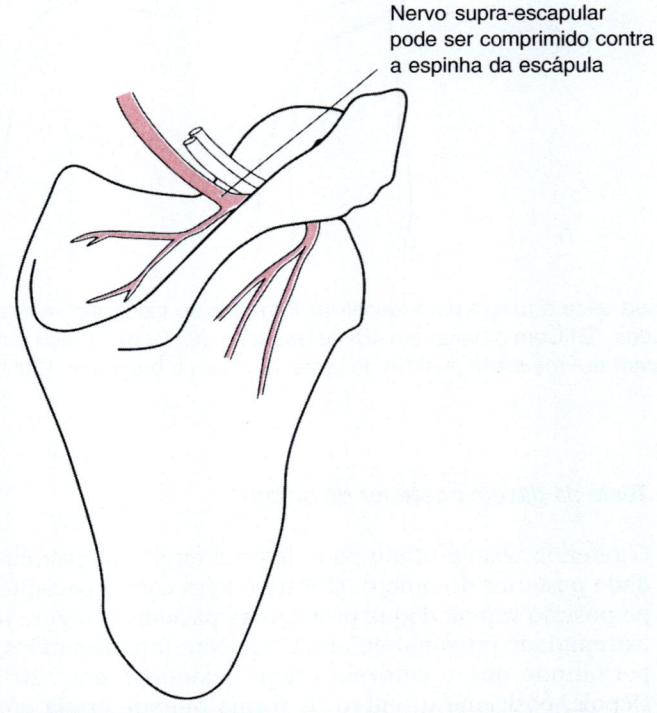

FIGURA 8.86 A localização do nervo supra-escapular perto da pele pode causar sua compressão contra o osso subjacente.

mostrar marcada apreensão e dor posterior enquanto o braço estiver em 90° de abdução. Tal sintoma é causado por insuficiência capsular/labral anterior.

Outros testes para a instabilidade anterior foram descritos por Rowe, Volk, Gerber e Ganz.

Teste de apreensão para a luxação anterior do ombro

O resultado desse teste é freqüentemente positivo em pacientes que tenham tido luxação do ombro recente ou que estejam suscetíveis a uma luxação recorrente. Noventa e cinco por cento das luxações do ombro ocorrem anteriormente. O paciente com luxação aguda mostra uma postura característica do braço, mantido junto ao corpo, com o acrômio proeminente e uma depressão abaixo do deltóide. Qualquer movimento do braço ou ombro é extremamente doloroso.

O teste de apreensão é feito com o paciente na posição supina. Pegue o antebraço do paciente com uma mão e segure o braço do mesmo posteriormente com a outra mão. Suave e lentamente abduza e rode externamente (lateralmente) o braço. Um achado positivo é notado quando o paciente se mostra apreensivo (com medo) que o braço possa sofrer uma luxação. O paciente pode resistir ao movimento adiante e dizer que está

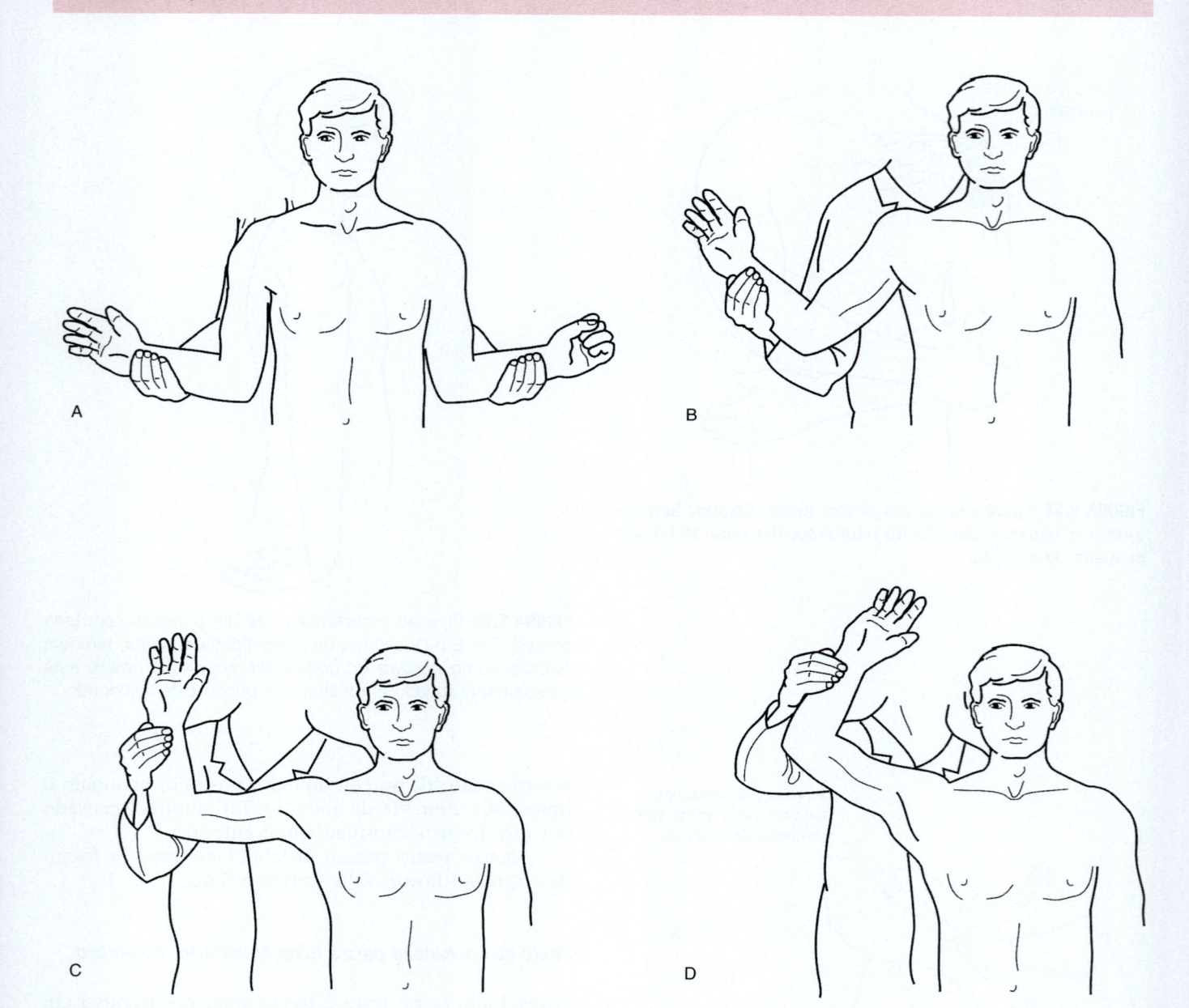

FIGURA 8.88 Teste da instabilidade anterior (teste de Rockwood). Esse teste é usado para identificar fraqueza ou insuficiência das estruturas capsulares e labrais anteriores. (A) Com os braços nos lados. (B) Com o braço em 45° de abdução. (C) Com o braço em 90° de abdução. Buscar apreensão e dor posterior nessa posição, para um resultado positivo do teste. (D) Com o braço em 120°.

sentindo que o ombro está prestes a deslocar (ver Figura 8.89).

Ao executar esse teste, note o grau de rotação externa no qual o paciente começa a se tornar apreensivo. Nesse ponto, coloque um estresse posterior sobre o úmero com uma de suas mãos pressionando anteriormente a parte proximal do úmero. Você agora pode ser capaz de rodar externamente ainda mais o braço, com essa força posterior. Isso é chamado de *teste de relocação* (teste de relocação de Fowler ou de Jobe).

Teste da gaveta posterior do ombro

O referido teste é usado para determinar se há instabilidade posterior do ombro. O teste é feito com o paciente na posição supina. Fique próximo ao paciente e segure a extremidade proximal do antebraço com uma das mãos, permitindo que o cotovelo esteja flexionado em 120°. Depois, posicione o ombro de forma que ele esteja em 30° de flexão para frente e aproximadamente 100° de abdução. Pegue sua outra mão e estabilize a escápula do paciente colocando seus dedos indicador e médio sobre a espinha da escápula e seu polegar sobre o processo coracóide. Após, flexione o ombro para a frente em 80° e rode medialmente o antebraço. Enquanto faz isso com uma mão, mova seu polegar do processo coracóide e empurre a cabeça do úmero para trás. Você deverá ser capaz de palpar a cabeça do úmero com o dedo indicador de sua mão. Se esse teste causar apreensão no paciente ou houver uma mobilidade posterior maior na cabeça umeral do que no lado oposto, o resultado do teste é positivo e indica instabilidade posterior (Figuras 8.90A-D).

Teste da instabilidade inferior e multidirecional

Esse teste é feito para encontrar instabilidade inferior ou multidirecional da articulação do ombro. Ele pode ser feito com o paciente sentado ou deitado. É realizada uma tração ao longo do eixo maior do úmero colocando uma mão sobre a escápula do paciente para estabilização, com o dedo indicador logo abaixo do acrômio. Pegue sua outra mão e aplique força de tração para baixo, sobre o úmero, segurando a parte média do antebraço do paciente. Tente apreciar um hiato palpável entre o acrômio e o úmero, o que indica instabilidade inferior. O paciente pode ter um hiato notável à observação, abaixo do acrômio. Isso é chamado o sinal do *sulco*, o que é

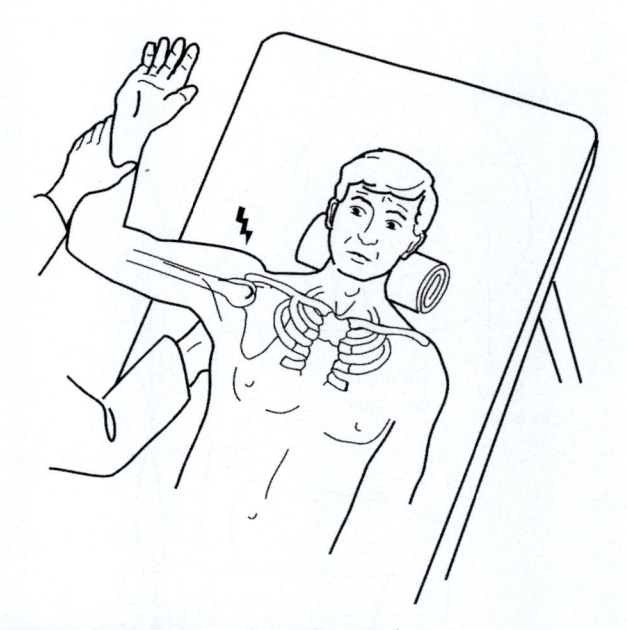

FIGURA 8.89 Teste da apreensão anterior.

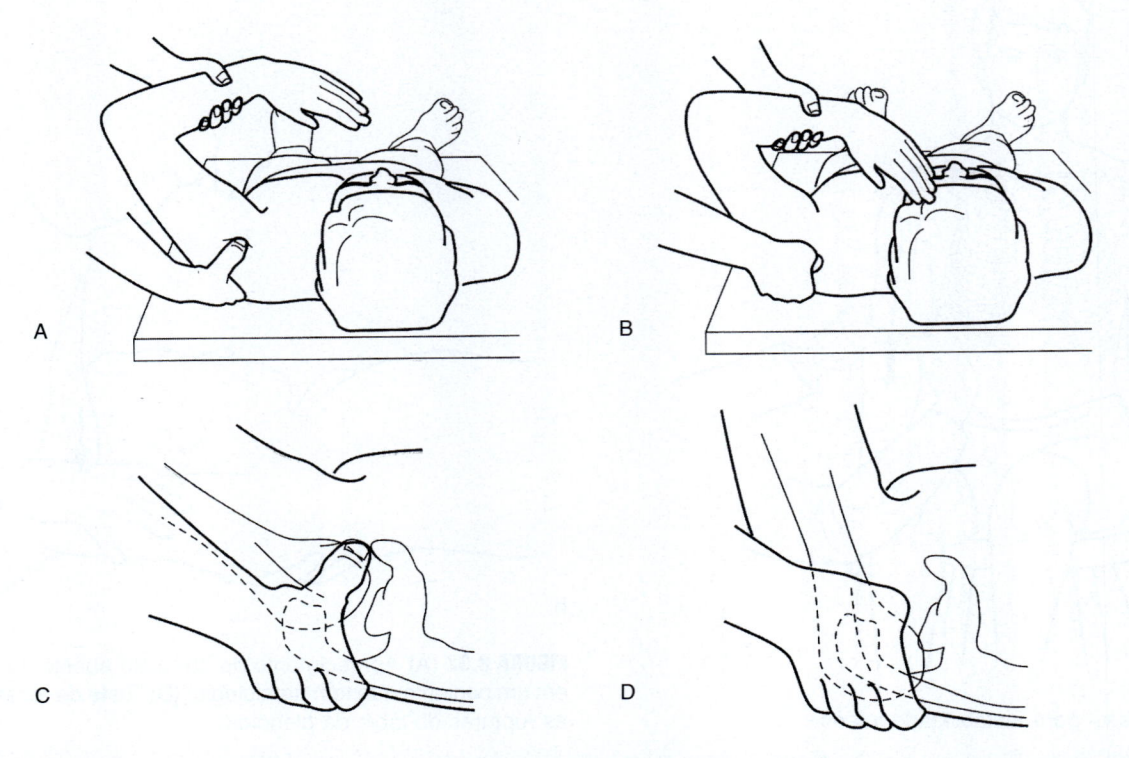

FIGURA 8.90 Teste para a gaveta posterior do ombro. (A, B) Como o teste é feito. (C, D) O teste com um desenho superposto dos ossos sob a pele.

O OMBRO Capítulo 8

muito comum em pacientes com acidente vascular cerebral (Figuras 8.91 e 8.92).

Outros testes da instabilidade multidirecional do ombro incluem o teste de Feagin e o teste de Rowe.

Teste do ressalto

Tal teste deve ser realizado para confirmar uma ruptura do lábio da glenóide. O paciente deve estar na posição supina. Coloque uma mão sobre o braço, acima do cotovelo, e a outra mão sobre a cabeça do úmero. Então, traga o braço em abdução completa. Empurre anteriormente a cabeça do úmero, enquanto sua outra mão roda lateralmente o úmero. Um som de crepitação ou de "ressalto" indica uma ruptura labral (Figura 8.92A).

Testes para a articulação acromioclavicular

Teste da flexão cruzada

Ao pegar o braço do paciente, abduzindo esse membro em 90° e flexionando-o através do corpo, você poderá exacerbar a dor que se emana da articulação acromio-

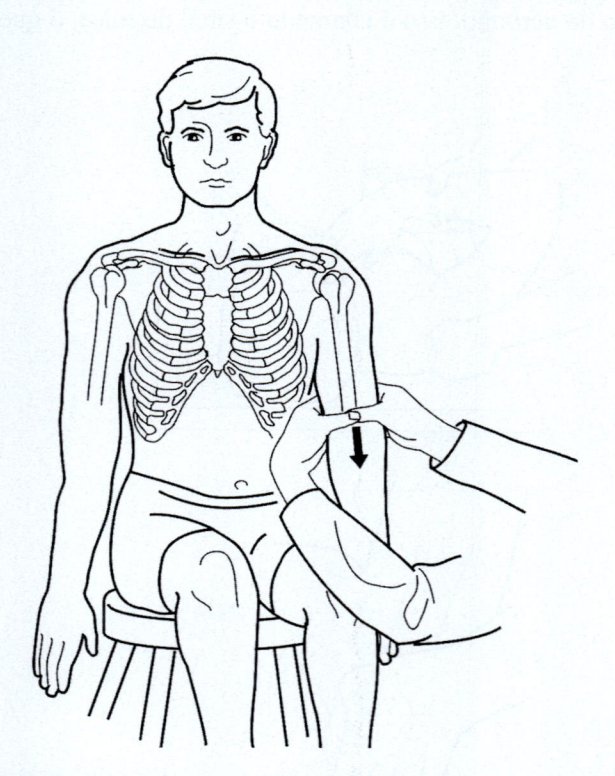

FIGURA 8.91 Teste para instabilidade inferior.

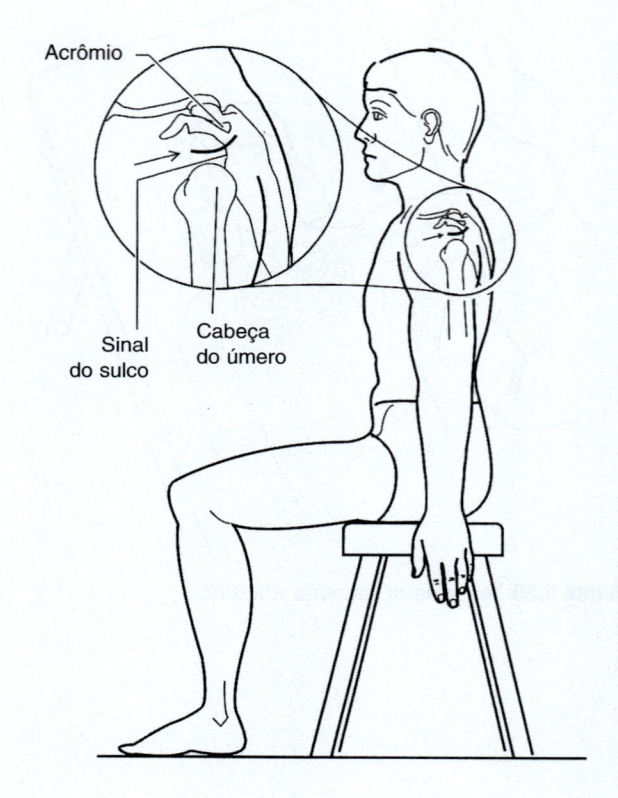

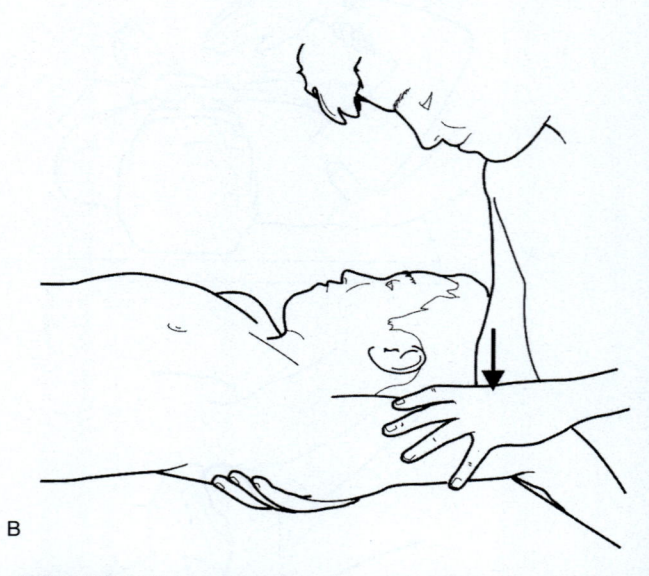

FIGURA 8.92 (A) Aparecimento de um hiato abaixo do acrômio em um paciente que tem hemiplegia. (B) Teste de ressalto para as rupturas do lábio da glenóide.

clavicular. Palpe a articulação com seu polegar, enquanto força a flexão cruzada do braço do paciente com sua outra mão (Figura 8.93).

Teste do deslizamento acromioclavicular

Esse teste é usado para determinar se a fonte de dor é a articulação acromioclavicular. Com o paciente sentado, coloque suas mãos sobre a parte anterior e posterior do ombro. Aperte a clavícula e a espinha da escápula, uma em direção à outra, com as palmas de suas mãos. Essa ação comprime a articulação acromioclavicular. O resultado é positivo se o paciente se queixar de dor ou se você notar qualquer movimento anormal (Figura 8.94).

Teste para patologia tendínea

Teste de Yergason do bíceps

O teste força a cabeça longa do tendão do bíceps no sulco intertubercular, determinando se ele permanece dentro do sulco. O paciente deve ficar de pé, com você ao lado. Pegue o cotovelo do paciente com uma das mãos e agarre o antebraço dele com a outra. O cotovelo do paciente deve ser flexionado em 90° e o braço deve ficar

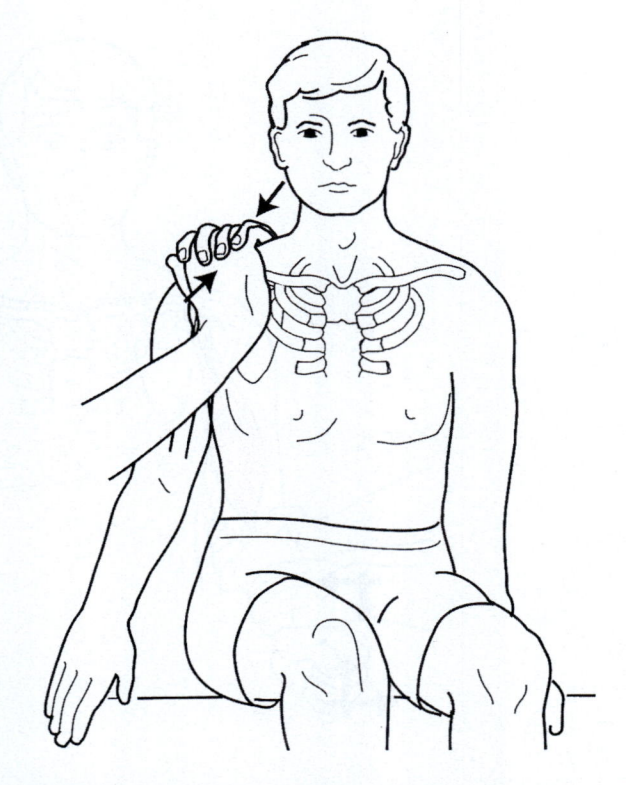

FIGURA 8.94 O teste do deslizamento acromioclavicular.

contra o tórax. Peça e ele para resistir à rotação externa do braço enquanto você puxa o antebraço em sua direção. Ao mesmo tempo, empurre para baixo, enquanto o paciente também resiste à flexão do cotovelo. A resistência contra a tentativa de supinação também pode ser incluída. Caso o tendão do bíceps esteja instável dentro do sulco intertubercular, o paciente terá dor e o tendão poderá pular para fora de seu local (Figuras 8.95A, B).

Teste de Speed do bíceps

Esse teste é usado para confirmar a tendinite do bíceps ou a ruptura parcial do tendão. O paciente está sentado com o cotovelo em extensão e o ombro em flexão de 90°. Faça a resistência à flexão com o antebraço em supinação e, depois, em pronação. O teste é positivo quando o paciente sentir dor no sulco intertubercular (Figura 8.95C).

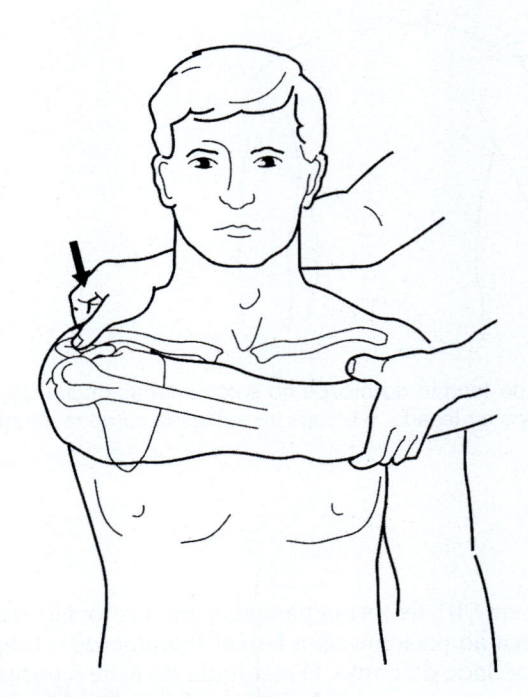

FIGURA 8.93 O teste da flexão cruzada.

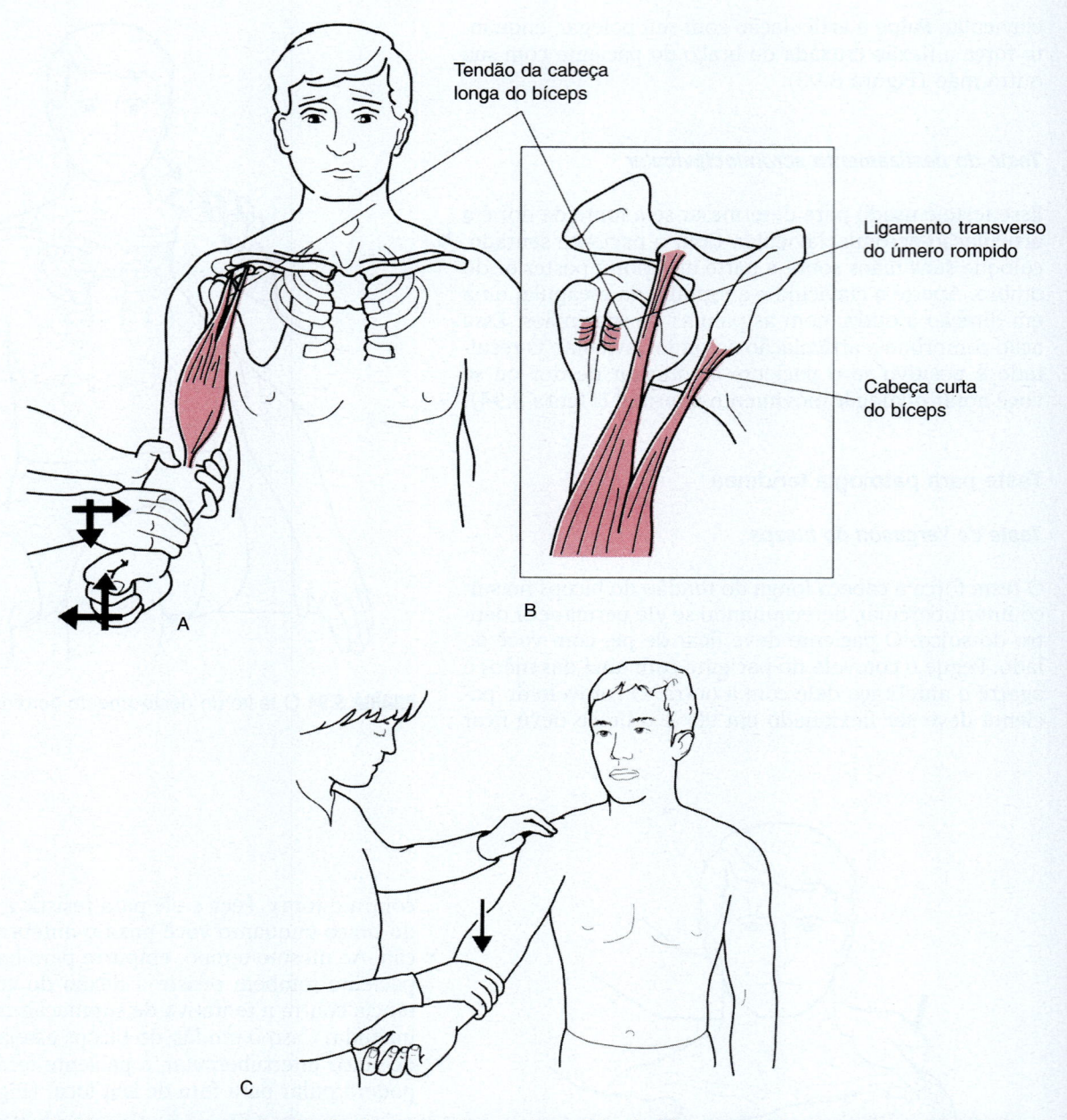

FIGURA 8.95 (A) Teste de Yergason para a integridade da cabeça longa do tendão do bíceps no sulco intertubercular. (B) Se o ligamento que mantém a cabeça longa do tendão do bíceps dentro do sulco for lesado, o bíceps irá subluxar, como mostrado. (C) Teste de Speed para a tendinite do bíceps.

Testes para impacto no tendão do supra-espinal

Teste da queda do braço

Tal teste é realizado para determinar se há uma ruptura dos tendões do manguito rotador. O paciente pode ficar em pé ou sentado. Fique atrás do paciente e abduza o braço em 90°, de forma passiva, com o cotovelo estendido. Peça ao paciente para baixar lentamente o braço de volta ao lado do corpo. O resultado do teste é positivo se o paciente for incapaz de baixar o braço lentamente, ou seja, o braço cai, ou se o paciente tiver dor intensa ao tentar essa manobra (Figura 8.96A,B).

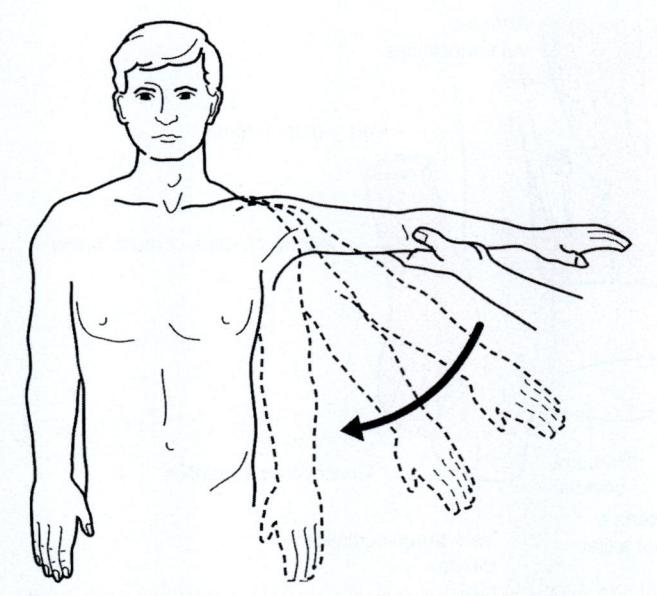

FIGURA 8.96 (A) O braço do paciente é elevado de forma passiva pelo examinador. (B) O braço cai subitamente por incapacidade de manter o braço elevado, como resultado de rupturas no manguito rotador.

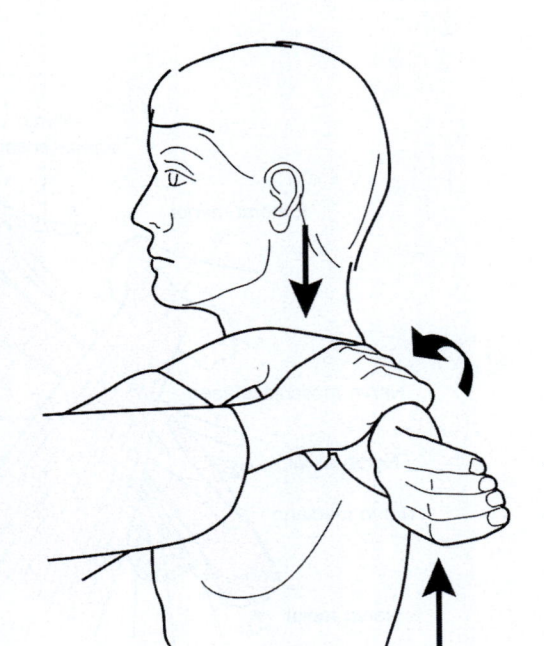

FIGURA 8.97 O teste de impacto do supra-espinal (teste de Hawkins).

Teste de Hawkins para o impacto no supra-espinal

Esse teste leva o tendão do supra-espinal contra a porção anterior do ligamento coracoacromial. Com o paciente sentado, pegue seu braço e force a flexão anterior do ombro em 90°. Então, force a rotação interna do ombro. Isso irá causar dor se o paciente tiver tendinite do supra-espinal (Figura 8.97).

Teste do supra-espinal

O teste é também feito para buscar algum problema no tendão do supra-espinal. O paciente pode estar sentado ou deitado em posição supina. Fique em frente ao paciente e faça com que ele abduza o ombro a 90°. Então, flexione para a frente em aproximadamente 30°, com o braço rodado internamente, de forma que o polegar aponte para o chão. Coloque sua mão sobre o cotovelo do paciente e aplique pressão para baixo, enquanto ele tenta elevar o braço contra sua resistência. Se isso for doloroso, o paciente provavelmente tem problema no tendão do supra-espinal (Figura 8.98).

Testes para a síndrome do desfiladeiro torácico

Os testes usados para o diagnóstico da síndrome do desfiladeiro torácico tentam estreitar o desfiladeiro torácico e reproduzir sinais ou sintomas de compressão

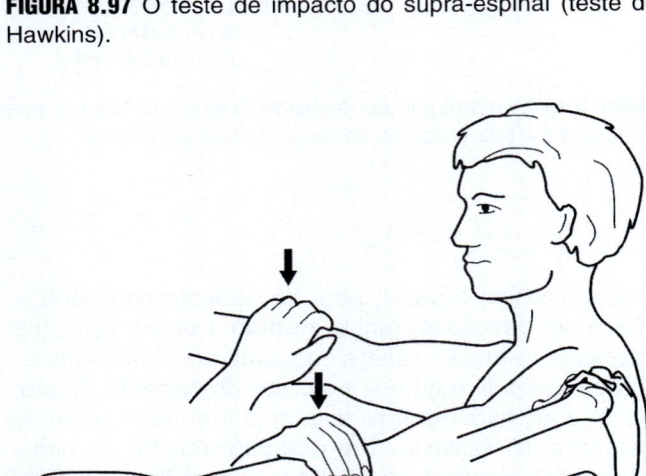

FIGURA 8.98 O teste do supra-espinal.

neurovascular (insensibilidade, formigamento, dor, perda de pulsos palpáveis) (Figura 8.99).

Manobra de Adson

Com o paciente sentado, o braço dele deve ser estirado. Encontre o pulso radial do paciente com uma das mãos.

O OMBRO   Capítulo 8

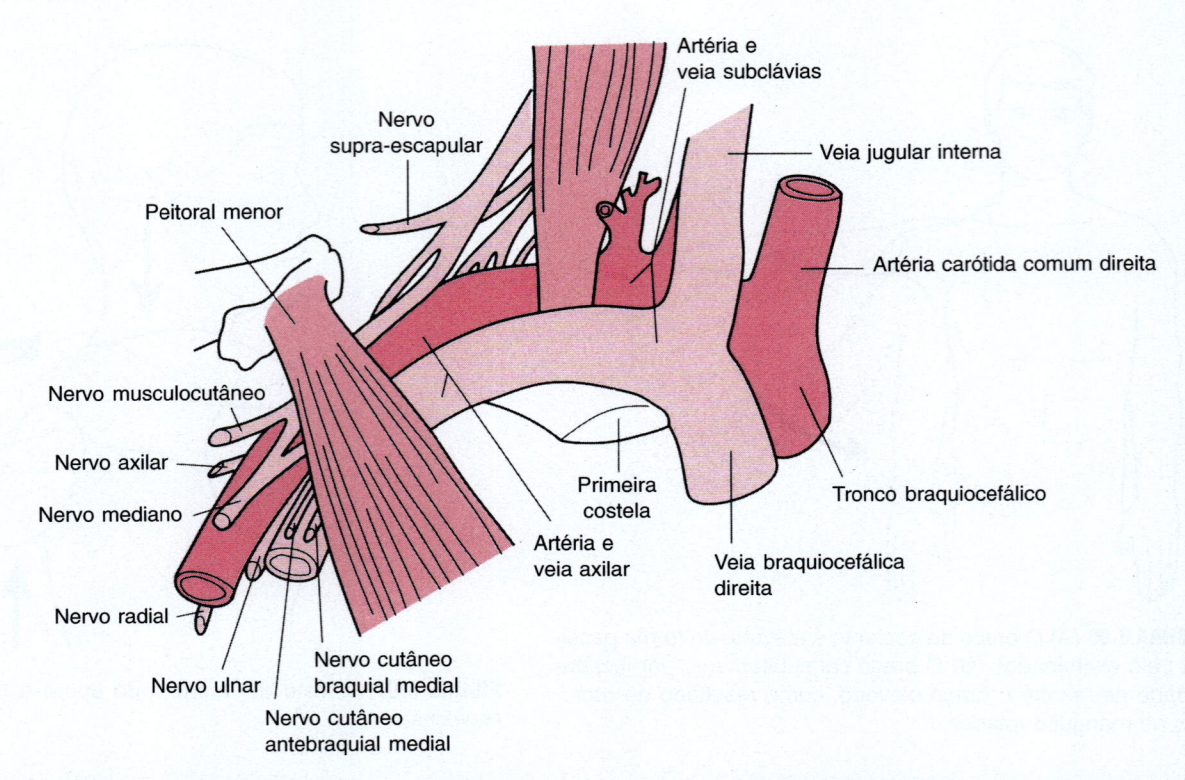

FIGURA 8.99 As estruturas do desfiladeiro torácico. Notar a posição dos nervos, das artérias e das veias na sua passagem sobre a primeira costela e abaixo do músculo peitoral menor.

Enquanto palpa o pulso, peça ao paciente para virar a cabeça em direção ao ombro testado. Depois, peça que o paciente estenda a cabeça enquanto você roda lateralmente e estende o ombro e o braço do paciente. Então, solicite a ele para dar uma inspirada profunda e segurar (manobra de Valsalva). Um desaparecimento do pulso indica que o resultado do teste é positivo (Figura 8.100). Isso ocorre porque o músculo escaleno anterior é estreitado e puxa a primeira costela para cima, estreitando o desfiladeiro torácico.

Manobra de Wright

O paciente deve ficar sentado, com o examinador no lado a ser testado. Palpe o pulso radial do paciente com uma das mãos. Peça ao paciente para que ele rode a cabeça para o lado oposto ao seu e oposto ao do ombro testado, ao mesmo tempo em que levanta o queixo. Peça a ele para elevar o queixo ao mesmo tempo, de forma torcional novamente para o lado oposto ao que está sendo testado. Após, peça ao paciente para dar uma inspirada profunda e segurar (manobra de Valsalva). O resultado do teste é positivo se os sintomas forem agrava-

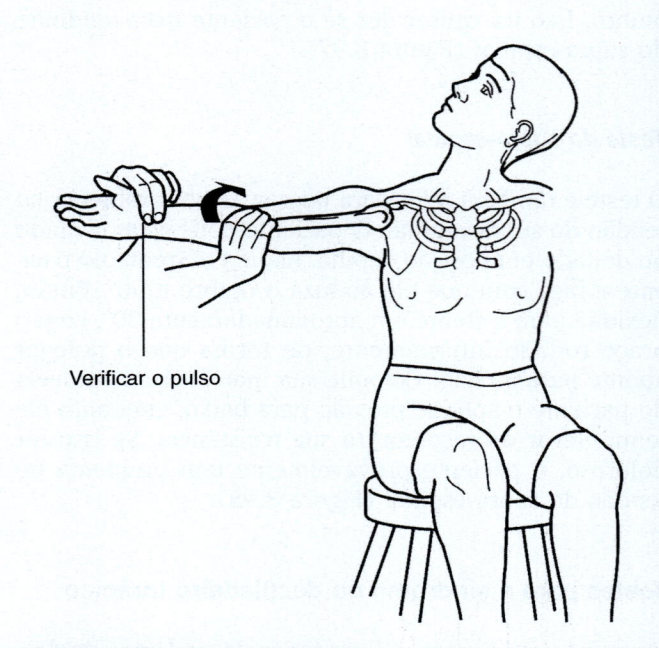

FIGURA 8.100 Manobra de Adson para teste da síndrome do desfiladeiro torácico.

dos ou precipitados, ou se o pulso não mais for palpável (Figura 8.101).

Teste de Roos

O paciente deve estar em pé e abduzir e rodar externamente seus braços. Os cotovelos devem ficar flexionados em 90°. Então, o paciente abre e fecha abre e fecha os punhos por três minutos. Se ele experimentar dor isquêmica no braço, formigamento ou agulhadas na mão e fraqueza extrema, o teste é positivo para a síndrome de desfiladeiro torácico no lado afetado (Figura 8.101B).

PADRÕES DE DOR REFERIDA

Um ombro doloroso pode ocorrer devido à irritação do diafragma, que pode ocorrer com uma doença hepatobiliar ou pancreática. Um tumor pulmonar apical (tumor de Pancoast) pode também causar dor no ombro. Com freqüência, uma radiculopatia C5 ou C6 causa dor no ombro. A dor pode irradiar a partir do cotovelo para o ombro. A dor cardíaca é também algumas vezes sentida no ombro. Embriologicamente, há uma origem comum de inervação do diafragma e dos órgãos internos adjacentes (fígado, vesícula biliar, coração). Essa inervação origina-se perto da parte média da coluna cervical (Figura 8.102). Por essa razão, a inflamação desses órgãos pode ser percebida como um desconforto (dor referida) no dermátomo C5 ou C6.

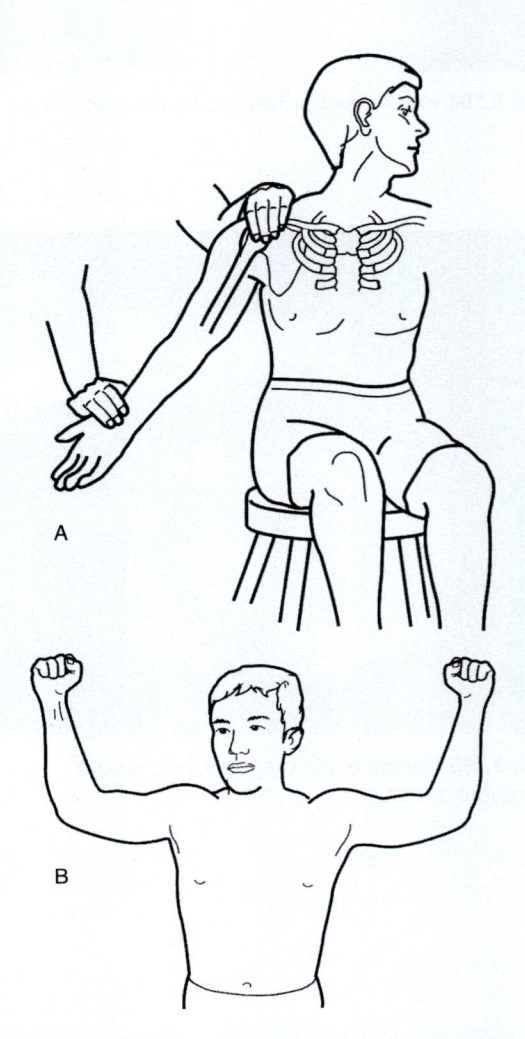

FIGURA 8.101 (A) Manobra de Wright para o teste da síndrome do desfiladeiro torácico. (B) Teste de Roos para a síndrome do desfiladeiro torácico.

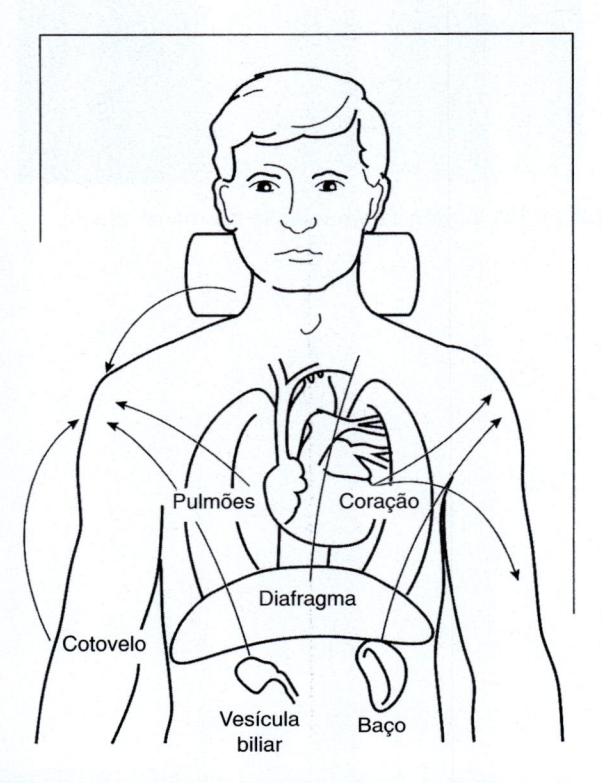

FIGURA 8.102 Estruturas referindo dor no ombro. Esses órgãos têm uma origem embriológica comum com a parte média da coluna cervical e, por conseguinte, podem irradiar dor ao ombro.

VISTAS RADIOLÓGICAS

As vistas radiológicas do ombro estão apresentadas nas Figuras 8.103, 8.104, e 8.105.

A = Acrômio
C = Clavícula
Co = Processo coracóide
D = Articulação A/C
G = Glenóide
Gr = Tubérculo maior do úmero
H = Úmero
S = Escápula

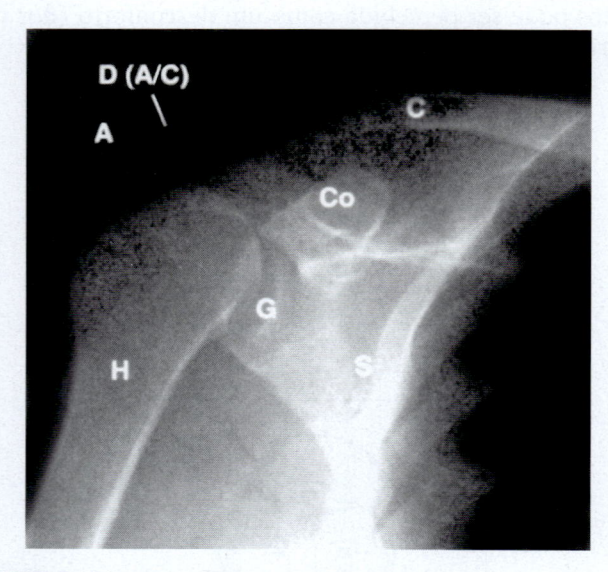

FIGURA 8.103 Incidência em rotação interna do ombro.

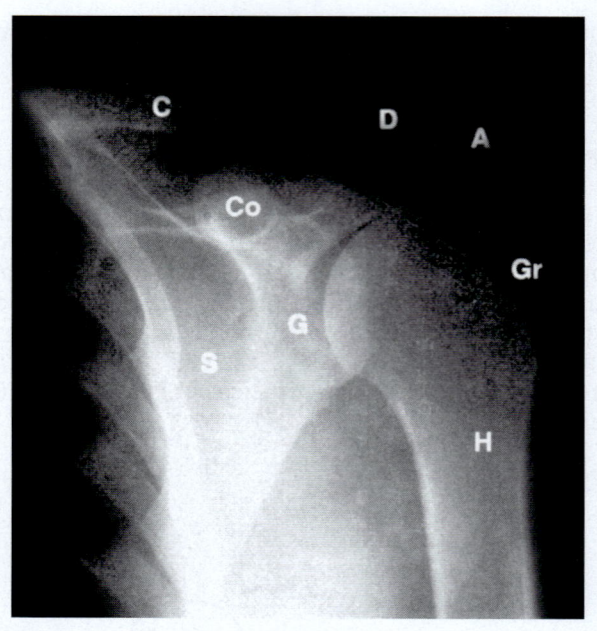

FIGURA 8.104 Incidência em rotação externa do ombro.

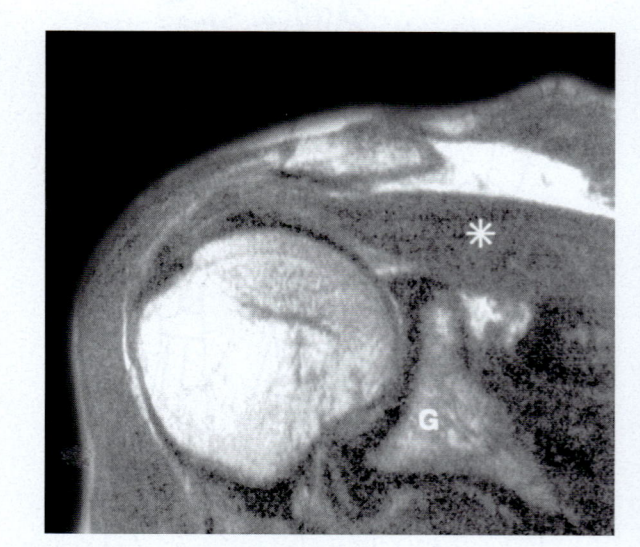

FIGURA 8.105 Ressonância magnética do ombro (* = manguito rotador).

9 O cotovelo

Úmero
Olécrano
Ulna proximal
Capítulo
Articulação umerorradial
Cabeça do rádio
Ligamento anular
Articulação umeroulnar

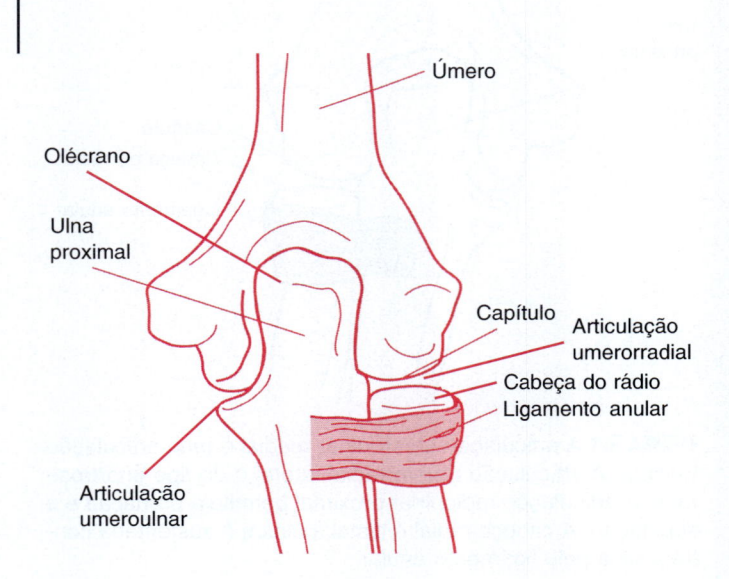

Consulte o Capítulo 2 para obter um panorama da seqüência de um exame físico. Por motivos de extensão e para evitar a repetição da anatomia, a seção de palpação aparece diretamente após a seção sobre exame subjetivo e antes de qualquer seção sobre teste, em vez de estar no final de cada capítulo. A ordem na qual o exame é feito deve ser baseada na experiência e na preferência pessoal do examinador, bem como na apresentação do paciente.

ANATOMIA FUNCIONAL

O cotovelo é um encaixe articular complexo, cuja função é de facilitar a colocação da mão no espaço. Ele permite a flexo-extensão e a prono-supinação do antebraço e é composto por três ossos (o úmero, o rádio e a ulna) e três articulações (umeroulnar, umerorradial e, a menos importante, radioulnar proximal).

A articulação umeroulnar é a maior e mais estável das articulações do cotovelo. É uma dobradiça simples. Sua estabilidade é dependente do ligamento colateral medial. A luxação do cotovelo é patognomônica de comprometimento do ligamento colateral medial. Assim, após a redução da luxação, o cotovelo reduzido deve ser reconhecido como potencialmente instável até que a integridade do ligamento colateral medial seja restaurada por cicatrização, reparo cirúrgico ou ambos.

A articulação umerorradial fica ao lado da articulação umeroulnar. Ela é composta de um disco raso (cabeça radial), articulando-se sobre o esférico capítulo umeral. Como tal, a migração proximal do rádio é evitada em todo o arco de flexão e extensão do ombro (Figura 9.1). A pronação e a supinação são obtidas pela rotação do rádio ao longo de seu eixo longo, por cima da ulna (Figura 9.2A). A rotação com a palma para baixo é a *pronação*, com a palma para cima é a *supinação*. Na supinação completa, o rádio e a ulna ficam paralelos dentro do antebraço. Na pronação completa, o rádio cruza a ulna na parte média da diáfise. Embora rode durante a pronação e a supinação, a cabeça radial permanece em posição fixa em relação à ulna. A posição relativa e o movimento do rádio no cotovelo são cruciais para o diagnóstico e para o tratamento de lesões do complexo cotovelo-braço-punho. Um mecanismo comum de lesão da extremidade superior é a queda sobre a mão estendida (Figura 9.2B). Nessa posição, o cotovelo é estendido e o antebraço é habitualmente pronado pela rotação do corpo sobre a mão fixa. Durante a pronação com a cabeça radial fixa proximalmente à ulna pelo ligamento anular, a diáfise do rádio roda sobre o eixo longo da ulna. A pronação terminal é limitada pelo contato da diáfise do rádio sobre a ulna. Na pronação máxima, o ponto de contato do rádio cruzado (pronação aumentada) coloca enorme força sobre os ossos e sobre as articulações no

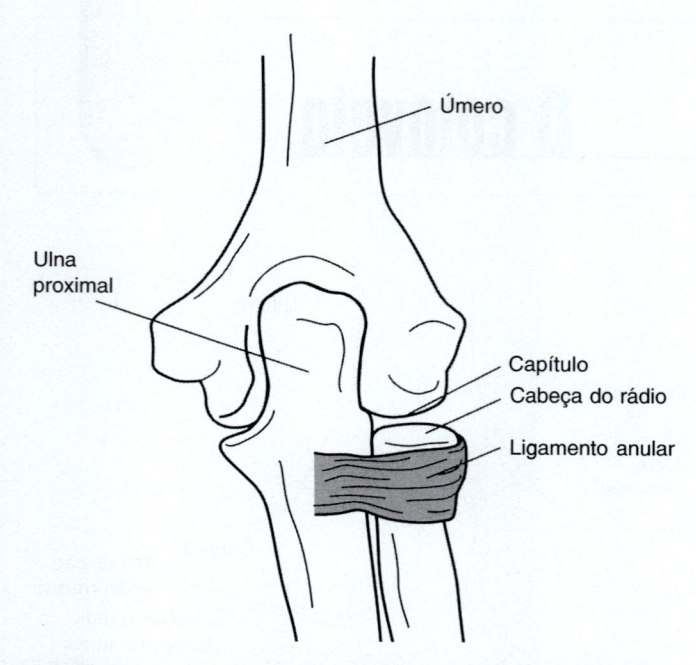

FIGURA 9.1 A articulação umeroulnar medial é uma articulação troclear. A articulação umerorradial lateral é do tipo enartrose rasa. A articulação radioulnar proximal permite a pronação e a supinação. A cabeça radial é distal à ulna e é sustentada contra a ulna pelo ligamento anular.

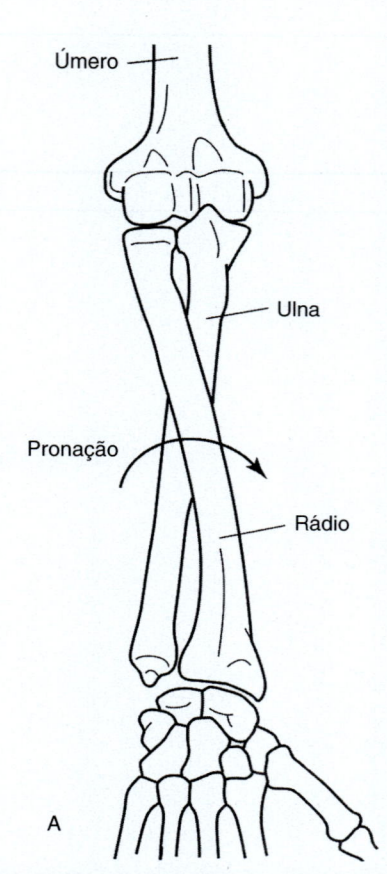

FIGURA 9.2 (A) A pronação é a rotação medial do rádio anteriormente sobre a ulna, o que resulta em uma posição com a palma para baixo. A supinação é o movimento reverso: rotação da mão com a palma para cima.

cotovelo e no antebraço. As conseqüências de forçar a pronação do antebraço além desse ponto irão resultar no seguinte espectro de lesões:

1. ruptura do ligamento anular com luxação da cabeça radial;
2. fratura da diáfise radial;
3. fratura da diáfise ulnar;
4. fratura de ambos os ossos do antebraço, na parte média; ou
5. uma combinação ou permutação das lesões mencionadas (p. ex., fratura de Monteggia – fratura da ulna com luxação da cabeça do rádio).

A compreensão na análise do mecanismo de lesão provê a orientação para o tratamento de tais lesões. É crucial a sua resolução. Por exemplo, o tratamento de fraturas e luxações habitualmente requer uma manobra que reverta o mecanismo de lesão. Por conseguinte, para lesões resultantes da hiperpronação do antebraço, uma parte dos movimentos de manipulação feitos para o tratamento envolve a supinação do antebraço.

Em adição às lesões ósseas e articulares, as partes moles sobre o cotovelo também podem ser lesadas, por exemplo, por movimentos excessivos. Como conseqüência da enorme amplitude de movimentos que o cotovelo deve fazer durante o curso das atividades diárias, as grandes excursões das proeminências ósseas, sob os tecidos moles suprajacentes, podem criar irritações. Para permitir ao cotovelo sua grande amplitude de excursão (0 a 150° de flexão), a pele sobre a parte posterior do cotovelo é bastante redundante e frouxamente presa aos tecidos subjacentes moles e duros. Interposta entre a pele e os tecidos subjacentes, está a bolsa do olécrano. Essa bolsa garante que a pele não irá aderir-se aos tecidos subjacentes, restringindo a flexão terminal do cotovelo. Tal função é similar à da área anterior do joelho e do dorso das articulações metacárpicas e interfalângicas dos dedos da mão. Tal como essas áreas, como conseqüência de sua localização, a bolsa posterior do cotovelo (bolsa do olécrano) é muito vulnerável a trauma não-perfurante, com resultados de hemorragia, edema, dor e inflamação, característicos das lesões traumáticas. O revestimento de uma bolsa é similar ao revestimento sinovial que existe nas articulações sinoviais. Como resultado, quando traumatizado e inflamado, o revestimento torna-se espessado, produz exsudatos fluidos em excesso e é caracterizado por edema e calor localizados (bursite) (Figura 9.2C).

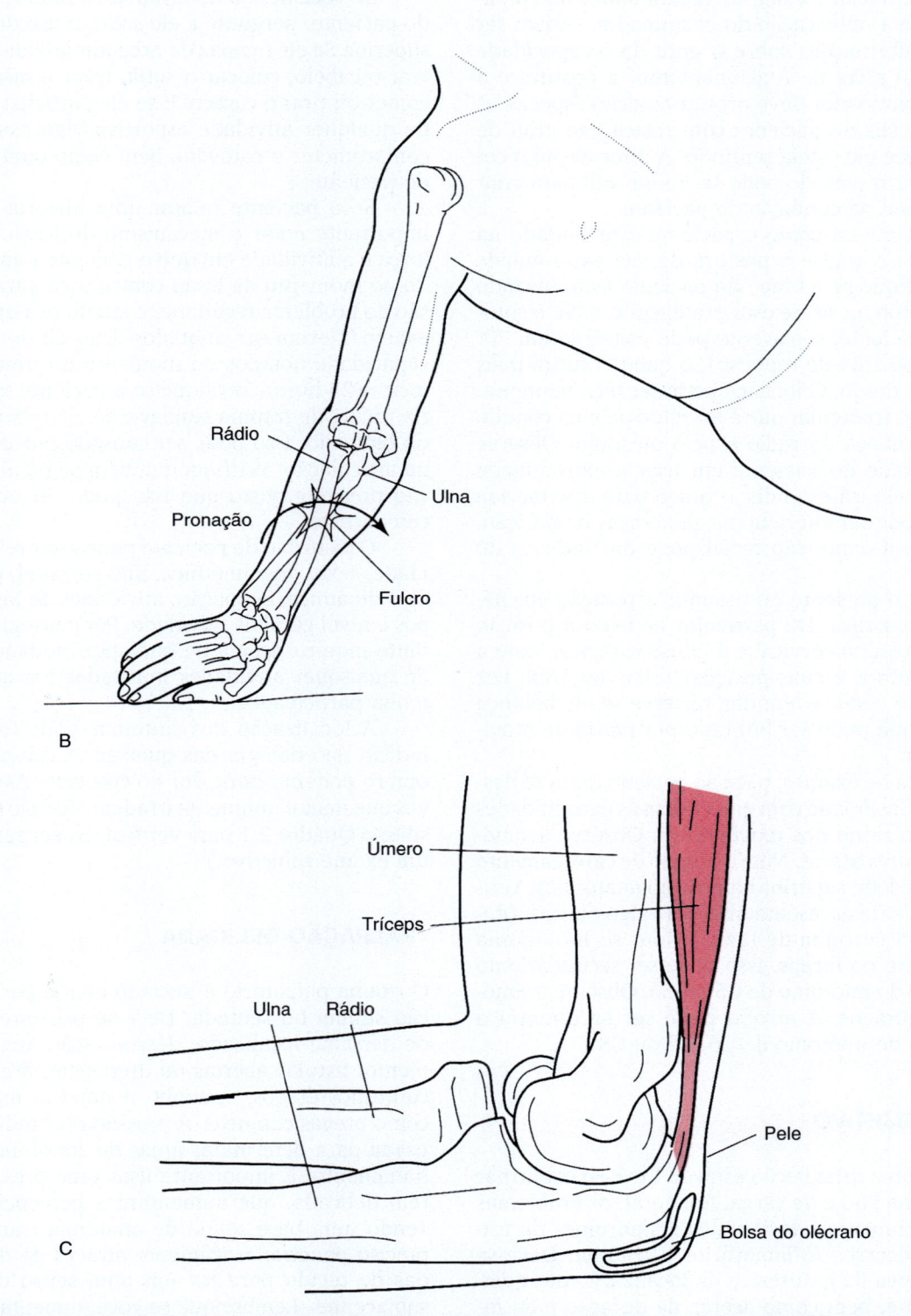

FIGURA 9.2 (B) Cair sobre a mão hiperestendida com o antebraço pronado resulta em uma fratura da diáfise ulnar devido ao efeito de fulcro. (C) A bolsa do olécrano é um saco achatado com revestimento sinovial. Fica entre a pele, na parte posterior do cotovelo, o osso e os tecidos musculares subjacentes.

OBSERVAÇÃO

O exame deve iniciar na sala de espera, antes que o paciente perceba a observação do examinador. Podem ser observadas informações sobre o grau da incapacidade do paciente, o nível de funcionamento, a postura e a marcha. O examinador deve prestar atenção especial às expressões faciais do paciente com relação ao grau de desconforto que ele esteja sentindo. A informação recolhida nesse curto período pode ser muito útil para criar um quadro total da condição do paciente.

Note a maneira como o paciente está sentado na sala de espera e qual é a postura de sua extremidade superior. Verifique se o braço do paciente está relaxado ao lado do corpo ou se ele está protegendo-o. Se o cotovelo estiver inchado, o paciente pode colocá-lo em 70° de flexão (a posição de repouso), o que permitirá mais espaço para o fluido. O inchaço pode ser facilmente notado no espaço triangular que é formado pelo epicôndilo lateral, pela cabeça do rádio e pelo olécrano. Observe qual é a vontade do paciente em usar a extremidade superior e se ele irá estender o braço para apertar sua mão. A dor pode ser alterada por mudanças na posição, de forma que a expressão facial pode dar indícios do nível de dor.

Observe o paciente ao assumir a posição em pé. Observe sua postura. Dê particular atenção à posição da cabeça, à coluna cervical e à cifose torácica. Note a altura dos ombros e suas posições relativas. Uma vez que o paciente comece a andar, observe se ele balança os braços, o que pode ser limitado por perda de movimento ou dor.

Já na sala de exames, peça ao paciente para se despir. Observe a facilidade com que ele usa as extremidades superiores e o ritmo dos movimentos. Observe a simetria das estruturas ósseas. Note o ângulo de carregamento com a extremidade superior na posição anatômica. Verifique se o paciente apresenta ulna em valgo ou varo (deformidade em coronha-de-fuzil). Note se há alguma atrofia presente no bíceps. Isso pode ser secundário ao envolvimento do miótomo de C5 ou C6. Observe a simetria dos antebraços. A atrofia pode ser secundária a envolvimento do miótomo de C6, C7 ou C8.

EXAME SUBJETIVO

O cotovelo é uma articulação estável. Deve-se confirmar que o problema não é de carga. Em geral, os problemas são mais comumente relacionados a síndromes de uso excessivo, processos inflamatórios e trauma. Deve-se perguntar acerca da natureza e da localização das queixas do paciente, bem como acerca da duração e da intensidade. Note se a dor viaja para cima ou para baixo do cotovelo. Questione sobre o comportamento da dor durante o dia e à noite, a fim de encontrar indicativo do padrão secundário a mudanças de posição, nível de atividade e edema.

Se você deseja determinar as limitações funcionais do paciente, pergunte a ele sobre o uso da extremidade superior. Se ele é capaz de executar atividades como pentear o cabelo, colocar o sutiã, levar a mão à boca para comer ou tirar o casaco. E se ele participa regularmente de qualquer atividade esportiva vigorosa que pudesse comprometer o cotovelo, bem como qual é a ocupação do paciente.

Se o paciente relatar uma história de trauma, é importante notar o mecanismo de lesão. A direção da força e a atividade em que o paciente estava participando no momento da lesão contribuem para a compreensão do problema resultante e auxiliam a dirigir melhor o exame. Devem ser anotados grau de dor, edema e incapacidade notados no momento do trauma e nas primeiras 24 horas. Verifique se o paciente tem uma história prévia de trauma similar e se ele relata algum ruído ou bloqueio. Isso pode ser causado por um corpo solto na articulação. Verifique também se há alguma crepitação presente, visto que isso pode ser ocasionado por osteoartrite.

O distúrbio do paciente pode estar relacionado com idade, sexo, origem étnica, tipo corporal, postura estática e dinâmica, ocupação, atividades de lazer, passatempos e nível geral de atividade. Por conseguinte, é importante inquirir acerca de qualquer mudança na rotina e de quaisquer atividades inusitadas em que o paciente tenha participado.

A localização dos sintomas pode fornecer algum indício da etiologia das queixas. A coluna cervical e o ombro podem referir dor no cotovelo. As raízes de nervos que mais comumente irradiam dor são C6 e C7. (Consulte o Quadro 2.1 para verificar as perguntas típicas de um exame subjetivo.)

PALPAÇÃO DELICADA

O exame palpatório é iniciado com o paciente na posição supina ou sentada. Deve-se primeiro buscar áreas de derrame localizado, descoloração, marcas de nascimento, fístulas abertas ou drenagem, áreas incisionais, contornos ósseos, tamanho e simetria muscular, assim como pregas cutâneas. A pressão profunda não deve ser usada para determinar áreas de sensibilidade ou desalinhamento. É importante usar uma pressão firme, porém delicada, que aumentará a percepção palpatória. Tendo uma base sólida de anatomia transversa, não é preciso penetrar fisicamente através de diversas camadas de tecido para ter um bom senso das estruturas subjacentes. Lembre que se você aumentar a dor do paciente nesse ponto do exame, ele ficará muito relutante em permitir a continuidade e pode tornar-se mais limitado em sua capacidade de movimentação.

Capítulo 9 **O COTOVELO**

Paradigma para doença inflamatória envolvendo o cotovelo

Uma mulher de 25 anos apresenta queixas de edema, dor e movimento limitado no cotovelo direito. Ela não relata história de trauma recente ou antigo. Ela trabalha como secretária e recentemente se inscreveu em uma academia de ginástica. Há um ano, seus sintomas eram episódicos; entretanto, agora têm-se tornado diários. Ao levantar pela manhã, ela nota rigidez nos cotovelos, nos punhos e nas articulações dos dedos de ambas as extremidades superiores. Ela não sofreu infecção recente, porém relata ter apresentado febre baixa e face "ruborizada". A paciente também perdeu 5 kg e notou um aumento na freqüência urinária. Ela não possui história médica prévia significativa; lembra, contudo, de uma tia que ficou cedo inválida por causa de "artrite".

O exame físico mostra uma paciente magra e em bom estado. Seu cotovelo direito está levemente edemaciado, minimamente sensível e faltando 30° de flexão e extensão. Seu cotovelo esquerdo parece sem alterações, mas as articulações metacarpofalângicas (MCF) e interfalângicas proximais (IFP) de vários dedos das mãos estão moderadamente aumentadas e sem extensão completa. Ela apresenta, na face, uma erupção levemente eritematosa. Os testes laboratoriais mostram leve anemia, aumento dos leucócitos, aumento de proteína na urina e velocidade de sedimentação globular (VSG) aumentada. As radiografias dos cotovelos e das mãos mostram apenas aumento de partes moles, sem lesões ósseas. A aspiração do cotovelo produz um fluido viscoso amarelado e turvo, cuja análise demonstra um grande número de células inflamatórias, porém sem crescimento de organismos.

Esse é um paradigma de doença inflamatória (artrite reumatóide ou lúpus eritematoso sistêmico), e não de uma lesão de partes moles do cotovelo, devido às seguintes características:

- Não há história de trauma
- Idade e sexo da paciente
- Padrão de aparecimento e progressão dos sintomas
- Distribuição simétrica dos sinais e sintomas em ambas as extremidades superiores

---

gular. A base do triângulo é formada por uma linha entre os epicôndilos medial e lateral do úmero. O lado medial é formado pelo pronador redondo, e o lado lateral é formado pelo braquiorradial. O soalho é composto pelo braquial e pelo supinador. A fossa contém as seguintes estruturas: tendão do bíceps, parte distal da artéria e veias braquiais, origens da artéria radial e da ulnar e partes dos nervos mediano e radial (Figura 9.3).

O trauma na fossa cubital pode levar à compressão da artéria braquial, levando a uma contratura isquêmica de Volkmann.

Músculo e tendão do bíceps

A superfície anterior dos dois terços médios do úmero é composta pelo ventre muscular do bíceps. Siga as fibras distalmente para sentir a estrutura, como uma corda, que é o tendão do bíceps, próxima à sua inserção distal na tuberosidade radial (Figura 9.4). O tendão torna-se mais proeminente se você resistir à flexão do cotovelo com o antebraço na posição supinada.

A palpação é realizada de forma mais fácil com o paciente em posição relaxada. Embora a palpação possa ser feita com o paciente em pé, a posição sentada é preferida devido à facilidade de exame do cotovelo. Enquanto você localiza os referenciais ósseos, é também útil prestar atenção em áreas de aumento ou diminuição da temperatura e da umidade. Isso irá auxiliar na identificação das áreas de inflamação aguda e crônica.

Área anterior

Estruturas de partes moles

Fossa cubital (antecubital)

A superfície anterior da prega do cotovelo é referida como fossa cubital. Ela é descrita como uma estrutura trian-

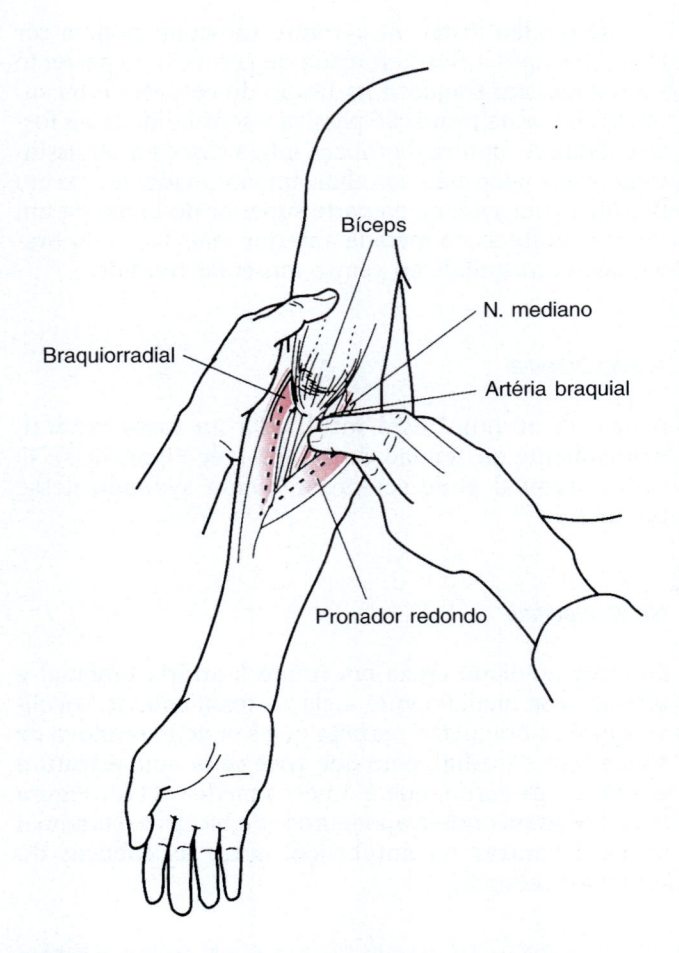

FIGURA 9.3 Palpação da fossa cubital e seu conteúdo.

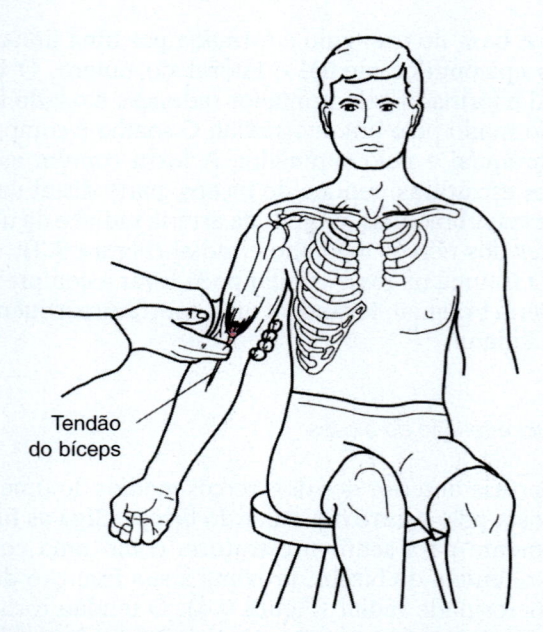

FIGURA 9.4 Palpação do músculo bíceps e seu tendão.

O tendão distal ou o ventre muscular podem ser rompidos após a flexão forçada do cotovelo. O paciente irá demonstrar fraqueza na flexão do cotovelo e na supinação, dor na pronação passiva e sensibilidade na fossa cubital. A ruptura da cabeça longa costuma ser assintomática e pode não ser clinicamente evidente, exceto por uma concavidade na parte superior do braço ou um inchaço bulboso na metade anterior mais baixa do braço, que corresponde ao ventre muscular retraído.

Artéria braquial

A artéria braquial está localizada na fossa cubital, medialmente ao tendão do bíceps (ver Figura 9.3). O pulso braquial pode ser prontamente avaliado nesse ponto.

Nervo mediano

O nervo mediano cruza em frente à artéria braquial e direciona-se medialmente a ela na fossa cubital. Localize a artéria braquial e permita que seu dedo se mova de forma leve e medial, para que você sinta uma estrutura em forma de corda, que é o nervo mediano (ver Figura 9.3). Ele passa entre a aponeurose do bíceps e o braquial antes de entrar no antebraço, entre as cabeças do pronador redondo.

Área medial

Palpação óssea

Epicôndilo medial e crista supracondilar

Fique perto do paciente e tenha certeza de que a extremidade superior está na posição anatômica. Coloque seus dedos ao longo da área medial do úmero e permita que eles se movam distalmente ao longo da crista supracondilar medial do úmero, até você sentir uma estrutura pontuda muito proeminente. Essa estrutura é o epicôndilo medial (Figura 9.5). Uma sensibilidade nessa área pode ser causada por inflamação da aponeurose comum dos tendões flexores e pronadores do antebraço e do punho, sendo comumente referida como cotovelo-do-golfista (epicondilite medial).

Estruturas de partes moles

Ligamento colateral medial (ulnar)

O ligamento colateral medial consiste das secções anterior e posterior, que são conectadas por uma seção intermediária. A porção anterior origina-se a partir do epicôndilo medial do úmero até o processo coronóide. A secção posterior origina-se do epicôndilo medial e vai até o olécrano. Ela tem sido descrita como uma estrutura em forma de leque (Figura 9.6). O ligamento é responsável pela estabilidade medial do cotovelo, e sua integridade pode ser testada com um esforço em valgo (descrito na página 221). O ligamento não é distintamente palpável, mas a linha articular medial deve ser examinada para verificar áreas de sensibilidade secundária a entorses.

Nervo ulnar

Peça ao paciente para flexionar o cotovelo em 90°. Palpe o epicôndilo medial e continue movendo posterior e lateralmente os dedos até que você sinta um sulco entre o epicôndilo medial e o olécrano. Palpe delicadamente no sulco, a fim de sentir uma estrutura arredondada e em formato de corda sob seus dedos. Essa estrutura é o nervo ulnar (Figura 9.7). Devido ao fato de o nervo ser superficial, cuide para não pressioná-lo, pois você pode causar parestesias que se irradiam para o antebraço e para a mão. Quando esse nervo é acidentalmente batido, o paciente sente um formigamento, sendo com freqüência referido como amor-de-sogra. Por sua proximidade, o nervo pode ser lesionado de forma secundária a

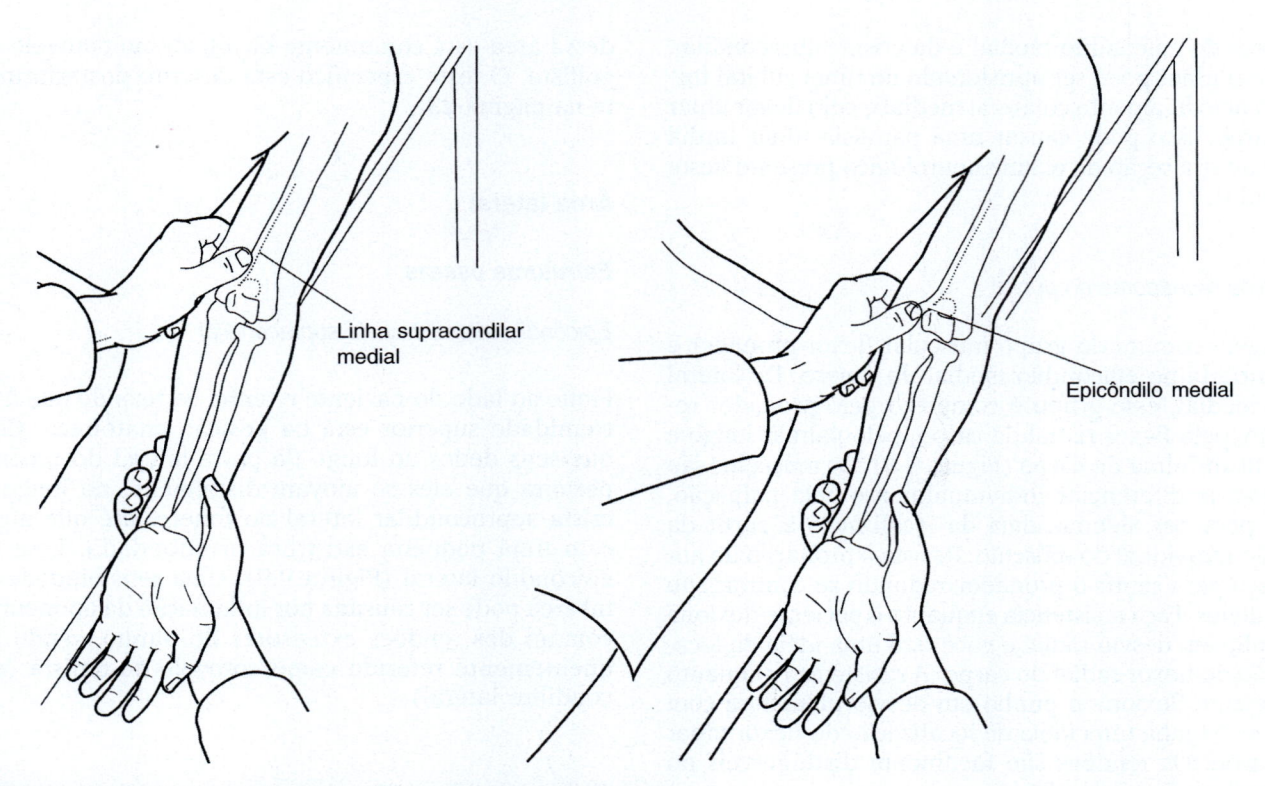

FIGURA 9.5 Palpação do epicôndilo medial e da crista supracondilar.

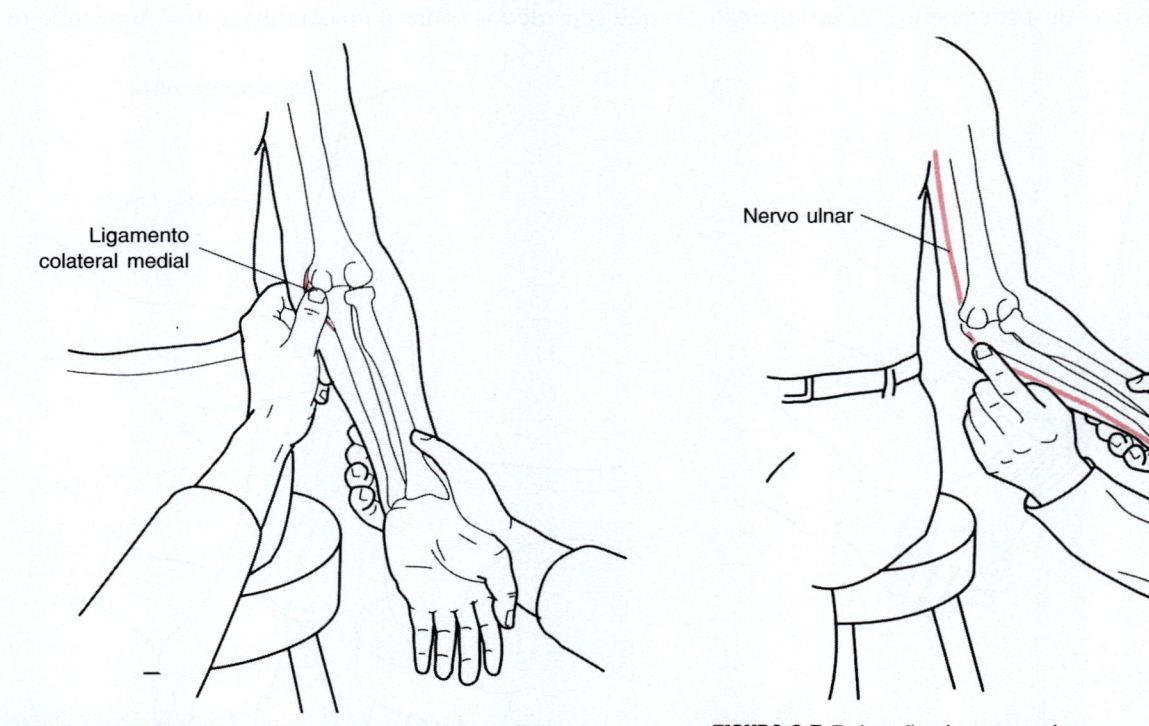

FIGURA 9.6 Palpação do ligamento colateral medial.

FIGURA 9.7 Palpação do nervo ulnar.

fraturas do epicôndilo medial e da crista supracondilar. O nervo ulnar pode ser aprisionado no túnel cubital formado pelo ligamento colateral medial e pelo flexor ulnar do carpo. Isso pode causar uma paralisia ulnar tardia (consultar a seção de exame neurológico presente neste capítulo).

Flexores-pronadores do punho

A origem comum do grupo muscular flexor-pronador é encontrada no epicôndilo medial do úmero. De lateral para medial, esse grupo é composto pelo pronador redondo, pelo flexor radial do carpo, pelo palmar longo e pelo flexor ulnar do carpo (Figura 9.8). Os músculos são difíceis de diferenciar individualmente pela palpação. Você pode ter alguma idéia da localização a partir da função individual do músculo. Resista à pronação do antebraço para sentir o pronador redondo se contrair sob seus dedos. Faça resistência enquanto o paciente flexiona o punho em desvio radial e você terá uma idéia da localização do flexor radial do carpo. A resistência enquanto o paciente flexiona o punho em desvio ulnar fará com que você tenha uma idéia de localização do flexor ulnar do carpo. Os tendões são facilmente distinguíveis no punho (ver Capítulo 10).

    A massa muscular deve ser examinada para verificar se existe sensibilidade e edema, o que pode ocorrer após uso excessivo ou estiramento. A inflamação dessa área está comumente envolvida no cotovelo-do-golfista. O teste específico está descrito posteriormente na página 236.

Área lateral

Estruturas ósseas

Epicôndilo lateral e crista supracondilar

Fique ao lado do paciente e tenha certeza de que a extremidade superior está na posição anatômica. Coloque seus dedos ao longo da parte lateral do úmero e permita que eles se movam distalmente ao longo da crista supracondilar lateral do úmero, até que alcancem uma pequena estrutura arredondada. Essa é o epicôndilo lateral (Figura 9.9). Uma sensibilidade em tal área pode ser causada por inflamação da aponeurose comum dos tendões extensores do punho, sendo freqüentemente referida como cotovelo-do-tenista (epicondilite lateral).

Cabeça do rádio

Peça ao paciente para flexionar o cotovelo a 90°. Coloque seus dedos sobre o epicôndilo lateral, movendo-os

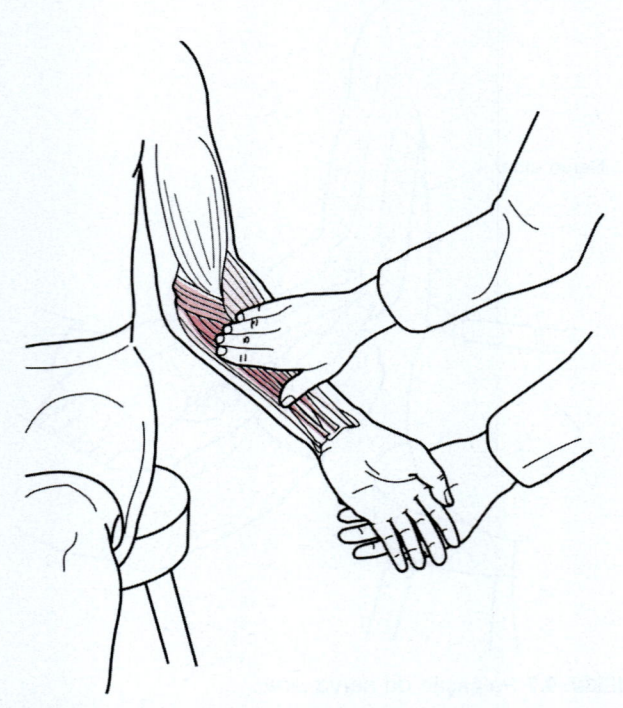

FIGURA 9.8 Palpação dos músculos flexores-pronadores do punho.

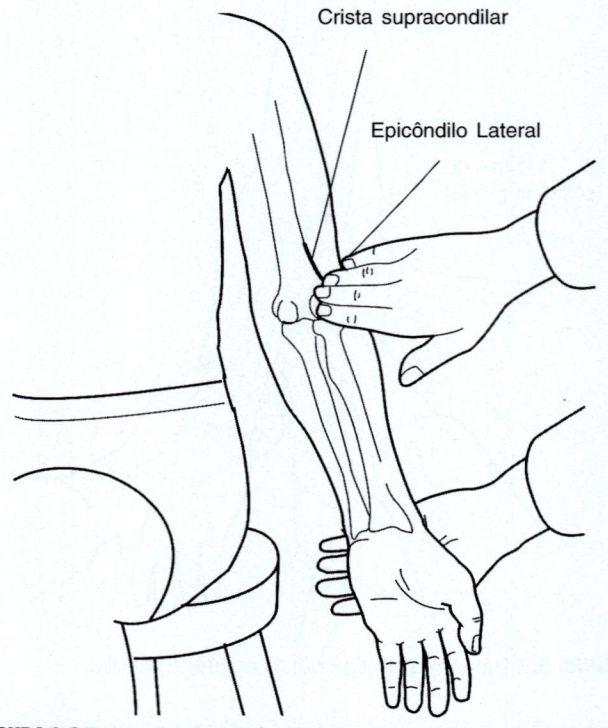

FIGURA 9.9 Palpação do epicôndilo lateral e da crista supracondilar.

distalmente. Você primeiro palpará uma pequena indentação e então sentirá a superfície arredondada da cabeça do rádio (Figura 9.10). Se você colocar seus dedos mais lateralmente, a cabeça do rádio ficará mais difícil de ser localizada porque é coberta pelo espesso ventre da massa extensora. Para confirmar a posição de sua mão, peça ao paciente para supinar e pronar o antebraço e você sentirá a cabeça do rádio virando sob seus dedos.

Estruturas de partes moles

Ligamento colateral lateral (radial)

O ligamento colateral lateral origina-se do epicôndilo lateral e vai até o ligamento anular. Esse ligamento possui uma estrutura em forma de corda (Figura 9.11). Ele é responsável pela estabilidade lateral do cotovelo, e sua integridade pode ser testada com um teste de esforço em varo (descrito na página 221). O ligamento não é distintamente palpável, mas a interlinha articular lateral deve ser examinada para áreas de sensibilidade secundária a entorses.

Ligamento anular

O ligamento anular circula a cabeça radial e serve para mantê-la em contato com a ulna. O ligamento colateral

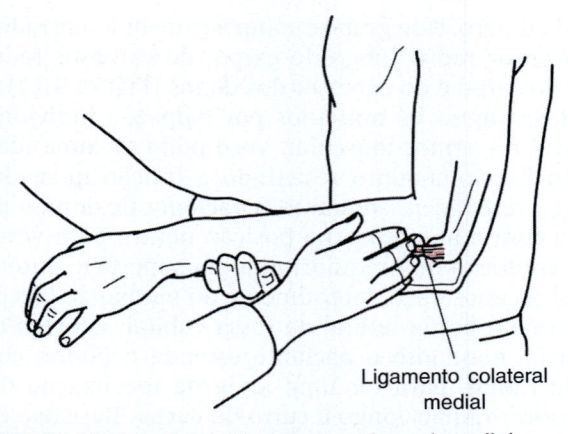

FIGURA 9.11 Palpação do ligamento colateral medial.

lateral mistura-se com as fibras superficiais. O ligamento não é palpável (Figura 9.12).

Bolsa umerorradial

A bolsa umerorradial está localizada sobre a cabeça do rádio e sob a aponeurose comum dos tendões extensores. Ela não é normalmente palpável. A bolsa umerorradial pode ser inflamada secundariamente a trauma direto ou uso excessivo e não deve ser confundida com epicondilite lateral. A calcificação pode ser visualizada em uma radiografia.

Extensores-supinadores do punho

A origem comum do grupo muscular extensor-supinador é encontrada no epicôndilo lateral e na crista supracon-

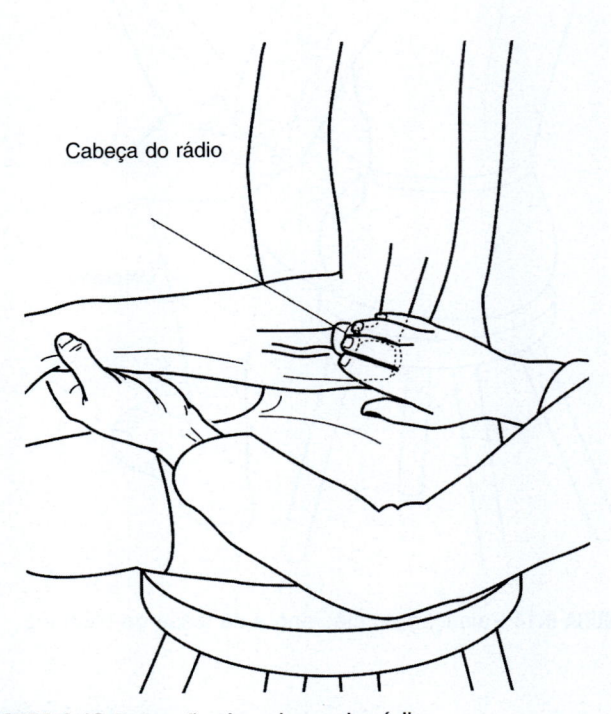

FIGURA 9.10 Palpação da cabeça do rádio.

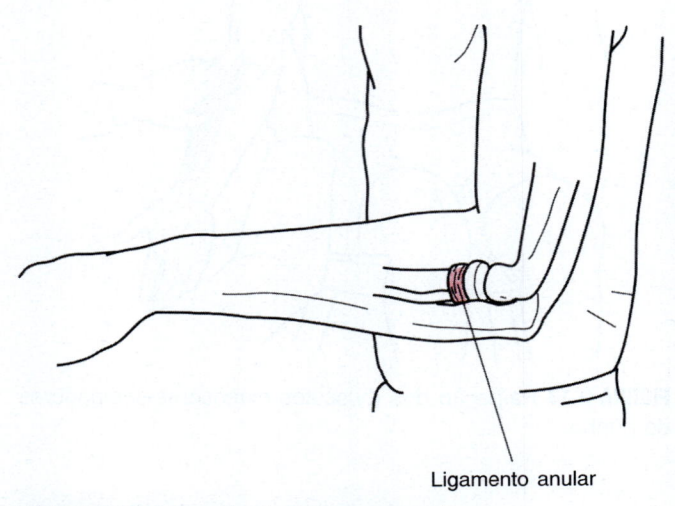

FIGURA 9.12 Palpação do ligamento anular.

dilar do úmero. Esse grupo é composto do braquiorradial, do extensor radial longo do carpo, do extensor radial curto do carpo e do extensor dos dedos (Figura 9.13). É difícil distinguir os músculos por palpação individual no nível do ventre muscular. Você pode ter uma idéia de seu funcionamento resistindo à função muscular. Ofereça resistência enquanto o paciente flexiona o cotovelo com o antebraço na posição neutra para verificar o contorno do braquiorradial na superfície ânterolateral do antebraço, lateralmente ao tendão do bíceps. Ele forma a borda lateral da fossa cubital. Ofereça resistência, enquanto o paciente estende o punho com desvio radial, para ter uma idéia da localização dos extensores radiais longo e curto do carpo. Resista à extensão dos dedos e você sentirá o extensor dos dedos se contrair sob seus dedos. Os tendões são facilmente distinguíveis no punho (descrito no capítulo de mão e punho).

A massa muscular deve ser examinada para verificar se há sensibilidade e edema, que podem ocorrer após uso excessivo ou torção. A inflamação dessa área está comumente envolvida no cotovelo-do-tenista. O teste específico é descrito posteriormente neste capítulo.

Área posterior

Estruturas ósseas

Olécrano

Mova os dedos para a superfície posterior do cotovelo e você irá palpar um processo muito proeminente que se ajusta em um cone arredondado. Esse é o processo do olécrano (Figura 9.14). O olécrano é mais distinto quando o paciente flexiona o braço, trazendo, dessa forma, o olécrano para fora da sua fossa. A relação entre os epicôndilos medial e lateral e o olécrano pode ser examinada nas posições flexionada e estendida. Na flexão, como o olécrano se move para fora da fossa, ele se torna o ápice de um triângulo isósceles, formado pelas três estruturas. Com o braço se movendo de volta à extensão e o olécrano se movendo de volta para a fossa, as três estruturas formam uma linha reta (Figura 9.15). A ruptura dessas figuras geométricas pode ser causada por fratura de qualquer uma das estruturas ou por luxação do olécrano.

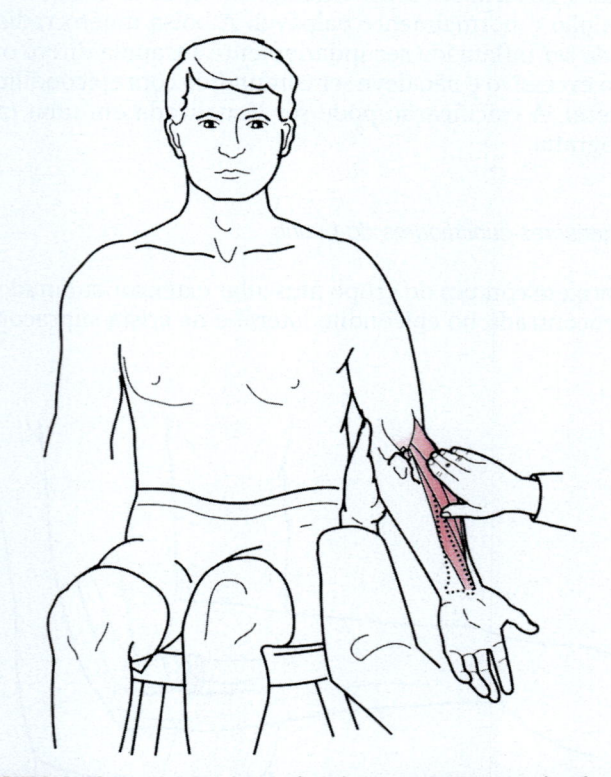

FIGURA 9.13 Palpação dos músculos extensores-supinadores do punho.

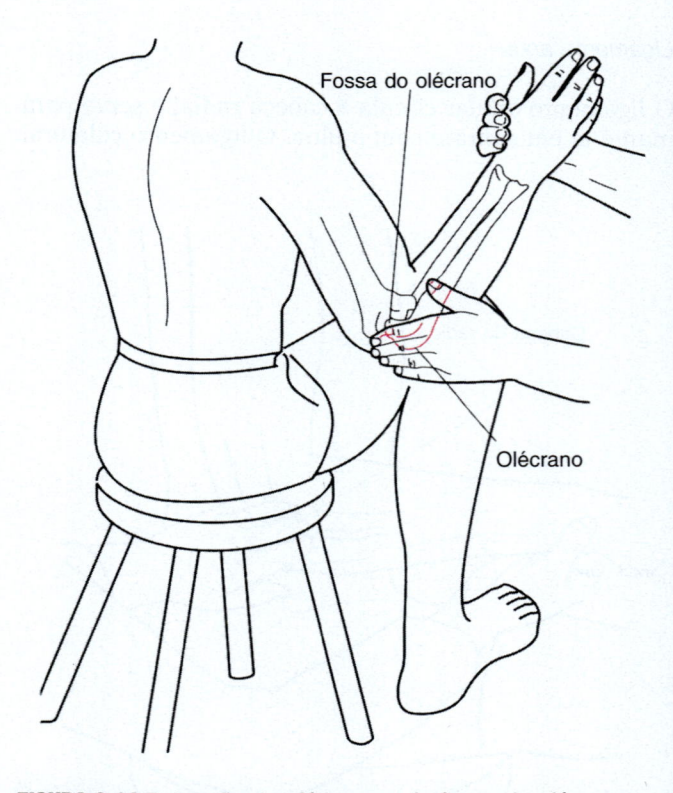

FIGURA 9.14 Palpação do olécrano e da fossa do olécrano.

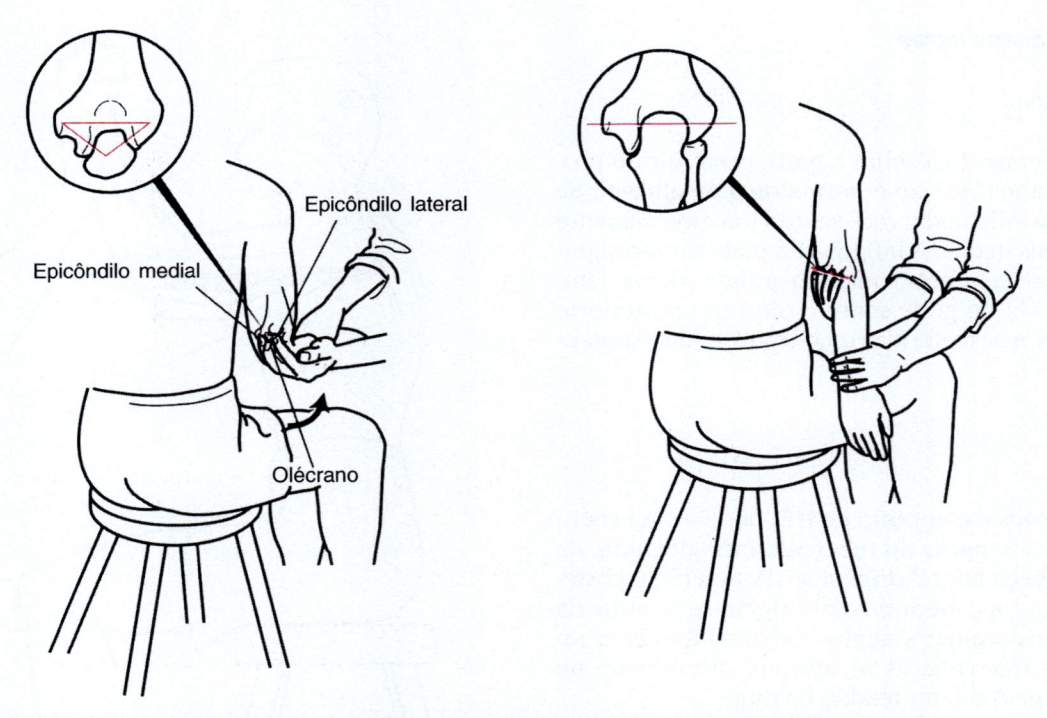

FIGURA 9.15 Alinhamento dos epicôndilos medial e lateral e olécrano na flexão e na extensão.

Fossa do olécrano

Uma vez que tenha encontrado o olécrano, mova seus dedos proximalmente e permita que eles caiam em uma pequena depressão, que é a fossa do olécrano (ver Figura 9.14). Ela não pode ser palpada quando o cotovelo do paciente estiver em extensão, pois está preenchida pelo processo do olécrano. Quando o cotovelo estiver completamente flexionado, a fossa é bloqueada pela tensão no tendão do tríceps. Por conseguinte, a posição ideal para a palpação é de 45° de flexão do cotovelo.

Borda ulnar

Retorne ao processo do olécrano e permita que seus dedos se movam distalmente ao longo da crista superficial da ulna. A borda ulnar é facilmente seguida, podendo ser encontrada ao longo do comprimento do osso, até que você alcance o processo estilóide da ulna (Figura 9.16). Um ponto doloroso e uma superfície irregular podem indicar fratura.

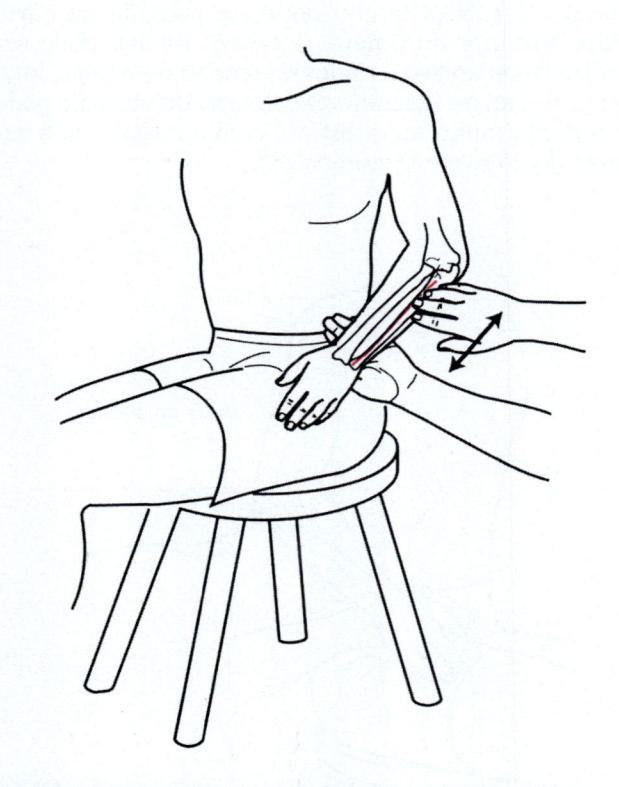

FIGURA 9.16 Palpação da borda ulnar.

Estruturas de partes moles

Bolsa do olécrano

A bolsa do olécrano fica sobre a parte posterior do processo do olécrano. Ela não é normalmente palpável. Se a bolsa se torna inflamada, você sentirá um espessamento na área sob seus dedos. A inflamação pode ser tão significativa que pode aparecer como um grande edema, lembrando uma bola de golfe sobre o olécrano posterior e sendo algumas vezes referida como cotovelo-do-estudante (Figura 9.17).

Tríceps

O músculo tríceps é composto de três porções. A cabeça longa origina-se a partir do tubérculo infraglenoidal da escápula, a cabeça lateral origina-se da superfície posterior do úmero, e a cabeça medial origina-se a partir da parte posterior do úmero, abaixo do sulco do nervo radial. Todas as três cabeças se inserem distalmente no olécrano por meio de um tendão comum.

A porção superior da cabeça longa pode ser palpada na parte posterior proximal do úmero ao emergir sob o deltóide. A cabeça lateral pode ser palpada na parte média posterior do úmero. A cabeça medial pode ser localizada em ambos os lados do tendão do tríceps, logo superiormente ao olécrano. O contorno do músculo pode ser tornado muito mais distinto com a resistência à extensão do cotovelo (Figura 9.18).

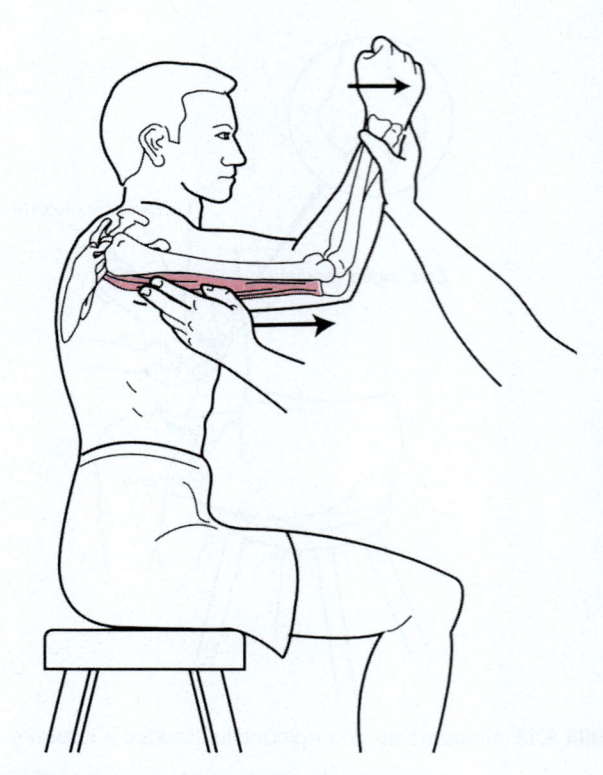

FIGURA 9.18 Palpação do músculo tríceps.

PONTOS-GATILHO

A dor miofascial da região do cotovelo é relativamente incomum. Os padrões de dor referida a partir de pontos-gatilho nos músculos bíceps e tríceps estão ilustrados nas Figuras 9.19 e 9.20.

TESTE DOS MOVIMENTOS ATIVOS

Os principais movimentos do cotovelo (umeroulnar e umerorradial) são a flexão e a extensão no eixo transversal. Para chegar à completa amplitude de flexão e extensão, o rádio e a ulna devem ser capazes de abduzir e aduzir. Os principais movimentos da articulação radioulnar superior são a supinação e a pronação ao redor de um eixo longitudinal. Esses devem ser testes funcionais rápidos, feitos para eliminar problemas na articulação. Se o movimento for indolor no final da amplitude, você pode incluir uma pressão adicional para "limpar" a articulação. Se o paciente experimentar dor durante quaisquer movimentos, você deve continuar explorando e verificando se a etiologia da dor é secundária a estruturas contráteis ou não-contráteis, usando testes passivos e de resistência.

Um rápido exame dos movimentos pode ser feito pedindo-se ao paciente para que ele alcance a parte de

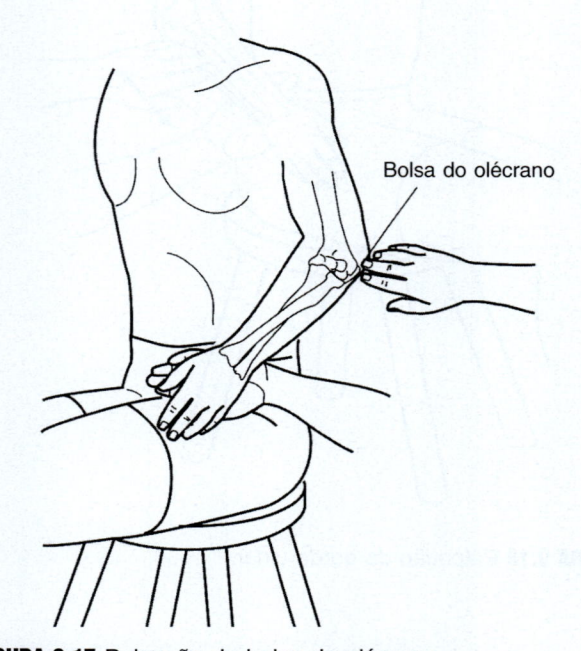

FIGURA 9.17 Palpação da bolsa do olécrano.

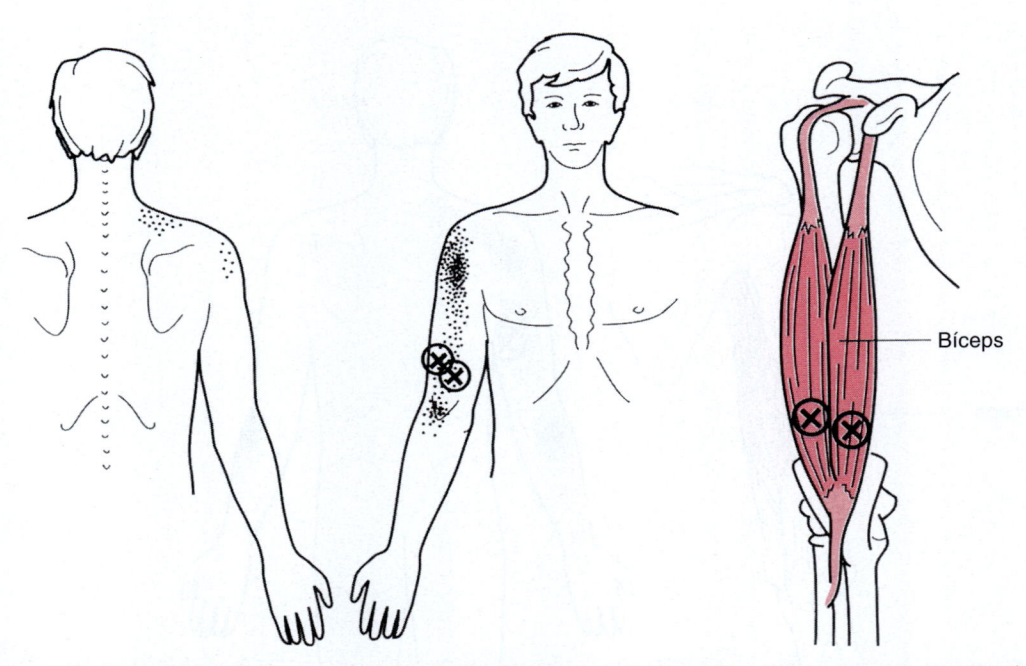

FIGURA 9.19 Pontos-gatilho comuns e seus padrões de dor referida no músculo bíceps. Adaptada com permissão de Travell, J e Rinzler, SI. The myofascial genesis of pain. *Postgrad Med* 1952; 31:425-431.

trás do pescoço no lado ipsilateral do cotovelo que está sendo testado. Então, peça ao paciente para que ele retorne o braço para o lado na posição anatômica. Uma hiperextensão simétrica de 10° pode ser considerada normal. A pronação e a supinação podem ser verificadas funcionalmente, pedindo-se ao paciente para colocar o cotovelo no ângulo da cintura e virar o antebraço, como se estivesse virando uma maçaneta para a direita ou para a esquerda. Observe o punho do paciente se ele tentar substituir o movimento pela abdução ou adução do braço. Esses testes podem ser feitos com o paciente na posição sentada ou em pé.

TESTE DOS MOVIMENTOS PASSIVOS

O teste dos movimentos passivos pode ser dividido em duas áreas: movimentos fisiológicos (plano cardinal), que são os mesmos dos movimentos ativos, e teste da mobilidade dos movimentos acessórios (jogo articular, componentes). Usando tais testes, é possível determinar se os elementos não-contráteis (inertes) são os causadores do problema. Essas estruturas (ligamentos, cápsula articular, fáscia, bolsa, dura-máter e raiz nervosa) (Cyriax, 1979) são estiradas ou forçadas quando a articulação é levada à extremidade da amplitude disponível. No final de cada movimento fisiológico passivo, você deve sentir o seu final e determinar se é normal ou patológico. Avalie a limitação de movimentos e veja se ela se insere em um padrão capsular. O padrão capsular do cotovelo é de maior restrição flexora do que na extensão, de tal forma que, com 90° de flexão limitada, há somente 10° de extensão limitada (Kaltenborn, 1999; Cyriax, 1979). O padrão capsular do antebraço é de igual restrição de pronação e supinação, que habitualmente ocorre somente com limitação significativa na articulação do cotovelo (Kaltenborn, 1999).

Movimentos fisiológicos

Por meio desses movimentos, avalia-se a quantidade de movimento disponível em todas as direções. Cada movimento é medido a partir da posição inicial zero. Para o cotovelo, tanto o braço quanto o antebraço estão no plano frontal, com o cotovelo estendido e o antebraço supinado. Para o antebraço, o cotovelo deve estar flexionado em 90°, com o antebraço a meio caminho entre a supinação e a pronação (Kaltenborn, 1999).

Flexão

A melhor posição para medir a flexão é a supina, com o cotovelo do paciente na posição inicial zero e com o ombro em 0° de flexão e abdução. Um campo pequeno é colocado sob a parte distal e posterior do úmero, permitindo a extensão completa. Coloque uma mão sobre a extremidade distal do úmero para estabilizá-lo, mas tenha cuidado para não obstruir a amplitude de flexão do

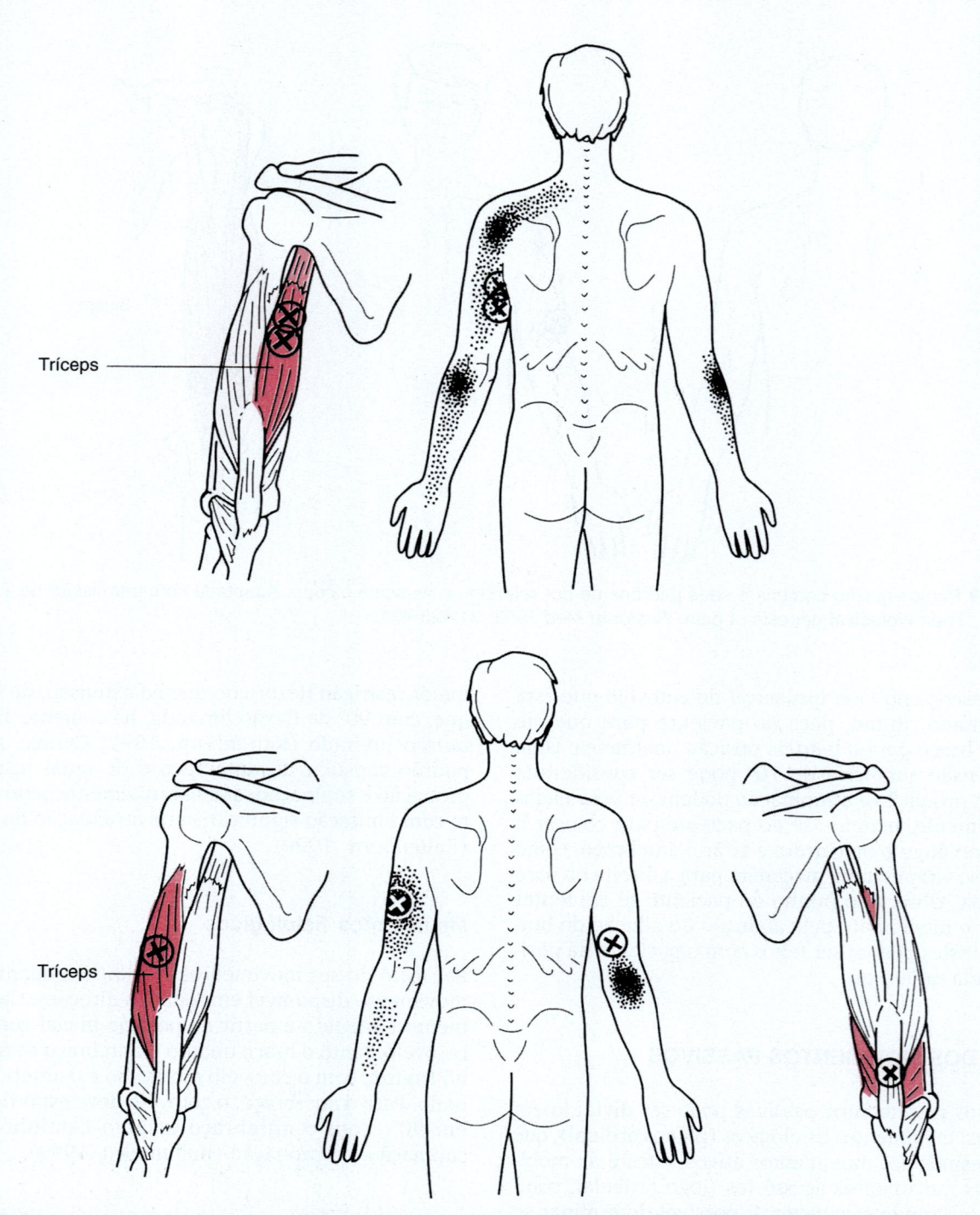

FIGURA 9.20 Pontos-gatilho comuns e seus padrões de dor referida no músculo tríceps. Adaptada com permissão de Travell, J e Rinzler, SI. The myofascial genesis of pain. *Postgrad Med* 1952; 31:425-431.

paciente. Segure a parte distal do antebraço e leve a mão em direção ao ombro do paciente. A sensação final normal é de parte mole bloqueada pela massa muscular do bíceps. Se os músculos estiverem muito atrofiados, uma sensação final mais dura pode ser notada, já que o processo coronóide vai ao encontro ou é comprimido dentro da fossa coronóide. Tal movimento também pode ser limitado por retesamento no músculo tríceps e na cápsula posterior, produzindo uma sensação final de movimento abrupta e firme (ligamentar) (Kaltenborn, 1999;

Magee, 1997). A amplitude de movimento normal é de 0 a 150° (American Academy of Orthopaedic Surgeons, 1965) (Figura 9.21).

Extensão

A extensão completa é alcançada quando o paciente é colocado na posição supina. O posicionamento da mão é o mesmo que para flexão do cotovelo. O movimento é obtido permitindo-se que o cotovelo do paciente retorne à posição zero inicial a partir da flexão. A sensação final normal é dura, devido ao contato entre o olécrano e a fossa do olécrano. O movimento também pode ser limitado por retesamento nos músculos bíceps, braquial e cápsula anterior, o que produz uma sensação final abrupta e firme (ligamentar) (Kaltenborn, 1999; Magee, 1997). A amplitude normal de movimentos é de 0° (American Academy of Orthopaedic Surgeons, 1965) (Figura 9.22).

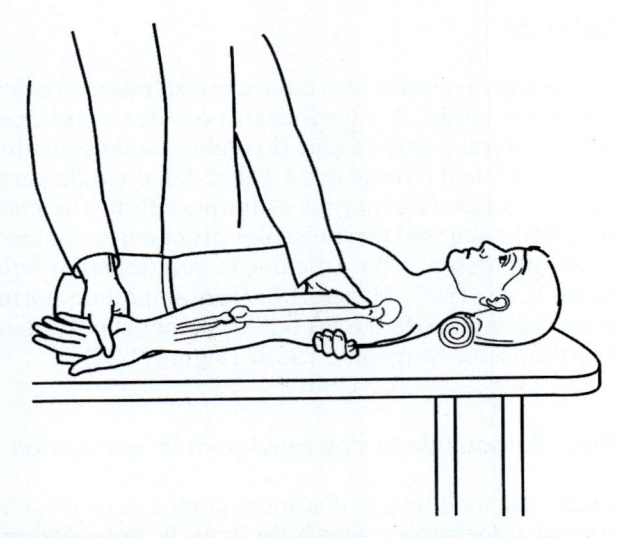

FIGURA 9.22 Teste do movimento passivo na extensão do cotovelo.

Pronação

A melhor posição para medir a pronação é com o paciente sentado, com o antebraço na posição inicial zero e com o ombro em 0° de flexão e abdução. Fique em pé ao seu lado. Estabilize a parte distal posterior do úmero, colocando sua mão ao redor do olécrano, para evitar a substituição pela rotação medial e abdução do ombro. Ampare a extremidade distal do antebraço com sua outra mão. Rode o antebraço, de forma que a palma da mão do paciente fique virada para o chão. A sensação final normal é dura, pelo contato do rádio rodando sobre a ulna. O movimento pode ser restrito por retesamento nos músculos supinadores, na membrana interóssea e na articulação radioulnar inferior, o que produz uma sensação final abrupta e firme (ligamentar) (Kaltenborn, 1999; Magee, 1997). A amplitude de movimento normal é de 0 a 80 ou 90° (American Academy of Orthopaedic Surgeons, 1965) (Figura 9.23).

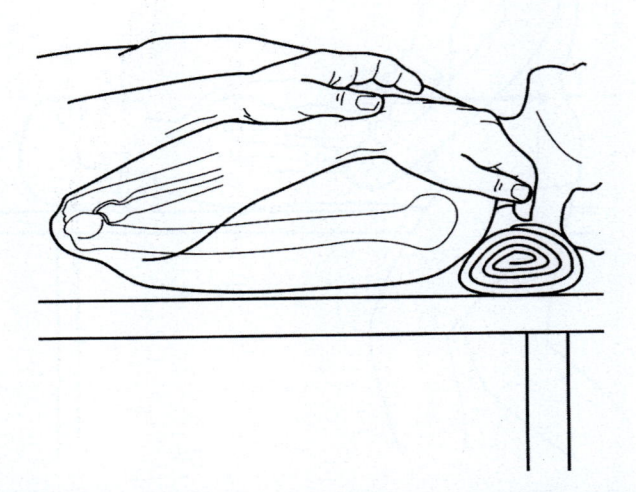

FIGURA 9.21 Teste do movimento passivo na flexão do cotovelo.

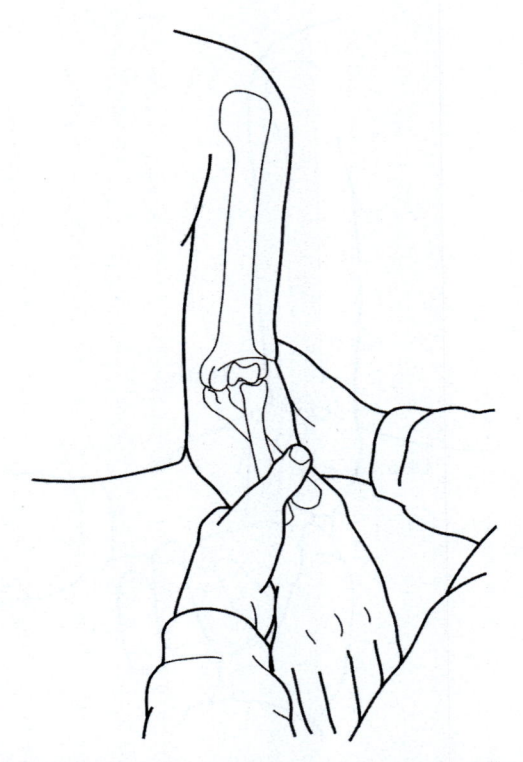

FIGURA 9.23 Teste do movimento passivo na pronação do antebraço.

Supinação

A supinação é testada com o paciente na mesma posição que na pronação. A substituição pode ser obtida pela rotação lateral e pela adução do ombro. Rode o antebraço do paciente de forma que a palma fique virada para o teto. A sensação final normal é abrupta e firme (ligamentar) devido à tensão dos músculos pronadores, da membrana interóssea e da articulação radioulnar inferior (Kaltenborn, 1999; Magee, 1997). A amplitude normal de movimentos é de 0 a 80 ou 90° (American Academy of Orthopaedic Surgeons, 1965) (Figura 9.24).

Teste da mobilidade dos movimentos acessórios

O teste da mobilidade dos movimentos acessórios irá fornecer informações acerca do grau de frouxidão presente na articulação. O paciente deve estar totalmente relaxado e confortável, a fim de permitir que você mova a articulação e obtenha a informação mais exata. A articulação deve ser colocada na posição de relaxamento máximo (repouso), para permitir o maior grau de movimento articular. A posição de repouso do cotovelo é em 70° de flexão e 10° de supinação. A posição de repouso do antebraço (articulação radioulnar superior) deve ser de 70° de flexão e 35° de supinação (Kaltenborn, 1999), e a posição de repouso da articulação umerorradial deve ser com o antebraço completamente supinado e o cotovelo completamente estendido.

Tração da articulação do cotovelo (umeroulnar)

Coloque o paciente na posição supina, com o cotovelo flexionado em aproximadamente 70° e o antebraço supinado em aproximadamente 10°. Fique ao lado do paciente, virado para a parte posterior do antebraço a ser testado. Estabilize o úmero, pegando a sua parte distal e posterior. Permita que a parte distal do antebraço repouse contra seu tronco. Coloque sua outra mão ao redor da porção proximal e anterior da ulna, o mais perto possível da interlinha articular. Puxe a ulna em uma direção longitudinal até retirar a folga, produzindo tração na articulação umeroulnar (Figura 9.25).

Deslizamento lateral da ulna

Coloque o paciente na posição supina, com o cotovelo flexionado em aproximadamente 70°. Fique ao lado do paciente, com seu corpo virado de frente. Permita que o

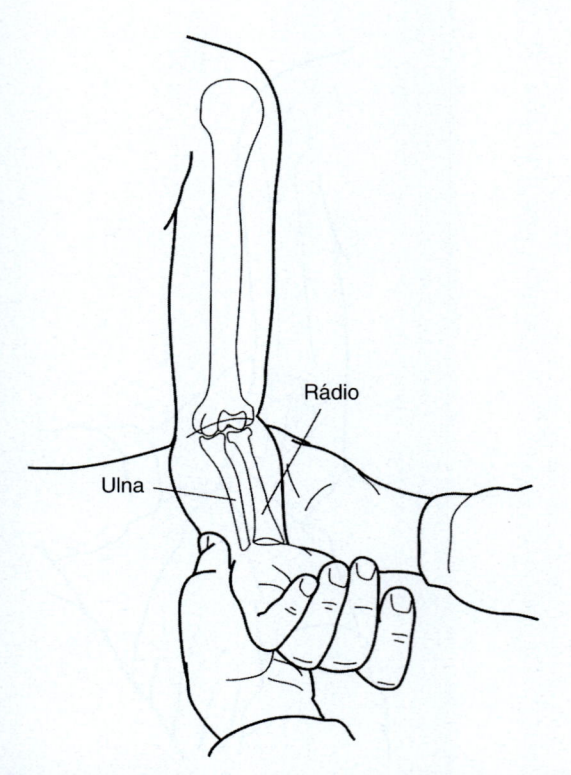

FIGURA 9.24 Teste do movimento passivo na supinação do antebraço.

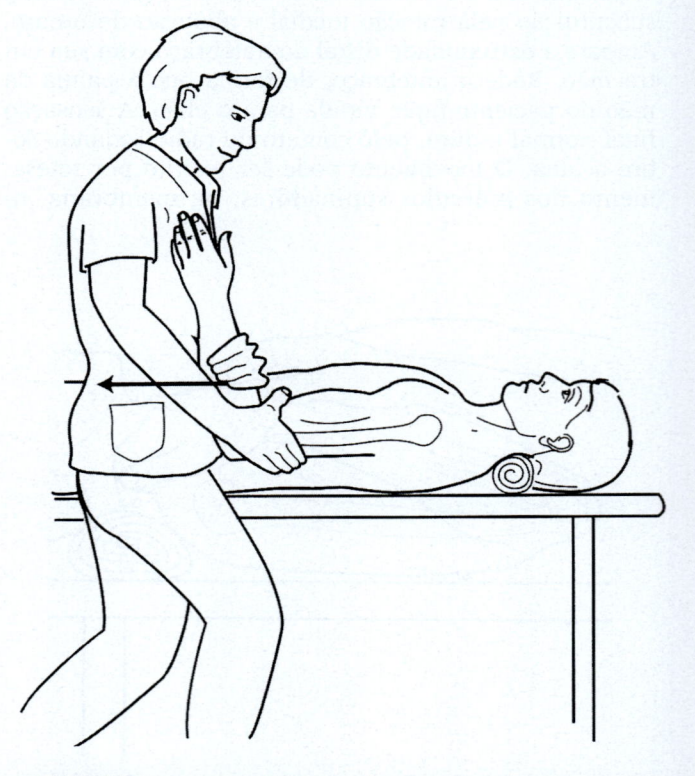

FIGURA 9.25 Teste do movimento passivo na tração do cotovelo.

antebraço do paciente repouse contra seu peito. Coloque uma mão ao redor da parte distal lateral do úmero para estabilizá-lo. Coloque sua outra mão ao redor da parte proximal medial da ulna. Mova a ulna em direção lateral até que a folga tenha sido retirada. Isso irá testar a capacidade da ulna em deslizar lateralmente sobre o úmero (Figura 9.26).

Deslizamento medial da ulna

Esse teste é feito com o paciente na mesma posição que para o deslizamento lateral da ulna, mas com posicionamento das mãos invertido. Estabilize o úmero colocando sua mão ao redor da área proximal e medial. Mova a ulna medialmente, até que toda frouxidão tenha sido retirada, colocando sua mão ao redor da parte lateral e proximal do antebraço, sobre o rádio e a ulna (Figura 9.27).

Intervalo medial e lateral (esforço em varo-valgo)

Coloque o paciente na posição supina, com o cotovelo em leve flexão e supinação. Fique ao lado da mesa, em frente ao paciente. Coloque sua mão ao redor da área distal lateral do úmero para estabilizá-lo. Coloque sua outra mão na parte distal medial do antebraço, proximalmente ao punho. Mova lateralmente a ulna, produzindo uma lassidão na parte medial do cotovelo. Tal ação é também referida como *estresse medial (valgo)* e testa a integridade do ligamento colateral medial (Figura 9.28).

Para testar a integridade do ligamento colateral lateral, o mesmo teste deve ser repetido com a inversão das posições das mãos. Isso permitirá que se crie uma força em varo, produzindo uma lassidão na parte lateral da articulação do cotovelo (ver Figura 9.28).

Tração da articulação umerorradial

Coloque o paciente na posição supina, com o braço apoiado sobre a mesa e com o cotovelo flexionado em aproximadamente 70°. Fique ao lado da mesa, de frente para o paciente. Coloque sua mão ao redor da parte distal e anterior do úmero para estabilizá-lo. Coloque seu polegar na linha articular para palpar o movimento. Ponha sua outra mão na extremidade distal do antebraço do paciente, logo proximalmente à articulação do punho. Tenha certeza que você está apenas segurando o rádio. Puxe-o em uma direção longitudinal até que toda frouxidão seja retirada. Esse movimento produz tração na articulação umerorradial (Figura 9.29).

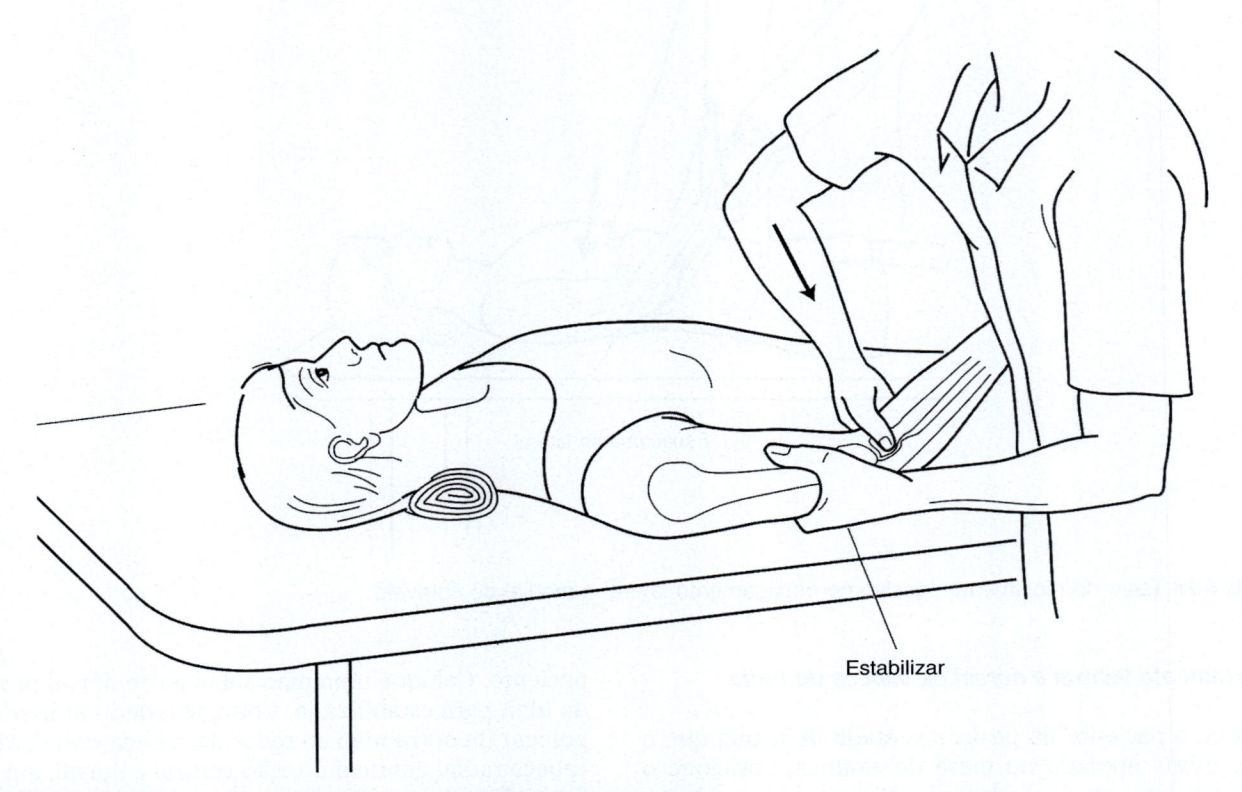

FIGURA 9.26 Teste do movimento passivo no deslizamento lateral da ulna.

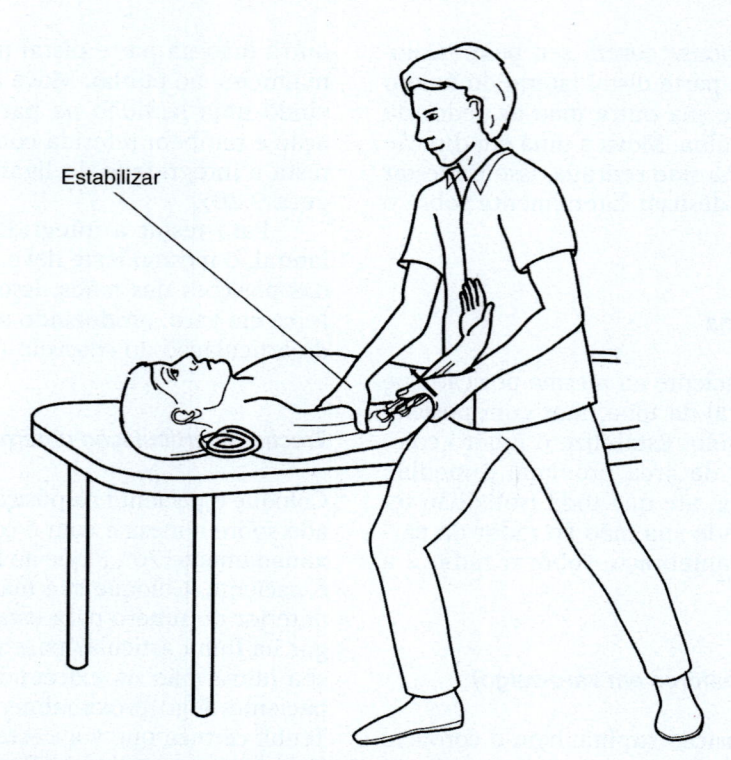

FIGURA 9.27 Teste do movimento passivo no deslizamento medial da ulna.

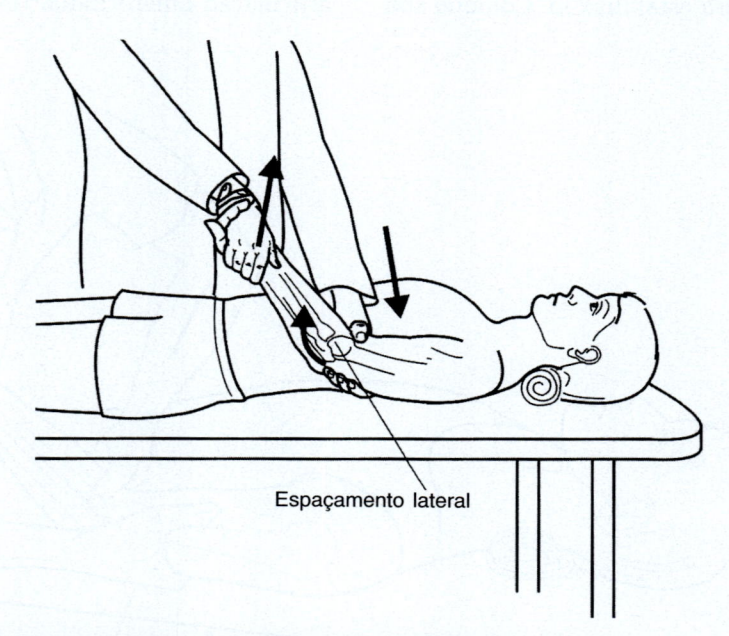

FIGURA 9.28 Teste do movimento passivo no espaçamento lateral e medial do cotovelo.

Deslizamento ventral e dorsal da cabeça do rádio

Coloque o paciente na posição sentada de forma que o braço esteja apoiado na mesa de exames. Posicione o braço dele na posição de repouso. Fique de frente para o paciente. Coloque uma mão sob a parte dorsal proximal da ulna para estabilizá-la. Coloque o dedo indicador e o polegar da outra mão ao redor da cabeça radial. Mova a cabeça radial em uma direção ventral e dorsal, até que a frouxidão tenha sido eliminada em ambas as direções.

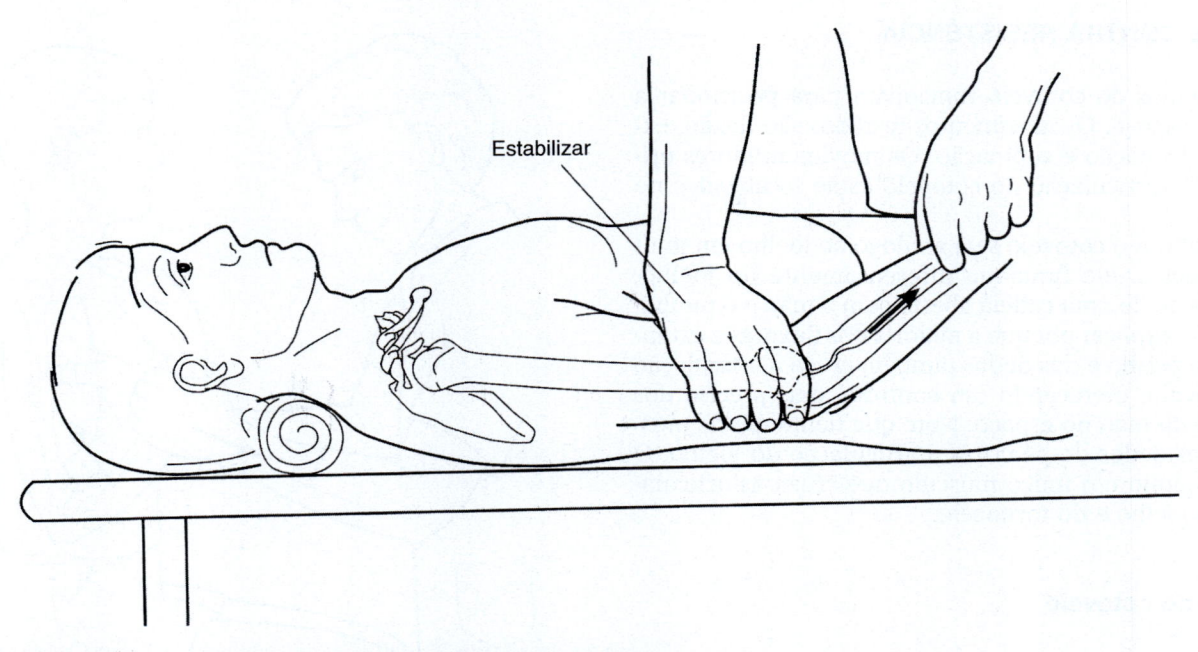

FIGURA 9.29 Teste de mobilidade na tração da articulação umerorradial.

Isso irá testar a mobilidade da articulação radioulnar proximal (Figura 9.30).

Deslizamento ventral e dorsal do rádio

Coloque o paciente na posição sentada de forma que o braço dele esteja apoiado na mesa de exames. Posicione o braço do paciente na posição de repouso. Fique de frente para ele. Coloque uma mão sob a parte distal dorsal da ulna para estabilizá-la. Coloque o dedo indicador e o polegar da outra mão ao redor da extremidade distal do rádio, logo proximalmente à articulação do punho. Mova o rádio em direção ventral e dorsal, até que toda frouxidão em ambas as direções tenha sido eliminada. Isso irá testar a mobilidade da articulação radioulnar distal (Figura 9.31).

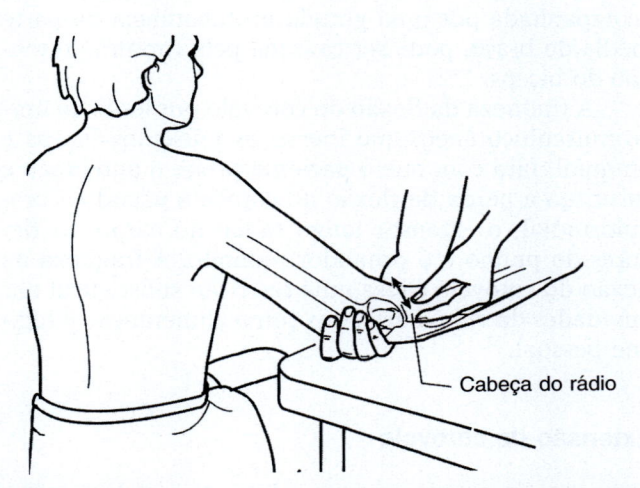

FIGURA 9.30 Teste de mobilidade do deslizamento ventral e dorsal da cabeça do rádio.

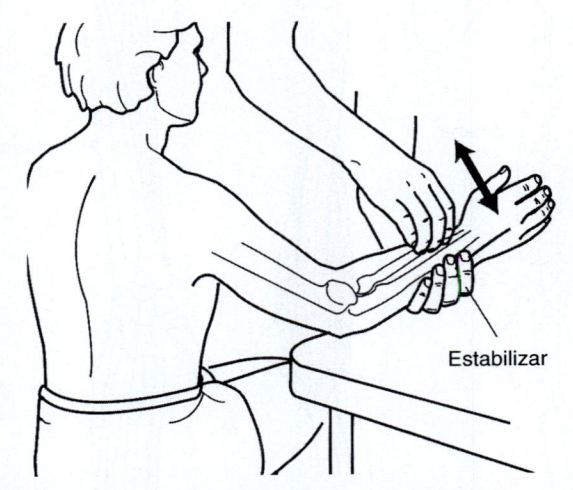

FIGURA 9.31 Teste de mobilidade do deslizamento ventral e dorsal do rádio.

TESTE CONTRA RESISTÊNCIA

Os músculos do cotovelo funcionam para posicionar a mão no espaço. Os movimentos testados são flexão, extensão, pronação e supinação. Os movimentadores primários da articulação do cotovelo estão localizados no braço.

Embora o cotovelo seja análogo ao joelho em muitos aspectos, ele funciona diferentemente do joelho, como parte de uma cadeia aberta com a mão e o punho. Isso pode explicar por que a maioria dos flexores e extensores do punho e dos dedos também cruza a articulação do cotovelo, oferecendo um controle mais preciso dos dedos e da mão no espaço. Note que nenhum dos músculos dos dedos do pé cruza a articulação do joelho. O gastrocnêmio é o único músculo que cruza as articulações do joelho e do tornozelo.

Flexão do cotovelo

Os flexores do cotovelo são o bíceps braquial, o braquial e o braquiorradial (Figura 9.32).

- Posição do paciente: sentado, com o braço ao lado. O antebraço deve ficar supinado (Figura 9.33).
- Teste contra resistência: pegue o punho do paciente com sua mão e estabilize o braço dele com a outra mão. Peça a ele para flexionar o cotovelo

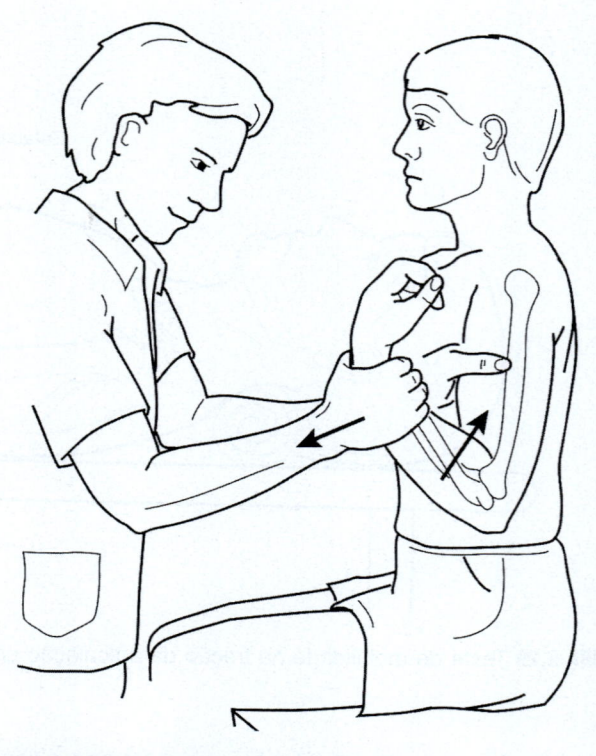

FIGURA 9.33 Teste da flexão do cotovelo.

enquanto você resiste a esse movimento, segurando o antebraço e puxando-o para baixo.

O teste da flexão do cotovelo com a gravidade eliminada é feito com o paciente na posição supina com o ombro abduzido em 90° e rodado externamente (Figura 9.34). Estabilize o braço enquanto o paciente tenta deslizar o antebraço ao longo da mesma, visando à flexão do cotovelo em toda sua amplitude de movimentos.

A dor na flexão do cotovelo contra a resistência, acompanhada por uma grande protuberância na parte média do braço, pode ser causada pela ruptura do tendão do bíceps.

A fraqueza da flexão do cotovelo por lesão ao nervo musculocutâneo, que inerva os músculos bíceps e braquial, fará com que o paciente prone o antebraço e substitua a perda da flexão do cotovelo usando o braquiorradial, o extensor longo radial do carpo, os flexores do punho e o pronador redondo. A fraqueza na flexão do cotovelo causa uma restrição substancial nas atividades da vida diária, tais como alimentação e higiene pessoal.

Extensão do cotovelo

Os extensores do cotovelo são os músculos tríceps braquial e ancôneo (Figura 9.35).

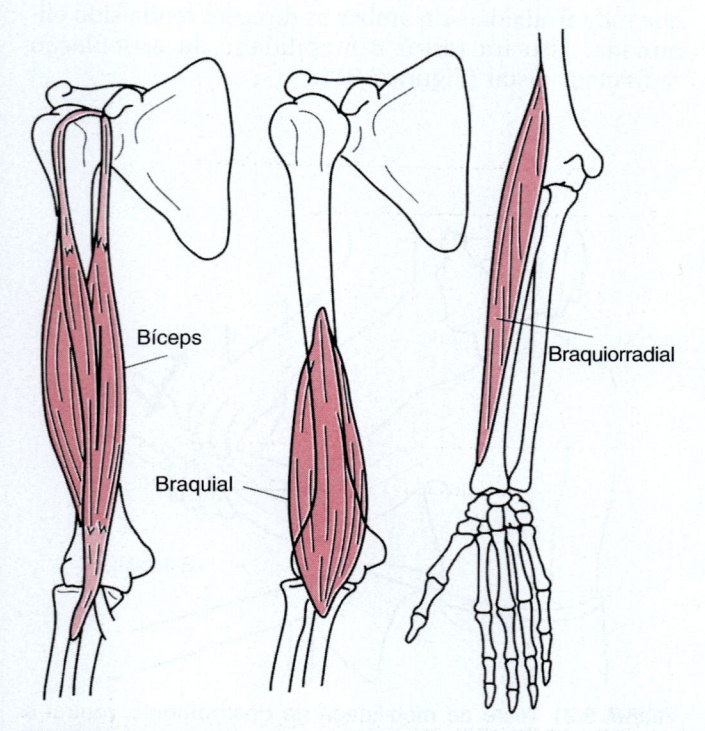

FIGURA 9.32 Os flexores do cotovelo.

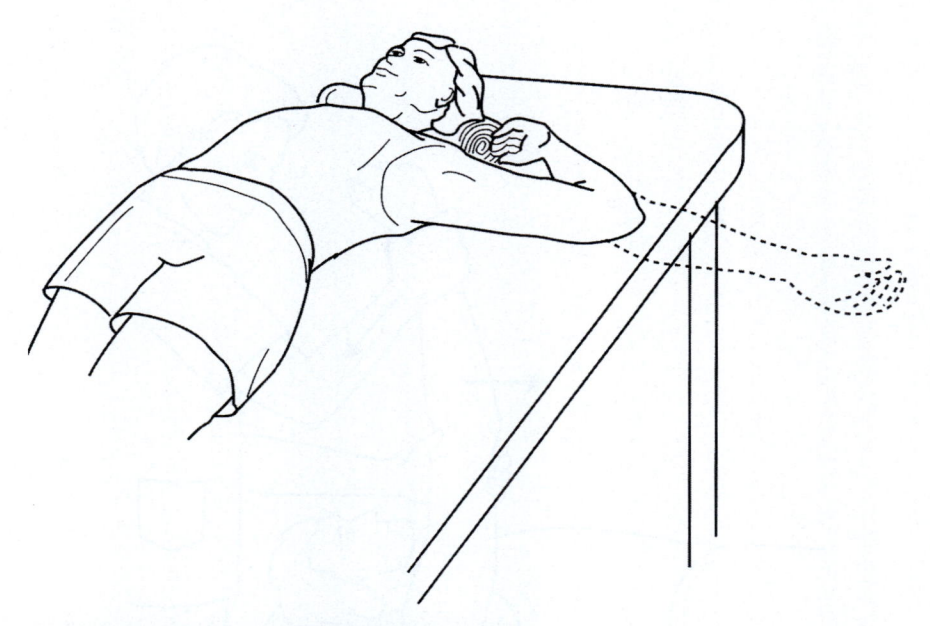

FIGURA 9.34 Teste da flexão do cotovelo com a gravidade eliminada.

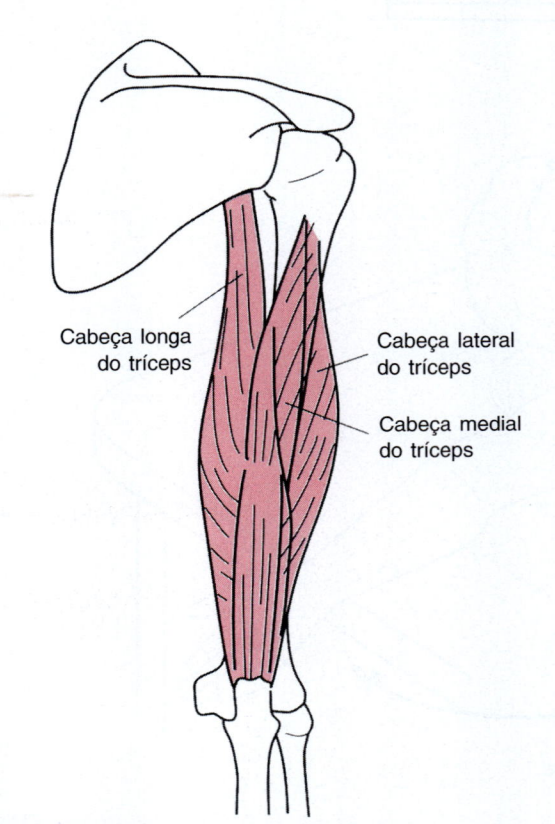

FIGURA 9.35 Os extensores do cotovelo.

Cabeça longa do tríceps
Cabeça lateral do tríceps
Cabeça medial do tríceps

- Teste contra resistência: estabilize o braço do paciente com uma das mãos proximalmente ao cotovelo e aplique uma força de resistência para baixo, com a outra mão no antebraço do paciente, logo proximalmente ao punho. Peça a ele para estender o cotovelo contra sua resistência.

O teste da extensão do cotovelo com a gravidade eliminada é realizado com o paciente na posição supina, com o ombro abduzido em 90° e internamente rodado (Figura 9.37).

A extensão dolorosa contra a resistência no cotovelo, associada com edema sobre o processo do olécrano, é provavelmente causada por uma bursite do olécrano.

A fraqueza da extensão do cotovelo causa dificuldades no uso de bengala ou muletas, devido à incapacidade de colocar carga no cotovelo estendido. Também ficam restritas atividades como arremessar, alcançar objetos acima da cabeça e fazer apoios.

Pronação do antebraço

Os pronadores do antebraço são os músculos pronadores redondo e quadrado (Figura 9.38).

- Posição do paciente: supino, com o ombro flexionado em 90° e o cotovelo flexionado (Figura 9.36).

- Posição do paciente: sentado, com o braço ao lado e o cotovelo flexionado em 90° para evitar a rotação do ombro. O antebraço é inicialmente supinado (Figura 9.39).

O COTOVELO   Capítulo 9

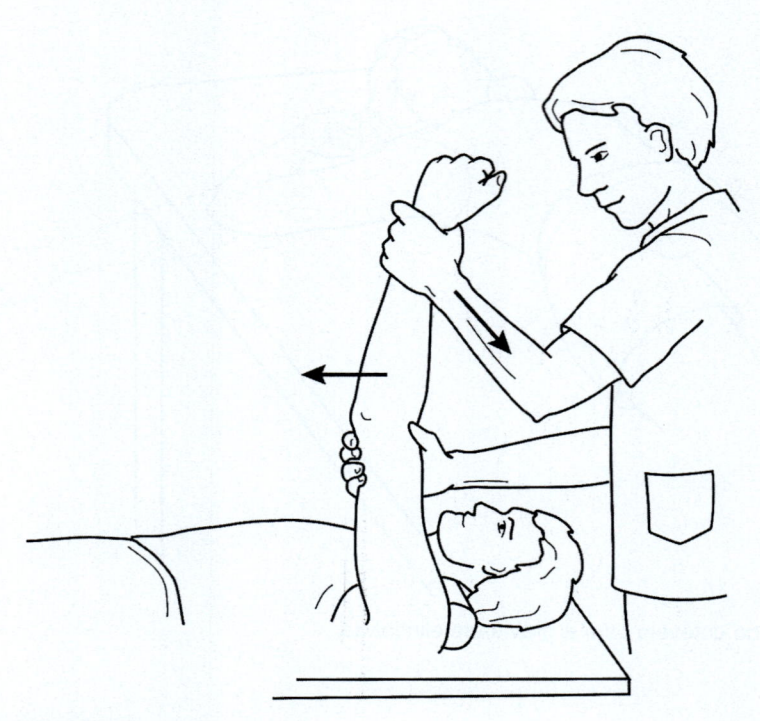

FIGURA 9.36 Teste da extensão do cotovelo.

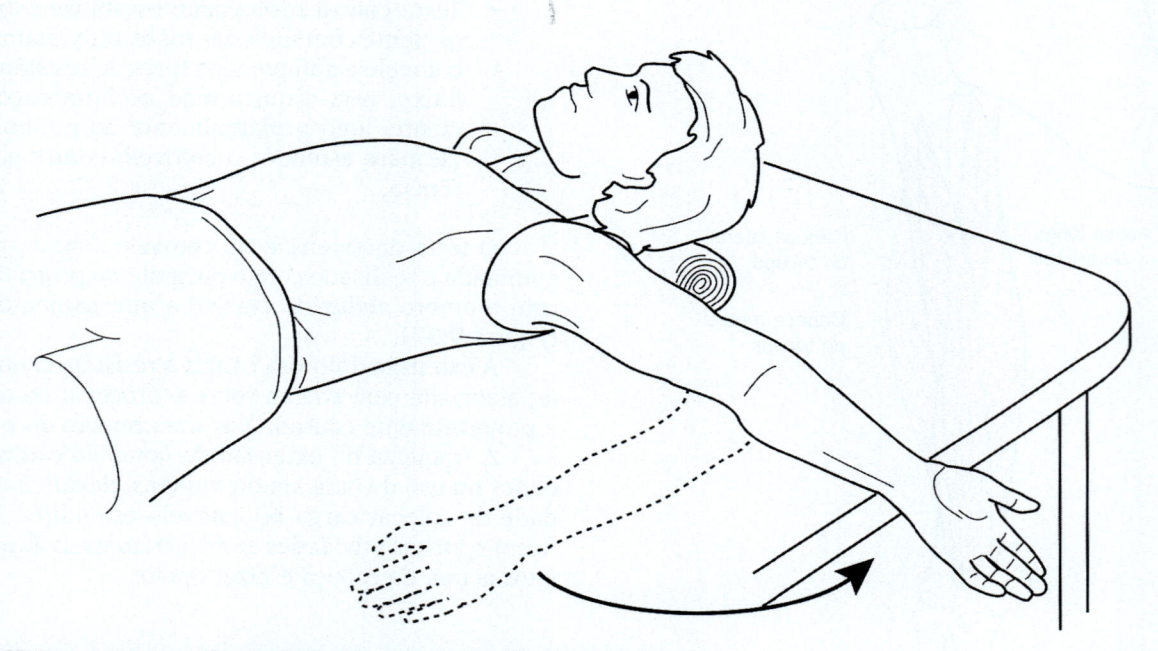

FIGURA 9.37 Teste da extensão do cotovelo com eliminação da gravidade.

- Teste contra resistência: estabilize o braço com uma mão colocada logo proximalmente à articulação do cotovelo. Com sua outra mão, segure o antebraço do paciente logo proximalmente ao punho e aplique uma força rotacional em supinação enquanto ele tenta pronar o antebraço. Não permita que o paciente rode internamente o ombro em um esforço para aumentar o movimento do antebraço.

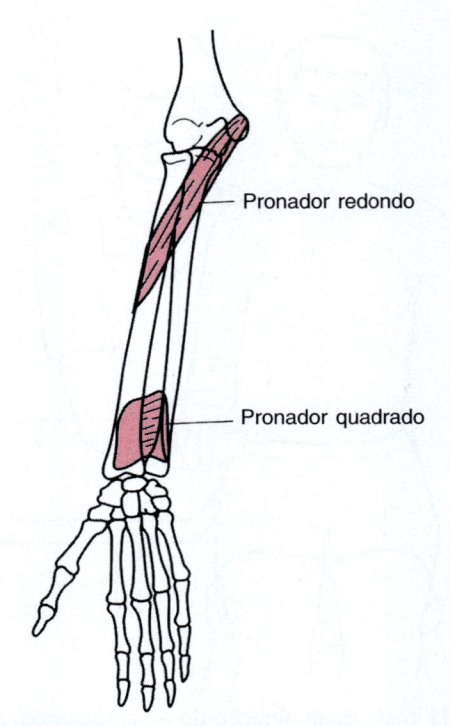

FIGURA 9.38 Os pronadores do antebraço.

posição. O teste é feito sem resistência (Figura 9.40).

O músculo pronador quadrado pode ser isolado executando-se o teste de resistência com o cotovelo em flexão extrema. Isso coloca o músculo pronador redondo em desvantagem mecânica e é útil no teste da síndrome do nervo interósseo anterior (ver página 235).

Supinação do antebraço

Os supinadores do antebraço são os músculos bíceps braquial e supinador (Figura 9.41).

- Posição do paciente: sentado, com o braço ao lado e o cotovelo flexionado em 90° para evitar a rotação externa do ombro, que é usada para compensar a falta de supinação. O antebraço deve permanecer na posição neutra (Figura 9.42).
- Teste contra resistência: estabilize o braço do paciente com uma mão colocada acima do cotovelo e segure o antebraço do paciente logo proximalmente ao punho. Ele deve tentar supinar o antebraço, enquanto você aplica uma força rotacional em pronação como resistência.

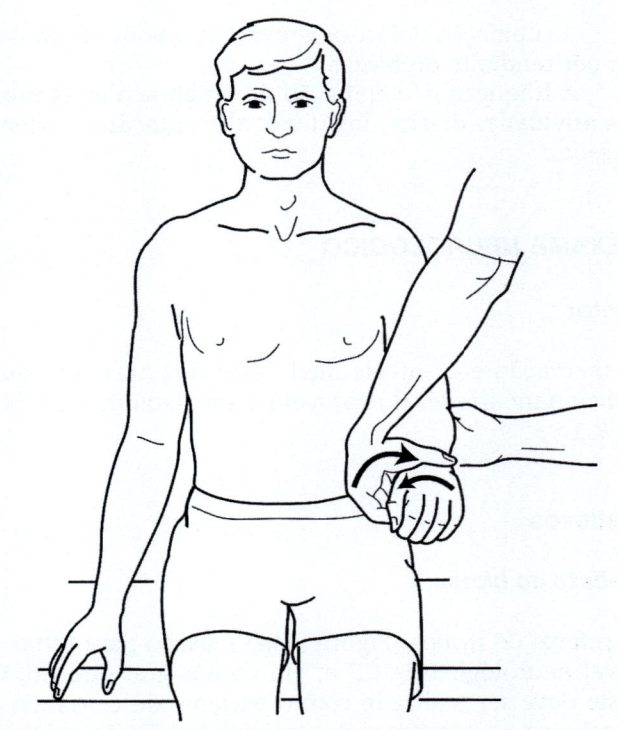

FIGURA 9.39 Teste da pronação do antebraço.

O teste da pronação do antebraço com a gravidade eliminada deve ser realizado com o paciente na mesma

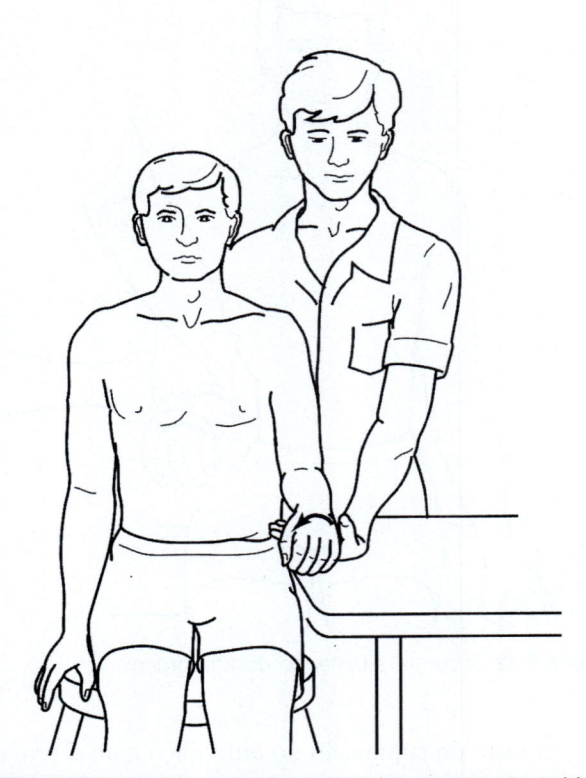

FIGURA 9.40 Teste da pronação do antebraço com a gravidade eliminada.

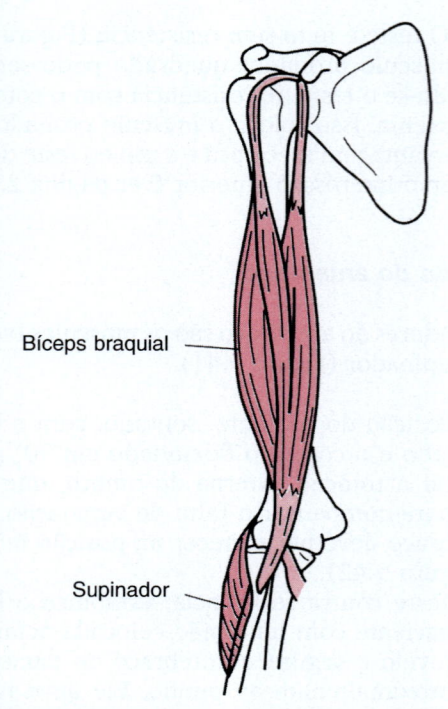

FIGURA 9.41 Os supinadores do antebraço.

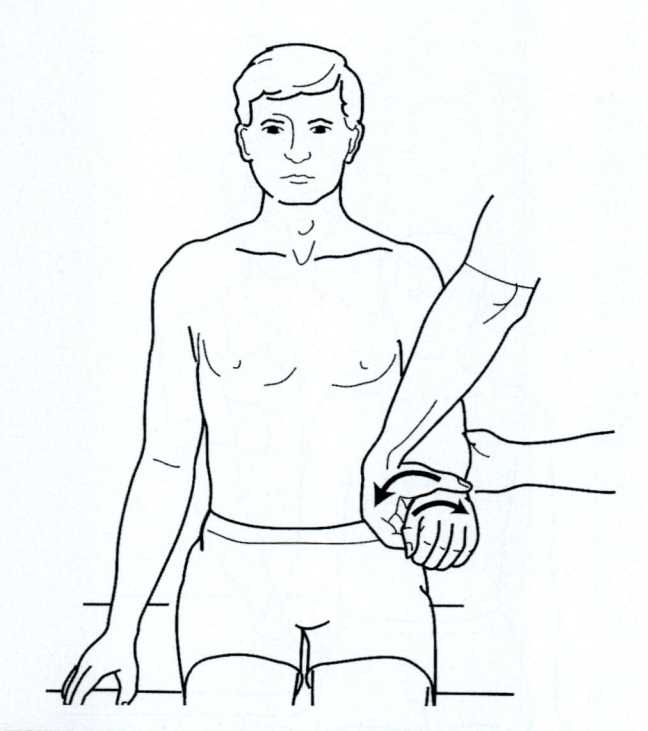

FIGURA 9.42 Teste da supinação do antebraço.

O teste da supinação do antebraço com a gravidade eliminada é feito com o paciente na mesma posição, porém sem resistência (Figura 9.43).

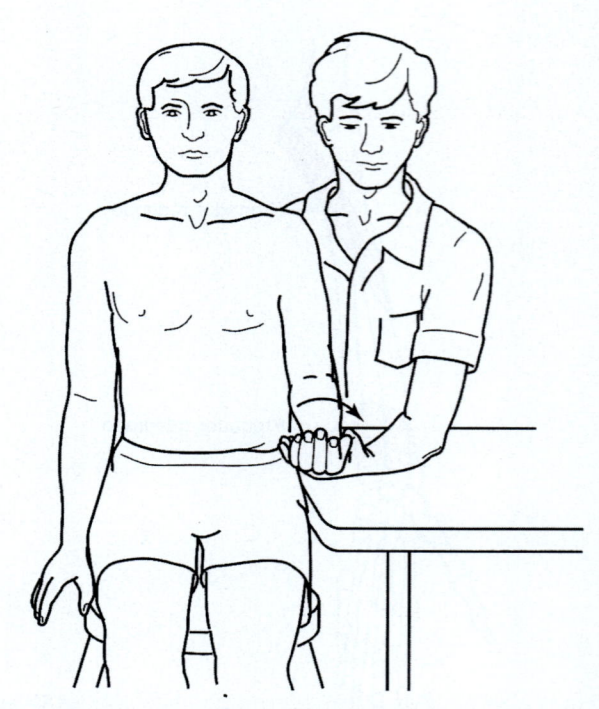

FIGURA 9.43 Teste da supinação do antebraço com a gravidade eliminada.

A supinação dolorosa à resistência pode ser causada por tendinite do bíceps.

A fraqueza de supinação do antebraço afeta muitas atividades diárias, incluindo alimentação e higiene pessoal.

EXAME NEUROLÓGICO

Motor

A inervação e os níveis medulares dos músculos que funcionam através do cotovelo estão listados na Tabela 9.1.

Reflexos

Reflexo do bíceps

O reflexo do bíceps (Figura 9.44) é usado para testar o nível neurológico de C5 e, em menor grau, de C6. O teste deve ser realizado com o paciente descansando o antebraço no antebraço do examinador. Então, pega-se o cotovelo do paciente na mão, com o polegar pressionando para baixo o tendão do bíceps. O tendão torna-se mais proeminente enquanto o paciente flexiona levemente o cotovelo. Peça a ele para relaxar e pegue

Capítulo 9 O COTOVELO

Tabela 9.1
Músculos, inervação e níveis radiculares do cotovelo

Movimento	Músculos	Inervação	Níveis Radiculares
Flexão do cotovelo	1. Bíceps braquial	Musculocutâneo	C5, C6
	2. Braquial	Musculocutâneo	C5, C6
	3. Braquiorradial	Radial	C5, C6
	4. Pronador redondo	Mediano	C6, C7
	5. Flexor ulnar do carpo	Ulnar	C7, C8, T1
Extensão do cotovelo	1. Tríceps	Radial	C7, C8
	2. Ancôneo	Radial	C7, C8
Pronação do antebraço	1. Pronador redondo	Mediano	C6, C7
	2. Pronador quadrado	Interósseo anterior (mediano)	C8, T1

um martelo de reflexos com a outra mão, percutindo sobre sua unha do polegar. O bíceps irá contrair, e o braço pode ter um leve salto. A ausência desse reflexo indica lesão no nível radicular de C5, no tronco superior, no fascículo lateral do plexo braquial, no nervo musculocutâneo ou na unidade musculotendínea do bíceps. É necessário sempre comparar com o lado oposto.

Reflexo do braquiorradial

O reflexo do braquiorradial (Figura 9.45) é usado para testar o nível radicular de C6. Para testar esse reflexo, faça com que o paciente repouse o antebraço sobre o seu, com o cotovelo em leve flexão. Use a extremidade achatada do martelo de reflexos para percutir a extremidade distal do rádio. O resultado do teste é positivo quando o músculo braquiorradial se contrai e o antebraço dá um pequeno salto. A ausência desse reflexo significa lesão no nível da raiz nervosa de C6, no tronco superior ou no fascículo posterior do plexo braquial, no nervo radial ou na unidade musculotendínea do braquiorradial. Sempre compare com o lado oposto.

Reflexo do tríceps

O reflexo do tríceps (Figura 9.46) testa o nível radicular de C7. O teste deve ser realizado com o antebraço do paciente repousando sobre o do examinador. Logo, se-

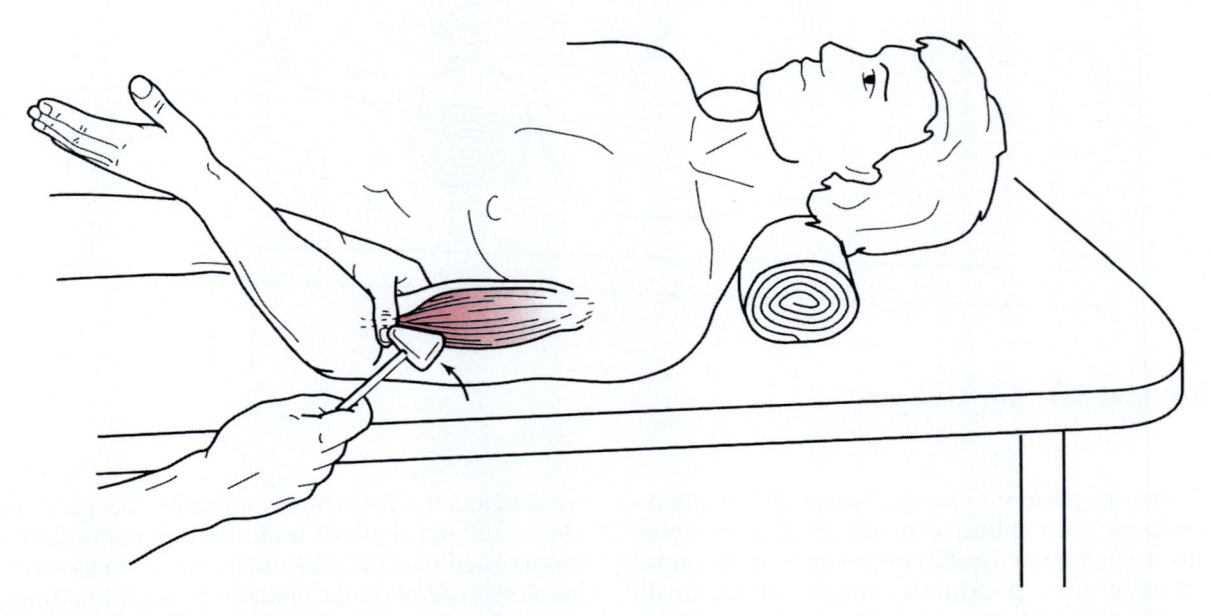

FIGURA 9.44 Teste do reflexo do bíceps.

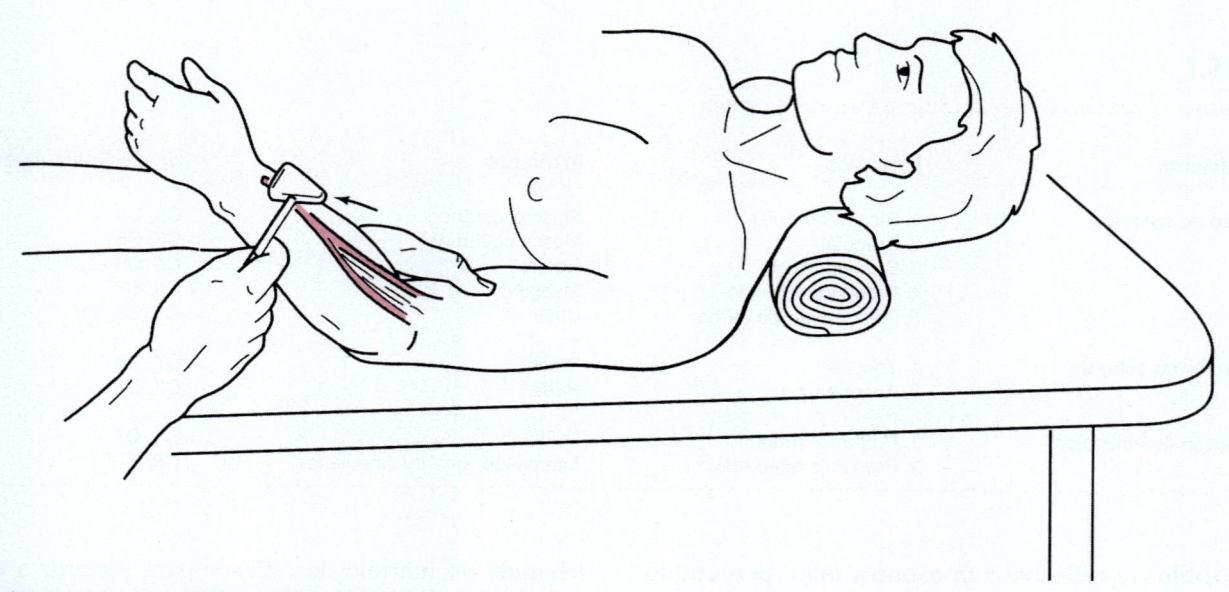

FIGURA 9.45 Teste do reflexo do braquiorradial.

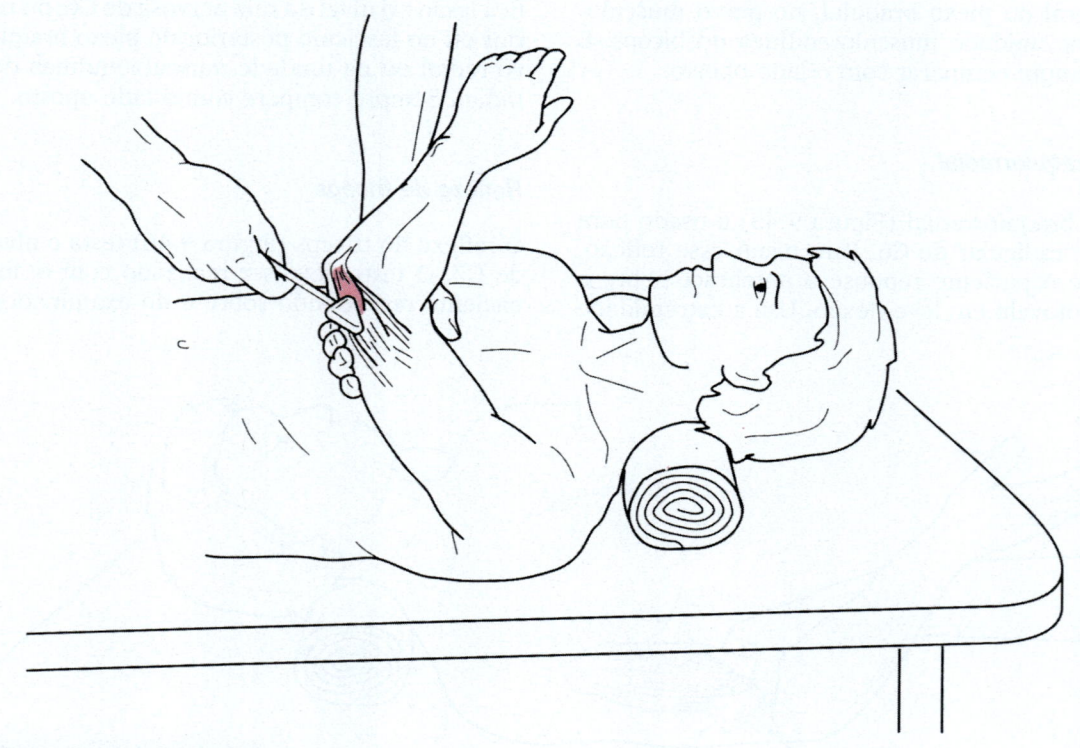

FIGURA 9.46 Teste do reflexo do tríceps.

gure o braço do paciente proximalmente à articulação do cotovelo para estabilizar o braço. Peça ao paciente para relaxar e percuta o tendão do tríceps com o martelo de reflexos, logo proximalmente ao processo do olécrano. O resultado do teste é positivo quando for visualizada a contração do músculo tríceps. A ausência de tal reflexo significa lesão na raiz nervosa de C7, no tronco médio ou no fascículo posterior do plexo braquial, no nervo radial ou na unidade musculotendínea do tríceps. Sempre compare os achados com o lado oposto.

Sensibilidade

O contato e a sensação puntiforme devem ser examinados após o exame motor e de reflexos. Os dermátomos para o cotovelo são C5, C6, C7, C8 e T1. Os nervos periféricos e sua distribuição na região do cotovelo estão mostrados nas Figuras 9.47, 9.48 e 9.49.

Neuropatias compressivas

Nervo mediano

A compressão do nervo mediano no cotovelo é muito menos comum que no punho, como na síndrome do túnel do carpo. O nervo mediano pode ser comprimido acima do cotovelo por uma estrutura anômala conhecida como *ligamento de Struthers*. Ao nível e abaixo do cotovelo, o nervo mediano pode ser comprimido pela aponeurose do tendão do bíceps. Pode também ser comprimido no nível dos músculos pronador redondo e flexor superficial dos dedos (Figura 9.50).

O nervo interósseo anterior, que é um ramo do nervo mediano, pode ser comprimido na parte proximal do antebraço.

Ligamento de Struthers

O ligamento de Struthers é um local de compressão relativamente raro do nervo mediano. O paciente habitualmente se queixa de dor e parestesias nos dedos indicador ou médio. Nessa condição, você pode exacerbar a dor fazendo com que o paciente estenda o cotovelo e supine o antebraço. Além disso, você pode ser capaz de palpar um esporão ósseo proximal ao epicôndilo medial do úmero, que é o local de inserção desse ligamento anômalo.

Síndrome do pronador redondo

Nessa síndrome, o nervo mediano é comprimido entre as duas cabeças do músculo pronador redondo (Figura 9.51). Os outros locais de compressão, na aponeurose do tendão do bíceps e no flexor superficial dos dedos, são habitualmente agrupados com a síndrome do pronador redondo.

Com frequência, um paciente com compressão do nervo mediano no nível do pronador redondo terá sensibilidade por sobre a porção proximal do músculo pronador redondo. A compressão do pronador redondo

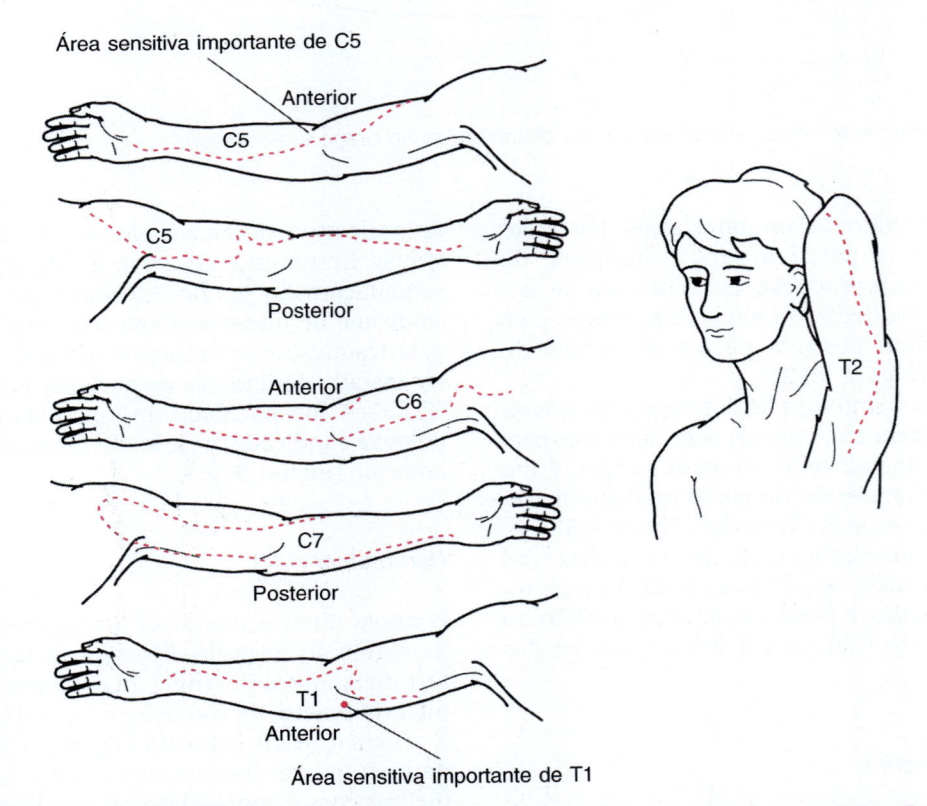

FIGURA 9.47 Os dermátomos do braço e do antebraço. Note as áreas sensitivas importantes para C5 e T1, localizadas lateral e medialmente na fossa antecubital.

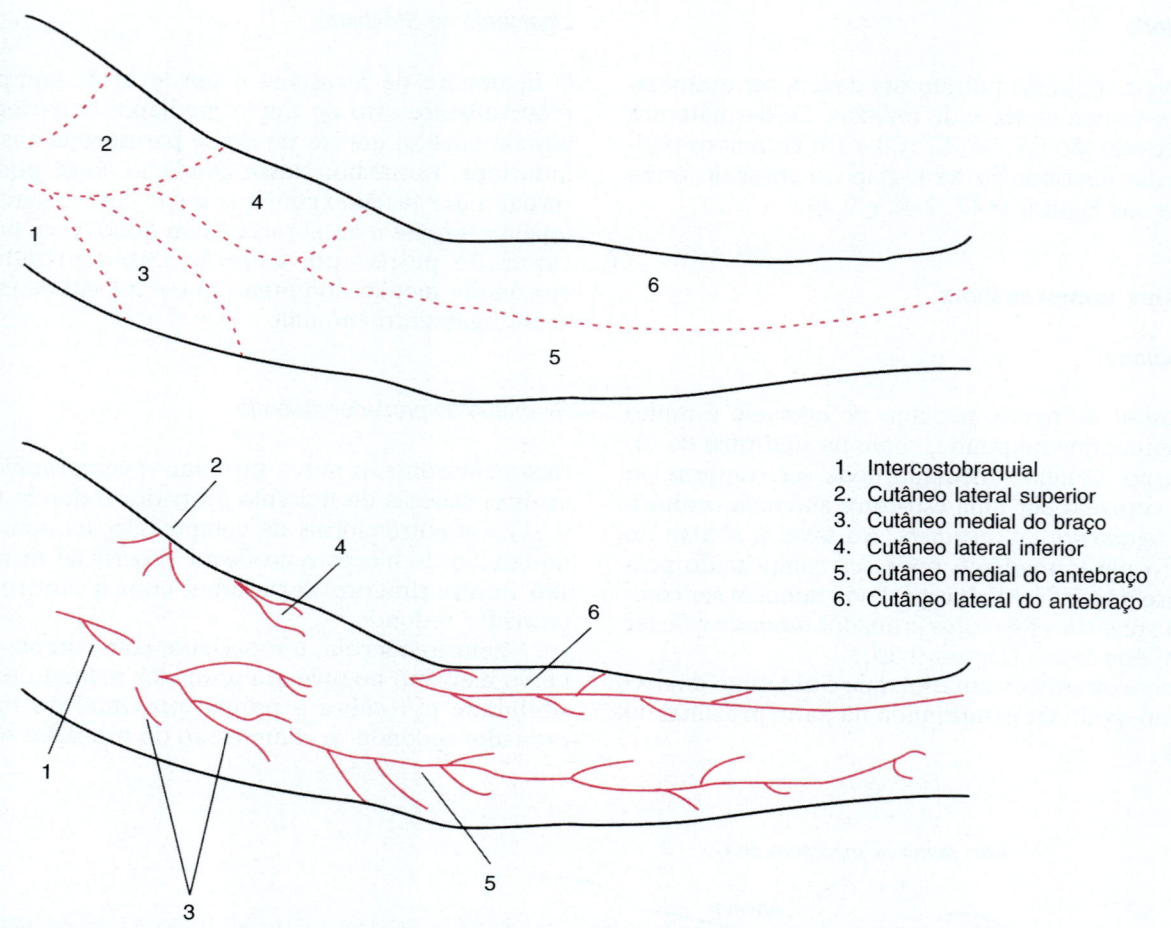

FIGURA 9.48 Vista anterior dos nervos sensitivos e suas distribuições no braço e antebraço.

1. Intercostobraquial
2. Cutâneo lateral superior
3. Cutâneo medial do braço
4. Cutâneo lateral inferior
5. Cutâneo medial do antebraço
6. Cutâneo lateral do antebraço

por 30 segundos, resultando em parestesias dos dedos polegar e indicador, é positiva para a síndrome do pronador redondo. A reprodução dos sintomas de dor ou parestesias durante flexão do punho e pronação com resistência é também positiva para a síndrome do pronador redondo (Figura 9.52).

A reprodução dos sintomas de dor ou parestesias na parte proximal do antebraço, causada pela supinação com resistência e flexão do cotovelo (músculo bíceps), é um sinal positivo para compressão do nervo mediano no nível da aponeurose do tendão do bíceps (Figura 9.53).

A reprodução dos sintomas de dor ou parestesias no antebraço ou na mão, seguindo-se à flexão com resistência do dedo médio, é positiva para compressão do nervo mediano ao nível do arco flexor superficial dos dedos (Figura 9.54).

Nervo interósseo anterior

Esse é um nervo motor destinado aos flexores longos dos dedos polegar, indicador e médio, bem como do músculo pronador quadrado. Não há fibras cutâneas sensitivas. Entretanto, tal nervo dá alguma sensibilidade às articulações do punho. O exame de um paciente com síndrome de interósseo anterior caracteristicamente revela fraqueza dos músculos flexores longos. Isso pode ser testado pedindo-se ao paciente para fazer o sinal de "O.K.". A incapacidade de juntar as pontas dos dedos polegar e indicador resulta da lesão ao nervo interósseo anterior (Figura 9.55).

Nervo ulnar

O nervo ulnar é suscetível à compressão em três locais na região do cotovelo. Esses locais incluem a arcada de Struthers, que é proximal ao cotovelo; o sulco retrocondilar do úmero, no cotovelo; e o túnel cubital, logo distal à articulação do cotovelo (Figura 9.56). A localização da neuropatia ulnar na região do cotovelo é elucidada melhor com estudos eletrodiagnósticos.

A neuropatia ulnar no cotovelo resulta em fraqueza dos músculos intrínsecos da mão. Isso pode ser testado

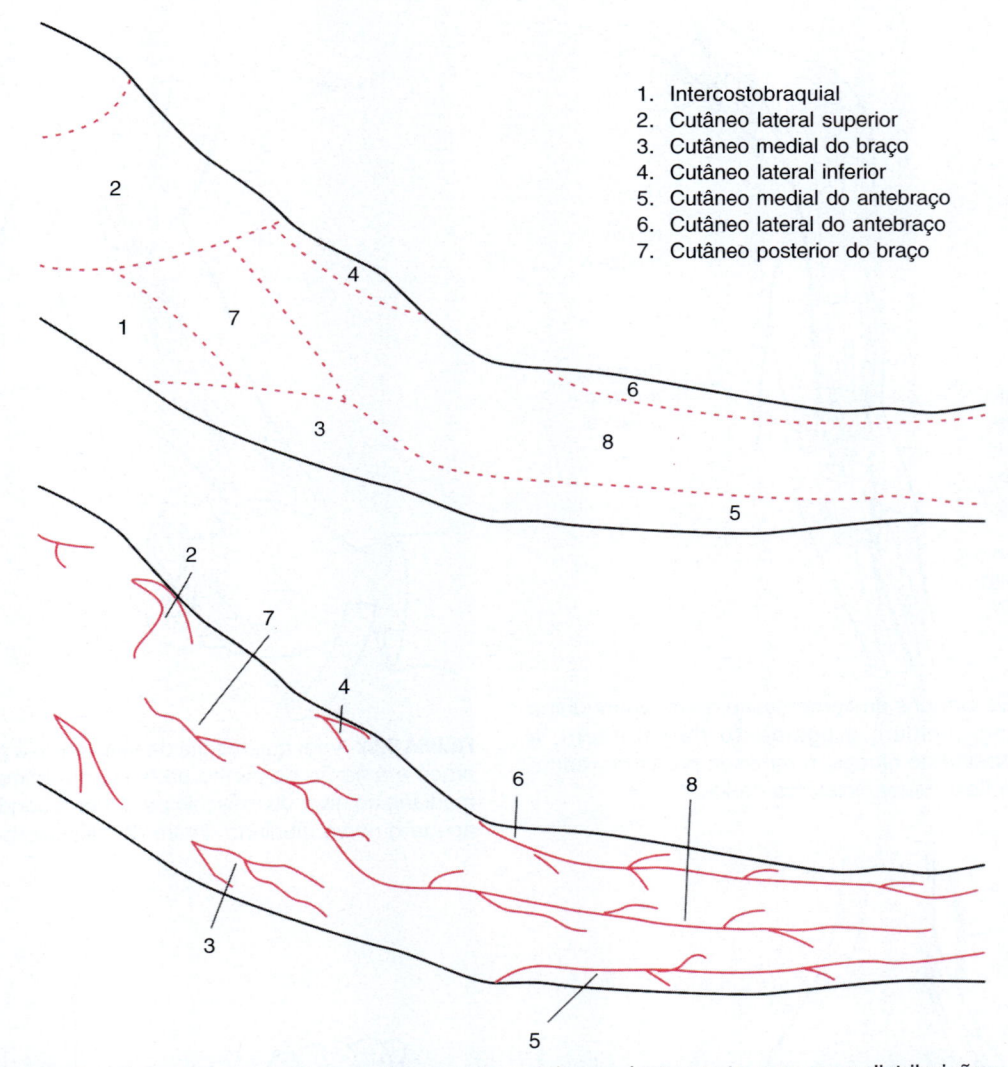

1. Intercostobraquial
2. Cutâneo lateral superior
3. Cutâneo medial do braço
4. Cutâneo lateral inferior
5. Cutâneo medial do antebraço
6. Cutâneo lateral do antebraço
7. Cutâneo posterior do braço

FIGURA 9.49 Vista posterior dos nervos sensitivos do braço e do antebraço, juntamente com suas distribuições.

pedindo-se ao paciente para aduzir o dedo mínimo em direção ao dedo anular. A incapacidade de efetuar essa ação é chamada de *sinal de Wartenberg*. A atrofia também pode ser notada nos músculos intrínsecos da mão.

O sinal de Tinel também pode ser obtido no cotovelo, entre o processo do olécrano e o epicôndilo medial (Figura 9.57). O referido sinal pode ser obtido percutindo-se, com o dedo, o nervo ulnar do paciente no seu sulco. O resultado do teste é positivo quando for notada uma sensação de choque no antebraço e na área medial da mão. Com a regeneração do nervo, o sinal de Tinel é sentido mais distalmente pelo paciente. É importante que o examinador fique atento, pois sinais falso-positivos de Tinel são comuns no cotovelo.

O paciente pode ter sintomas aumentados de parestesias e formigamento na distribuição do nervo ulnar quando lhe é pedido para flexionar o cotovelo por cinco minutos. Esse teste é chamado de *teste de flexão do cotovelo*.

Nervo radial

O nervo radial pode ser comprimido dentro do sulco espiral, na parte proximal do úmero, como na paralisia de "sábado à noite" (Figura 9.58).

O nervo radial (ramo interósseo posterior) pode também ser comprimido na arcada de Frohse (Figura 9.59), que é a arcada tendínea proximal do músculo supinador.

"Paralisia de sábado à noite"

O paciente será incapaz de estender o punho ou os dedos. Também será notada perda sensitiva na distribuição do nervo radial. O músculo tríceps estará normal porque o seu ramo se origina proximalmente ao local de lesão no nervo radial. No entanto, a extensão do cotovelo estará forte.

O COTOVELO Capítulo 9

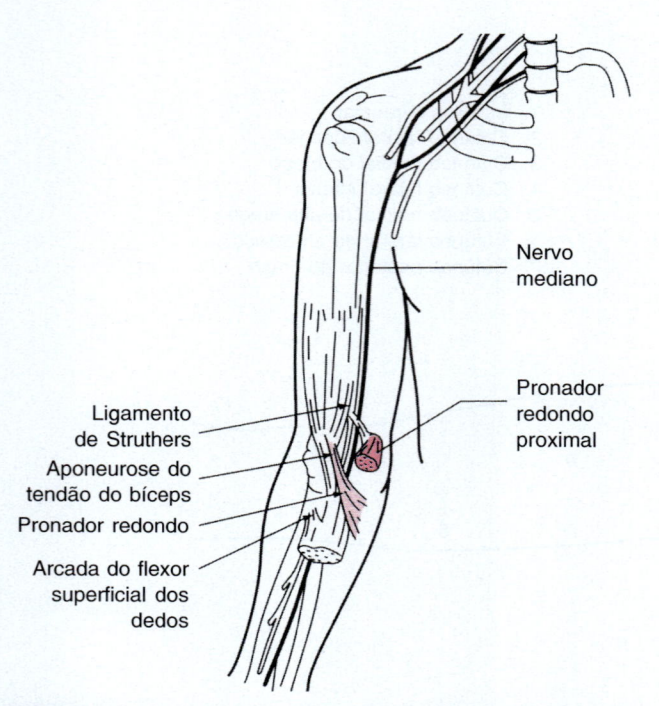

FIGURA 9.50 Locais comuns de compressão do nervo mediano perto do cotovelo incluem o ligamento de Struthers, a aponeurose do tendão do bíceps, o músculo pronador redondo e a arcada do flexor superficial dos dedos.

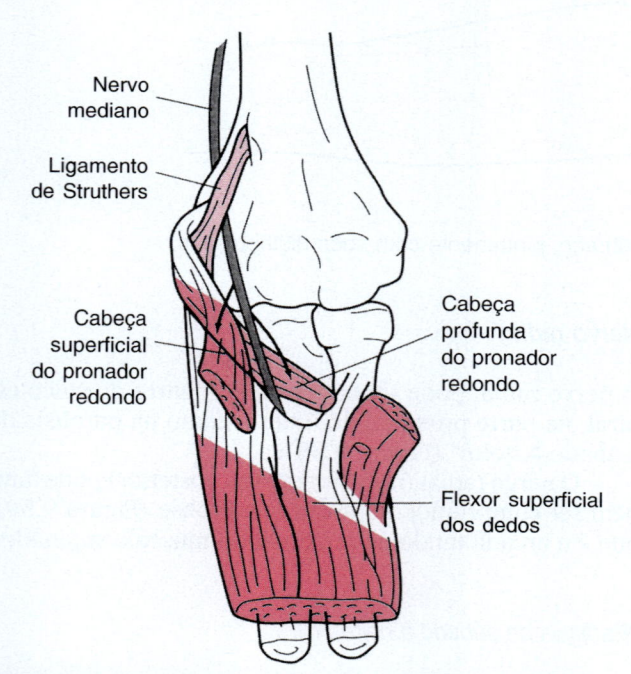

FIGURA 9.51 Na síndrome do pronador redondo, o nervo mediano é comprimido após a saída de seus ramos ao músculo pronador redondo. Esse músculo está intacto. Se o nervo for comprimido pelo ligamento de Struthers mais proximalmente, o pronador redondo não estará funcional. O nervo mediano é mostrado saindo entre as duas cabeças do músculo pronador redondo.

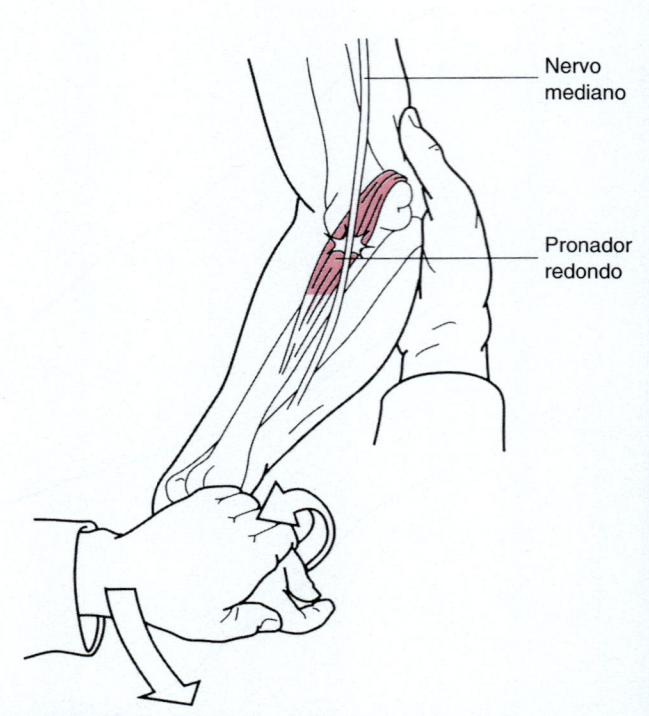

FIGURA 9.52 A dor que resulta da resistência à pronação do antebraço e à flexão do punho pode ser por compressão do nervo mediano ao nível do músculo pronador redondo. Essa manobra aperta o nervo mediano dentro do músculo pronador redondo.

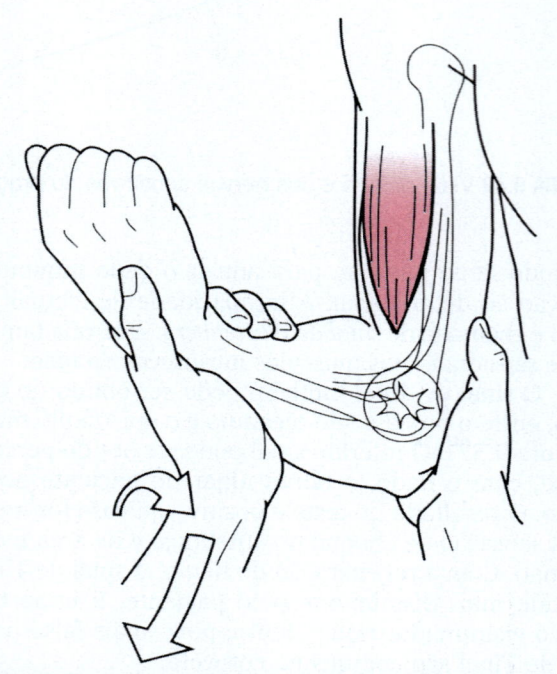

FIGURA 9.53 A presença de dor no antebraço, aumentada pela resistência à supinação do antebraço e à flexão do cotovelo é positiva para compressão do nervo mediano na aponeurose do tendão do bíceps.

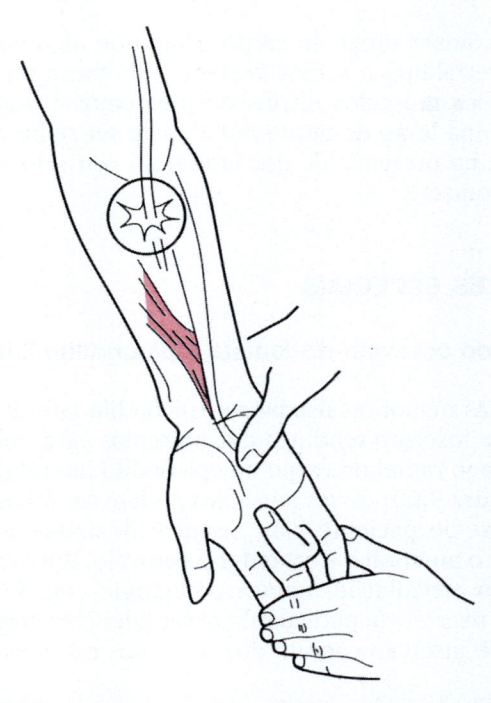

FIGURA 9.54 A dor na parte proximal do antebraço que se torna pior pela resistência à flexão do dedo médio pode ser causada por compressão do nervo mediano no nível da arcada do flexor superficial dos dedos.

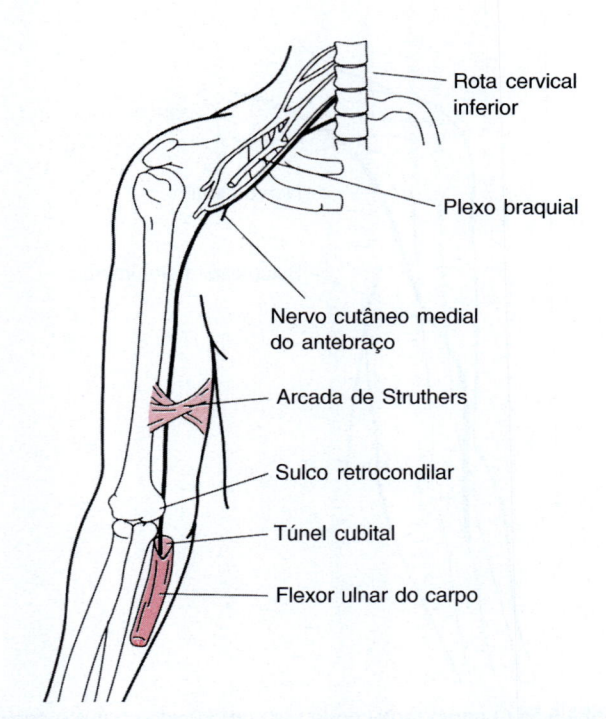

FIGURA 9.56 Locais comuns de compressão do nervo ulnar incluem a Arcada de Struthers, o sulco retrocondilar do úmero e o túnel cubital.

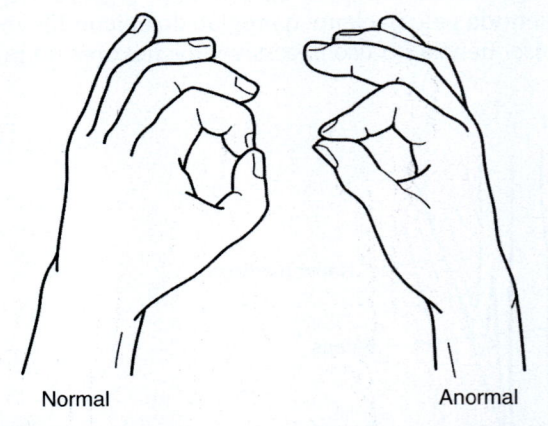

FIGURA 9.55 O paciente com compressão de nervo interósseo anterior é incapaz de formar o sinal "O.K.". Isso é causado por fraqueza do flexor profundo dos dedos no dedo indicador e do flexor longo do polegar.

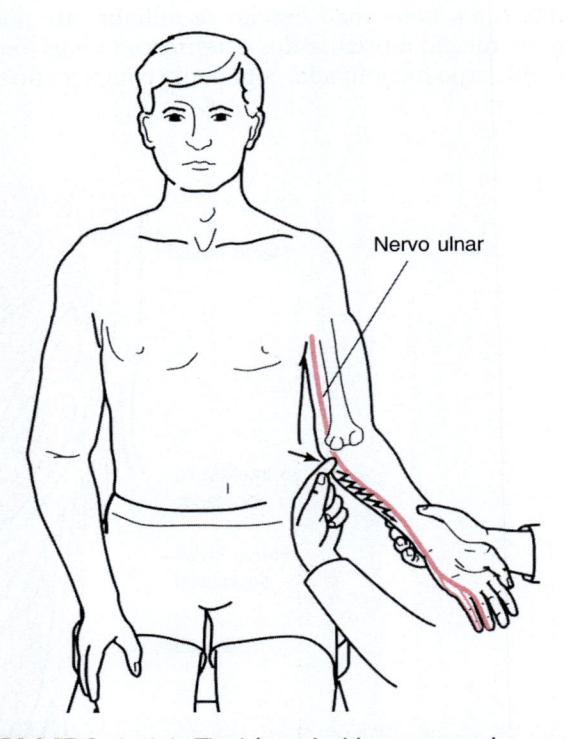

Síndrome do nervo interósseo posterior ou do supinador

O paciente terá fraqueza da extensão do punho e dos dedos (ver Figura 9.59). Estarão normais a sensibilidade da parte lateral e posterior da mão e a função dos músculos braquiorradial e supinador. Na extensão do

FIGURA 9.57 O sinal de Tinel é produzido no nervo ulnar, percutindo-o no sulco entre o epicôndilo medial do úmero e a ulna. Similarmente, a dor pode ser sentida nas áreas mediais da mão e do antebraço.

O COTOVELO Capítulo 9

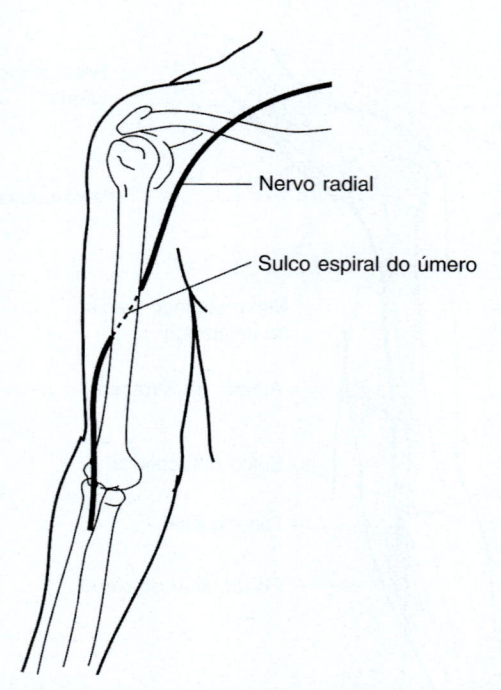

FIGURA 9.58 O nervo radial pode ser comprimido no sulco espiral do úmero por pressão, como na "paralisia de sábado à noite".

culo extensor ulnar do carpo. Note que alguma extensão interfalângica estará presente por causa da preservação dos músculos intrínsecos medianos e ulnares da mão. Uma lesão de nervo radial deve ser sempre considerada na presença de dor lateral no cotovelo (cotovelo-do-tenista).

TESTES ESPECIAIS

Teste do cotovelo-do-tenista (epicondilite lateral)

As várias manobras usadas no epicôndilo lateral tentam forçar a inserção tendínea dos músculos extensores curto e longo radial do carpo no epicôndilo lateral do úmero (Figura 9.60). Esses músculos podem ser forçados pedindo-se ao paciente para cerrar e flexionar o punho, pronar o antebraço e estender o cotovelo. A extensão da terceira articulação metacarpofalângica ou do punho contra resistência pode também ser feita para forçar esse local de inserção comum dos músculos extensores.

Teste do cotovelo-do-golfista (epicondilite medial)

O antebraço do paciente é supinado e o cotovelo e punho são estendidos pelo examinador (Figura 9.61). A dor sentida pelo paciente na região do epicôndilo medial é conseqüência do uso excessivo dos flexores do punho.

punho, o paciente pode desviar-se radialmente porque parte da função muscular dos extensores radiais longo e curto do carpo foi poupada, com perda completa do mús-

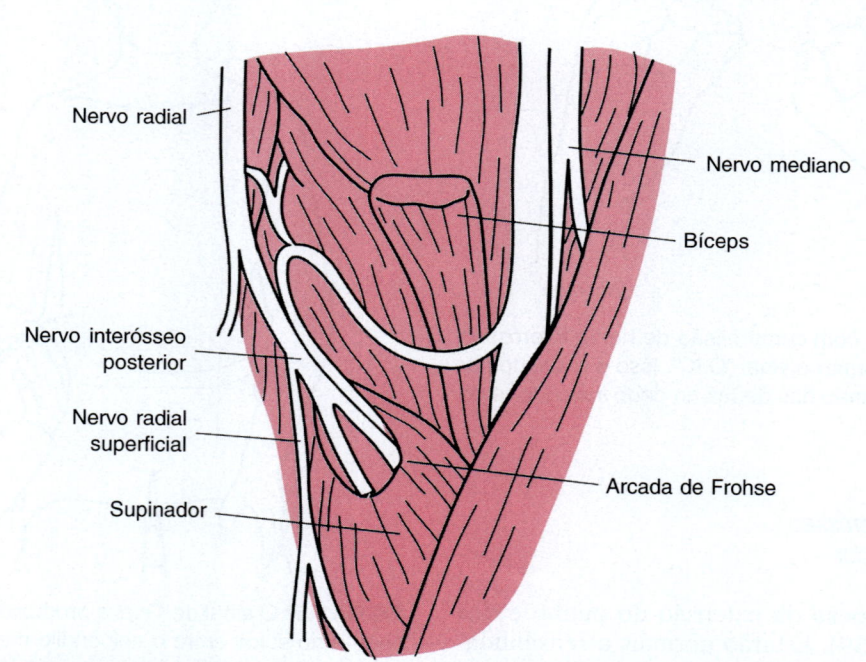

FIGURA 9.59 O ramo interósseo posterior do nervo radial pode ser comprimido no nível da arcada de Frohse, que é parte do músculo supinador. Note que o nervo radial superficial, que é um nervo sensitivo da mão, não é afetado por essa compressão.

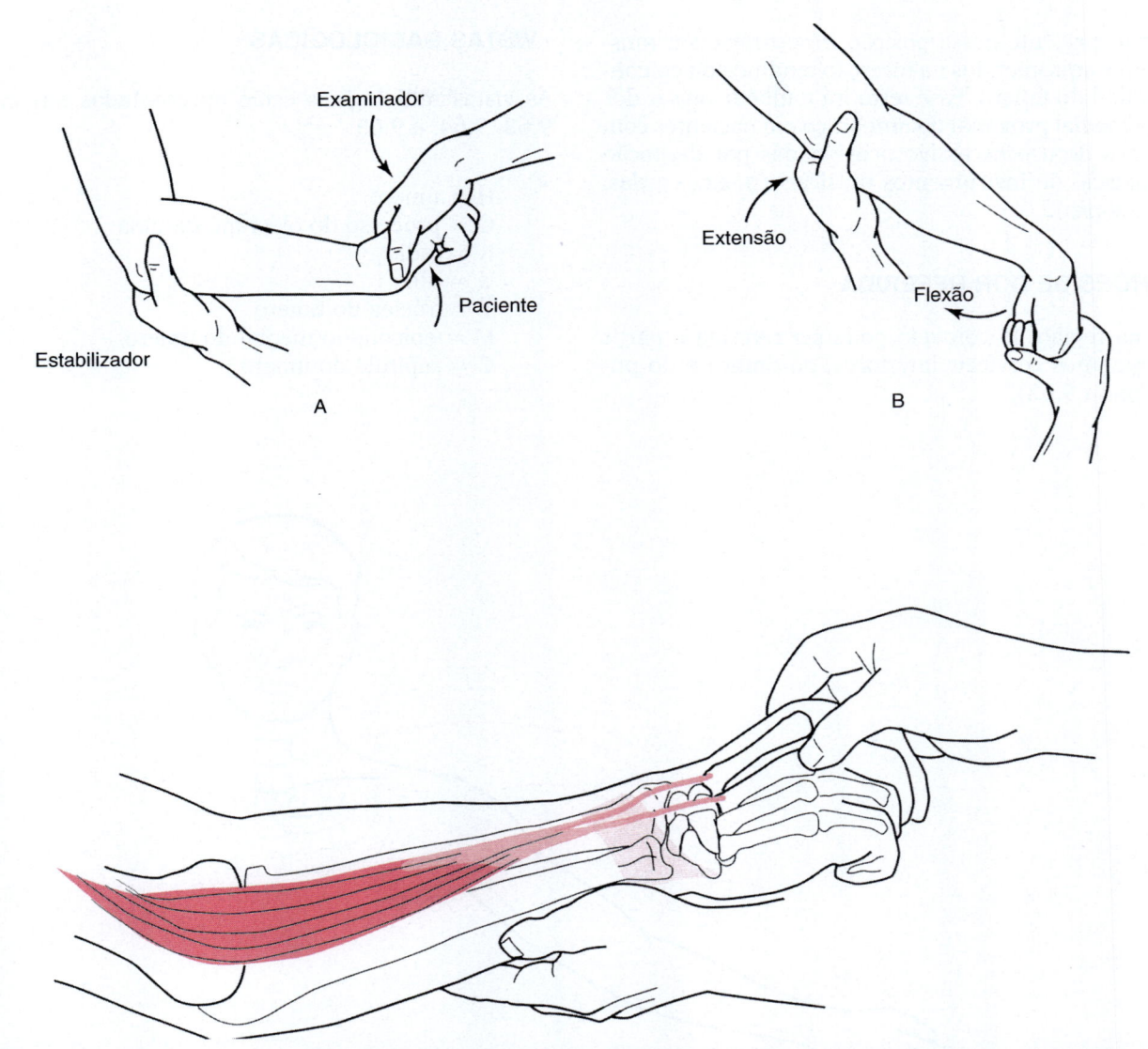

FIGURA 9.60 O cotovelo-do-tenista (epicondilite lateral) pode ser testado pela resistência à extensão do punho (A) ou estendendo passivamente o cotovelo e flexionando o punho para estirar os tendões dos extensores do punho (B).

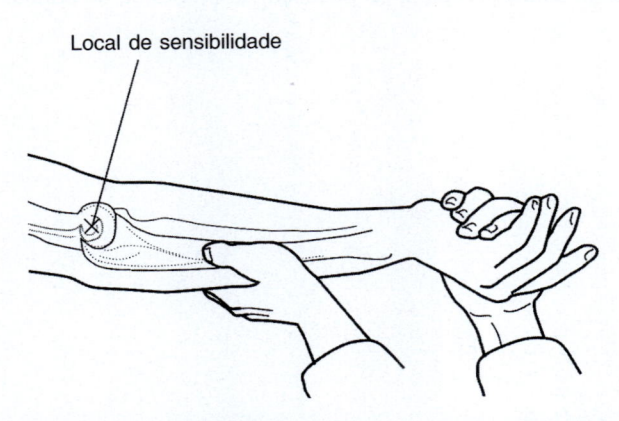

FIGURA 9.61 O cotovelo-do-golfista (epicondilite medial) será notado por meio da palpação do local do X na região epicondilar medial. A dor é intensificada pela resistência à flexão do punho e pela pronação do antebraço com o cotovelo estendido.

Colocar o paciente nessa posição irá estirar esses músculos, já comprometidos na inserção tendínea do epicôndilo medial do úmero. Esse teste irá também causar dor na área medial proximal do antebraço em pacientes com síndromes de uso excessivo ocasionadas por digitação ou utilização de instrumentos musicais (p. ex., cordas, piano e sopro).

PADRÕES DE DOR REFERIDA

A dor na região do cotovelo pode ser referida a partir dos segmentos cervicais inferiores, do ombro e do punho (Figura 9.62).

VISTAS RADIOLÓGICAS

As vistas radiológicas estão apresentadas nas Figuras 9.63, 9.64, e 9.65.

H = úmero
O = processo do olécrano da ulna
R = rádio
U = ulna
T = tróclea do úmero
M = epicôndilo medial do úmero
C = capítulo do úmero

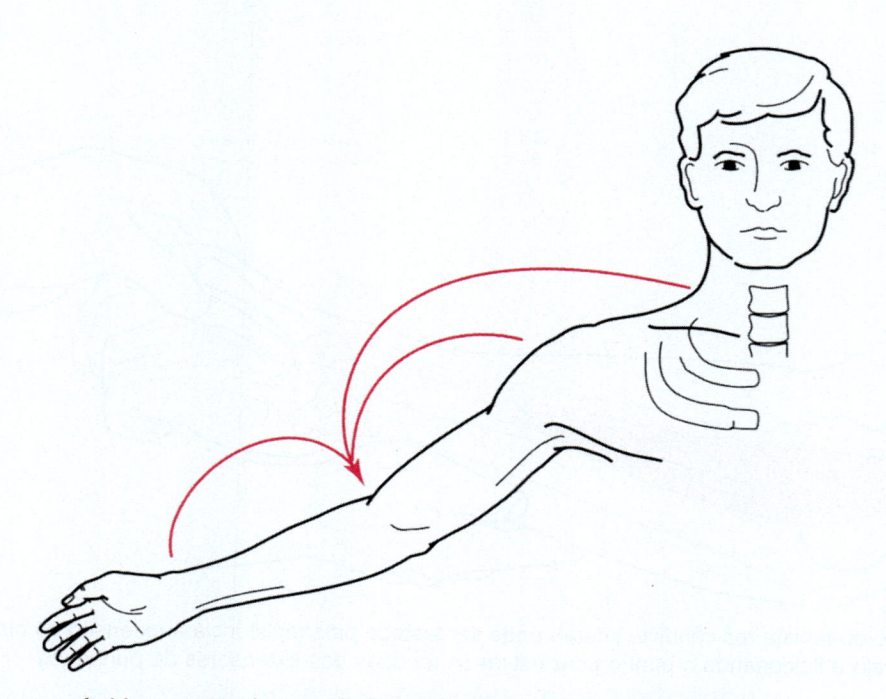

FIGURA 9.62 A dor pode ser referida ao cotovelo a partir do pescoço, do ombro ou do punho.

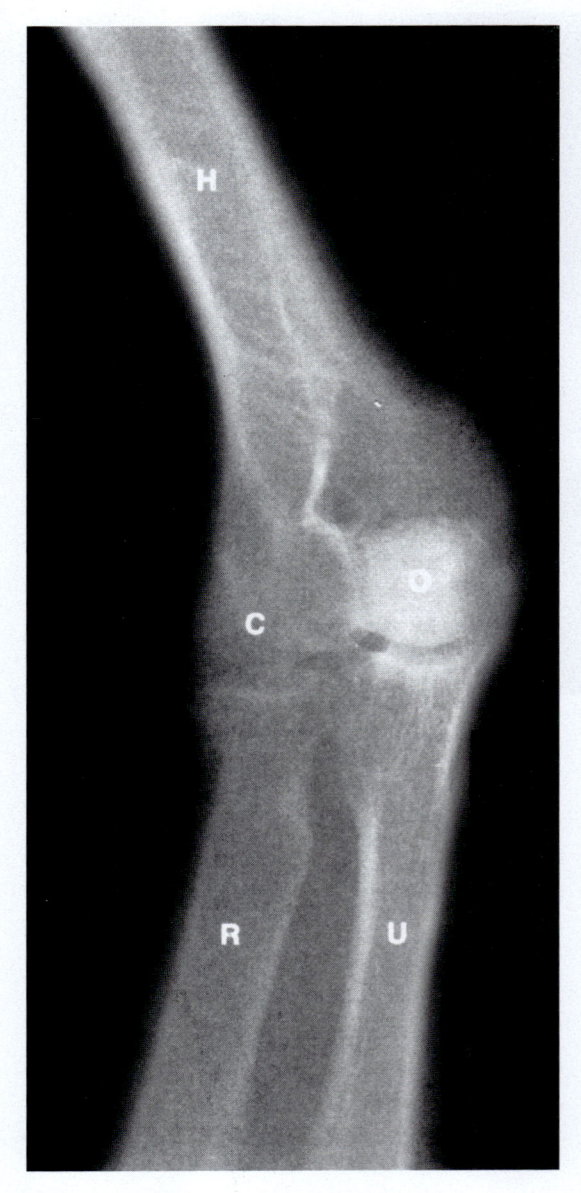

FIGURA 9.63 Vista ântero-posterior do cotovelo

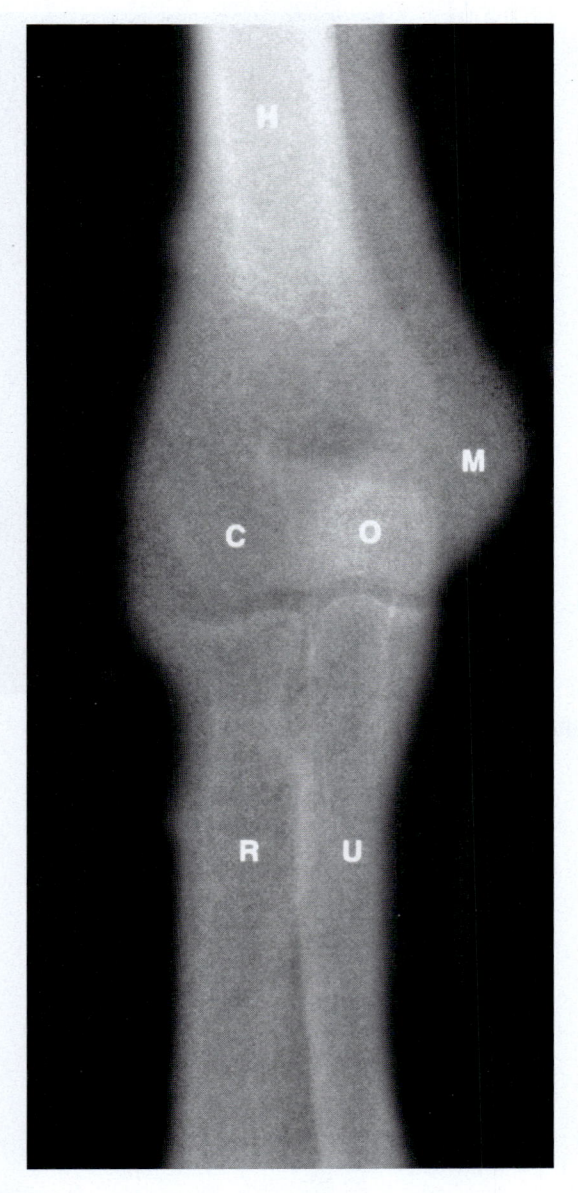

FIGURA 9.64 Vista do cotovelo com o antebraço pronado.

Capítulo 9 **O COTOVELO**

O COTOVELO   Capítulo 9

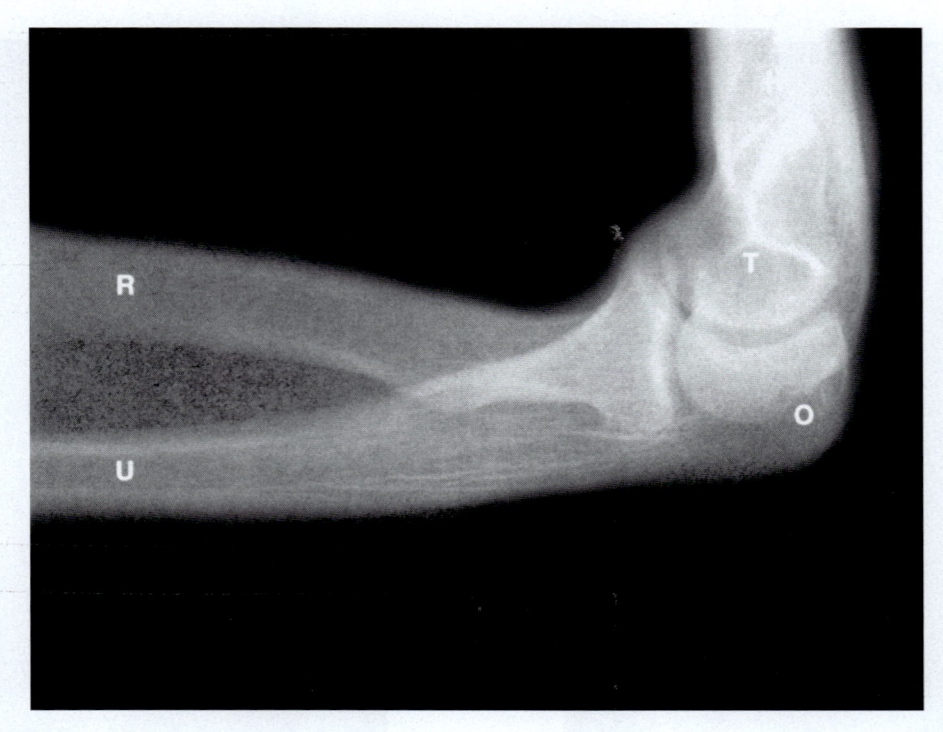

FIGURA 9.65 Vista lateral do cotovelo.

10 O punho e a mão

Consulte o Capítulo 2 para obter um panorama da seqüência de um exame físico. Por motivos de extensão e para evitar a repetição da anatomia, a seção de palpação aparece diretamente após a seção sobre exame subjetivo e antes de qualquer seção sobre teste, em vez de estar no final de cada capítulo. A ordem na qual o exame é feito deve ser baseada na experiência e na preferência pessoal do examinador, bem como na apresentação do paciente.

ANATOMIA FUNCIONAL

A mão pode ser dividida em duas partes principais: o punho e os cinco dedos. O carpo ou punho é composto por oito pequenos ossos. Como uma unidade, o carpo pode ser considerado como um ovo deitado de lado, repousando em uma taça rasa. Dessa forma, ele pode acomodar movimentos em três planos, embora em quantidades desiguais. O maior grau de liberdade é no plano da flexão-extensão. A seguir, é o desvio ulnar-radial. O menor movimento ocorre na rotação por sobre o eixo longo do antebraço.

A taça rasa é formada por tecidos ósseos e moles. Lateralmente, há a extremidade distal do rádio e sua estilóide e, medialmente, a estilóide distal da ulna e o menisco fibrocartilaginoso triangular. O tecido meniscal está interposto entre a extremidade distal da ulna e os ossos do punho. O "ovo" do punho é composto por duas camadas de ossos pequenos e irregulares, chamados *carpais* (Figura 10.1). Essas duas fileiras estão ligadas por muitas estruturas interósseas ligamentares e também conectadas pelo osso escafóide, que age como um ponto de união entre as fileiras carpais proximal e distal. Os ossos do carpo, por causa de seu formato, permitem variadas quantidades de movimento. Juntos, eles facilitam e modificam a colocação dos dedos no espaço. Devido à sua posição de união entre as fileiras do carpo, o escafóide (significando em "formato de barco") pode receber estresse através de sua parte média ou cintura, criando uma fratura do osso. Pelo fato de seu suprimento vascular seguir uma direção incomum, de distal para proximal, a fratura do escafóide pode levar à necrose avascular e ao colapso da metade proximal do osso. Tal lesão leva a prejuízo do funcionamento e a osteoartrose progressiva da articulação do punho.

Os cinco dedos podem ser divididos em dois grupos. Os dedos indicador e médio representam uma coluna central estável, na qual se escoram os dedos anular e mínimo, mediais e, lateralmente, o polegar.

A articulação basal do polegar é a mais móvel das articulações da mão. Em formato de sela, a articulação basal permite flexão e extensão em dois planos. O formato de cela, contudo, é bastante instável e, possivelmen-

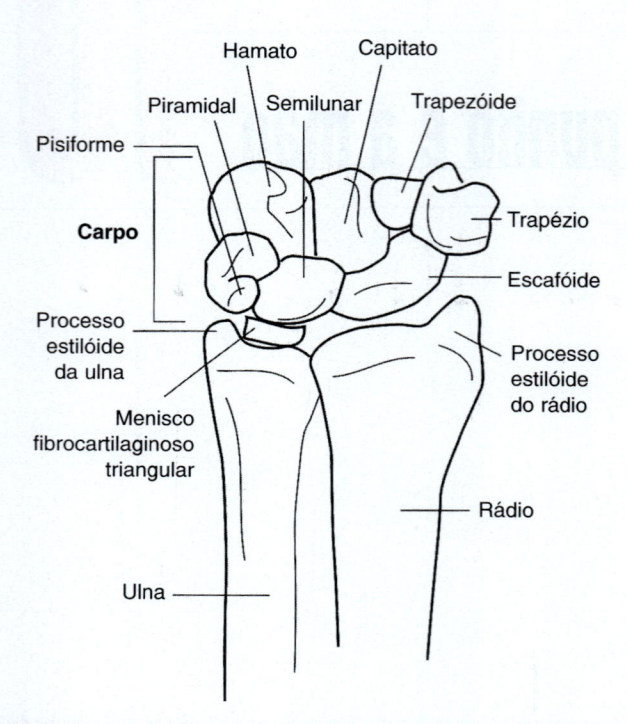

FIGURA 10.1 Os oito pequenos ossos do carpo na mão formam um "ovo", que fica em uma cova rasa formada pelo rádio distal e pelo menisco ulnar.

te, é a razão para a maior propensão dessa articulação em apresentar degeneração osteoartrítica em comparação com outras articulações da mão.

Cada um dos dedos da mão tem articulações que permitem flexão e extensão. Podem ser consideradas dobradiças simples estabilizadas por ligamentos colaterais nos lados medial e lateral.

O movimento do punho e dos dedos é executado pelo fluxo de tendões longos e fortes, passando de suas origens no antebraço através das áreas palmar e dorsal do punho. Esses tendões, junto com as principais estruturas neurovasculares da mão, passam através de túneis ou compartimentos bem-definidos. Dois desses túneis, na parte palmar do punho, são especialmente rígidos em sua dimensão transversal. Assim, as estruturas neurovasculares que passam através deles são particularmente vulneráveis à compressão se alguma lesão que ocupe espaço invadir a área desse túnel (p. ex., edema causado por trauma ou disfunção da tireóide; tecido adiposo por obesidade). Esses túneis são envolvidos em síndromes clínicas com tanta freqüência que merecem menção específica. É o túnel do carpo, que contém o nervo mediano junto aos tendões flexores dos dedos, e o túnel de Guyon, que contém o nervo ulnar. Uma lesão do nervo mediano apresenta-se como parestesias, atrofia e perda de sensibilidade na emi-

nência tenar do polegar, do indicador, do dedo médio e da metade radial do dedo anular. A lesão por compressão do nervo ulnar afetará a área medial da mão (eminência hipotenar, dedo mínimo e metade ulnar do dedo anular), junto com os músculos intrínsecos ulnares da mão. Tal comprometimento muscular levará a uma postura clássica dos dedos, chamada de *mão em bênção*, que se refere ao aspecto da mão do sacerdote ao dar uma benção (ver página 291).

OBSERVAÇÃO

O exame deve iniciar na sala de espera, antes que o paciente esteja consciente da observação do examinador. Podem ser observadas informações sobre o grau da incapacidade do paciente, o nível de funcionamento, a postura e a marcha. O examinador deve prestar atenção especial às expressões faciais do paciente com relação ao grau de desconforto que ele está sentindo. A informação recolhida nesse curto período pode ser muito útil para criar um quadro total da condição do paciente.

Observe a maneira como o paciente está sentado na sala de espera. Veja como ele mantém a extremidade superior. Verifique se o braço está relaxado ao lado ou se o paciente está protegendo esse membro. Observe qual é a postura de relaxamento da mão em si e se o punho ou a mão estão edemaciados. Note o formato da mão e se há alterações no contorno. O paciente pode ter uma protuberância secundária a cisto, nódulo ou luxação óssea. Note quaisquer deformidades ósseas. O paciente pode ter dedos em pescoço-de-cisne, deformidade em botoeira ou dedos em garra. Compare uma mão à outra, lembrando que a mão dominante pode ser maior no indivíduo normal. Observe o aspecto cosmético da mão. Muitos pacientes são extremamente conscientes do aspecto de suas mãos.

Verifique quão desejoso ele está em usar a extremidade superior. Veja se ele permitirá que você aperte sua mão e se é capaz de mover a mão sem esforço e com coordenação ou de forma rígida e descoordenada. Note se o paciente consegue apoiar-se em um punho estendido e observe-o ao sair da cadeira para ver se ele irá apoiar-se no punho. A dor pode ser alterada por mudanças de posição; observe a expressão facial do paciente para ter uma idéia do nível de dor.

Observe o paciente quando ele assumir a posição em pé e note sua postura. Preste particular atenção na posição da cabeça, da coluna cervical e da cifose torácica. Note a altura dos ombros e observe suas posições relativas. Uma vez que o paciente começar a andar, observe se ele balança os braços, pois esse movimento pode ser limitado por perda de movimento, dor ou lesão neurológica.

Uma vez que o paciente está na sala de exames, peça para que se dispa. Observe a facilidade com a qual o paciente usa as extremidades superiores e o ritmo dos movimentos. Observe a simetria das estruturas ósseas. Note o ângulo de carregamento com a extremidade superior na postura da posição anatômica. Observe a mão em todas superfícies. Observe áreas de atrofia muscular que podem ser secundárias a lesões de nervo periférico. Inspecione em busca de cicatrizes, lesões abertas, escoriações, calos, coloração, padrões de crescimento piloso, unhas e presença de quaisquer alterações atróficas. As anormalidades podem ser secundárias a distrofia reflexa simpática, doença ombro-mão, síndrome de Raynaud ou doença vascular periférica ou metabólica. Observe a pele verificando se está lisa ou com perda das pregas. Observe se há aumento na umidade ou diminuição na sensibilidade. Dedos fusiformes podem ser secundários a lúpus eritematoso sistêmico, neuropatia de longa data ou artrite reumatóide. O baqueteamento e a cianose das unhas podem ser secundários a doença pulmonar.

se o paciente tem uma história prévia de lesão similar e note se ele relata estalo, crepitação ou ressalto. Isso pode ser causado por uma tenossinovite estenosante ou por um corpo livre. Verifique se há algum crepitar presente e se isso pode ser causado por osteoartrite.

O distúrbio do paciente pode estar relacionado com a idade, o sexo, a origem étnica, o tipo corporal, a postura estática e dinâmica, a ocupação, as atividades de lazer, os passatempos e com o nível geral de atividade. É importante perguntar acerca de qualquer mudança na rotina diária e quaisquer atividades incomuns em que o paciente tenha participado. A localização dos sintomas pode fornecer algum indício sobre a etiologia das queixas. A coluna cervical e o ombro podem referir dor no punho e na mão e devem, portanto, ser incluídos como parte do exame. As raízes nervosas mais comuns que referem dor são C6, C7, C8 e T1. (Consulte o Quadro 2.1 para perguntas típicas do exame subjetivo.)

EXAME SUBJETIVO

O punho e a mão são estruturas extremamente ativas, complicadas, delicadas e muito vulneráveis a lesões. Uma vez que elas não suportam carga, os problemas são mais comumente relacionados a síndromes de superuso, inflamação e trauma. Você deve inquirir o paciente acerca da natureza e da localização de suas queixas, bem como a respeito da duração e da intensidade. Note se a dor se direciona para o cotovelo. O comportamento da dor durante o dia e a noite também deve ser abordado.

Você deve determinar as limitações funcionais do paciente. Verifique o quanto ele era capaz de fazer antes do início dos sintomas e qual é a mão dominante. Questione o quão incapacitado o paciente se considera e pergunte acerca do uso real da extremidade superior. Observe se o paciente é capaz de praticar atividades tais como pentear o cabelo, abotoar o sutiã ou botões, segurar pequenos objetos e alimentar-se. Verifique se a lesão é de natureza traumática e qual foi o mecanismo da lesão. Pergunte para o paciente se ele participa regularmente de alguma atividade esportiva vigorosa que poderia estressar o punho ou a mão, qual é a sua ocupação e se ele usa ferramentas ou passa grande parte do tempo em um terminal de computador, estressando repetitivamente o punho e a mão.

Se o paciente relatar uma história de trauma, é importante notar o mecanismo da lesão. A direção da força, a posição da extremidade superior e a atividade que o paciente estava participando no momento da lesão contribuem para sua compreensão do problema resultante e ajudam a dirigir melhor o exame. Devem ser notados o grau de dor, edema e incapacidade no momento do trauma e nas primeiras 24 horas. Questione

Paradigma para a síndrome do túnel do carpo

Uma secretária de 45 anos apresenta-se com queixas de "agulhadas" em sua mão direita, que é a dominante. Ela afirma que tem sentido dor no pescoço, no braço e no polegar. Tais sintomas parecem ser agravados pela digitação por longos períodos no computador. Com freqüência, ela é acordada durante a noite devido à dor na mão. A secretária sente algum alívio balançando a mão ou mantendo-a sob água morna. Ela não se lembra de qualquer lesão na mão ou no pescoço e não tem dificuldade em rodar a cabeça enquanto dirige. Recentemente, foi-lhe dito que teria uma "tireóide subfuncional", tendo apresentado um ganho ponderal de 10 quilos. O restante de sua história clínica é sem particularidades.

Ao exame físico, a paciente é levemente obesa, sem sofrimento. Tem completa amplitude de movimento indolor da coluna cervical e das articulações da extremidade superior. Não há produção de sintomas com a compressão vertical aplicada à cabeça e ao pescoço. Ela possui diminuição do tato nas áreas palmares distais do polegar, indicador e dedo médio. Tem testes positivos de Tinel e Phalen. As radiografias da coluna cervical e da mão têm interpretações normais. Os estudos eletrodiagnósticos (eletromiografia [EMG] e condução nervosa) não demonstram déficits motores na extremidade superior, porém confirmam aumento da latência do sinal através do punho.

Esse paradigma indica lesão nervosa distal e não-proximal devido às seguintes características:

- Existe história de movimentos repetitivos da mão e do punho
- Não há história de trauma cervical
- Existe história de uma possível condição clínica colateral contributiva
- Existem sintomas sugestivos de circulação comprometida do nervo (ver Tabela 10.2)

PALPAÇÃO DELICADA

O exame palpatório é iniciado com o paciente na posição sentada. Deve-se primeiro buscar áreas de derrame localizado, descoloração, marcas de nascença, calos, fístulas abertas ou com drenagem, áreas de incisão, escoriações, contornos ósseos, força, simetria muscular e pregas cutâneas. A pressão profunda não deve ser usada para determinar áreas de sensibilidade ou desalinhamento. É importante usar pressão firme, porém gentil, que irá aumentar a habilidade palpatória. Tendo uma boa base de anatomia transversal, o examinador não precisa penetrar fisicamente através de várias camadas de tecido para ter uma boa idéia das estruturas subjacentes. Lembre que o aumento da dor do paciente nesse ponto do exame fará com que ele fique muito relutante para permitir que o exame continue, podendo tornar-se mais limitado na sua capacidade de movimentação.

A palpação é realizada de forma mais fácil com o paciente na posição relaxada. A posição sentada, com a extremidade apoiada na mesa, é a preferida devido à facilidade de exame do punho e da mão. Lembre que, para a palpação de todas as estruturas descritas, a mão deve estar na posição anatômica. Enquanto você localiza os referenciais ósseos, é útil também prestar atenção na existência de áreas de temperatura e umidade aumentadas ou diminuídas. Isso ajudará a identificar áreas de inflamação aguda e crônica.

Área anterior (palmar)

Estruturas ósseas

Uma vez que a palma é coberta por pele espessa e fáscia, as estruturas ósseas são mais difíceis de palpar na superfície anterior. Os ossos do carpo são mais acessíveis e mais fáceis de identificar na área dorsal. A descrição das suas localizações é encontrada mais adiante neste capítulo.

Estruturas de partes moles

Inicie sua palpação observando a superfície palmar superficial. A pele é mais espessa que na parte dorsal. A pele contém muitas glândulas sudoríparas, mas não tem pêlos. Observe as pregas nas direções longitudinal e transversal. Você observará que as pregas longitudinais ficam mais distintas quando o paciente faz a oposição do polegar. As pregas transversas, por sua vez, são mais distintas quando o paciente flexiona as articulações metacarpofalângicas. Observe a ausência dos tecidos fibrogordurosos e como a pele é fortemente presa à fáscia profunda na área das articulações esqueléticas, formando as pregas. Elas são úteis para identificar as estruturas anatômicas subjacentes. No nível do punho, você notará as pregas proximal e distal. Na área lateral, observe a prega tenar (longitudinal radial) que circunda a eminência tenar.

Continuando distalmente, note a prega palmar proximal (flexora), que começa simultaneamente à prega tenar, logo proximal à cabeça do segundo metacarpal. Ela tem o trajeto medial através da palma, junto com a metade das diáfises do terceiro até o quinto metacarpal.

A prega palmar distal (transversa) está localizada na superfície palmar das cabeças do segundo ou terceiro até o quinto metacarpal. Ela se torna mais distinta quando o paciente flexiona as articulações metacarpofalângicas.

Ao continuar distalmente, você notará as pregas digitais proximais, localizadas no nível dos interespaços digitais. Não há articulações sob essas pregas. As articulações metacarpofalângicas estão por volta de 2 cm proximalmente às pregas digitais proximais.

A prega interfalângica proximal e a prega interfalângica distal ficam superficialmente às articulações interfalângicas proximal e distal. Elas se aprofundam quando as articulações são flexionadas (Figura 10.2).

Para permitir que você organize de forma mais fácil a palpação dos tecidos moles mais profundos, a superfície anterior da mão pode ser dividida em três áreas,

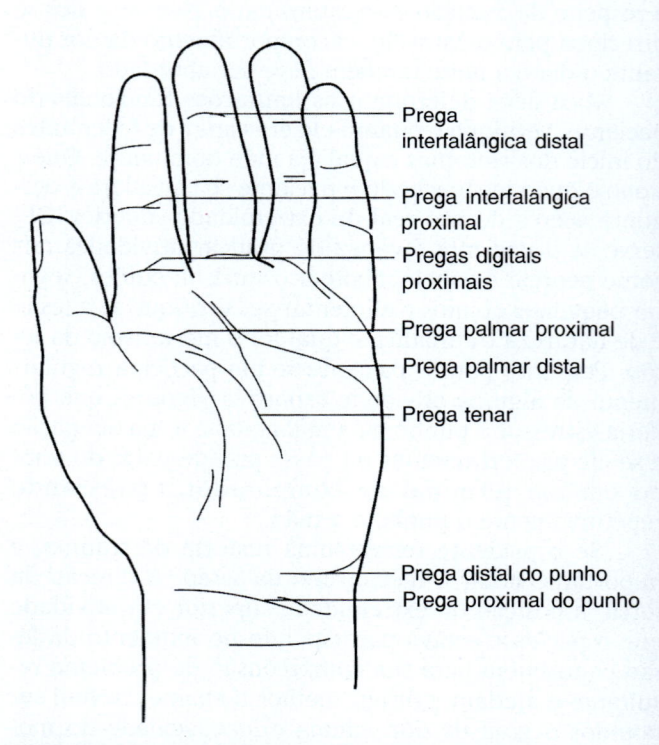

FIGURA 10.2 Palpação da superfície palmar da mão.

que são os compartimentos medial, médio e lateral. Cada compartimento é descrito de proximal à distal.

Compartimento medial (ulnar)

Flexor ulnar do carpo. Mova os dedos até a superfície palmar medial e localize o osso pisiforme (veja a descrição na página 249). O tendão do flexor ulnar do carpo é palpável proximalmente a sua inserção no pisiforme (Figura 10.3). O tendão torna-se mais distinto quando você resistir à flexão do punho e ao desvio ulnar.

Artéria ulnar. O pulso ulnar pode ser palpado na superfície volar medial do punho (Figura 10.4). Pressione contra a parte distal da ulna, logo proximalmente ao pisiforme, para facilitar a palpação do pulso. Lembre-se de não pressionar muito forte ou o pulso será obliterado.

Nervo ulnar. O nervo ulnar passa dentro da mão, lateralmente ao pisiforme, medial e posterior à artéria ulnar, e, depois, sob o hâmulo do hamato. Não é prontamente palpável no punho, mas é palpável no cotovelo medial (ver página 210).

Eminência hipotenar. Coloque seus dedos no pisiforme e mova distalmente até que você alcance a prega palmar distal. Você sentirá a massa longitudinal dos ventres musculares da eminência hipotenar (Figura 10.5). A eminência é composta do palmar curto, do abdutor do dedo mínimo, do flexor curto do dedo mínimo e do oponente do dedo mínimo. Não é possível diferenciar os músculos durante palpação. Examine a eminência hipotenar e compare-a com a da mão oposta no que diz respeito ao tamanho e à simetria. Atrofia e sensibilidade diminuídas podem ser indicativas de compressão do nervo ulnar no túnel cubital do cotovelo ou no canal de Guyon, secundariamente a trauma ou cisto. A empunhadura estará significativamente prejudicada.

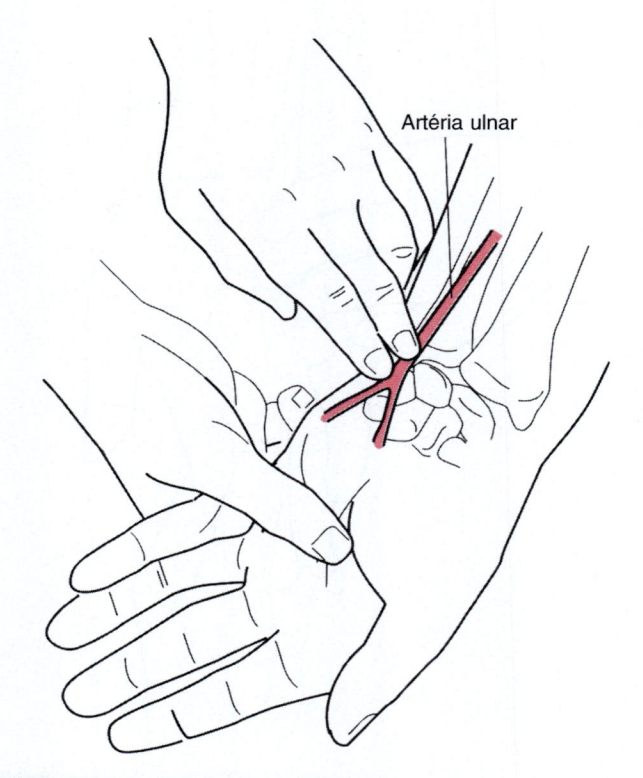

FIGURA 10.4 Palpação da artéria ulnar.

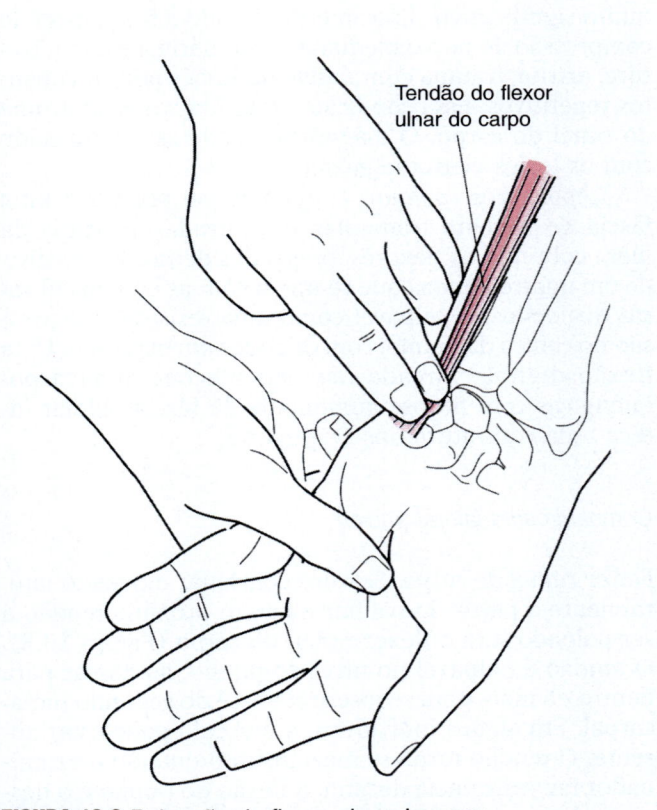

FIGURA 10.3 Palpação do flexor ulnar do carpo.

Compartimento médio

Palmar longo. Continue movendo lateralmente ao longo da superfície anterior do punho. O longo e fino tendão no meio é o palmar longo. Ele pode ser palpado logo proximalmente à sua inserção, na superfície distal anterior do retináculo flexor e da aponeurose palmar (Figura 10.6). O tendão torna-se mais distinto quando o paciente flexiona o punho e aproxima as eminências tenar e hipotenar, causando um retesamento da fáscia palmar. O palmar longo está ausente em um ou em ambos os pulsos em aproximadamente 13% da população. Entretanto, sua ausência não altera a função do paciente (Moore e Dalley, 1999). Quando o tendão está presente,

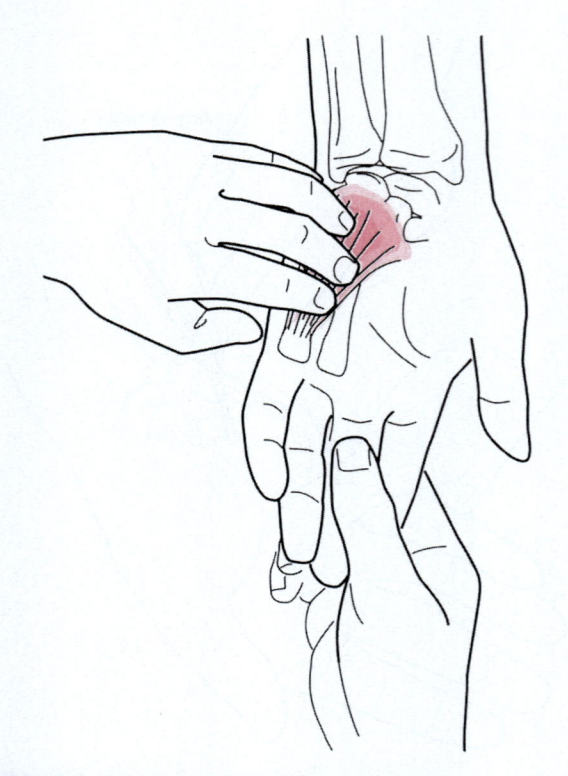

FIGURA 10.5 Palpação da eminência hipotenar.

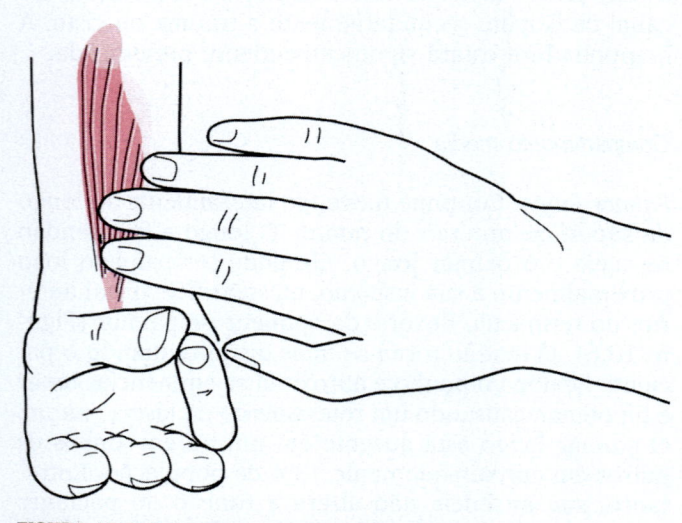

FIGURA 10.6 Palpação do palmar longo.

ele é útil como um local doador para a cirurgia de reconstrução tendínea em dois estágios. O tendão pode ser usado para auxiliar na localização do nervo mediano, que corre lateralmente a ele no punho.

Flexores profundo e superficial dos dedos. Os tendões dos flexores profundo e superficial dos dedos direcionam-se em uma bainha comum, passando sob o retináculo flexor e profundamente à aponeurose palmar. Então, eles se dividem. Tais tendões são cobertos por membrana sinovial e entram dentro dos túneis digitais osteofibrosos individuais. Em algumas pessoas, é possível palpar individualmente os tendões, indo ao longo da palma em direção aos dedos. Peça ao paciente para flexionar e para estender os dedos para que você possa sentir o tendão mais proeminente quando os dedos se flexionarem e mais retesado quando ocorrer a extensão.

Se forem notados estalos, ressalto ou crepitação no tendão durante a flexão ou extensão, é possível que esteja presente um dedo-em-gatilho. Isso é causado pelo edema do tendão, o que cria dificuldade em deslizar sob a polia na cabeça metacarpal durante o movimento.

Túnel do carpo. O túnel do carpo é criado pelo retináculo flexor cobrindo a concavidade anterior dos ossos do carpo. Seu soalho é formado medialmente pelo pisiforme, pelo hâmulo do hamato e, lateralmente, pelo tubérculo do escafóide e pelo tubérculo do trapézio (Figura 10.7). O túnel permite que os tendões flexores dos dedos e o nervo mediano passem através da mão. Ele é muito significativo clinicamente, devido à freqüência de compressão do nervo mediano, secundária a edema, fratura, artrite, trauma cumulativo ou lesões por movimentos repetitivos. Essa condição é referida como síndrome do túnel do carpo. O diagnóstico pode ser confirmado com os testes eletrodiagnósticos.

Aponeurose palmar. A aponeurose palmar é uma fáscia de formato triangular, encontrada na palma da mão, cobrindo os flexores longos dos dedos. Ela se divide em quatro bandas que se unem com as bainhas fibrosas dos dedos. É palpável como uma resistência à pressão no centro da palma, com os dedos em extensão. Uma flexão digital marcada nas articulações metacarpofalângicas com fibrose aumentada da fáscia palmar indica uma contratura tipo Dupuytren.

Compartimento lateral (radial)

Flexor radial do carpo. Se você continuar movendo lateralmente a partir do palmar longo, o próximo tendão a ser palpado será o flexor radial do carpo (Figura 10.8). O tendão é palpável no nível do punho, ao passar para dentro da mão, para se inserir na base do segundo metacarpal. Em alguns indivíduos, o músculo pode estar ausente. O tendão torna-se mais distinto quando o examinador faz resistência durante a flexão do punho e o desvio radial.

Capítulo 10   O PUNHO E A MÃO

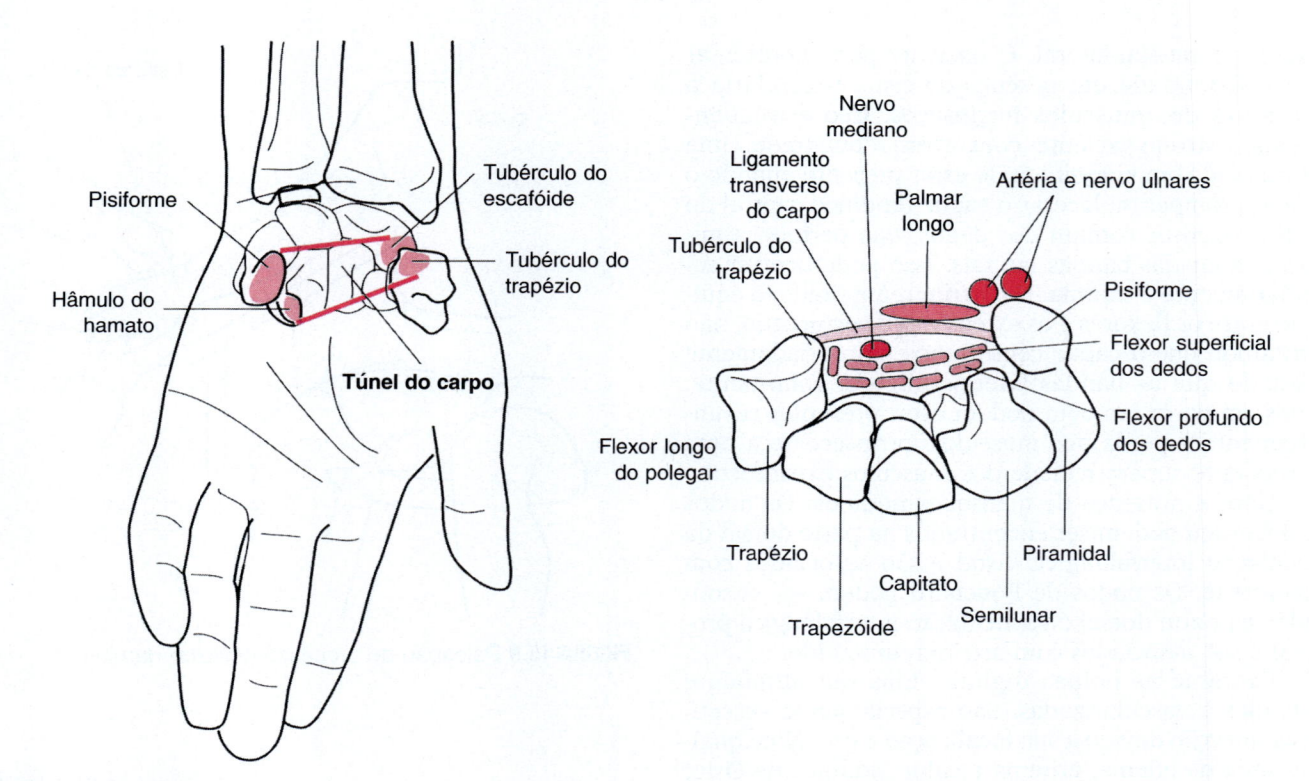

FIGURA 10.7 O túnel do carpo.

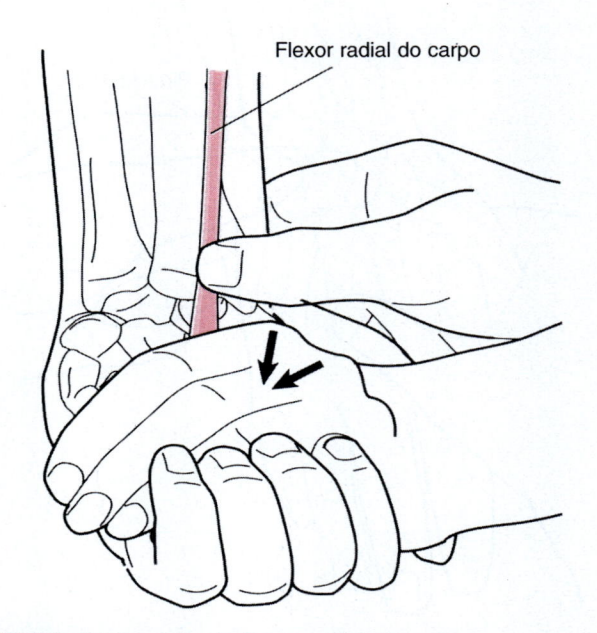

FIGURA 10.8 Palpação do flexor radial do carpo.

Artéria radial. O pulso radial pode ser palpado logo lateralmente ao tendão do flexor radial do carpo. Pressione contra o rádio para facilitar a palpação do pulso. Lembre-se de não pressionar com muita força ou o pulso será obliterado.

Eminência tenar. A eminência tenar é composta de três músculos curtos do polegar: abdutor curto do polegar, flexor curto do polegar e oponente do polegar. Ela está localizada na base do polegar e é uma proeminência espessa e carnosa livremente móvel na palpação. É demarcada pela prega tenar.

Compare ambas as mãos para simetria, prestando especial atenção ao tamanho, ao formato e ao tato da eminência tenar. Note que o lado dominante pode ser notavelmente maior, sobretudo quando o indivíduo estiver engajado em esportes nos quais se utiliza raquete ou se for trabalhador manual. Note qualquer possível atrofia. Os músculos são inervados pelo ramo recorrente do nervo mediano e podem ser afetados quando o paciente tiver síndrome do túnel do carpo. Na realidade, a eminência tenar pode tornar-se oca nos estágios avançados da doença.

Dedos. Observe o alinhamento ósseo das falanges. Elas devem ser simétricas e retas, nas vistas anterior-

247

posterior e medial-lateral. O paciente pode apresentar uma deformidade em pescoço-de-cisne secundária à contratura dos músculos intrínsecos. Isso é freqüentemente visto em pacientes com artrite reumatóide. Uma deformidade em botoeira pode estar presente quando o paciente romper ou lacerar o capuz tendíneo central do tendão extensor comum dos dedos, que permite a migração volar das bandas laterais. Isso pode ocorrer secundariamente a trauma. Na artrite reumatóide, o equilíbrio entre os flexores e os extensores é perturbado, não permitindo que o capuz central puxe apropriadamente deixando que as bandas laterais migrem volarmente. Dedos-em-garra também podem estar presentes secundariamente à perda dos músculos intrínsecos e a uma subseqüente superatividade dos músculos extrínsecos.

Note a presença de quaisquer nódulos. Os nodos de Heberden podem ser encontrados na parte dorsal da articulação interfalângica distal e são associados com osteoartrite. Os nodos de Bouchard podem ser encontrados na parte dorsal da articulação interfalângica proximal e são associados com artrite reumatóide.

Examine as polpas digitais. Elas são altamente inervadas e vascularizadas. São especialmente suscetíveis a infecção devido a sua localização e uso. Note qualquer área de edema, eritema e calor. Nódulos de Osler podem estar presentes, secundários à endocardite bacteriana subaguda.

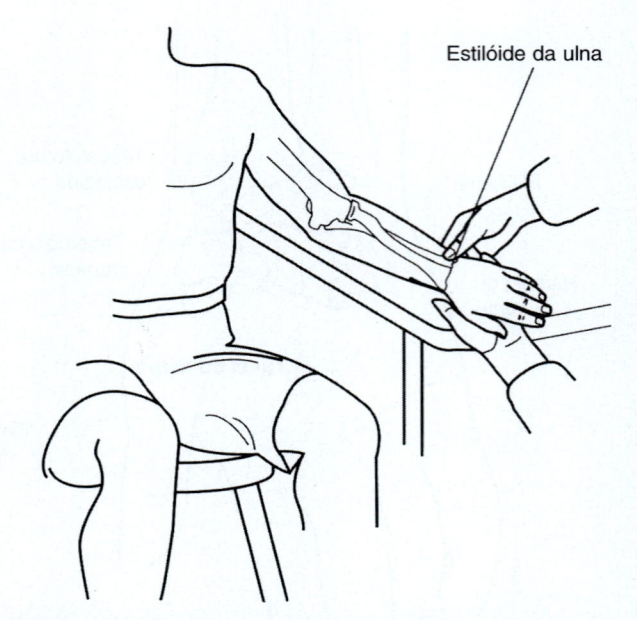

FIGURA 10.9 Palpação do processo estilóide da ulna.

Área medial (ulnar)

Estruturas ósseas

Processo estilóide da ulna

Coloque seus dedos ao longo da diáfise da ulna (veja descrição na página 215) e siga distalmente até chegar à proeminência arredondada do processo estilóide da ulna. Esse processo é mais definido que o processo estilóide do rádio. O processo estilóide da ulna está localizado mais proximal que sua contrapartida radial e levemente mais posterior (Figura 10.9). O processo estilóide da ulna não tem uma articulação direta com os ossos do carpo.

Piramidal

Palpe o processo estilóide ulnar e continue movendo os dedos distalmente sobre a área medial do punho. Você primeiro encontrará o espaço para o menisco articular e, então, sentirá a superfície arredondada do piramidal. Mova a mão do paciente em desvio radial, e o piramidal irá se mover medialmente em direção de seu dedo (Figura 10.10). A área dorsal pode também ser palpada, sendo mais proeminente quanto mais o paciente flexionar

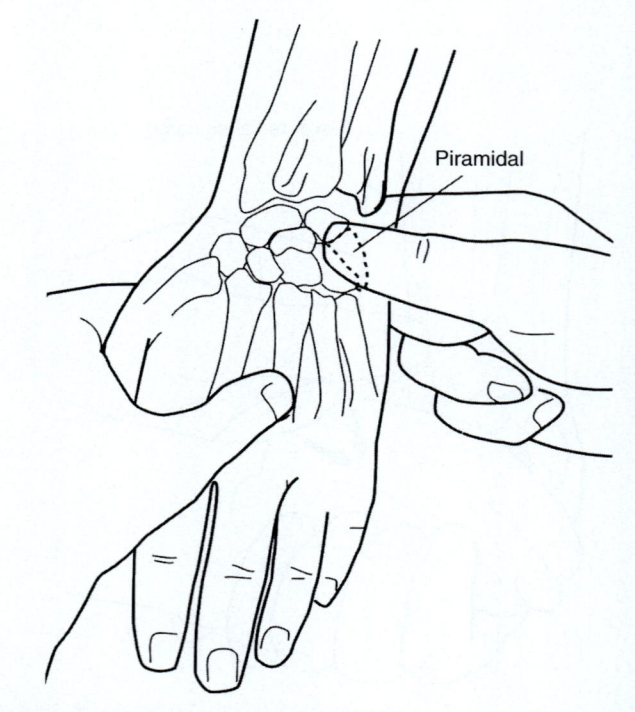

FIGURA 10.10 Palpação do piramidal.

sua mão. A área palmar não é palpável, pois é coberta pelo pisiforme.

Pisiforme

O pisiforme está localizado sobre a superfície anterior do piramidal, logo distal e ântero-lateralmente ao processo estilóide ulnar (Figura 10.11). O pisiforme serve de inserção para o flexor ulnar do carpo.

Hamato

A porção mais palpável do hamato é o hâmulo. Ele está localizado proximalmente à borda radial do quarto metacarpal. Uma maneira fácil de localizar o hâmulo é colocar a articulação interfalângica de seu polegar sobre o pisiforme e dirigir o polegar diagonalmente em direção ao espaço interdigital correspondente do paciente. O hâmulo será localizado sob a polpa digital de seu polegar, aproximadamente 2,5 cm distal ao pisiforme (Warwick e Williams, 1998) (Figura 10.12). Pelo fato de a estrutura óssea ser profunda, você deve pressionar por sobre o tecido mole para localizá-la. Tenha cuidado por causa da proximidade do nervo ulnar. Com freqüência, o hâmulo é sensível ao toque. Você pode palpar a parte posterior ao colocar simultaneamente o seu dedo indicador sobre a área dorsal da mão do paciente. O hamato está localizado proximalmente à base do quarto e quinto metacarpais.

O hâmulo do hamato é clinicamente significativo porque, junto com o pisiforme, forma o canal de Guyon. Essa é a segunda área mais comum de neuropatia compressiva do nervo ulnar (ver seção sobre neuropatias compressivas nas páginas 289 e 291).

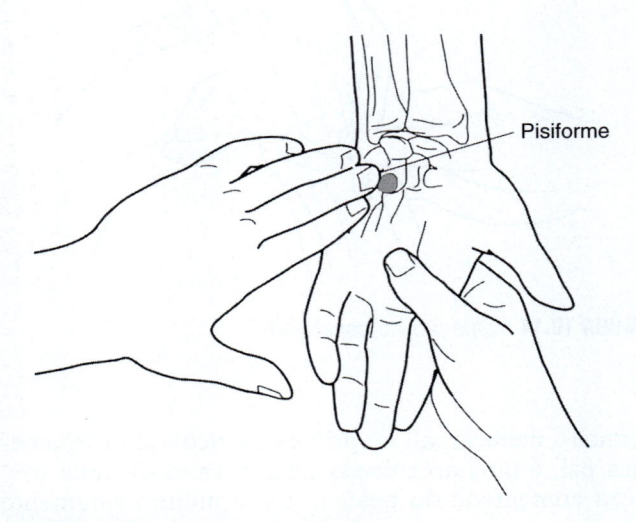

FIGURA 10.11 Palpação do pisiforme.

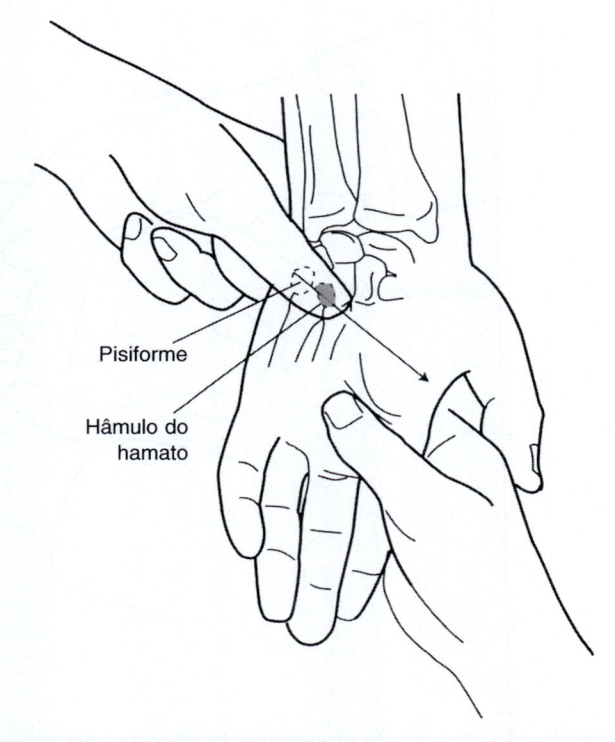

FIGURA 10.12 Palpação do hamato.

Estruturas de partes moles

Complexo de fibrocartilagem triangular

O complexo de fibrocartilagem triangular é formado pela fibrocartilagem triangular, pelo menisco ulnocarpal, por um pequeno recesso contendo sinovial e pelos ligamentos ulnocarpal palmar e ulnolunar. A cartilagem triangular insere-se no rádio. Os ligamentos vão da cartilagem até a área palmar dos ossos carpais ulnares. Assim, o complexo de fibrocartilagem triangular serve para suspender o punho a partir do rádio (Lichtman, 1988).

Para facilitar a descrição, o restante das estruturas de partes moles está descrito na seção relacionada à superfície anterior da mão.

Área lateral (radial)

Estruturas ósseas

Processo estilóide do rádio

Coloque seus dedos ao longo da área lateral do antebraço e siga distalmente a diáfise do rádio até chegar ao processo estilóide do rádio, que é logo proximal à articulação radiocarpal (Figura 10.13).

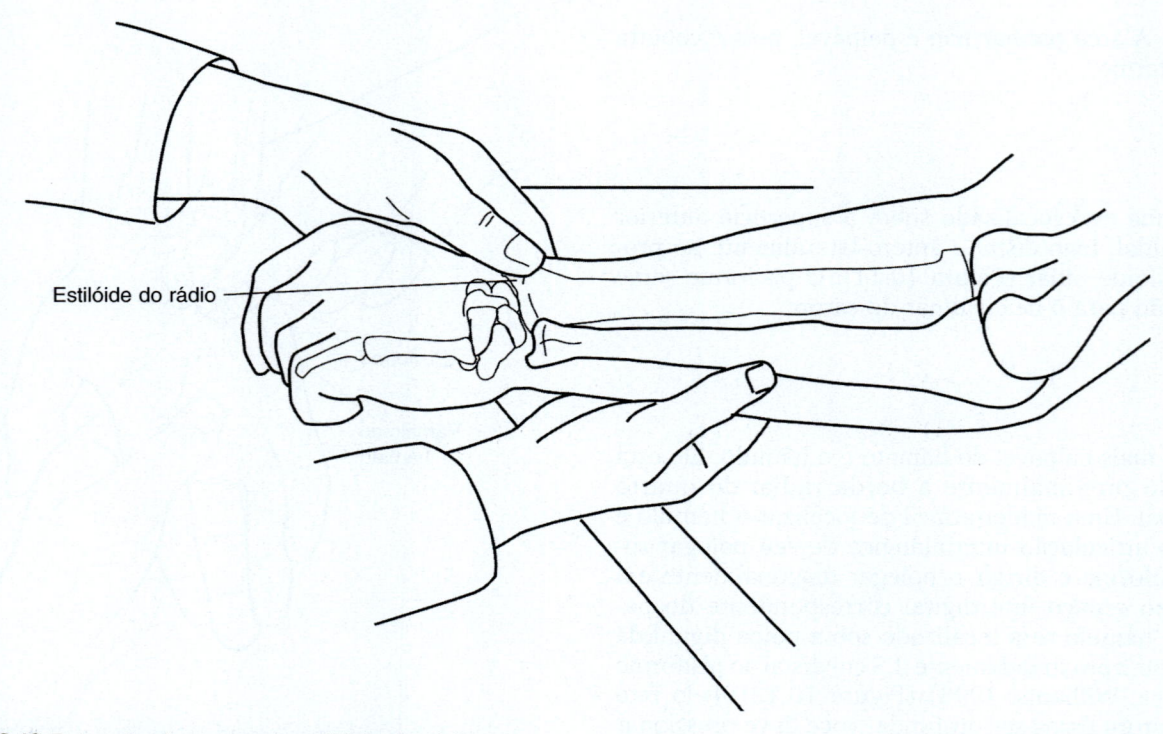

FIGURA 10.13 Palpação do processo estilóide do rádio.

Escafóide

Permita que seus dedos se movam um pouco distalmente ao processo estilóide do rádio e você notará uma pequena depressão. Peça ao paciente para executar um desvio ulnar do punho e você irá sentir seu dedo sendo empurrado para fora da depressão por um osso em formato de domo. Esse é o escafóide (Figura 10.14). O escafóide forma o soalho da tabaqueira anatômica (ver página 251). Uma sensibilidade nessa área deve levantar suspeitas. As fraturas do escafóide podem ser difíceis de diagnosticar e são comumente despercebidas e mal diagnosticadas como entorses. Uma vez que existe no escafóide um suprimento vascular retrógrado, isso pode subseqüentemente resultar em não-união ou necrose avascular (doença de Preisler).

Trapézio e trapezóide (multiangulares maior e menor)

Continue movendo distalmente a partir do escafóide. No pequeno espaço entre o escafóide e a base do primeiro metacarpal, você encontrará o trapézio e o trapezóide (Figura 10.15). Não é possível diferenciar clinicamente entre os dois ossos. Tais ossos são comumente referidos como os *trapézios*. A articulação entre os trapézios e o

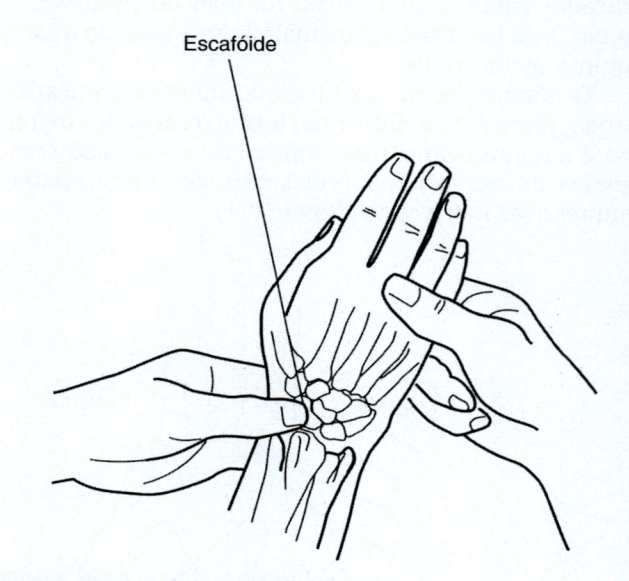

FIGURA 10.14 Palpação do escafóide.

primeiro metacarpal, ou primeira articulação carpometacarpal, é uma articulação selar, permitindo uma destreza aumentada do polegar. Ela é muito comumente afetada por artrite degenerativa.

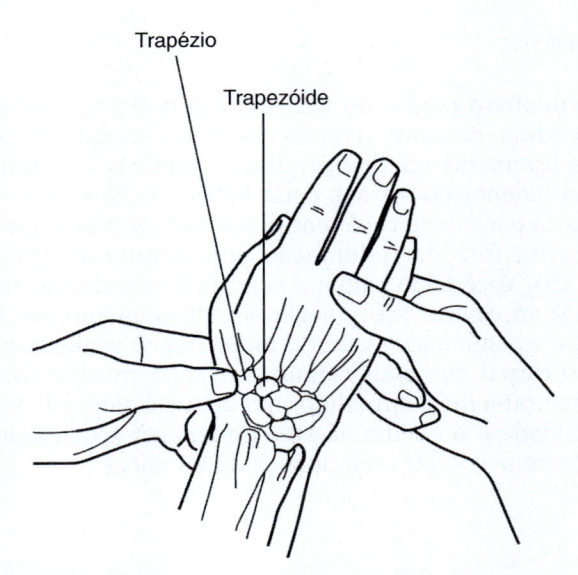

FIGURA 10.15 Palpação do trapézio e do trapézoide.

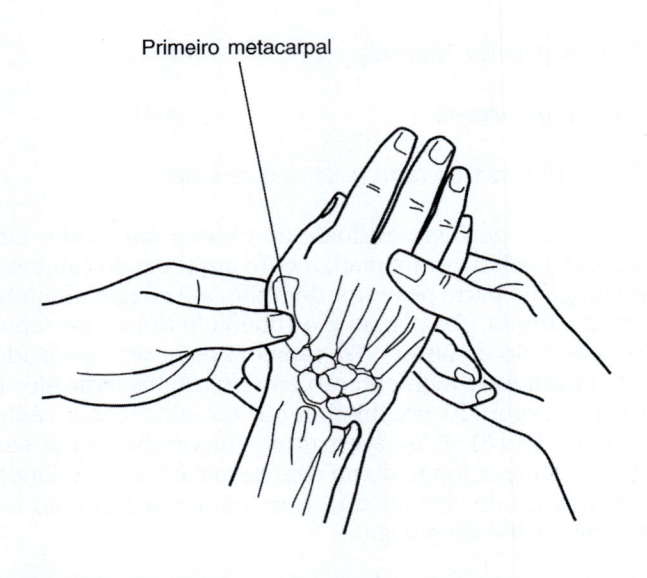

FIGURA 10.16 Palpação do primeiro metacarpal.

Primeiro metacarpal

Localize o trapézio e a linha articular com o primeiro metacarpal. Siga distalmente o primeiro metacarpal até que você alcance a articulação metacarpofalângica (Figura 10.16). Ela é muito superficial e fácil de ser localizada ao longo de suas áreas lateral e dorsal. Note que é menor e mais espessa que os outros metacarpais. É também o mais móvel de todos os cinco metacarpais, permitindo a preensão do polegar. Uma fratura proximal do primeiro metacarpal é conhecida como *fratura de Bennett* e pode resultar na avulsão do abdutor longo do polegar.

Estruturas de partes moles

Tabaqueira anatômica

Permita que seus dedos se movam de maneira leve e distal a partir do processo estilóide do rádio e peça ao paciente para estender o polegar. Você verá uma pequena depressão triangular, chamada de *tabaqueira anatômica*. A depressão é formada lateralmente pelo extensor curto do polegar e abdutor longo do polegar e, medialmente, pelo extensor longo do polegar. O soalho é formado pelo escafóide. O pulso radial pode ser palpado entre as bordas (Figura 10.17). Se houver sensibilidade na tabaqueira, você deve suspeitar de uma fratura do escafóide.

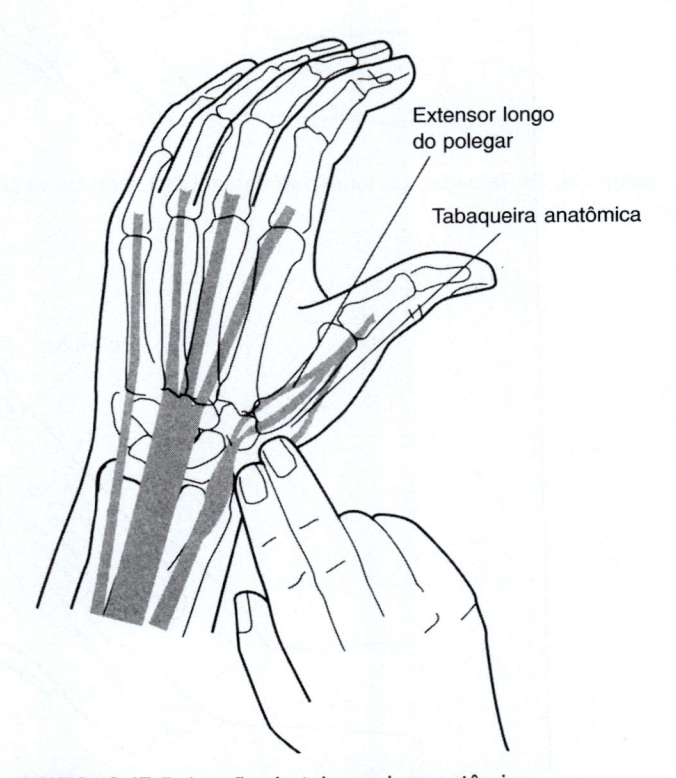

FIGURA 10.17 Palpação da tabaqueira anatômica.

Área posterior (dorsal)

Estruturas ósseas

Tubérculo dorsal do rádio (tubérculo de Lister)

Encontre o processo estilóide do rádio e seus dedos em direção medial, aproximadamente um terço do caminho ao longo da parte posterior do rádio, até chegar em uma crista estreita. Essa crista é o tubérculo dorsal do rádio (o tubérculo de Lister). Ele também pode ser localizado encontrando-se a indentação entre os dedos indicador e médio, seguindo proximalmente até alcançar o rádio (Figura 10.18). É uma estrutura importante, uma vez que o extensor longo do polegar se ancora a ela, criando um ângulo de 45° ao dirigir-se para sua inserção na falange distal do polegar.

Semilunar

Mantenha o punho do paciente em posição levemente estendida. Encontre o tubérculo dorsal do rádio e continue levemente em direção distal e medial. Você sentirá uma indentação sob seu dedo indicador. Flexione o punho do paciente e você sentirá seu dedo sendo empurrado para fora da indentação pelo semilunar (Figura 10.19). Você pode palpar a superfície anterior do semilunar ao colocar seu polegar simultaneamente na área entre as eminências tenar e hipotenar. O semilunar é o osso carpal que mais comumente sofre luxação, sendo primeiramente confundido com um cisto sinovial. A sensibilidade e o edema na área podem ser secundários a necrose avascular ou a doença de Kienböck.

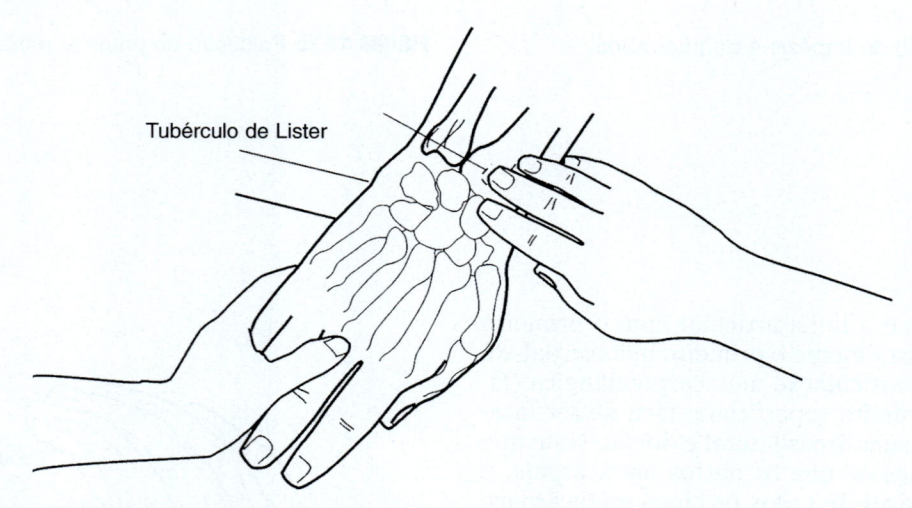

FIGURA 10.18 Palpação do tubérculo dorsal (de Lister) do rádio.

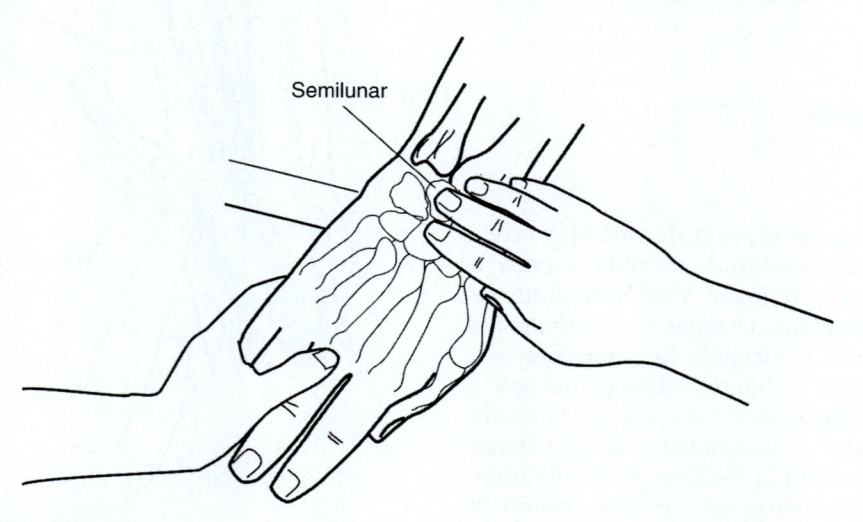

FIGURA 10.19 Palpação do semilunar.

Capitato

Após encontrar o semilunar, você pode continuar movendo distalmente os dedos. Logo, encontrará o capitato no espaço entre o semilunar e a base do terceiro metacarpal (Figura 10.20). Se a mão do paciente estiver na posição neutra ou levemente estendida, você sentirá uma depressão sob seu dedo, que é a concavidade dorsal do capitato e possui formato crescente. Ao flexionar o punho do paciente, o capitato rola, saindo de sob o semilunar, preenchendo a depressão e empurrando dorsalmente seu dedo.

Metacarpais

Os metacarpais são mais facilmente palpados a partir da parte dorsal da mão. Execute a pronação do antebraço do paciente, descanse a palma dele em uma mão e palpe os metacarpais usando seus dedos indicador e médio. Localize as bases do segundo até o quinto metacarpal logo distalmente à fileira distal dos ossos carpais. Você notará a saliência dos ossos. Acompanhe tais ossos distalmente até alcançar as articulações metacarpofalângicas (Figura 10.21). Você notará que o quarto e o quinto metacarpais são muito mais flexíveis que o segundo e o terceiro, devido à inserção menos rígida nas

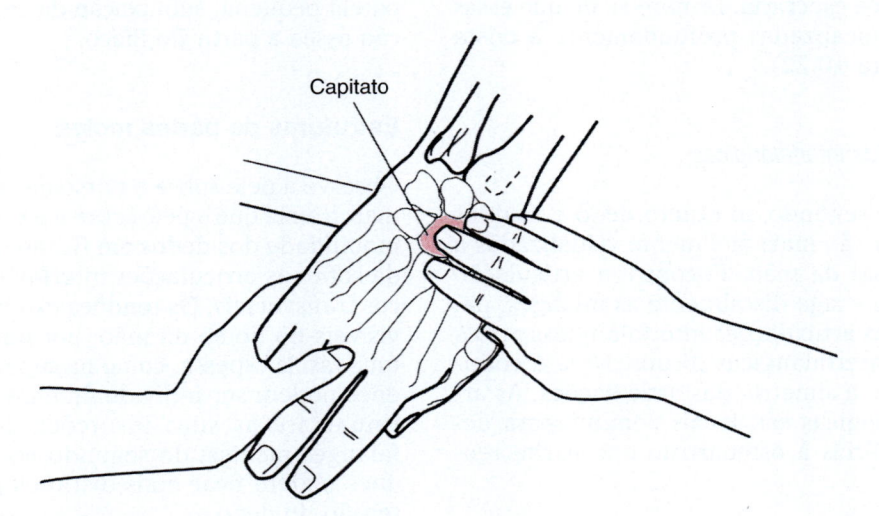

FIGURA 10.20 Palpação do capitato.

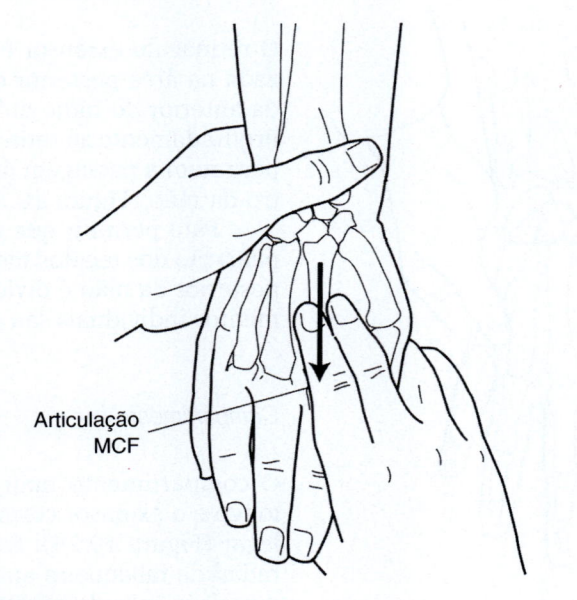

FIGURA 10.21 Palpação dos metacarpais.

articulações carpometacarpais. Isso estabiliza a área lateral da mão e aumenta a mobilidade na área medial, permitindo uma empunhadura com força.

Articulações metacarpofalângicas

Continue a seguir os metacarpais distalmente até alcançar as articulações metacarpofalângicas. Os nós das mãos são mais claramente visíveis na superfície dorsal com os dedos do paciente flexionados. Nessa posição, você pode ver e palpar as superfícies articulares do paciente mais facilmente. A área anterior das articulações metacarpofalângicas é enganadora, uma vez que parece ser mais proximal do que você esperaria. Lembre-se de que essas articulações estão localizadas profundamente à crista palmar distal (Figura 10.22).

Falanges e articulações interfalângicas

As três falanges do segundo ao quinto dedo e as duas falanges do polegar são mais facilmente visualizadas a partir da área dorsal da mão. Encontre a articulação metacarpofalângica e siga distalmente as falanges, parando para palpar as articulações interfalângicas proximais e, então, as interfalângicas distais. Note a continuidade dos ossos e a simetria das articulações. As articulações interfalângicas são locais comuns para deformidades secundárias à osteoartrite e à artrite reumatóide.

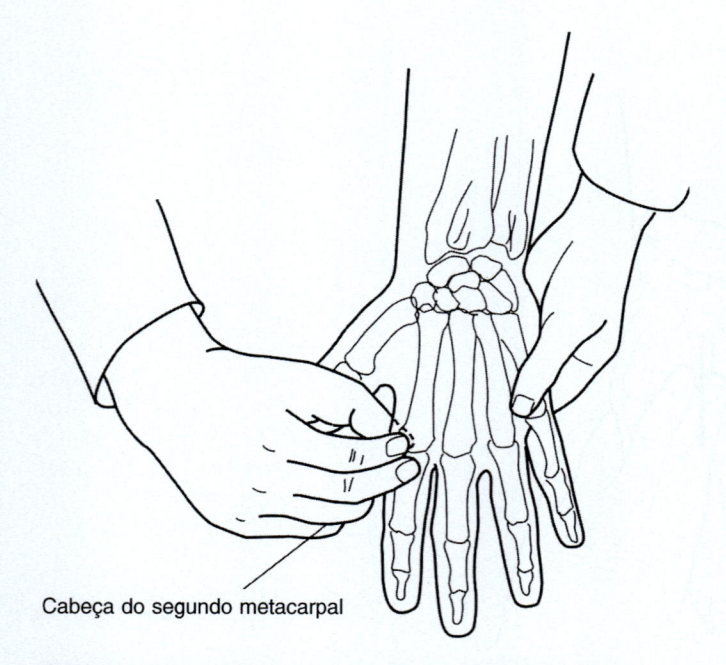

Cabeça do segundo metacarpal

FIGURA 10.22 Palpação das articulações metacarpofalângicas.

Unhas

As unhas devem ser lisas e com boa coloração. Sulcos nas unhas podem ocorrer secundariamente a trauma, avitaminose ou alcoolismo crônico. Um trauma direto na unha pode causar sangramento, com um hematoma subungueal. Unhas quebradiças e com sulcos longitudinais podem ocorrer secundariamente à exposição à radiação. E unhas em formato de colher podem ser causadas por síndrome de Plummer-Vinson, devida à anemia ferropriva. A psoríase pode causar uma deformidade descamativa das unhas. A ausência congênita de unhas nos polegares pode ser vista em pacientes com síndrome pateloungueal. Essa síndrome é caracterizada por uma patela pequena, subluxação da cabeça do rádio e projeção óssea a partir do ilíaco.

Estruturas de partes moles

Observe a pele sobre o dorso da mão. Note que é muito mais frouxa que a pele sobre a palma. Isso permite maior mobilidade dos dedos em flexão. Pele adicional é notada sobre as articulações interfalângicas, formando sulcos transversais. Os tendões extensores são claramente visíveis no dorso da mão, por não serem cobertos por uma fáscia espessa, como na superfície anterior. Os tendões podem ser individualmente identificados ao continuar até as suas inserções distais nas bases das falanges médias, do segundo ao quinto dedo. Os tendões podem ficar mais distintos pela resistência à extensão do dedo.

Retináculo extensor

O retináculo extensor é uma banda fibrosa forte localizada na área posterior do punho. Ele se origina da borda anterior do rádio até os ossos piramidal e pisiforme. Profundamente ao retináculo extensor, há seis túneis que permitem a passagem dos tendões extensores para dentro da mão (Figura 10.23).

Para permitir que você organize mais facilmente a palpação dos tecidos moles mais profundos, a superfície posterior da mão é dividida em seis áreas. Os compartimentos individuais são descritos de lateral para medial.

Compartimento I

O compartimento mais lateral permite que o abdutor longo e o extensor curto do polegar cheguem até ao polegar (Figura 10.24). Esses músculos compõem a borda radial da tabaqueira anatômica (veja página 251 para a descrição completa). Os tendões podem ficar mais dis-

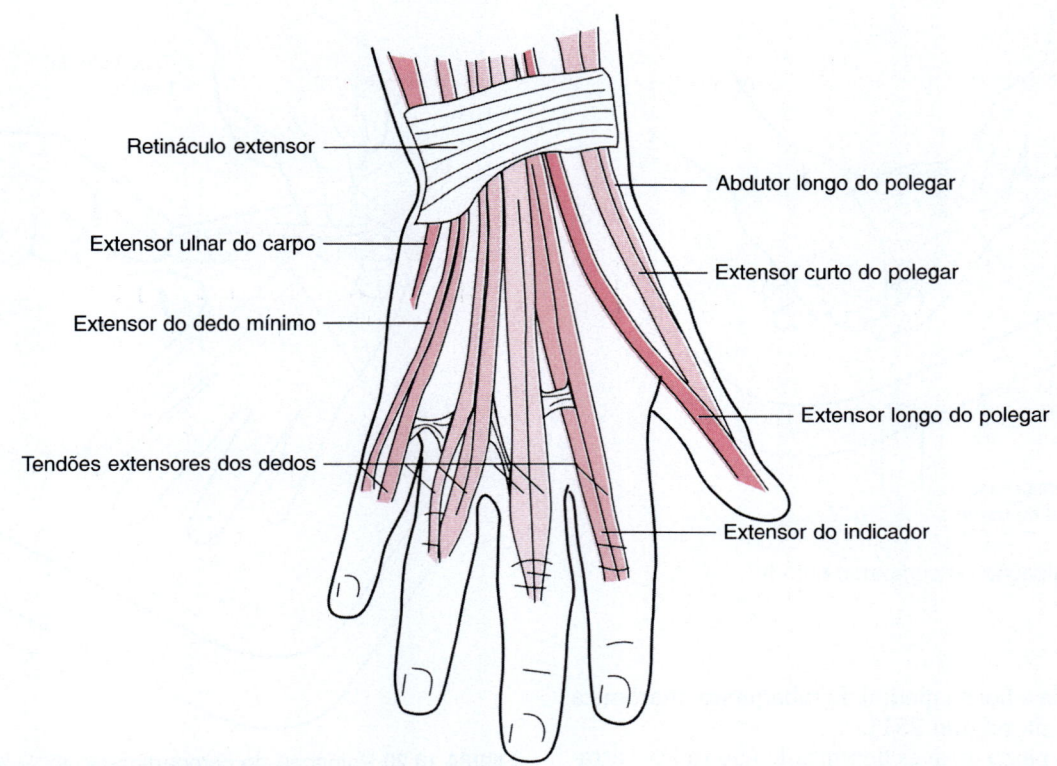

FIGURA 10.23 Palpação do retináculo extensor.

tintos quando se faz resistência contra a extensão e a abdução do polegar.

Uma sensibilidade nessa área pode indicar doença de Quervain, que é resultado da tenossinovite estenosante da bainha do tendão. O diagnóstico diferencial pode ser feito pelo uso do teste de Finkelstein, que é descrito na parte de testes especiais deste capítulo (página 291).

Compartimento II

Continuando ao próximo compartimento mais medial, que está localizado lateralmente ao tubérculo de Lister, você encontrará os extensores radiais longo curto do carpo (Figura 10.25). Os tendões ficam mais distintos pela resistência à extensão do punho com desvio radial.

Compartimento III

Na área medial do tubérculo de Lister, você encontrará o local de passagem do tendão do extensor longo do polegar ao passar ao redor do tubérculo (Figura 10.26).

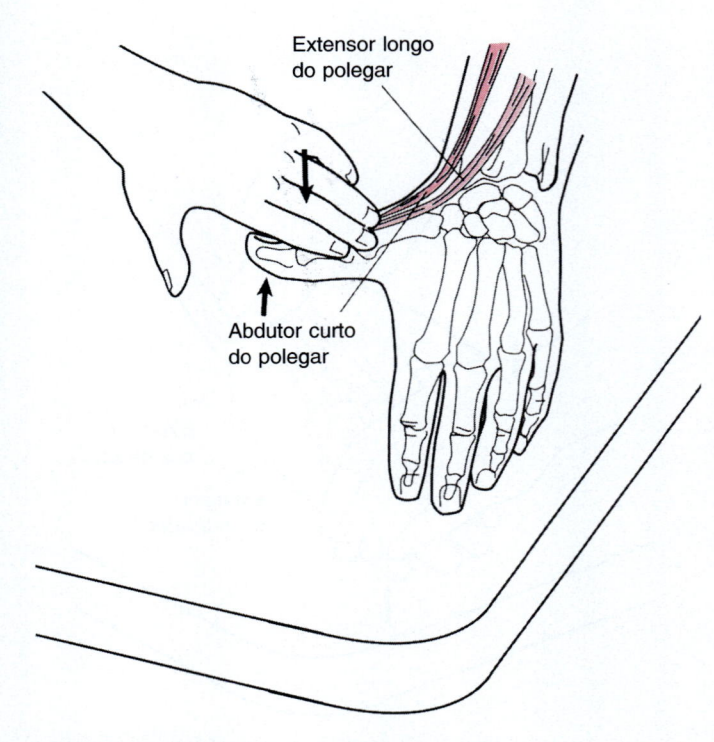

FIGURA 10.24 Palpação do compartimento I.

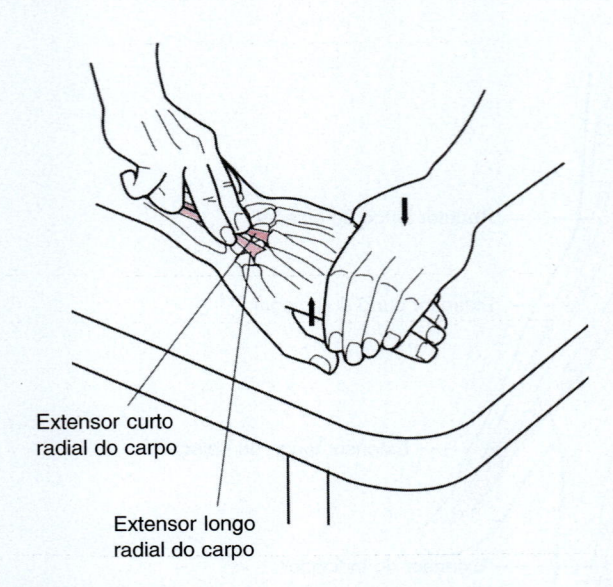

FIGURA 10.25 Palpação do compartimento II.

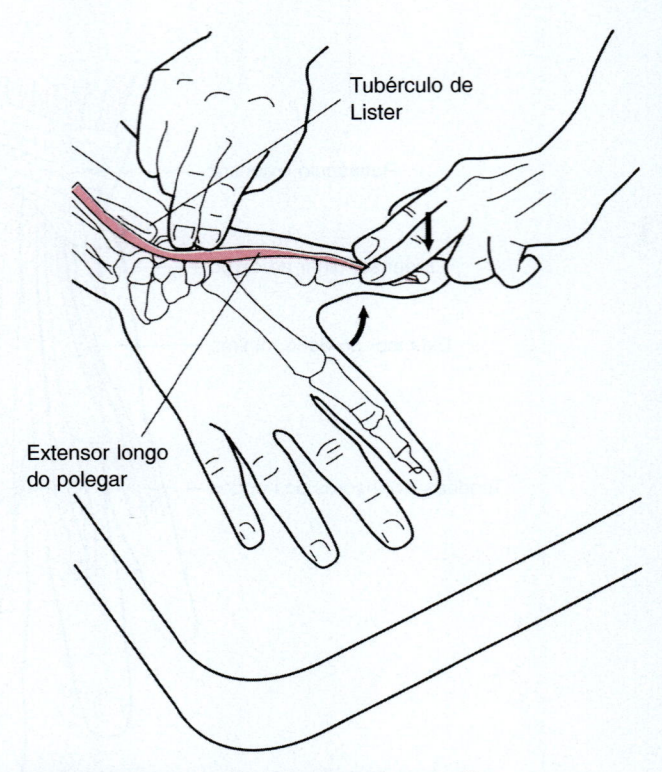

FIGURA 10.26 Palpação do compartimento III.

Esse tendão cria a borda medial da tabaqueira anatômica (ver descrição na página 251).

O tendão passa através de um sulco no rádio e através do retináculo extensor ao redor do tubérculo dorsal do rádio. Esse tendão tem um alto grau de angulação, que aumenta com a extensão do polegar. Ele pode ser facilmente irritado pelo uso repetitivo do polegar. Palpe o tendão para dar continuidade e garantir que não esteja rompido.

Compartimento IV

O compartimento IV permite a passagem dos tendões do extensor comum dos dedos e do extensor do indicador para a mão (Figura 10.27). Os tendões podem ser localizados individualmente ao seguir para suas inserções distais nas bases das falanges média e distal do segundo ao quinto dedo. É mais fácil localizá-los na área entre os ossos do carpo e as articulações metacarpofalângicas. Os tendões podem ser evidenciados pela resistência à extensão dos dedos. Uma ruptura ou alongamento da porção terminal do tendão extensor pode causar dedo-em-martelo.

Compartimento V

Ao continuar medialmente, o tendão do extensor do dedo mínimo é palpável em uma pequena depressão localizada levemente lateral ao processo estilóide da ulna (Figura 10.28). O tendão pode ficar mais distinto na resistência à extensão do quinto dedo.

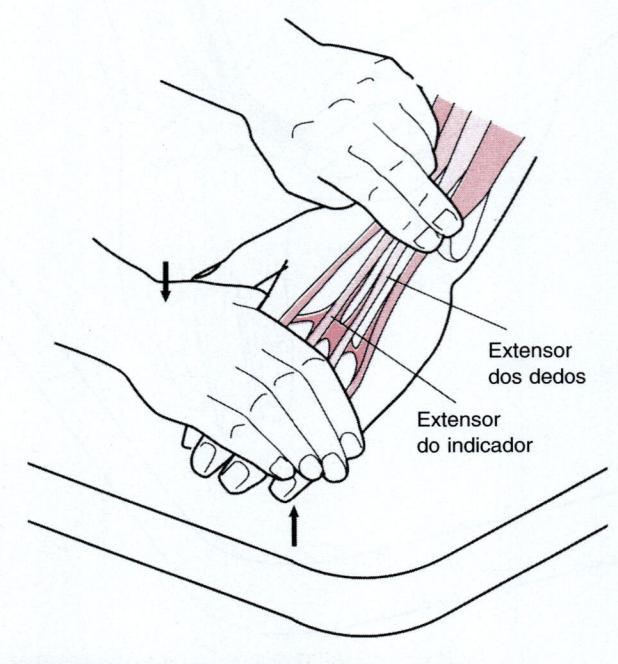

FIGURA 10.27 Palpação do compartimento IV.

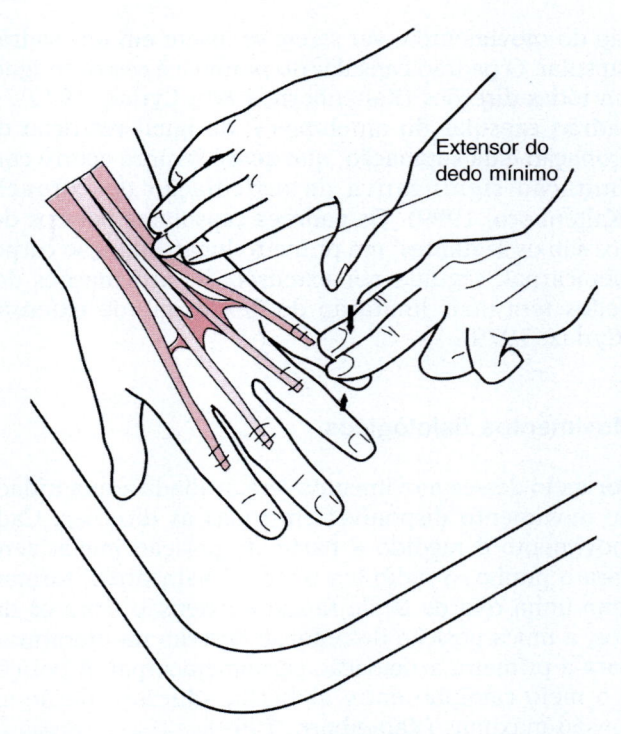

FIGURA 10.28 Palpação do compartimento V.

Compartimento VI

O compartimento mais medial contém o tendão do extensor ulnar do carpo. O tendão pode ser palpado no sulco entre a cabeça e o processo estilóide da ulna, ao passar para sua inserção distal, na base do quinto metacarpal (Figura 10.29). Ele pode ficar mais distinto pela resistência à extensão do punho e ao desvio ulnar. O tendão também pode ser palpado fazendo-se com que o paciente desvie o punho em direção ulnar, o que irá aumentar a tensão do tendão.

TESTE DOS MOVIMENTOS ATIVOS

Os principais movimentos da articulação do punho são a flexão, a extensão e os desvios ulnar e radial. A pronação e a supinação do antebraço também devem ser consideradas. Os movimentos das articulações metacarpofalângicas, interfalângicas proximal e distal incluem flexão e extensão. A abdução e a adução também ocorrem nas articulações metacarpofalângicas. Os movimentos do polegar incluem flexão, extensão, abdução, adução e oposição. Esses devem ser testes rápidos e funcionais, feitos para verificar a articulação. Se a amplitude for indolor no final do movimento, você poderá adicionar uma pressão para "limpar" a articulação. Se o paciente sentir dor durante qualquer movimento você deve continuar a exploração, usando testes passivos e contra a resistência, a fim de descobrir se a etiologia da dor é proveniente das estruturas contráteis ou das não-contráteis.

O teste rápido dos movimentos do punho e da mão deve ser feito simultaneamente para ambas as extremidades. O paciente deve estar sentado, com os antebraços repousando na mesa. Você deve estar de frente, a fim de observar a simetria do movimento.

Para examinar o complexo punho-mão da direção proximal para distal, inicie pedindo ao paciente para executar supinação e pronação do antebraço. Uma descrição completa desse movimento está descrita no Capítulo 9 (páginas 219 e 220). Faça com que o paciente mova o braço de forma que o punho esteja posicionado no final da mesa, com o antebraço em pronação. Peça a ele para elevar o máximo que puder o dorso da mão em direção ao teto, para completar a extensão do punho. Então, solicite ao paciente para permitir que a mão dobre em direção ao solo tanto quanto possível, a fim de completar a flexão do punho. Instrua-o para mover o braço de forma que toda a mão esteja apoiada na mesa na posição pronada. Peça ao paciente para mover a mão para o lado, permitindo que o polegar se aproxime do rádio, para proporcionar a amplitude completa de desvio radial. Instrua o paciente para retornar à posição

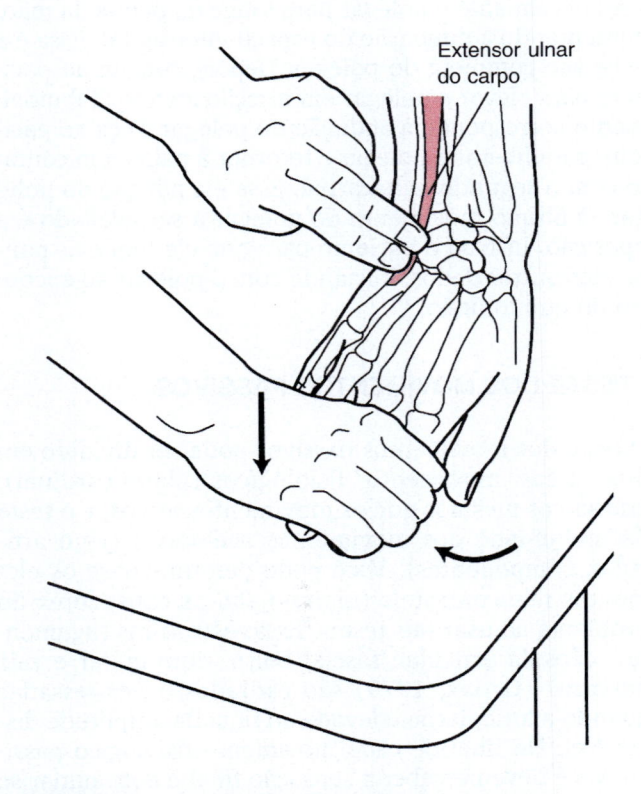

FIGURA 10.29 Palpação do compartimento VI.

neutra e, então, mova a mão para o lado oposto, com o quinto dedo se aproximando da ulna, em desvio ulnar completo. Note que a amplitude de movimento deve ser normalmente maior para o desvio ulnar, uma vez que não há contato direto entre os ossos do carpo e a ulna, em função do menisco.

Para avaliar rapidamente o movimento dos dedos, instrua o paciente a fechar a mão. Observe a qualidade do movimento e se todos os dedos estão trabalhando simetricamente. A completa amplitude de movimento de flexão do dedo é feita se as pontas dos dedos do paciente puderem tocar a prega palmar proximal. Logo, instrua o paciente para soltar a empunhadura e esticar todos os dedos, a fim de estendê-los. Você deve observar que os dedos estão em linha reta (extensão completa) ou levemente hiperestendidos. Após, solicite ao paciente para que ele afaste os dedos entre si, iniciando na posição estendida e com o antebraço em pronação. Faça com que o paciente junte os dedos novamente, e eles deverão estar em contato uns com os outros. Isso mostrará a abdução e adução dos dedos.

Os últimos movimentos a serem considerados são os do polegar. Faça com que o paciente supine o antebraço e mova diagonalmente o polegar através da palma da mão, tão longe quanto possa. A flexão completa do polegar deve permitir que o paciente faça contato com a prega palmar distal na parte distal da eminência hipotenar. Então, peça a ele para liberar a flexão e mover lateralmente o polegar para longe da palma da mão, aumentando a dimensão do espaço interdigital. Essa é a extensão completa do polegar. Depois, solicite ao paciente para elevar o polegar em direção ao teto. Tal movimento corresponde à abdução do polegar. Peça ao paciente para liberar o polegar e retornar à palma em contato com o segundo metacarpal. Essa é a adução do polegar. O último movimento do polegar a ser avaliado é a oposição. Instrua o paciente para que ele toque as pontas dos outros dedos, iniciando com o polegar ao encontro do quinto dedo.

TESTE DOS MOVIMENTOS PASSIVOS

O teste dos movimentos passivos pode ser dividido em duas áreas: movimentos fisiológicos (plano cardinal), que são os mesmos que os movimentos ativos; e o teste da mobilidade dos movimentos acessórios (jogo articular, componentes). Você pode determinar se os elementos não-contráteis (inertes) são os causadores do problema ao usar tais testes. Essas estruturas (ligamentos, cápsula articular, fáscia, bolsa, dura-máter e raiz nervosa) (Cyriax, 1979) são estiradas ou estressadas quando a articulação é levada ao final da amplitude disponível. No final de cada movimento fisiológico passivo, você deve perceber a sensação final e determinar se ela é normal ou patológica. E também avaliar a limitação do movimento e ver se ela se insere em um padrão capsular. O padrão capsular do punho é a restrição igual em todas direções (Kaltenborn, 1999; Cyriax, 1979). O padrão capsular do antebraço é de igual restrição da pronação e da supinação, que quase sempre ocorre com limitação significativa da articulação do cotovelo (Kaltenborn, 1999). Os padrões capsulares para os dedos são os seguintes: em primeiro lugar, abdução carpometacarpal, seguida por extensão; as articulações dos dedos têm mais limitação de flexão que de extensão (Cyriax, 1979).

Movimentos fisiológicos

Por meio desses movimentos será avaliada a quantidade de movimento disponível em todas as direções. Cada movimento é medido a partir da posição inicial zero. Para o punho, o rádio e o terceiro metacarpal, formam uma linha reta de 0° de flexão e extensão. Para os dedos, a única posição de repouso descrita na literatura é para a primeira articulação carpometacarpal. A posição é o meio caminho entre abdução, adução e flexão-extensão máximas (Kaltenborn, 1999).

Supinação e pronação

A supinação e a pronação estão descritas no Capítulo 9 (páginas 219 e 220).

Flexão do punho

A melhor posição para medir a flexão do punho é com o paciente sentado, com o braço apoiado na mesa de tratamento. O antebraço deve ser colocado de forma que a articulação radiocarpal esteja localizada levemente além da borda da superfície de apoio, permitindo liberdade de movimento no nível do punho. O antebraço deve estar pronado, o punho na posição inicial zero e os dedos relaxados. Segure o antebraço do paciente para estabilizá-lo. Coloque sua mão sob o dorso da mão do paciente e mova o punho para flexão. O movimento pode estar limitado por retesamento no punho e nos músculos extensores dos dedos, na cápsula posterior ou no ligamento radiocarpal dorsal, produzindo uma sensação final abrupta e firme (ligamentar). A amplitude normal de movimentos é de 0 a 80° (American Academy of Orthopaedic Surgeons, 1965) (Figura 10.30).

Extensão do punho

A melhor posição para medir a extensão do punho é com o paciente sentado, com o braço apoiado na mesa de

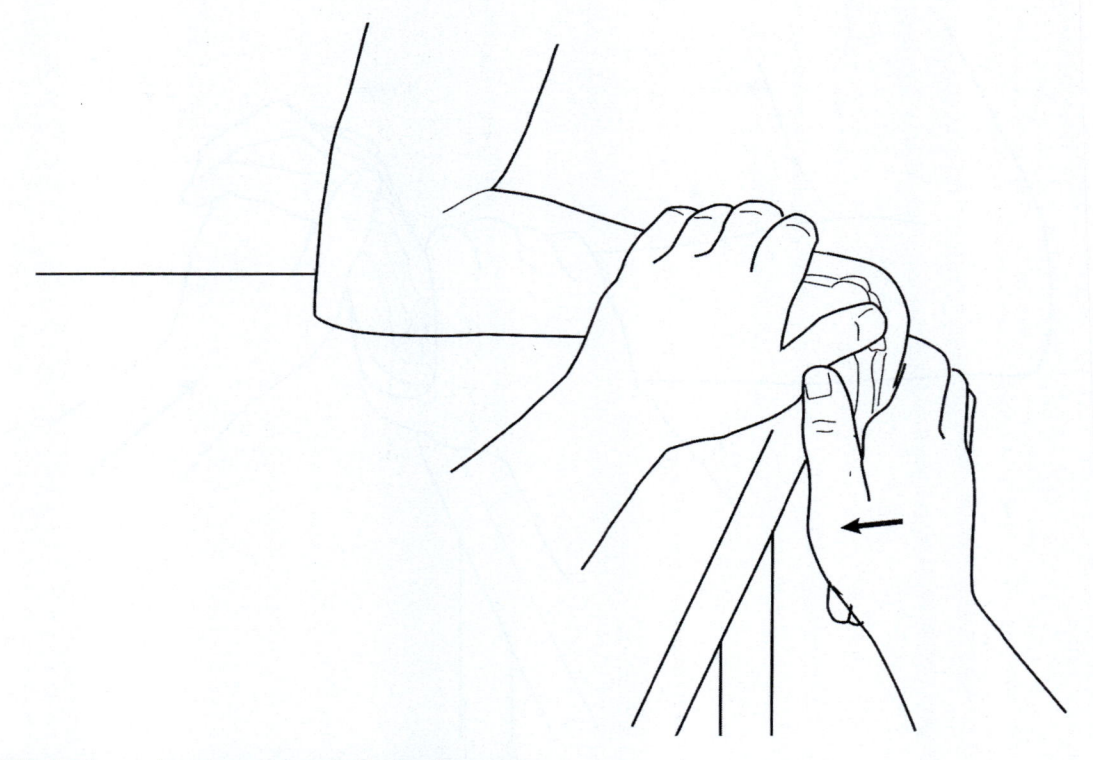

FIGURA 10.30 Teste do movimento passivo da flexão do punho.

tratamento. O antebraço deve ser colocado de tal forma que a articulação radiocarpal esteja localizada levemente além da borda da superfície de apoio, permitindo liberdade de movimento no nível do punho. O antebraço deve estar pronado; o punho, na posição inicial zero; e os dedos, relaxados. Segure o antebraço do paciente para estabilizá-lo. Coloque sua mão sob a palma da mão do paciente e mova o punho em extensão. O movimento pode estar restrito por retesamento no punho e nos músculos flexores dos dedos, na cápsula anterior ou no ligamento radiocarpal palmar, produzindo uma sensação final firme (ligamentar) (Kaltenborn, 1999; Magee, 1997). Uma sensação final dura pode estar presente, secundária ao contato ósseo entre o rádio e os cárpicos proximais. A amplitude normal de movimentos é de 0 a 70° (American Academy of Orthopaedic Surgeons, 1965) (Figura 10.31).

Desvio radial

A melhor posição para medir o desvio radial do punho é com o paciente sentado, com o braço apoiado na mesa de exame. O antebraço deve ser colocado de forma que a articulação radiocarpal esteja localizada levemente além da borda da superfície de apoio, permitindo liberdade de movimento no nível do punho. O antebraço deve estar pronado; o punho, na posição inicial zero; e os dedos, relaxados. Segure o antebraço do paciente para estabilizá-lo e para evitar que ele substitua os movimentos com pronação e supinação. Coloque sua mão sob a palma da mão do paciente e mova o punho para desvio radial. Uma sensação final dura pode estar presente devido ao contato ósseo entre o rádio e o escafóide. O movimento pode estar restringido pela tensão no ligamento colateral ulnar ou lado ulnar da cápsula, produzindo uma sensação final abrupta e firme (ligamentar) (Kaltenborn, 1999; Magee, 1997). A amplitude normal de movimentos é de 0 a 20° (American Academy of Orthopaedic Surgeons, 1965) (Figura 10.32).

Desvio ulnar

A melhor posição para medir o desvio ulnar do punho é com o paciente sentado, com o braço apoiado na mesa de exame. O antebraço deve ser colocado de forma que a articulação radiocarpal esteja localizada levemente além da borda da superfície de apoio, permitindo liberdade de movimento no nível do punho. O antebraço deve estar pronado; o punho, na posição inicial zero; e os dedos, relaxados. Segure o antebraço do paciente para estabilizá-lo e para evitar que o paciente substi-

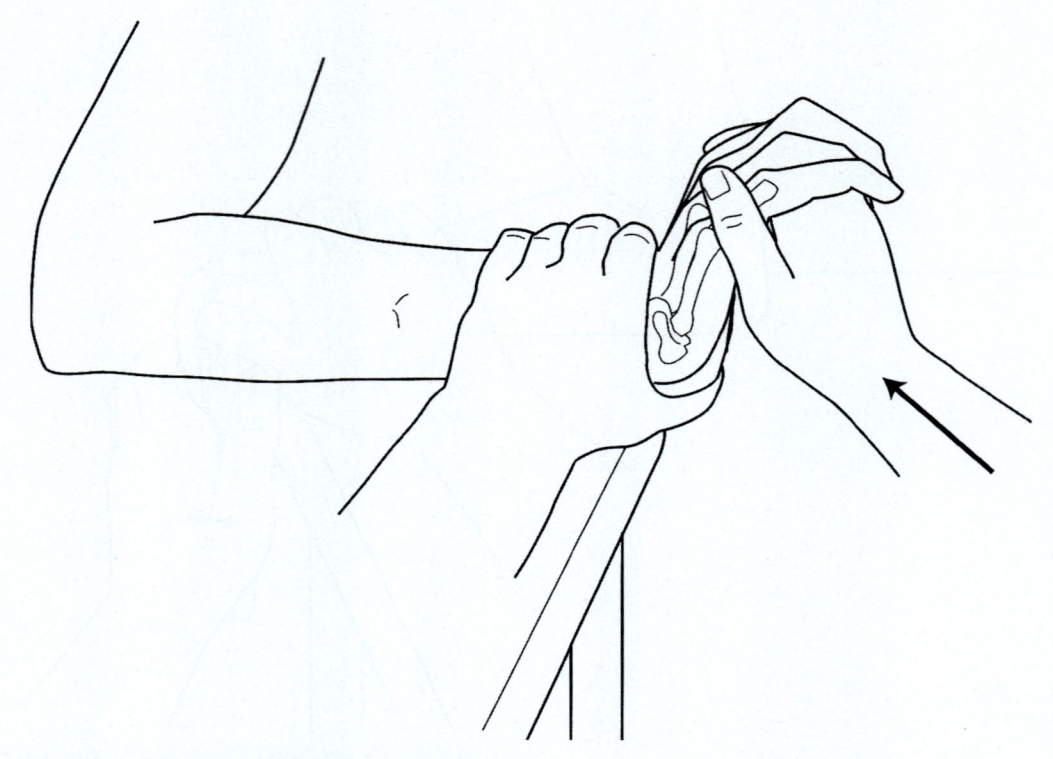

FIGURA 10.31 Teste do movimento passivo da extensão do punho.

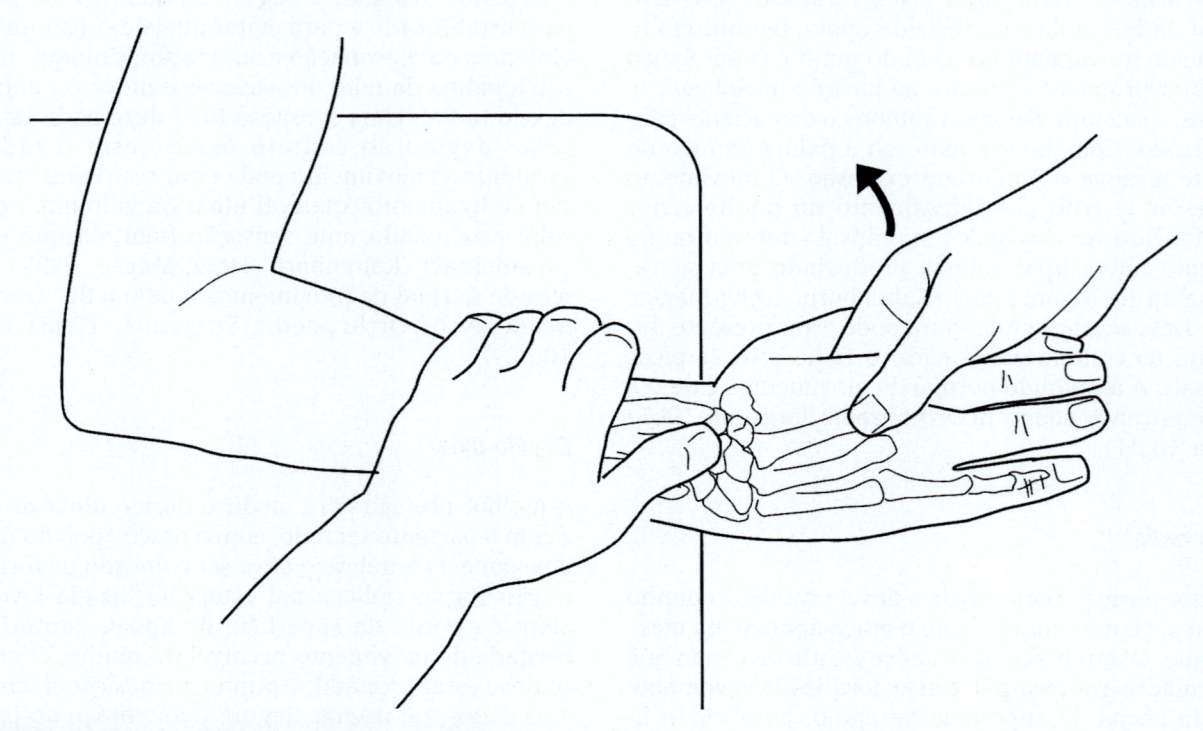

FIGURA 10.32 Teste do movimento passivo em desvio radial.

tua os movimentos com pronação e supinação. Coloque sua mão sob a palma da mão do paciente e mova o punho para desvio ulnar. O movimento pode estar limitado pela tensão no ligamento colateral radial ou no lado radial da cápsula, produzindo uma sensação final abrupta e firme (ligamentar) (Kaltenborn, 1999; Magee, 1997). A amplitude normal de movimentos é de 0 a 30° (American Academy of Orthopaedic Surgeons, 1965) (Figura 10.33).

Dedos

Todos os testes para movimentos passivos dos dedos devem ser feitos com o paciente na posição sentada com o antebraço e a mão apoiados na mesa de exame adjacente. O examinador deve estar sentado de frente para a mão do paciente.

Flexão da articulação metacarpofalângica

O antebraço deve estar posicionado em meio caminho entre a pronação e a supinação, com o punho na posição neutra. A articulação metacarpofalângica deve estar na posição mediana entre a abdução e a adução. As articulações interfalângicas proximal e distal devem estar confortavelmente flexionadas. Evite o final da amplitude de flexão, pois isso diminuirá a amplitude disponível devido à tensão nos tendões extensores. Coloque sua mão no metacarpal correspondente à articulação metacarpofalângica que está sendo avaliada. Use seu outro dedo indicador e o polegar para segurar a falange proximal e mover a metacarpofalângica em flexão. O movimento pode estar limitado por tensão nos ligamentos colaterais ou na área dorsal da cápsula, produzindo uma sensação final abrupta e firme (ligamentar) (Kaltenborn, 1999; Magee, 1997). É possível que ocorra uma sensação final dura caso haja contato entre a falange proximal e o metacarpal. A amplitude normal de movimentos é de 0 a 90° (American Academy of Orthopaedic Surgeons, 1965) (Figura 10.34).

Extensão da articulação metacarpofalângica

O antebraço deve ser posicionado a meio caminho entre a pronação e a supinação, com o punho na posição neutra. A articulação metacarpofalângica deve estar na posição média entre a abdução e a adução. As articulações interfalângicas proximal e distal devem estar confortavelmente flexionadas. Coloque sua mão no me-

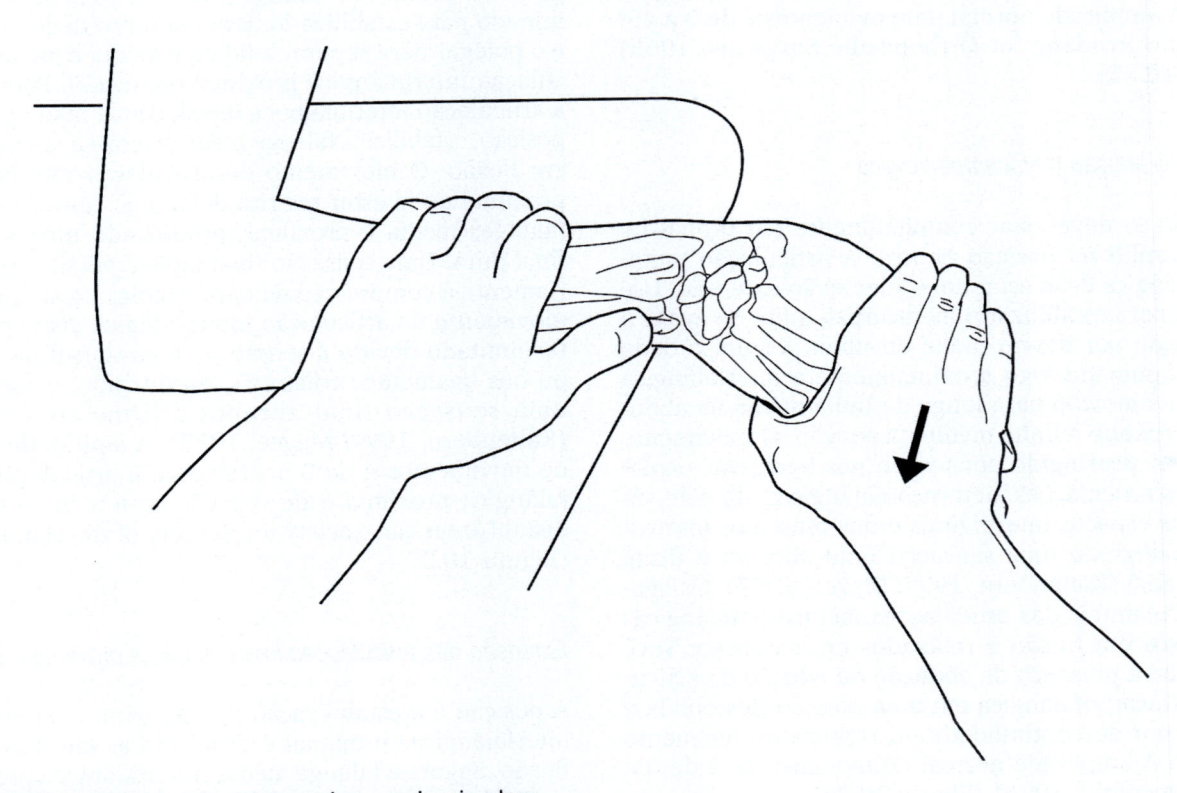

FIGURA 10.33 Teste do movimento passivo em desvio ulnar.

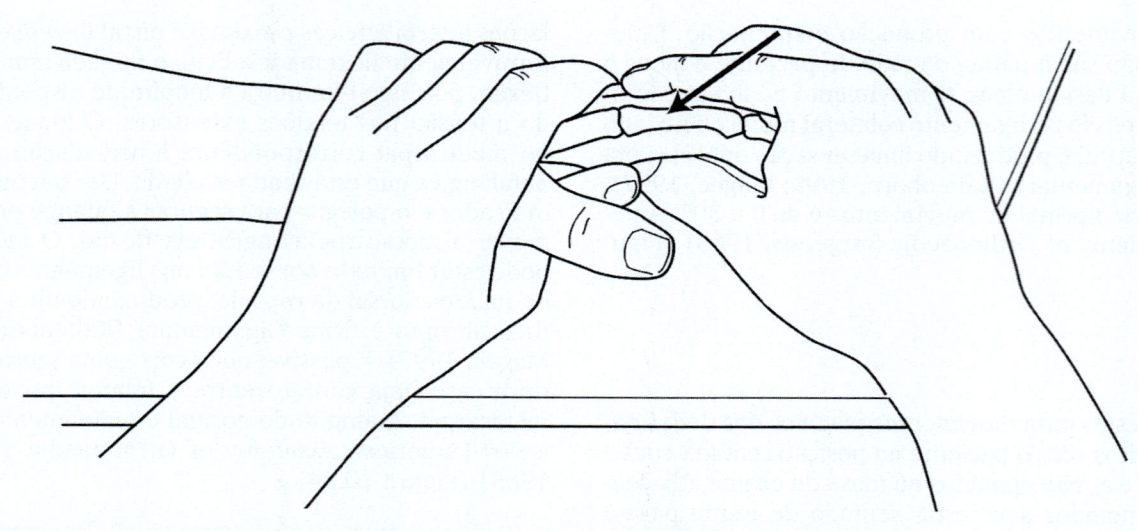

FIGURA 10.34 Teste do movimento passivo da flexão da articulação metacarpofalângica.

tacarpal correspondente à articulação metacarpofalângica que está sendo avaliada. Use seu outro dedo indicador e o polegar para segurar a falange proximal e mover a articulação metacarpofalângica em extensão. O movimento pode estar restrito por tensão na área volar da cápsula, produzindo uma sensação final abrupta e firme (ligamentar) (Kaltenborn, 1999; Magee, 1997). A amplitude normal de movimentos é de 0 a 45° (American Academy of Orthopaedic Surgeons, 1965) (Figura 10.35).

Abdução e adução metacarpofalângica

O antebraço deve estar completamente em pronação, com o punho na posição neutra. A articulação metacarpofalângica deve estar em 0° de flexão-extensão. Use sua mão para estabilizar o metacarpal, a fim de evitar a substituição por desvio radial ou ulnar. Segure o dedo sendo examinado logo proximalmente à interfalângica proximal e mova-o para longe da linha média na abdução, retornando à linha média na adução. O movimento pode estar restringido por tensão nos ligamentos colaterais das articulações metacarpofalângicas, da pele, da fáscia nos espaços interdigitais e dos músculos interósseos, produzindo uma sensação final abrupta e firme (ligamentar) (Kaltenborn, 1999; Magee, 1997). Os ligamentos colaterais das articulações metacarpofalângicas estão tesos em flexão e relaxados em extensão. Você notará que a presença de abdução ou adução da articulação metacarpofalângica em uma posição flexionada é causada por descontinuidade ou ruptura do ligamento colateral. A amplitude normal de movimentos é de 0 a 20° (Hoppenfeld, 1976) (Figura 10.36).

Flexão das articulações interfalângicas proximal e distal

O antebraço deve ser posicionado em meio caminho entre a pronação e a supinação, com o punho em posição neutra. A articulação metacarpofalângica deve estar em 0° de flexão-extensão e abdução-adução. Coloque o polegar e o indicador na falange proximal do dedo a ser examinado para estabilizá-lo. Use seu outro dedo indicador e o polegar para segurar a falange média e mover a articulação interfalângica proximal em flexão. Para avaliar a articulação interfalângica distal, com a mão na mesma posição, estabilize a falange média e mova a falange distal em flexão. O movimento da articulação interfalângica proximal pode estar restrito devido ao contato entre as falanges média e proximal, produzindo uma sensação final dura. Uma sensação final mole é possível secundariamente à compressão de partes moles na área volar. O movimento da articulação interfalângica distal pode estar limitado devido à tensão na área dorsal da cápsula ou nos ligamentos colaterais, produzindo, desse modo, uma sensação final abrupta e firme (ligamentar) (Kaltenborn, 1999; Magee, 1997). A amplitude normal de movimentos é de 0 a 110° para a articulação interfalângica proximal e de 0 a 65° para a interfalângica distal (American Society for Surgery of the Hand, 1983) (Figura 10.37).

Extensão das articulações interfalângicas proximal e distal

A posição e a estabilização usadas para a extensão das interfalângicas proximal e distal são as mesmas para a flexão. Segure a falange média (interfalângica proximal) ou a falange distal (interfalângica distal) e retorne a ar-

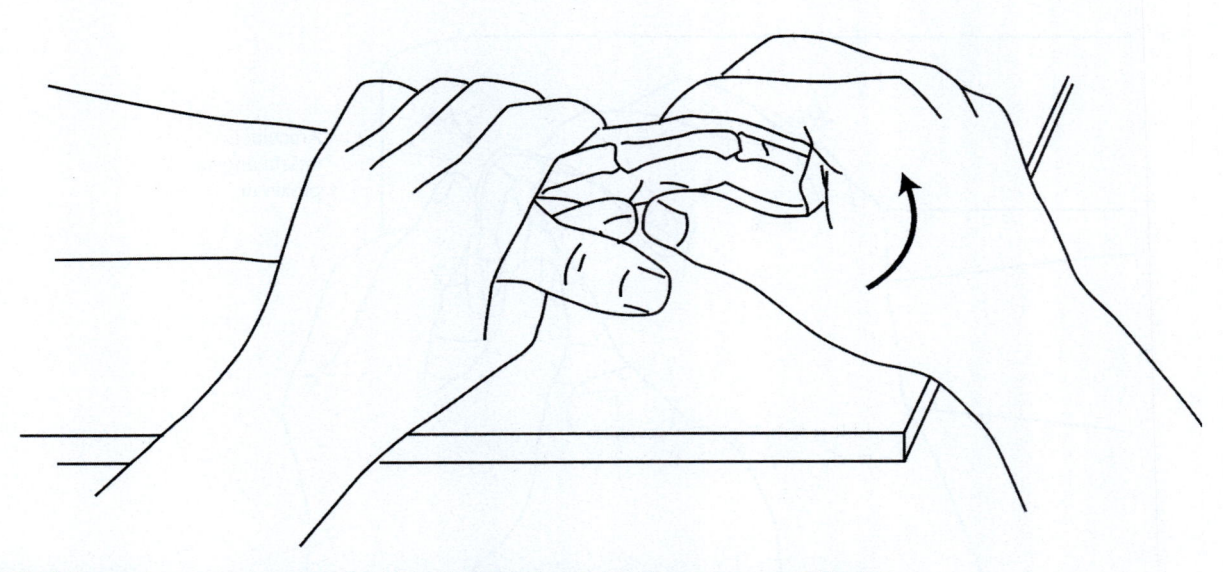

FIGURA 10.35 Teste do movimento passivo da extensão da articulação metacarpofalângica.

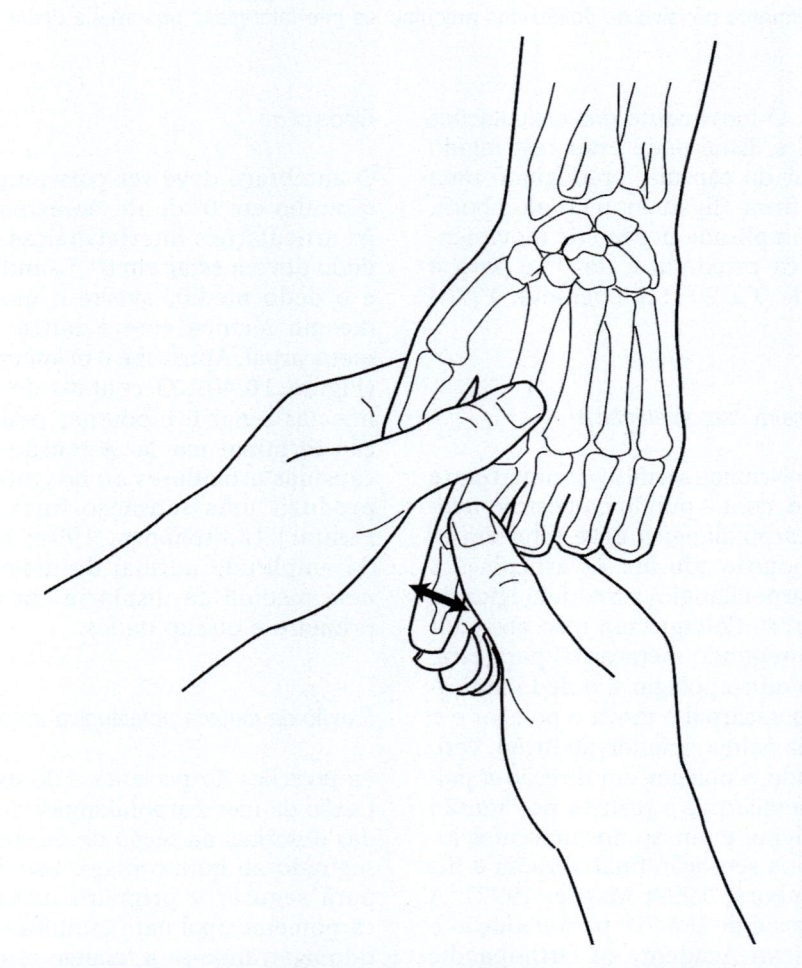

FIGURA 10.36 Teste do movimento passivo de abdução e adução da articulação metacarpofalângica.

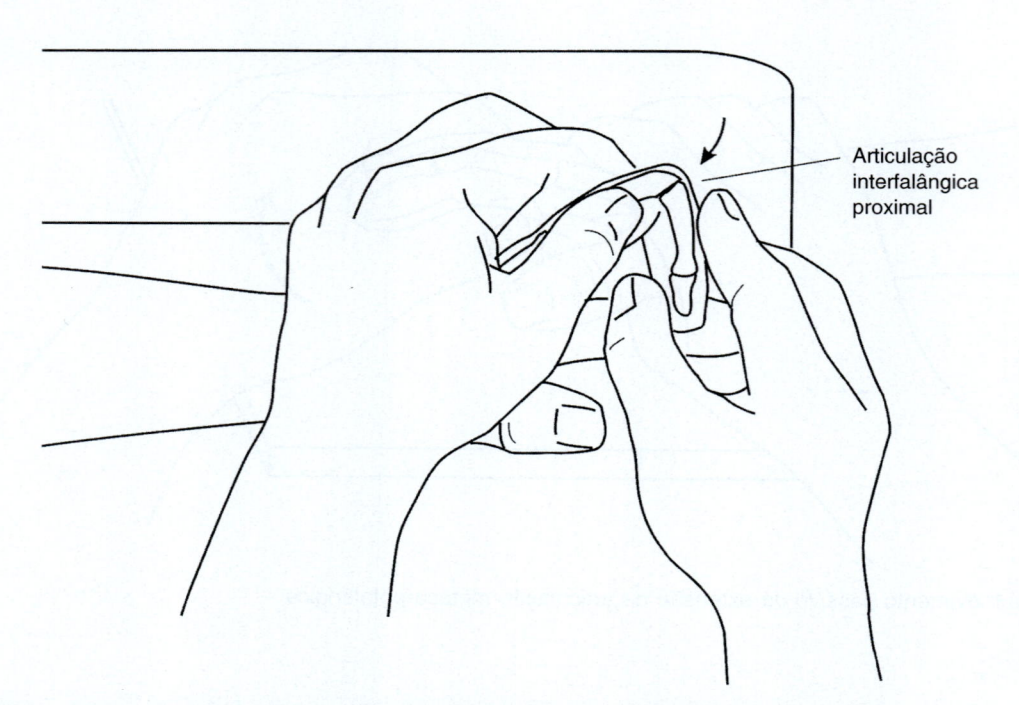

FIGURA 10.37 Teste do movimento passivo de flexão das articulações interfalângicas proximal e distal.

ticulação para extensão. O movimento das articulações interfalângicas proximal e distal pode estar restringido por tensão na área volar da cápsula, produzindo uma sensação final abrupta e firme (ligamentar) (Kaltenborn, 1999; Magee, 1997). A amplitude normal de movimentos para a interfalângica proximal é de 0° e para a interfalângica distal é de 0 a 20° (Hoppenfeld, 1976) (Figura 10.38).

Abdução e adução da primeira carpometacarpal

O antebraço deve estar posicionado a meio caminho entre a pronação e a supinação, com o punho na posição neutra. A articulação metacarpofalângica deve estar em 0° de flexão-extensão e abdução-adução. As articulações carpometacarpal, metacarpofalângica e interfalângica do polegar devem estar em 0°. Coloque sua mão ao redor dos ossos do carpo e do segundo metacarpal para estabilizar a mão. Usando o outro polegar e o dedo indicador, agarre o primeiro metacarpal e mova o polegar e o metacarpal para longe da palma, criando abdução. Verifique a adução retornando o polegar em direção à palma. A abdução carpometacarpal é restrita por tensão fascial no espaço interdigital e tensão nos músculos intrínsecos, produzindo uma sensação final abrupta e firme (ligamentar) (Kaltenborn, 1999; Magee, 1997). A amplitude de movimentos é de 0 a 70° para abdução e 0° para adução (American Academy of Orthopaedic Surgeons, 1965) (Figura 10.39).

Oposição

O antebraço deve ser posicionado em supinação, com o punho em 0° de flexão-extensão e abdução-adução. As articulações interfalângicas do polegar e do quinto dedo devem estar em 0°. Usando o polegar, o indicador e o dedo médio, agarre o quinto metacarpal. Use a mesma técnica com a outra mão sobre o primeiro metacarpal. Aproxime o primeiro e o quinto metacarpais (Figura 10.40). O contato de partes moles das eminências tenar e hipotenar pode produzir uma sensação terminal macia. A tensão na parte posterior das cápsulas articulares ou nos músculos extensores pode produzir uma sensação final abrupta e firme (ligamentar) (Kaltenborn, 1999; Magee, 1997). A perda da amplitude normal de movimentos é determinada pela medida da distância entre as polpas digitais do primeiro e quinto dedos.

Flexão da metacarpofalângica do polegar

As posições do paciente e do examinador para testar a flexão da metacarpofalângica do polegar são as mesmas das descritas na seção de flexão metacarpofalângica do segundo ao quinto dedo. Use o polegar e o indicador para segurar o primeiro metacarpal e a articulação carpometacarpal para estabilizá-los. O movimento é obtido agarrando-se a falange proximal do polegar e movendo-a através da palma, em direção à eminência tenar.

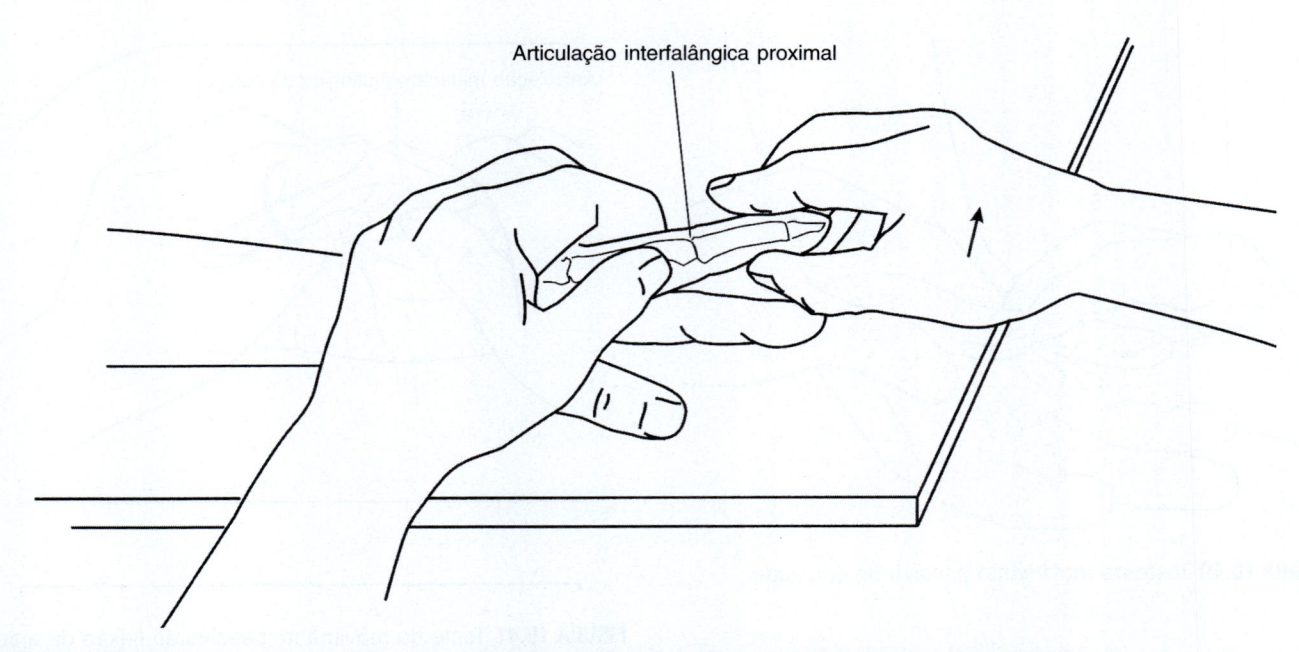

FIGURA 10.38 Teste do movimento passivo de extensão das articulações interfalângicas proximal e distal.

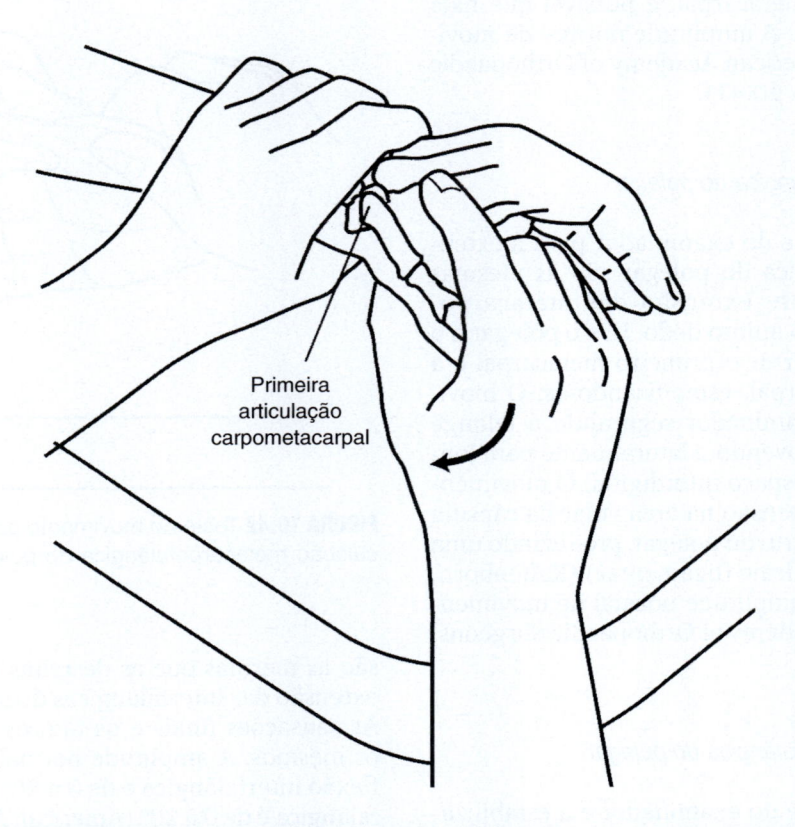

FIGURA 10.39 Teste dos movimentos passivos de abdução e adução da primeira articulação carpometacarpal.

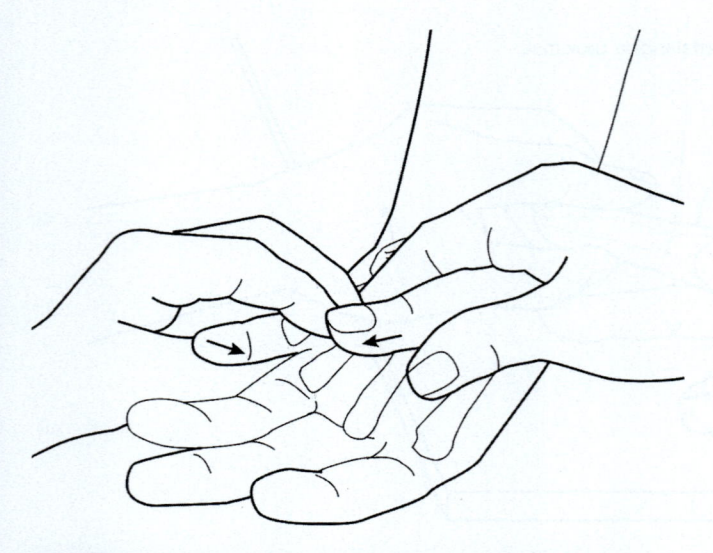

FIGURA 10.40 Teste do movimento passivo de oposição.

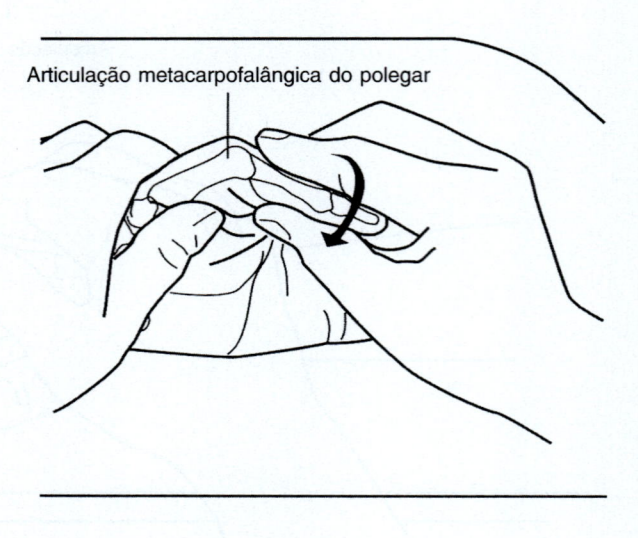

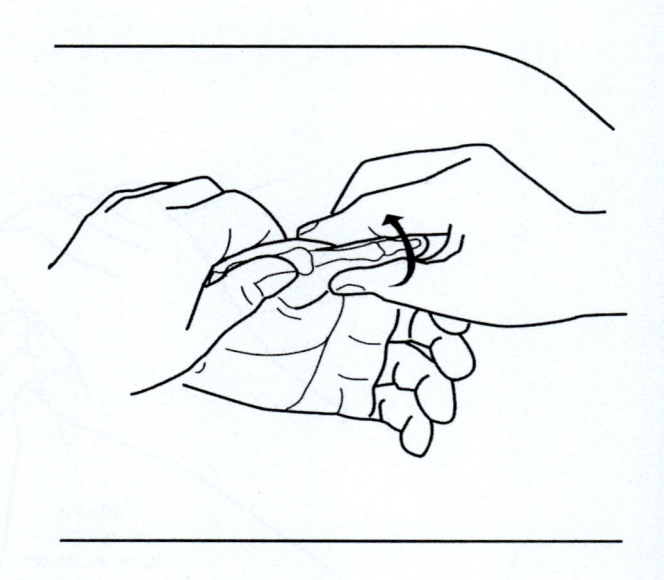

FIGURA 10.41 Teste do movimento passivo de flexão da articulação metacarpofalângica do polegar.

O movimento pode estar restrito pela tensão dos ligamentos colaterais, parte dorsal da cápsula, ou tendão do extensor curto do polegar, produzindo uma sensação final abrupta e firme (ligamentar) (Kaltenborn, 1999; Magee, 1997). Caso ocorra contato entre a falange proximal e o primeiro metacarpal, é possível que haja uma sensação final dura. A amplitude normal de movimentos é de 0 a 50° (American Academy of Orthopaedic Surgeons, 1965) (Figura 10.41).

Extensão da metacarpofalângica do polegar

As posições do paciente e do examinador para a extensão da metacarpofalângica do polegar são as mesmas descritas na seção sobre extensão das metacarpofalângicas do segundo ao quinto dedo. Use o polegar e o dedo indicador para agarrar o primeiro metacarpal e a articulação carpometacarpal, estabilizando-os. O movimento é obtido pelo examinador segurando a falange proximal do polegar e movendo-a lateralmente para longe da palma, abrindo o espaço interdigital. O movimento pode ser restrito pela tensão na área volar da cápsula ou no tendão do flexor curto do polegar, produzindo uma sensação final abrupta e firme (ligamentar) (Kaltenborn, 1999; Magee, 1997). A amplitude normal de movimentos é de 0° (American Academy of Orthopaedic Surgeons, 1965) (Figura 10.42).

Flexão e extensão da interfalângica do polegar

As posições do paciente e do examinador e a estabilização da interfalângica do polegar para flexão e extensão

FIGURA 10.42 Teste do movimento passivo de extensão da articulação metacarpofalângica do polegar.

são as mesmas que as descritas na seção sobre flexão e extensão das interfalângicas do segundo ao quinto dedo. As sensações finais e os fatores limitantes são também os mesmos. A amplitude normal de movimentos para a flexão interfalângica é de 0 a 80° e para a extensão interfalângica é de 0 a 20° (American Academy of Orthopaedic Surgeons, 1965) (Figura 10.43).

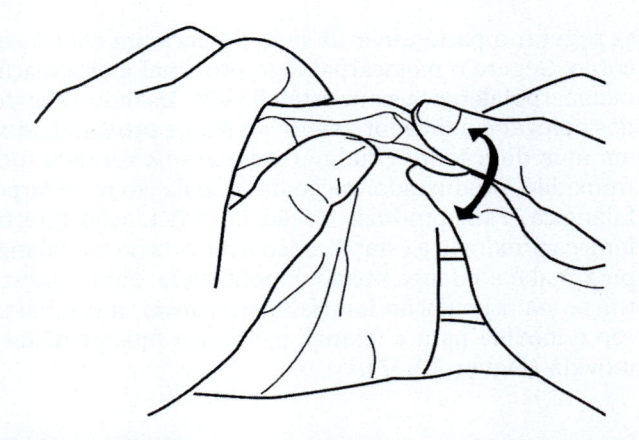

FIGURA 10.43 Teste do movimento passivo de flexão e extensão da articulação interfalângica do polegar.

Teste da mobilidade dos movimentos acessórios

O teste da mobilidade dos movimentos acessórios fornecerá a você informações sobre o grau de frouxidão articular presente. O paciente deve estar totalmente relaxado e confortável para permitir que você mova a articulação e obtenha a informação mais exata. A articulação deve ser posicionada na posição mais frouxa (repouso) a fim de permitir o maior grau de movimento articular. A posição de repouso do punho deve ser a seguinte: os eixos longitudinais do rádio e o terceiro metacarpal devem formar uma linha reta com leve desvio ulnar (posição mediana entre os desvios ulnar e radial). A posição em repouso da primeira articulação carpometacarpal é com o metacarpal a meio caminho entre abdução-adução e flexão-extensão. A posição de repouso dos dedos deve ser de leve flexão de todas articulações (mais um leve desvio ulnar da segunda à quinta articulação metacarpofalângica) (Kaltenborn, 1999).

Deslizamento ventral e dorsal do rádio e da cabeça do rádio

Consulte o Capítulo 9 (página 223) para verificar a descrição completa desses testes de mobilidade.

Tração da articulação radiocarpal

Coloque o paciente na posição sentada, com o braço pronado e apoiado na mesa de tratamento. O punho do paciente deve estar na posição neutra. Fique em frente à parte ulnar do punho. Estabilize esse membro segurando com sua mão a parte distal dorsal do antebraço. Segure com a outra mão ao redor da fileira proximal dos ossos do carpo, logo distalmente à articulação radiocarpal. Puxe os ossos do carpo em uma direção longitudinal, até remover a frouxidão, produzindo tração na articulação radiocarpal (Figura 10.44).

Tração da articulação carpal média

Coloque o paciente na posição sentada, com o braço pronado e apoiado na mesa. O punho deve ficar em posição neutra. Fique em frente à parte ulnar do punho. Estabilize o punho segurando com sua mão a parte dorsal da fileira proximal do carpo. Segure com sua outra mão a fileira distal dos ossos do carpo. Puxe os ossos do carpo em direção longitudinal, até eliminar a frouxidão, produzindo tração na articulação carpal média (Figura 10.45).

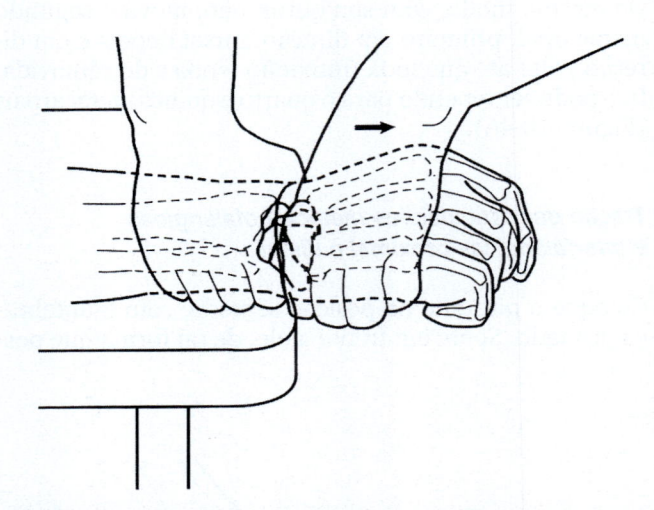

FIGURA 10.44 Teste da mobilidade de tração da articulação radiocarpal.

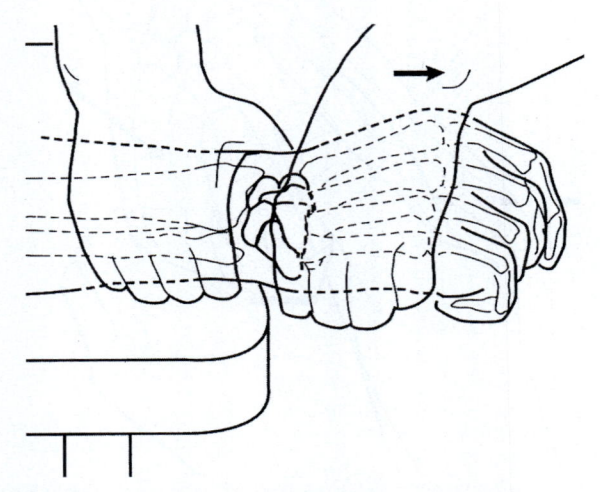

FIGURA 10.45 Teste da mobilidade de tração da articulação mediocarpal.

Articulações carpais individuais

Cada um dos ossos carpais pode ser movido sobre o outro em suas articulações específicas. A descrição de tais técnicas está além dos objetivos deste livro. O leitor deve consultar um texto sobre mobilização obter para maiores detalhes.

Deslizamento palmar e dorsal dos metacarpais

Coloque o paciente na posição sentada, com o antebraço pronado e apoiado na mesa de exame. O punho deve estar na posição neutra. Fique em frente à área dorsal da mão. Segure o terceiro metacarpal com seu polegar e, então, enrole seus dedos ao redor da superfície palmar. Do mesmo modo, com sua outra mão, mova o segundo metacarpal, primeiro em direção dorsal depois e em direção volar até que toda frouxidão tenha sido removida. Isso pode ser repetido para o quarto e quinto metacarpais (Figura 10.46).

Tração das articulações metacarpofalângicas e interfalângicas proximal e distal

Coloque o paciente na posição sentada, com o antebraço pronado. Sente em frente a ele, de tal forma que possa segurar a parte ulnar da mão do paciente contra seu corpo. Segure o metacarpal logo proximal à articulação metacarpofalângica para estabilizá-lo. Usando seus dedos polegar e indicador, segure a falange proximal. Puxe em uma direção longitudinal até que seja retirada toda frouxidão, produzindo tração na articulação metacarpofalângica. Para produzir tração na articulação interfalângica proximal, a estabilização é movida para a falange proximal e a falange média é mobilizada. Para produzir tração na articulação interfalângica distal, a estabilização é movida para a falange média e a falange distal é movida (Figura 10.47).

Tração da primeira articulação carpometacarpal

Coloque o paciente sentado, com o antebraço a meio caminho entre a supinação e a pronação. Fique em frente à parte dorsal da mão. Usando os dedos polegar e indicador, segure os trapézios para estabilizá-los. Usando os dedos polegar e indicador da outra mão, segure a parte proximal do primeiro metacarpal, logo distal à articulação carpometacarpal. Puxe em direção longitudinal, até que seja retirada toda frouxidão, produzindo tração na primeira carpometacarpal (Figura 10.48).

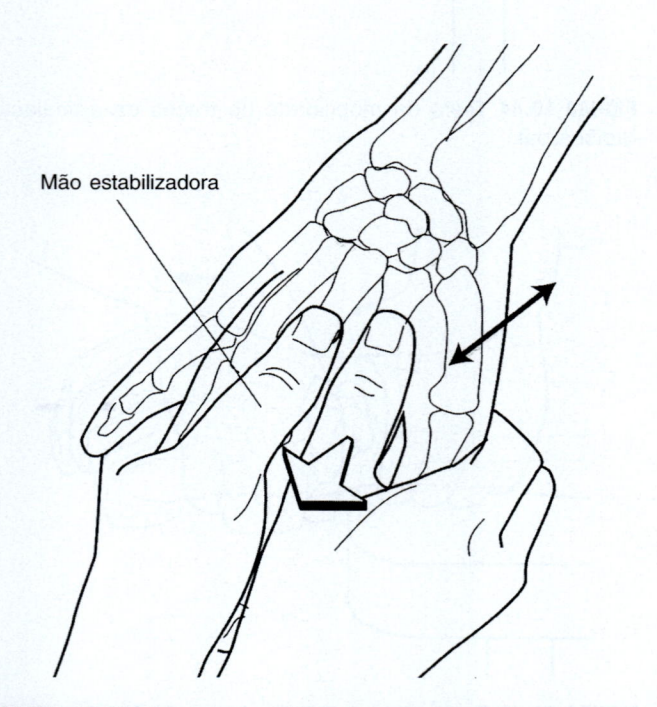

FIGURA 10.46 Teste da mobilidade de deslizamento palmar e dorsal dos metacarpais.

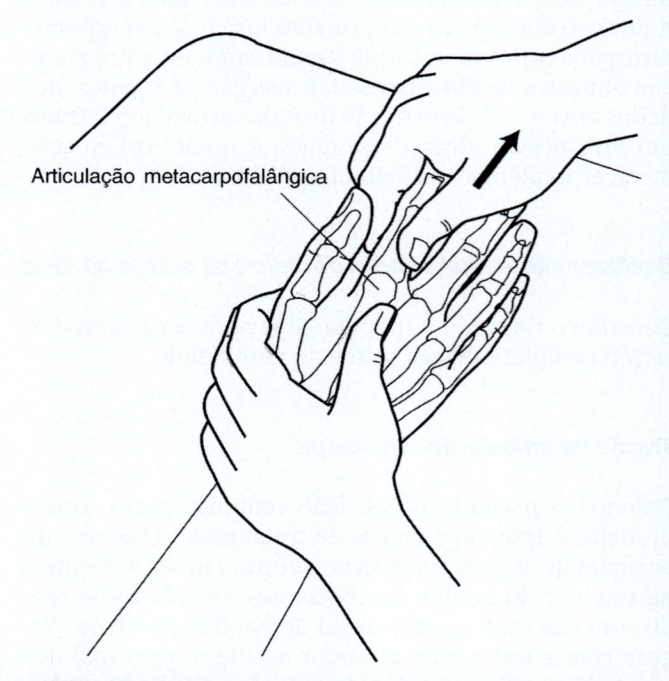

FIGURA 10.47 Teste da mobilidade de tração das articulações metacarpofalângicas e interfalângicas proximal e distal.

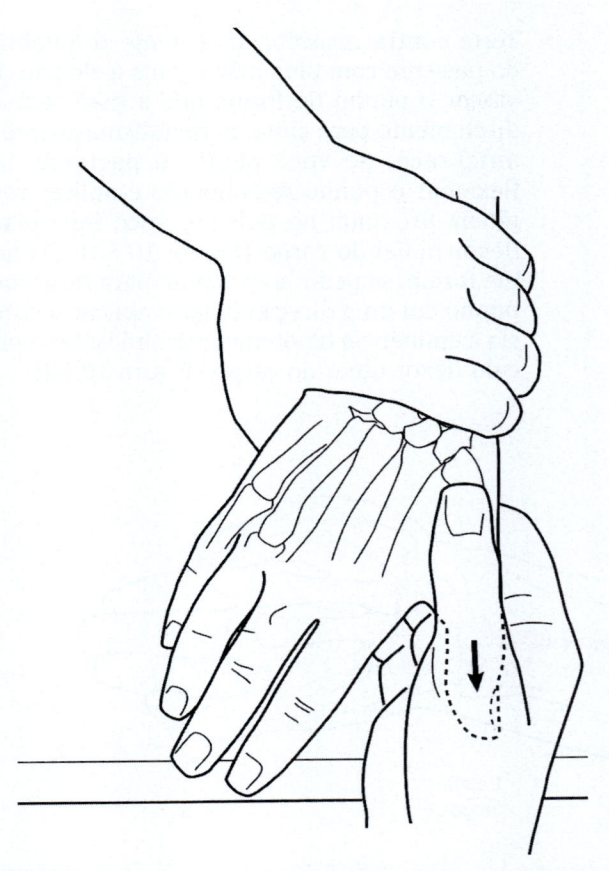

FIGURA 10.48 Teste da mobilidade de tração da primeira articulação carpometacarpal.

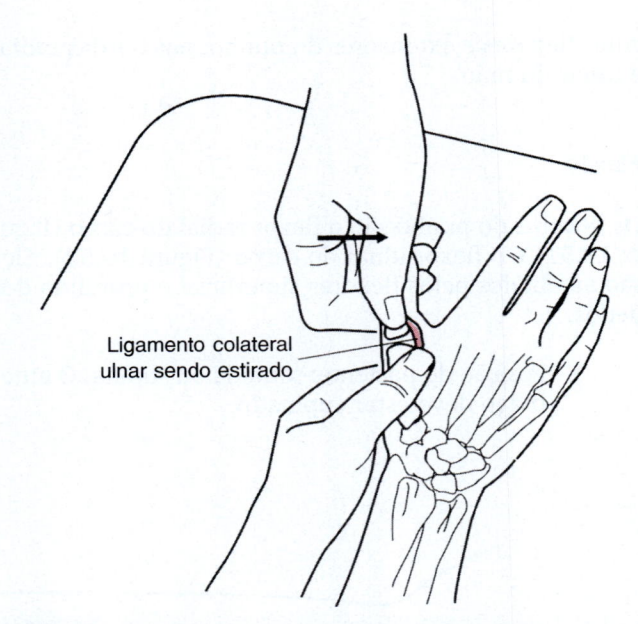

FIGURA 10.49 Teste da mobilidade do deslizamento ulnar da primeira articulação metacarpofalângica.

Deslizamento ulnar da primeira articulação metacarpofalângica

Coloque o paciente sentado, com o antebraço a meio caminho entre a supinação e a pronação. Fique em frente à parte dorsal da mão. Usando seus dedos polegar e indicador, segure o primeiro metacarpal para estabilizá-lo. Usando os dedos polegar e indicador da sua outra mão, agarre a parte proximal da falange proximal e deslize-a em direção ulnar, até que toda frouxidão seja retirada (Figura 10.49). A ruptura do ligamento colateral ulnar da primeira metacarpofalângica é conhecida como *polegar de couteiro* ou *de esquiador* (Figura 10.50).

TESTE CONTRA RESISTÊNCIA

O punho

Os movimentos primários do punho são a flexão e a extensão. O punho é também capaz de desviar em direção radial e ulnar por causa das inserções dos mús-

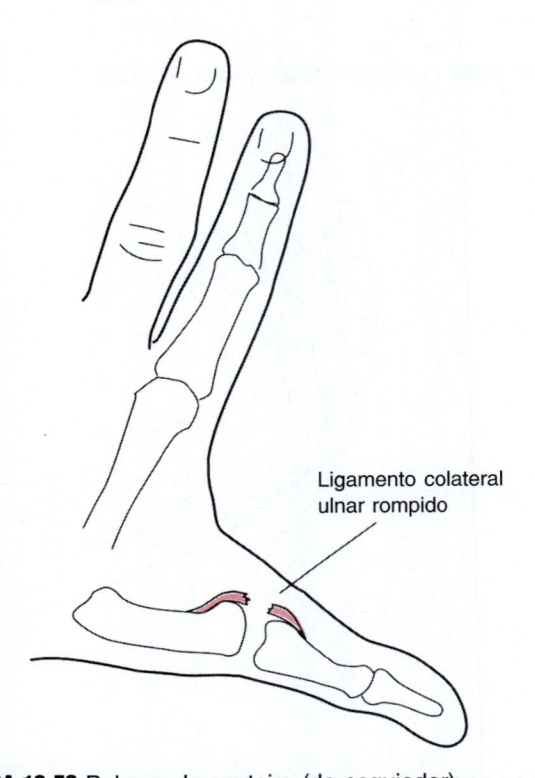

FIGURA 10.50 Polegar do couteiro (de esquiador).

culos flexores e extensores do punho, nas bordas radial e ulnar da mão.

Flexão

Os flexores do punho são o flexor radial do carpo (Figura 10.51) e o flexor ulnar do carpo (Figura 10.52). Eles são auxiliados pelos flexores superficial e profundo dos dedos.

- Posição do paciente: sentada ou supina. O antebraço deve estar supinado.

- Teste contra resistência: sustente o antebraço do paciente com uma mão e peça a ele para flexionar o punho de forma que a mão se mova diretamente para cima, perpendicularmente ao antebraço. Se você pedir ao paciente para flexionar o punho radialmente e aplicar resistência proximal ao polegar, você irá isolar o flexor radial do carpo (Figura 10.53). Da mesma forma, se pedir ao paciente para flexionar o punho em uma direção ulnar e aplicar resistência à eminência hipotenar, você irá isolar o músculo flexor ulnar do carpo (Figura 10.54).

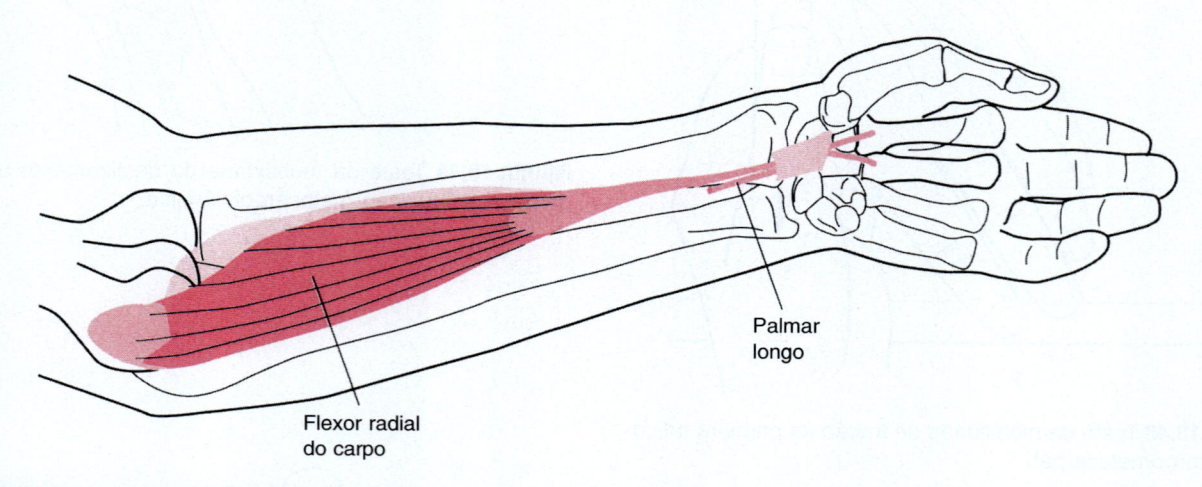

FIGURA 10.51 O músculo flexor radial do carpo.

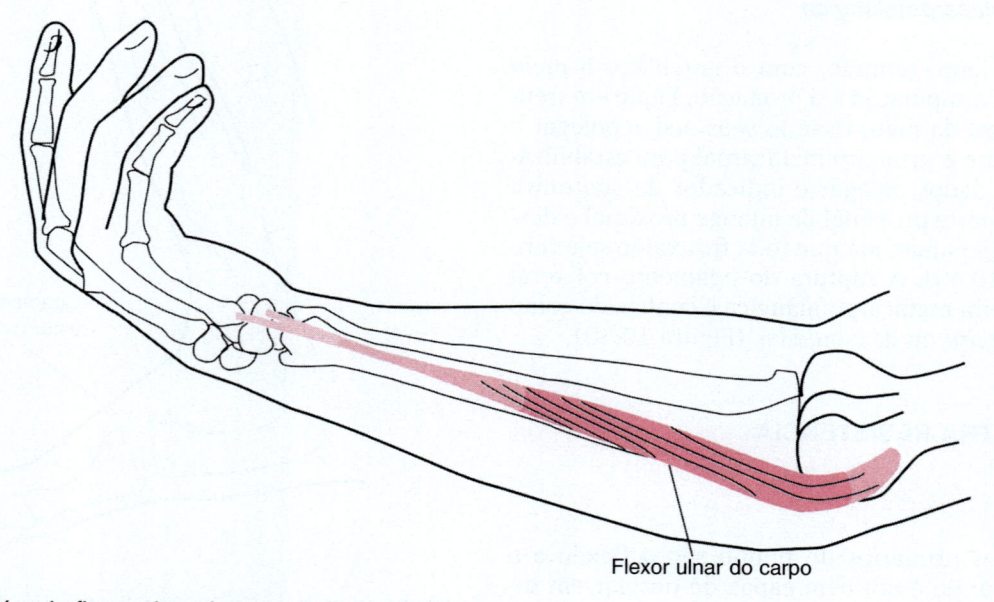

FIGURA 10.52 O músculo flexor ulnar do carpo.

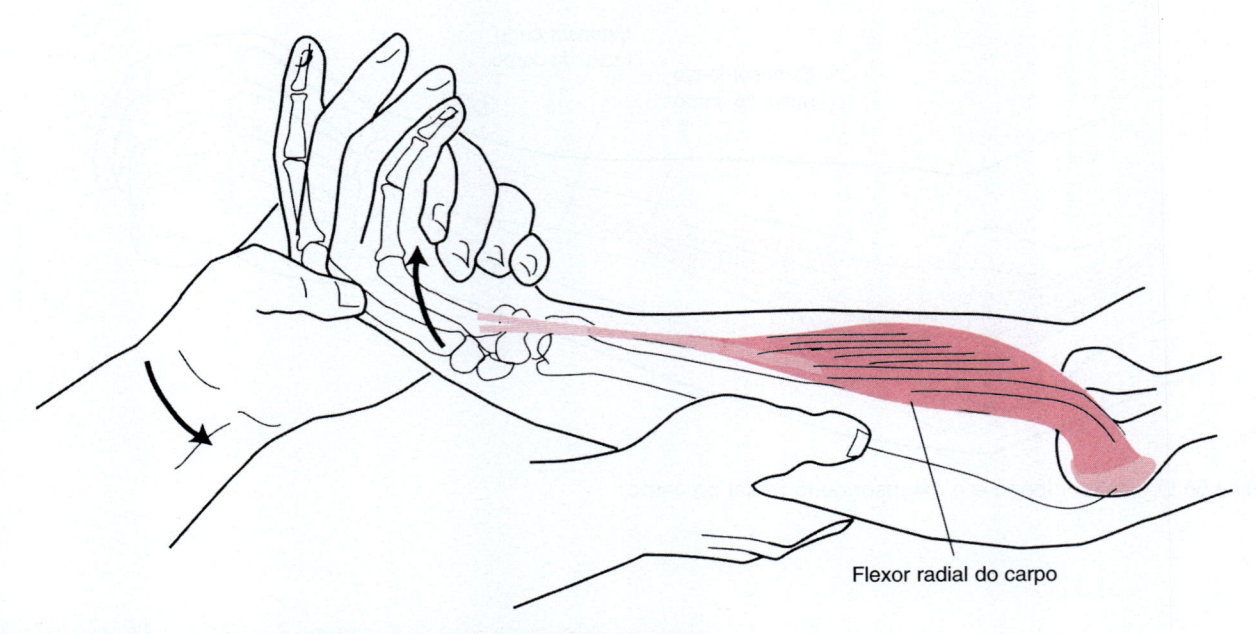

FIGURA 10.53 Teste da flexão do punho, isolando o flexor radial do carpo.

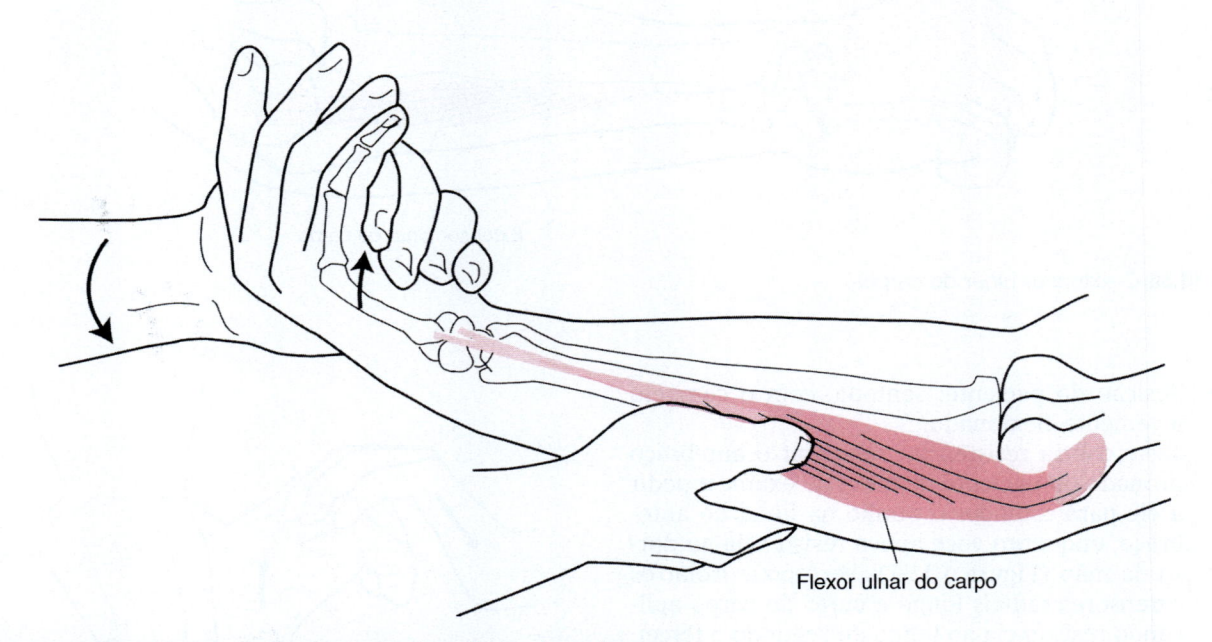

FIGURA 10.54 Teste da flexão do punho, isolando o flexor ulnar do carpo.

O teste da flexão do punho, com a gravidade eliminada, é realizado pedindo-se ao paciente para colocar a mão e o antebraço em uma mesa, com o antebraço a meio caminho entre a pronação e a supinação, flexionando o punho com a mesa sustentando o peso da mão e do antebraço.

A fraqueza na flexão do punho resulta em dificuldades na alimentação e na higiene pessoal.

Extensão

Os extensores do punho no lado radial são os extensores radiais curto e longo do carpo (Figura 10.55). O extensor do punho no lado ulnar é o extensor ulnar do carpo (Figura 10.56). Esses músculos são auxiliados pelo extensor dos dedos, extensor do indicador e extensor do dedo mínimo.

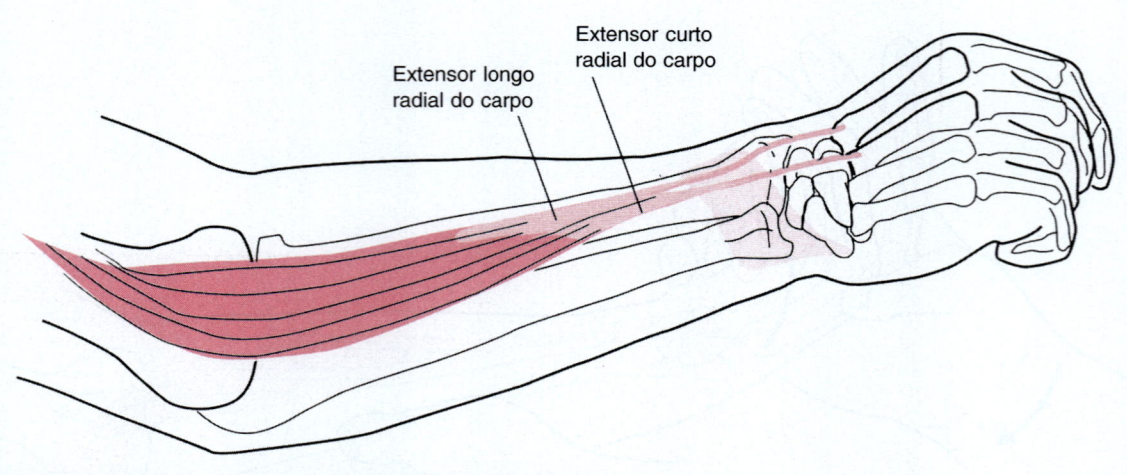

FIGURA 10.55 O extensor longo e o extensor curto radial do carpo.

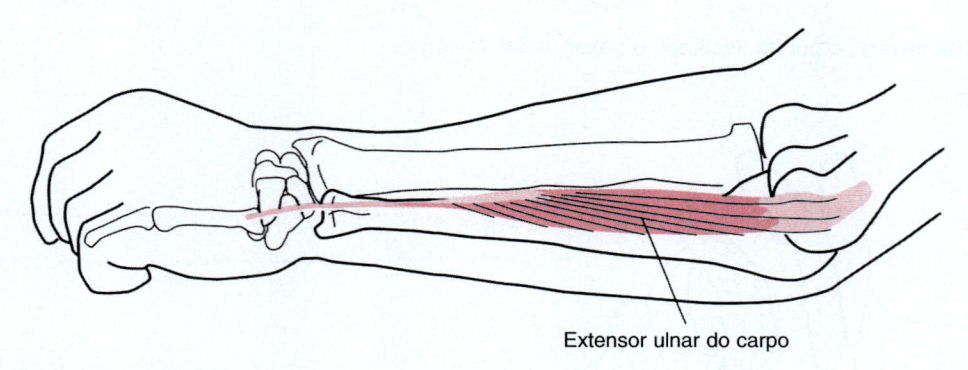

FIGURA 10.56 O extensor ulnar do carpo.

- Posição do paciente: sentada, com o cotovelo levemente flexionado.
- Teste contra resistência: sustentar o antebraço pronado do paciente na mesa de exame e pedir a ele para estender o punho na linha do antebraço, enquanto você aplica resistência ao dorso da mão (Figura 10.57). Você pode isolar os extensores radiais longo e curto do carpo aplicando resistência ao longo do segundo e terceiro metacarpais. O paciente deve tentar estender o punho em direção radial. Você pode isolar o extensor ulnar do carpo fazendo com que o paciente estenda o punho na direção ulnar, enquanto você aplica resistência no quarto e quinto metacarpais.

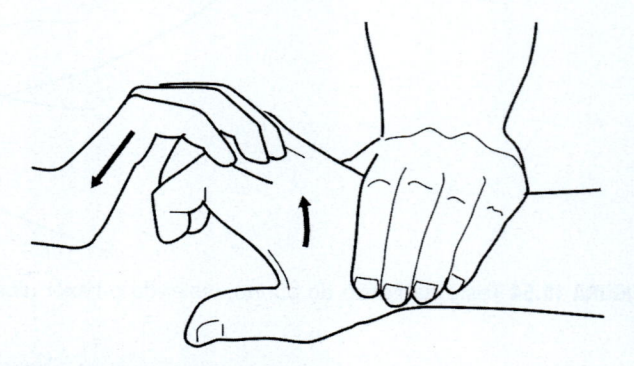

FIGURA 10.57 Teste da extensão do punho.

O teste da extensão do punho com a gravidade eliminada é feito com o antebraço do paciente em uma posição média entre pronação e supinação, com a mão repousando sobre a mesa. O paciente tenta estender o punho em toda a amplitude de movimento, enquanto que a mesa sustenta o peso da mão e do antebraço.

A extensão dolorosa do punho à resistência pode ser causada por uma epicondilite lateral (ver página 236).

A fraqueza da extensão do punho resulta em um enfraquecimento da empunhadura devido à perda do efeito de tenodese. A extensão do punho é necessária para os flexores estarem em uma posição estirada de forma que possam funcionar apropriadamente. Note que a força de sua empunhadura é muito fraca com o punho completamente flexionado. A força de empunhadura é máxima em aproximadamente 20° de extensão do punho.

A mão

Devem ser examinadas a flexão, a extensão, a abdução e a adução do segundo até o quinto dedo. Os flexores superficiais e profundos dos dedos devem ser testados isoladamente.

Atenção especial deve ser devotada ao polegar e a seus movimentos de flexão, extensão, abdução, adução e oposição.

Flexão da articulação interfalângica distal

O músculo flexor longo do dedo é o flexor profundo dos dedos (Figura 10.58). Ele é o único músculo que flexiona a articulação interfalângica distal e também pode flexionar o punho e as articulações proximais dos dedos. Note que o flexor profundo dos dedos indicador e médio é inervado pelo nervo mediano. O flexor profundo do anular e do quinto dedo é inervado pelo nervo ulnar.

- Posição do paciente: sentada.
- Teste contra resistência: testar cada dedo individualmente, sustentando-o com a mão. Peça ao paciente para flexionar a falange distal enquanto você aplica resistência sobre a superfície palmar do dedo sobre a polpa digital distal (Figura 10.59).

A dor localizada na região da articulação metacarpofalângica, associada com edema, pode ser causada por tenossinovite do tendão flexor, podendo repercutir em um "engatilhamento" do dedo. Uma sensação de estalo pode ser palpada ao longo do tendão flexor no qual houver inflamação. O paciente pode ser incapaz de estender o dedo independentemente devido a um fenômeno de bola-e-válvula (Figura 10.60).

Flexão da articulação interfalângica proximal

O flexor superficial dos dedos se insere na falange média do dedo, flexionando as articulações interfalângica proximal e metacarpofalângica, bem como o punho (Figura 10.61). Esse flexor é auxiliado pelo flexor profundo dos dedos.

- Posição do paciente: sentada.
- Teste contra resistência: o objetivo do teste é isolar o flexor superficial dos dedos. Isso pode ser conseguido pela estabilização da articulação metacarpofalângica do paciente com uma

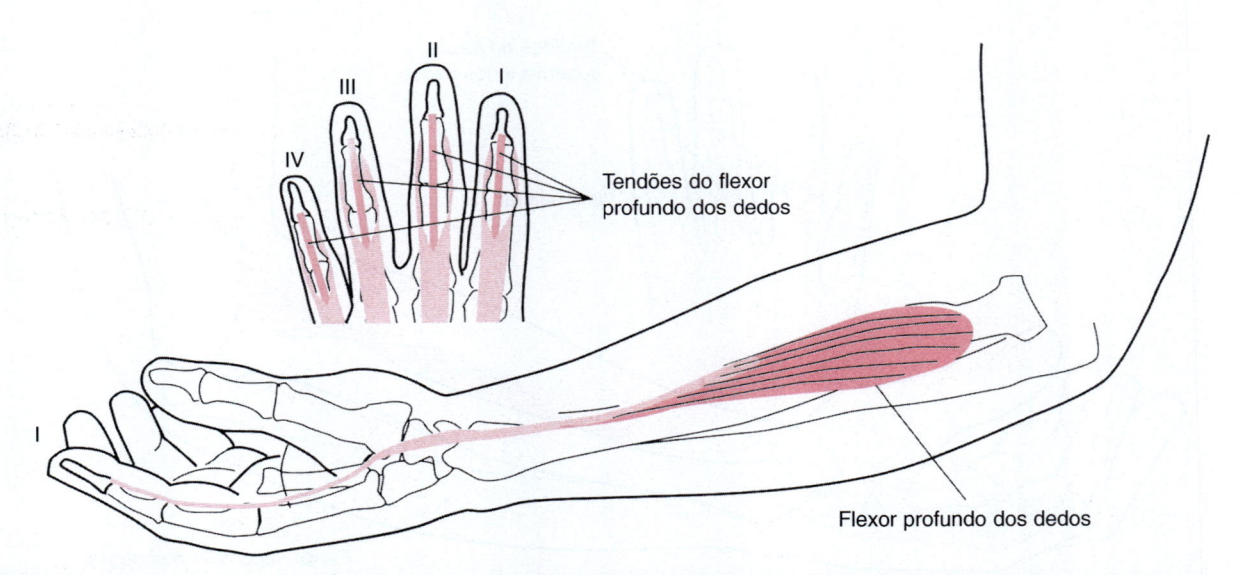

FIGURA 10.58 O flexor profundo dos dedos. Note que a inervação para os dedos indicador e médio é do nervo mediano e, para os dedos anular e mínimo, é do nervo ulnar.

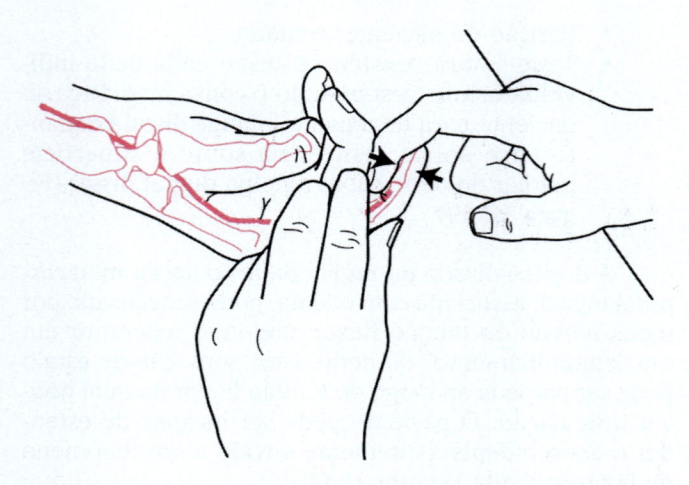

FIGURA 10.59 Teste de flexão da articulação interfalângica distal.

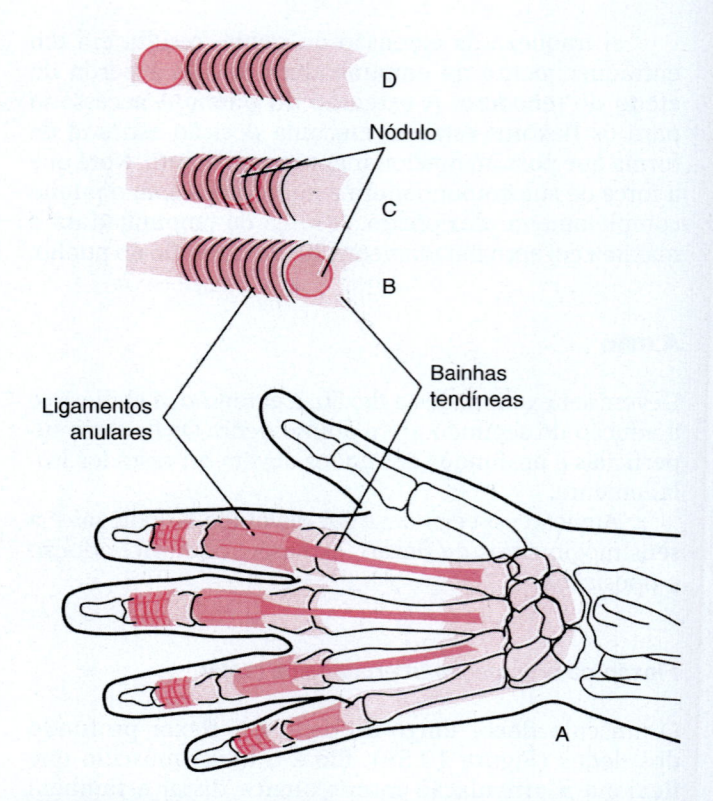

FIGURA 10.60 Dedo-em-gatilho. (A) É demonstrada a anatomia dos tendões flexores dentro de suas bainhas e dos ligamentos anulares. (B) Um espessamento nodular da bainha tendínea passa sob o ligamento durante a flexão do dedo. (C) O nódulo é mostrado sob o ligamento anular. (D) Após a flexão do dedo, a reextensão não é possível porque o nódulo é incapaz de passar sob o ligamento anular.

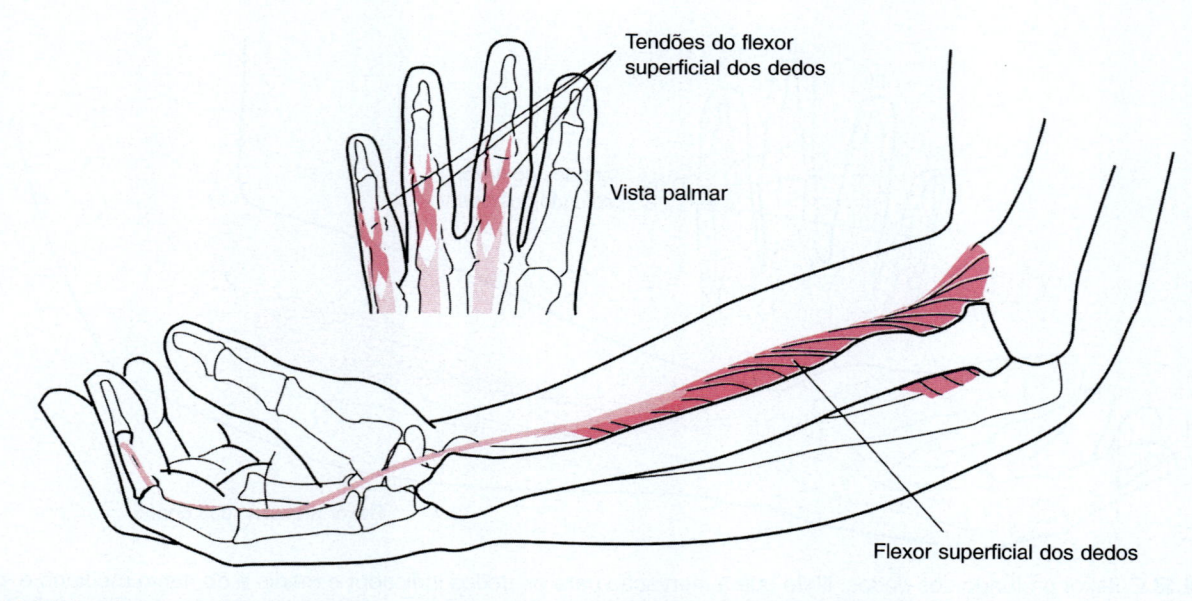

FIGURA 10.61 O músculo flexor superficial dos dedos. Esse músculo é inervado somente pelo nervo mediano.

mão e pedindo-se ao paciente para flexionar a interfalângica proximal, enquanto a interfalângica distal é mantida em extensão. Aplique resistência na área palmar da falange média (Figura 10.62).

Esse teste também pode ser feito hiperestendendo todos os dedos do paciente, exceto o polegar e o que está sendo testado. Como conseqüência da desvantagem mecânica do flexor profundo dos dedos nessa posição, somente o flexor superficial dos dedos irá flexionar o dedo que está sendo testado (Figura 10.63).

A fraqueza da flexão dos dedos resulta em incapacidade de segurar ou carregar objetos com os dedos.

Extensão dos dedos

Os extensores das articulações metacarpofalângicas são o extensor dos dedos, o extensor do dedo indicador e o extensor do dedo mínimo (Figura 10.64). As articulações interfalângicas são estendidas com o auxílio dos lumbricais e dos interósseos. Os extensores dos dedos também auxiliam na extensão do punho.

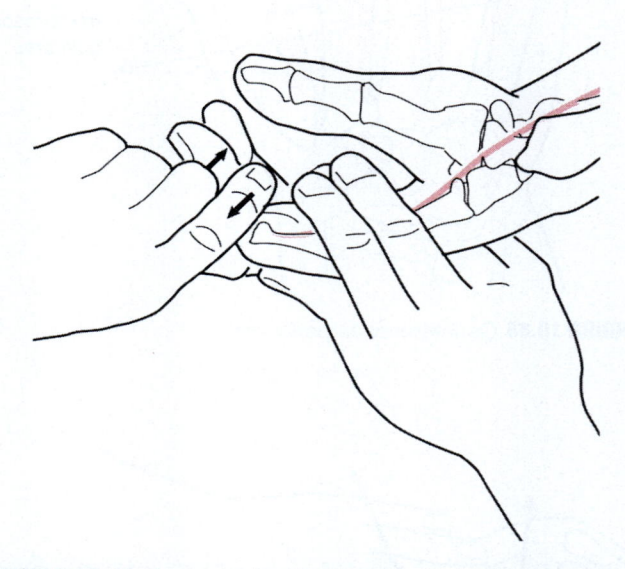

FIGURA 10.62 Teste da flexão da articulação interfalângica proximal.

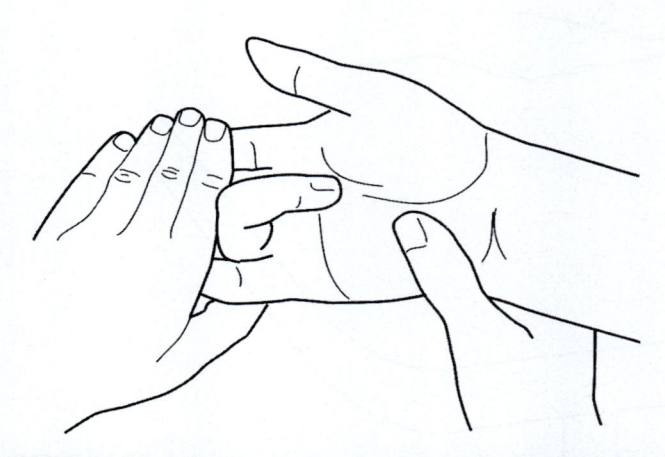

FIGURA 10.63 Teste da flexão da articulação interfalângica proximal somente pelos flexores superficiais dos dedos.

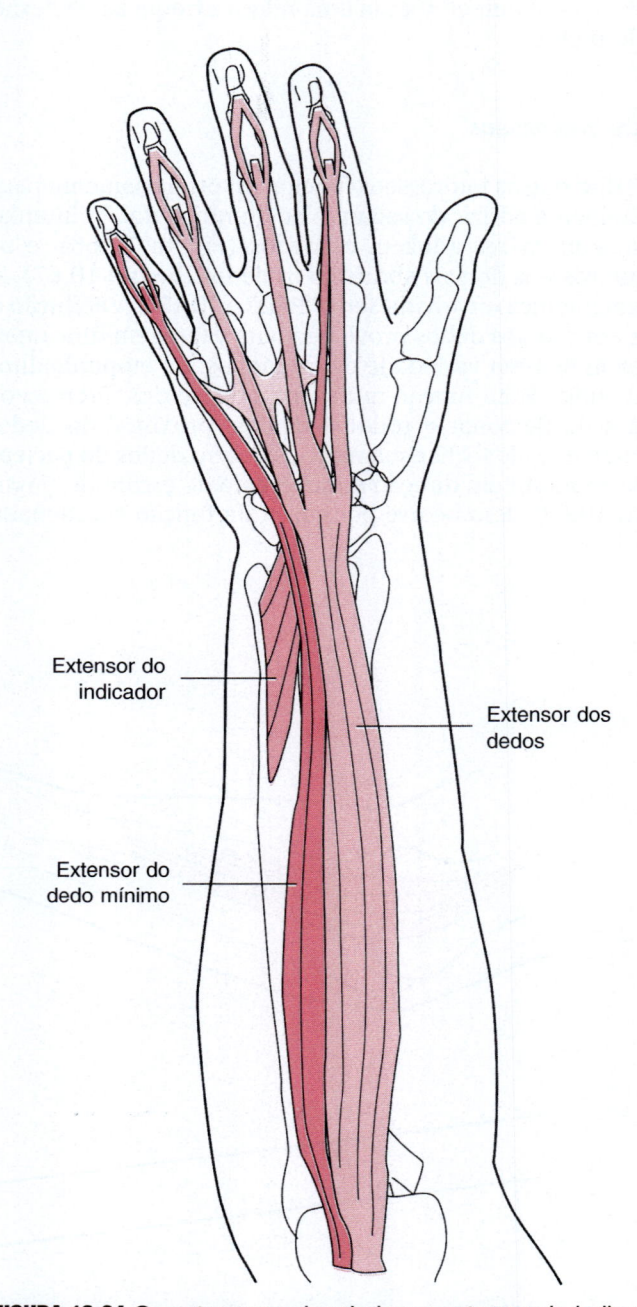

FIGURA 10.64 Os extensores dos dedos, o extensor do indicador e o extensor do dedo mínimo.

- Posição do paciente: sentada. O antebraço pronado deve ser apoiado na mesa.
- Teste contra resistência: peça ao paciente para estender os dedos nas articulações metacarpofalângicas. Aplique resistência com os dedos à parte posterior das falanges proximais do paciente (Figura 10.65).

A fraqueza na extensão dos dedos resulta em uma posição de flexão nas articulações metacarpofalângicas. Pode também ser notada uma relativa fraqueza da flexão do punho.

Os interósseos

É dito que os interósseos funcionam primariamente para abduzir e aduzir do segundo ao quinto dedo. Os interósseos palmares aduzem os dedos (Figura 10.66), e os interósseos dorsais abduzem os dedos (Figura 10.67). A mnemônica envolvida seria "PAD" e "DAB". A abdução e a adução dos dedos provê pequena vantagem funcional, além de uma variedade de tamanhos, na empunhadura da mão. Uma função muito importante dos interósseos é a de flexionar e rodar a falange proximal do dedo. Note que, ao fechar sua mão, os quatro dedos do paciente apontam em direção ao tubérculo do escafóide (Figura 10.68). Isso ocorre por causa da função coordenada

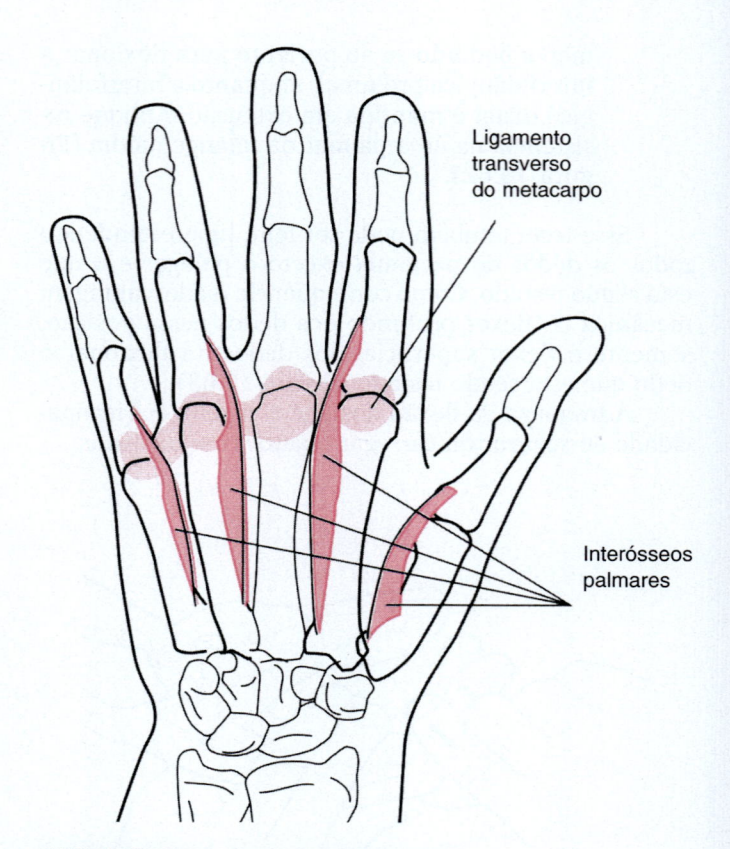

FIGURA 10.66 Os interósseos palmares.

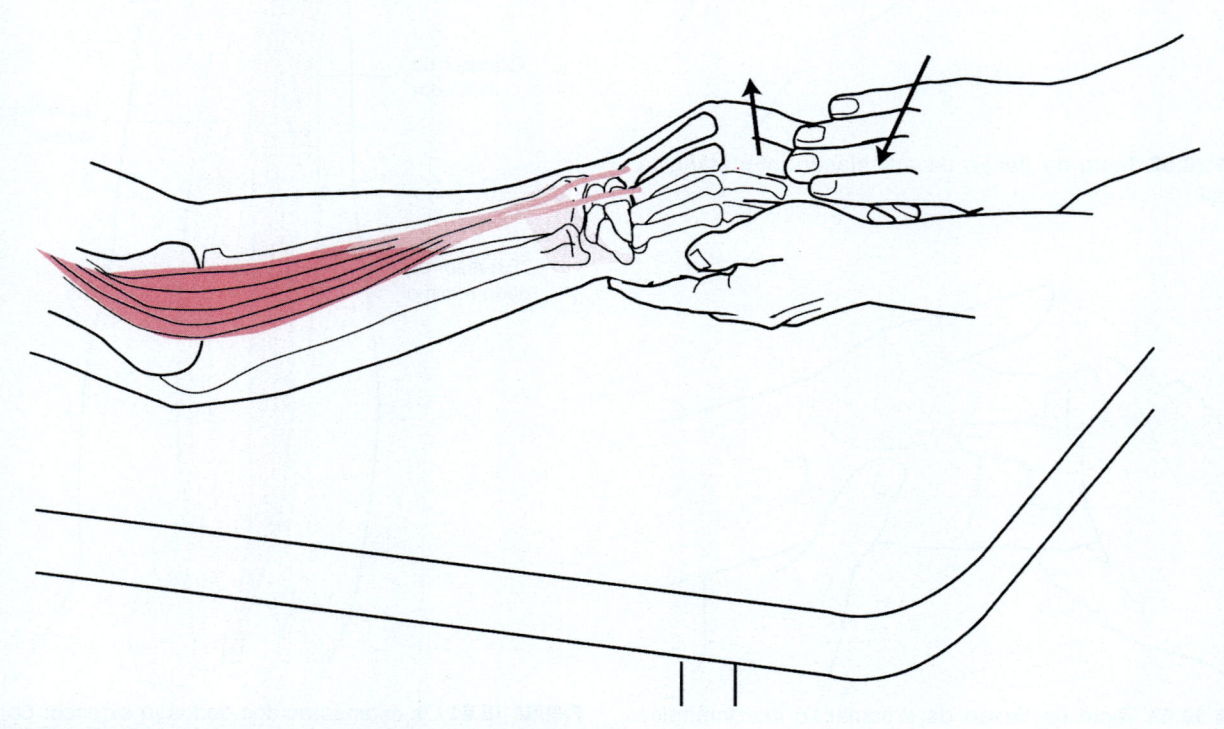

FIGURA 10.65 Teste da extensão da articulação metacarpofalângica.

dos interósseos. Assim, a rotação dos dedos ao se estenderem também requer função precisa desses músculos. A fraqueza ou a contratura dos interósseos irá evitar a função manual normal. O alinhamento rotacional dos metacarpais e das falanges proximais após uma fratura é extremamente importante para a preservação da função normal dos músculos interósseos associados. O desalinhamento de uma fratura pode resultar em sobreposição dos dedos quando o paciente fecha a mão (Figura 10.69).

- Posição do paciente: sentada. O antebraço deve estar pronado.
- Teste contra resistência: os interósseos palmares são verificados ao se tentar abduzir os dedos enquanto o paciente os mantém em adução (Figura 10.70A-D). Os interósseos dorsais são testados pedindo-se ao paciente para afastar os dedos enquanto você tenta aduzi-los, um sobre o outro (Figura 10.71A-D).

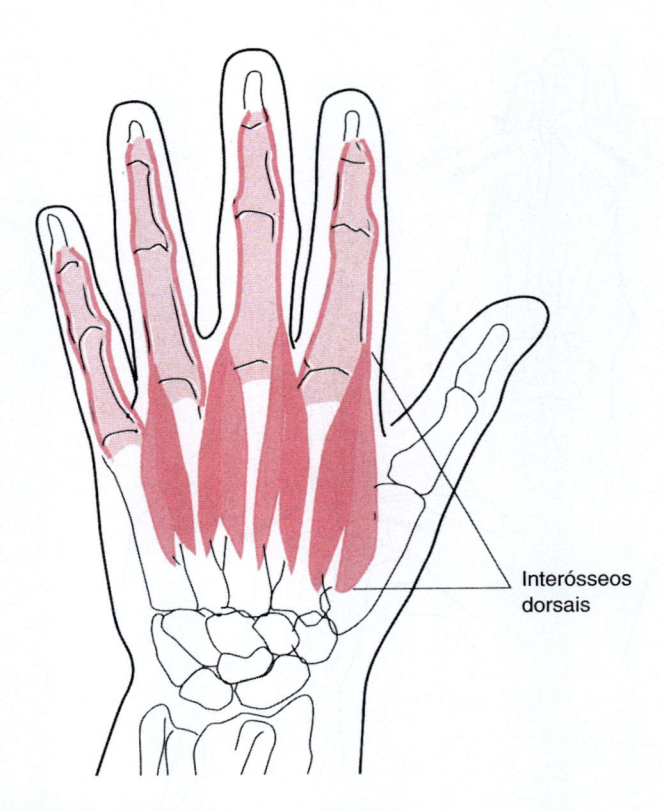

FIGURA 10.67 Os interósseos dorsais.

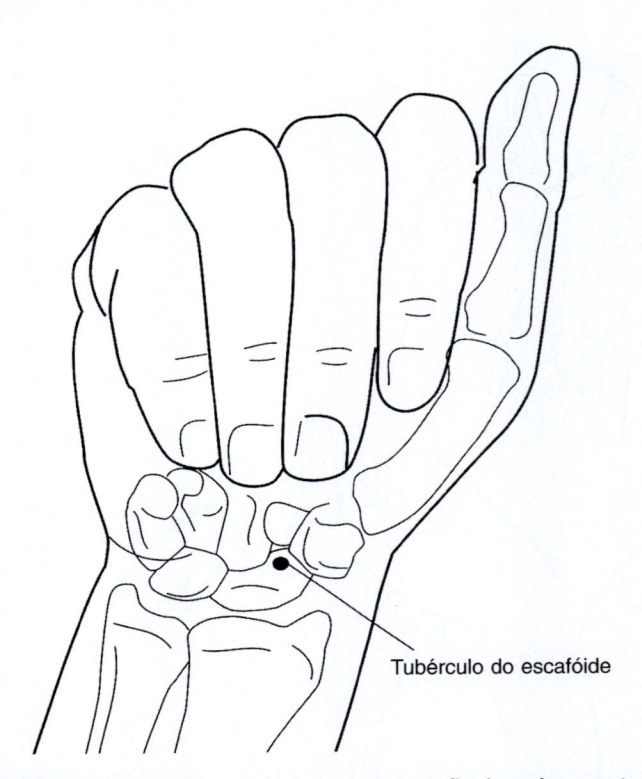

FIGURA 10.68 A mão normal, em postura flexionada, mostra todos os quatro dedos apontando em direção ao tubérculo do escafóide.

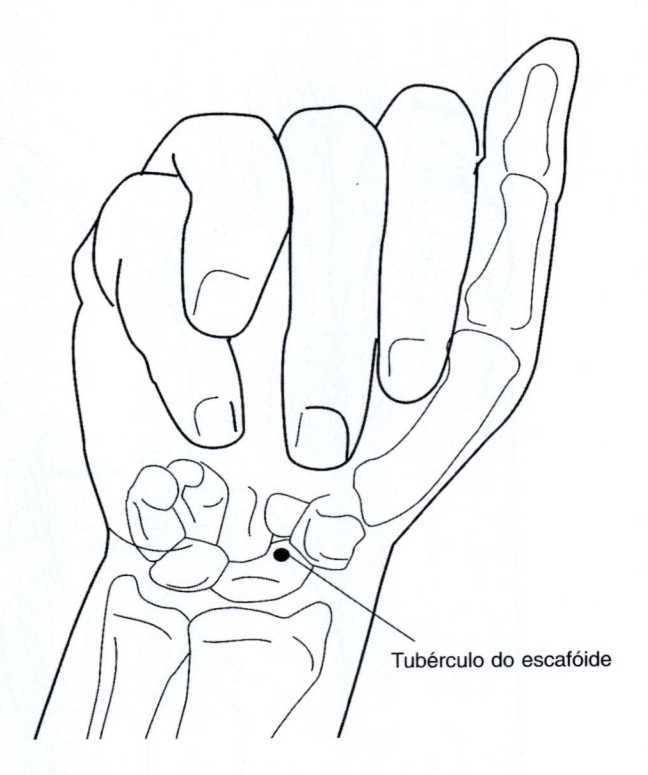

FIGURA 10.69 A má rotação por uma fratura da falange proximal do quarto dedo resulta em sobreposição dos dedos com flexão.

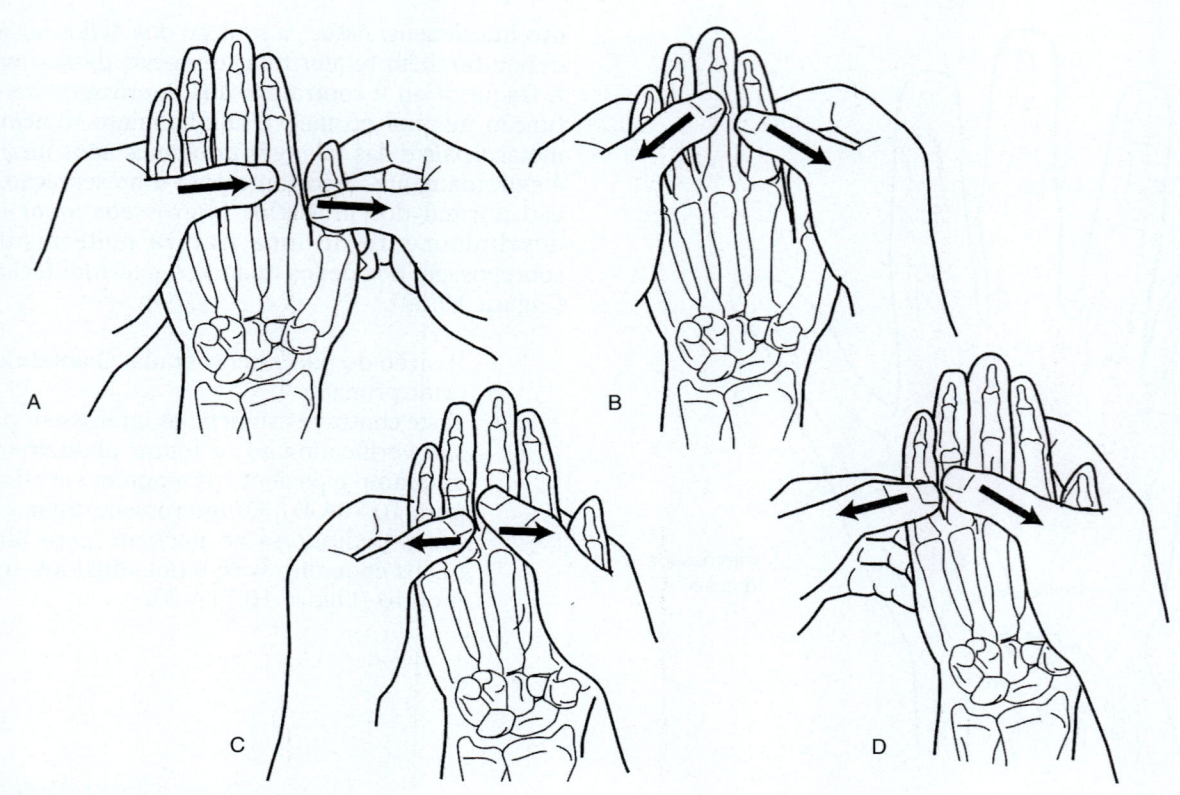

FIGURA 10.70 Teste da adução dos dedos.

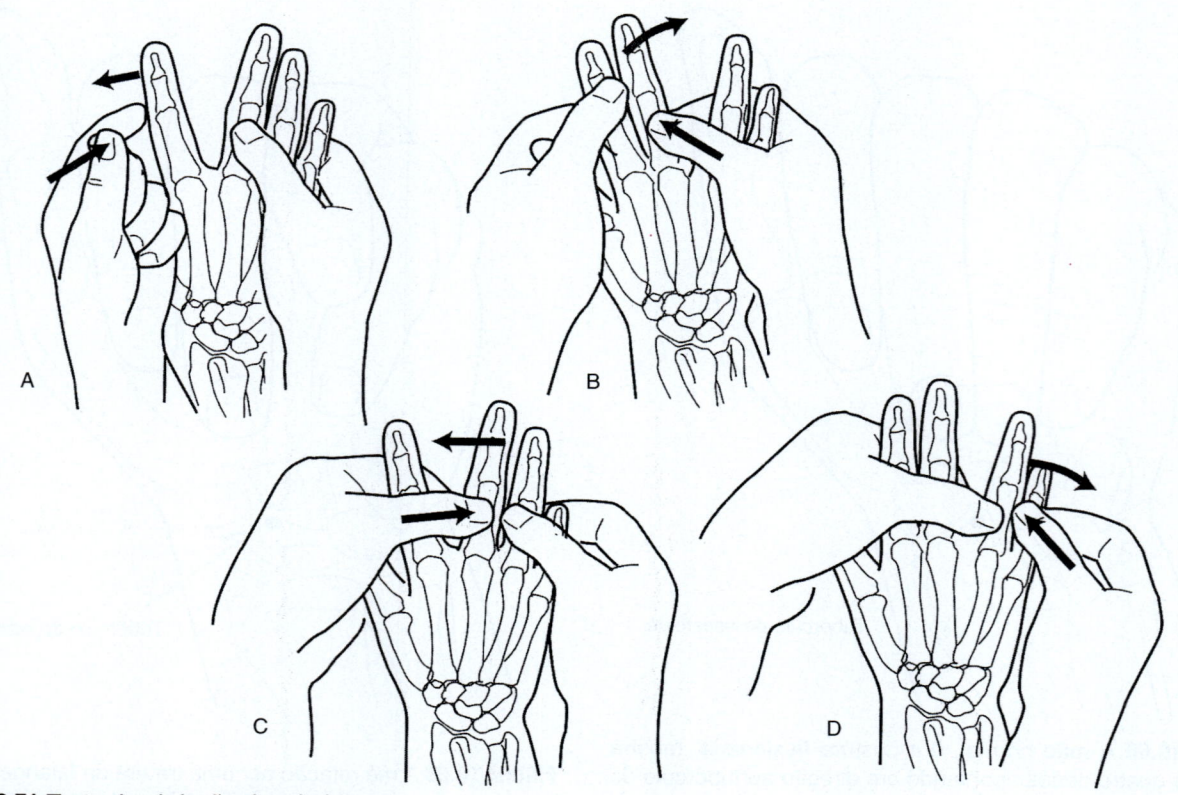

FIGURA 10.71 Teste da abdução dos dedos.

O polegar

Flexão

Os flexores do polegar são o flexor longo do polegar e o flexor curto do polegar (Figuras 10.72 e 10.73). O flexor longo do polegar também auxilia na flexão do punho.

- Posição do paciente: sentada. O antebraço deve estar supinado e a mão em uma postura relaxada.
- Teste contra resistência: o flexor longo do polegar é testado apoiando-se o polegar do paciente na superfície palmar enquanto tenta flexionar a articulação interfalângica (Figura

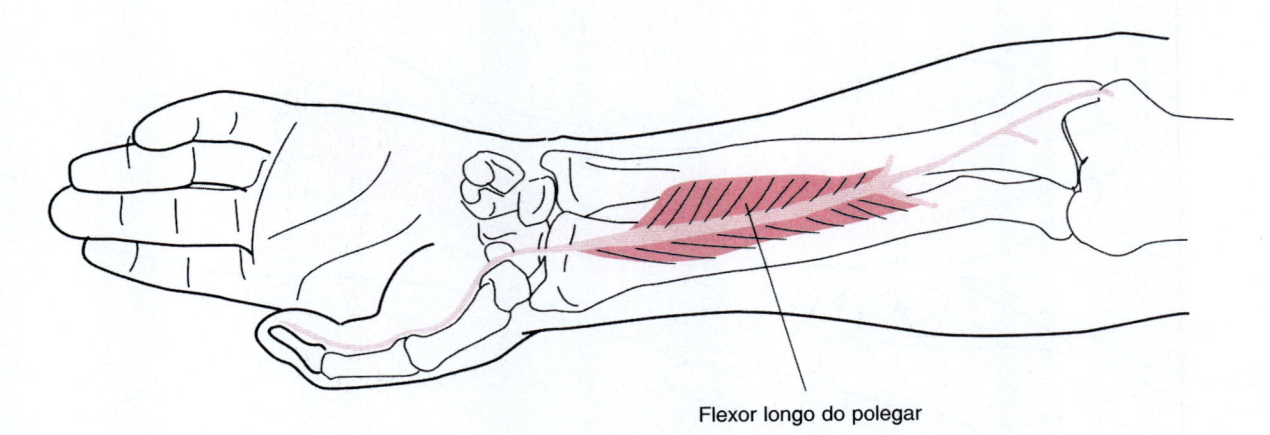

FIGURA 10.72 O músculo flexor longo do polegar.

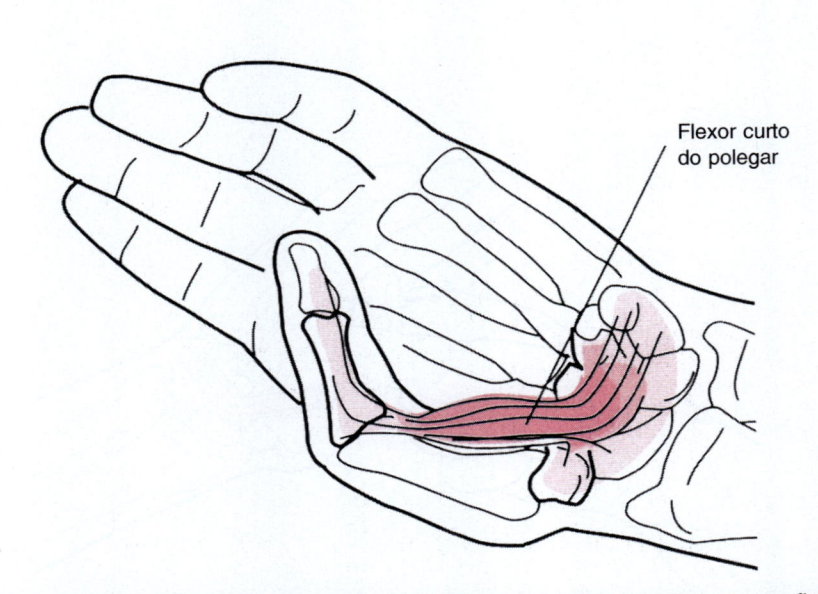

FIGURA 10.73 O músculo flexor curto do polegar. Esse músculo tem a inervação de sua cabeça superficial pelo nervo mediano e a cabeça profunda pelo nervo ulnar.

10.74). O flexor curto do polegar é testado aplicando-se pressão à falange proximal do polegar na superfície palmar, enquanto o paciente tenta flexionar o polegar, mantendo a articulação interfalângica estendida (Figura 10.75).

A flexão dolorosa do polegar contra resistência pode ser causada por tenossinovite.

A fraqueza do flexor curto do polegar resultará em uma empunhadura enfraquecida. A fraqueza do flexor longo do polegar irá resultar em dificuldade para segurar um lápis ou pequenos objetos.

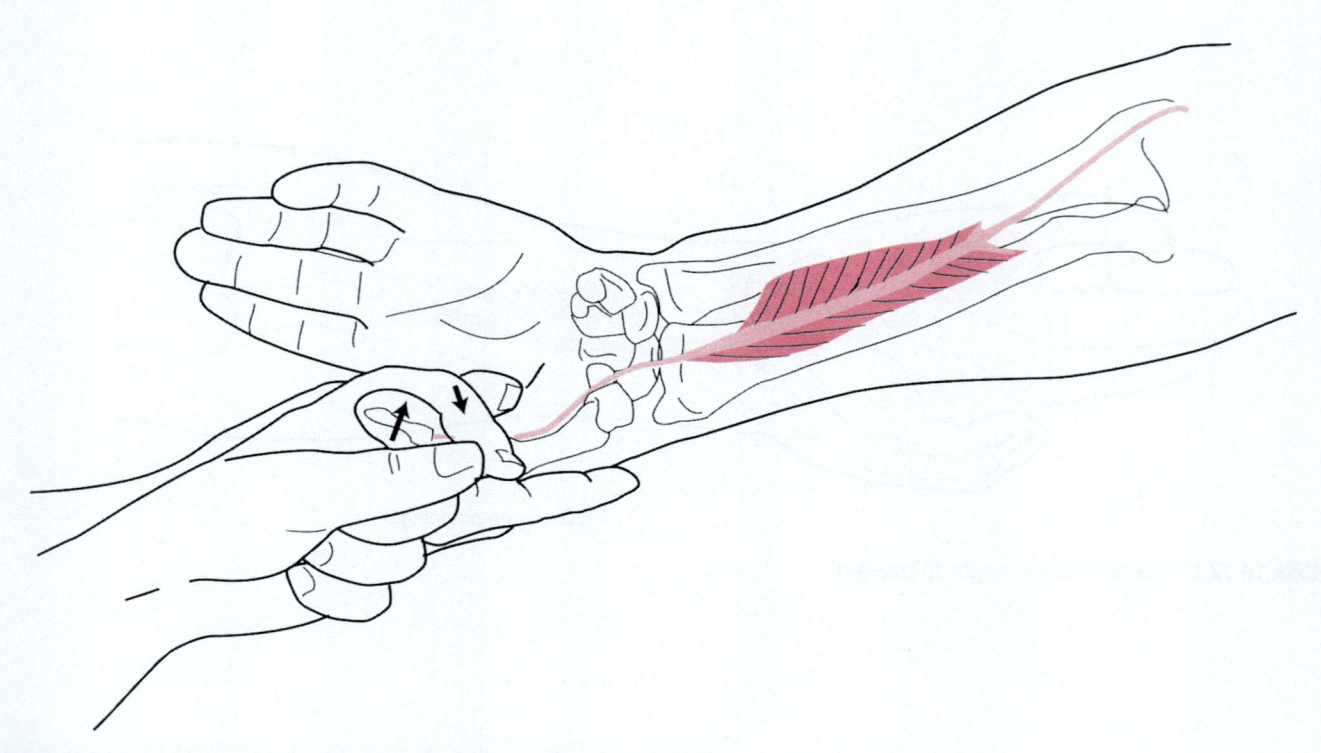

FIGURA 10.74 Teste da flexão da articulação interfalângica do polegar.

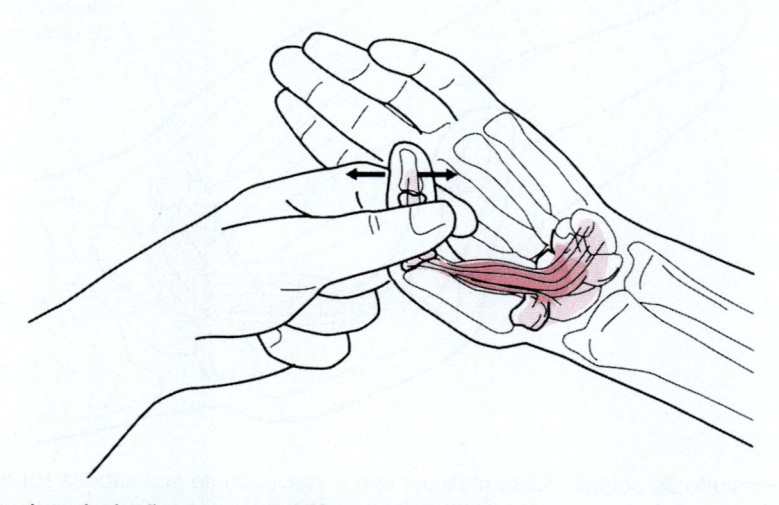

FIGURA 10.75 Teste da flexão da articulação metacarpofalângica do polegar.

Extensão

Os extensores do punho são o extensor longo e o extensor curto do polegar (Figuras 10.76 e 10.77).

- Posição do paciente: sentada. O antebraço deve estar supinado e o punho deve estar em posição neutra.

- Teste contra resistência: a mão do paciente deve ser sustentada por sua mão. Sendo assim, resista ao movimento do polegar para longe do dedo indicador, no plano da palma, primeiro proximalmente sobre a falange proximal, testando o extensor curto do polegar, e, depois, distalmente

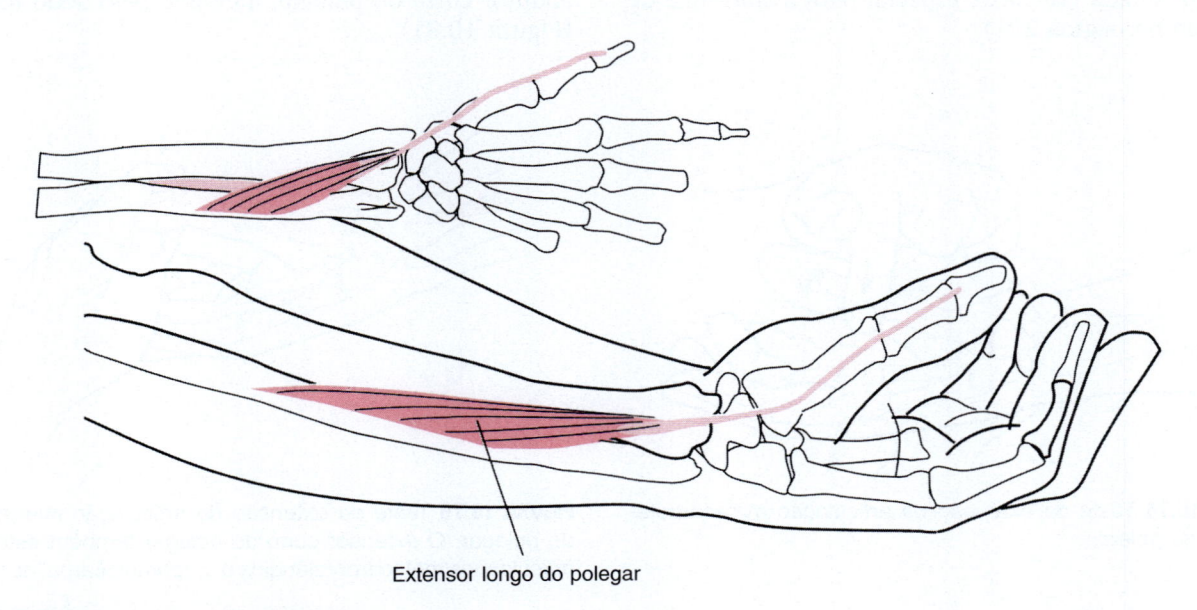

FIGURA 10.76 O extensor longo do polegar.

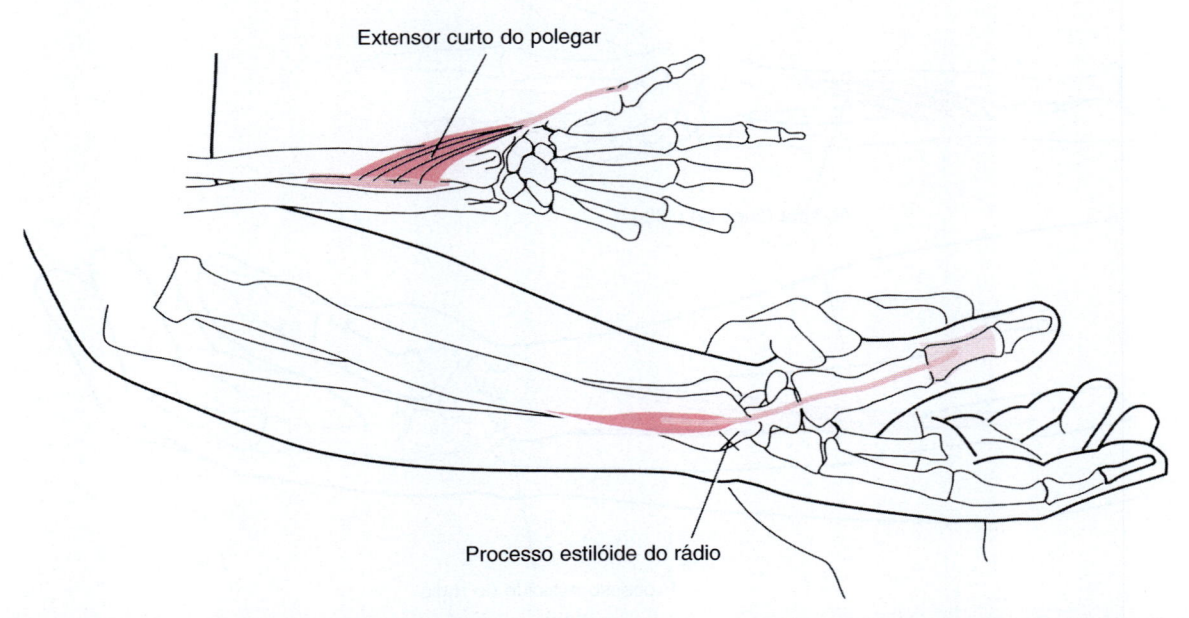

FIGURA 10.77 O extensor curto do polegar. Note que o tendão fica sobre o processo estilóide do rádio e é um local comum de tenossinovite, também conhecida como síndrome de Quervain.

sobre a falange distal, para testar o extensor longo do polegar (Figuras 10.78 e 10.79).

A extensão dolorosa do polegar pode advir de uma tenossinovite no punho no local onde o extensor curto do polegar cruza o processo estilóide do rádio. Isso é chamado de síndrome de Quervain. A tenossinovite associada no músculo abdutor longo do polegar também pode ser notada (ver teste especial para a síndrome de Quervain na página 291).

A fraqueza da extensão do polegar resulta em uma deformidade em flexão.

Abdução

Os abdutores do polegar são o abdutor longo do polegar, inervado pelo nervo radial (Figura 10.80), e o abdutor curto do polegar, inervado pelo dedo mediano (Figura 10.81).

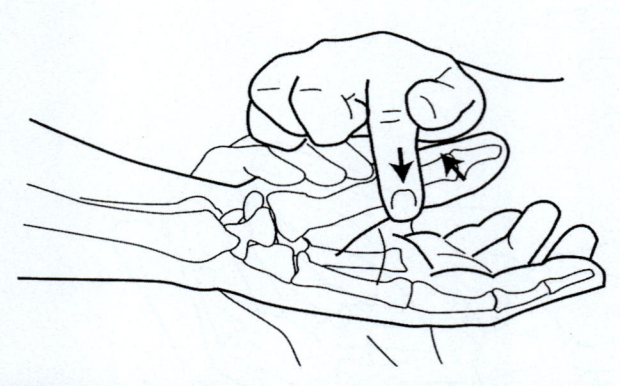

FIGURA 10.78 Teste da extensão da articulação metacarpofalângica do polegar.

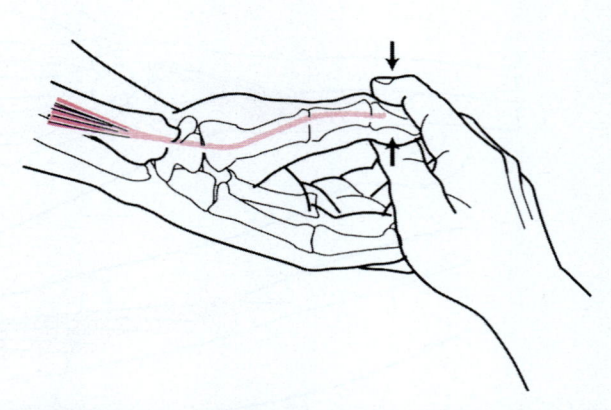

FIGURA 10.79 Teste da extensão da articulação interfalângica do polegar. O extensor curto do polegar também estende as articulações metacarpofalângica e carpometacarpal do polegar.

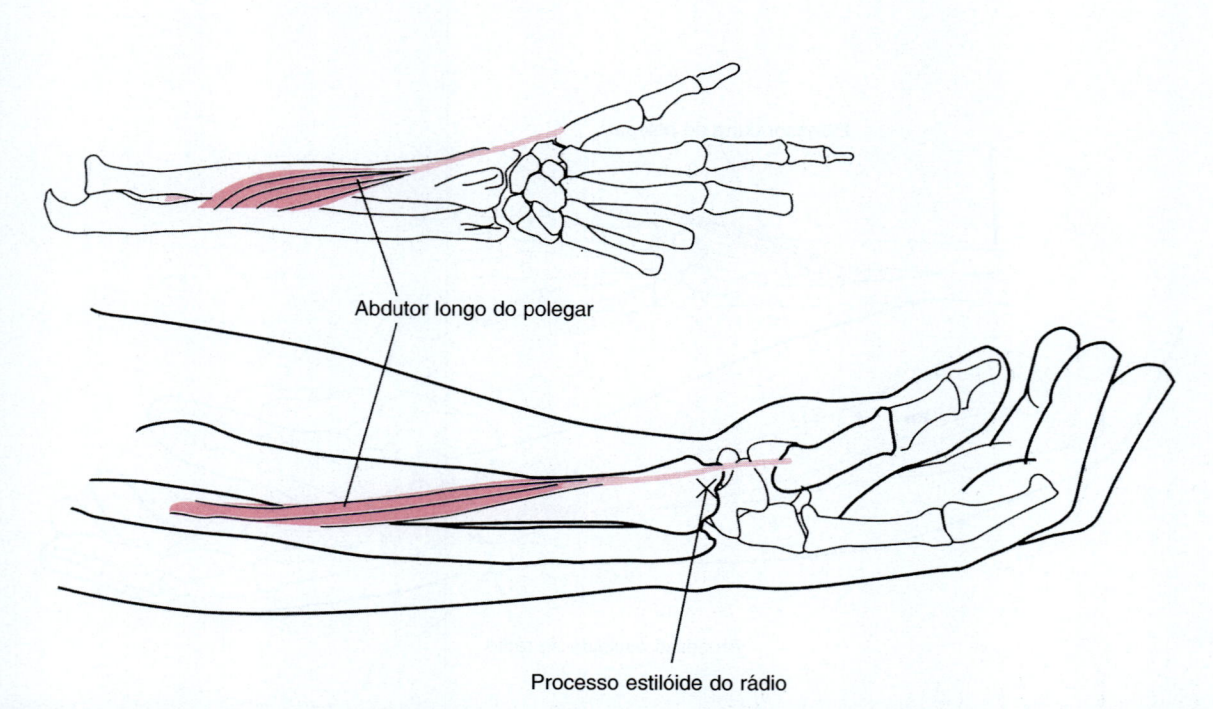

FIGURA 10.80 O abdutor longo do polegar. Note que o tendão desliza sobre o processo estilóide do rádio e é freqüentemente afetado por tenossinovite na síndrome de Quervain.

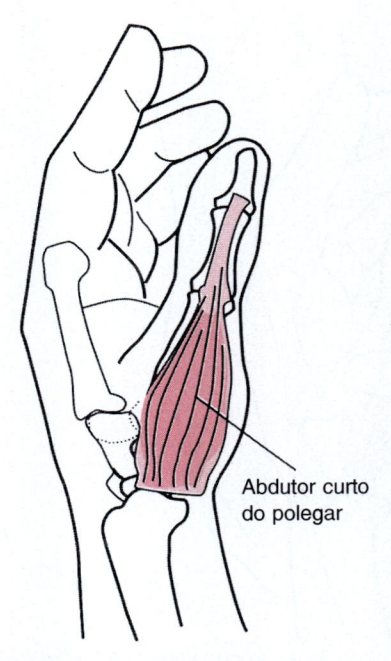

FIGURA 10.81 O abdutor curto do polegar.

10.82). O teste do abdutor curto do polegar é feito aplicando-se pressão à área radial da falange proximal do polegar, enquanto o paciente tenta abduzir o polegar em um plano perpendicular à mão (Figura 10.83).

A abdução dolorosa do primeiro metacarpal pode ocorrer como conseqüência da síndrome de Quervain, afetando o tendão do abdutor longo do polegar no momento em que ele cruza o processo estilóide do rádio (ver teste especial para síndrome de Quervain na página 291).

A fraqueza da abdução do polegar resulta em incapacidade do paciente agarrar um objeto maior, pois o polegar não consegue ser movido para longe da mão. A fraqueza do abdutor curto do polegar é vista em casos avançados de síndrome do túnel do carpo.

Adução

A adução do polegar é produzida pelo músculo adutor do polegar (Figura 10.84). Tal músculo é auxiliado pela cabeça profunda do flexor curto do polegar. Ambos são inervados pelo nervo ulnar.

- Posição do paciente: sentada. O antebraço deve estar supinado e o punho, em posição neutra.
- Teste contra resistência: o abdutor longo do polegar é testado resistindo-se à abdução do primeiro metacarpal com a mão, colocando pressão sobre a área palmar do primeiro metacarpal, enquanto o paciente tenta elevar o polegar em um plano perpendicular à mão. Sustente a mão e o punho por baixo com a outra mão (Figura

- Posição do paciente: sentada.
- Teste contra resistência: coloque seus dedos indicador e médio no primeiro espaço interdigital do paciente. Peça para ele pressionar os dedos na palma da mão com o polegar. Após, tente puxar o polegar do paciente para cima em abdução, em um plano perpendicular a sua palma (Figura 10.85).

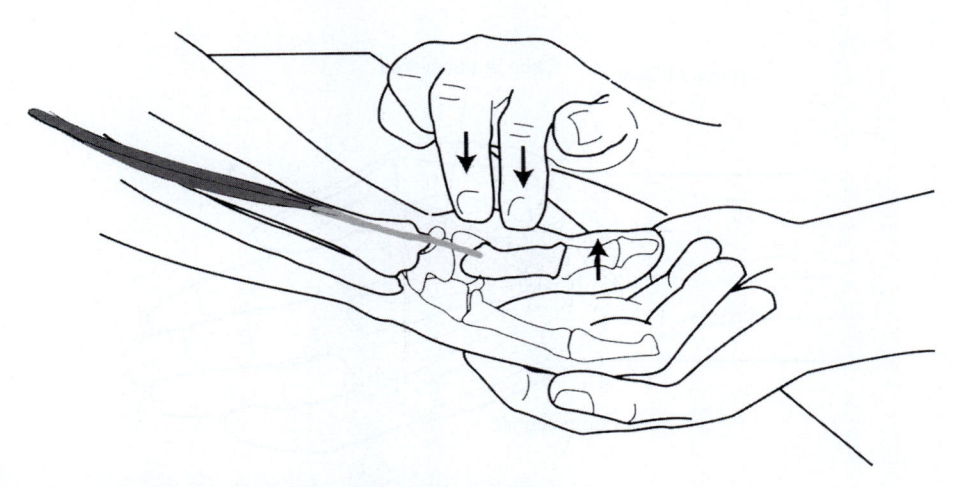

FIGURA 10.82 Teste da abdução na articulação carpometacarpal do polegar.

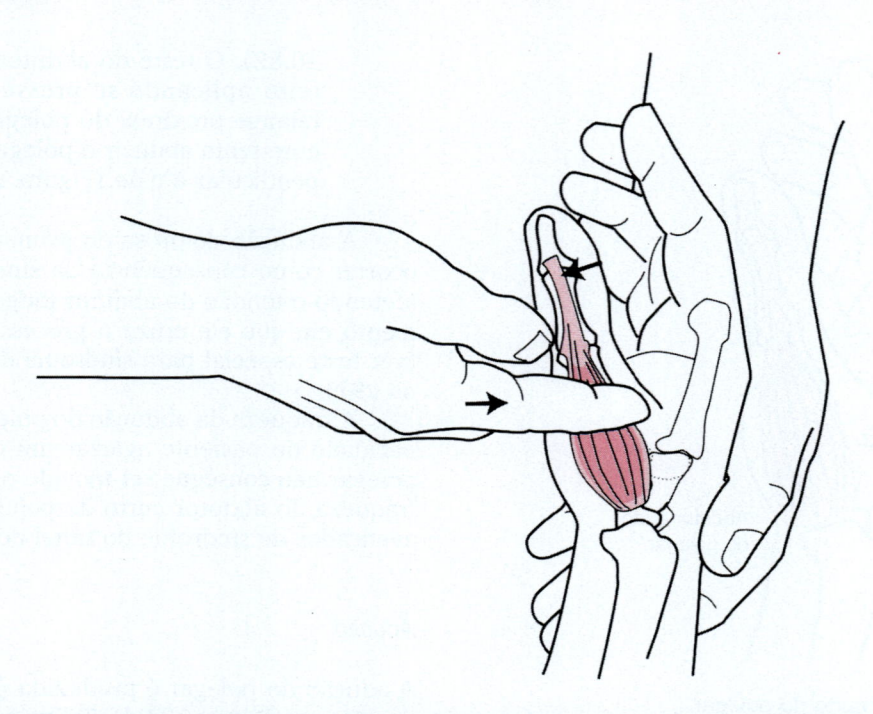

FIGURA 10.83 Teste da abdução na articulação metacarpofalângica do polegar. O abdutor curto do polegar está enfraquecido em pacientes com síndrome do túnel do carpo.

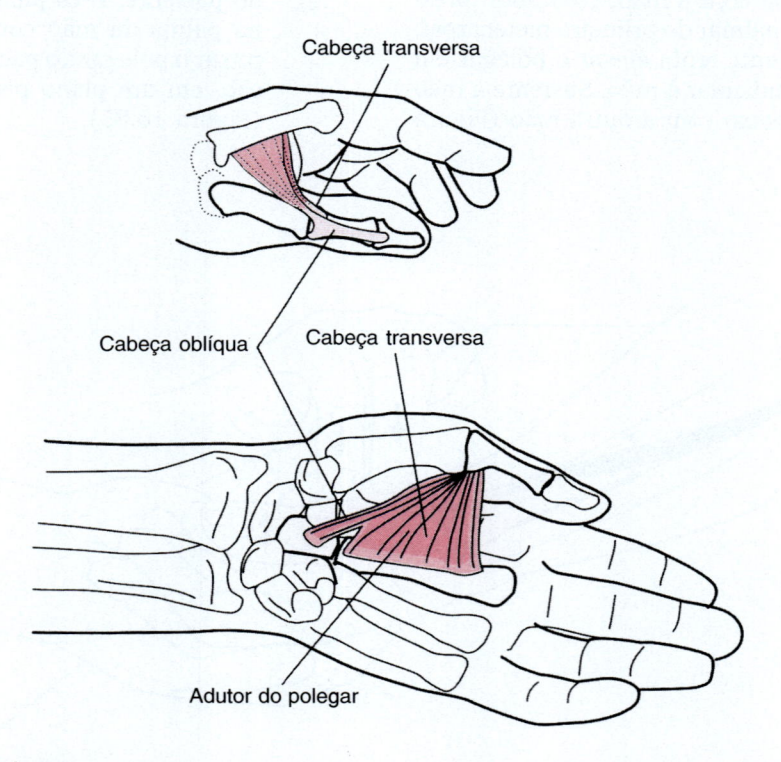

FIGURA 10.84 O adutor do polegar.

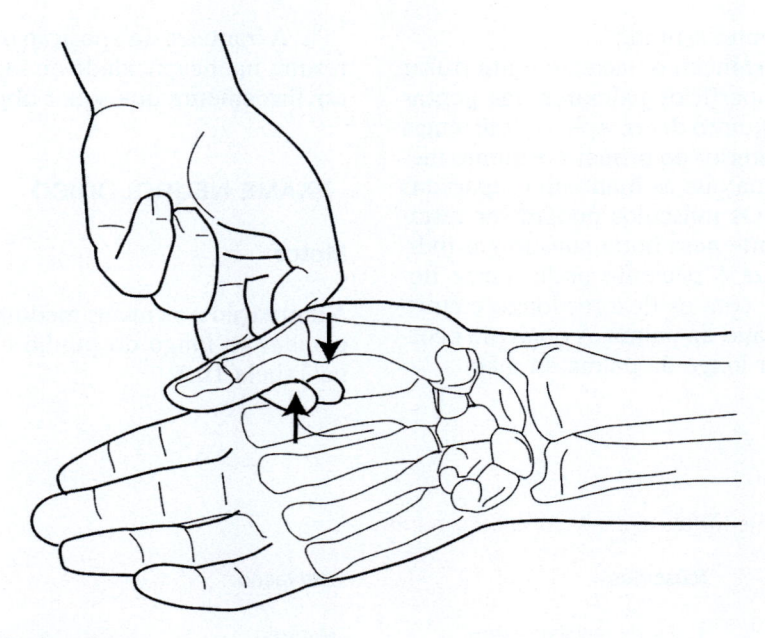

FIGURA 10.85 Teste da adução do polegar.

A fraqueza da adução do polegar evita que o paciente faça uma empunhadura forte.

Para testar o sinal de Froment, peça-lhe para segurar um pedaço de papel entre o polegar e a parte radial do dedo indicador. Tente puxar o papel que está com o paciente e, se o adutor do polegar estiver fraco, o paciente irá flexionar a articulação interfalângica do polegar como uma medida compensatória ao tentar auxiliar com o flexor longo do polegar um adutor do polegar fraco (Figura 10.86).

Oposição do polegar e do quinto dedo

Os músculos responsáveis pela oposição são o oponente do polegar e o oponente do dedo mínimo (Figura 10.87). Eles são inervados, respectivamente, pelos nervos mediano e ulnar.

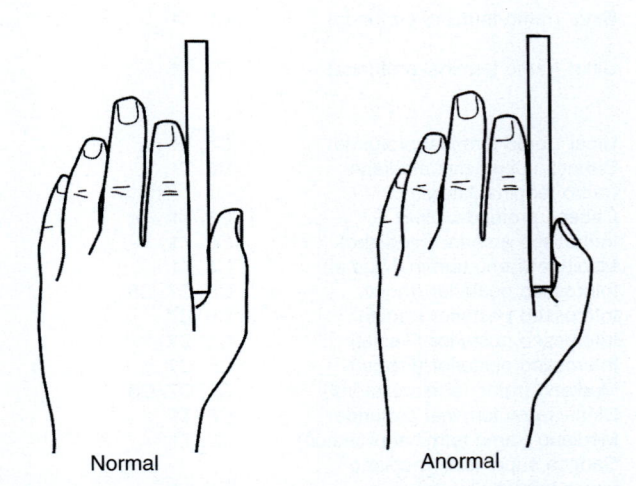

FIGURA 10.86 Sinal de Froment. O paciente irá flexionar a articulação interfalângica do polegar para compensar a fraqueza do adutor do polegar vista na lesão do nervo ulnar.

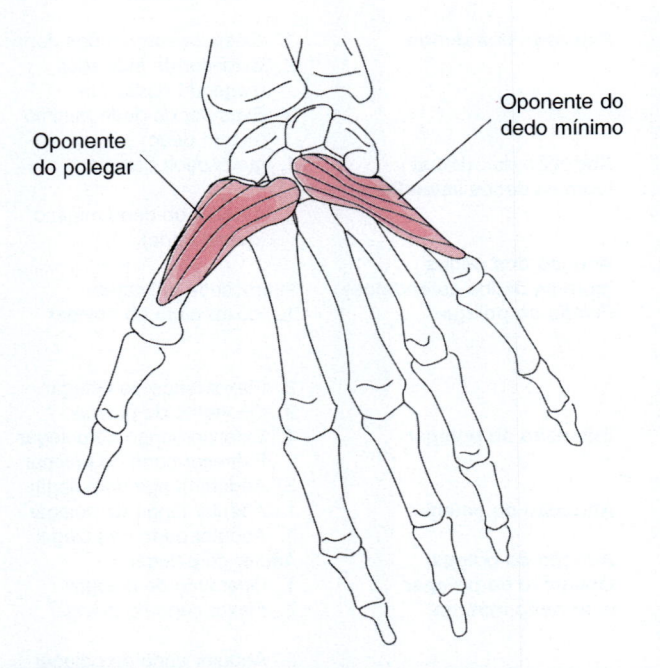

FIGURA 10.87 Os músculos oponente do polegar e o oponente do dedo mínimo.

- Posição do paciente: sentada.
- Teste contra resistência: o paciente tenta trazer para perto as superfícies palmares das pontas do polegar e do quinto dedo. Aplicar resistência contra a parte anterior do primeiro e quinto metacarpais de forma que as mantenha separadas (Figura 10.88). Os músculos podem ser testados separadamente para notar suas forças individuais. Note que o paciente pode tentar flexionar o polegar com os flexores longo e curto do polegar no plano da palma. A oposição ocorre com o polegar longe da palma da mão.

A fraqueza da oposição do polegar e do quinto dedo resulta na incapacidade de segurar um lápis ou de segurar firmemente quaisquer objetos.

EXAME NEUROLÓGICO

Motor

A inervação e os níveis medulares dos músculos que funcionam ao longo do punho e da mão estão delineados na Tabela 10.1.

Tabela 10.1
Músculo, inervação e níveis radiculares da mão e do punho

Movimento	Músculos	Inervação	Níveis radiculares
Flexão do punho	1. Flexor radial do carpo	Mediano	C6, C7
	2. Flexor ulnar do carpo	Ulnar	C8, T1
Extensão do punho	1. Extensor longo radial do carpo	Radial	C6, C7
	2. Extensor curto radial do carpo	Interósseo posterior (radial)	C6, C7 (radial)
	3. Extensor ulnar do carpo	Interósseo posterior (radial)	C6, C7, C8
Flexão dos dedos	1. Flexor profundo dos dedos	Interósseo anterior profundo (mediano): dois dedos laterais	C8, T1
		Ulnar: dois dedos mediais	C8, T1
	2. Flexor curto dos dedos	Mediano	C7, C8, T1
	3. Lumbricais	Primeiro e segundo: mediano	C7, C8, T1
		Terceiro e quarto: ulnar (ramo terminal profundo)	C8, T1
	4. Interósseos	Ulnar (ramo terminal profundo)	C8, T1
	5. Flexor do dedo mínimo	Ulnar (ramo terminal profundo) do dedo mínimo	C8, T1
Extensão dos dedos	1. Extensor comum dos dedos	Interósseo posterior (radial)	C6, C7, C8
	2. Extensor do indicador (segundo dedo)	Interósseo posterior (radial)	C7, C8
	3. Extensor do dedo mínimo (quinto dedo)	Interósseo posterior (radial)	C6, C7, C8
Abdução dos dedos (com os dedos estendidos)	1. Interósseos dorsais	Ulnar (ramo terminal profundo)	C8, T1
	2. Abdutor do dedo mínimo (quinto dedo)	Ulnar (ramo terminal profundo)	C8, T1
Adução dos dedos (com os dedos estendidos)	Interósseos palmares	Ulnar (ramo terminal profundo)	C8, T1
Flexão do polegar	1. Flexor curto do polegar	Cabeça superficial: mediano (ramo terminal lateral)	C8, T1
		Cabeça profunda: ulnar	C8, T1
	2. Flexor longo do polegar	Interósseo anterior (mediano)	C8, T1
	3. Oponente do polegar	Mediano (ramo terminal lateral)	C8, T1
Extensão do polegar	1. Extensor longo do polegar	Interósseo posterior (radial)	C6, C7, C8
	2. Extensor curto do polegar	Interósseo posterior (radial)	C6, C7
	3. Abdutor longo do polegar	Interósseo posterior (Radial)	C6, C7
Abdução do polegar	1. Abdutor longo do polegar	Interósseo posterior (Radial)	C6, C7
	2. Abdutor curto do polegar	Mediano (ramo terminal lateral)	C6, C7, C8
Adução do polegar	Adutor do polegar	Ulnar (ramo terminal profundo)	C8, T1
Oposição do polegar e do dedo mínimo	1. Oponente do polegar	Mediano (ramo terminal profundo)	C8, T1
	2. Flexor curto do polegar	Cabeça superficial: mediano (ramo terminal lateral)	C8, T1
	3. Abdutor curto do polegar	Mediano (ramo terminal lateral)	C6, C7, C8
	4. Oponente do dedo mínimo	Ulnar (ramo terminal profundo)	C8, T1

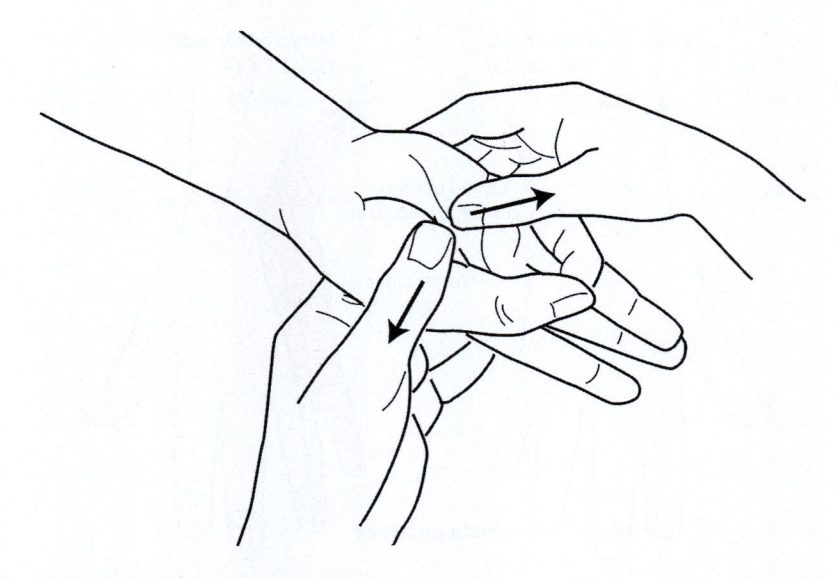

FIGURA 10.88 Teste da oposição do polegar e do quinto dedo.

Sensibilidade

O contato e a sensibilidade puntiforme devem ser verificados no punho e na mão após o exame motor. Os dermátomos para a mão são C6, C7 e C8 (Figura 10.89).

Os nervos periféricos e suas distribuições no punho e na mão estão mostrados nas Figuras 10.90 e 10.91. Note as áreas sensoriais importantes para os dermátomos C6, C7 e C8.

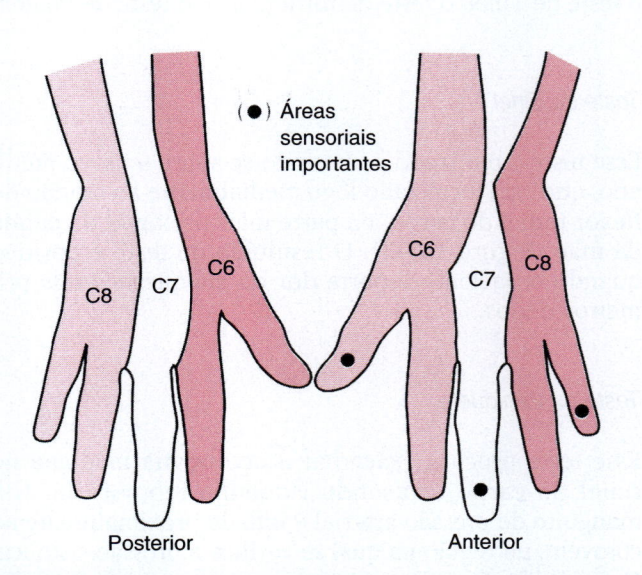

FIGURA 10.89 Os dermátomos da mão e do punho. Note as áreas sensoriais importantes de C6, C7 e C8 no nível das articulações interfalângicas do polegar e do quinto dedo, respectivamente.

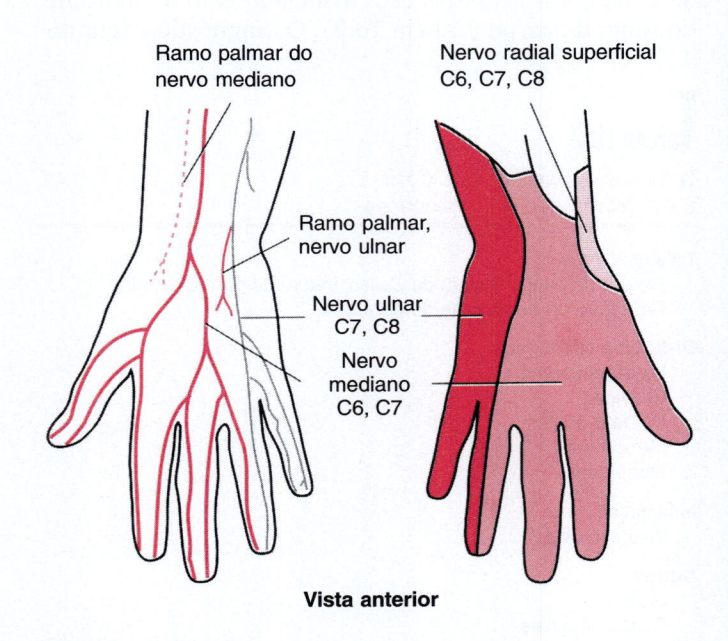

FIGURA 10.90 A vista anterior do punho e da mão mostra os nervos periféricos e seus respectivos territórios.

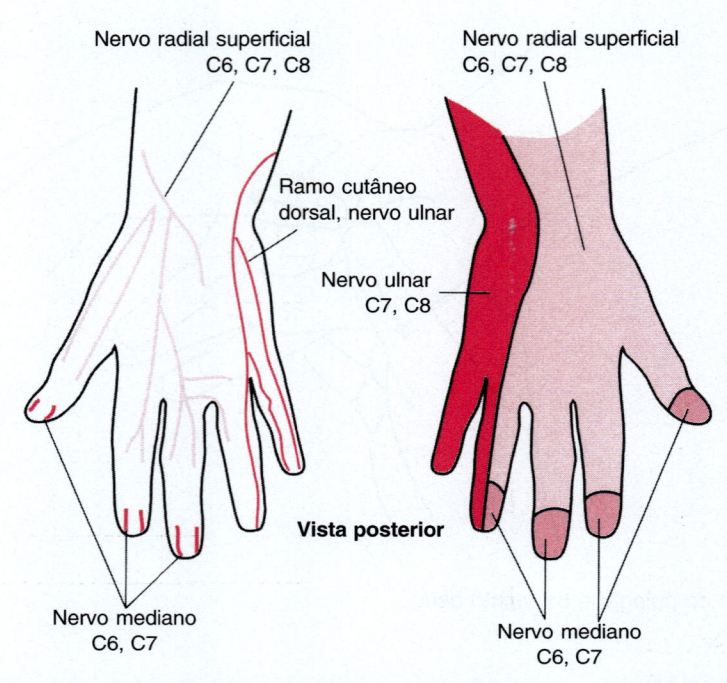

FIGURA 10.91 A vista posterior do punho e da mão mostra os nervos periféricos e seus respectivos territórios.

Neuropatias compressivas

Nervo mediano

A compressão do nervo mediano dentro do túnel do carpo é extremamente comum (Figura 10.92). Uma variedade de condições primárias está associada com a síndrome do túnel do carpo (Tabela 10.2). O diagnóstico definitivo da síndrome do túnel do carpo é feito com estudos eletrodiagnósticos. A dor ou insensibilidade do polegar e dos dedos indicador e médio, bem como a atrofia tenar, podem ser notados no paciente com síndrome do túnel do carpo.

Vários testes têm sido usados para diagnosticar a síndrome do túnel do carpo ao exame físico. Eles incluem o teste de Tinel, o teste do torniquete e o teste de Phalen.

Tabela 10.2
Distúrbios associados com a síndrome do túnel do carpo

Trauma
Fratura de punho (fratura de Colles, fratura de escafóide, etc.)
Contusão ou hematoma do punho

Distúrbios endócrinos
Hipotireoidismo
Gravidez
Diabete melito
Menopausa
Obesidade

Inflamação
Tenossinovite

Outros
Gota
Cistos sinoviais
Osteoartrose dos ossos do carpo
Edema generalizado por qualquer causa

Teste de Tinel

Esse teste é realizado percutindo-se sobre o nervo mediano, que está localizado logo medialmente ao tendão do flexor radial do carpo, na parte mais proximal da palma da mão (Figura 10.93). O resultado do teste é positivo quando o paciente reporta dor ou choque nos três primeiros dedos.

Teste do torniquete

Esse teste procura exacerbar a neuropatia mediana no túnel do carpo, causando isquemia temporária. Um manguito de pressão arterial é inflado proximalmente ao cotovelo, na região na qual se verifica a pressão sistólica. O resultado do teste é positivo se o paciente observar insensibilidade ou choque na distribuição do nervo mediano dentro de até 60 segundos. Esse teste produz uma alta taxa de resultados falso-positivos.

Capítulo 10   O PUNHO E A MÃO

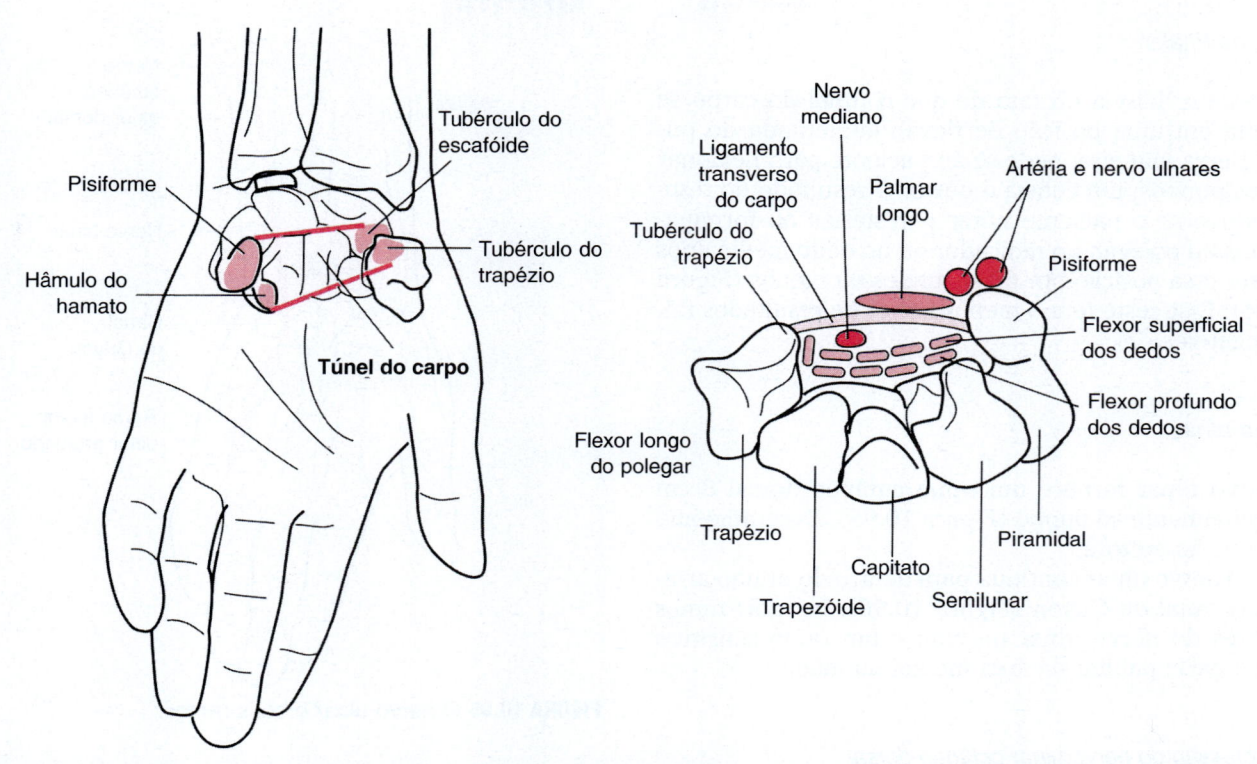

FIGURA 10.92 O túnel do carpo e seu conteúdo. O teto do túnel é formado pelo ligamento transverso do carpo. Os tendões flexores de todos os cinco dedos e o flexor radial do carpo estão localizados dentro do túnel do carpo, juntamente com o nervo mediano. Note que o túnel está localizado na parte proximal da palma, e não sob as pregas do punho.

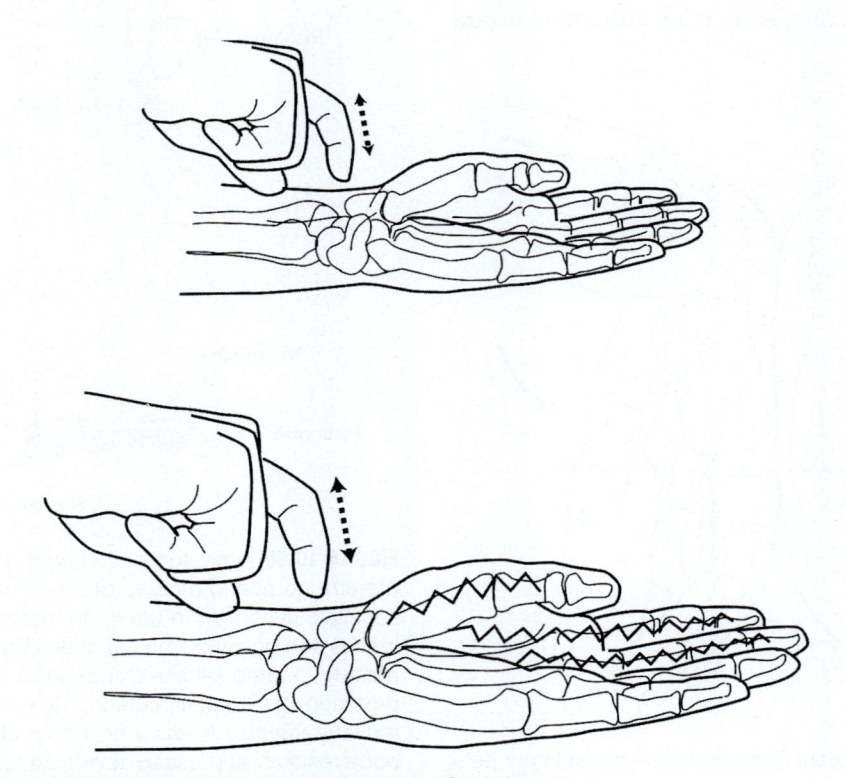

FIGURA 10.93 Teste do sinal de Tinel no punho para síndrome do túnel do carpo.

289

Teste de Phalen

Tal teste se baseia no fato de que o túnel do carpo se estreita em uma posição de flexão aumentada do punho. Dessa maneira, pede-se ao paciente para flexionar ambos punhos, um contra o outro. O resultado do teste é positivo se o paciente notar parestesias ou formigamentos no polegar, no indicador ou no dedo médio após manter essa posição por 60 segundos ou menos (Figura 10.94). Esse teste tem o menor índice de resultados falso-negativos.

Nervo ulnar

O nervo ulnar fornece um ramo cutâneo dorsal 8 cm proximalmente ao punho (Figura 10.95). Esse ramo não tem função motora.

O nervo ulnar continua para dentro do punho através do canal de Guyon (Figura 10.96). Há dois ramos motores do nervo ulnar na mão e um ramo sensitivo para a parte palmar da área medial da mão.

Compressão do nervo ulnar cutâneo dorsal

Tal ramo sensitivo do nervo ulnar pode ser lesado por fratura da ulna, cisto sinovial ou aneurisma da artéria ulnar. A perda de sensibilidade na parte dorsal medial da mão será notada. A função da mão, afora isso, estará normal.

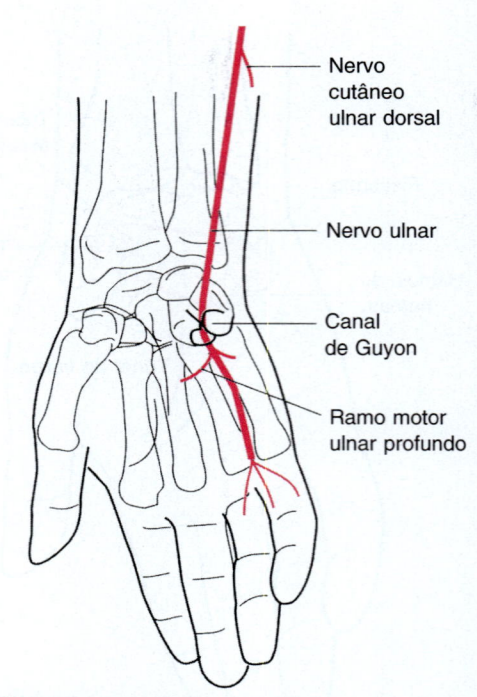

FIGURA 10.95 O nervo ulnar e seus ramos.

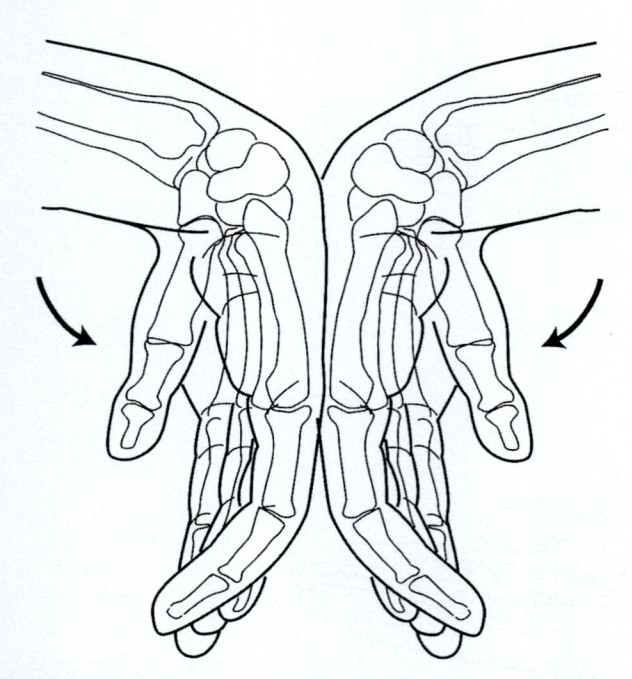

FIGURA 10.94 Teste de Phalen. Essa posição é mantida por pelo menos 60 segundos.

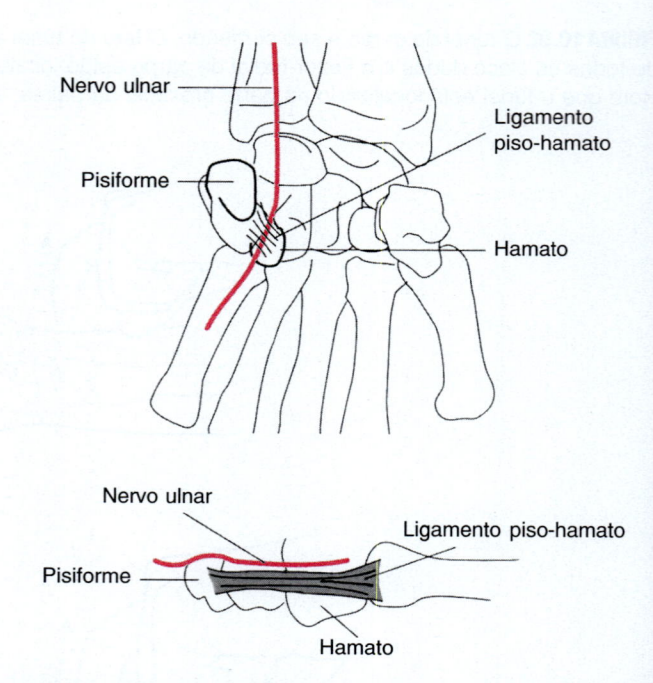

FIGURA 10.96 A anatomia do canal de Guyon. O nervo ulnar penetra no punho através desse canal. Ele fornece um ramo sensitivo superficial e um ramo motor profundo. Três tipos de lesões são possíveis no canal de Guyon. O tronco pode estar afetado, o ramo sensitivo pode estar afetado ou o ramo motor profundo pode estar afetado. Tais lesões podem ocorrer simultaneamente. A lesão do nervo ulnar no canal de Guyon pode resultar da pressão devido ao uso de muletas, pela pressão do guidão da bicicleta ou por martelo pneumático.

Compressão do nervo ulnar no canal de Guyon

A compressão do nervo ulnar no canal de Guyon (ver Figura 10.96) resulta mais freqüentemente de um cisto; entretanto, pode também ocorrer com artrite reumatóide ou trauma. Os achados no exame incluem fraqueza dos músculos intrínsecos da mão inervados pelo ulnar, que incluem os interósseos e os dois lumbricais mediais. Se o ramo sensitivo superficial para o quarto e quinto dedos estiver envolvido, será notada sensibilidade diminuída na parte palmar desses dedos. Uma postura característica da mão, conhecida como deformidade em bênção (Figura 10.97), resulta de lesão no nervo ulnar no nível do canal de Guyon, afetando tanto os músculos hipotenares como os intrínsecos.

A lesão do nervo mediano e do nervo ulnar no punho, que pode ocorrer mais comumente com trauma, resulta em uma deformidade conhecida como *mão em garra* (Figura 10.98). Essa lesão é também referida como *mão menos intrínsecos*.

TESTES ESPECIAIS

Teste de Finkelstein (síndrome de Quervain)

Esse teste é usado para diagnosticar a tenossinovite do primeiro compartimento dorsal do punho, que contém os tendões do músculo abdutor longo do polegar e do extensor curto do polegar (Figura 10.99). A dor e o edema estão habitualmente presentes sobre o processo estilóide do rádio. Um cisto sinovial pode ser notado. O teste de Finkelstein é feito com o paciente colocando o polegar dentro da mão fechada. Pegue a mão do paciente e desvie a mão e o punho na direção ulnar, a fim de estirar os tendões do primeiro compartimento extensor. A dor sobre o processo estilóide do rádio é patognomônica de síndrome de Quervain. Algumas vezes, uma artrite da primeira articulação carpometacarpal também será dolorosa com a manobra.

Com freqüência, a tenossinovite da mão e do punho é encontrada. Um sensibilidade à palpação é notada em localizações características (Figura 10.100). O estiramento passivo do músculo envolvido também produzirá dor.

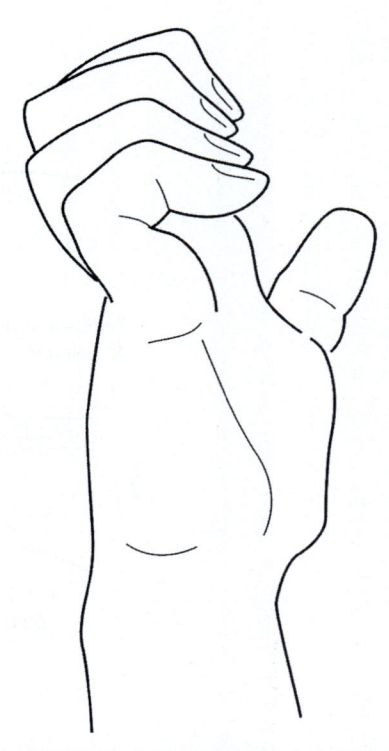

FIGURA 10.98 A deformidade de mão em garra resulta da perda dos músculos intrínsecos com superatividade do extensor dos dedos, causando hiperextensão das articulações metacarpofalângicas. Em geral, isso é causado pela lesão combinada do nervo mediano e do ulnar no nível do punho.

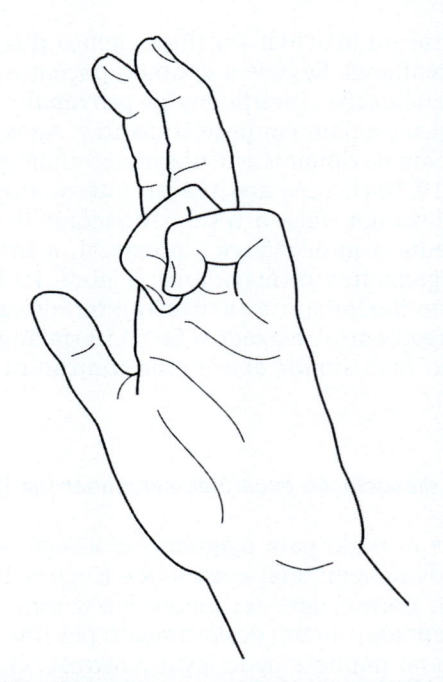

FIGURA 10.97 A deformidade de mão em bênção resulta de lesão do nervo ulnar. Há uma atrofia dos músculos interósseos, músculos hipotenares e dos dois músculos lumbricais mediais.

Testes para flexibilidade e estabilidade da articulação

Teste de Bunnel-Littler (músculos intrínsecos e contratura)

Esse teste é útil para determinar a causa da flexão restrita das articulações interfalângicas proximais dos de-

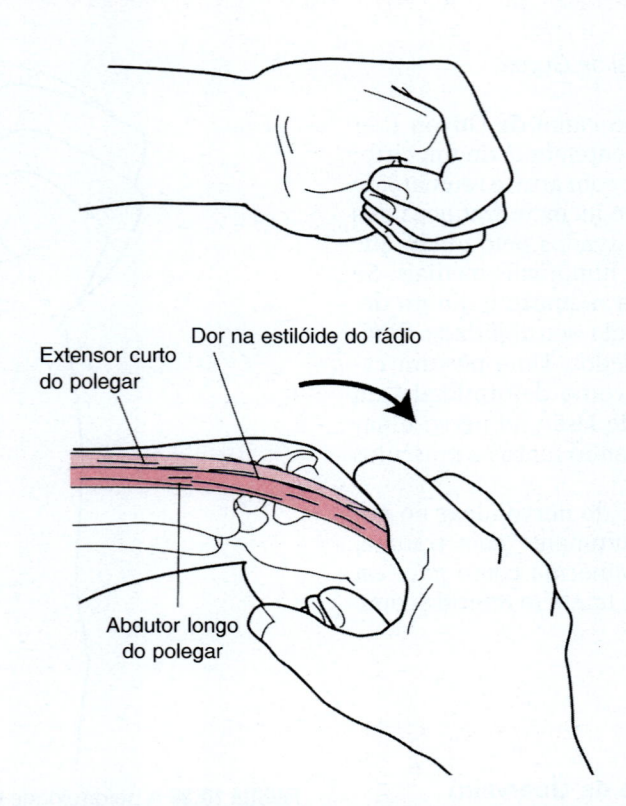

FIGURA 10.99 O teste de Finkelstein é usado para diagnosticar tenossinovite do primeiro compartimento dorsal do punho, que inclui os músculos extensor curto e abdutor longo do polegar.

dos (Figura 10.101). Uma limitação na flexão dessas articulações pode ser causada por retesamento dos músculos intrínsecos (interósseos e lumbricais) ou pode ser secundária a contratura da cápsula articular. O propósito do teste é colocar o dedo em uma posição de relaxamento dos músculos intrínsecos, flexionando a articulação metacarpofalângica. Logo, tente flexionar a articulação interfalângica proximal (Figura 10.102). Caso a articulação possa ser flexionada, a dificuldade em flexão da articulação metacarpofalângica em extensão é causada por retesamento dos músculos intrínsecos. Se estiver presente uma contratura articular, o relaxamento dos músculos intrínsecos não terá efeito sobre a mobilidade restringida da articulação interfalângica proximal e você será incapaz de flexionar tal articulação em qualquer posição do dedo (Figura 10.103).

Teste retinacular

O teste retinacular é usado para determinar a causa da incapacidade do paciente em flexionar a articulação interfalângica distal. A incapacidade pode ser causada por contratura articular ou retesamento dos ligamentos retinaculares. Segure o dedo do paciente de forma que as articulações interfalângica proximal e metacarpofalângica estejam em posição neutra. Após, segure o dedo e tente flexionar a articulação interfalângica distal (Figura 10.104). Se a articulação interfalângica distal não se flexionar, faça o teste retinacular flexionando inicialmente a interfalângica proximal, a fim de relaxar os ligamentos retinaculares (Figura 10.105). Depois, tente flexionar a articulação interfalângica distal com os ligamentos relaxados. Se a interfalângica distal ainda não se flexionar, existe uma contratura nessa articulação.

Teste de dissociação escafóide-semilunar (de Watson)

Esse teste é usado para diagnosticar a separação anormal dos ossos semilunar e escafóide (Figura 10.106). A separação normal deve ser menor que 2 mm. A separação aumentada, em um deslocamento por fratura, causa alteração no punho e pode levar à artrose. O resultado desse teste é difícil de ser interpretado. Estabilize o rá-

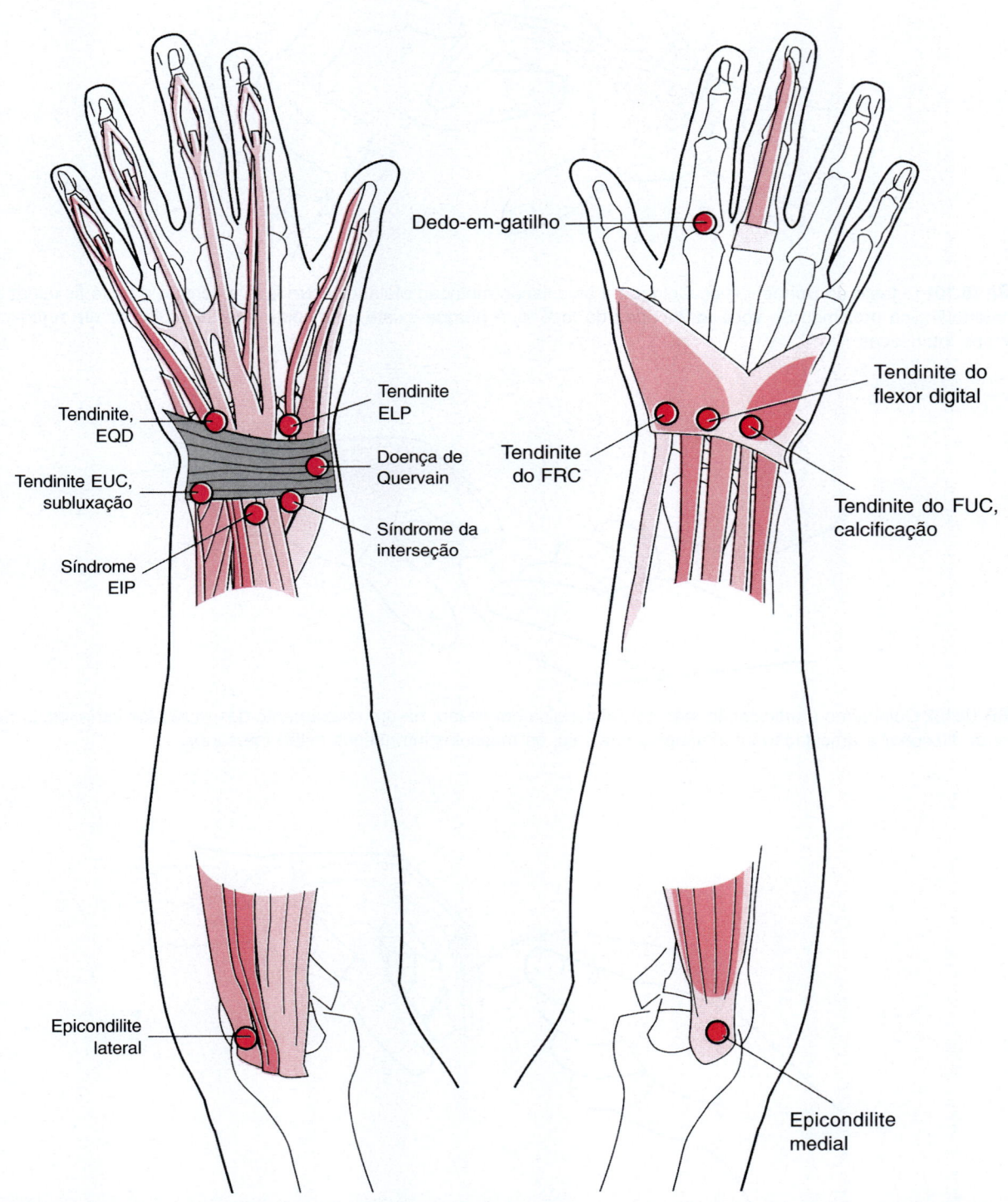

FIGURA 10.100 As localizações comuns para tendinite da mão e do punho estão mostradas em vista posterior (esquerda) e em vista anterior (direita).

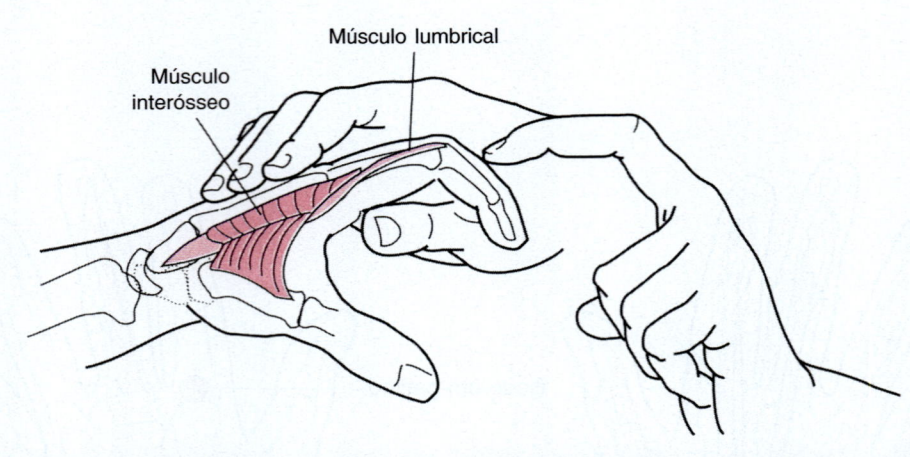

FIGURA 10.101 O teste de Bunnel-Littler. Coloque a articulação metacarpofalângica em leve extensão e tente flexionar a articulação interfalângica proximal. Se você for incapaz de fazê-lo, é porque existe uma contratura muscular ou um retesamento dos músculos intrínsecos.

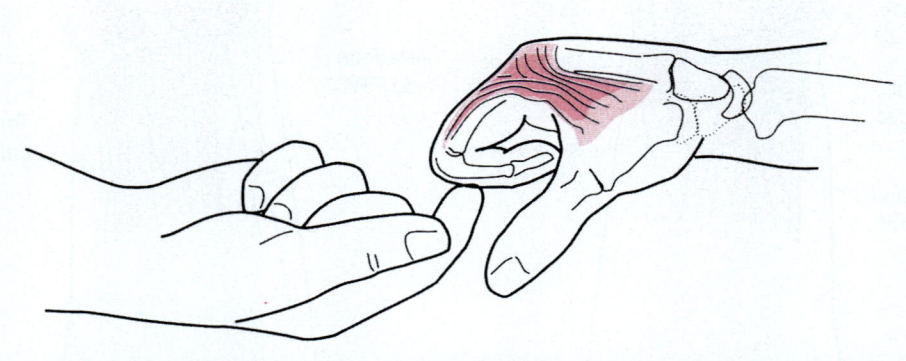

FIGURA 10.102 Colocando a articulação metacarpofalângica em flexão, há um relaxamento dos músculos intrínsecos. Se você for capaz de flexionar a articulação interfalângica proximal, os músculos intrínsecos estão retesados.

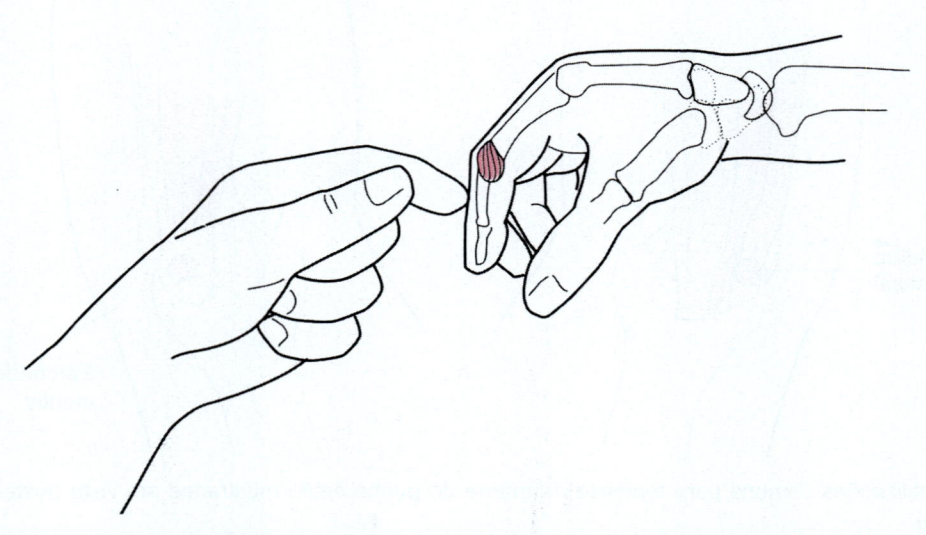

FIGURA 10.103 Se você for incapaz de flexionar a articulação interfalângica proximal, mesmo com os músculos intrínsecos em uma posição de relaxamento, há contratura capsular da articulação interfalângica proximal.

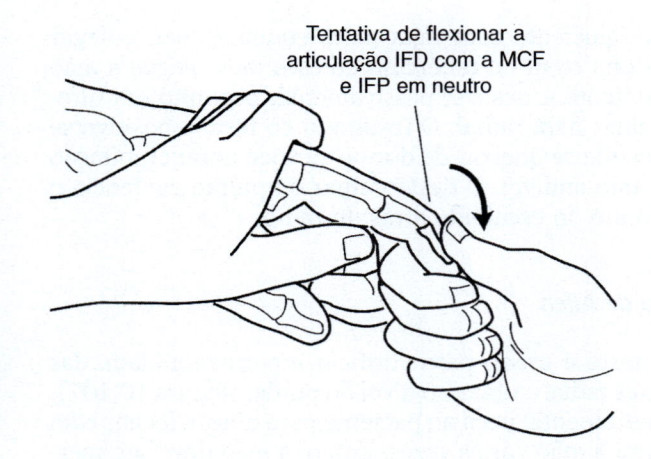

FIGURA 10.104 Teste para retesamento do ligamento retinacular. Tente flexionar a articulação interfalângica distal com as articulações interfalângica proximal e metacarpofalângica em posição neutra.

Tentativa de flexionar a articulação IFD com a MCF e IFP em neutro

Capaz de flexionar a IFD

Incapaz de flexionar a IFD

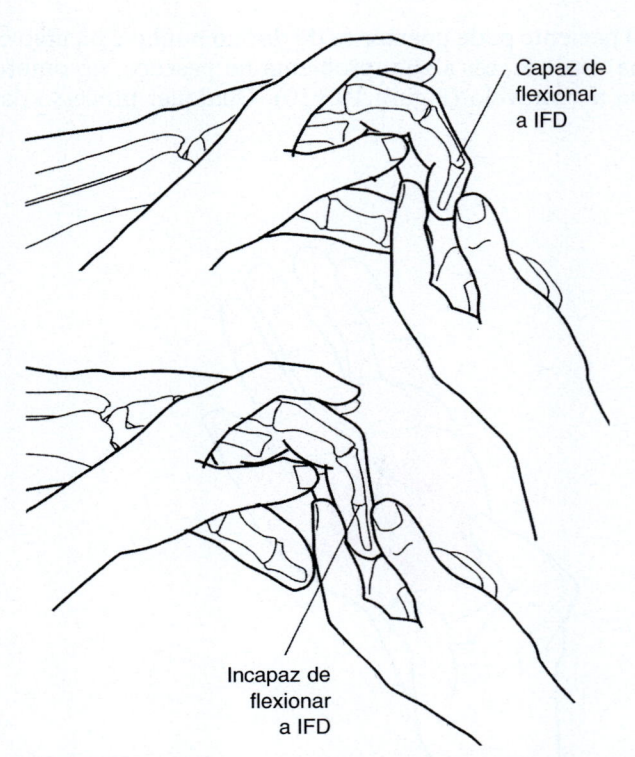

FIGURA 10.105 O teste para retesamento do ligamento retinacular é realizado primeiramente relaxando a articulação interfalângica proximal em flexão. Se você conseguir flexionar a articulação interfalângica distal, os ligamentos retinaculares estão retesados. Se a articulação interfalângica proximal estiver flexionada e você não conseguir flexionar a interfalângica distal, é porque existe uma contratura no nível da articulação interfalângica distal.

Tubérculo do escafóide

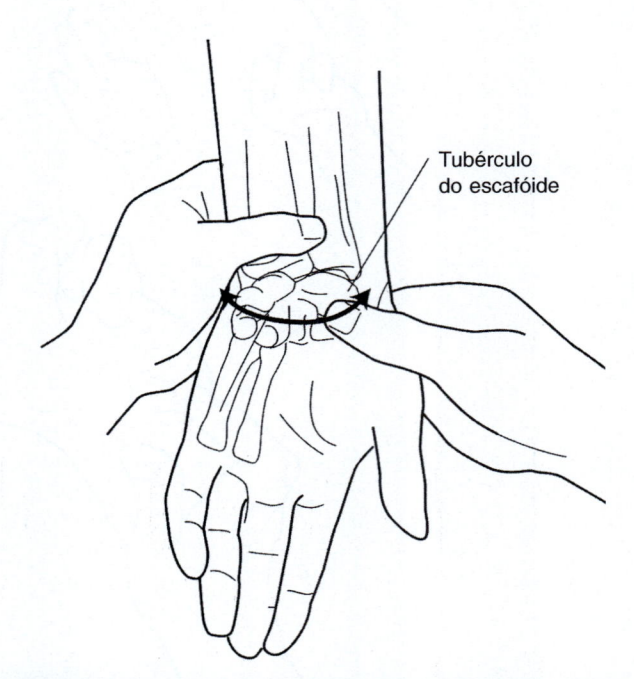

FIGURA 10.106 O teste de Watson para dissociação escafo-semilunar. O tubérculo do escafóide deve ser palpado com o polegar, e o punho deve ser passivamente movido, de desvio de ulnar para radial, com a outra mão. A presença de dor, crepitação ou um estalo ocasional audível reflete um resultado positivo do teste.

dio do paciente com uma mão, enquanto seu polegar pressiona contra o tubérculo do escafóide. Pegue a mão do paciente e deslize, passivamente, o punho em direção ulnar para radial. O resultado do teste é positivo se o paciente se queixar de dor ou se você notar crepitação ou estalo audível. O desvio ulnar do punho evidencia o tubérculo do escafóide atrás do rádio.

Teste de Allen

Esse teste é usado para verificar a permeabilidade das artérias radial e ulnar no nível do punho (Figura 10.107). Primeiramente, peça ao paciente para abrir e fechar com firmeza a mão várias vezes. Então, a mão deve ser apertada com força para evitar qualquer fluxo arterial. Coloque o polegar e o indicador sobre as artérias radial e ulnar no punho, pressionando firmemente. Após, peça ao paciente para abrir a mão enquanto você mantém pressão sobre ambas as artérias. Remova o dedo de uma das artérias e observe se a mão se torna rósea. Isso indica circulação normal. Repita o teste, soltando a pressão da outra artéria. Verifique ambas as artérias e ambas as mãos para comparação.

Avaliação da empunhadura e pinça

Tipos diferentes de empunhadura e de pinça estão mostrados nas Figuras 10.108 e 10.109. Observe a capacidade do paciente em colocar os dedos e a mão, conforme ilustrado.

PADRÕES DE DOR REFERIDA

O paciente pode queixar-se de dor no punho e na mão e, na verdade, ter algum problema no pescoço, no ombro ou no cotovelo (Figura 10.110). Qualquer processo pa-

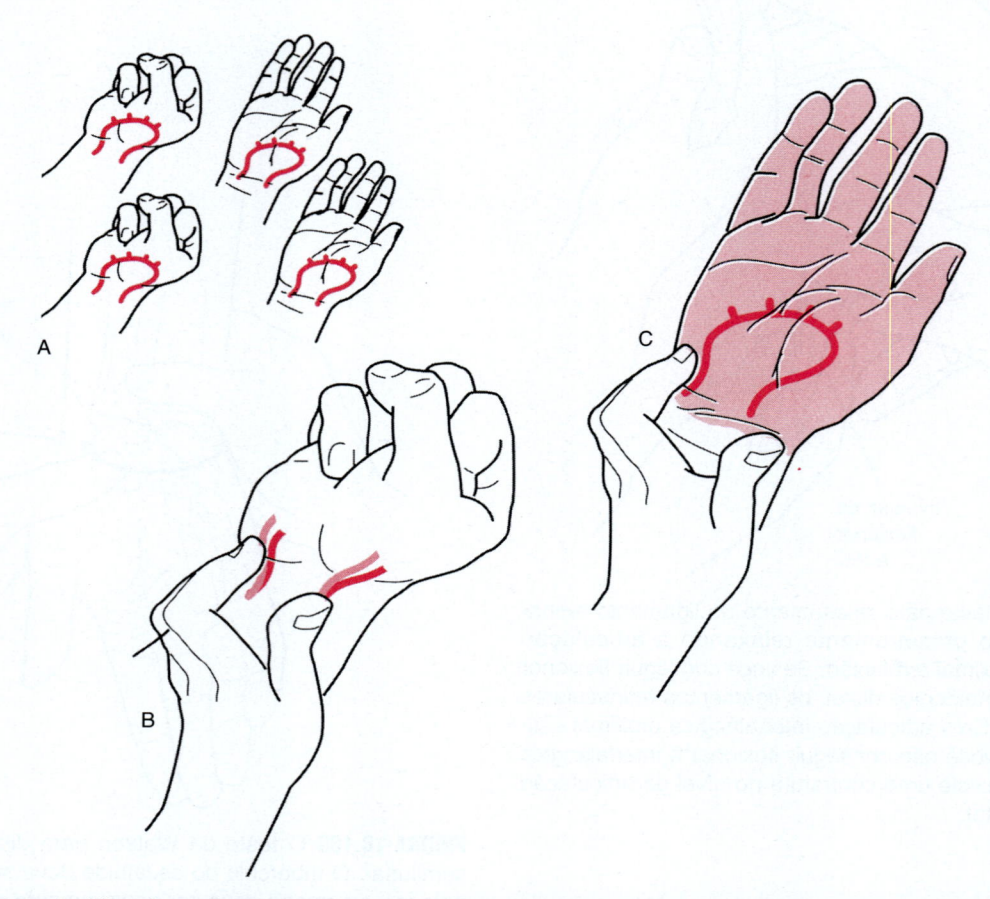

FIGURA 10.107 O teste de Allen é usado para avaliar a permeabilidade das artérias radial e ulnar no nível do punho. (A) A mão é aberta e fechada rápida e firmemente. (B) Ambas as artérias são comprimidas enquanto o paciente mantém o punho cerrado. (C) Libere a pressão sobre uma das artérias enquanto o paciente abre a mão e observe o fluxo de sangue. A coloração normal deve retornar para toda a mão.

Capítulo 10   O PUNHO E A MÃO

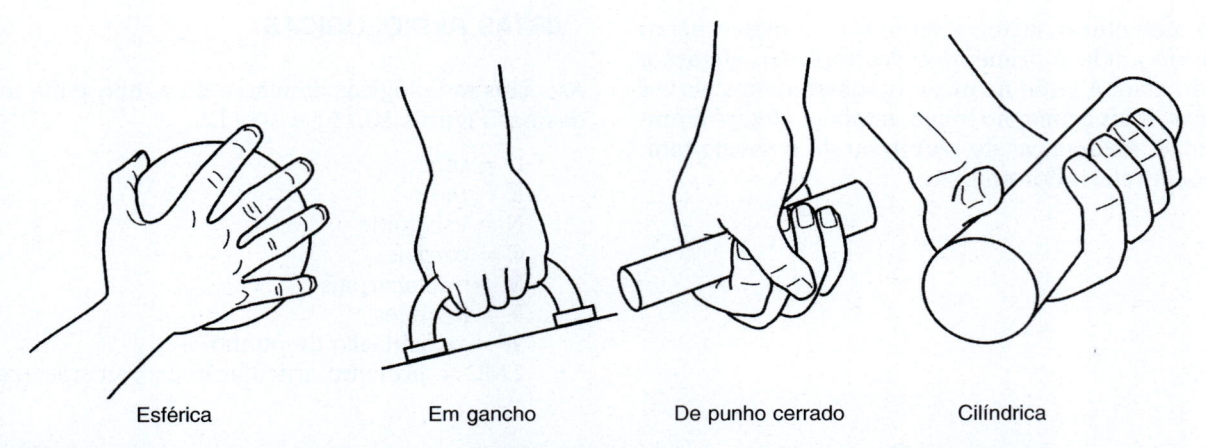

Esférica   Em gancho   De punho cerrado   Cilíndrica

FIGURA 10.108 Os tipos de empunhadura incluem a esférica, a em gancho, a de punho cerrado e a cilíndrica.

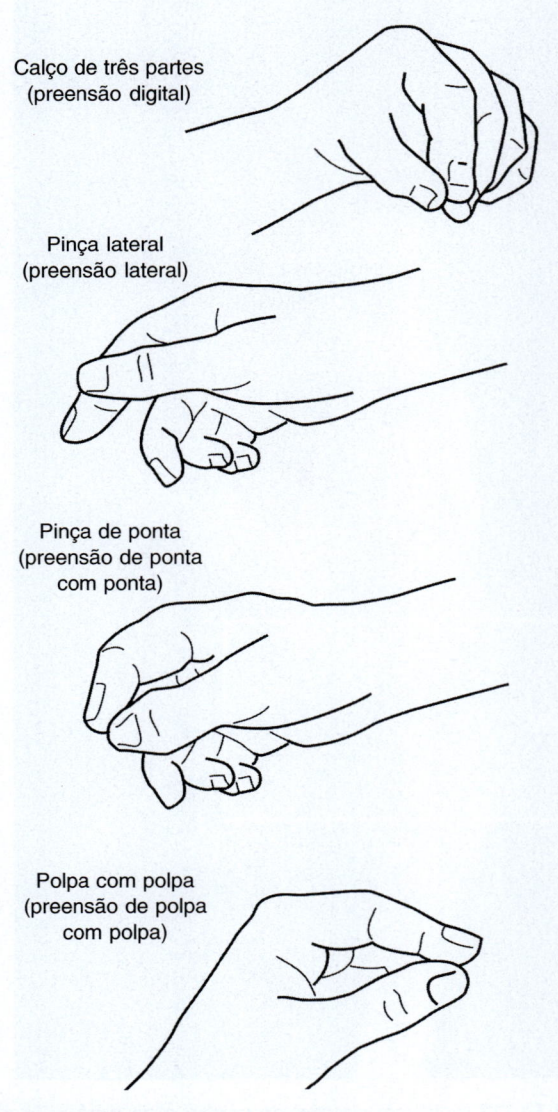

Calço de três partes
(preensão digital)

Pinça lateral
(preensão lateral)

Pinça de ponta
(preensão de ponta
com ponta)

Polpa com polpa
(preensão de polpa
com polpa)

FIGURA 10.109 Vários tipos de pinça.

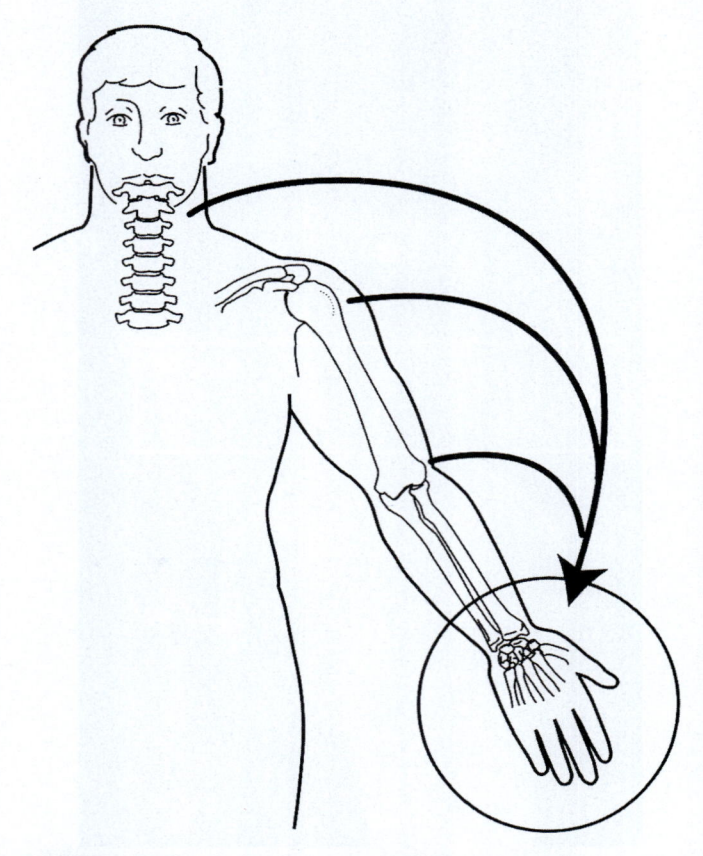

FIGURA 10.110 A dor pode ser referida para a mão e para o punho a partir do pescoço, do ombro ou do cotovelo.

tológico afetando o sexto, o sétimo ou o oitavo nervo cervical, ou ainda o primeiro nervo torácico, afetará a função da mão. A lesão no plexo braquial ou nos nervos periféricos, mais acima, no braço, também afetará a função da mão. As doenças do ombro ou do cotovelo também podem referir dor na mão.

VISTAS RADIOLÓGICAS

As vistas radiológicas da mão e do punho estão mostradas nas Figuras 10.111 e 10.112.

U = ulna
R = rádio
N = escafóide
C = carpais
M = metacarpais
P = falanges
W = articulação do punho
CMC = primeira articulação carpometacarpal

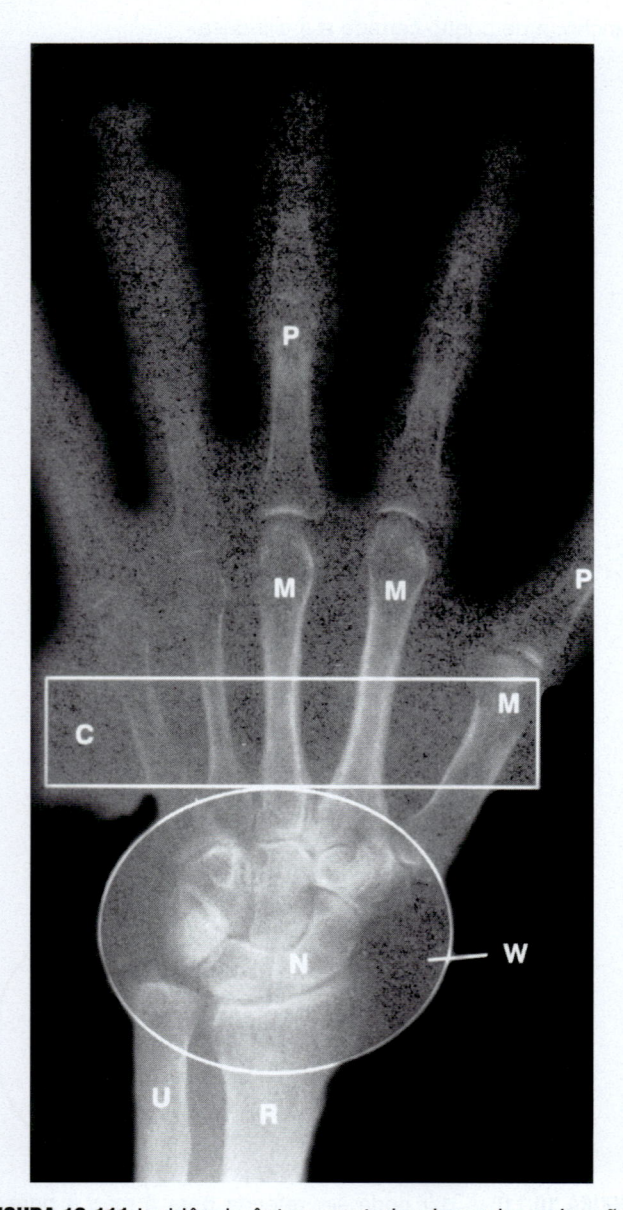

FIGURA 10.111 Incidência ântero-posterior do punho e da mão.

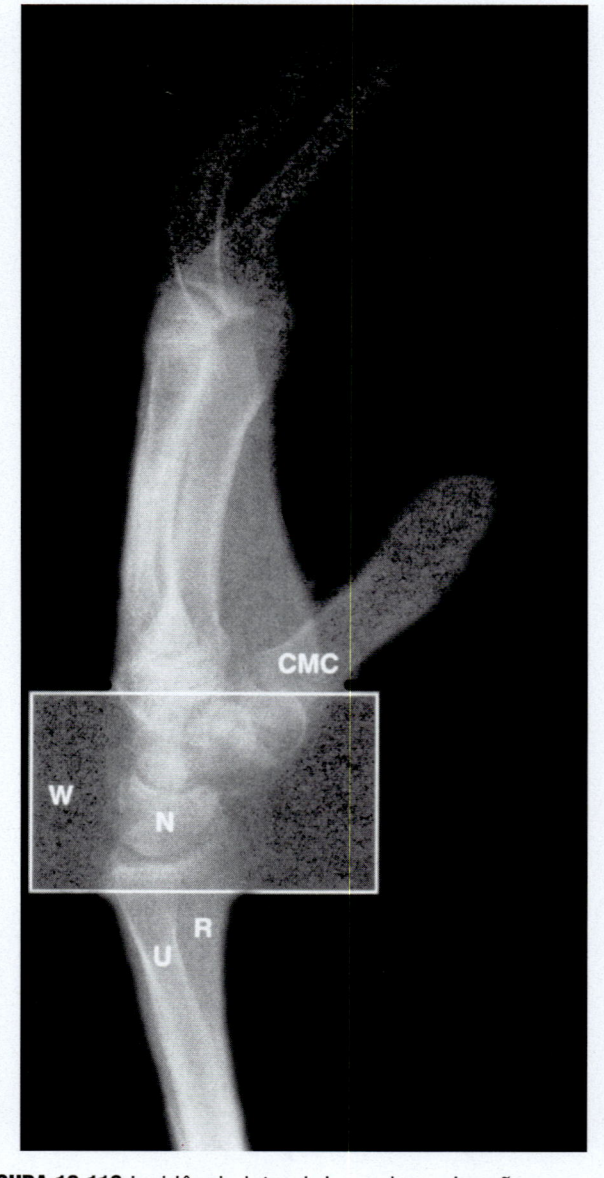

FIGURA 10.112 Incidência lateral do punho e da mão.

O quadril

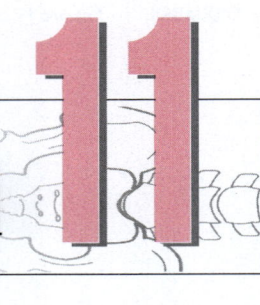

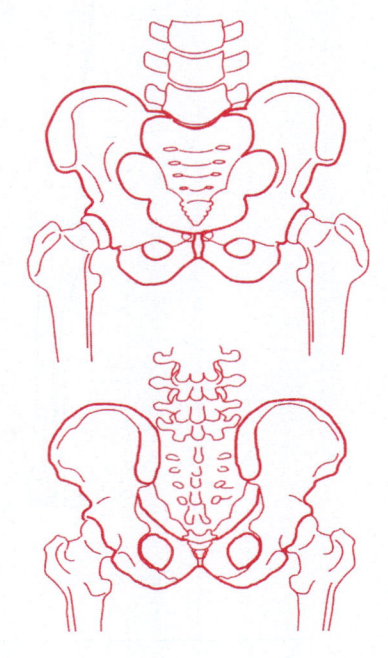

Consulte o Capítulo 2 para obter um panorama da seqüência de um exame físico. Por motivos de extensão e para evitar a repetição da anatomia, a seção de palpação aparece diretamente após a seção sobre exame subjetivo e antes de qualquer seção sobre teste, em vez de estar no final de cada capítulo. A ordem na qual o exame é feito deve ser baseada na experiência e na preferência pessoal do examinador, bem como na apresentação do paciente.

ANATOMIA FUNCIONAL

O quadril é uma grande e profunda articulação esferóidea. Como tal, é bastante estável, enquanto permite uma significativa amplitude de movimento. Para alcançar estabilidade, o quadril baseia-se em uma combinação de estruturas ligamentares e articulares (p. ex., acetábulo, lábio). Os ligamentos primários dos quadris são o ligamento capsular em Y e o ligamento redondo intracapsular. Além do modesto suprimento vascular à cabeça femoral, provido pelo ligamento, o ligamento redondo dá relativamente pouca estabilidade à articulação do quadril. O ligamento capsular em Y é, por outro lado, um estabilizador significativo para a articulação do quadril. Ele é importante para a capacidade do quadril se encurtar e estirar com extensão e rotação interna, um fato considerado útil na redução de certas fraturas. Uma vez que o quadril é desviado lateralmente, a partir da linha média do corpo e sem auxílio, ele oferece pouca estabilidade ao torso durante o apoio unilateral. Durante a marcha, o centro de gravidade do corpo costuma estar medialmente ao membro sustentado. Assim, as estruturas ligamentares do quadril são insuficientes para estabilizar o corpo durante a fase de apoio unilateral da marcha. Para estabilidade durante a marcha, o corpo é criticamente dependente dos músculos proximais à articulação do quadril.

Os músculos que oferecem estabilidade são os glúteos (mínimo, médio e máximo) e o trato iliotibial (como o tensor da fáscia lata). Esses músculos e tecidos ficam lateralmente à articulação do quadril. Em geral, o quadril pode ser visualizado como um fulcro sobre o qual a pelve e o torso estão apoiados (Figura 11.1). A parte medial do fulcro submete-se à força para baixo do peso do corpo (originando-se em um ponto no espaço, 1 cm anterior a S1 na linha média do corpo). O outro lado do fulcro é contrabalançado pelo esforço de contração dos músculos abdutores. A proporção dos comprimentos relativos sobre os quais essas duas forças opostas trabalham é, respectivamente, de 2:1. Assim, os glúteos devem ser capazes de exercer duas vezes o peso do corpo de força contrátil durante o apoio unilateral, de forma a manter a pelve em equilíbrio. Em conseqüência disso, durante a sustentação unilateral, o quadril irá experimentar um total de três vezes o peso corporal de carga compressiva (peso do corpo + [2 x peso corporal] de força contrátil muscular através da articulação do quadril). Isso representa um aumento de seis vezes sobre a força que o quadril sente durante o apoio bilateral.

Os glúteos são suplementados pelo trato iliotibial, que é uma larga bainha fibrosa que se estende da crista ilíaca da pelve à sua inserção na extremidade distal do fêmur e através da parte ântero-lateral da articulação do joelho. Como tal, funciona como uma banda de tensão e tem a importante tarefa de converter o que, caso contrário, seria uma carga tênsil potencialmente insustentável, em uma carga de compressão moderada e bem tolerada ao longo da cortical femoral lateral (Figuras 11.2 e 11.3). A importância dessas estruturas de partes moles para a função apropriada do quadril pode ser grandemente apreciada quando forem comprometidas por dor, lesão ou alteração neurológica. O resultado será um padrão de marcha gravemente comprometido e disfuncional. A demonstração mais dramática da importância dos tecidos moles do trato iliotibial como estabilizadores do quadril pode ser vista quando se comparam as capacidades funcionais dos indivíduos que têm amputações abaixo do joelho com aqueles que têm uma amputação acima do joelho. O amputado abaixo do joelho, com o benefício da tecnologia moderna, pode funcionar com até 10% de ineficiência de energia em comparação a um indivíduo normal. De fato, é possível, para um indivíduo amputado abaixo do joelho, com uma prótese bem-ajustada, que corra 100 metros em 11 segundos. O amputado abaixo do joelho é também capaz de suportar facilmente o apoio unilateral na extremidade amputada. O amputado acima do joelho, contudo, sente pelo menos 40% de deficiência de energia na função, em comparação a indivíduos normais. O amputado acima do joelho é também incapaz de ficar em pé unilateralmente, sobre o membro amputado, sem se inclinar para o lado afetado. Essa incapacidade de ficar ereto sem se inclinar é denominada de *sinal de Trendelenburg* positivo. No amputado, tal sinal se dá diretamente devido à perda da função de estabilização estática do trato iliotibial por comprometimento da inserção do trato na amputação acima do joelho. A perda do efeito estabilizador estático do trato iliotibial coloca muita demanda funcional nos tecidos musculares remanescentes (glúteo médio, glúteo mínimo e cápsula) para eficientemente estabilizar a pelve durante a sustentação unilateral em pé.

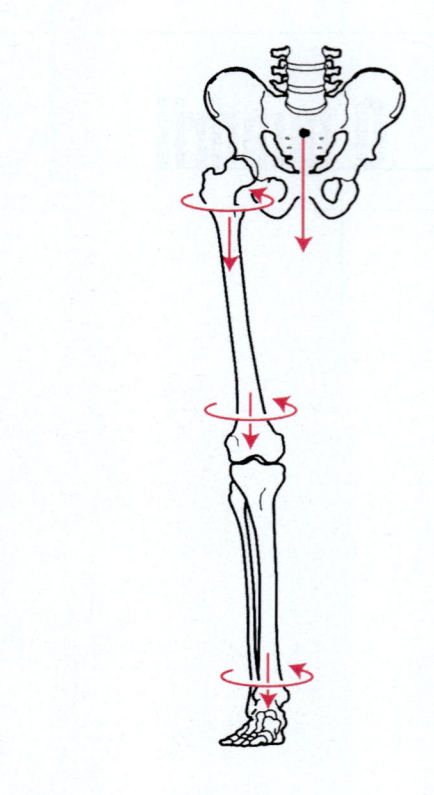

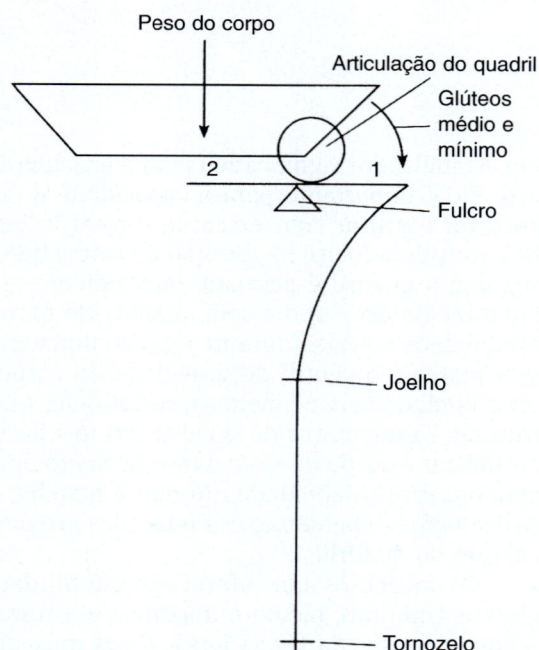

FIGURA 11.1 (A) O modelo clássico de Koch demonstra o quadril como um fulcro de comprimentos desiguais. A estabilidade contra a rotação para dentro da pelve, durante o apoio unilateral, é provida dinamicamente pela musculatura abdutora (glúteo médio, glúteo mínimo). (B) Durante apoio unilateral, o centro de gravidade do corpo cria uma compressão e um momento em varo que deformam a força no quadril, no joelho e no tornozelo do membro de apoio.

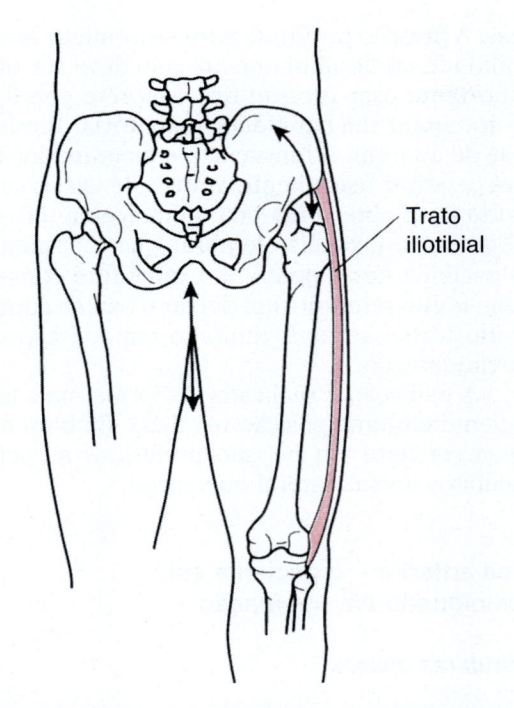

FIGURA 11.2 Um modelo mais completo da mecânica do quadril inclui o trato iliotibial. Essa estrutura inelástica estende-se a partir da área lateral da crista ilíaca até a parte distal do fêmur, cruzando a articulação do joelho, até o tubérculo de Gerdy, na parte ântero-lateral da tíbia. Como tal, o trato iliotibial age como um estabilizador estático do quadril durante a fase de apoio unilateral da marcha. Como uma banda de tensão, ele protege o fêmur de deformação medial excessiva. Assim, converte as cargas de tensão sobre a área lateral do fêmur que poderiam ser potencialmente lesivas em estresses de compressão bem-tolerados.

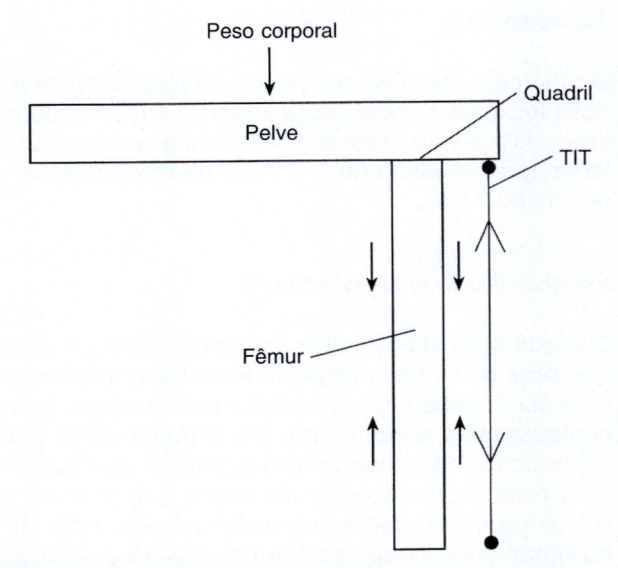

FIGURA 11.3 Modelo mecânico da situação descrita na Figura 11.2.

OBSERVAÇÃO

O exame deve iniciar na sala de espera, antes que o paciente esteja consciente da observação do examinador. Podem ser observadas informações sobre o grau da incapacidade do paciente, o nível de funcionamento, a postura e a marcha. O examinador deve prestar atenção especial às expressões faciais do paciente com relação ao grau de desconforto que ele esteja sentindo. A informação recolhida nesse curto período pode ser muito útil para criar um quadro total da condição do paciente.

Note a maneira como o paciente está sentado na sala de espera. Se ele estiver sentado e reclinado para trás, pode ter uma diminuição na flexão do quadril. Se estiver inclinado para um dos lados, pode haver dor na tuberosidade isquiática, secundária a bursite, disfunção sacroilíaca ou dor irradiada a partir das costas. A dor pode também ser alterada por mudanças de posição; observe, então, a expressão facial do paciente para ter idéia do nível da dor.

Observe o paciente ao assumir a posição em pé. Verifique qual é a dificuldade que ele tem em passar da flexão para a extensão. Analise se ele pode distribuir equilibradamente o peso entre ambas as extremidades inferiores. Uma vez que o paciente começar a caminhar, uma breve análise da marcha deve ser iniciada. Note quaisquer desvios na marcha e se o paciente requer ou está usando algum dispositivo de auxílio. Os detalhes e as implicações dos desvios da marcha são discutidos no Capítulo 14.

EXAME SUBJETIVO

O quadril é uma articulação extremamente estável. Desse modo, as queixas e disfunções são habitualmente limitadas a problemas com relação a trauma ou deterioração. Você deve perguntar acerca da natureza e da localização das queixas do paciente, assim como a respeito da duração e da intensidade. O curso da dor durante o dia e à noite também deve ser abordado. Isso permitirá que você recolha informações a respeito de como a dor responde a mudanças na posição, na atividade e no edema.

O distúrbio do paciente pode estar relacionado à idade, ao sexo, à origem étnica, ao tipo corporal, à postura dinâmica e estática, à ocupação, às atividades de lazer, aos passatempos e ao nível geral de atividades. É importante perguntar sobre qualquer mudança na rotina e quaisquer atividades incomuns em que o paciente tenha participado. Se tiver ocorrido um incidente, os detalhes do mecanismo de lesão são importantes para auxiliar na direção do exame.

A localização dos sintomas pode proporcionar indícios a respeito da etiologia das queixas. A dor localizada sobre as áreas anterior e lateral da coxa pode ser referida a partir de L1 ou L2. A dor no joelho pode ser referida de L4 ou L5, ou ainda da articulação do quadril. O paciente pode queixar-se de dor sobre a parte lateral ou posterior do trocanter maior, que pode ser indício de bursite trocantérica ou síndrome do piriforme. (Consulte o Quadro 2.1 para perguntas típicas do exame subjetivo.)

PALPAÇÃO DELICADA

O exame palpatório é iniciado com o paciente na posição supina. Você deve primeiro buscar áreas de derrame localizado, descoloração, marcas de nascença, fístulas abertas ou drenagem, áreas de incisão, contornos ósseos, perímetro, simetria muscular e pregas cutâneas. A pressão profunda para determinar áreas de sensibilidade ou desalinhamento não deve ser utilizada. É importante usar pressão firme, porém gentil, pois isso irá aumentar sua habilidade palpatória. Tendo uma boa base de anatomia transversal, o examinador não precisará penetrar fisicamente através de várias camadas de tecido para obter uma boa idéia acerca das estruturas subjacentes. É preciso lembrar que o aumento da dor do paciente nesse ponto do exame fará com que ele se torne muito relutante em deixar o exame continuar, podendo tornar-se mais limitado em sua capacidade de movimentação.

A palpação é realizada de forma mais fácil com o paciente em uma posição relaxada. Embora a palpação possa ser feita em pé, são preferidas as posições em decúbitos dorsal, lateral ou ventral.

Área anterior – o paciente está posicionado em supinação

Estruturas ósseas

Crista ilíaca

A crista ilíaca é superficial, muito proeminente e fácil de palpar. Coloque as mãos estendidas de forma que os dedos indicadores estejam na cintura do paciente. Permita que suas mãos pressionem medialmente e descansem sobre a parte superior das cristas ilíacas. Cristas ilíacas com alturas desiguais podem ocorrer secundariamente a uma discrepância de comprimento das pernas, a uma obliqüidade pélvica, a uma anomalia óssea ou a uma disfunção sacroilíaca (Figura 11.4).

Tubérculo ilíaco

O tubérculo ilíaco é a porção mais larga da crista ilíaca. Após localizar a crista, palpe anterior e medialmente ao longo da asa mais externa. Você encontrará a porção mais larga aproximadamente 7,5 cm a partir do topo da crista (Figura 11.5).

Espinhas ilíacas ântero-superiores

Coloque suas mãos sobre as cristas ilíacas e permita que seus polegares alcancem anterior e inferiormente em uma diagonal em direção ao ramo púbico. A protuberância mais proeminente é a espinha ilíaca ântero-superior. Coloque suas polpas digitais dos polegares em uma orientação superior de forma que possam rolar sob as espinhas ilíacas ântero-superiores, a fim de determinar mais exatamente a posição. Essa área costuma ser superficial; entretanto, pode estar obscurecida

---

Paradigma para osteoartrite do quadril causada por displasia congênita do quadril (DCQ)

Uma paciente com 40 anos apresenta queixas de dor na virilha esquerda. Ela não tem história de trauma atual ou passado. Essa paciente nasceu de um parto pélvico e apresentou os referenciais normais do desenvolvimento. Por volta de um ano atrás, ela começou a observar um desconforto episódico na virilha esquerda que se irradiava para o aspecto interno da coxa. A dor estava em proporção ao seu nível de atividade e carga. No entanto, ela estava começando a notar uma leve claudicação ao caminhar mais de 15 minutos ou ficar em pé por mais de 30 minutos. Ultimamente, ela está tendo dificuldades de entrar e sair do seu novo carro; e tem dificuldade em cortar as unhas dos pés. A paciente não relata dor em repouso, mas refere rigidez ao levantar-se pela manhã e após períodos prolongados na posição sentada. Ela não percebe quaisquer barulhos com movimento e não relata sintomas de "agulhadas e fincadas" ou formigamento na extremidade inferior. Não há outros membros da família afetados, e a paciente não tem qualquer outra história clínica significativa.

O exame físico demonstra uma mulher bem desenvolvida e nutrida, que caminha com uma leve claudicação abdutora. Os comprimentos das passadas são iguais, bem como os comprimentos das pernas. Ela não usa quaisquer dispositivos de apoio e tem um sinal de Trendelenburg positivo, sem fraqueza significativa nas extremidades inferiores. Ela sobe e desce da mesa de exames de forma fácil e independente. Seu exame musculoesquelético não possui alterações, exceto por uma significativa falta de rotação interna e externa do quadril esquerdo.

As radiografias confirmam um acetábulo raso, com estreitamento do "espaço" articular e formação periarticular de osteófitos.

Esse é um paradigma para osteoartrite secundária do quadril devido às seguintes características:

- A paciente é jovem
- É do sexo feminino
- Há envolvimento do quadril à esquerda
- Existe história de parto pélvico
- Não há história de trauma ou carga excessiva no quadril

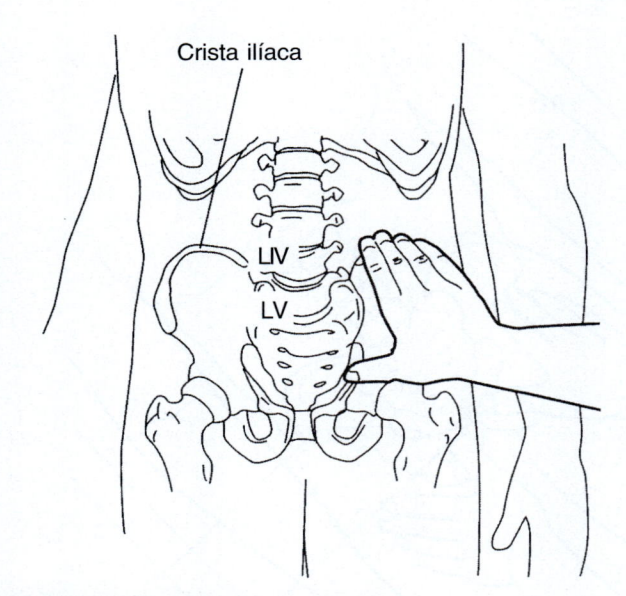

FIGURA 11.4 Palpação da crista ilíaca.

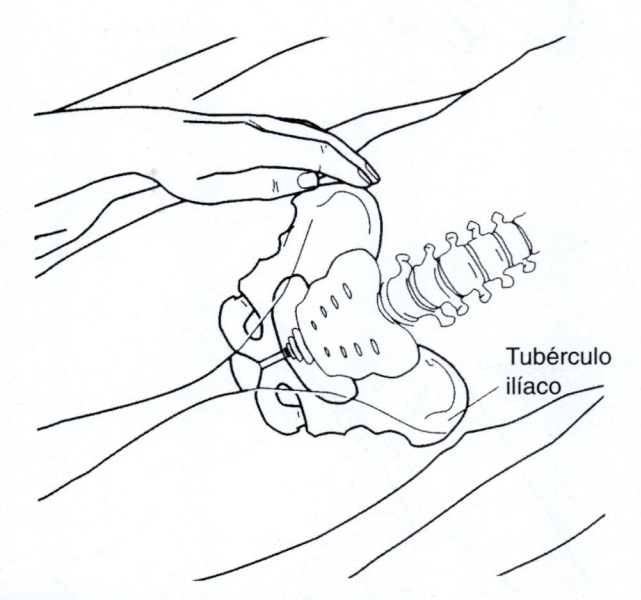

FIGURA 11.5 Palpação do tubérculo ilíaco.

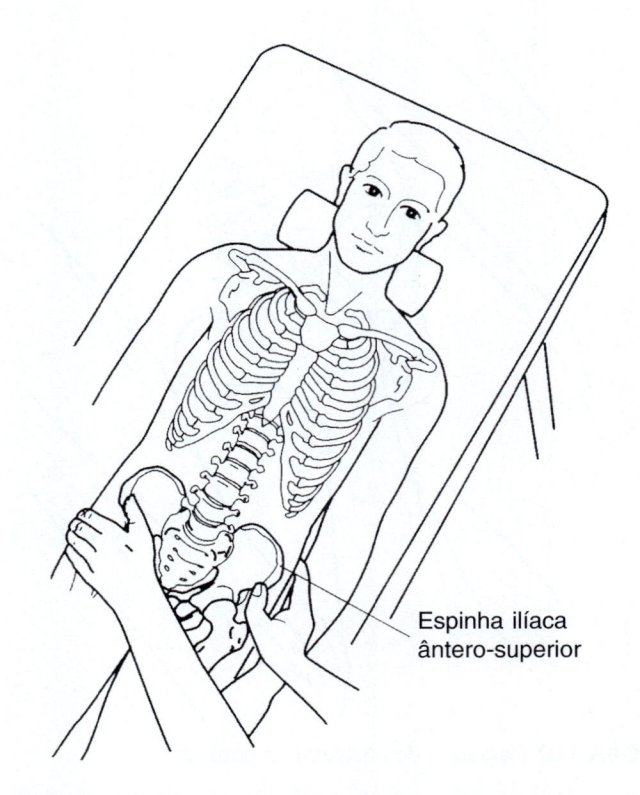

FIGURA 11.6 Palpação da espinha ilíaca ântero-superior.

mãos estará em contato com a área superior dos tubérculos púbicos. Então, mova suas polpas digitais diretamente sobre os tubérculos para determinar a posição relativa. Eles estão localizados medialmente à crista inguinal e ao nível dos trocanteres maiores. Os tubérculos púbicos são normalmente dolorosos à palpação. Se estiverem assimétricos em altura ou na dimensão anterior-posterior, pode haver subluxação, luxação ou disfunção sacroilíaca (Figura 11.7).

Trocanteres maiores

Coloque suas mãos sobre as cristas ilíacas e palpe distalmente ao longo da área lateral da pelve, até atingir um pequeno platô. Permita que suas mãos estendidas repousem sobre a ponta dos trocanteres maiores, a fim de determinar sua altura. Eles estão localizados no mesmo nível que os tubérculos púbicos. As áreas superior e posterior dos trocanteres maiores são superficiais e facilmente palpáveis. As áreas anterior e lateral são cobertas pelas inserções do glúteo médio e do tensor da fáscia lata, fazendo com que a proeminência óssea seja mais difícil de ser localizada. É possível confirmar o posicionamento da mão fazendo com que o paciente rode medial e lateralmente a extremidade inferior. Uma dife-

em pacientes obesos. As diferenças de altura podem ser causadas devido à rotação ou ao deslizamento do ilíaco (Figura 11.6).

Tubérculos púbicos

Coloque suas mãos de forma que seus dedos médios fiquem sobre o umbigo e permitam que suas palmas descansem sobre o abdome. A parte mais proximal de suas

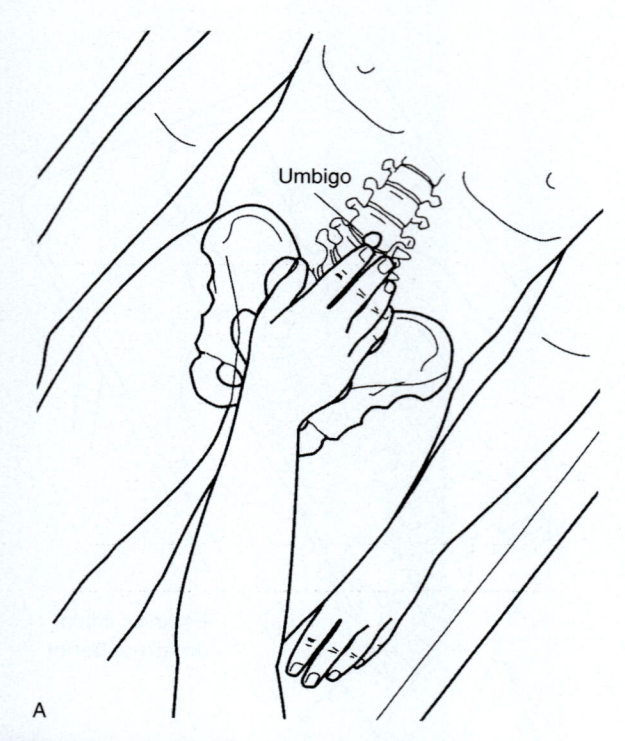

FIGURA 11.7 Palpação dos tubérculos púbicos.

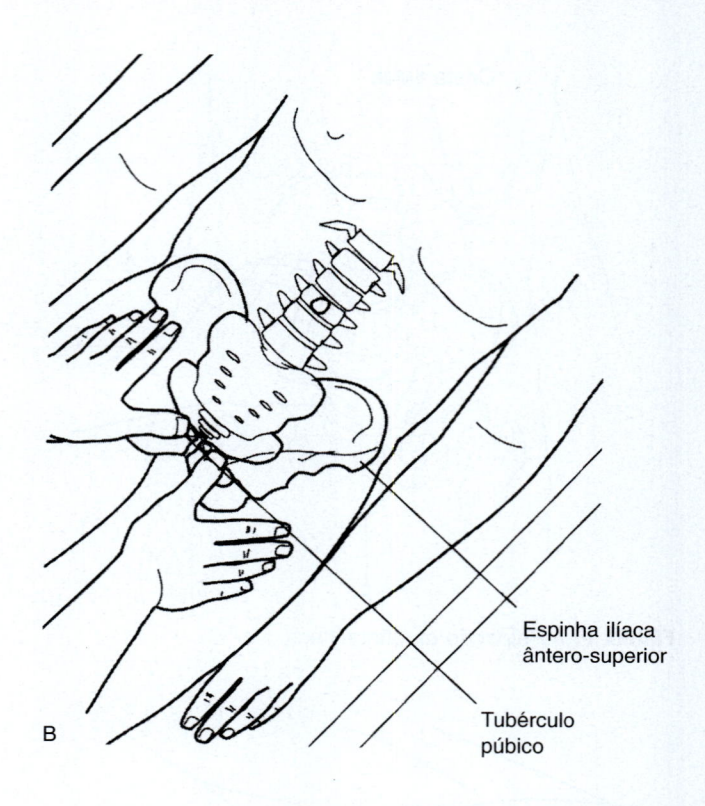

rença na altura pode ser secundária a um desalinhamento seguindo-se a uma fratura de quadril, um quadril congenitamente luxado ou uma anomalia congênita. Se o paciente for examinado em uma posição de carga, uma diferença de altura poderia ser secundária a uma diferença de comprimento da perna. Se for notada sensibilidade nessa área, o paciente pode ter uma bursite trocantérica ou uma síndrome do piriforme (Figura 11.8).

Estruturas de partes moles

Trígono femoral

O trígono femoral está localizado na área diretamente caudal à dobra da virilha. Sua base é formada pelo ligamento inguinal. A borda lateral é a área medial do sartório. A borda medial, por sua vez, é o adutor longo. O assoalho é semelhante a uma goteira, sendo composto pelo ilíaco, pelo psoas maior, pelo adutor longo e pelo pectíneo. Os vasos superficiais estão localizados superficialmente ao assoalho e consistem da artéria, da veia e dos nervos femorais, assim como de alguns linfonodos. Os tecidos podem ser acessados de forma mais fácil quando se coloca a extremidade inferior do paciente em posição de flexão, abdução e rotação externa (Figura 11.9).

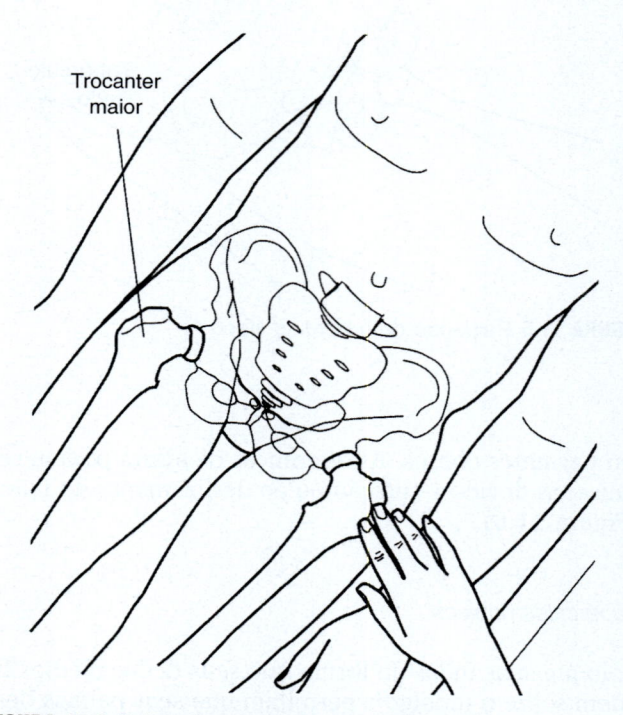

FIGURA 11.8 Palpação dos trocanteres maiores.

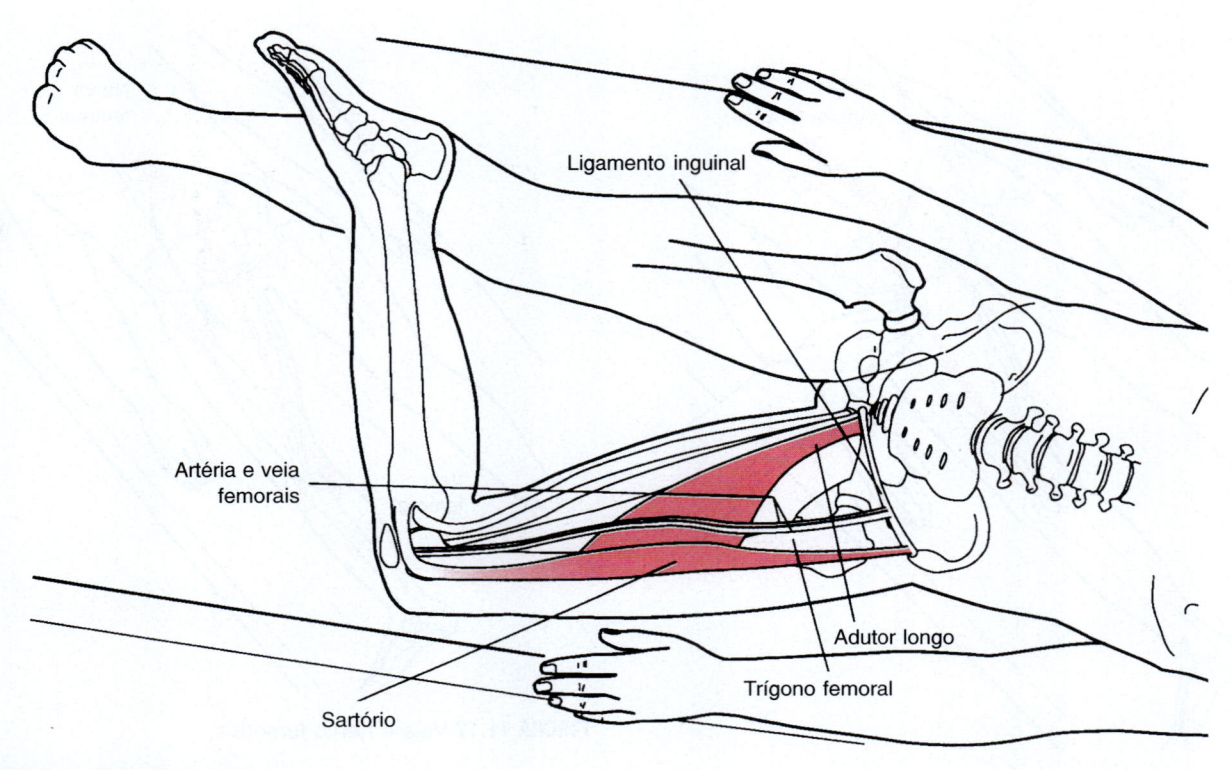

FIGURA 11.9 O trígono femoral.

Ligamento inguinal

O ligamento inguinal insere-se nas espinhas ilíacas ântero-superiores e nos tubérculos púbicos, sendo encontrado sob a prega inguinal da virilha. Esse ligamento tem a textura de uma corda ao ser palpado. Se for encontrada uma protuberância, o paciente pode ter uma hérnia inguinal (Figura 11.10).

Artéria femoral

O pulso femoral pode ser mais facilmente detectado no ponto a meio caminho entre os tubérculos púbicos e as espinhas ilíacas ântero-superiores. É um pulso valioso para avaliar e é normalmente forte. Todavia, se for detectado um pulso fraco, uma oclusão da aorta ou das artérias ilíacas deve ser considerada (Figura 11.11). Se o paciente for obeso, pode ser útil a técnica de mãos sobrepostas.

Veia femoral

A veia femoral está localizada medialmente à artéria femoral, na base do trígono femoral. Ela não é facilmente palpável. Tal área pode ser inspecionada por meio da

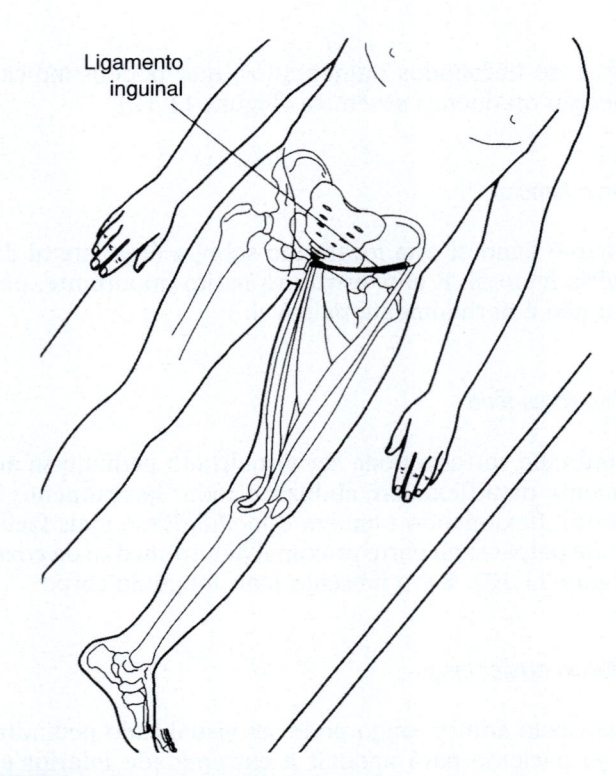

FIGURA 11.10 O ligamento inguinal.

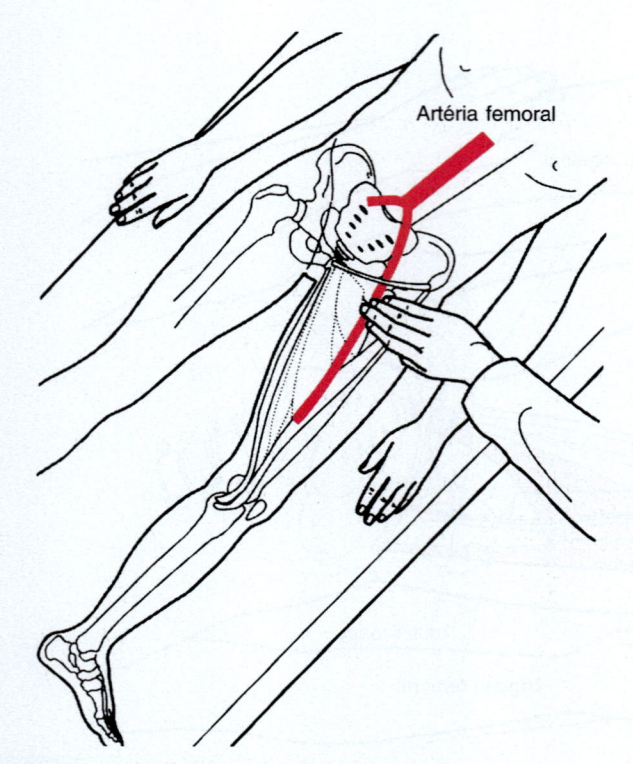

FIGURA 11.11 Palpação do pulso femoral.

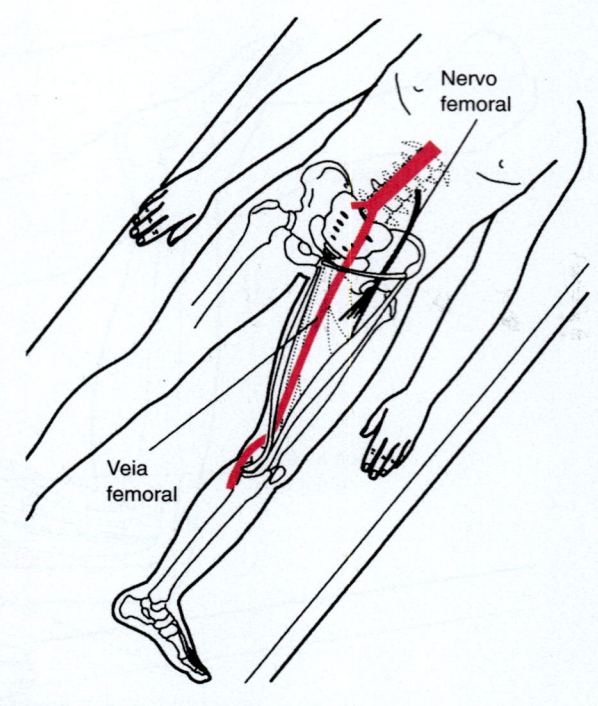

FIGURA 11.12 Veia e nervo femorais.

busca de linfonodos aumentados, que podem indicar infecção ou doença sistêmica (Figura 11.12).

Nervo femoral

O nervo femoral está localizado sobre a área lateral da artéria femoral. É uma estrutura muito importante, porém não é normalmente palpável.

Músculo sartório

O músculo sartório pode ser visualizado pedindo-se ao paciente para flexionar, abduzir e rodar lateralmente o quadril, flexionando também o joelho. Ele é mais facilmente palpável na parte proximal ântero-medial da coxa (Figura 11.13). E é o músculo mais longo do corpo.

Músculo adutor longo

O músculo adutor longo pode ser visualizado pedindo-se ao paciente para abduzir a extremidade inferior e, então, resistir à adução. O tendão é palpável na parte

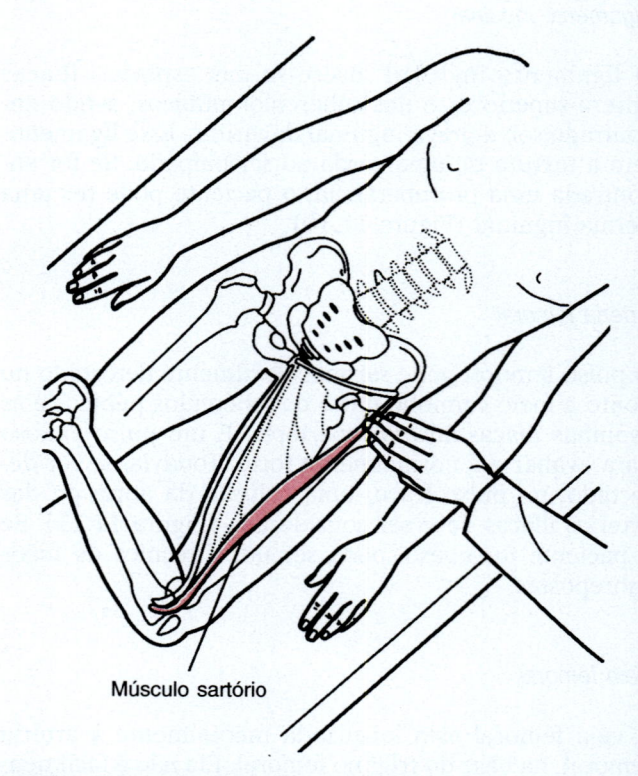

FIGURA 11.13 Palpação do músculo sartório.

proximal medial da coxa, inferiormente à sínfise púbica. O músculo adutor longo pode ser lesado durante atividades atléticas (p. ex., futebol) (Figura 11.14).

Área posterior – o paciente está posicionado em pronação

Estruturas ósseas

Espinhas ilíacas póstero-superiores

As espinhas ilíacas póstero-superiores podem ser encontradas ao colocar-se as mãos estendidas sobre a parte superior das cristas ilíacas e, desse modo, permitir que os polegares alcancem na diagonal, em uma direção inferior e medial, fazendo contato com proeminências ósseas. Faça com que os polegares rolem em direção à orientação cranial para determinar de maneira mais exata a posição das espinhas ilíacas póstero-superiores. Muitos indivíduos apresentam covinhas, o que faz com que a localização seja mais óbvia. Entretanto, o examinador deve ter cuidado, pois nem todos os indivíduos têm covinhas e, se elas estiverem presentes, podem não coincidir com as espinhas ilíacas póstero-superiores. Com os dedos nelas, se você mover seus polegares em um ângulo medial e superior de aproximadamente 30°, você tomará contato com o arco posterior de LV. Se você mover medialmente seus polegares em direção caudal em um ângulo inferior de aproximadamente 30°, você fará contato com a base do sacro. E, caso você esteja tendo dificuldade, também poderá localizar as espinhas ilíacas póstero-superiores seguindo as cristas ilíacas em direção posterior, até alcançar as espinhas (Figura 11.15).

Articulação sacroilíaca

A linha articular real da articulação sacroilíaca não é palpável, visto que é coberta pela parte posterior do osso inominado. Você pode ter um senso de sua localização fazendo com que seu polegar caia medialmente a partir da espinha ilíaca póstero-superior do paciente. A articulação sacroilíaca está localizada profundamente a essa saliência, aproximadamente no segundo nível sacral (Figura 11.16).

Tuberosidade isquiática

Você pode colocar seus polegares sob a porção média das dobras glúteas, perto do nível dos trocanteres maiores. Logo, vire seus polegares para cima e, de forma delicada, palpe através do glúteo máximo, até que seus

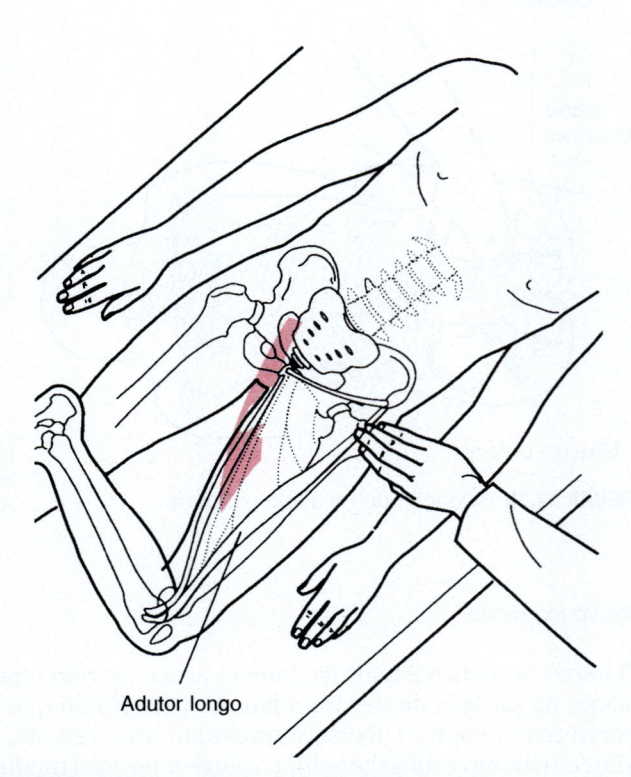

FIGURA 11.14 Palpação do músculo adutor longo.

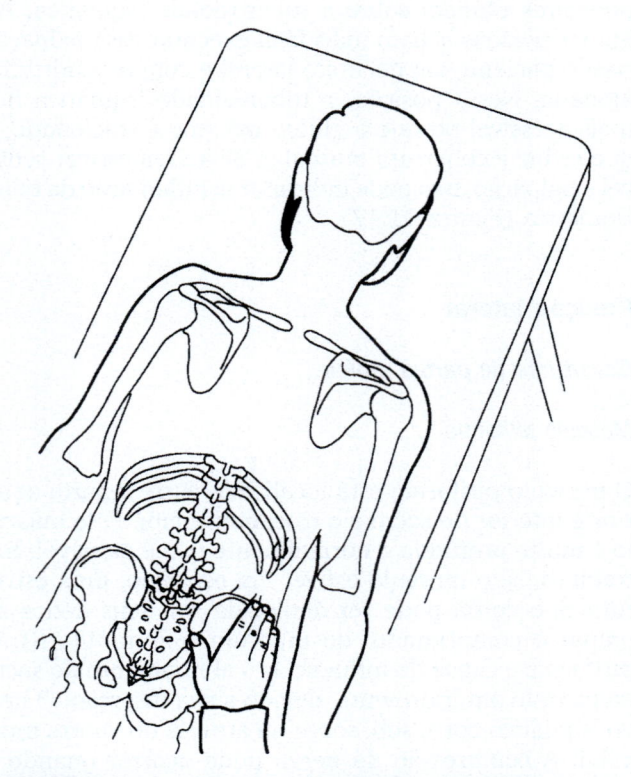

FIGURA 11.15 Palpação das espinhas ilíacas póstero-superiores.

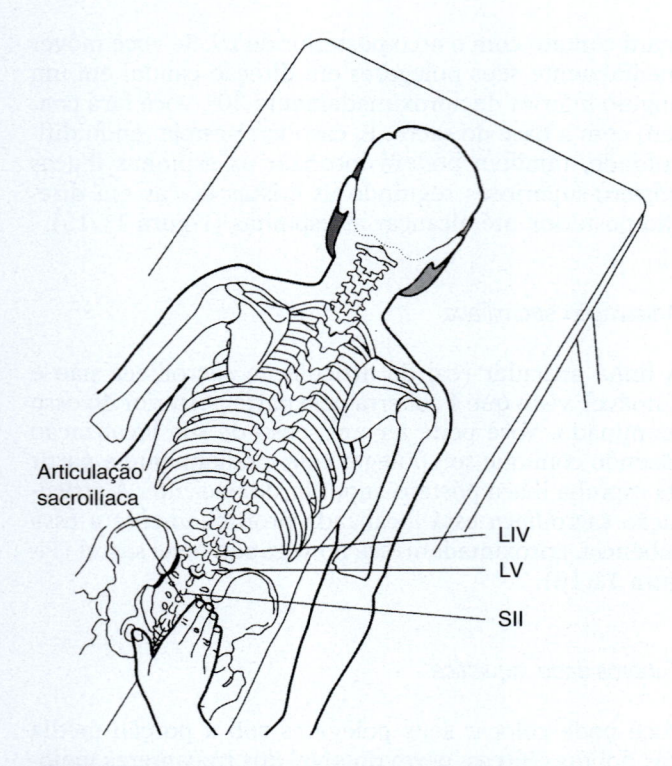

FIGURA 11.16 Palpação da articulação sacroilíaca.

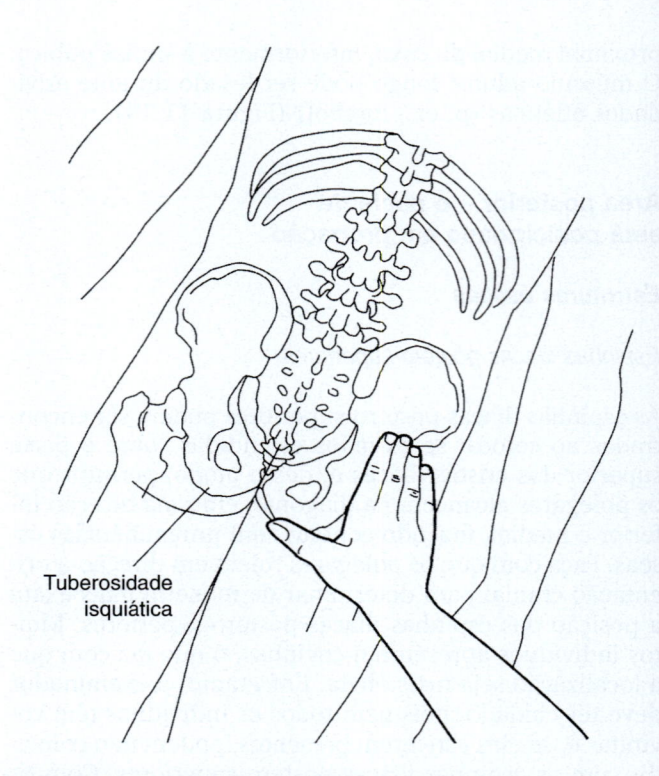

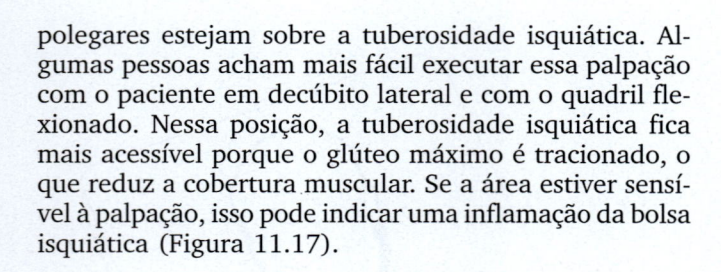

FIGURA 11.17 Palpação da tuberosidade isquiática.

polegares estejam sobre a tuberosidade isquiática. Algumas pessoas acham mais fácil executar essa palpação com o paciente em decúbito lateral e com o quadril flexionado. Nessa posição, a tuberosidade isquiática fica mais acessível porque o glúteo máximo é tracionado, o que reduz a cobertura muscular. Se a área estiver sensível à palpação, isso pode indicar uma inflamação da bolsa isquiática (Figura 11.17).

Posição lateral

Estruturas de partes moles

Músculo piriforme

O músculo piriforme está localizado entre a parte anterior e inferior do sacro e o trocanter maior. Esse músculo é muito profundo e normalmente não é palpável. Entretanto, se o músculo estiver em espasmo, uma estrutura tipo corda pode ser detectada sob seus dedos ao palpar o comprimento do músculo (Figura 11.18). O piriforme é capaz de influenciar o alinhamento do sacro ao puxá-lo anteriormente, devido à sua inserção. O nervo isquiático corre sob, sobre ou através do ventre muscular. A compressão do nervo pode ocorrer quando o músculo estiver em espasmo.

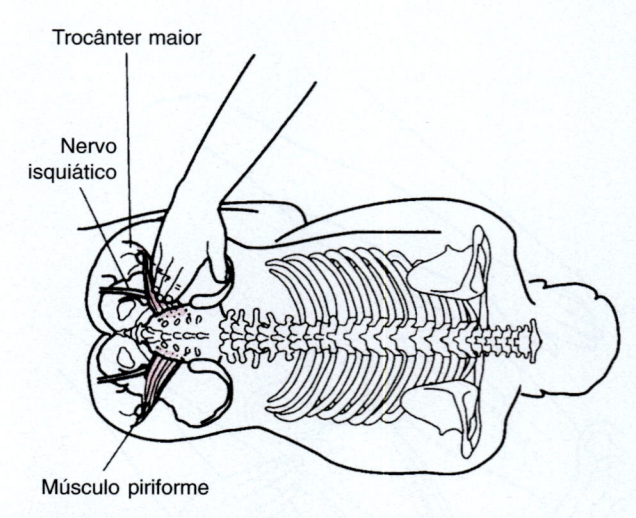

FIGURA 11.18 Palpação do músculo piriforme.

Nervo isquiático

O nervo isquiático é mais facilmente acessado com o paciente na posição de decúbito lateral, permitindo que o nervo tenha menos cobertura muscular, uma vez que o glúteo máximo está achatado. Localize a posição mediana entre a tuberosidade isquiática e o trocanter maior. O nervo isquiático emerge a partir da pelve interna, saindo através da grande incisura e do forame isquiático, sob o músculo piriforme. Ao afastar os tecidos moles frouxos por cima, você consegue rolar o nervo sob seus dedos. Uma sensibilidade nessa área pode ser causada por irritação do nervo isquiático secundariamente a uma doença discal lombar ou a um espasmo do piriforme (Figura 11.19).

PONTOS-GATILHO

A maioria dos músculos do quadril pode desenvolver disfunção miofascial e ter dentro de si pontos-gatilho. As localizações comuns de pontos-gatilho para os músculos glúteo máximo, glúteo médio, piriforme, tensor da fáscia lata e iliopsoas estão ilustradas nas Figuras 11.20 a 11.24.

Enquanto a disfunção miofascial pode resultar em uma síndrome com dor do tipo ciática, deve ser notado que a lesão verdadeira do nervo isquiático está associada com perda sensitiva, fraqueza muscular ou perda de reflexos. Esses achados não ocorrem nas síndromes de dor miofascial.

TESTE DOS MOVIMENTOS ATIVOS

O examinador deve pedir ao paciente para executar os seguintes movimentos: flexão e extensão no eixo frontal, abdução e adução no eixo sagital e rotações medial e lateral no eixo longitudinal. Tais testes devem ser rápidos e funcionais para avaliar a articulação. Se o movimento for indolor no final da amplitude, o examinador pode realizar uma pressão extra para "limpar" a articulação. Se o paciente sentir dor durante qualquer um desses movimentos, o examinador deve continuar a explorar se a etiologia da dor é secundária a estruturas contráteis ou não-contráteis, usando testes passivos e contra resistência.

Flexão

O paciente, na posição supina, deve ser instruído a dobrar o quadril e levar o joelho em direção ao peito tanto quanto puder, sem causar rotação pélvica posterior (Figura 11.25).

Extensão

O paciente, na posição supina, deve ser instruído a retornar a extremidade inferior à mesa (Figura 11.26).

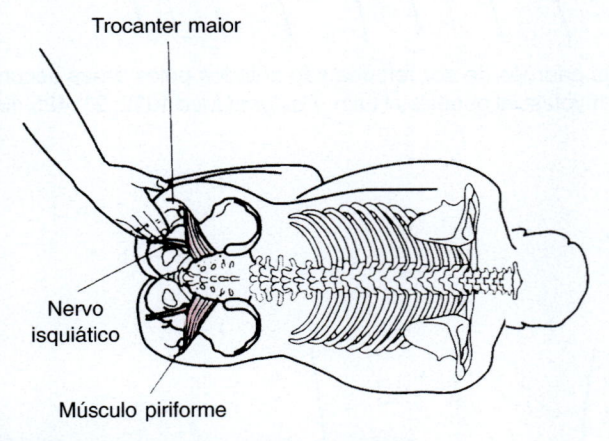

FIGURA 11.19 Palpação do nervo isquiático.

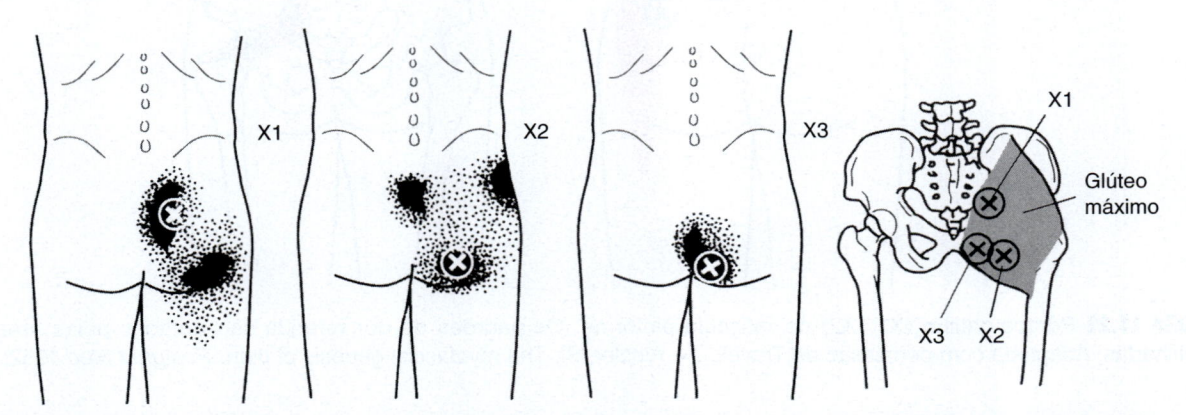

FIGURA 11.20 Pontos-gatilho (X1, X2, X3) no músculo glúteo máximo. Os padrões de dor referida são notados pelas áreas escuras e pontilhadas. Adaptada com permissão de Travell, J e Rinzler, SI. The myofascial genesis of pain. *Postgrad Med* 1952; 31:425-431.

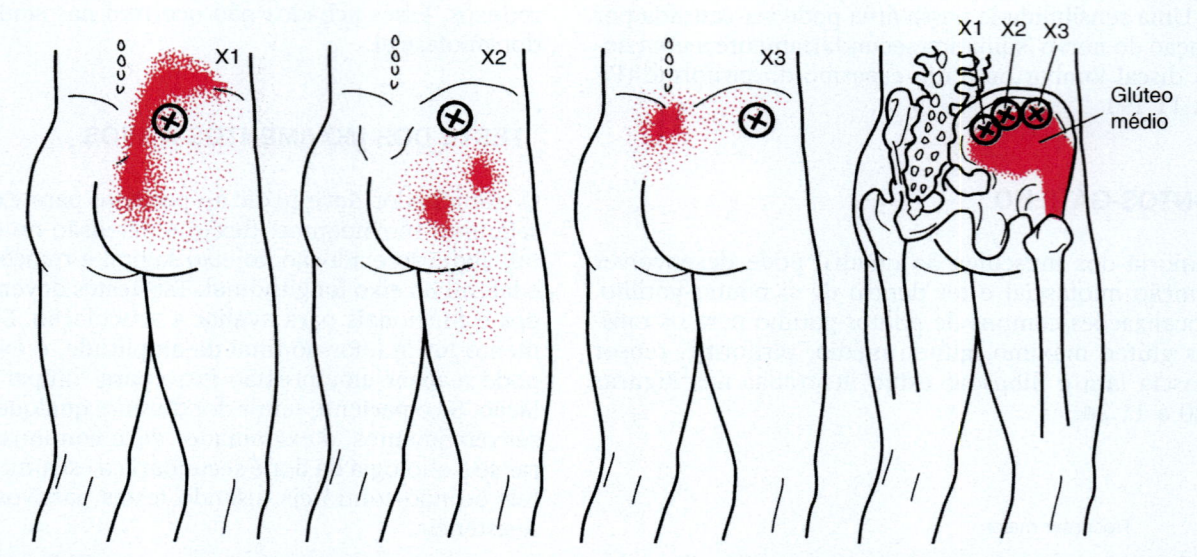

FIGURA 11.21 Pontos-gatilho (X1, X2, X3) no músculo glúteo médio. Os padrões de dor referida são notados pelas áreas escuras e pontilhadas. Adaptada com permissão de Travell, J e Rinzler, SI. The myofascial genesis of pain. *Postgrad Med* 1952; 31: 425-431.

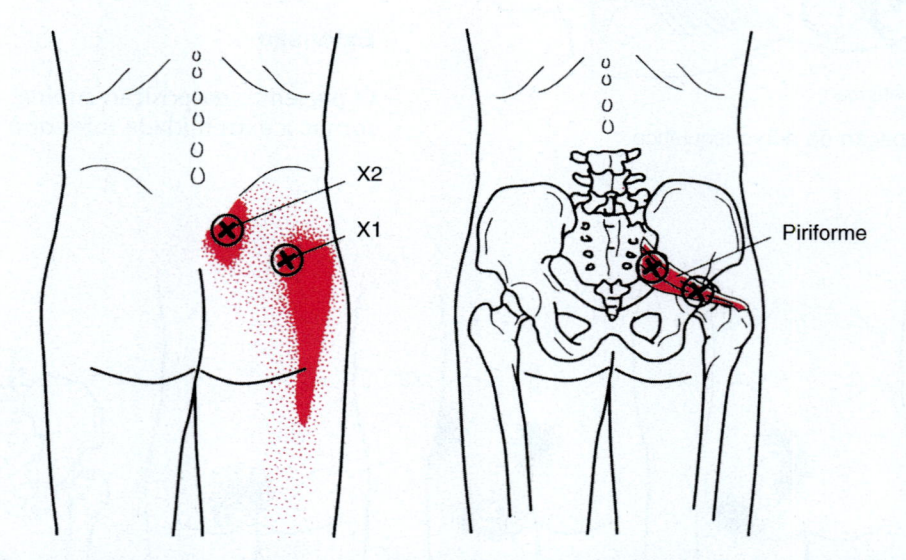

FIGURA 11.22 Pontos-gatilho (X1, X2) no músculo piriforme. Os padrões de dor referida são notados pelas áreas escuras e pontilhadas. Adaptada com permissão de Travell, J e Rinzler, SI. The myofascial genesis of pain. *Postgrad Med* 1952; 31: 425-431.

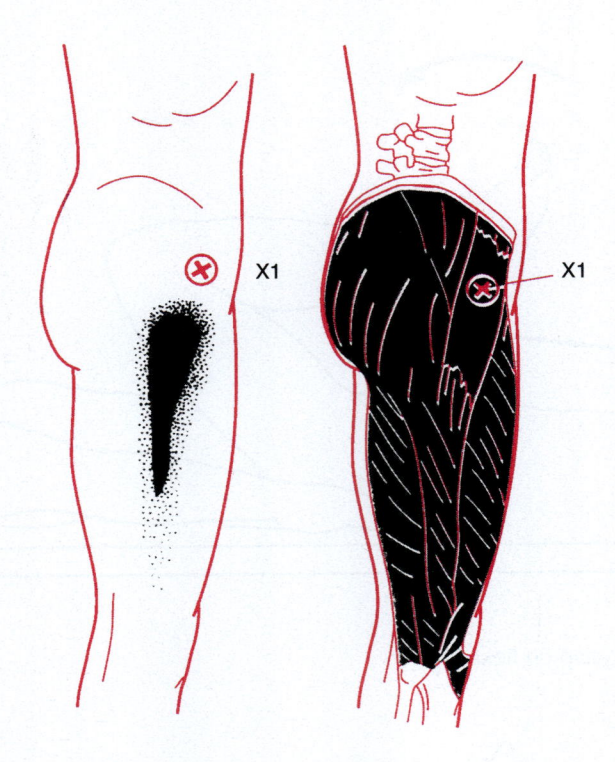

FIGURA 11.23 Ponto-gatilho (X1) no músculo tensor da fáscia lata. Os padrões de dor referida são notados pelas áreas escuras e pontilhadas. Adaptada com permissão de Travell, J e Rinzler, Sl. The myofascial genesis of pain. *Postgrad Med* 1952; 31: 425-431.

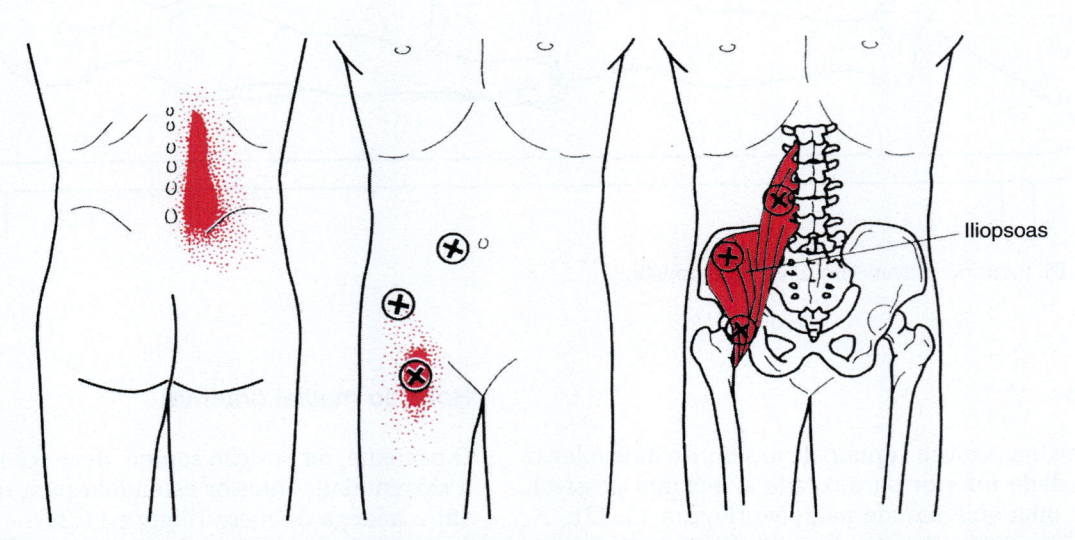

FIGURA 11.24 Pontos-gatilho nos músculos ilíaco e psoas. Os padrões de dor referida são notados pelas áreas escuras e pontilhadas. Note que a dor pode ser sentida tanto anteriormente como ao longo da coluna lombar. Adaptada com permissão de Travell, J e Rinzler, Sl. The myofascial genesis of pain. *Postgrad Med* 1952; 31: 425-431.

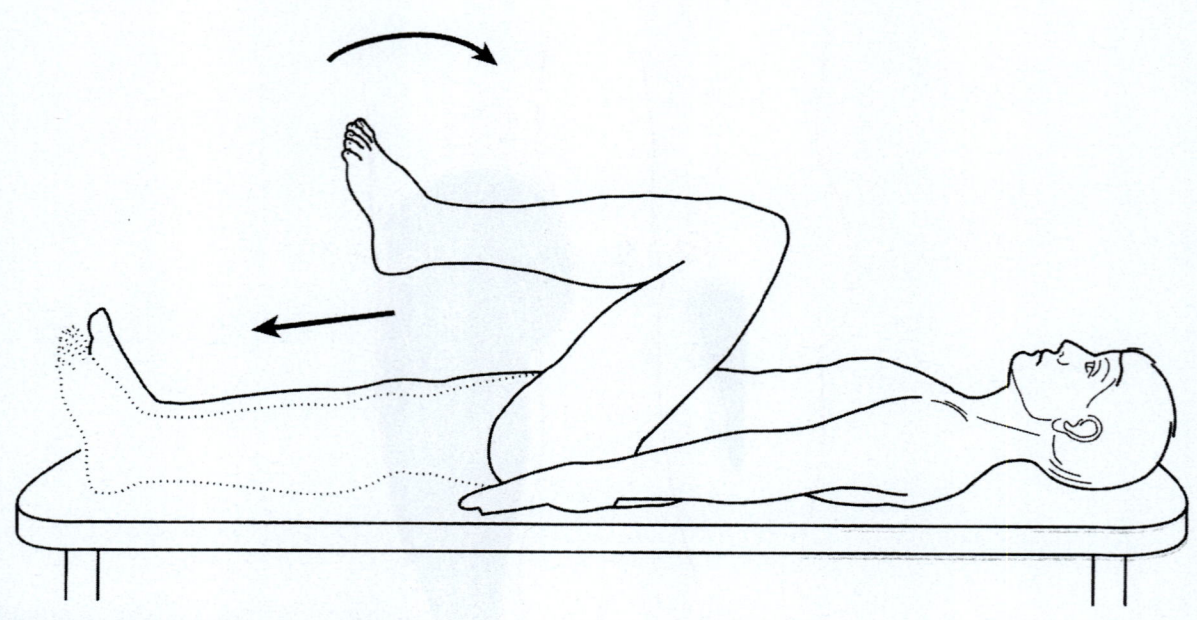

FIGURA 11.25 Teste do movimento ativo de flexão.

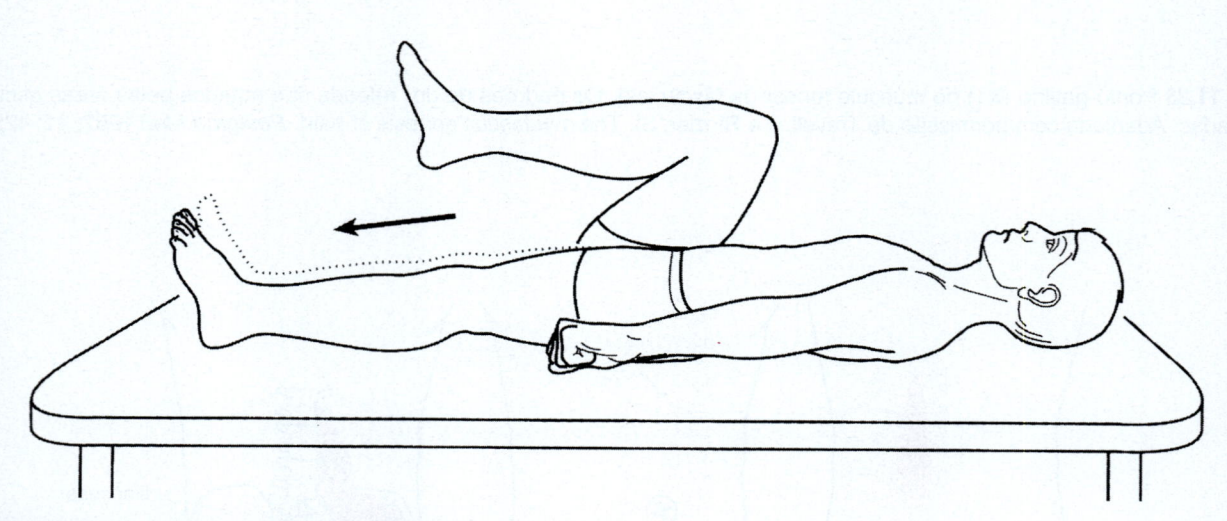

FIGURA 11.26 Teste do movimento ativo de extensão.

Abdução

O paciente, na posição supina, deve ser instruído a levar a extremidade inferior para o lado o máximo possível, sem criar uma obliqüidade na pelve (Figura 11.27).

Adução

O paciente, na posição supina, deve ser instruído a retornar a extremidade inferior à linha média, a partir da posição abduzida (Figura 11.28).

Rotação medial (interna)

O paciente, na posição supina, deve ser instruído a rolar a extremidade inferior estendida para dentro, sem elevar a nádega da mesa (Figura 11.29).

Rotação lateral (externa)

O paciente, na posição supina, deve ser instruído a rolar para fora a extremidade inferior (Figura 11.30).

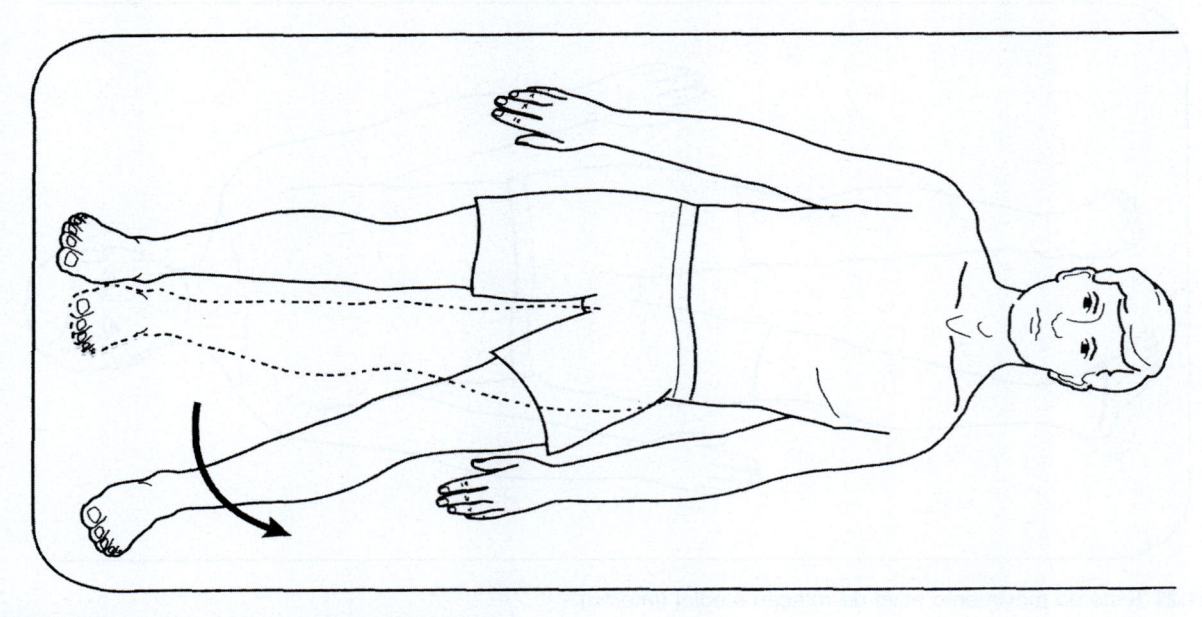

FIGURA 11.27 Teste do movimento ativo de abdução.

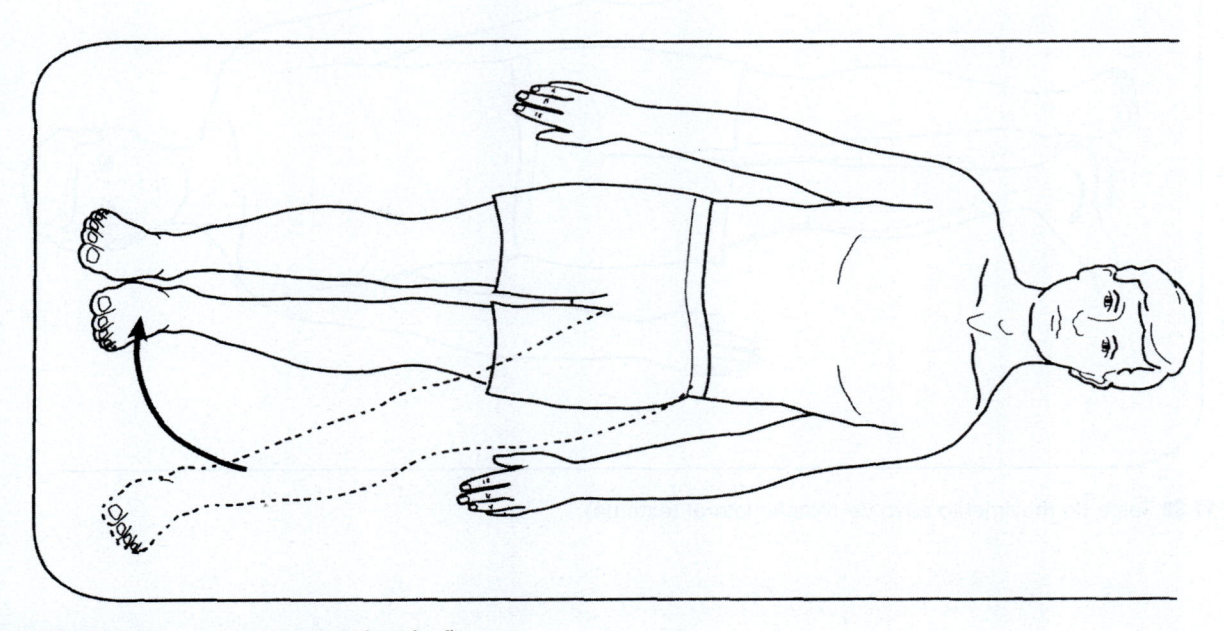

FIGURA 11.28 Teste do movimento ativo de adução.

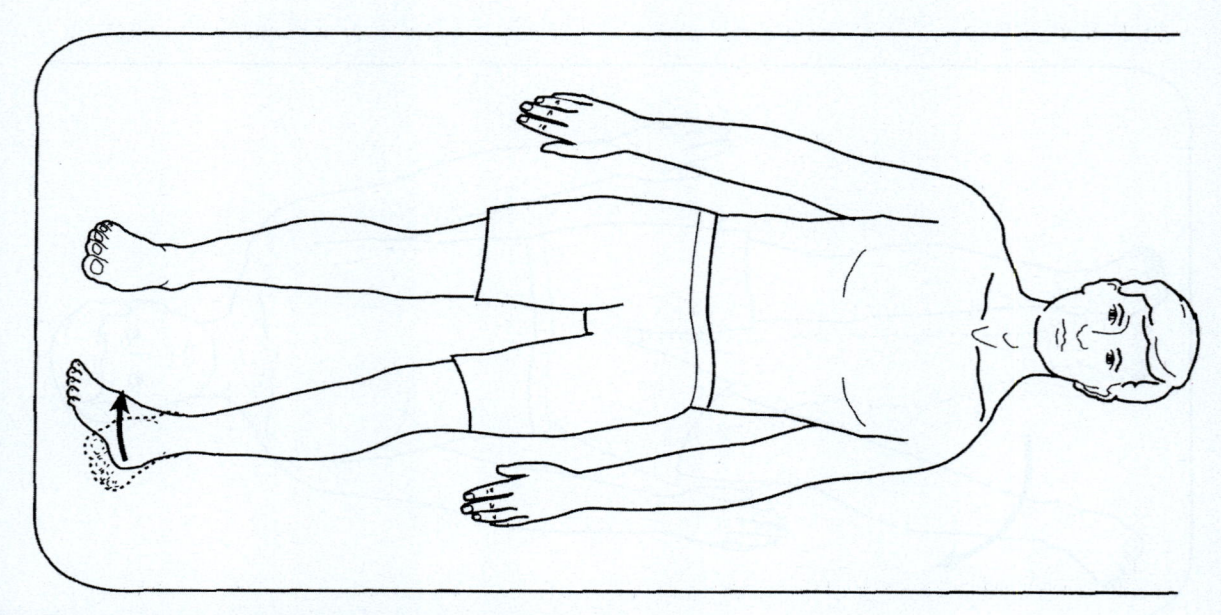

FIGURA 11.29 Teste do movimento ativo de rotação medial (interna).

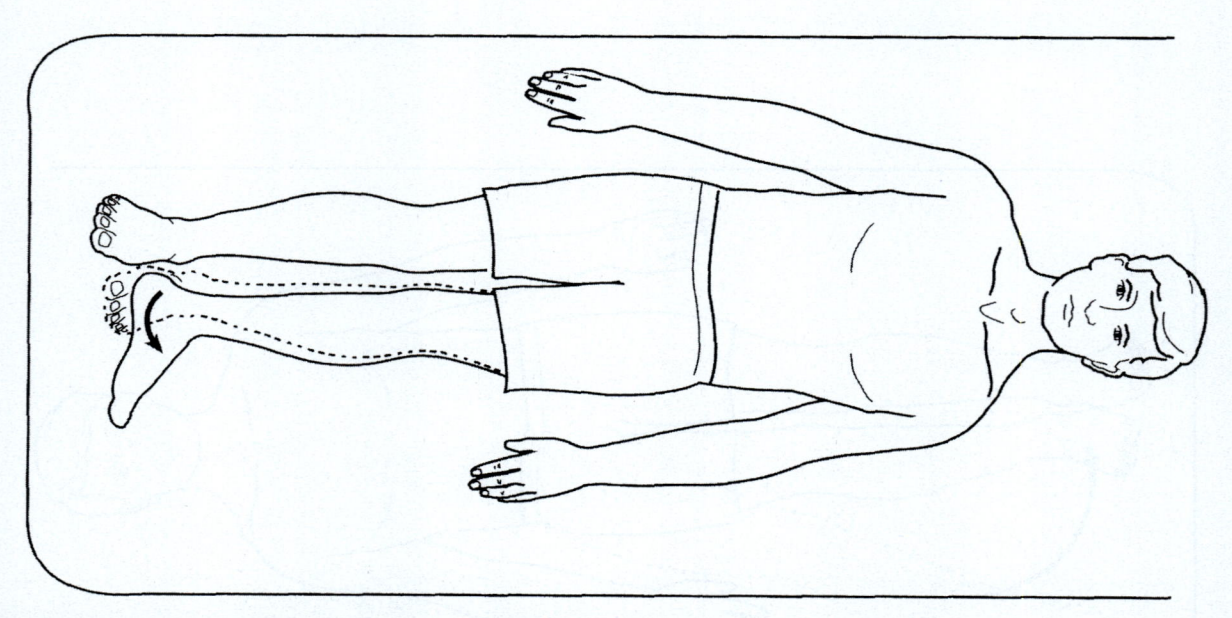

FIGURA 11.30 Teste do movimento ativo de rotação lateral (externa).

TESTE DOS MOVIMENTOS PASSIVOS

O teste dos movimentos passivos pode ser dividido em duas áreas: movimentos fisiológicos (plano cardinal), que são os mesmos dos movimentos ativos, e teste da mobilidade dos movimentos acessórios (jogo articular, componentes). O examinador pode determinar se os elementos não-contráteis (inertes) podem ser incriminados por esses testes. Tais estruturas (ligamentos, cápsula articular, fáscia, bolsa, dura-máter e raiz nervosa) (Cyriax, 1979) são estiradas ou estressadas quando a articulação é levada ao final da amplitude disponível. No final de cada movimento fisiológico passivo, o examinador deve sentir a sensação final e determinar se ela é normal ou patológica. A limitação do movimento deve ser avaliada e se ela se encaixa em um padrão capsular. O padrão capsular do quadril é de rotação medial, extensão de 0°, abdução e rotação lateral (Kaltenborn, 1999). Caso o examinador perceba que o paciente tem limitação, sente dor durante a flexão do quadril com o joelho estendido ou com o joelho flexionado e apresenta com um padrão não-capsular, então deve-se considerar que o paciente tem o sinal da nádega (Cyriax, 1979). Isso é indicativo de uma lesão séria como neoplasia, fratura do sacro ou abscesso isquiorretal.

Movimentos fisiológicos

Avalie a quantidade de movimento disponível em todas as direções. Cada movimento é medido a partir da posição anatômica, que é de 0° de flexão-extensão, abdução-adução e rotação medial-lateral. Os pacientes irão substituir o retesamento articular ou de músculos circunjacentes com movimento do tronco ou da pelve. Assim, é importante pereber onde o movimento está ocorrendo enquanto se estabiliza a pelve do paciente.

Flexão

O paciente é colocado na posição supina e com o quadril na posição anatômica. Coloque sua mão sobre o joelho e o tornozelo do paciente, criando flexão no quadril e no joelho. O movimento aumentado pode ser alcançado inclinando-se a pelve posteriormente. Assim, a estabilização é importante para a determinação exata do movimento do quadril. A flexão do quadril é normalmente bloqueada pela aproximação da parte anterior da coxa e do abdome. Se o paciente for obeso, a amplitude de movimento pode ficar limitada pelo contato precoce com a área abdominal. A sensação final normal é considerada mole (aproximação de tecido) (Kaltenborn, 1999; Magee, 1997). A amplitude normal de movimentos é de 0 a 120° (Figura 11.31) (American Academy of Orthopaedic Surgeons, 1965).

Extensão

O paciente é colocado na posição de decúbito ventral, com o quadril na posição anatômica. O joelho deve es-

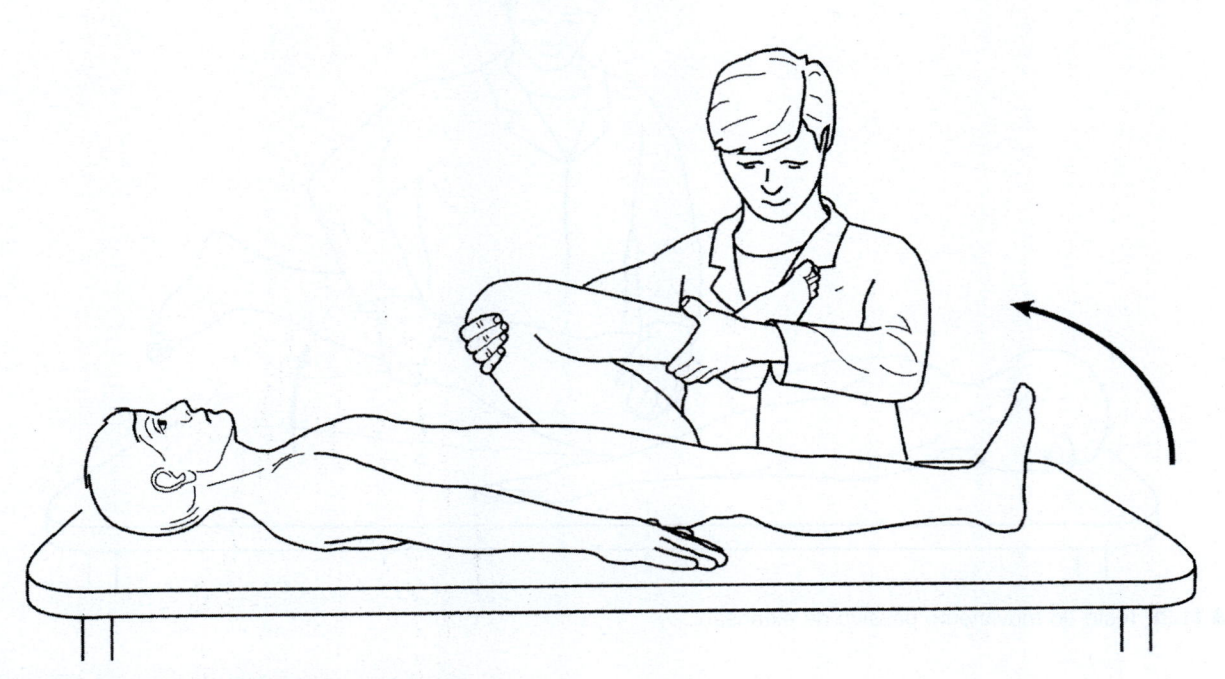

FIGURA 11.31 Teste do movimento passivo de flexão.

tar estendido para colocar o reto femoral em repouso e não diminuir a amplitude disponível. Coloque sua mão sob a parte anterior e distal da coxa, levantando a extremidade inferior em direção ao teto. O movimento aumentado pode ser criado pelo aumento da lordose lombar e pela inclinação anterior da pelve. A estabilização da pelve é importante para que se obtenham medidas exatas. A sensação final normal é firme (ligamentar) devido à tensão a partir dos ligamentos capsulares anteriores (Kaltenborn, 1999; Magee, 1997). Os músculos anteriores retesados também podem contribuir para limitar o movimento. A amplitude normal de movimentos é de 0 a 30° (Figura 11.32) (American Academy of Orthopaedic Surgeons, 1965).

Abdução

O paciente é colocado em posição supina, com o quadril na posição anatômica. Coloque sua mão na parte medial distal da perna e mova lateralmente a extremidade inferior do paciente. Um movimento aumentado pode ser criado pela rotação lateral da extremidade inferior e subida da pelve. A estabilização da pelve é importante para se obtenham medidas exatas. A sensação final normal é firme (ligamentar) devido à tensão dos ligamentos capsulares mediais (Kaltenborn, 1999; Magee, 1997). O movimento também pode estar limitado devido ao retesamento nos músculos adutores. A amplitude normal de movimentos é de 0 a 45° (Figura 11.33) (American Academy of Orthopaedic Surgeons, 1965).

Adução

Coloque o paciente em posição supina e com o quadril na posição anatômica. Abduza o quadril em posição contralateral para permitir espaço suficiente para o movimento. Coloque sua mão na parte lateral e distal da perna do paciente e mova medialmente a extremidade inferior. Um movimento aumentado pode ser criado devido à inclinação lateral da pelve. A estabilização da pelve é importante para se obtenham medidas exatas. A sensação final normal é firme (ligamentar) como conseqüência da tensão a partir da cápsula lateral e da banda superior do ligamento iliofemoral. O movimento pode também estar limitado por retesamento nos músculos abdutores. A amplitude normal de movimentos é de 0 a 30° (Kaltenborn, 1999; Magee, 1997) (Figura 11.34) (American Academy of Orthopaedic Surgeons, 1965).

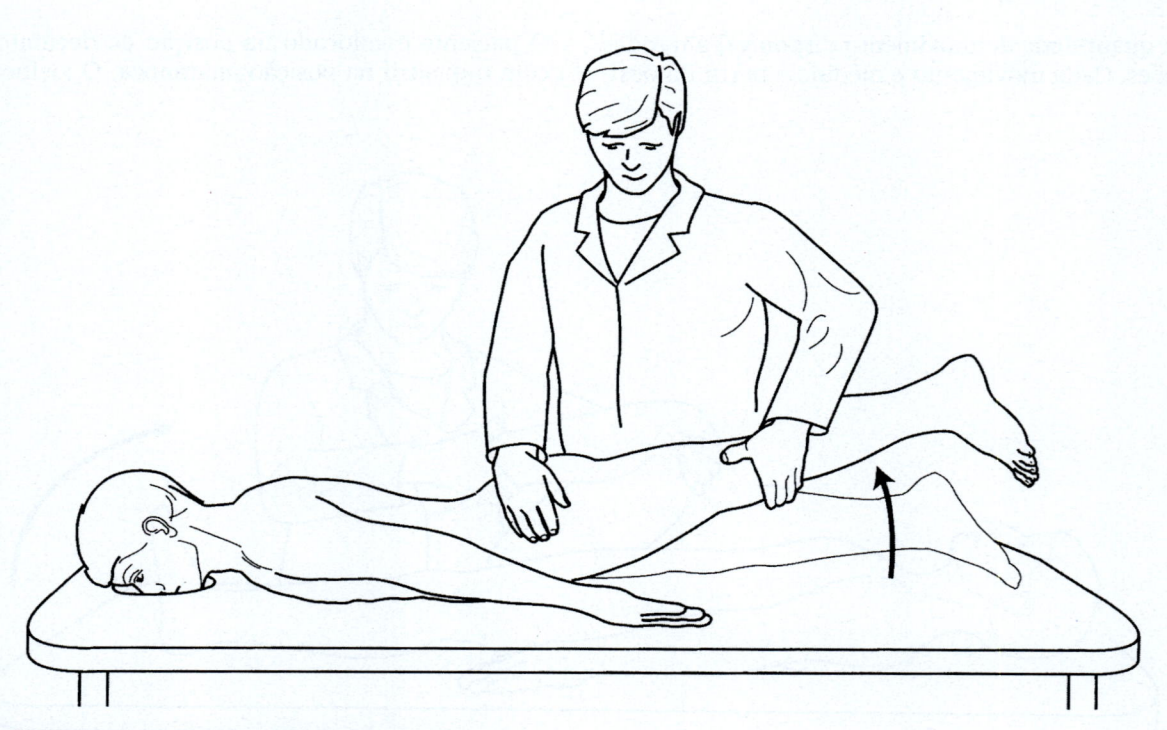

FIGURA 11.32 Teste do movimento passivo de extensão.

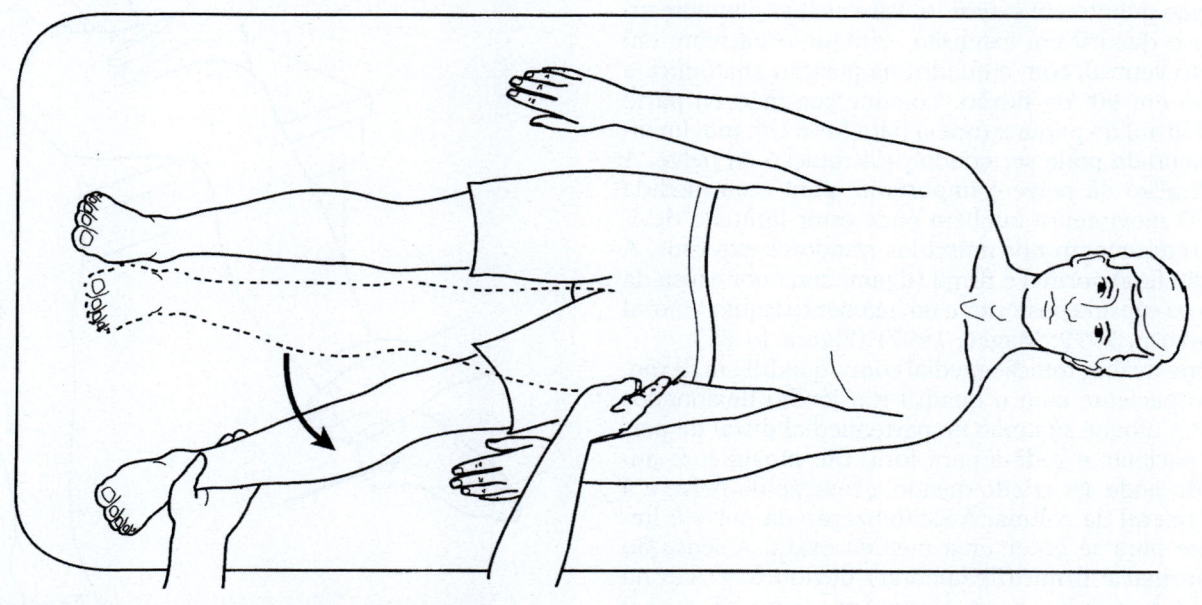

FIGURA 11.33 Teste do movimento passivo de abdução.

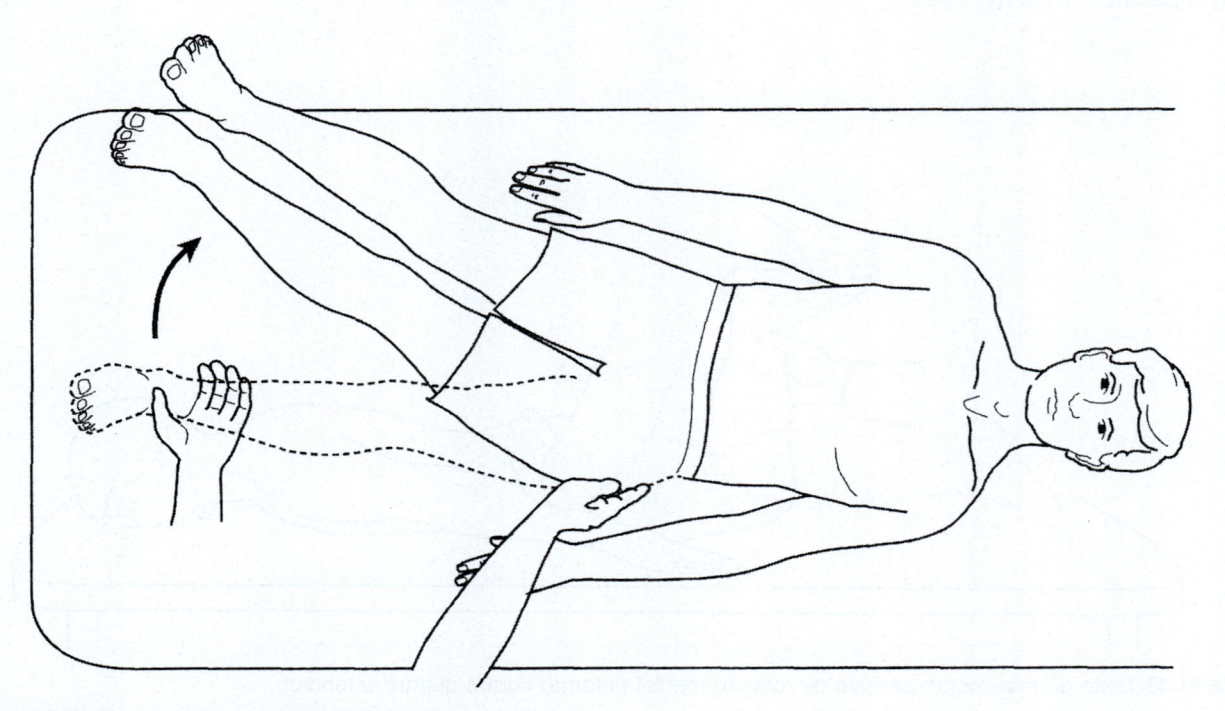

FIGURA 11.34 Teste do movimento passivo de adução.

Rotação medial (interna)

A rotação medial pode ser avaliada com o quadril tanto em flexão quanto em extensão. Para avaliar o movimento com o quadril em extensão, coloque o paciente em decúbito ventral, com o quadril na posição anatômica e o joelho em 90° de flexão. Coloque sua mão na parte medial distal da perna e rode-a para fora. Um movimento aumentado pode ser criado pela rotação da pelve. A estabilização da pelve é importante para uma medida exata. O movimento também pode estar limitado devido ao retesamento nos músculos rotadores externos. A sensação final normal é firme (ligamentar) por causa da tensão na cápsula posterior e no ligamento isquiofemoral (Kaltenborn, 1999; Magee, 1997) (Figura 11.35).

Para avaliar rotação medial com o quadril em flexão, sente o paciente com o quadril e o joelho flexionados em 90°. Coloque sua mão na parte medial distal da perna do paciente e rode-a para fora. Um movimento aumentado pode ser criado devido à rotação da pelve e à flexão lateral da coluna. A estabilização da pelve é importante para se obter uma medida exata. A sensação final normal é firme (ligamentar) devido à tensão na cápsula posterior e no ligamento isquiofemoral (Kaltenborn, 1999; Magee, 1997). O movimento também pode estar limitado pelo retesamento dos músculos rotadores externos. A amplitude normal dos movimentos é de 0 a 45° (Figura 11.36) (American Academy of Orthopaedic Surgeons, 1965).

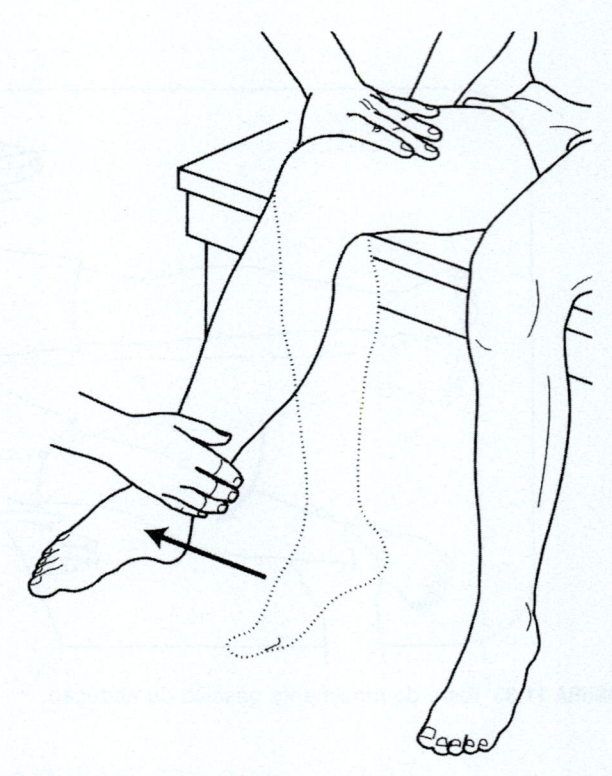

FIGURA 11.36 Teste do movimento passivo de rotação medial (interna) com o quadril flexionado.

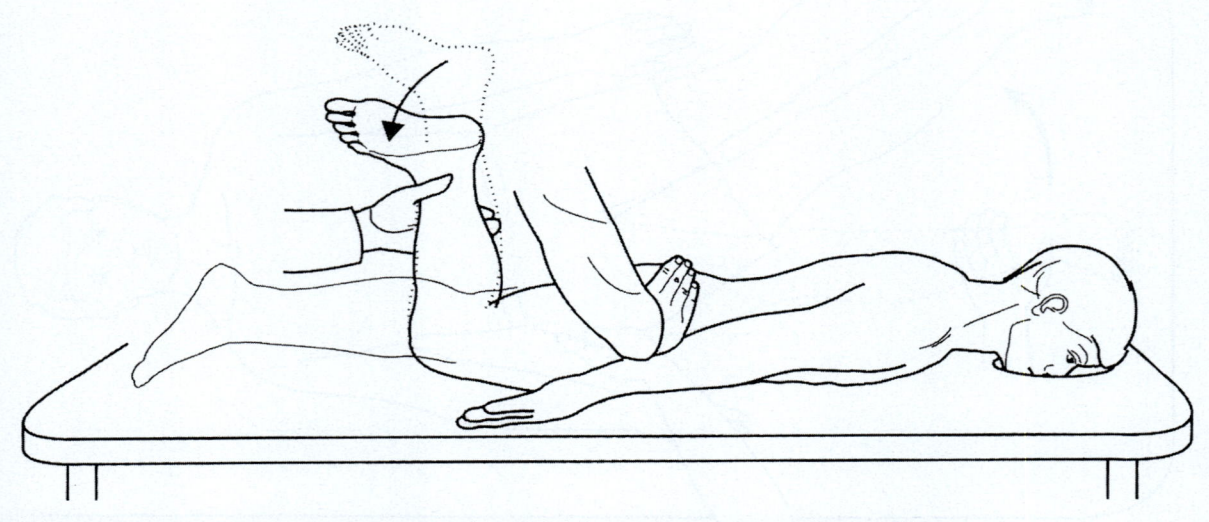

FIGURA 11.35 Teste do movimento passivo de rotação medial (interna) com o quadril estendido.

Rotação lateral (externa)

A rotação lateral é feita em flexão e extensão, usando-se as mesmas posições para a rotação medial. Coloque sua mão na parte lateral distal da perna e rode-a para dentro. Um movimento aumentado pode ser criado pela abdução do quadril e pela flexão lateral da coluna. A estabilização da pelve é importante para uma medida exata. A sensação final normal é firme (ligamentar) devido à tensão na cápsula anterior e nos ligamentos iliofemoral e pubofemoral. O movimento também pode estar limitado pelo retesamento nos músculos rotadores mediais. A amplitude normal de movimentos é de 0 a 45° (Kaltenborn, 1999; Magee, 1997) (Figura 11.37) (American Academy of Orthopaedic Surgeons, 1965).

Teste da mobilidade dos movimentos acessórios

O teste da mobilidade dos movimentos acessórios fornece informações acerca do grau de frouxidão articular presente. O paciente deve estar totalmente relaxado e confortável, a fim de permitir que mova a articulação e obtenha a informação mais exata. A articulação deve ser colocada na posição de soltura máxima (repouso) para permitir o maior grau de movimento articular. A posição em repouso do quadril é de 30° de flexão, 30° de abdução e leve rotação externa (Kaltenborn, 1999).

Tração (distração longitudinal)

Coloque o paciente na posição supina, com o quadril na posição de repouso e o joelho em flexão. Fique ao lado da mesa de forma que seu corpo fique virado para o paciente. A pelve deve ser estabilizada, de forma que todo o movimento ocorra na articulação do quadril. Coloque suas mãos nas partes medial e lateral inferiores da coxa do paciente. Puxe ao longo do eixo do fêmur em uma direção longitudinal, até que a frouxidão seja eliminada. Essa técnica fornece uma separação inferior da cabeça femoral do acetábulo (Figura 11.38) e também pode ser feita com o joelho em extensão. Você deve colocar suas mãos ao redor dos maléolos do paciente e puxar na mesma direção previamente descrita. Sendo assim, reconheça que um estresse adicional é colocado sobre a articulação do joelho. Essa técnica não deve ser usada com pacientes que tenham frouxidão aumentada no joelho (Figura 11.39).

Distração ou deslizamento lateral

Coloque o paciente na posição supina, com o quadril na posição de repouso e o joelho em flexão. Fique ao lado da mesa de forma que seu corpo esteja virado para o paciente. A pelve deve ser estabilizada, de forma que

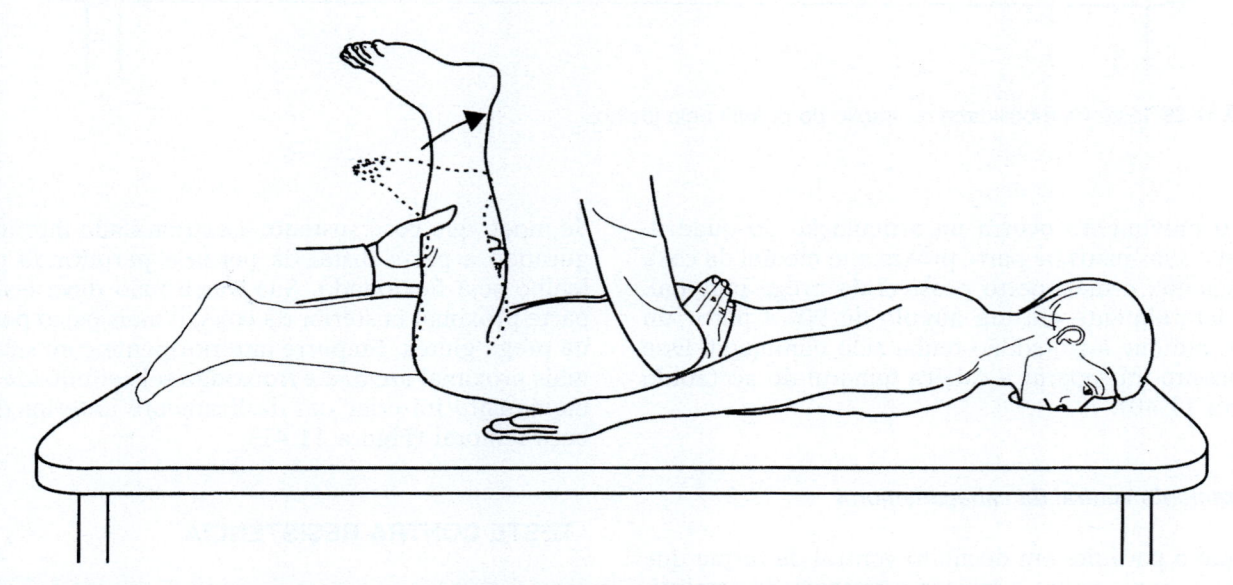

FIGURA 11.37 Teste do movimento passivo de rotação lateral (externa) com o quadril estendido.

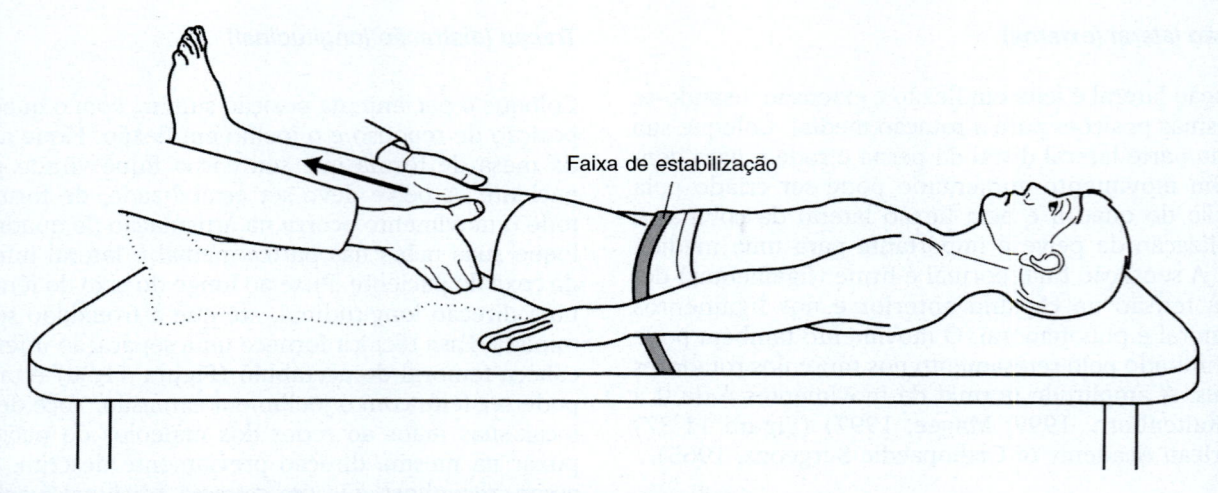

FIGURA 11.38 Teste da mobilidade na tração do quadril (distração longitudinal).

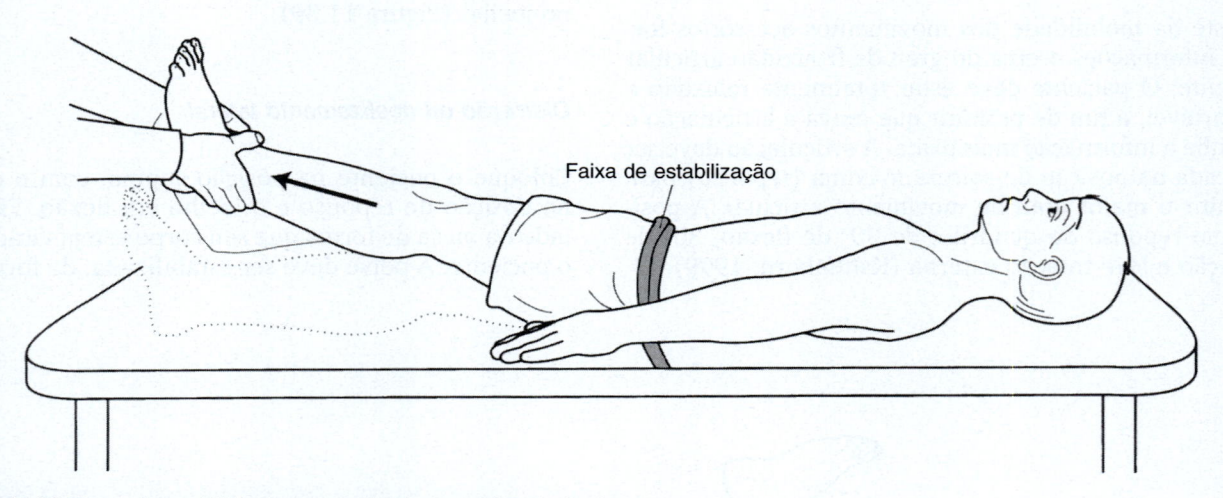

FIGURA 11.39 Teste da mobilidade na tração do quadril pelo joelho.

todo o movimento ocorra na articulação do quadril. Coloque suas mãos na parte proximal e medial da coxa do paciente, o mais perto possível da prega inguinal. Puxe lateralmente em um ângulo de 90° a partir do fêmur, até que a frouxidão tenha sido eliminada. Esse movimento irá separar a cabeça femoral do acetábulo (Figura 11.40).

Deslizamento ventral da cabeça femoral

Coloque o paciente em decúbito ventral de forma que a pelve repouse sobre a mesa e o restante da extremidade inferior fique sem apoio. Fique na extremidade da mesa de forma que seu corpo esteja virado em direção ao lado medial da coxa do paciente. A pelve deve ser estabilizada pela mesa de exame. Coloque suas mãos de modo que você sustente a extremidade inferior, segurando a parte distal da perna e permitindo que o joelho seja flexionado. Sua outra mão deve estar na parte proximal posterior da coxa, o mais perto possível da prega glútea. Empurre anteriormente com sua mão mais proximal até que a frouxidão seja eliminada. Esse movimento irá criar um deslizamento anterior da cabeça femoral (Figura 11.41).

TESTE CONTRA RESISTÊNCIA

Há seis movimentos do quadril a serem examinados: flexão, extensão, abdução, adução, rotação externa (lateral) e rotação interna (medial). Embora uma única ação seja habitualmente delegada a cada músculo na região do quadril, deve ser lembrado que a maioria dos múscu-

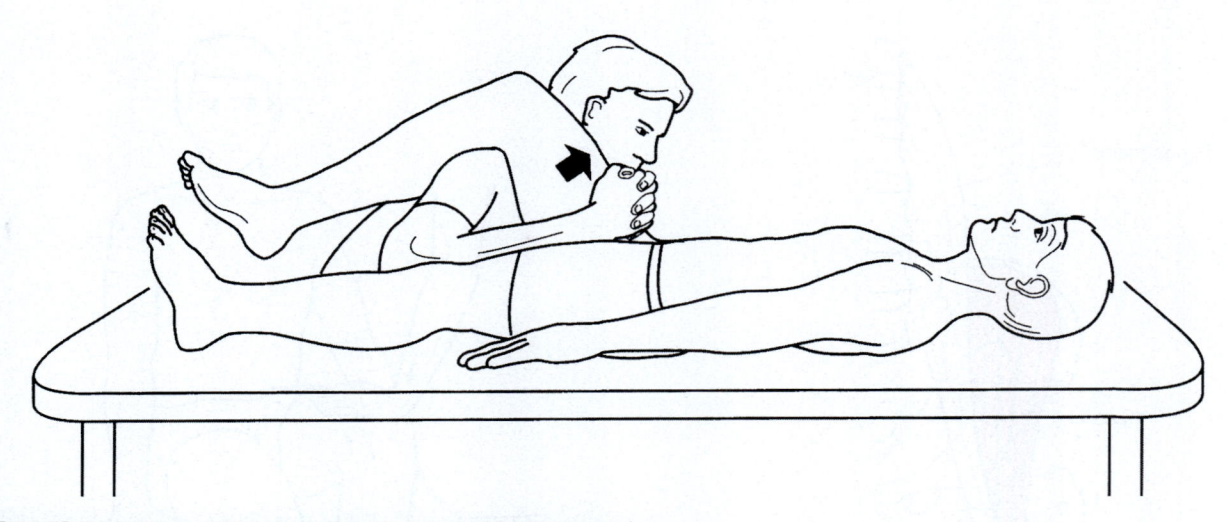

FIGURA 11.40 Teste da mobilidade na tração lateral (deslizamento).

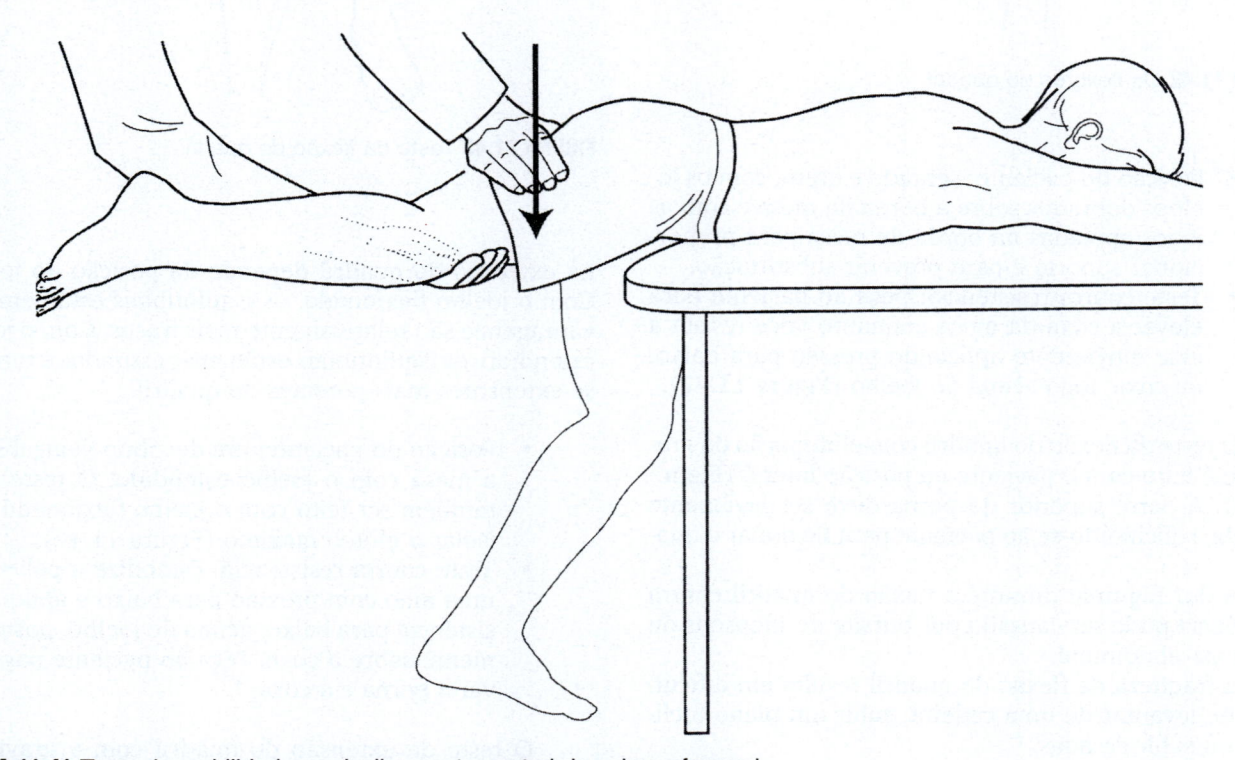

FIGURA 11.41 Teste da mobilidade no deslizamento ventral da cabeça femoral.

los executa mais que uma ação simultaneamente. A posição da perna no momento da contração muscular é um determinante importante da função muscular. Por exemplo, o músculo adutor longo é um flexor do quadril até 50° de flexão. Além dos 50° de flexão do quadril, o adutor longo funciona como um extensor. Esse é um exemplo da inversão da ação muscular.

Flexão

Os flexores mais poderosos dos quadris são o psoas e o ilíaco, que dividem um tendão em conjunto (Figura 11.42). O iliopsoas é auxiliado pelo reto femoral, pelo sartório e pelo tensor da fáscia lata, que cruzam tanto a articulação do quadril quanto a do joelho.

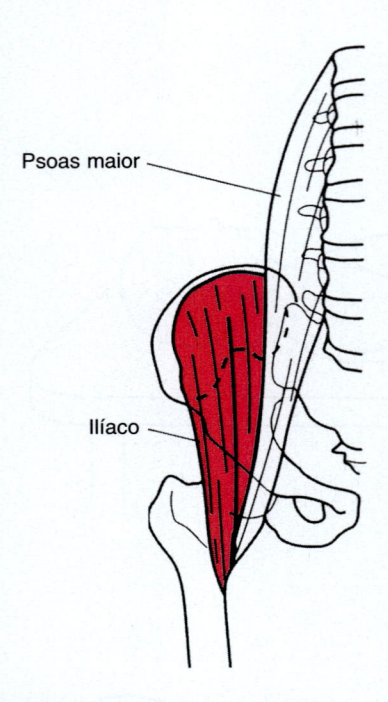

FIGURA 11.42 Os flexores do quadril.

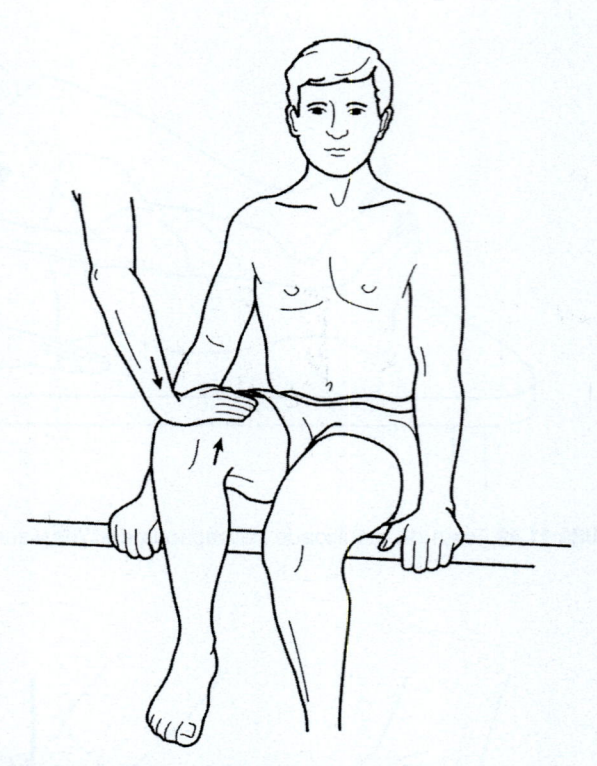

FIGURA 11.43 Teste da flexão do quadril.

- Posição do paciente: sentado e ereto, com os joelhos dobrados sobre a borda da mesa e com as mãos apoiadas na borda da mesa para proporcionar suporte e para prevenir substituição.
- Teste contra resistência: peça ao paciente para elevar a coxa da mesa enquanto você resiste a esse movimento aplicando pressão para baixo, na coxa, logo acima do joelho (Figura 11.43).

O teste da flexão do quadril com eliminação da gravidade é feito com o paciente na posição lateral (Figura 11.44). A parte superior da perna deve ser levemente elevada, solicitando-se ao paciente para flexionar o quadril.

A dor inguinal durante a flexão do quadril contra resistência pode ser causada por bursite do iliopsoas ou patologia abdominal.

A fraqueza da flexão do quadril resulta em dificuldade de levantar de uma cadeira, subir um plano inclinado ou subir escadas.

Extensão

Os extensores do quadril são os glúteos e os isquiotibiais (Figura 11.45). Os músculos glúteos inserem-se no fêmur e no trato iliotibial (somente o glúteo máximo). Os isquiotibiais, por sua vez, inserem-se na parte proximal da tíbia. O glúteo máximo é o mais forte de todos os extensores do quadril. A força dos isquiotibiais na extensão do quadril depende da posição do joelho. Com o joelho flexionado, os isquiotibiais estão em desvantagem e são relativamente mais fracos. Com o joelho estendido, os isquiotibiais estão mais estirados e tornam-se extensores mais potentes do quadril.

- Posição do paciente: em decúbito ventral sobre a mesa com o joelho estendido. O teste pode também ser feito com o joelho flexionado para isolar o glúteo máximo (Figura 11.46).
- Teste contra resistência: estabilize a pelve com uma mão com pressão para baixo e aplique resistência para baixo, acima do joelho, posteriormente sobre a coxa. Peça ao paciente para elevar a perna e a coxa.

O teste da extensão do quadril com a gravidade eliminada é realizado com o paciente deitado sobre o lado oposto e com o quadril flexionado e o joelho estendido (Figura 11.47). O paciente deve elevar a parte superior da perna que está sendo testada, flexionando-a no quadril. Sustente o peso da perna enquanto o paciente tenta estender o quadril em sua direção. O glúteo máximo deve ser isolado ao se realizar esse teste com o joelho do paciente flexionado (Figura 11.46B).

A extensão dolorosa contra resistência pode ser causada por espasmo dos músculos glúteo máximo ou

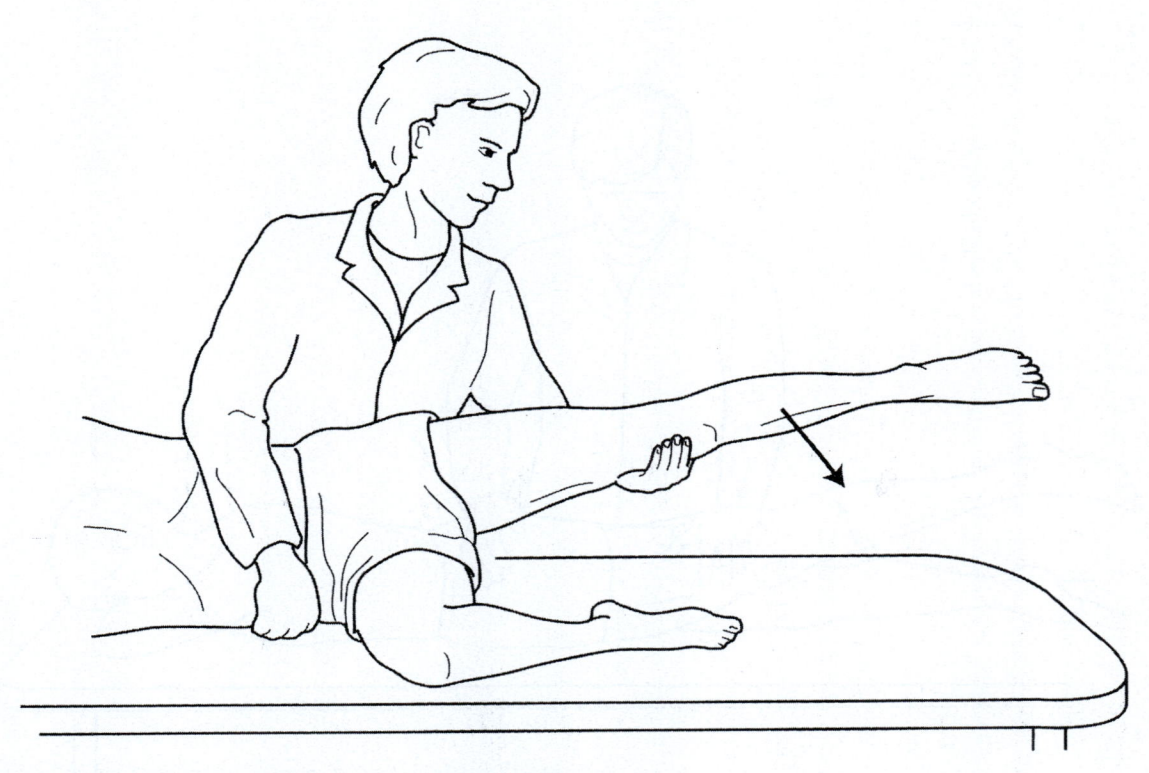

FIGURA 11.44 Teste da flexão do quadril com a gravidade eliminada.

dos isquiotibiais. A dor também pode ser conseqüência de bursite isquiática na tuberosidade isquiática. Ela pode ser referida aos extensores do quadril devido à espondilolistese ou a um disco lombossacro herniado.

A fraqueza dos extensores do quadril resulta em dificuldade na deambulação e no retorno à posição ereta. O paciente também terá limitadas atividades como subida de escadas e de planos inclinados.

Abdução

O principal músculo abdutor é o glúteo médio. Ele é auxiliado pelo glúteo máximo e pelo piriforme (Figura 11.48). A eficiência do músculo glúteo médio é aumentada por causa da presença do colo femoral. A inserção mais lateral do músculo aumenta seu torque resultante (Figura 11.49). A função primária dos abdutores do quadril, afora mover a coxa para longe da linha média, é prevenir a pelve de aduzir sobre a coxa (cair) durante o apoio unilateral.

- Posição do paciente: deitado de lado, com a perna levemente flexionada no quadril e no joelho. A parte superior da perna deve estar em posi-

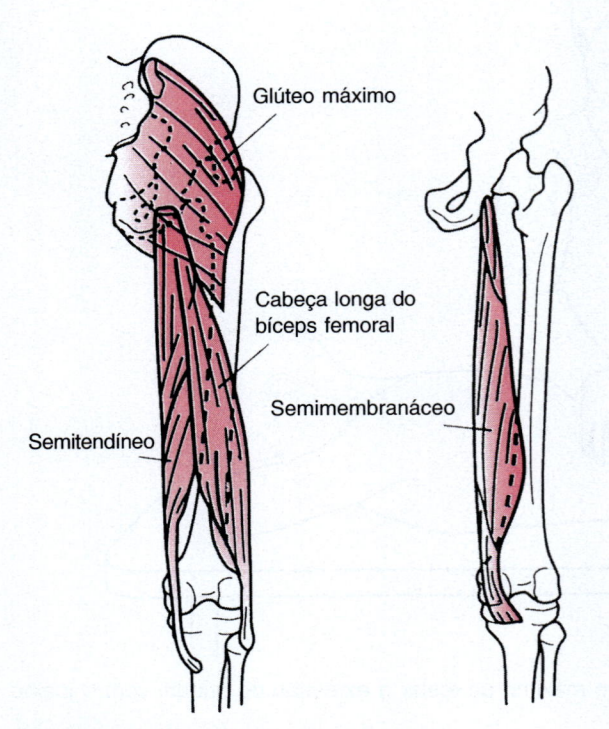

FIGURA 11.45 Os extensores do quadril.

O QUADRIL   Capítulo 11

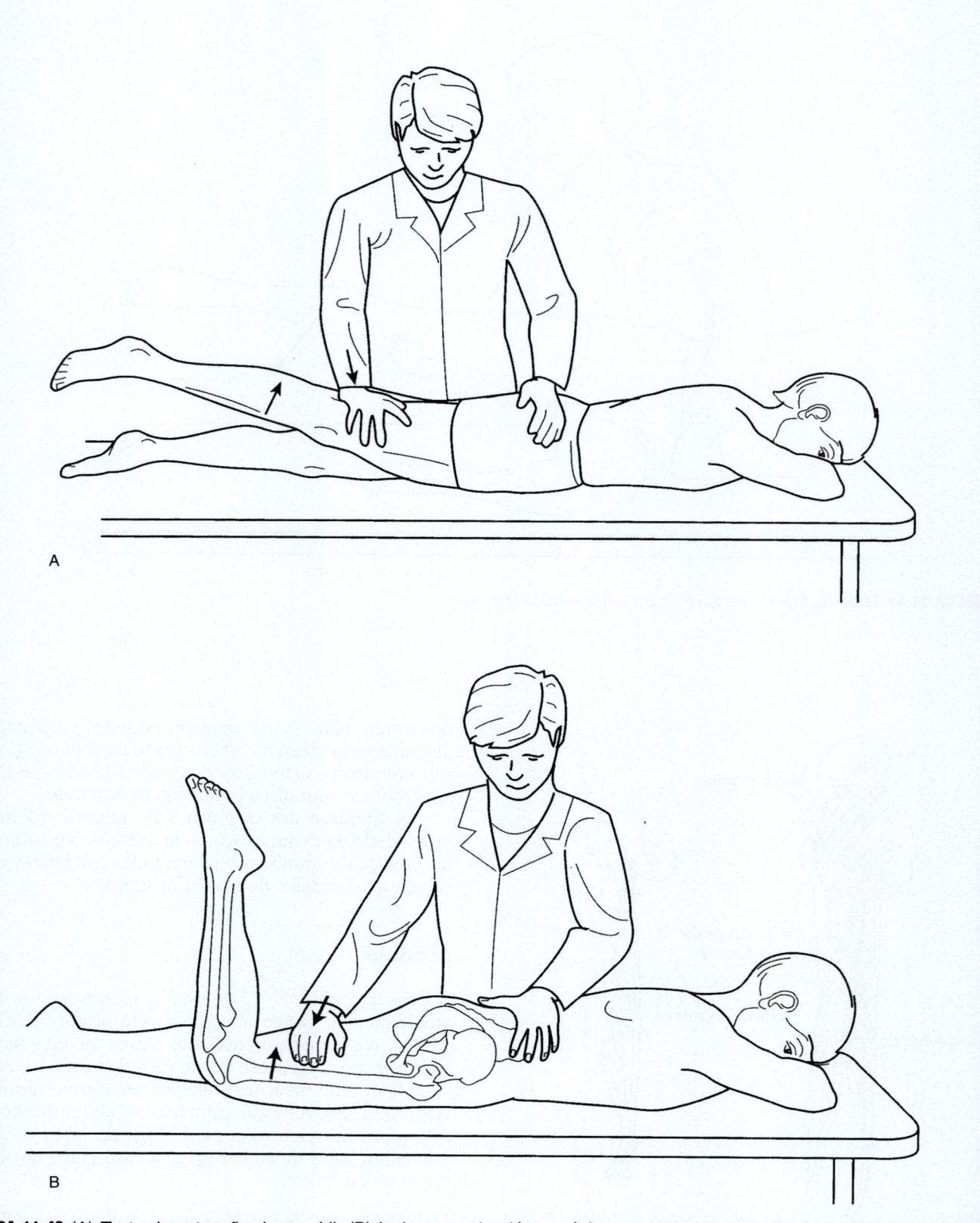

FIGURA 11.46 (A) Teste da extensão do quadril. (B) Isolamento do glúteo máximo ao testar a extensão do quadril com o joelho flexionado.

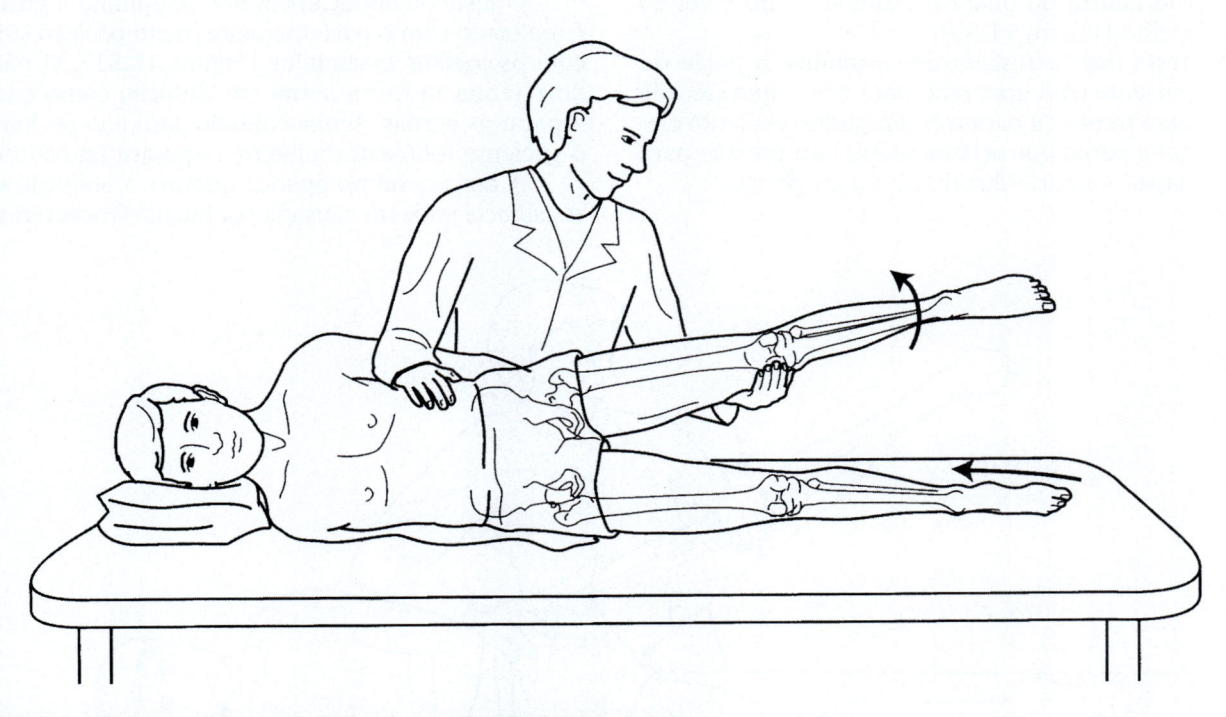

FIGURA 11.47 Teste da extensão do quadril com a gravidade eliminada.

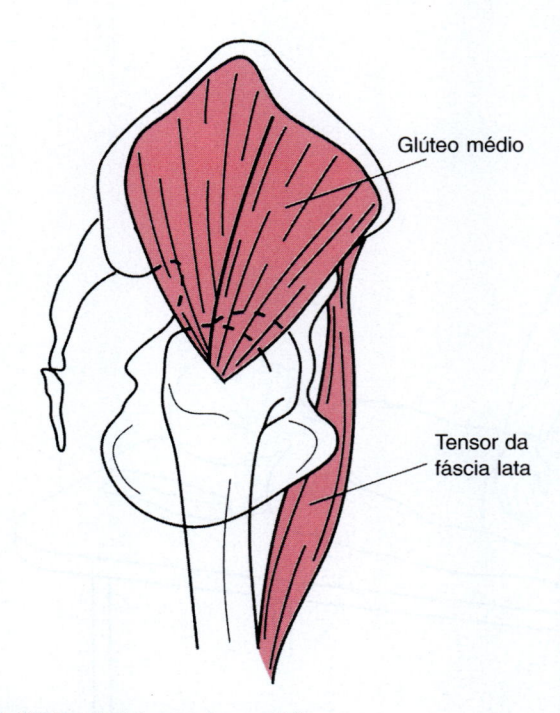

FIGURA 11.48 Os abdutores do quadril.

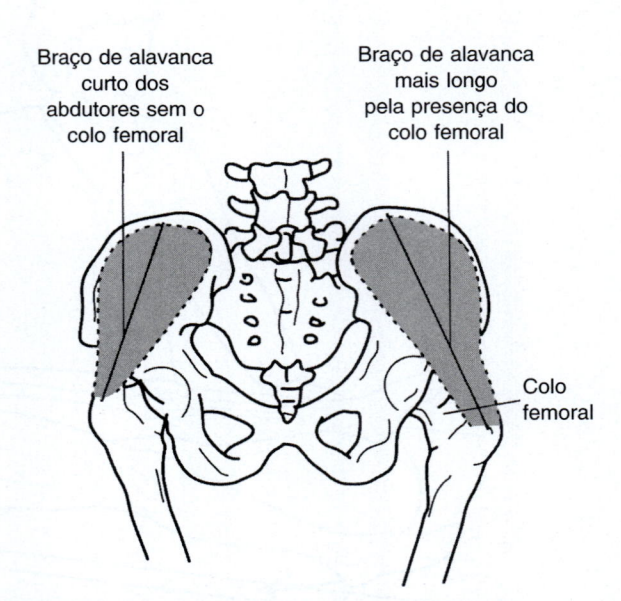

FIGURA 11.49 A presença do colo femoral aumenta a eficiência dos abdutores do quadril.

ção neutra no quadril e estendida no nível do joelho (Figura 11.50).

- Teste contra resistência: estabilize a pelve do paciente com uma mão para evitar que ele role para frente ou para trás. Enquanto ele tenta elevar a perna que está na mesa, faça pressão para baixo, na parte distal inferior da perna.

O teste da abdução em que se elimina a gravidade é realizado com o paciente deitado em posição supina e com os joelhos estendidos (Figura 11.51). O paciente deve tentar mover a perna em abdução como que para separar as pernas. Tenha cuidado para não permitir que o paciente rode externamente o quadril (substituição).

A dor lateral no quadril durante a abdução contra resistência pode ser causada por bursite trocantérica. Isso

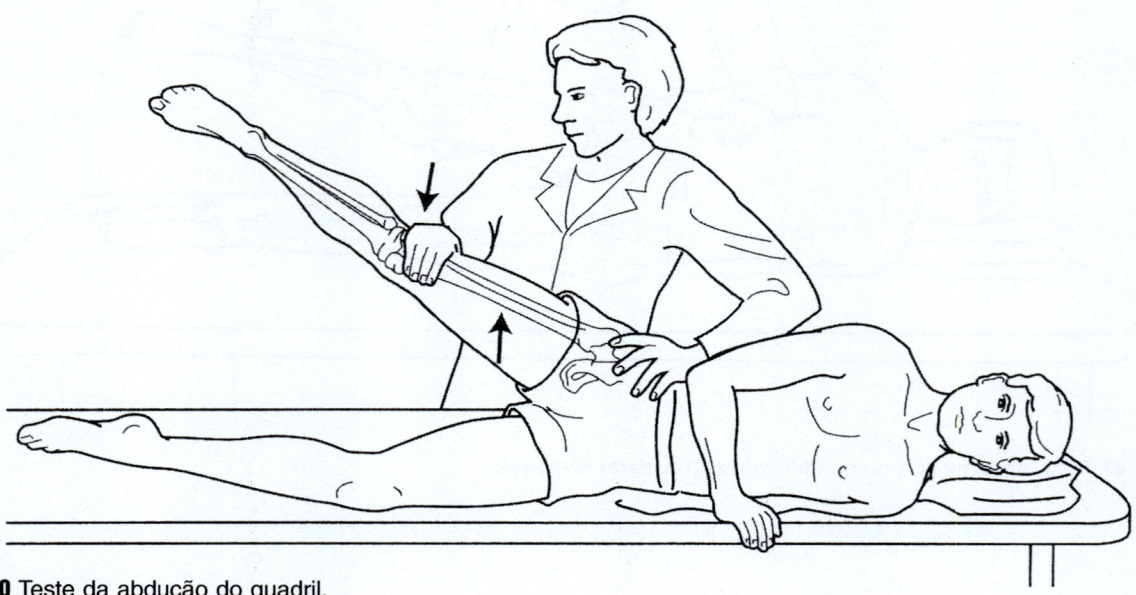

FIGURA 11.50 Teste da abdução do quadril.

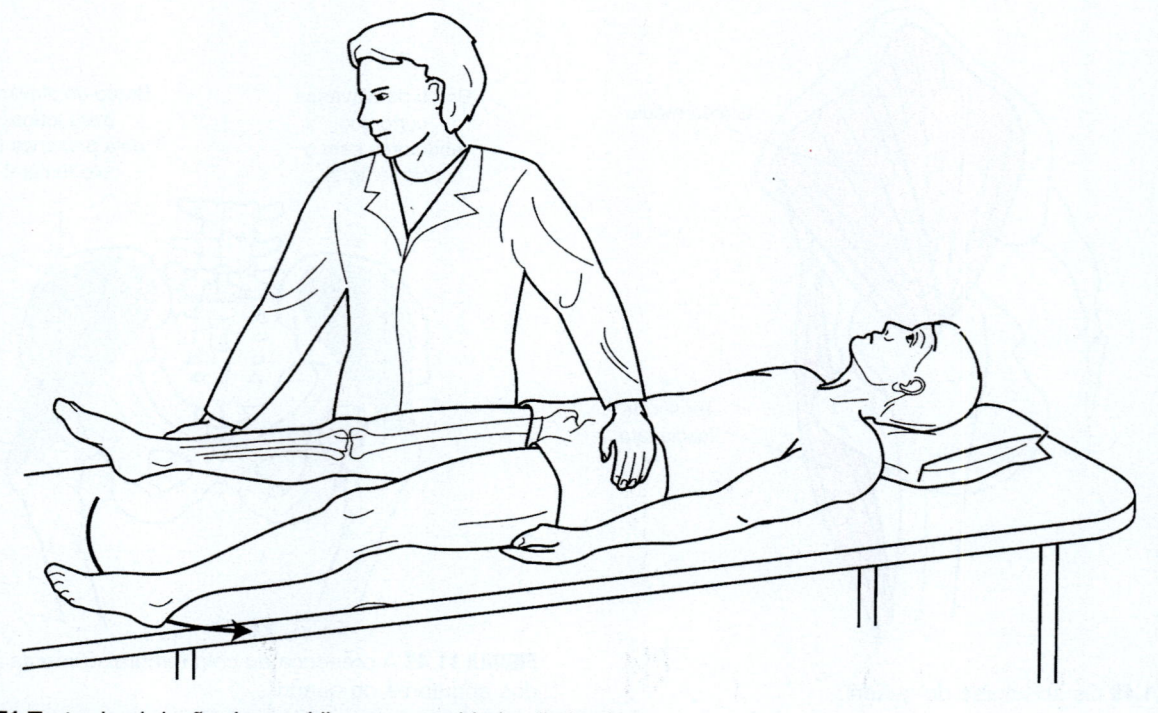

FIGURA 11.51 Teste da abdução do quadril com a gravidade eliminada.

pode resultar de um glúteo médio ou mínimo excessivamente retesado.

A fraqueza da abdução do quadril resulta em uma marcha anormal, conhecida como *marcha de Trendelenburg*.

Adução

O adutor mais forte do quadril é o adutor magno (Figura 11.52). Junto com o adutor longo, o adutor curto e o grácil, os músculos adutores também funcionam para estabilizar a pelve. Os músculos isquiotibiais, o glúteo máximo, o pectíneo e alguns dos rotadores curtos também auxiliam na adução. Os adutores do quadril evitam que a extremidade inferior deslize para abdução durante a marcha (Figura 11.53).

- Posição do paciente: deitado de lado, com a coluna, o quadril e o joelho em posição neutra (Figura 11.54).
- Teste contra resistência: levante a perna do paciente e a sustente com uma das mãos, enquanto pressiona para baixo o membro inferior logo acima do joelho com a outra mão. Peça ao paciente para levantar a extremidade inferior, que está na mesa, contra sua resistência.

O teste da adução do quadril com a gravidade eliminada é feito com o paciente na posição supina (Figura 11.55). O quadril é passiva ou ativamente abduzido, e o paciente deve tentar trazer de volta o membro para a linha média.

A adução dolorosa contra resistência pode ser causada por tendinite ou por uma ruptura no adutor longo, que é o "músculo mais comumente estirado da virilha". A dor na região do ramo púbico pode ser causada por osteíte pubiana. A dor abaixo do joelho pode ser causada por bursite na pata-de-ganso, irritada pela contratura do músculo grácil na sua inserção distal.

Rotação externa (lateral)

Os rotadores externos do quadril incluem o piriforme, o obturador interno, o obturador externo e os dois gêmeos. O quadrado femoral e o pectíneo também auxiliam na rotação externa (Figura 11.56).

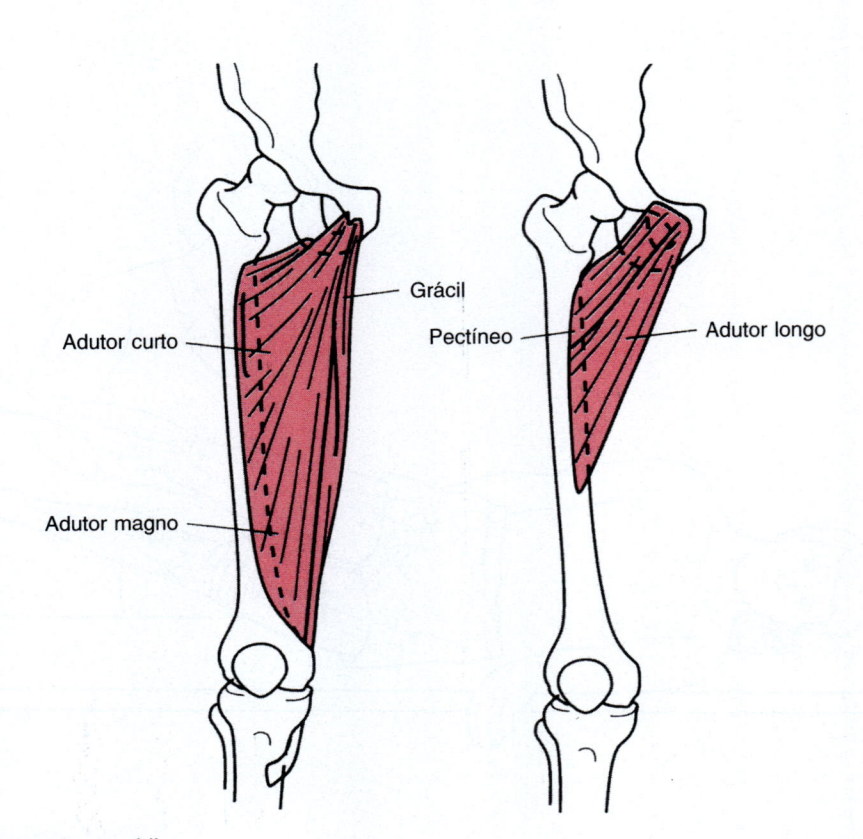

FIGURA 11.52 Os adutores do quadril.

O QUADRIL Capítulo 11

Adutores do quadril

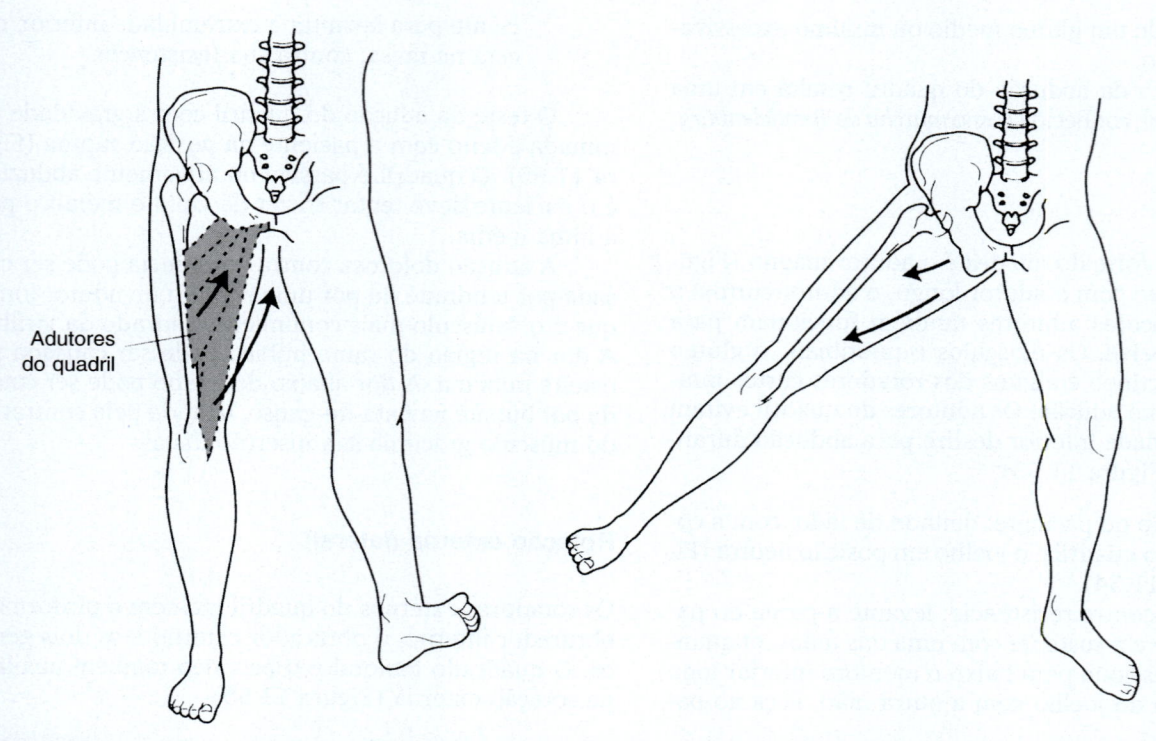

FIGURA 11.53 Durante a fase de apoio unilateral da marcha, existe uma tendência de que o membro de apoio deslize para abdução. Os poderosos adutores do quadril evitam que isso ocorra, especialmente durante a corrida.

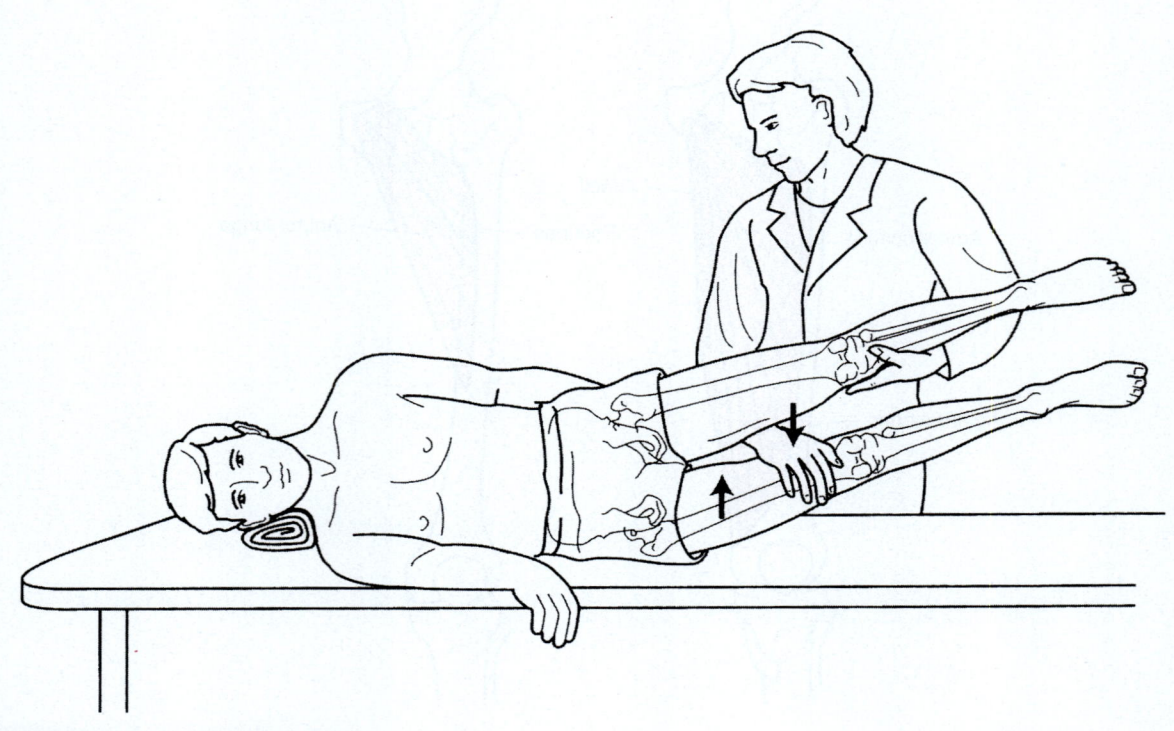

FIGURA 11.54 Teste da adução do quadril.

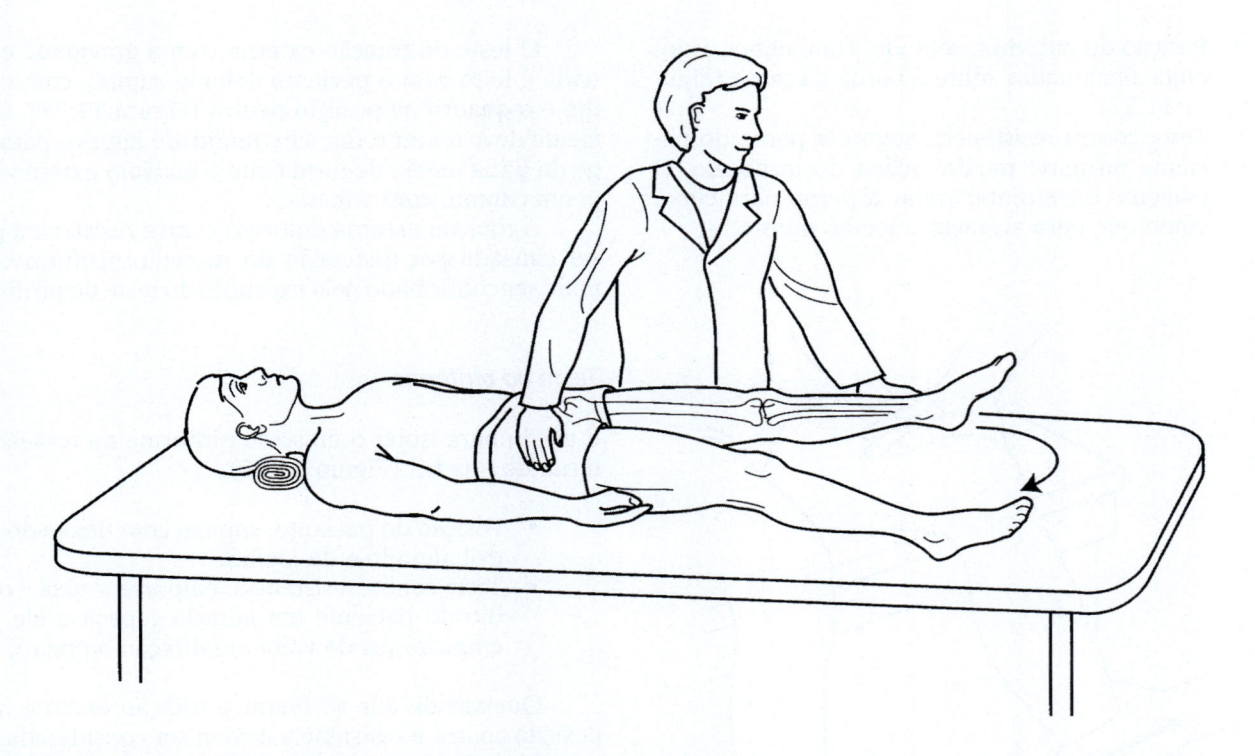

FIGURA 11.55 Teste da adução do quadril com a gravidade eliminada.

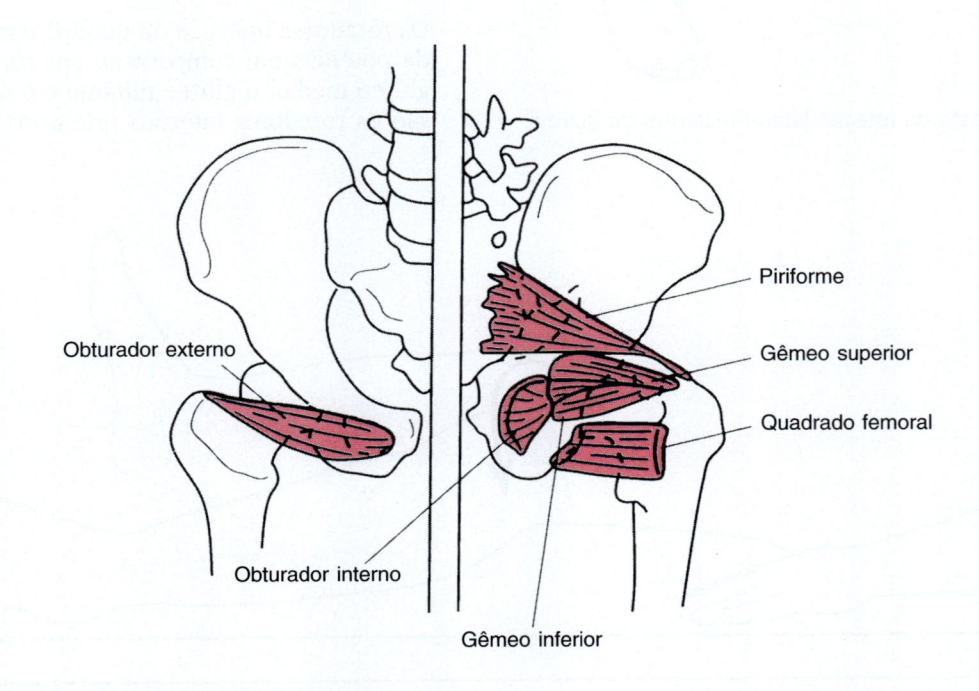

FIGURA 11.56 Os rotadores laterais (externos) do quadril.

- Posição do paciente: sentado, com ambos os joelhos flexionados sobre a borda da mesa (Figura 11.57).
- Teste contra resistência: segure a perna do paciente na parte medial acima do tornozelo. O paciente deve tentar rodar a perna para cima, como que para alcançar o joelho oposto.

O teste da rotação externa com a gravidade eliminada é feito com o paciente deitado supino, com o joelho e o quadril na posição neutra (Figura 11.58). O paciente deve tentar rodar a extremidade inferior para longe da linha média de forma que o maléolo externo esteja em contato com a mesa.

A rotação externa dolorosa contra resistência pode ser causada por disfunção do músculo piriforme. Isso pode ser confirmado pela execução do teste do piriforme.

Teste do piriforme

É usado para isolar o músculo piriforme na rotação externa do quadril (Figura 11.59).

- Posição do paciente: supina, com flexão do quadril afetado e do joelho.
- Teste contra resistência: empurre a coxa e o joelho do paciente em adução e peça a ele para empurrá-los de volta em direção ao peito.

Queixas de dor ao tentar a rotação externa nessa posição contra a resistência devem ser consideradas um achado positivo no teste do piriforme. Tal manobra pode causar formigamento ou dor na distribuição do nervo isquiático devido à sua proximidade com o músculo piriforme.

Rotação interna (medial)

Os rotadores internos do quadril têm menos da metade da potência em comparação aos rotadores externos. O glúteo médio, o glúteo mínimo e o tensor da fáscia lata são os rotadores internos primários do quadril (Figura

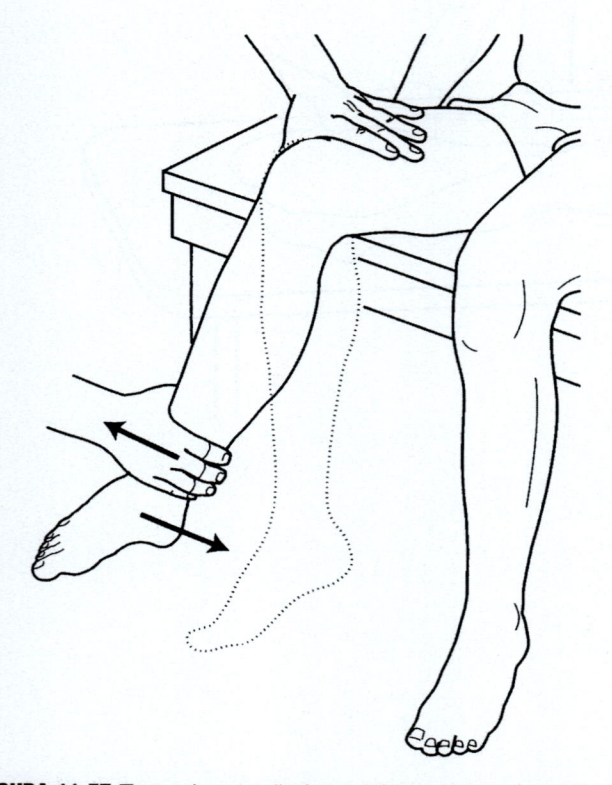

FIGURA 11.57 Teste da rotação lateral (externa) do quadril.

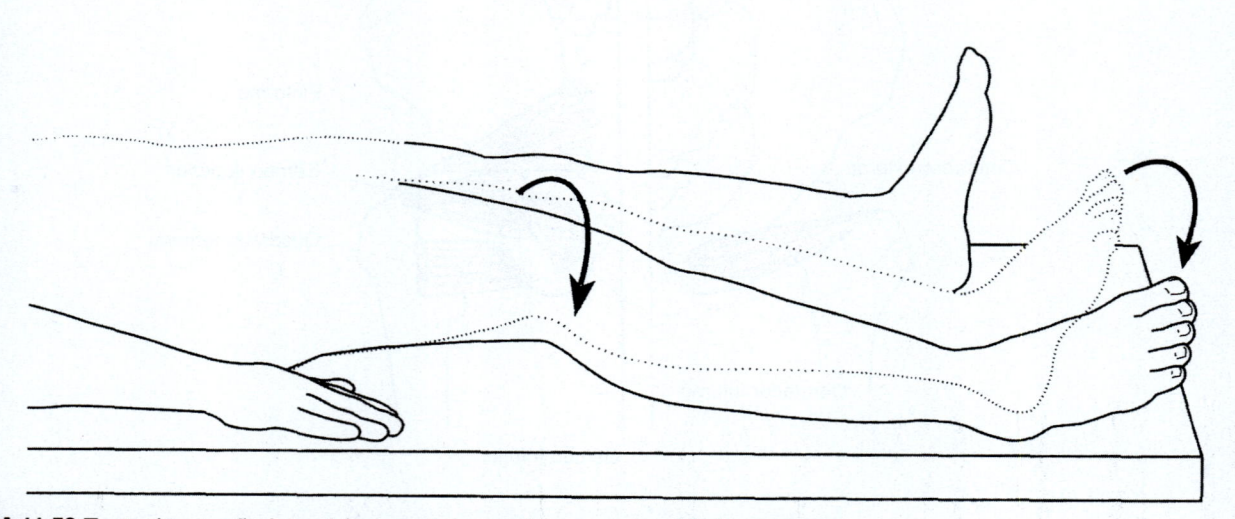

FIGURA 11.58 Teste da rotação lateral (externa) do quadril com a gravidade eliminada.

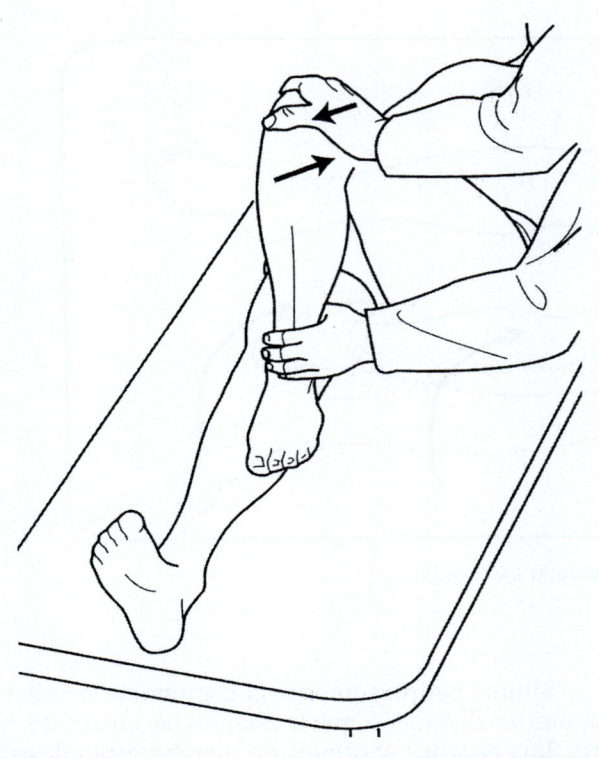

FIGURA 11.59 O teste do piriforme isola esse músculo como uma causa de dor na nádega. A reprodução dos sintomas de ciática, como formigamento ou dor irradiada inferiormente para a parte póstero-lateral da coxa e para a perna, confirma o diagnóstico de síndrome do piriforme.

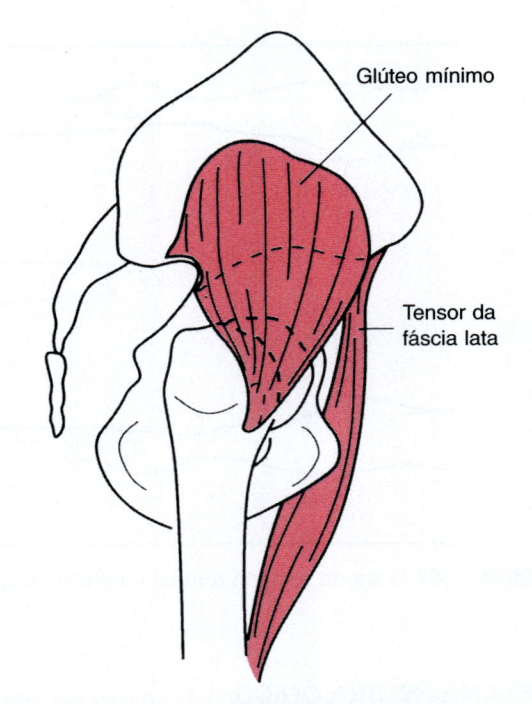

FIGURA 11.60 Os rotadores mediais (internos) do quadril.

11.60). Os músculos acessórios incluem o semitendíneo e o semimembranáceo.

- Posição do paciente: sentado na borda da mesa e com os joelhos dobrados (Figura 11.61).
- Teste contra resistência: coloque sua mão sobre a parte lateral distal da perna, proximalmente ao tornozelo. O paciente deve tentar rodar lateralmente a perna para longe da perna oposta.

O teste da rotação interna com a gravidade eliminada é feito com o paciente deitado de costas, com o quadril e o joelho em posição neutra (Figura 11.62). Então, o paciente deve tentar rolar a extremidade inferior para dentro, de forma a trazer a parte medial do pé em contato com a mesa.

A dor na rotação interna contra resistência pode ser vista em condições artríticas do quadril.

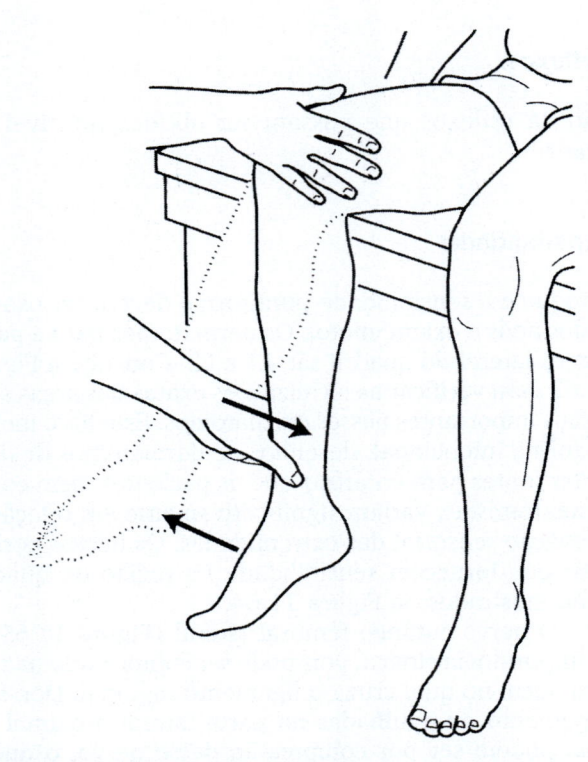

FIGURA 11.61 Teste da rotação medial (interna) do quadril.

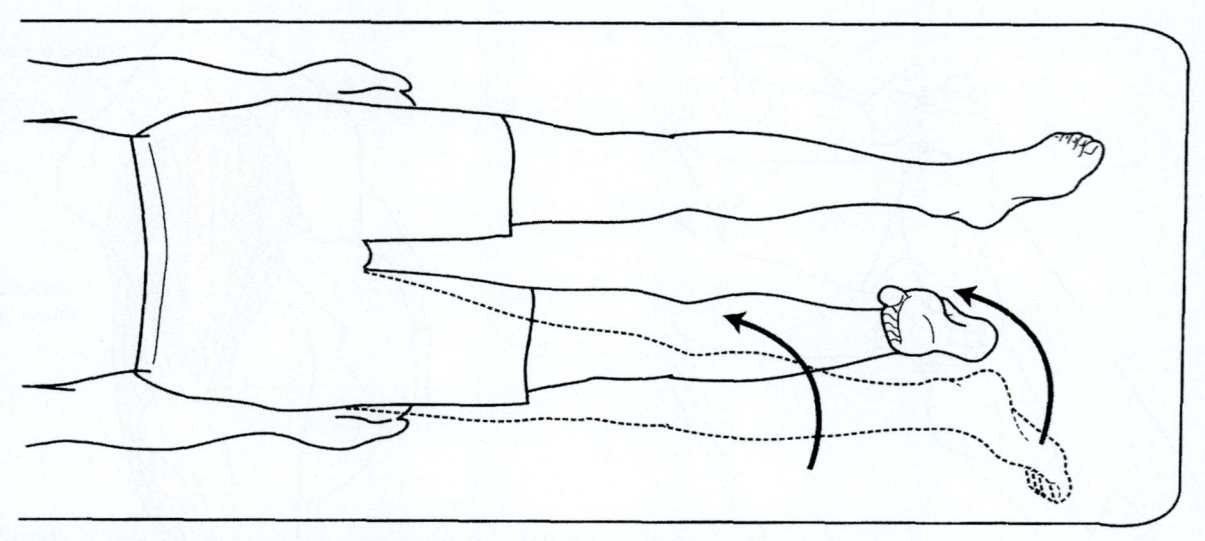

FIGURA 11.62 Teste da rotação medial (interna) do quadril com a gravidade eliminada.

EXAME NEUROLÓGICO

Motor

A inervação e os níveis medulares dos músculos que funcionam através da articulação do quadril estão listados na Tabela 11.1.

Reflexos

Não há reflexos que possam ser obtidos no nível do quadril.

Sensibilidade

O toque e a sensibilidade puntiforme devem ser examinados após o exame motor. Os dermátomos para a parte ântero-lateral do quadril são L1 e L2. Consulte a Figura 11.63 para verificar as localizações exatas das áreas sensoriais importantes nesses dermátomos. Este livro inclui, de forma intencional, desenhos de dermátomos de *diferentes* fontes para enfatizar que os pacientes, bem como os anatomistas, variam significativamente em relação à inervação sensorial das extremidades. Os nervos periféricos que fornecem sensibilidade na região do quadril estão mostrados na Figura 11.64.

O nervo cutâneo femoral lateral (Figura 11.65) é de importância clínica, pois pode ser comprimido na cintura, local no qual cruza o ligamento inguinal. Dor, formigamento ou agulhadas na parte lateral proximal da coxa podem ser por compressão desse nervo, o que é chamado de *meralgia parestésica*.

Muitos padrões anormais comuns de marcha resultam de disfunção nos músculos na altura do quadril. Tais padrões anormais de marcha estão descritos no Capítulo 14.

PADRÕES DE DOR REFERIDA

A dor no quadril e na região da virilha pode resultar de doença urogenital ou de órgão abdominal. Por exemplo, a flexão ou rotação externa do quadril contra resistência pode ser dolorosa em pacientes com apendicite.

Uma disfunção do joelho ou doenças da parte distal do fêmur também podem irradiar dor para o quadril.

Uma radiculopatia L1 ou L2 e uma disfunção da articulação sacroilíaca também podem referir dor no quadril.

TESTES ESPECIAIS

Testes de flexibilidade

Teste de Thomas

Esse teste é usado para afastar uma contratura em flexão do quadril (Figura 11.66). O teste deve ser realizado com o paciente deitado supino sobre a mesa de exames. Um joelho é levado ao peito do paciente e deve ser mantido nessa posição. Tenha certeza de que a região inferior da coluna lombar permanece sobre a mesa. Na presença de uma contratura em flexão do quadril, a perna estendida irá dobrar ao nível do joelho e a coxa será elevada da mesa.

Tabela 11.1
Músculos, inervação, e níveis radiculares do quadril

Movimento	Músculos	Inervação	Níveis radiculares
Flexão do quadril	1. Psoas 2. Ilíaco 3. Reto femoral 4. Sartório 5. Pectíneo 6. Adutor longo 7. Adutor curto 8. Grácil	L1-L3 Femoral Femoral Femoral Femoral Obturatório Obturatório Obturatório	L1, L2, L3 L2, L3 L2, L3, L4 L2, L3 L2, L3 L2, L3 L2, L3, L4 L2, L3
Extensão do quadril	1. Bíceps femoral 2. Semimembranáceo 3. Semitendíneo 4. Glúteo máximo 5. Glúteo médio (posterior) 6. Adutor magno	Isquiático Isquiático Isquiático Gluteal inferior Gluteal superior Obturatório e isquiático	L5, S1, S2 L5, S1 L5, S1, S2 L5, S1, S2 L4, L5, S1 L3, L4
Abdução do quadril	1. Tensor da fáscia lata 2. Glúteo médio 3. Glúteo mínimo 4. Glúteo máximo 5. Sartório	Gluteal superior Gluteal superior Gluteal superior Gluteal inferior Femoral	L4, L5, S1 L4, L5, S1 L4, L5, S1 L5, S1, S2 L2, L3
Adução do quadril	1. Adutor magno 2. Adutor longo 3. Adutor curto 4. Grácil 5. Pectíneo	Obturatório e isquiático Obturatório e isquiático Obturatório e isquiático Obturatório e isquiático Femoral	L3, L4 L2, L3 L2, L3, L4 L2, L3 L2, L3
Rotação interna (medial) do quadril	1. Adutor longo 2. Adutor curto 3. Adutor magno 4. Glúteo médio (anterior) 5. Glúteo mínimo (anterior) 6. Tensor da fáscia lata 7. Pectíneo 8. Grácil	Obturatório Obturatório Obturatório e isquiático Glúteo superior Glúteo superior Glúteo superior Femoral Obturatório	L2, L3 L2, L3, L4 L3, L4 L4, L5, S1 L4, L5, S1 L4, L5, S1 L2, L3 L2, L3
Rotação externa (lateral) do quadril	1. Glúteo máximo 2. Obturador interno 3. Obturador externo 4. Quadrado femoral 5. Piriforme 6. Gêmeo superior 7. Gêmeo inferior 8. Sartório 9. Glúteo médio (posterior)	Gluteal inferior N. para o obturador interno Obturatório N. para o quadrado femoral L5-S2 N. para o obturador interno N. para o quadrado femoral Femoral Gluteal superior	L5, S1, S2 L5, S1, S2 L3, L4 L4, L5, S1 L5, S1, S2 L5, S1, S2 L4, L5, S1 L2, L3 L4, L5, S1

Teste de Ober

Esse teste é usado para avaliar o retesamento do trato iliotibial (Figura 11.67). O paciente deve ser colocado em uma posição de forma a estirar o trato iliotibial. O paciente deve ficar deitado sobre o lado não afetado. A perna do mesmo é flexionada no quadril e no joelho. A parte superior da perna (a do teste) é flexionada no joelho e estendida no quadril, ao mesmo tempo em que é levantada no ar pelo examinador. O trato iliotibial é retesado, e o teste é anormal quando o joelho não puder ser abaixado sobre a mesa. Se o teste for feito com o joelho em extensão, o examinador poderá surpreender uma contratura menos óbvia do trato iliotibial.

Teste de Ely

Tal teste é usado para avaliar retesamento do reto femoral (Figura 11.68). Ele é feito com o paciente supino, com os joelhos pendendo sobre a borda da mesa. A perna não-afetada é flexionada em direção ao peito a fim de

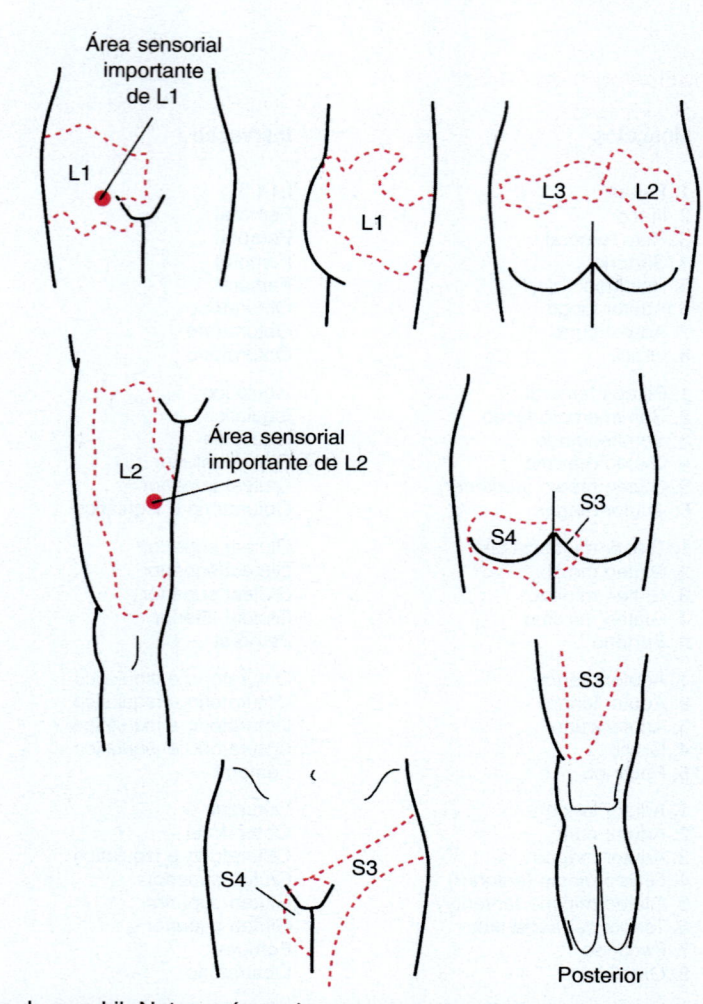

FIGURA 11.63 Os dermátomos do quadril. Note as áreas importantes para testar os dermátomos L1 e L2.

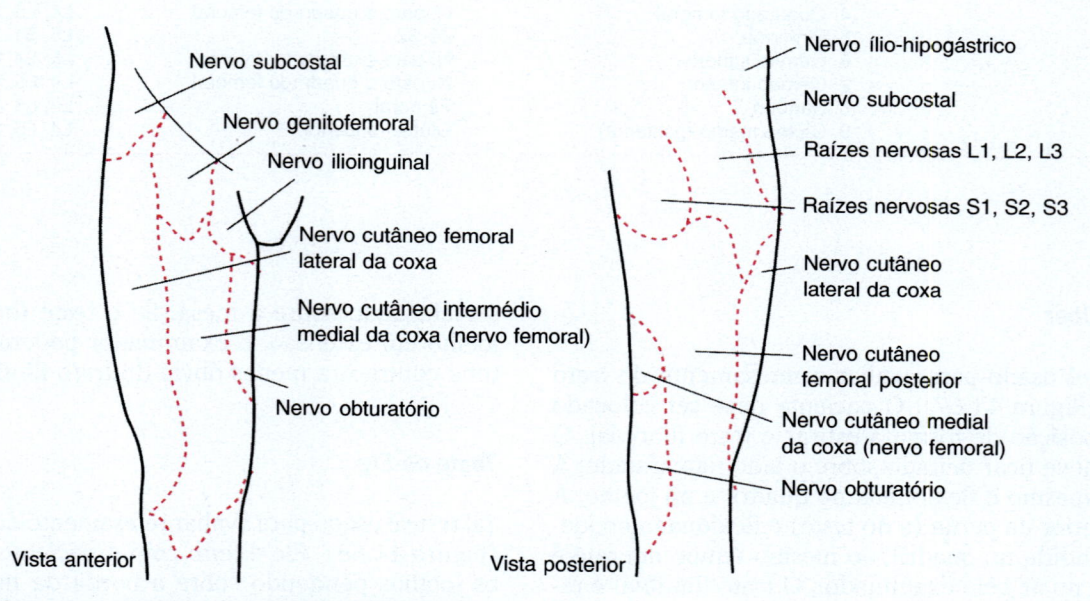

FIGURA 11.64 Os nervos periféricos e seus territórios sensoriais.

estabilizar a pelve e o dorso. Observe a perna testada para ver se o joelho se estende. A extensão do joelho no lado testado é um sinal de retesamento do reto femoral, sendo causado pelo fato de que a flexão da perna oposta roda posteriormente à pelve, puxando o músculo reto femoral.

Teste do piriforme

Esse teste foi descrito na seção sobre Teste contra Resistência (página 330).

Testes para estabilidade e integridade estrutural

Teste de Trendelenburg

Esse teste é usado para determinar se a estabilidade pélvica pode ser mantida pelos músculos abdutores do quadril (Figura 11.69). O paciente deve ficar em pé sobre a perna do teste, elevando a outra perna do chão. Normalmente, a pelve deve inclinar-se para cima no lado que não esteja suportando carga. O achado do teste é anormal se a pelve cair no lado que não está apoiado.

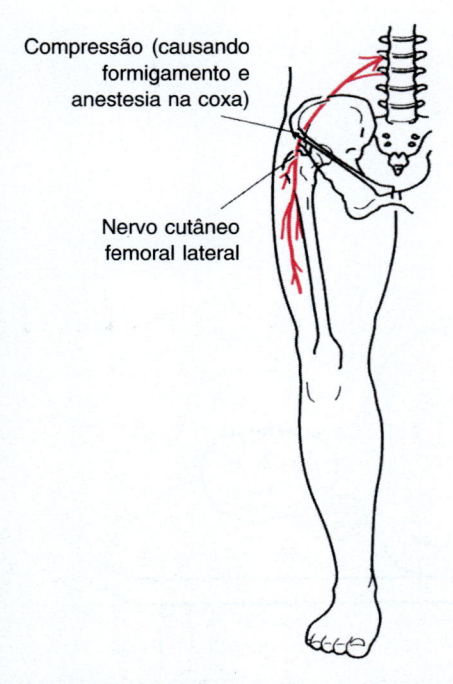

FIGURA 11.65 O nervo cutâneo femoral lateral (L2, L3) é um nervo puramente sensitivo que pode estar comprimido sob o ligamento anterior na espinha ilíaca ântero-superior, causando meralgia parestésica.

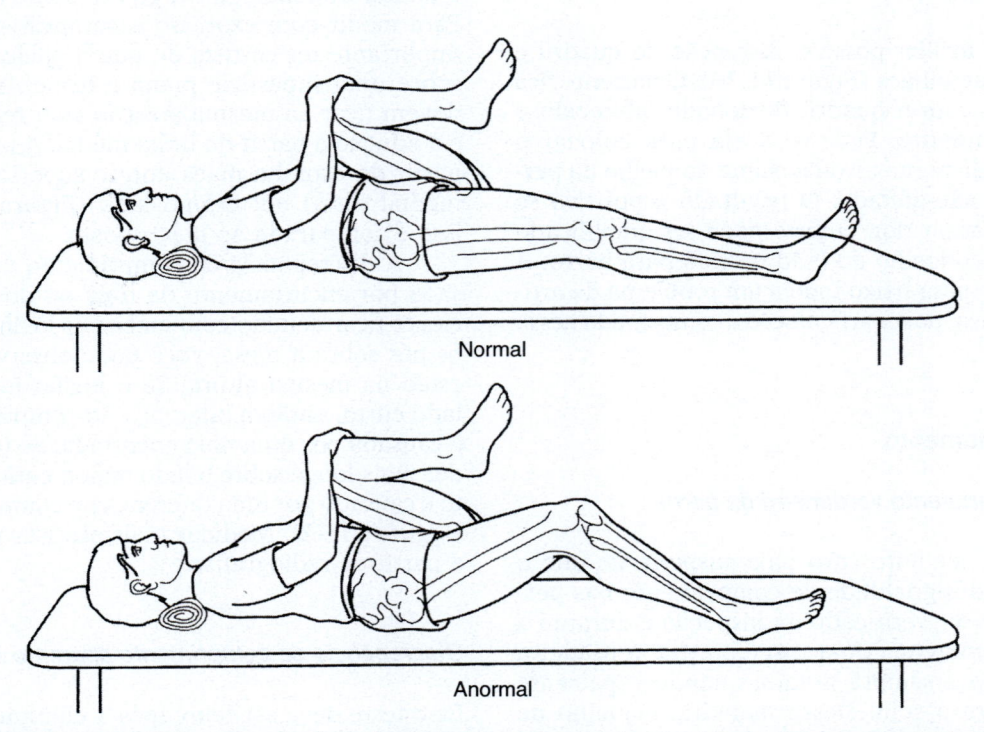

FIGURA 11.66 Teste de Thomas. Note que os joelhos do paciente se elevam da mesa de exames por causa de uma contratura em flexão da coxa direita.

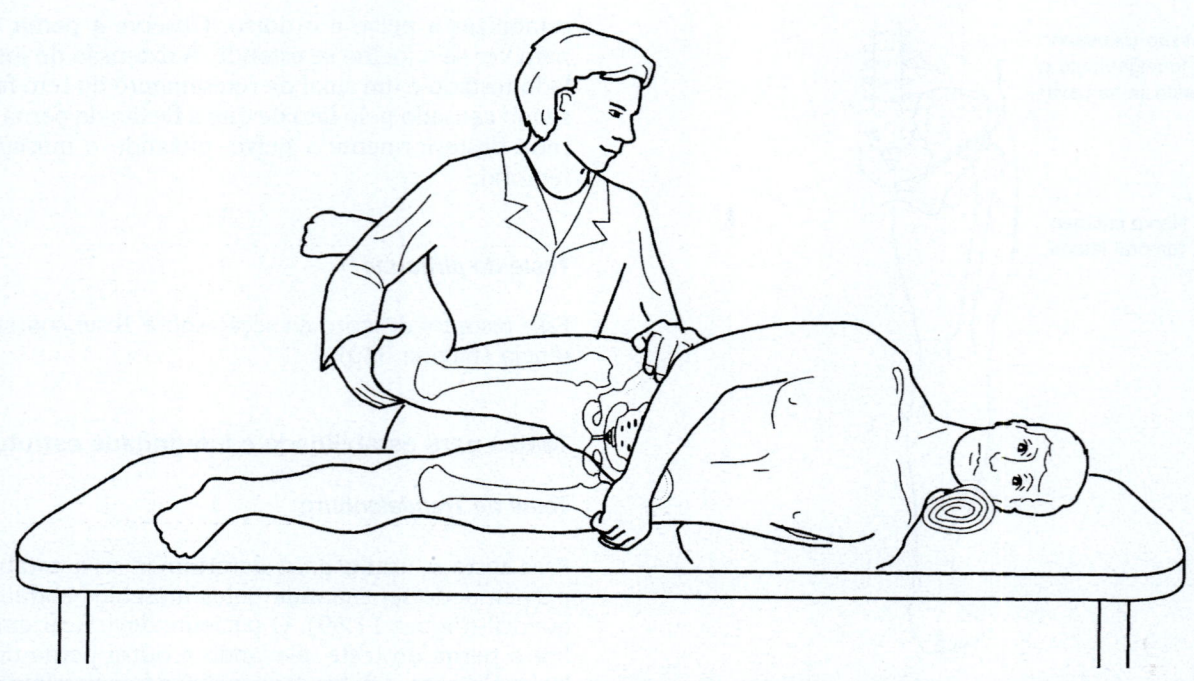

FIGURA 11.67 Teste de Ober. O teste é feito com o joelho do paciente em flexão. Estender passivamente o quadril de forma que o tensor da fáscia lata (TFL) cruze o trocanter maior do fêmur. O resultado do teste é positivo quando o joelho não cai por retesamento excessivo do trato iliotibial. O teste é mais sensível quando feito com o joelho na posição neutra.

Teste de Patrick (Fabere)

Teste feito para avaliar possível disfunção do quadril e da articulação sacroilíaca (Figura 11.70). O paciente fica deitado supino, com o quadril flexionado, abduzido e rodado externamente. Pede-se a ele para colocar o maléolo lateral da perna testada acima do joelho da perna estendida e não-afetada. O resultado é positivo se essa manobra causar dor. O teste pode ser amplificado pressionando-se o joelho do lado testado para baixo. A dor com pressão para baixo indica um problema da articulação sacroilíaca, pois a articulação é comprimida nessa posição.

Testes de alinhamento

Teste para comprimento verdadeiro da perna

Esse teste deve ser feito caso haja suspeita de que o paciente tenha desigualdade de comprimento nas pernas, o que pode ser verificado na inspeção e durante a observação da marcha. Uma discrepância verdadeira no comprimento é sempre notada quando o paciente fica em pé sobre o solo. Dessa maneira, o joelho da perna mais longa estará flexionado e a pelve estará caída no lado mais curto. Também pode ser detectada uma deformidade em valgo do joelho ou do tornozelo. Para medir com exatidão o comprimento da perna, é importante ter certeza de que o paciente está deitado sobre uma superfície plana e firme. Ambas as pernas devem ficar na mesma posição com relação à abdução e à adução a partir da linha média. A medida é tirada a partir da espinha ilíaca ântero-superior até o maléolo medial distal no mesmo lado (Figura 11.71). Então, isso é comparado ao lado oposto.

A discrepância de comprimento verdadeira é causada por encurtamento da tíbia ou do fêmur. Se o paciente ficar deitado com ambos os joelhos flexionados e os pés sobre a mesa, você pode observar se os joelhos estão na mesma altura. Se o joelho for mais baixo no lado curto, então a diferença no comprimento da perna é causada por uma tíbia encurtada. Se o joelho se estender mais longe sobre o lado maior, então o encurtamento é causado por uma diferença no comprimento femoral (Figura 11.72). Medidas mais precisas podem ser feitas a partir de radiografias.

Discrepância de comprimento aparente na perna

Esse teste deve ser feito após a eliminação de uma discrepância de comprimento real. A discrepância de comprimento aparente na perna pode ser causada por uma

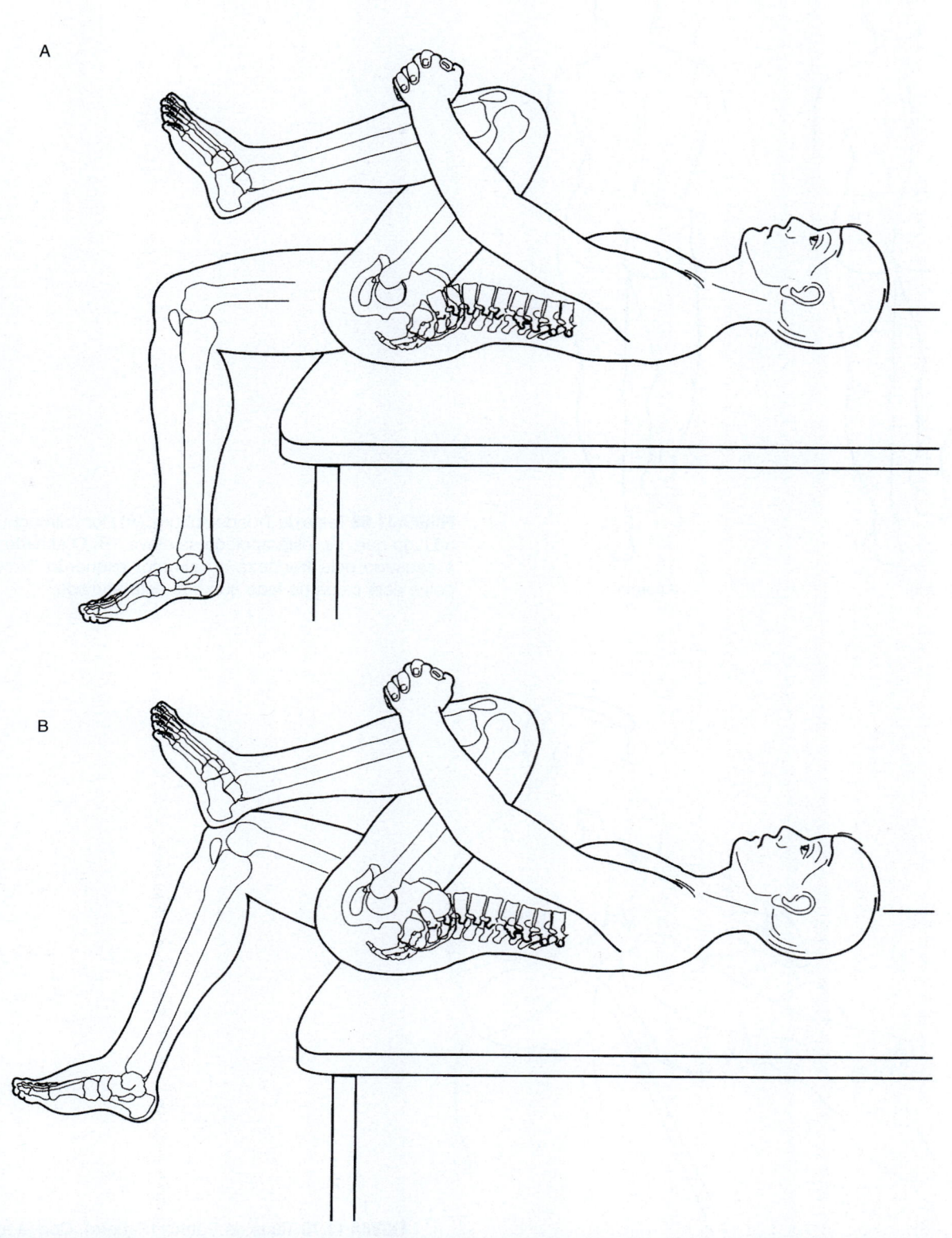

FIGURA 11.68 Teste de Ely. (A) O resultado do teste é negativo quando a coxa do paciente permanecer em contato com a mesa de exames. (B) O teste é positivo para retesamento do reto femoral quando a coxa é elevada e o quadril é flexionado.

O QUADRIL   Capítulo 11

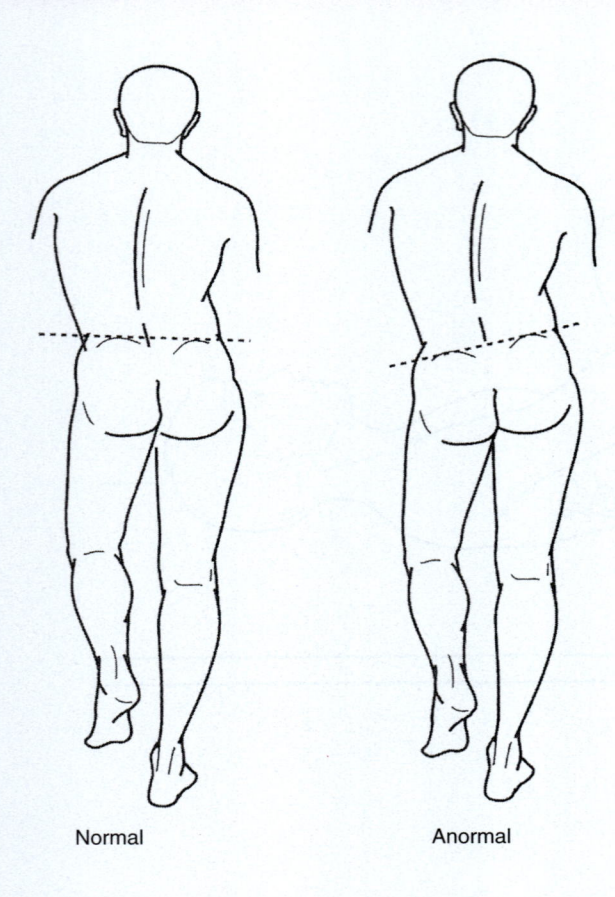

Normal   Anormal

FIGURA 11.69 Teste de Trendelenburg. (A) Normalmente, a pelve no lado que não está apoiado se eleva. (B) O achado positivo é causado pela fraqueza do abdutor esquerdo. Note que a pelve está caída no lado que não está apoiado.

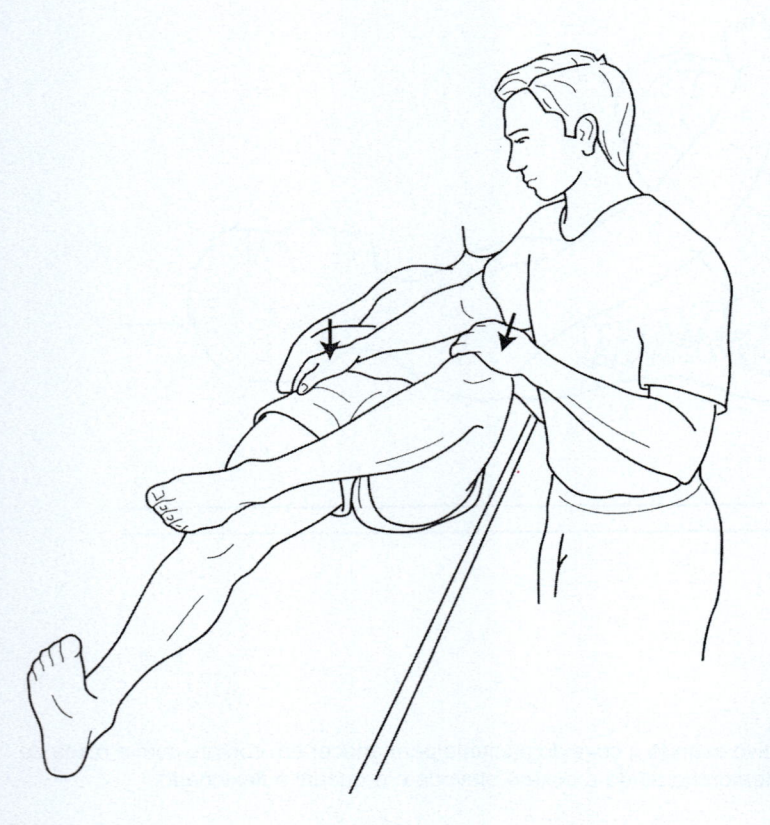

FIGURA 11.70 Teste de Patrick (Fabere). Com a aplicação de pressão na pelve e no joelho, você poderá evidenciar a disfunção da sacroilíaca ao comprimir a articulação.

Capítulo 11 O QUADRIL

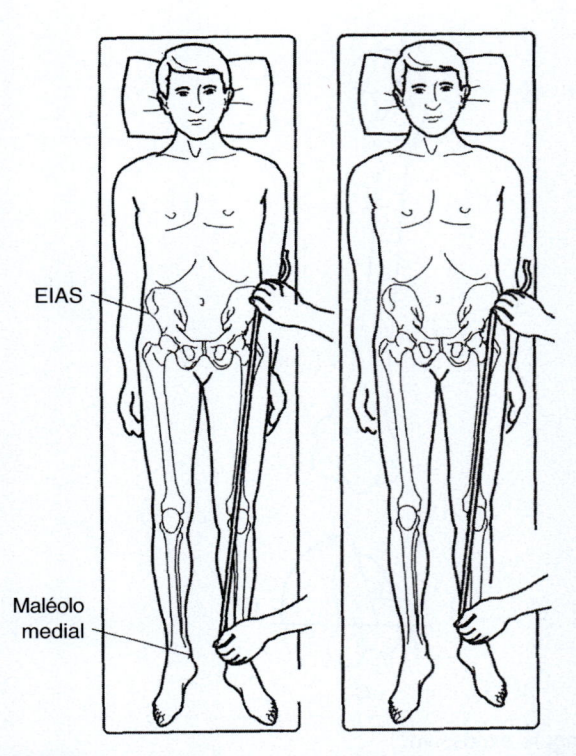

FIGURA 11.71 (A) O comprimento verdadeiro da perna é medido a partir da espinha ilíaca ântero-superior até o maléolo medial. (B) Ilustração de uma discrepância de comprimento entre as pernas.

deformidade em flexão ou adução da articulação do quadril, bem como por uma inclinação da pelve ou por uma disfunção sacroilíaca.

O teste é feito com o paciente supino, deitado da forma mais plana possível sobre a mesa. Tente orientar simetricamente as pernas. Meça a partir do umbigo até o maléolo medial em ambos os lados do paciente. Uma diferença de medida significa uma diferença de comprimento aparente da perna (Figura 11.73).

Teste de Craig

O referido teste é usado para medir o grau de anteversão femoral. A cabeça e o colo femorais não são perpendiculares aos côndilos do fêmur. O ângulo que a cabeça e o colo do fêmur fazem com a perpendicular dos côndilos é chamado de *ângulo de anteversão* (Figura 11.74). Esse ângulo diminui de aproximadamente 30° no bebê a 10 ou 15° no adulto. Um paciente com anteversão femoral de mais de 15° pode ser notado como tendo os dedos dos pés excessivamente virados para dentro. A liberdade de rotação interna nos movimentos de amplitude passiva também seria notada, com uma restrição relativa da rotação externa. A observação dos joelhos pode revelar patelas medialmente posicionadas, também referidas como *patelas estrábicas*.

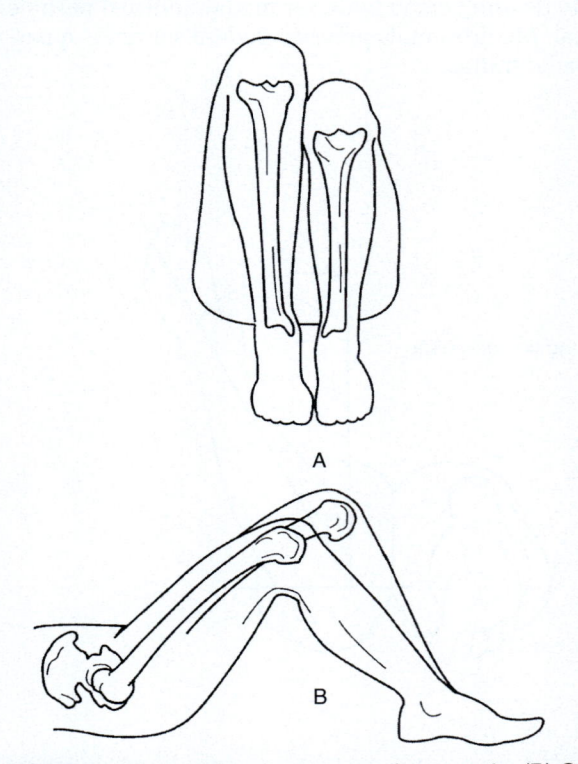

FIGURA 11.72 (A) A tíbia é mais curta à esquerda. (B) O fêmur é mais curto à direita.

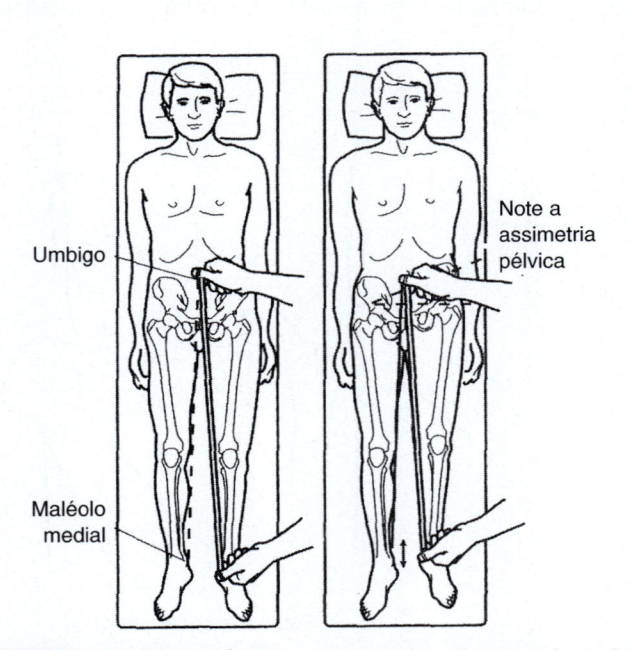

FIGURA 11.73 (A) O comprimento aparente da perna é medido a partir do umbigo até o maléolo medial. (B) Aqui, a diferença no comprimento da perna é causada por uma pelve assimétrica.

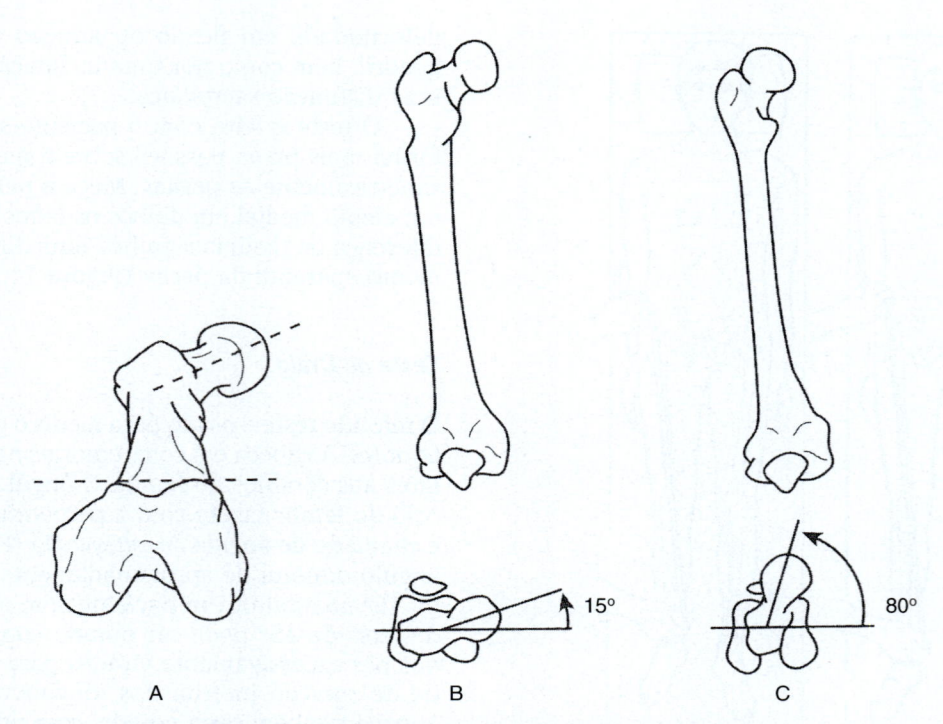

FIGURA 11.74 (A) Ângulo de anteversão femoral. (B) Ângulo normal. (C) Ângulo excessivo.

Ao executar o teste para aproximação da anteversão do fêmur, o paciente deve ser colocado na posição de decúbito ventral e o joelho testado deve ser flexionado em 90° (Figura 11.75). Examine o trocanter maior e palpe-o enquanto roda medial e lateralmente o quadril. Com o trocanter sendo palpado na posição mais lateral, o ângulo de anteversão pode ser medido entre a perna e a vertical. Medidas mais precisas podem ser feitas a partir de radiografias.

Palpe o trocanter maior paralelo à mesa

Grau de anteversão

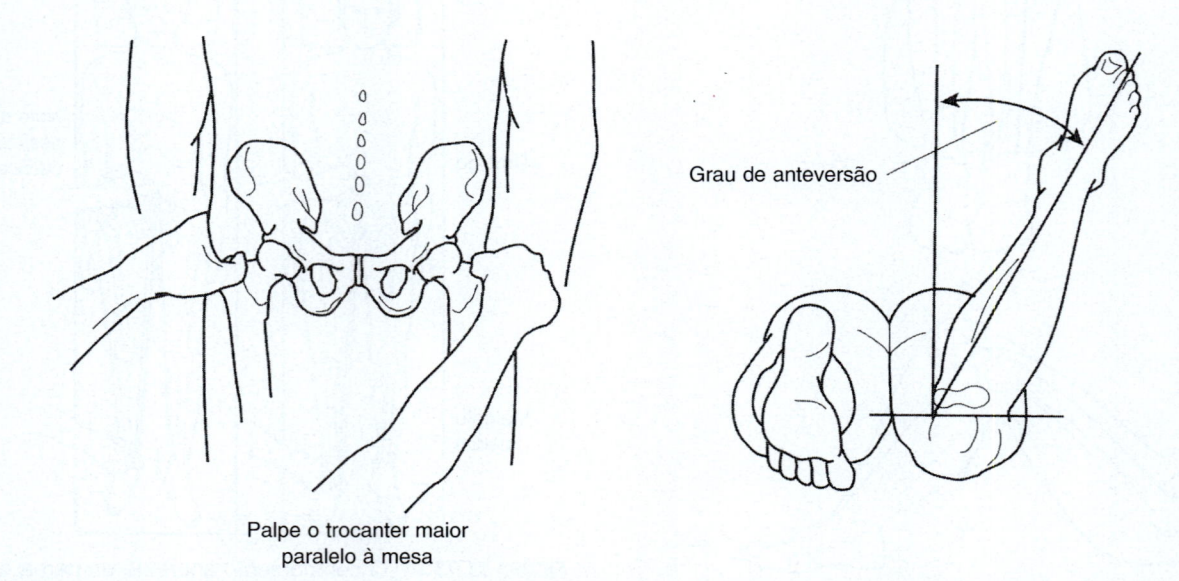

FIGURA 11.75 Teste de Craig. Para medir o ângulo de anteversão femoral, primeiro palpe o trocanter maior e rode a perna de forma que o trocanter fique paralelo à mesa de exames. Após, note o ângulo formado pela perna e a vertical.

VISTAS RADIOLÓGICAS

As vistas radiológicas do quadril estão mostradas nas Figuras 11.76, 11.77 e 11.78.

- A = Crista ilíaca
- B = Coluna lombar
- C = Sínfise púbica
- D = Articulação sacroilíaca
- E = Sacro

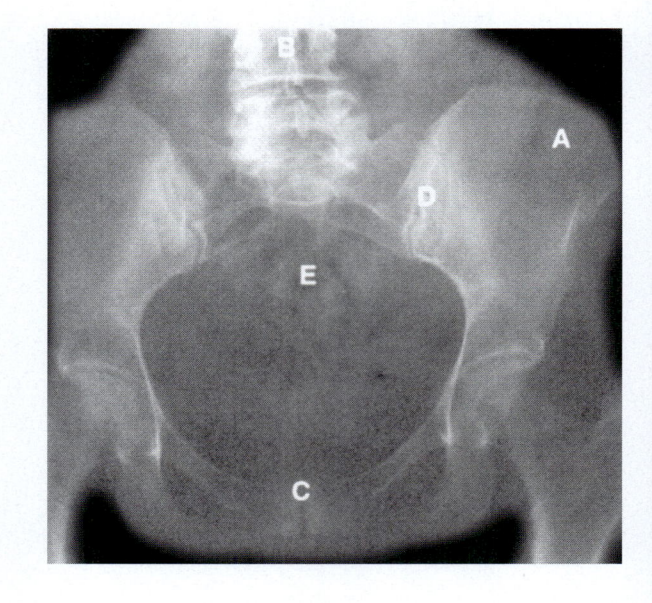

FIGURA 11.76 Vista ântero-posterior da pelve.

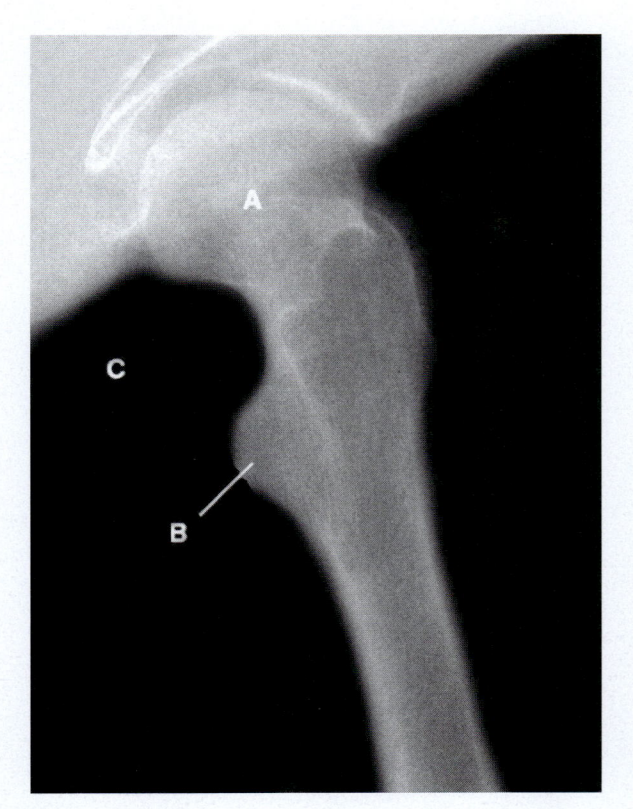

FIGURA 11.77 Vista lateral do quadril, com 45° de flexão e rotação externa máxima.

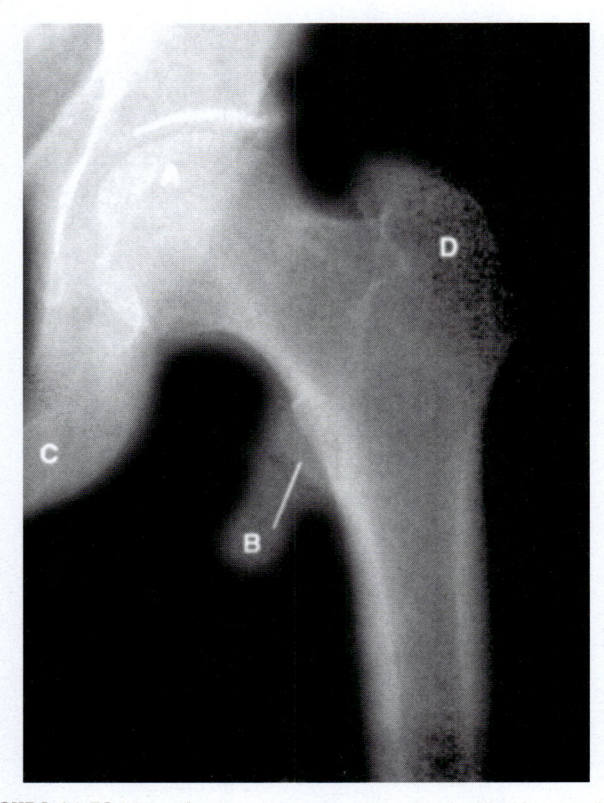

FIGURA 11.78 Vista ântero-posterior da articulação do quadril.

O joelho 12

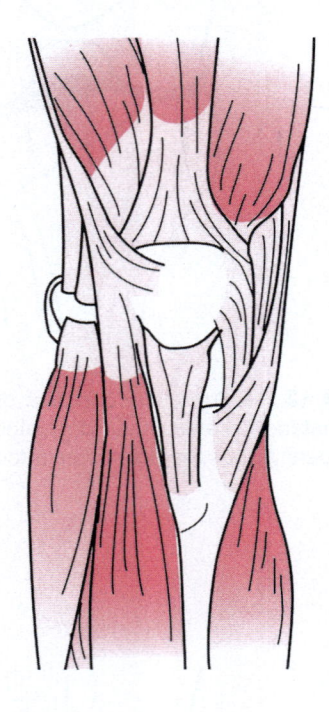

Consulte o Capítulo 2 para obter um panorama da seqüência de um exame físico. Por motivos de extensão e para evitar a repetição da anatomia, a seção de palpação aparece diretamente após a seção sobre exame subjetivo e antes de qualquer seção sobre teste, em vez de estar no final de cada capítulo. A ordem na qual o exame é feito deve ser baseada na experiência e na preferência pessoal do examinador, bem como na apresentação do paciente.

ANATOMIA FUNCIONAL

O joelho é a maior articulação sinovial do corpo. Ele é também uma das mais complexas. O joelho é composto de três ossos (fêmur, tíbia, patela) e duas articulações (tibiofemoral e patelofemoral). Tal articulação fica a meio caminho ao longo da extremidade inferior, permitindo que ela seja flexionada. A capacidade de dobrar a extremidade inferior tem implicações óbvias para as atividades diárias, bem como no auxílio à eficiência mecânica do corpo durante a locomoção.

A articulação tibiofemoral é formada por dois côndilos femorais grandes e bulbosos que se apóiam em um platô tibial relativamente achatado. Como resultado, ela é inerentemente instável. A articulação tibiofemoral pode, potencialmente, mover-se sem limites em quatro direções: flexão-extensão, varo-valgo, rotação externa-interna e translação (ou deslizamento) anterior-posterior. A quantidade de movimento que pode de fato ocorrer difere de indivíduo para indivíduo. O movimento é estabilizado e limitado por músculos (dinamicamente) e ligamentos (estaticamente). As partes moles acessórias como os meniscos, em virtude de seu formato côncavo, aumentam a estabilidade do joelho devido ao incremento da congruência articular que o platô tibial apresenta aos côndilos femorais (Figura 12.1).

A geometria das superfícies articulares também contribui para a estabilidade da articulação do joelho (p. ex., a tróclea femoral côncava e a superfície articular convexa da patela na articulação patelofemoral) (Figura 12.2).

Há dois pares de ligamentos principais (os ligamentos colaterais tibial e fibular e os ligamentos cruzados anterior e posterior), assim como vários outros ligamentos menores ou capsulares estabilizando a articulação do joelho. Embora não seja possível a lesão isolada de apenas um ligamento, um estiramento ligamentar isolado é definido como uma lesão na qual há uma lesão cli-

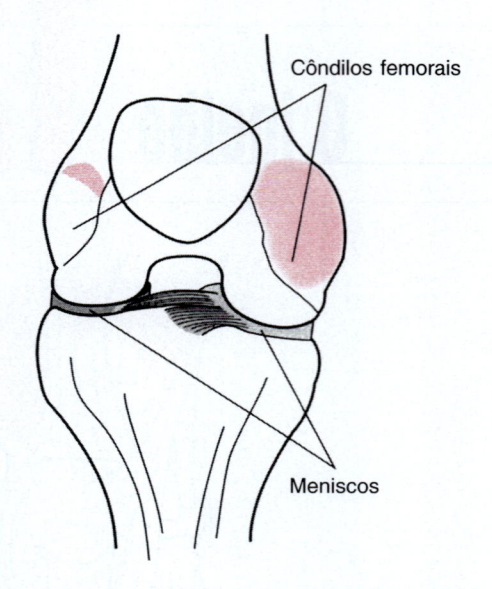

FIGURA 12.1 A superfície côncava dos meniscos aumenta a estabilidade da articulação do joelho devido ao aumento da congruência da superfície apresentada aos côndilos femorais.

nicamente significativa em apenas um dos quatro principais ligamentos do joelho.

O ligamento colateral tibial e o ligamento colateral fibular ficam paralelos ao eixo longitudinal do joelho. Como tal, respectivamente previnem o deslocamento excessivo em valgo ou varo da tíbia em relação ao fêmur (Figura 12.3).

Os ligamentos cruzados anterior e posterior ficam intra-articularmente e extra-sinovialmente na linha média do joelho (Figura 12.4).

O ligamento cruzado posterior tem um diâmetro cerca de 50% maior do que o do ligamento cruzado anterior. Esse ligamento tem duas funções. Ele age como uma ligação entre a cortical posterior do fêmur e a cortical posterior da tíbia, local no qual o movimento tibial pode ocorrer, tal como uma dobradiça (Figura 12.5). E previne o deslocamento posterior da tíbia sobre o fêmur.

A função do ligamento cruzado anterior pode ser deduzida de sua localização dentro do joelho. Esse ligamento está dirigido de anterior para posterior e de medial para lateral a partir de próximo à espinha tibial anterior e até a área intercondilar póstero-medial do côndilo

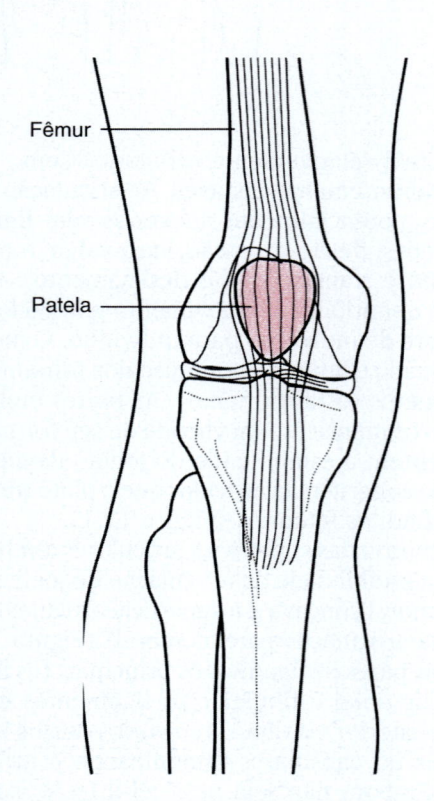

FIGURA 12.2 A articulação patelofemoral é composta pela patela convexa, alojada dentro do sulco troclear do fêmur.

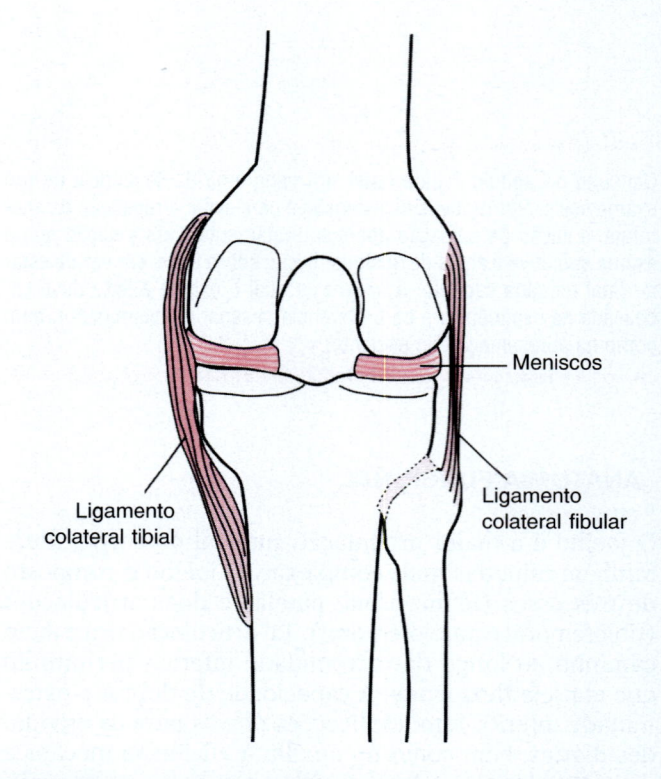

FIGURA 12.3 O ligamento colateral tibial e o fibular ficam paralelos ao eixo longitudinal do joelho. Eles oferecem estabilidade contra forças de deformação lateral (varo-valgo).

Capítulo 12 **O JOELHO**

femoral lateral. Ele previne o deslocamento anterior da tíbia sobre o fêmur. Tal ligamento se "enrola" ao redor do ligamento cruzado posterior, tornando-se mais esticado com a rotação interna da tíbia sobre o fêmur (Figura 12.6). Como tal, ele previne também o movimento excessivo de rotação interna da tíbia sobre o fêmur.

Assim, as lesões que ocorrem com deslocamento anterior excessivo ou rotação interna da tíbia podem prejudicar a integridade do ligamento cruzado anterior.

Uma vez que um ligamento (ou ligamentos) esteja comprometido, haverá movimento excessivo e deslocamento do joelho em um ou mais planos de movimento. Tal frouxidão aumentada cria um esforço de cisalhamento excessivo sobre a estrutura articular. Isso resultará em erosão acelerada das superfícies articulares e meniscais e produção aumentada de fluido sinovial devido à irritação do tecido sinovial (sinovite).

A freqüência das lesões do ligamento cruzado anterior e a gravidade de suas conseqüências recomendam um comentário adicional.

Existe um equilíbrio dentro do joelho, mantendo a estabilidade contra o deslocamento anterior da tíbia sobre o fêmur (gaveta anterior). Esse equilíbrio entre as

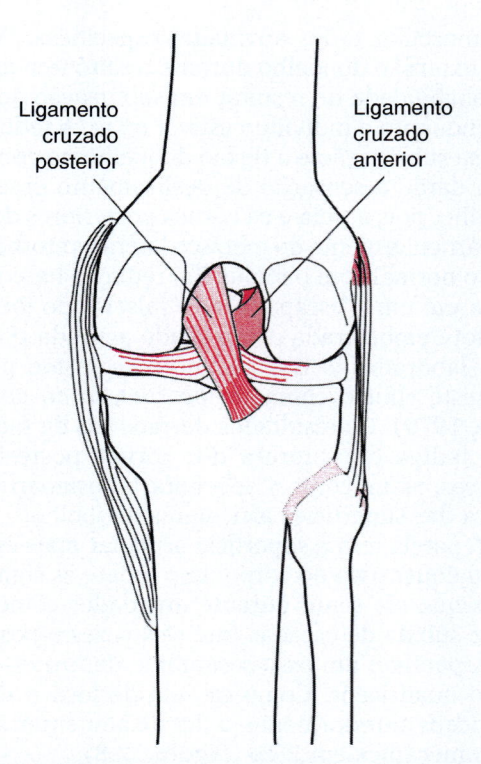

FIGURA 12.4 Os ligamentos cruzados anterior e posterior ficam dentro da articulação do joelho (intra-articulares), mas são estruturas extra-sinoviais.

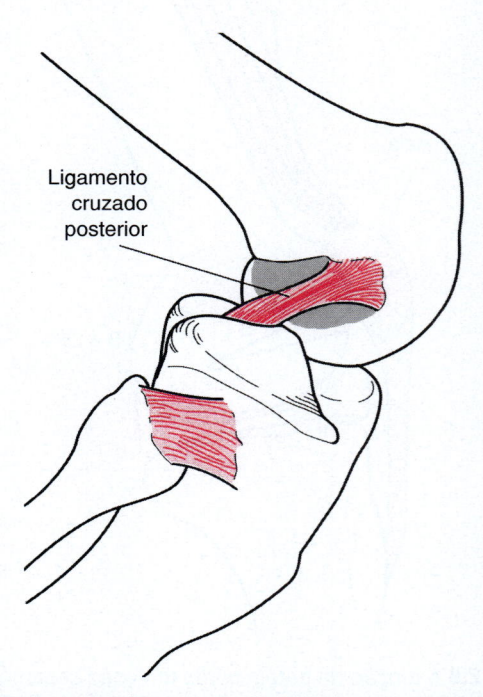

FIGURA 12.5 O ligamento cruzado posterior é a junção flexível entre as corticais posteriores do fêmur e da tíbia. Ele age como ponto de pivô, tal como um eixo no qual o joelho roda.

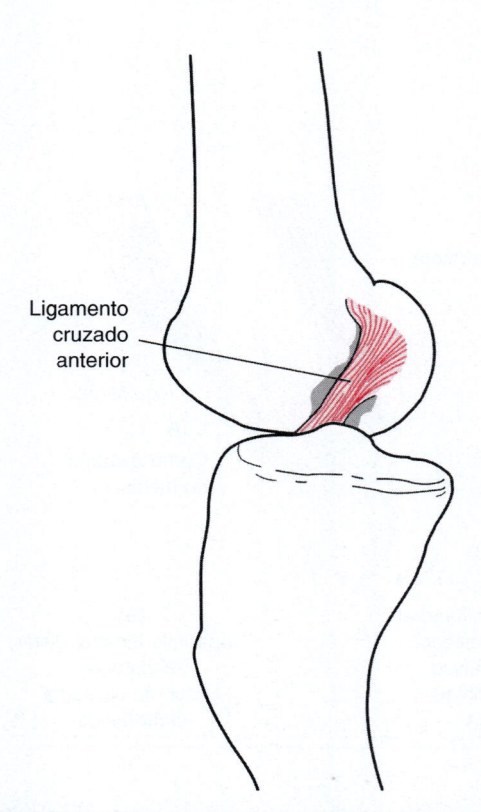

FIGURA 12.6 O ligamento cruzado anterior enrola-se ao redor do ligamento cruzado posterior ao ir da frente para trás e da direção medial para lateral, a partir da região intra-espinal da tíbia até a superfície póstero-medial do côndilo femoral lateral.

forças que desestabilizam o joelho e as forças que resistem ao deslocamento anterior da tíbia pode ser demonstrado na Figura 12.7. A estabilidade do joelho está primariamente ligada ao ligamento cruzado anterior. Ela é suplementada pela função dinâmica dos isquiotibiais, pelo efeito de apoio dos cornos posteriores dos meniscos, e melhorada pela flexão do joelho, que aumenta a eficiência da função isquiotibial e apresenta uma superfície mais convexa dos côndilos femorais, com os quais os meniscos têm mais contato.

Agindo para desestabilizar o joelho, está a força anterior do músculo quadríceps e o momento para frente da extensão da perna, bem como a posição estendida do joelho, que serve para reduzir a vantagem mecânica dos isquiotibiais, enquanto apresenta uma superfície femoral distal relativamente plana, que se conforma menos com as superfícies meniscais.

Como tal, se o ligamento cruzado anterior for comprometido por lesão, é teoricamente possível reduzir os efeitos de sua ausência por meio do aumento da função dos isquiotibiais e do impedimento da extensão do joelho, reduzindo, dessa forma, a possibilidade de o joelho sentir um evento de subluxação anterior ("falseio" ou "escapada"). Entretanto, a capacidade de efetuar essa compensação estará diretamente dependente do estado neuromuscular e das atividades específicas. Por exemplo, a extensão do joelho durante o salto tem uma grande probabilidade de resultar em subluxação anterior da tíbia enquanto o indivíduo estiver no ar. A redução súbita dessa subluxação e a flexão do joelho no contato com o solo darão a sensação de deslizamento ósseo dentro do joelho, pois a tíbia e os cornos posteriores dos meniscos (particularmente do menisco lateral) retornam a uma relação normal com o fêmur. Tal redução habitualmente resulta em uma "escapada" ou "falseio" do joelho. Essa ação foi demonstrada como sendo acurada por investigação laboratorial. É o mesmo mecanismo produzido pelo teste clínico chamado de *rotação do pivô lateral* (Fetto, 1979). Os resultados derradeiros de tais eventos são a fadiga e a ruptura dos cornos posteriores dos meniscos, assim como a degeneração osteoartrítica prematura das superfícies articulares do joelho.

A patela tem a superfície articular mais espessa do que qualquer osso do corpo. Isso reflete as significativas cargas que ela sente durante atividades como corrida, salto e subida de escadas (até seis vezes o peso do corpo). A patela é um osso sesamóide dentro do mecanismo do quadríceps. Como tal, ela desloca o tendão do quadríceps anteriormente, a fim de aumentar a sua vantagem mecânica em 25% (Figura 12.8).

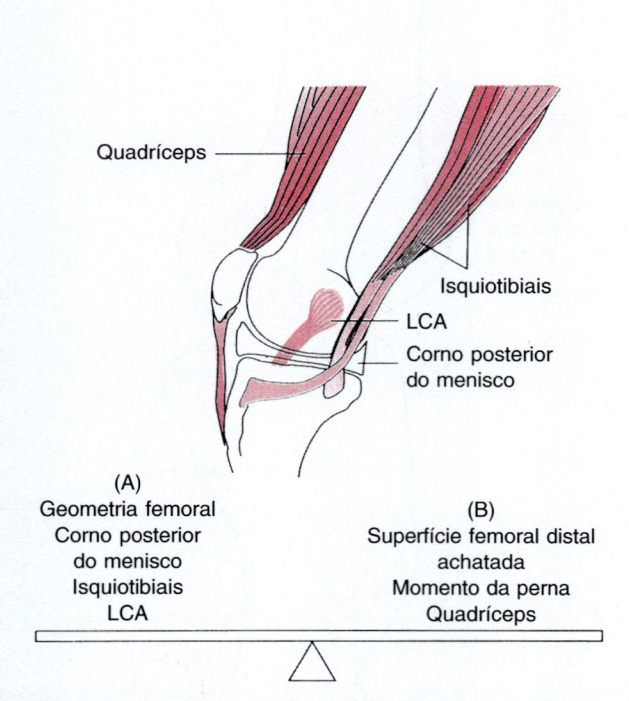

FIGURA 12.7 Existe um equilíbrio entre as estruturas que estabilizam o joelho contra o deslocamento anterior da tíbia sobre o fêmur e as estruturas e forças que tentam mover a tíbia anteriormente sobre o fêmur (gaveta anterior).

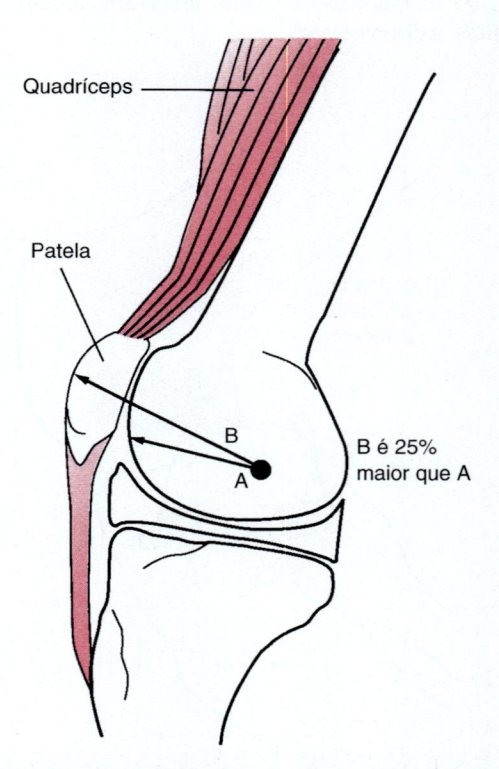

FIGURA 12.8 A função da patela como um osso sesamóide com o ligamento quadríceps-patelar é deslocar o quadríceps para frente. Isso efetivamente aumenta em 25% a vantagem mecânica da capacidade do quadríceps em estender o joelho.

Devido às tremendas cargas experimentadas pela patela, os nutrientes do fluido sinovial são forçados mais profundamente para dentro da sua cartilagem articular do que em qualquer outra superfície articular. Tal fato permite que os condrócitos da cartilagem articular patelar continuem a se multiplicar em uma profundidade maior do que seria possível de outra forma. Os quadris estão muito mais afastados entre si que os joelhos. Isso resulta em um ângulo valgo (de aproximadamente 7 cm) entre o fêmur e a tíbia. Pelo fato de o quadríceps ficar ao longo do eixo do fêmur, quando ele se contrai, haverá um vetor resultante de deslocamento lateral sobre a patela. Isso cria uma carga de tração sobre as partes moles peripatelares mediais, levando a patela em direção à subluxação lateralmente à tróclea femoral. Esse deslocamento ou tendência ao alinhamento lateral é resistido pelas fibras oblíquas do vasto medial.

Qualquer desequilíbrio nessas forças em favor do deslocamento lateral da patela resultará em várias situações potencialmente patológicas: carga tênsil excessiva sobre as partes moles peripatelares mediais (cápsula, plica), deterioração sem contato da faceta articular cartilaginosa patelar medial e carga excessiva de compressão da faceta patelar lateral, com erosão articular secundária ou impacto de partes moles. As duas últimas situações levam a uma condição pré-artrítica denominada condromalacia patelar (condro significa "cartilagem", malácia significa "amolecimento").

A freqüência dessas patologias pode ser prevista medindo-se a magnitude da angulação dentre o mecanismo tendíneo quadricipital-patelar. Tal ângulo tem sido denominado de ângulo Q (Figura 12.9).

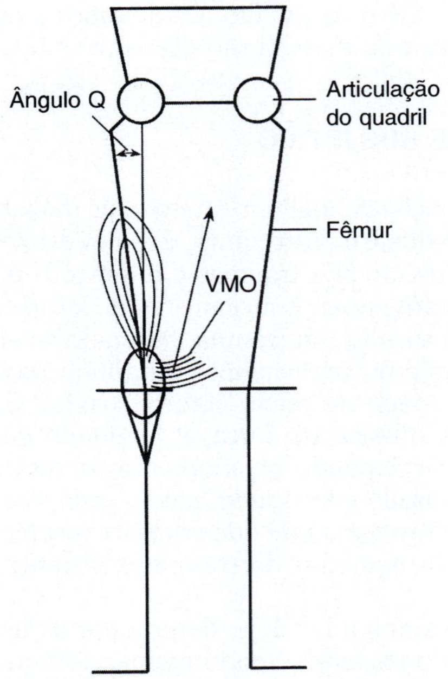

FIGURA 12.9 O ângulo Q mede a tendência da patela em se alinhar lateralmente. Esse é o ângulo formado entre o eixo médio do fêmur e a linha que se estende a partir do ponto médio da patela até o tubérculo tibial. A subluxação patelofemoral lateral e os problemas relacionados ao alinhamento estão associados com ângulos Q maiores de 15°. O ângulo Q normal para o sexo feminino é de geralmente alguns graus a mais do que no sexo masculino.

OBSERVAÇÃO

O exame deve iniciar na sala de espera, antes que o paciente esteja consciente da observação do examinador. Podem ser verificadas informações sobre o grau da incapacidade do paciente, o nível de funcionamento, a postura e a marcha. O examinador deve prestar atenção especial às expressões faciais do paciente com relação ao grau de desconforto que ele esteja sentindo. A informação recolhida nesse curto período de tempo pode ser muito útil para criar um quadro total da condição do paciente. Note se ele é capaz de sentar com os joelhos flexionados em 90° ou se o joelho comprometido se encontra estendido. Isso irá auxiliar na compreensão do grau de desconforto que o paciente sente com o movimento e com a amplitude disponível.

Observe-o ao levantar. Verifique quão difícil é para ele mudar a posição do joelho e se ele consegue alcançar a extensão completa. Observe se o paciente pode distribuir igualmente o peso entre ambas as extremidades inferiores. Olhe para o alinhamento do quadril. A anteversão femoral pode causar síndromes de desalinhamento patelofemoral.

Preste atenção no alinhamento do joelho em relação aos ângulos anterior e lateral. Verifique se o paciente parece ter um grau excessivo de joelho varo ou valgo. O joelho valgo cria um aumento no ângulo Q e é também uma causa de síndromes de desalinhamento patelofemoral. Os ângulos Q aumentados podem criar uma predisposição à subluxação da patela. O paciente também terá um estresse aumentado sobre o ligamento colateral tibial.

Observe se há o joelho recurvado e note a posição da patela. Verifique se há torção tibial e observe o alinhamento dos pés do paciente com e sem os sapatos. Mova-se ao redor do paciente e verifique sinais de edema e atrofia muscular.

Observe as fases de balanceio e apoio da marcha, notando a capacidade do paciente em se mover rápida e suavemente da flexão para extensão. Note quaisquer desvios da marcha e se o paciente está usando ou requer um dispositivo de auxílio. Os detalhes e as implicações dos desvios da marcha são discutidos no Capítulo 14.

EXAME SUBJETIVO

A articulação do joelho é muito mais móvel que a articulação do quadril. Entretanto, é muito estável. Ela é facilmente suscetível a traumas e alterações degenerativas. É importante notar o mecanismo de lesão caso o paciente tenha sofrido um trauma. Pergunte se ele notou ruptura, estalo ou trancamento durante o incidente. Verifique se o paciente relata algum barulho, falseio ou bloqueio. A direção da força, a atividade que o paciente estava participando no momento da lesão e o tipo de calçado usado contribuem para a compreensão do problema. Note o grau de dor, edema e incapacidade observados no momento do trauma e durante as 24 horas iniciais.

O examinador deve determinar as limitações funcionais do paciente. Sendo assim, verifique se ele é capaz de subir ou descer escadas sem dificuldades e se pode subir ou descer uma rampa. Veja também se ele consegue se agachar ou se ajoelhar, bem como se ele consegue sentar em uma posição por um período prolongado. Verifique se o paciente tem rigidez ao levantar pela manhã ou após ficar sentado.

O distúrbio pode estar relacionado à idade, ao sexo, à origem étnica, ao tipo corporal, à postura estática ou dinâmica, à ocupação, às atividades de lazer e ao nível geral de atividades.

A localização dos sintomas do paciente pode fornecer algum indício sobre a etiologia das queixas. Por exemplo, se a dor está localizada acima da parte ânteromedial do joelho, ela pode estar vindo de um menisco medial rompido ou ser causada por uma radiculopatia de L4.

(Recorra ao Quadro 2.1 para consultar as perguntas típicas do exame subjetivo.)

PALPAÇÃO DELICADA

É mais fácil começar o exame palpatório com o paciente na posição supina, uma vez que a assimetria é observada melhor com o joelho na posição estendida. O examinador deve examinar o joelho para ver se está inchado localmente ou como um todo. Desse modo, note quaisquer áreas de equimose, cor arroxeada, assimetria muscular, incongruências ósseas, áreas incisionais ou ferimentos abertos. O edema generalizado pode ser secundário a distúrbios metabólicos ou vasculares. O osso hipertrófico é um sinal de osteoartrite.

Observe a pele para verificar quaisquer alterações distróficas (perda de pêlos, diminuição da temperatura, espessamento das unhas), visto que isso pode indicar a presença de distrofia simpática reflexa (DSR). A pressão profunda não deve ser utilizada para determinar áreas de sensibilidade ou desalinhamento. É importante usar uma pressão firme, porém suave, o que irá aumentar suas habilidades de palpação. Se o examinador tiver uma boa noção de anatomia transversal, não precisará penetrar fisicamente através de diversas camadas de tecido para ter uma boa noção das estruturas subjacentes. Lembre-se que o aumento da dor, nesse ponto do exame, fará com que o paciente fique muito relutante em permitir que o exame continue ou poderá tornar-se mais limitado em sua capacidade de movimentação.

A palpação é executada de forma mais fácil com o paciente em uma posição relaxada. Embora a palpação possa ser feita com o paciente em pé, são preferidas as

---

Paradigma de uma lesão de ligamento do joelho

Insuficiência do ligamento cruzado anterior

Um jovem atleta apresenta queixa de "instabilidade do joelho" e "falseios" quando roda ou muda de direção. Esse sintoma é seguido, e não precedido, por dor e edema do joelho.

O paciente fornece uma história de lesão prévia do joelho. O evento traumático descrito implica um mecanismo de lesão por hiperextensão e rotação interna. No momento da lesão original, o paciente lembra ter ouvido um "estalo" emanando do joelho. A dor estava localizada no aspecto póstero-lateral do joelho, e o inchaço, embora não evidente no momento da lesão, ficou aparente e significativo nas próximas 12 horas após o incidente. Os sintomas do paciente aparentemente se resolveram com 6 horas de repouso e proteção do joelho. Contudo, ao retornar aos esportes e às atividades vigorosas, o paciente sentiu o joelho instável. Seus sintomas tornaram-se mais freqüentes, ocorrendo até com as atividades diárias. No entanto, tem havido episódios de "bloqueio" ou limitação na amplitude de movimento.

Ao exame físico, o paciente não tem claudicação, apresentando uma amplitude completa do movimento. Os alinhamentos patelofemoral e tibiofemoral não têm particularidades. Há um leve aumento na extensão em comparação com o joelho oposto. Não há dor; presença mínima edema de partes moles ou derrame articular. Há uma excursão aumentada da tíbia sobre o fêmur durante o teste da gaveta anterior, sem qualquer ponto de resistência discernível. E existe um sinal positivo de rotação do pivô lateral. Os sinais meniscais são negativos e as radiografias estão normais.

Isso é um paradigma de lesão ligamentar devido às seguintes características:

- Existe história de lesão
- Existe um mecanismo de lesão característico
- Há instabilidade não-precipitada pela dor
- Há alinhamento ósseo normal
- As radiografias não mostram alterações

posições em descarga. A posição sentada, com a perna do paciente pendendo sobre a borda da mesa de exames, permite a palpação ideal da região do joelho. Essa posição provê fácil acesso a todas áreas da articulação e expõe as interlinhas articulares secundariamente à força de tração que é oferecida pela gravidade. O examinador deve sentar em um banquinho com rodas, de frente para o paciente.

Área anterior

Estruturas ósseas

Patela

A patela é muito superficial e fácil de ser localizada, na superfície anterior do joelho. Esse grande osso sesamóide pode estar situado em direção superior, inferior, medial ou lateral, em vez da posição de repouso normal, enquanto o joelho é posicionado em extensão. A patela alinha-se dentro do sulco troclear. Sua posição de repouso deve ser em um ponto médio, em uma linha imaginária entre os côndilos femorais. A patela e seu tendão devem possuir comprimento igual com o joelho em extensão e sem qualquer contração muscular.

A patela pode estar deslocada superiormente (patela alta), inferiormente (patela baixa), medialmente (patela estrábica) e lateralmente deslocada (olhos-de-peixe) (Figura 12.10). A patela estrábica pode ser causada por torção femoral medial ou tibial lateral.

A patela deve estar achatada quando visualizada a partir dos pontos lateral e superior. As inclinações medial e lateral podem produzir desgaste anormal na parte posterior da patela e sua cartilagem, causando a síndrome de compressão patelofemoral. Com o paciente sentado, os pólos inferiores das patelas devem estar no mesmo nível que a interlinha articular tibiofemoral.

Uma sensibilidade à palpação pode ser secundária a uma contusão ou fratura da patela, após um trauma direto. A dor, o edema e a sensibilidade no pólo inferior da patela, em um adolescente, pode indicar doença de Larsen-Johansson (osteocondrite do pólo inferior). A dor com a compressão patelar pode ser indício de condromalacia patelar.

O sulco troclear é o canal no qual a patela desliza. Ele é parcialmente palpável com o joelho em flexão. Isso faz com que a patela fique inferiormente deslocada. Coloque seus polegares superiormente à porção mais cranial da patela, entre os côndilos femorais medial e lateral. Dessa maneira, você palpará uma indentação, que é o sulco troclear (Figura 12.11). A patela é estabilizada dentro da tróclea em virtude da geometria da superfície e dos ligamentos patelofemorais, chamados de *plicas*.

Esse é o momento apropriado para mensurar o ângulo Q (quadríceps). Trace uma linha entre a espinha ilíaca ântero-superior e o centro da patela. Desenhe uma segunda linha entre o centro da patela e o tubérculo tibial. Meça o ângulo formado pela interseção das duas linhas (Figura 12.12). Os achados normais devem estar entre 10 e 15° no sexo masculino e entre 10 e 19° no sexo feminino. O tubérculo tibial deve estar alinhado com a linha média ou a metade lateral da patela na posição sentada. Assim, o ângulo Q deve ser de 0° quando o paciente estiver na posição sentada.

Tuberosidade da tíbia

Coloque seus dedos no ponto médio do pólo inferior da patela. Há cerca de 5 cm caudalmente a esse ponto está uma proeminência superficial, que é a tuberosidade da tíbia. Essa tuberosidade serve como inserção para o ligamento infrapatelar (Figura 12.13). Se a tuberosidade da tíbia estiver excessivamente proeminente, o paciente pode ter tido osteocondrose da apófise tibial (doença de Osgood-Schlatter).

Estruturas de partes moles

Músculo quadríceps

Coloque seus dedos sobre a parte anterior da coxa e palpe o grande ventre do músculo quadríceps. Esse grupo de quatro músculos insere-se na parte superior da patela. O ventre muscular é mais óbvio com a contração isométrica do joelho em extensão. Os vastos medial e lateral são os mais proeminentes, com o medial estendendo-se um pouco mais inferiormente. A atrofia do vasto medial oblíquo é muito comum quando seguida a um trauma no joelho, imobilização ou cirurgia. Logo, é útil observar e palpar simultaneamente ambos os joelhos para comparação. Ambos os músculos devem ser simétricos e sem qualquer defeito visível. O examinador pode comparar os perímetros medidos com uma fita métrica. O perímetro da coxa pode estar aumentado secundariamente a edema ou diminuído por atrofia. As mensurações devem ser feitas em intervalos regulares, bilateralmente, iniciando-se cerca de 7,5 cm proximalmente ao pólo superior da patela (Figura 12.14). Um ponto focal de sensibilidade ou um nódulo no músculo pode ser causado por um estiramento ou hematoma.

Ligamento (tendão) patelar (infrapatelar)

Coloque as suas mãos na parte medial e inferior da patela do paciente e palpe a estrutura retesada correndo infe-

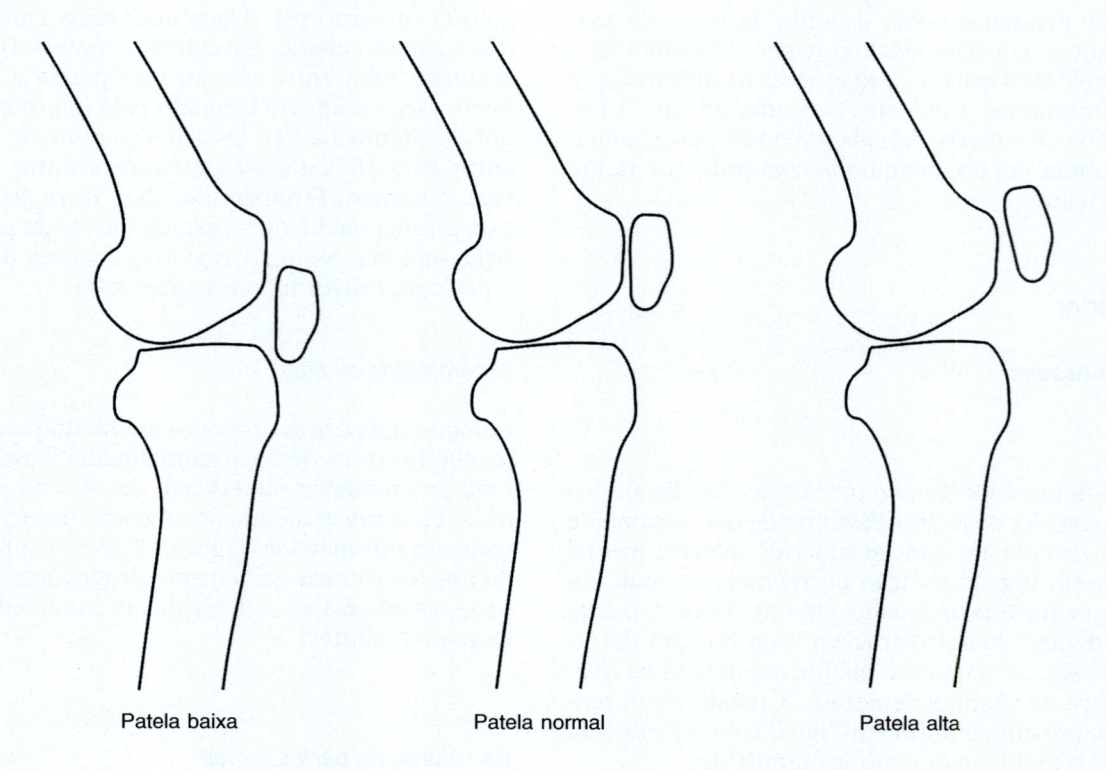

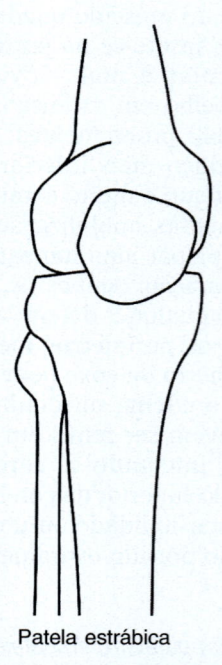

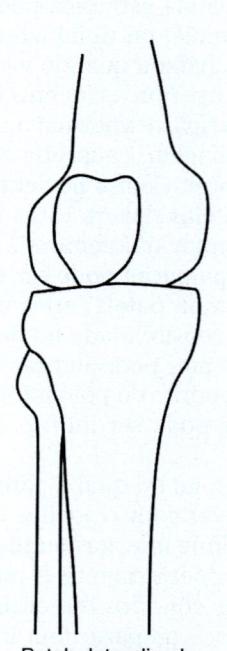

O JOELHO Capítulo 12

Patela baixa   Patela normal   Patela alta

Patela estrábica   Patela lateralizada

FIGURA 12.10 Patelas alta, baixa, estrábica e lateralizada.

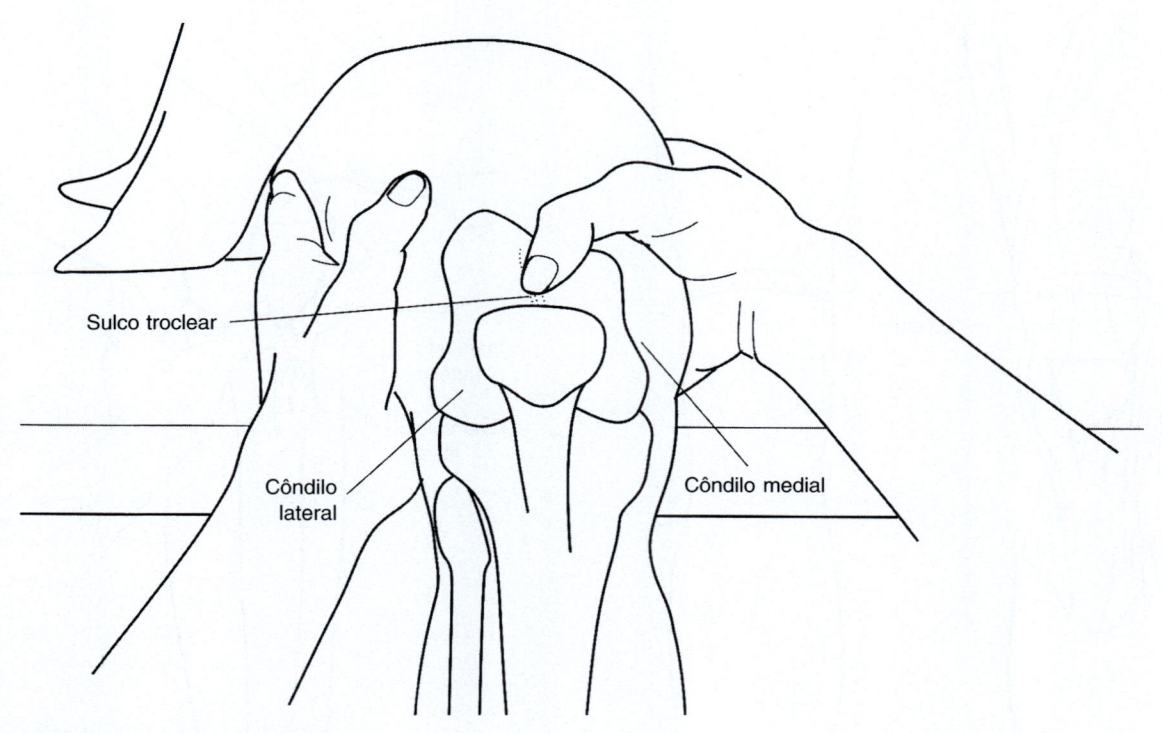

FIGURA 12.11 Palpação do sulco troclear.

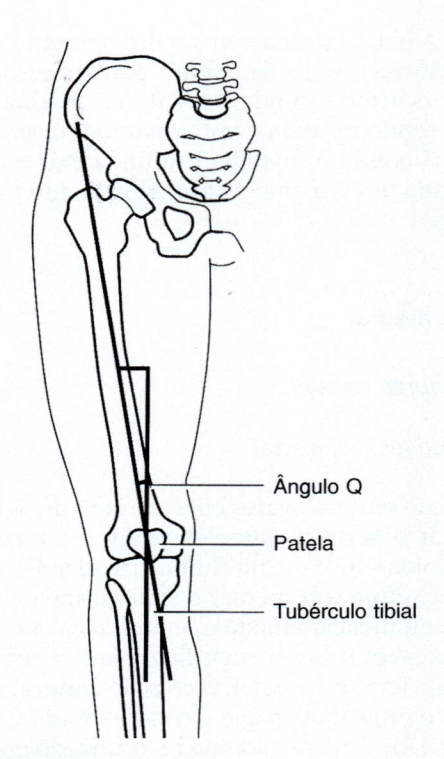

FIGURA 12.12 Medida do ângulo Q.

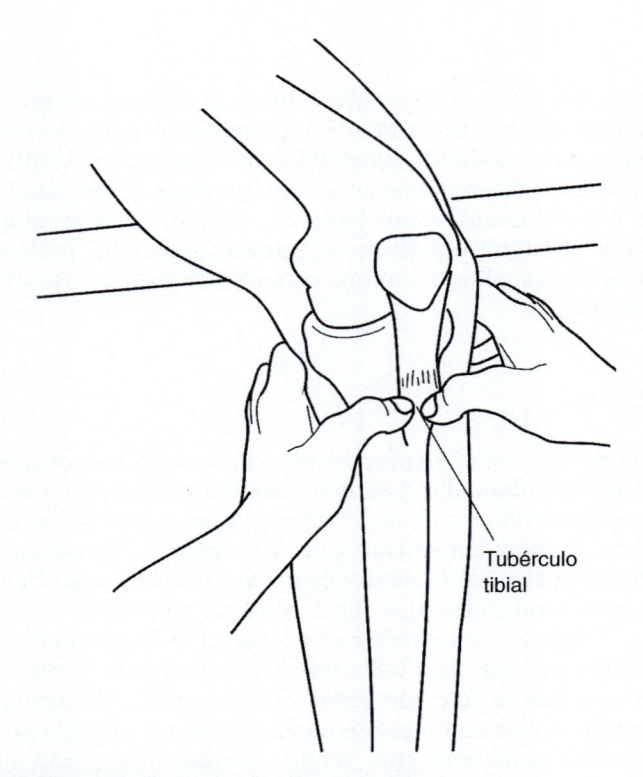

FIGURA 12.13 Palpação do tubérculo tibial.

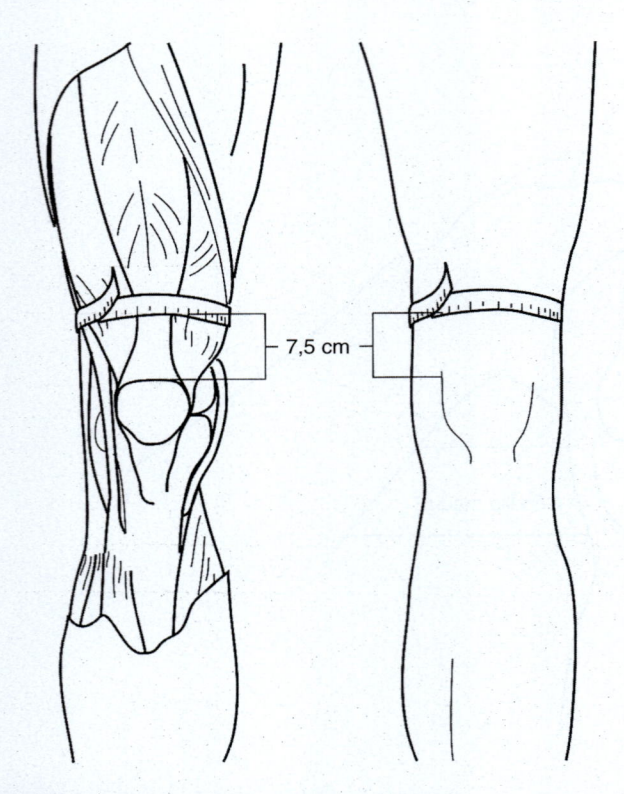

FIGURA 12.14 Medida do perímetro da coxa.

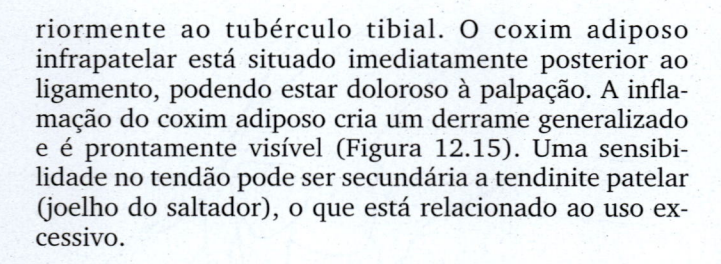

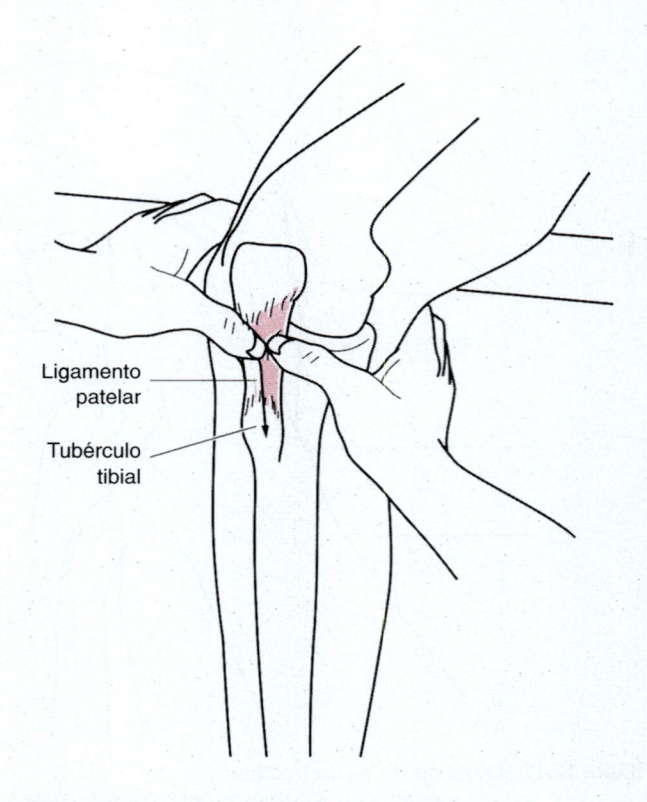

FIGURA 12.15 Palpação do ligamento patelar.

riormente ao tubérculo tibial. O coxim adiposo infrapatelar está situado imediatamente posterior ao ligamento, podendo estar doloroso à palpação. A inflamação do coxim adiposo cria um derrame generalizado e é prontamente visível (Figura 12.15). Uma sensibilidade no tendão pode ser secundária a tendinite patelar (joelho do saltador), o que está relacionado ao uso excessivo.

Bolsas

As bolsas não são comumente palpáveis, a menos que estejam inflamadas e aumentadas. Entretanto, uma vez que a bursite é uma ocorrência comum no joelho, você deve familiarizar-se com suas localizações anatômicas. A inflamação de qualquer uma das bolsas irá criar derrames localizados, que são facilmente palpáveis.

A bolsa pré-patelar está localizada logo anteriormente à patela. Essa bolsa cria maior liberdade de movimento para a pele que cobre a parte anterior da patela. A inflamação da bolsa pré-patelar pode ser causada por ajoelhamento excessivo, sendo referida como *joelho da dona-de-casa*.

A bolsa infrapatelar superficial está localizada logo anteriormente ao ligamento patelar e sua inflamação pode ocorrer secundariamente ao ajoelhamento excessivo, sendo referida como *joelho do religioso*.

A bolsa infrapatelar profunda, por sua vez, está localizada diretamente atrás do ligamento patelar (Figura 12.16).

Área medial

Estruturas ósseas

Côndilo femoral medial

Coloque seus polegares em cada lado do ligamento infrapatelar e permita que eles caiam em uma indentação. Isso coloca você na interlinha articular. Permita que seus dedos se movam medial e superiormente, primeiro sobre a eminência afilada e, então, faça com que seus dedos passem sobre a superfície plana e arredondada do côndilo femoral medial. O côndilo femoral medial é mais largo e protrui mais que o côndilo femoral lateral (Figura 12.17). Uma sensibilidade localizada pode ser secundária a osteocondrite dissecante.

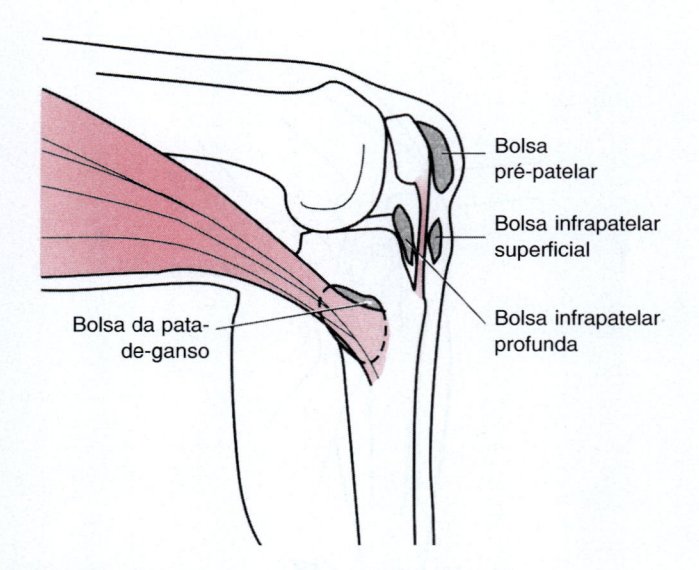

FIGURA 12.16 Localização das bolsas do joelho.

os adutores estiverem isometricamente contraídos. Então, você poderá palpar sua inserção no tubérculo (Figura 12.18). Uma sensibilidade pode ser secundária a um estiramento do adutor magno.

Platô tibial medial

Permita que seus dedos repousem sobre a indentação medial ao ligamento infrapatelar e pressionem em uma direção posterior e inferior. Você sentirá a eminência ao longo da borda do platô tibial medial quando seus dedos se moverem medialmente ao longo da interlinha articular (Figura 12.19). Os ligamentos coronários estão localizados ao longo da linha articular ântero-medial. Eles são mais facilmente palpados com a tíbia rodada de forma passiva internamente, que permite o movimento anterior da borda medial da tíbia.

Estruturas de partes moles

Menisco medial

O menisco medial está localizado entre o côndilo femoral medial e o platô tibial medial. Ele está ancorado pelos ligamentos coronários e inserido ao ligamento colateral

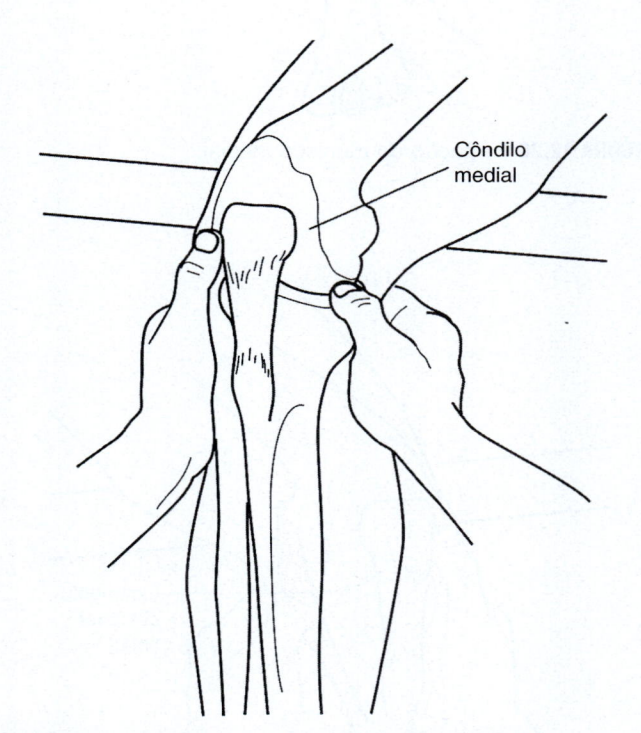

FIGURA 12.17 Palpação do côndilo femoral medial.

Tubérculo dos adutores

Permita que seus dedos se movam mais cranialmente a partir da linha média do côndilo femoral medial e, no topo do domo, você estará sobre o tubérculo dos adutores. Você saberá que está tocando no local correto se

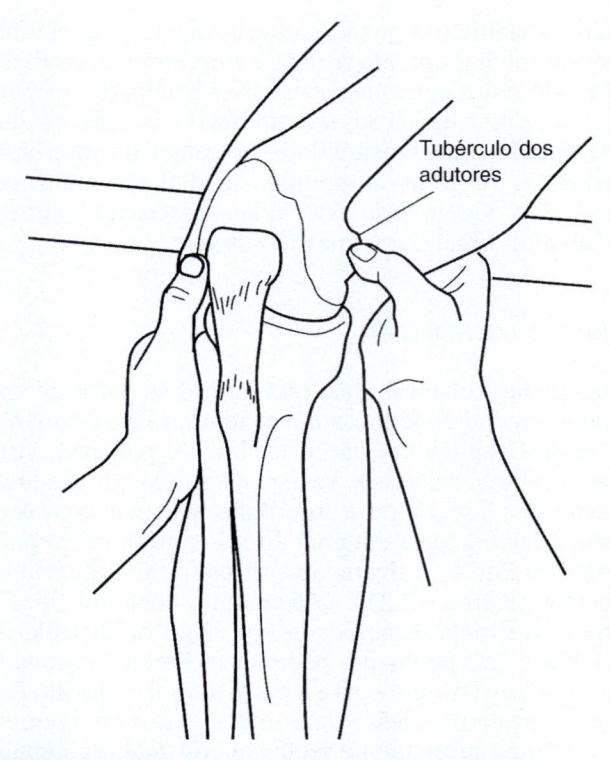

FIGURA 12.18 Palpação do tubérculo dos adutores.

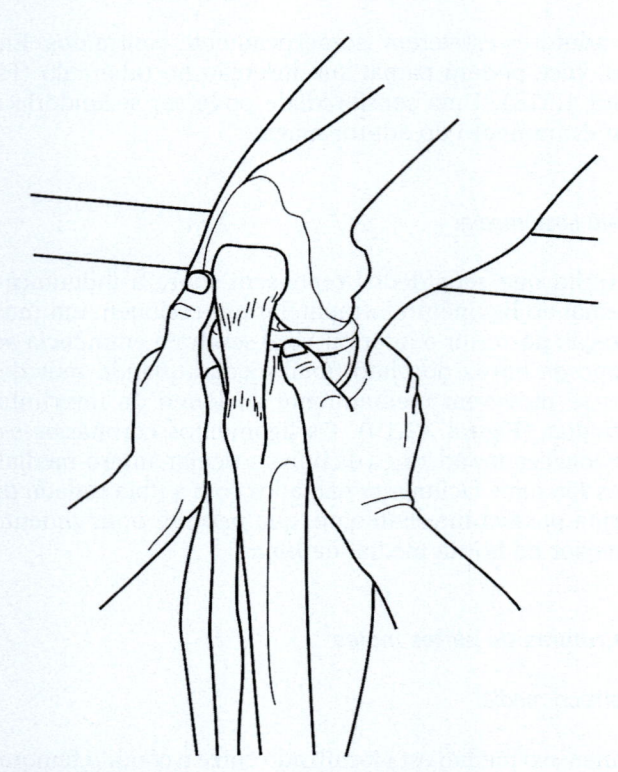

FIGURA 12.19 Palpação do platô tibial medial.

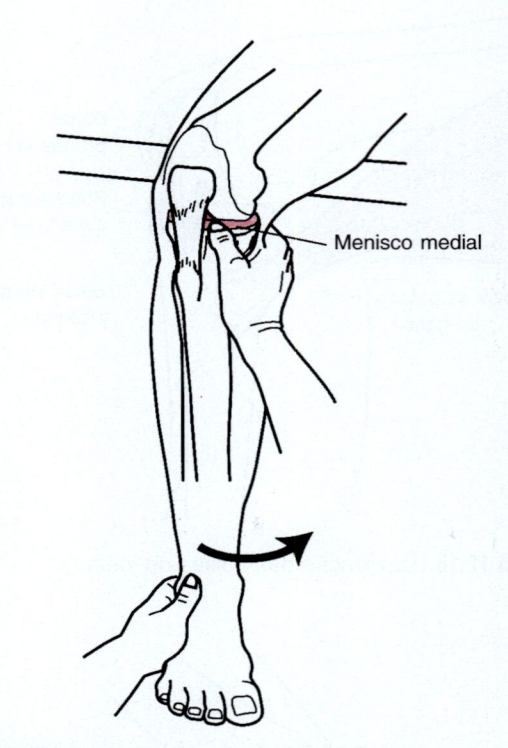

FIGURA 12.20 Palpação do menisco medial.

tibial. O menisco é puxado anteriormente pelo côndilo femoral medial quando a tíbia é internamente rodada, tornando-o um pouco mais acessível à palpação (Figura 12.20). Se uma lesão causar a ruptura do menisco medial, será notada uma sensibilidade ao longo da interlinha medial. As rupturas no menisco medial são muito comuns. Elas podem estar associadas a lesões no ligamento colateral tibial e no cruzado anterior.

Ligamento colateral tibial

O ligamento colateral tibial está inserido a partir do epicôndilo medial do fêmur até o côndilo medial e a diáfise da tíbia. O ligamento não é facilmente palpável, visto que é bastante achatado. Você pode aproximar sua localização geral seguindo a interlinha articular com seus dedos e movendo-os em uma direção anterior e, depois, posterior. Então, o ligamento irá obliterar a interlinha articular (Figura 12.21). O ligamento colateral tibial é responsável pela estabilidade em valgo da articulação do joelho. Esse ligamento pode ser facilmente lesionado por uma força dirigida para a parte lateral do joelho (esforço em valgo). A lesão da borda superior do ligamento, com uma subseqüente seqüela periosteal, é chamada de doença de Pellegrini-Stieda.

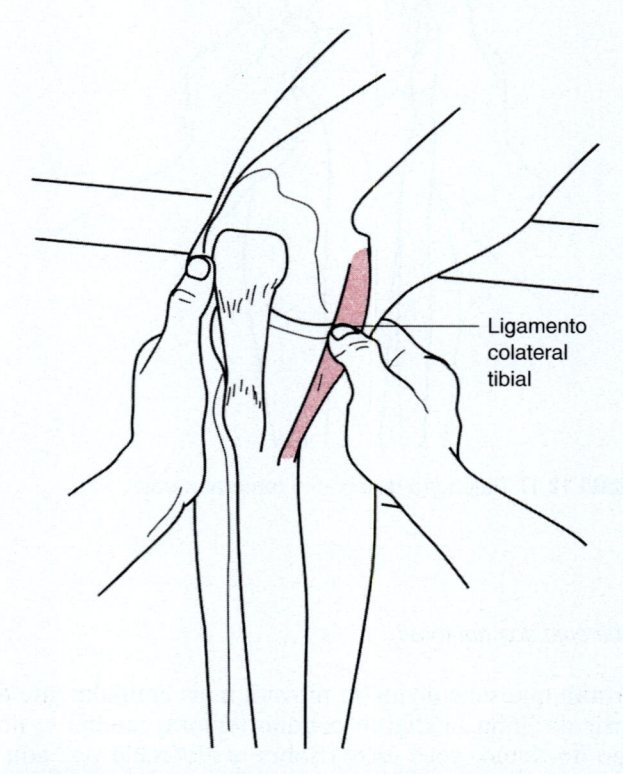

FIGURA 12.21 Palpação do ligamento colateral tibial.

Músculos sartório grácil, e semitendíneo
(pé anserino, pata-de-ganso)

A pata-de-ganso está localizada na parte póstero-medial do joelho, inserindo-se à porção inferior do platô tibial medial, aproximadamente 5 a 7 cm abaixo da interlinha articular. Essa aponeurose comum dos tendões dos músculos grácil, semitendíneo e sartório oferece suporte adicional à parte medial da articulação do joelho e o protege durante esforços em valgo. Coloque sua mão medial e levemente posterior ao tubérculo tibial. Logo, você sentirá uma estrutura retesada que se tornará evidente. Estabilize a perna do paciente, mantendo-a entre seus joelhos. Resista à flexão dos joelhos usando suas pernas como resistência para tornar os tendões mais evidentes (Figura 12.22). O tendão do semitendíneo é palpado como uma estrutura em forma de corda e está localizado na parte medial e posterior do joelho.

Bolsa anserina

A bolsa da pata-de-ganso está localizada entre a tíbia e a inserção da aponeurose da pata-de-ganso. Como as outras bolsas do joelho, ela não é prontamente palpável, exceto se estiver inflamada, fato que a fará ser percebida como inchada a macilenta.

Área lateral

Estruturas ósseas

Côndilo femoral lateral

Coloque seus dedos nos lados do ligamento infrapatelar e permita que eles caiam na indentação. Isso coloca tal ligamento na interlinha articular. Permita que seus dedos se movam em direção lateral e superior até que alcance a eminência do côndilo femoral lateral. Se você continuar movendo seus dedos lateralmente ao longo da linha articular com a tíbia, sentirá o tendão do poplíteo e sua inserção e, então, um sulco. Logo, você palpará uma superfície chata e quase côncava do côndilo (Figura 12.23).

Epicôndilo femoral lateral

Ao continuar a mover os dedos lateralmente, passando a concavidade do côndilo femoral lateral, você sentirá a

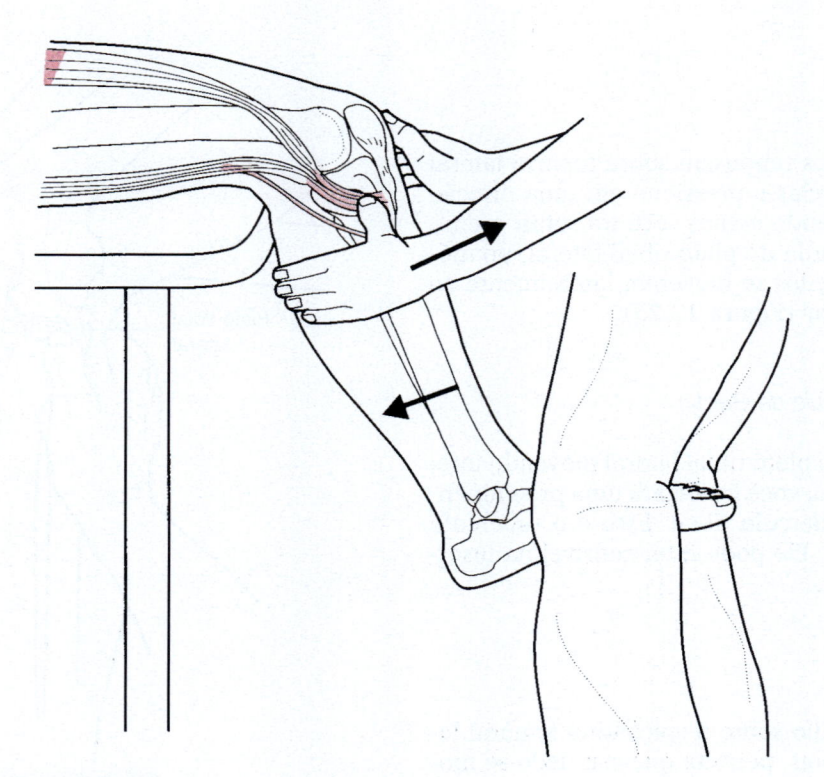

FIGURA 12.22 Palpação da pata-de-ganso.

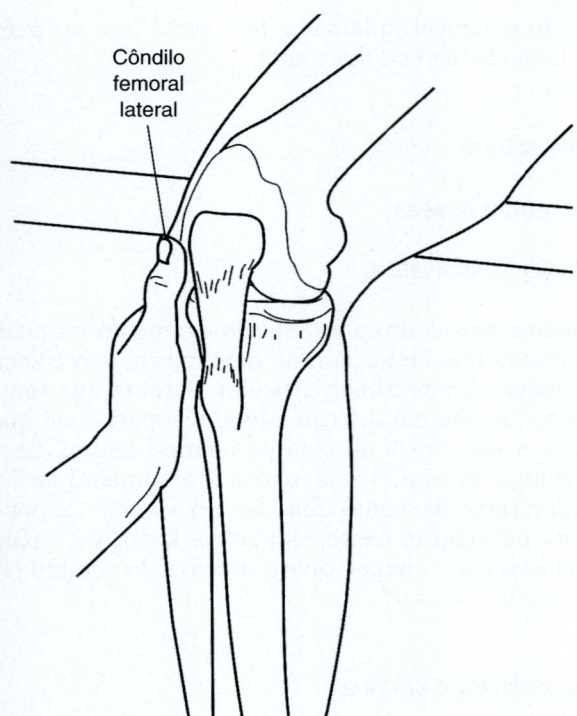

FIGURA 12.23 Palpação do côndilo femoral lateral.

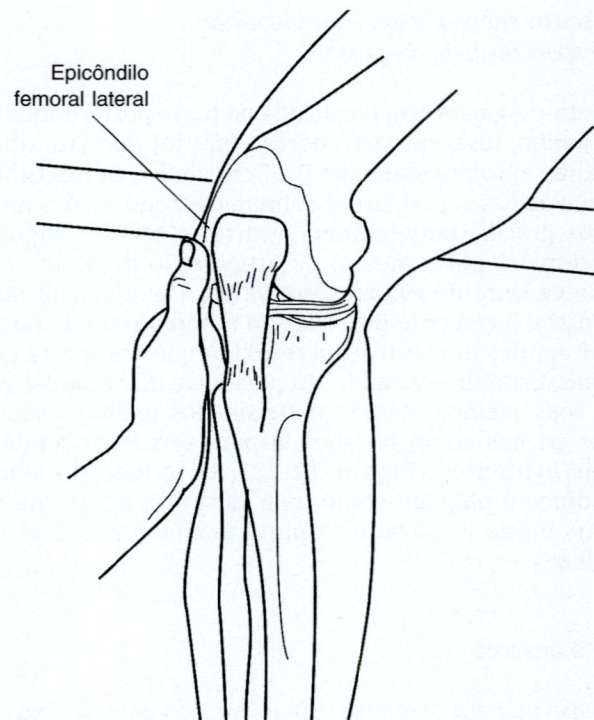

FIGURA 12.24 Palpação do epicôndilo femoral lateral.

proeminência do epicôndilo femoral lateral (Figura 12.24).

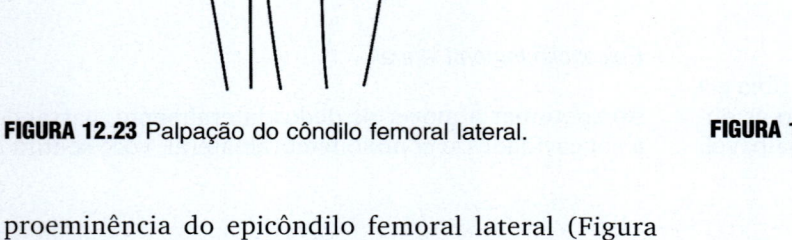

Platô tibial lateral

Permita que seus dedos repousem sobre a parte lateral do ligamento infrapatelar e pressione em uma direção posterior e inferior. Sendo assim, você irá sentir a eminência ao longo da borda do platô tibial lateral, no momento em que seus dedos se moverem lateralmente ao longo da linha articular (Figura 12.25).

Tubérculo lateral (tubérculo de Gerdy)

Coloque seus dedos no platô tibial lateral movendo inferiormente. Desse modo, você localizará uma proeminência logo lateral ao tubérculo tibial. Esse é o tubérculo lateral (Figura 12.26). Ele pode estar sensível na inserção do trato iliotibial.

Cabeça da fíbula

Coloque seu dedo médio sobre o epicôndilo femoral lateral do paciente. Depois, permita que seu dedo se mova em direção inferior, cruzando a interlinha articular.

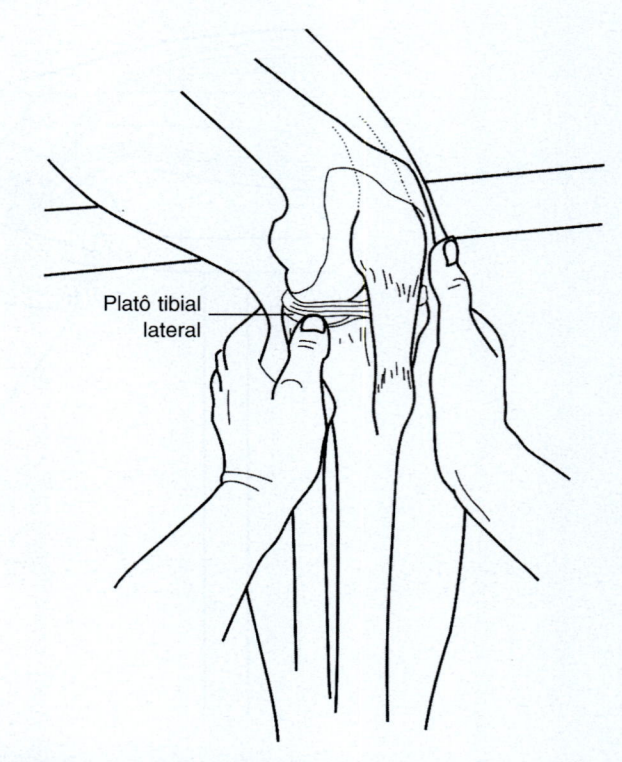

FIGURA 12.25 Palpação do platô tibial lateral.

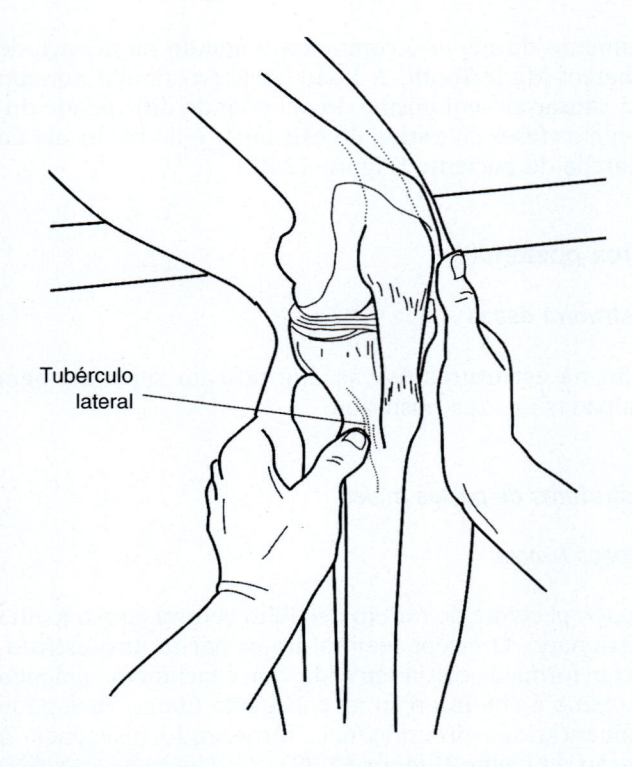

FIGURA 12.26 Palpação do tubérculo tibial lateral.

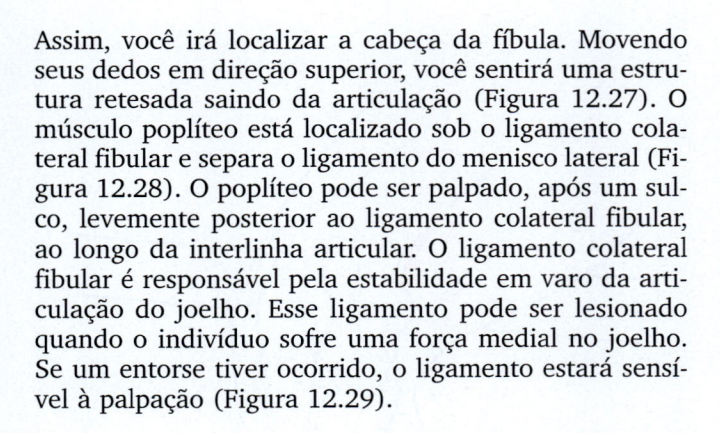

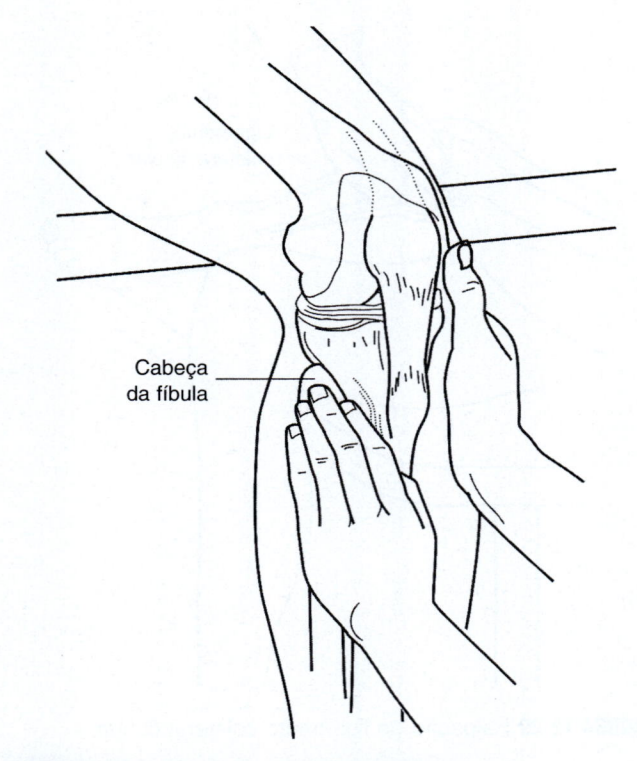

FIGURA 12.27 Palpação da cabeça da fíbula.

Assim, você irá localizar a cabeça da fíbula. Movendo seus dedos em direção superior, você sentirá uma estrutura retesada saindo da articulação (Figura 12.27). O músculo poplíteo está localizado sob o ligamento colateral fibular e separa o ligamento do menisco lateral (Figura 12.28). O poplíteo pode ser palpado, após um sulco, levemente posterior ao ligamento colateral fibular, ao longo da interlinha articular. O ligamento colateral fibular é responsável pela estabilidade em varo da articulação do joelho. Esse ligamento pode ser lesionado quando o indivíduo sofre uma força medial no joelho. Se um entorse tiver ocorrido, o ligamento estará sensível à palpação (Figura 12.29).

Trato iliotibial

O trato iliotibial é uma forte banda de fáscia que está inserida superiormente à crista ilíaca. Ele representa a bainha do tensor da fáscia lata. Uma grande parte do glúteo máximo insere-se no trato iliotibial. Inferiormente, ele se insere no côndilo lateral da tíbia (tubérculo de Gerdy), local no qual se mistura com uma aponeurose que vem do vasto lateral. Você pode localizá-lo colocando sua mão no trato, que é visível na parte ântero-lateral do joelho, quando ele estiver estendido (Figura 12.30). Ele fica mais retesado quando o joelho estiver flexionado entre 15 e 30°.

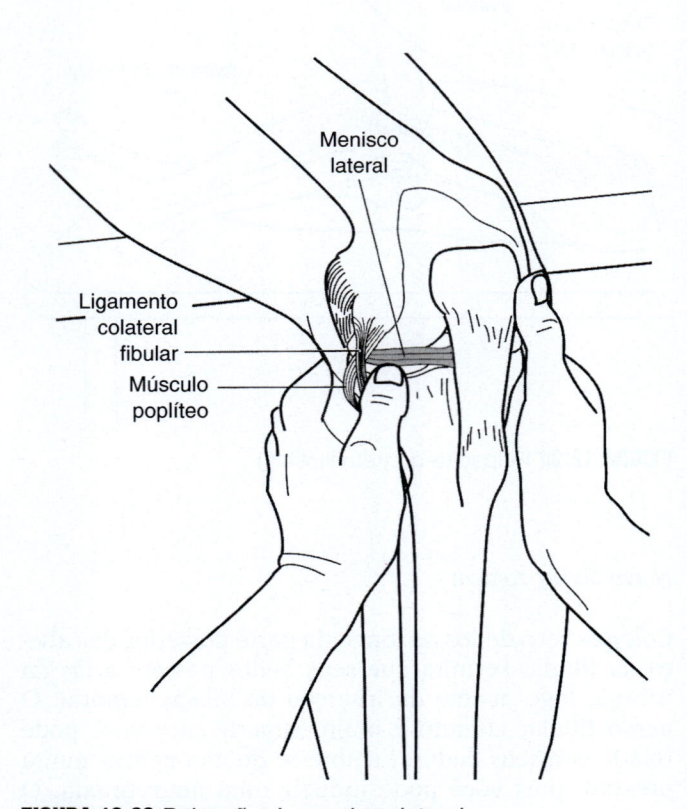

FIGURA 12.28 Palpação do menisco lateral.

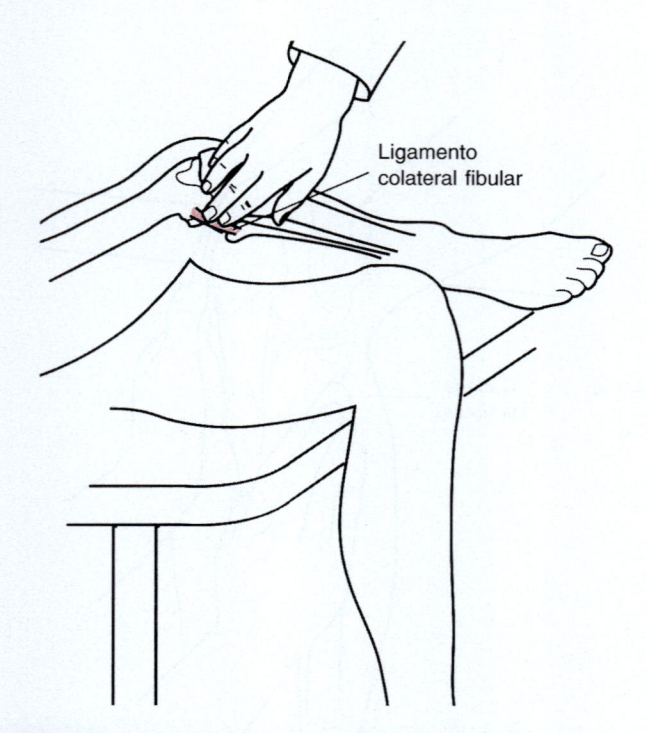

FIGURA 12.29 Palpação do ligamento colateral fibular.

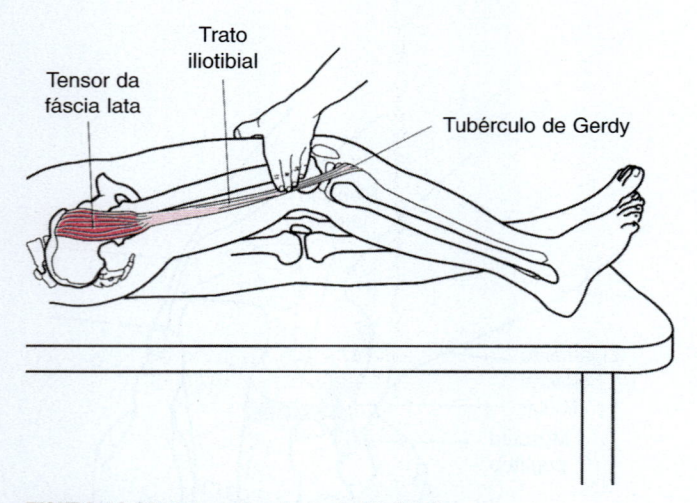

FIGURA 12.30 Palpação do trato iliotibial.

Nervo fibular comum

Coloque seus dedos ao longo da parte posterior da cabeça da fíbula. Permita que seus dedos passem atrás da cabeça, logo abaixo da inserção do bíceps femoral. O nervo fibular comum é muito superficial e você pode rolá-lo sob seus dedos. Lembre-se de não aplicar muita pressão, pois você pode induzir uma neuropraxia. O nervo pode estar normalmente sensível à palpação. O aumento do nervo é comumente notado na doença de Charcot-Marie-Tooth. A lesão ao nervo fibular comum irá causar um eqüinismo do pé, criando dificuldade durante as fases da batida do calcanhar e do balanceio da marcha do paciente (Figura 12.31).

Área posterior

Estrutura óssea

Não há estruturas ósseas que possam ser mais bem palpadas na área posterior.

Estruturas de partes moles

Bíceps femoral

Faça o paciente deitar em decúbito ventral com o joelho flexionado. O bíceps femoral irá tornar-se uma estrutura em forma de corda retesada, que é facilmente palpada próximo à sua inserção na cabeça da fíbula. Você pode aumentar sua proeminência fornecendo resistência à flexão do joelho (Figura 12.32).

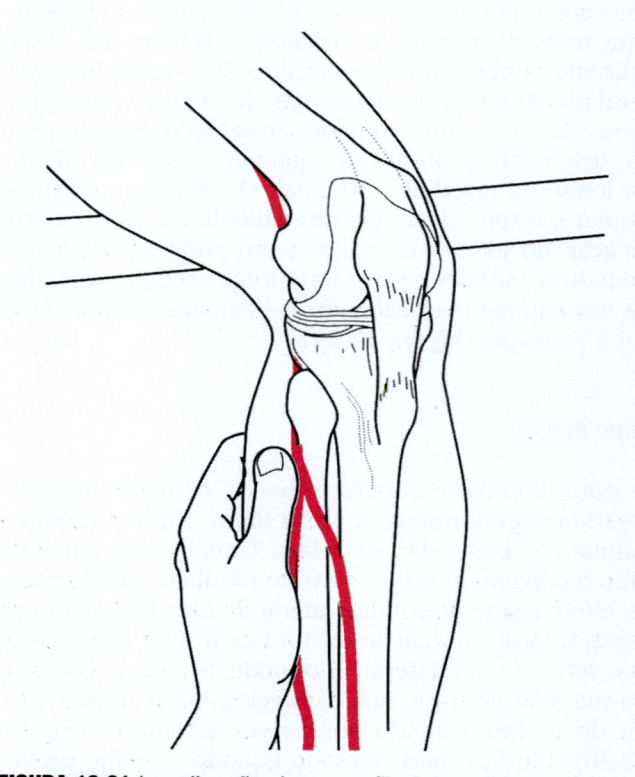

FIGURA 12.31 Localização do nervo fibular comum.

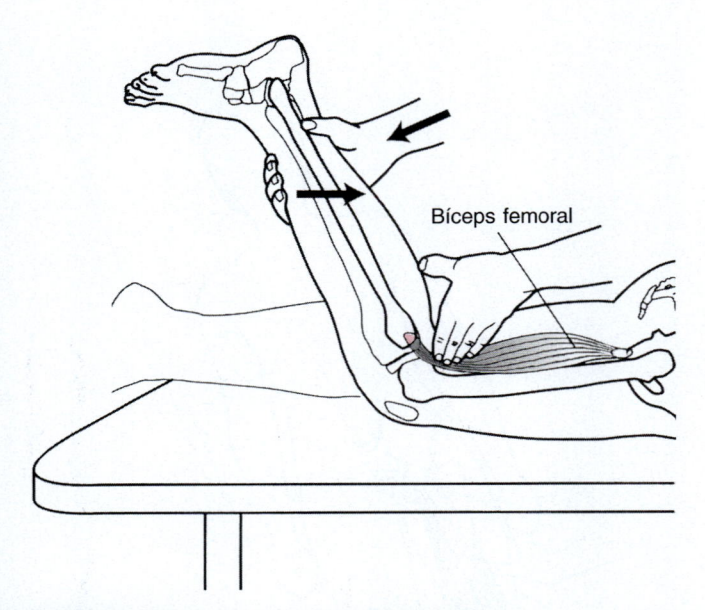

FIGURA 12.32 Palpação do bíceps femoral.

Gastrocnêmio

O músculo gastrocnêmio é palpável na superfície posterior dos côndilos femorais medial e lateral, com o paciente em decúbito ventral e com o joelho estendido. Esse músculo pode ser mais evidenciado pela resistência à flexão do joelho ou pela flexão plantar do tornozelo. O ventre muscular está localizado mais distalmente, sobre a porção média da parte posterior da tíbia. Uma sensibilidade pode indicar estiramento do músculo. A sensibilidade e o derrame localizados podem dar indícios de uma trombose venosa profunda (Figura 12.33).

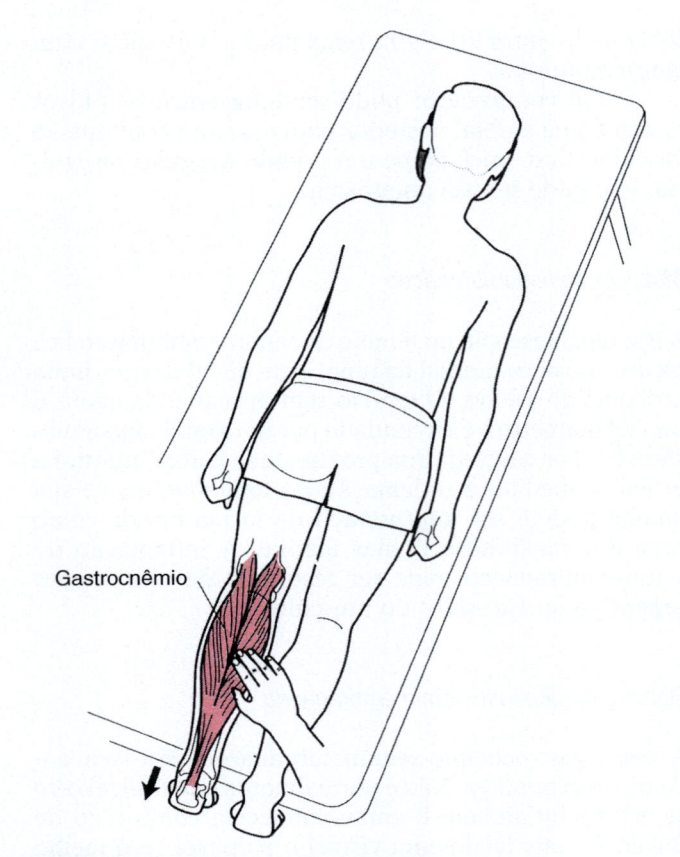

FIGURA 12.33 Palpação do gastrocnêmio.

Fossa poplítea

A fossa poplítea é formada, na área superior, pelo bíceps femoral, no lado lateral, e pelos tendões do semimembranáceo e do semitendíneo no lado medial. A área inferior é definida pelas duas cabeças do gastrocnêmio (Figura 12.34).

Veia, artéria e nervo poplíteos

O nervo poplíteo é a estrutura mais superficial que passa dentro da fossa poplítea. Essa estrutura não é normalmente palpável. Profundamente ao nervo, está localizada a veia poplítea, que também não é normalmente palpável. A artéria poplítea é a mais profunda das estruturas e pode ser palpada com pressão profunda e firme através da fáscia superficial. O pulso poplíteo é muito mais fácil de palpar quando o joelho estiver

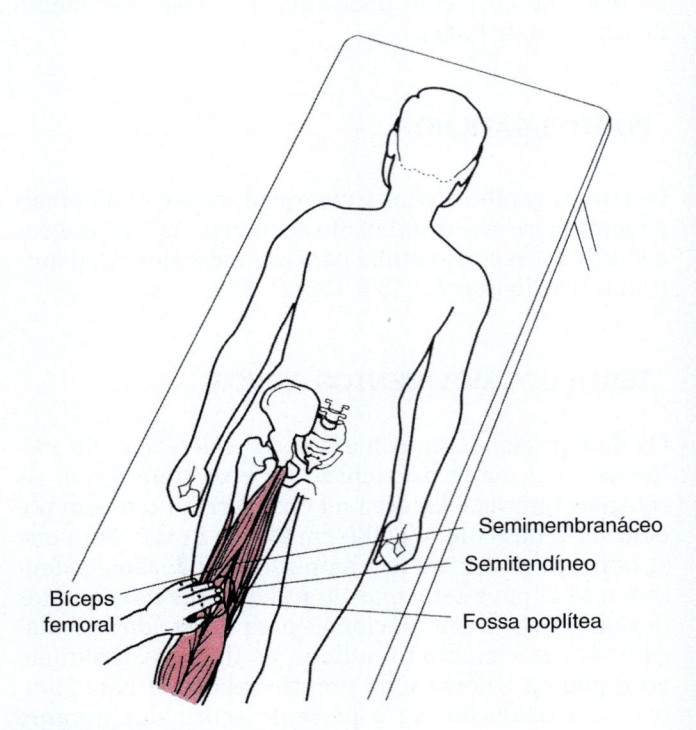

FIGURA 12.34 A fossa poplítea.

flexionado entre 60 e 90°, relaxando o músculo e o tecido conjuntivo.

Uma comparação pode ser feita entre os pulsos dorsal do pé e tibial posterior para afastar a compressão vascular. Caso você palpe um nódulo irregular na artéria, isso pode ser um aneurisma.

Músculo semimembranáceo

A principal inserção do tendão do semimembranáceo fica na área póstero-medial da tíbia, 1 cm distal da interlinha articular do joelho. O tendão tem aproximadamente 6 mm de diâmetro e é circundado por um grande manguito sinovial. Por causa da sua proximidade com a interlinha articular medial, a inflamação do tendão e/ou de sua bainha podem ser interpretada de forma errada como uma dor na linha articular medial. A inflamação do semimembranáceo pode ser resultado de estiramento repetitivo ou excessivo do músculo.

Bolsa gastrocnêmio-semimembranáceo

A bolsa gastrocnêmio-semimembranáceo está localizada na fossa poplítea. Não é normalmente palpável, exceto se estiver inflamada. É então conhecida como cisto de Baker. É mais facilmente visível e palpável se o joelho do paciente estiver em extensão. O cisto é facilmente móvel e em geral indolor (Figura 12.35). Qualquer tipo de derrame no joelho pode causar o desenvolvimento de um cisto de Baker.

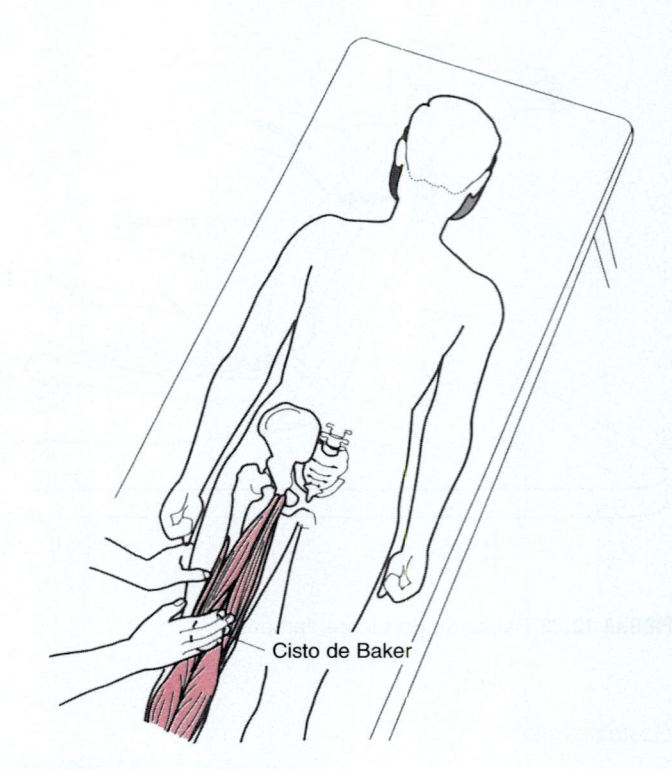

FIGURA 12.35 Cisto de Baker.

PONTOS-GATILHO

Os pontos-gatilho dos músculos quadríceps e isquiotibiais podem referir dor distalmente ao joelho. As localizações comuns dos pontos-gatilho para tais músculos estão ilustradas nas Figuras 12.36 e 12.37.

TESTE DOS MOVIMENTOS ATIVOS

Os dois principais movimentos da articulação do joelho são a flexão e a extensão no eixo transversal. As rotações interna e externa no eixo vertical também podem ser feitas com o joelho em 90° de flexão. Para que se obtenha uma completa amplitude de flexão e extensão, a tíbia deve ser capaz de rodar. Esses movimentos devem ser rápidos e funcionais para o teste da articulação. Se o movimento for indolor no final da amplitude, você poderá colocar uma pressão adicional para "limpar" a articulação. Se o paciente sentir dor durante quaisquer desses movimentos, você deve continuar a explorar se a etiologia da dor é secundária a estruturas contráteis ou não-contráteis, usando testes passivos e contra resistência.

Um rápido exame de triagem dos movimentos pode ser feito pedindo-se para o paciente executar um agachamento completo e, então, retornar à extensão total. A flexão do joelho também pode ser feita na posição de decúbito ventral, na qual o paciente deve dobrar o joelho em direção ao glúteo e, depois, retornar a perna por sobre a mesa de exame. As rotações interna e externa podem ser observadas pedindo-se ao paciente para virar a tíbia medial e, após, lateralmente, enquanto estiver na posição sentada e com as pernas pendendo da borda da mesa de exames.

TESTE DOS MOVIMENTOS PASSIVOS

O teste dos movimentos passivos pode ser dividido em duas categorias: movimentos fisiológicos (plano cardinal), que são os mesmos dos movimentos ativos, e teste da mobilidade dos movimentos acessórios (jogo articular, componentes). Você poderá determinar se os elementos não-contráteis (inertes) são os causadores do sintoma do paciente ao usar tais testes. Estas estruturas (ligamentos, cápsula articular, fáscia, bolsa, dura-máter e raiz nervosa) (Cyriax, 1979) são estiradas ou estressadas

Capítulo 12 **O JOELHO**

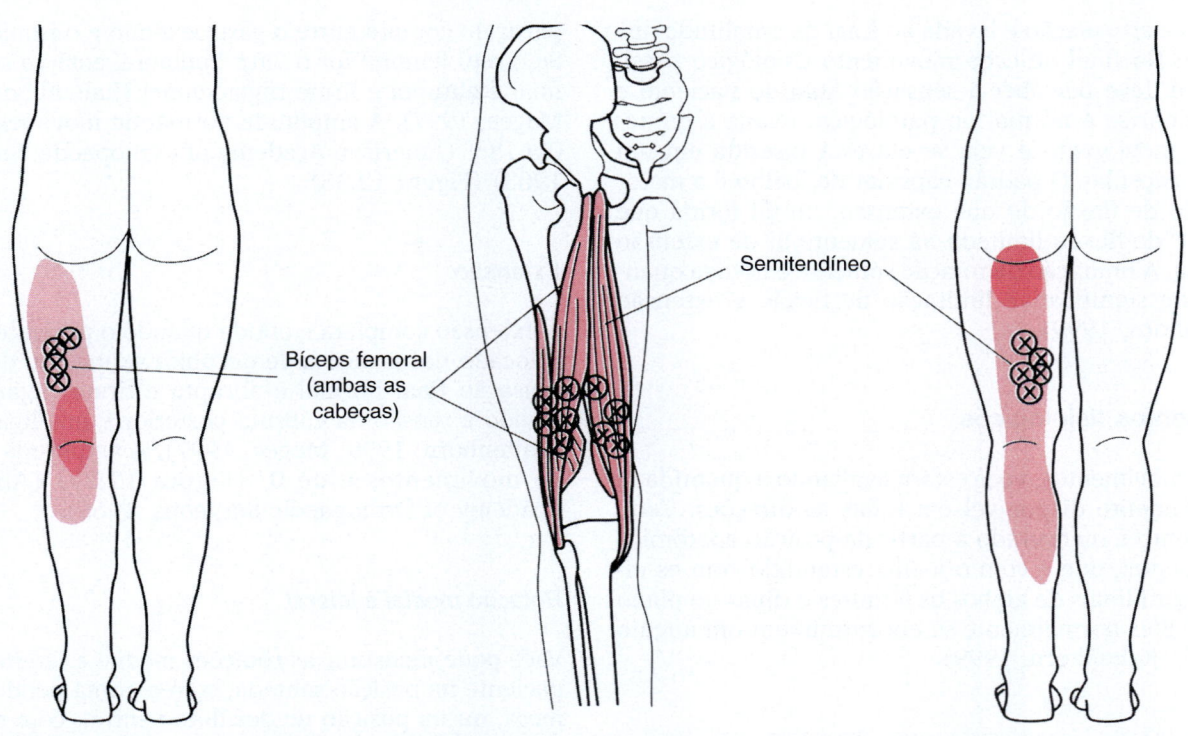

FIGURA 12.36 Pontos-gatilho nos músculos isquiotibiais esquerdos estão representados por X. As distribuições dos padrões de dor referida estão representadas pela área escurecida. Adaptada com permissão de Travell, J e Rinzler, SI. The myofascial genesis of pain. *Postgrad Med* 1952; 31: 425-431.

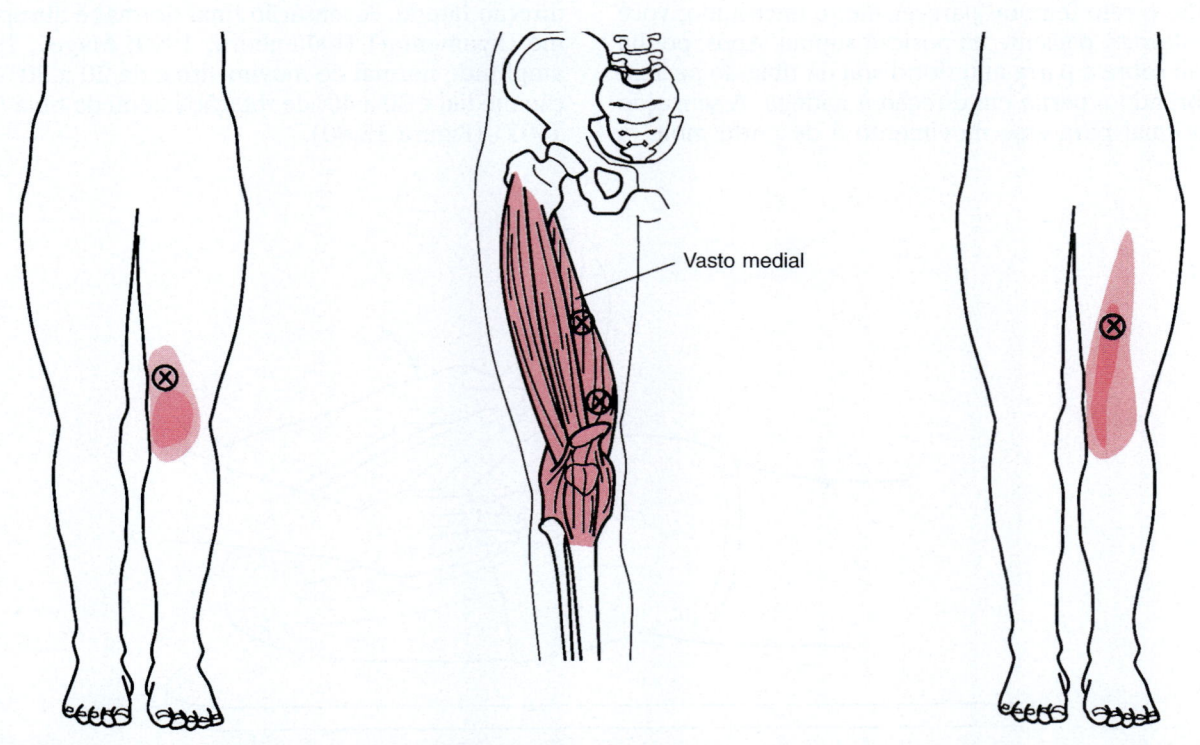

FIGURA 12.37 Os pontos-gatilho no músculo quadríceps estão mostrados acima. As regiões escurecidas são as áreas de dor referida a partir dos pontos-gatilho, marcados por X. Adaptada com permissão de Travell, J e Rinzler, SI. The myofascial genesis of pain. *Postgrad Med* 1952; 31: 425-431.

quando a articulação é levada ao final da amplitude disponível. No final de cada movimento fisiológico passivo, você deve perceber a sensação final do paciente e determinar se é normal ou patológica. Avalie a limitação do movimento e veja se ela está inserida em um padrão capsular. O padrão capsular do joelho é a maior restrição de flexão do que extensão, de tal forma que com 90° de flexão limitada há somente 5° de extensão limitada. A limitação da rotação somente é notada quando existe significativa limitação de flexão e extensão (Kaltenborn, 1999).

Movimentos fisiológicos

Nesses movimentos, você estará avaliando a quantidade de movimento disponível em todas as direções. Cada movimento é mensurado a partir da posição anatômica fundamental, que é com o joelho estendido com os eixos longitudinais de ambos os fêmures e tíbias no plano frontal. Eles normalmente se encontram em um ângulo de 170° (Kaltenborn, 1999).

Flexão

A melhor posição para mensurar a flexão é a posição em decúbito ventral com o pé do paciente sobre a borda da mesa. Se o reto femoral parecer muito encurtado, você deve colocar o paciente na posição supina. Após, ponha sua mão sobre a parte anterior distal da tíbia do paciente, dobrando a perna em direção à nádega. A sensação final normal para esse movimento é de parte mole, a partir do contato entre o gastrocnêmio e o isquiotibiais. Se o reto femoral for o fator limitante, então a sensação final é abrupta e firme (ligamentar) (Kaltenborn, 1999; Magee, 1997). A amplitude normal de movimento é de 0 a 135° (American Academy of Orthopaedic Surgeons, 1965) (Figura 12.38).

Extensão

A extensão completa é obtida quando o paciente estiver colocado nas posições de decúbito ventral ou dorsal. A sensação final normal é abrupta e firme (ligamentar) devido à tensão na cápsula posterior e nos ligamentos (Kaltenborn, 1999; Magee, 1997). A amplitude normal de movimentos é de 0° (Figura 12.39) (American Academy of Orthopaedic Surgeons, 1965).

Rotação medial e lateral

Você pode mensurar as rotações medial e lateral com o paciente na posição sentada, com a perna pendendo da mesa, ou na posição de decúbito ventral, com o joelho flexionado. Coloque sua mão sobre a parte distal da perna, proxima à articulação do tornozelo, e rode a tíbia primeiro em uma direção medial até o final da amplitude disponível, de volta à linha média, e depois em uma direção lateral. A sensação final normal é abrupta e firme (ligamentar) (Kaltenborn, 1999; Magee, 1997). A amplitude normal de movimento é de 20 a 30° de rotação medial e 30 a 40° de rotação lateral da tíbia (Magee, 1997) (Figura 12.40).

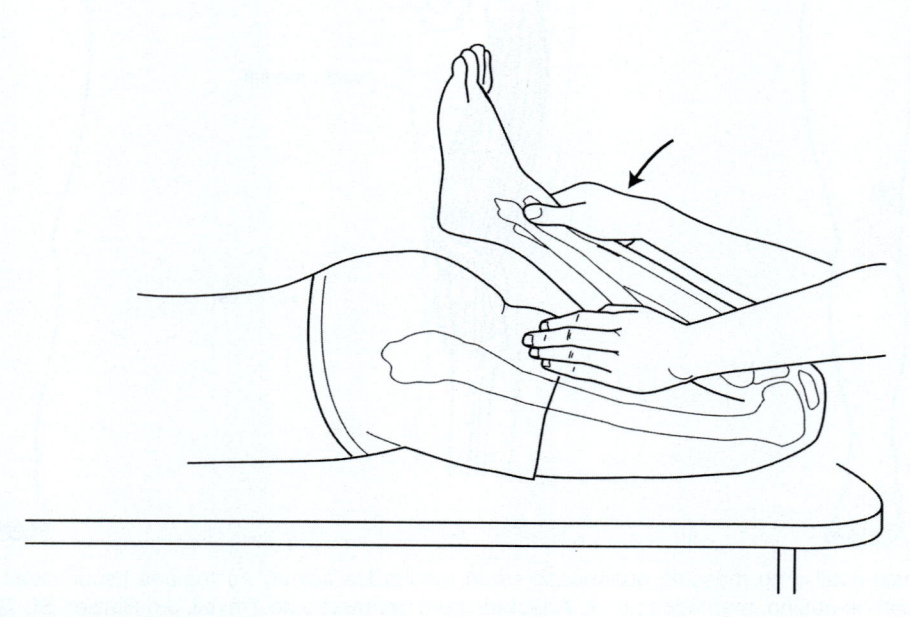

FIGURA 12.38 Flexão passiva do joelho.

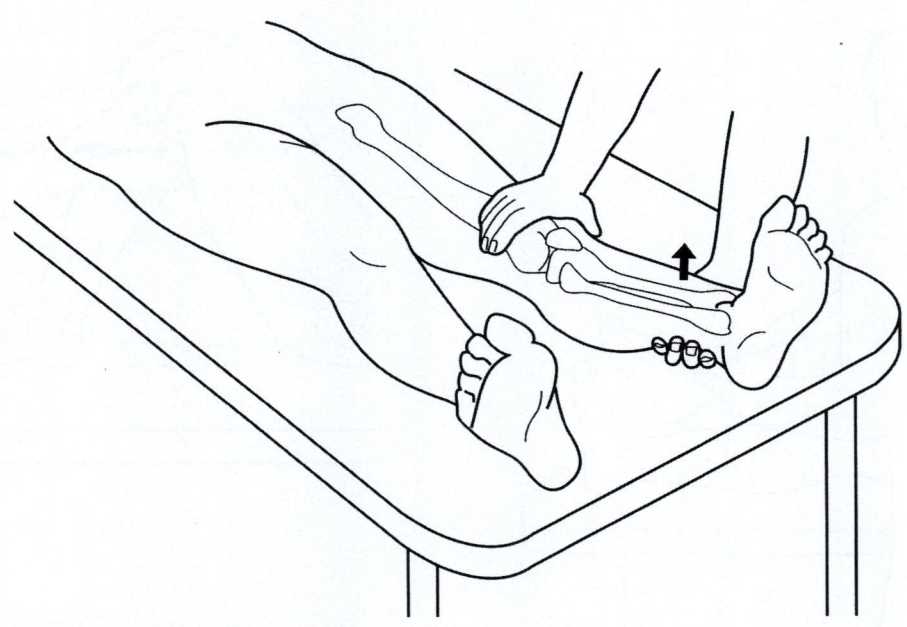

FIGURA 12.39 Extensão passiva do joelho

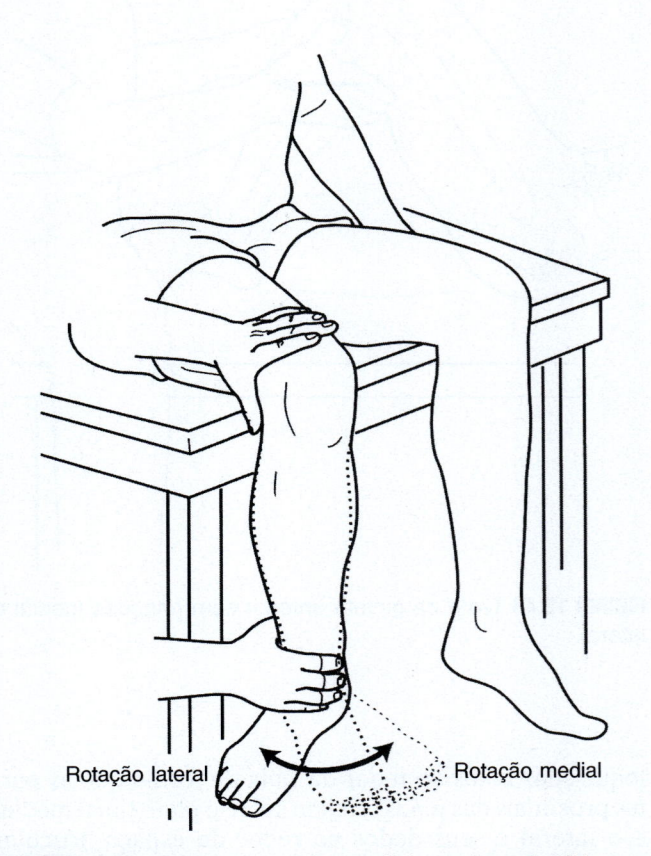

FIGURA 12.40 Rotações lateral e medial passivas da tíbia.

Teste da mobilidade dos movimentos acessórios

O teste da mobilidade dos movimentos acessórios proporcionará informações sobre o grau de frouxidão presente na articulação. O paciente deve estar totalmente relaxado e confortável, a fim de permitir o movimento da articulação e que se obtenha informações mais acuradas. A articulação deve ser colocada em posição de frouxidão máxima (repouso) para permitir o maior grau de mobilidade articular possível. A posição de repouso do joelho é de 25° de flexão (Kaltenborn, 1999).

Tração

Coloque paciente em posição supina, com o quadril flexionado em aproximadamente 60° e o joelho flexionado em aproximadamente 25°. Fique ao lado dele, de frente para a parte lateral da perna a ser testada. Estabilize o fêmur agarrando sua parte medial e distal com o dedo indicador na linha articular, para permitir sua palpação. Estabilize a perna do paciente contra seu tronco. Segure a parte distal da tíbia, próxima aos maléolos, a partir da parte medial. Puxe a tíbia em direção longitudinal, produzindo tração da articulação tibiofemoral (Figura 12.41).

Deslizamento ventral da tíbia

Coloque o paciente em posição supina e com o joelho flexionado em aproximadamente 90°. Fique ao lado do

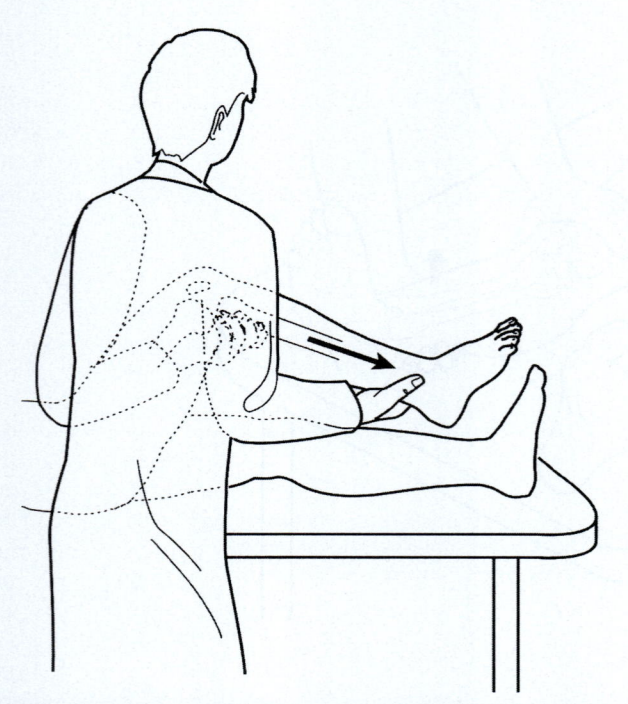

FIGURA 12.41 Tração da articulação tibiofemoral: teste de mobilidade.

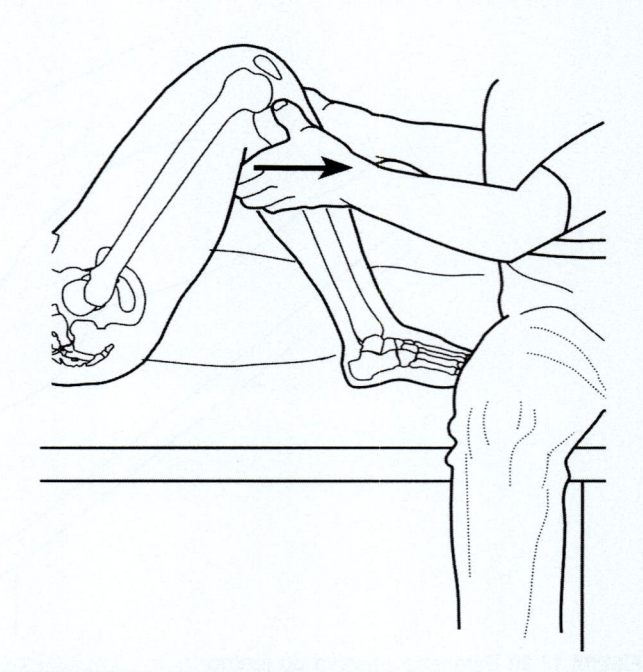

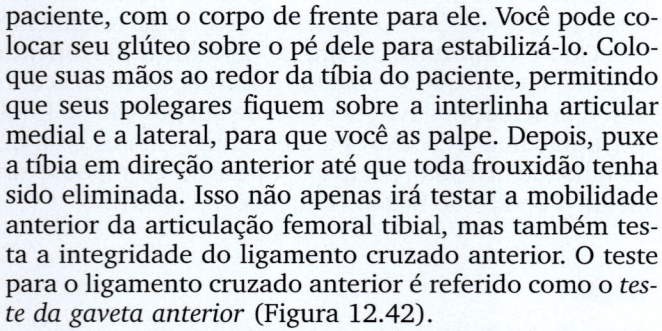

FIGURA 12.42 Teste da gaveta anterior.

paciente, com o corpo de frente para ele. Você pode colocar seu glúteo sobre o pé dele para estabilizá-lo. Coloque suas mãos ao redor da tíbia do paciente, permitindo que seus polegares fiquem sobre a interlinha articular medial e a lateral, para que você as palpe. Depois, puxe a tíbia em direção anterior até que toda frouxidão tenha sido eliminada. Isso não apenas irá testar a mobilidade anterior da articulação femoral tibial, mas também testa a integridade do ligamento cruzado anterior. O teste para o ligamento cruzado anterior é referido como o *teste da gaveta anterior* (Figura 12.42).

As rotações medial e lateral da tíbia podem ser adicionadas ao teste da gaveta anterior para verificar a instabilidade rotacional. A rotação medial aumenta a tensão nas estruturas póstero-laterais intactas e diminui o grau de deslocamento anterior. A rotação lateral aumenta a tensão nas estruturas póstero-mediais intactas e diminui o deslocamento anterior da tíbia, mesmo quando o ligamento cruzado anterior estiver comprometido (Figura 12.43).

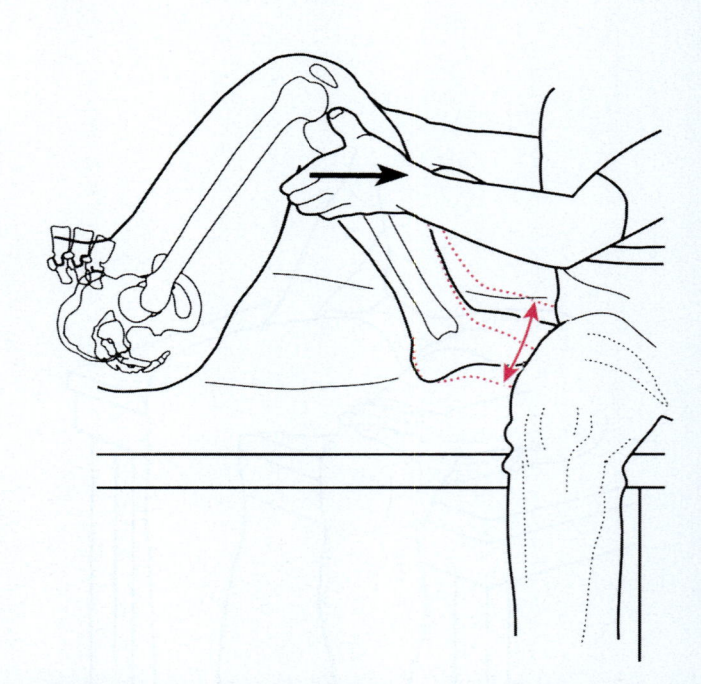

FIGURA 12.43 Teste da gaveta anterior com rotações medial e lateral.

Deslizamento posterior da tíbia

Coloque o paciente na posição supina, com o joelho flexionado em aproximadamente 90°. Fique ao lado do paciente, com seu corpo de frente para ele. Você pode colocar seu glúteo sobre o pé dele para estabilizá-lo. Coloque suas mãos ao redor da tíbia de forma que as partes proximais das mãos estejam sobre o platô tibial medial e o lateral e seus dedos ao redor do espaço articular medial e lateral. Empurre a tíbia do paciente em direção posterior até que toda frouxidão tenha sido retirada. Isso não apenas testa a mobilidade posterior da articulação femoral tibial como também testa a integridade do ligamento cruzado posterior. O teste para o ligamento cruzado posterior é referido como o *teste da gaveta posterior* ou *teste da gravidade* (Figura 12.44).

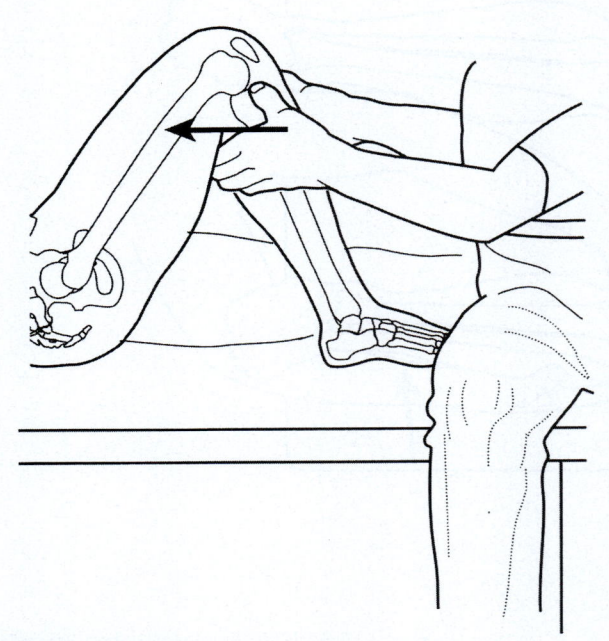

FIGURA 12.44 Teste da gaveta posterior.

Espaçamento medial e lateral (estresse em varo-valgo)

Coloque o paciente na posição supina e fique ao lado da mesa, de frente para o paciente. Mantenha o tornozelo do paciente entre seu cotovelo e tronco para segurar a perna dele. Estenda seu braço proximalmente ao espaço articular, na parte medial do joelho, permitindo sua palpação. Coloque sua outra mão na parte distal lateral do fêmur do paciente como força de estabilização. Permita que o joelho do paciente seja flexionado em aproximadamente 30°. Aplique uma força em valgo no joelho, puxando a parte distal da tíbia em uma direção lateral, enquanto mantém sua estabilização na parte lateral do fêmur. Isso criará um espaçamento no lado medial da articulação do joelho. Você deverá esperar sentir uma sensação final abrupta e firme (ligamentar) (Kaltenborn, 1999; Magee, 1997). Se houver um espaçamento aumentado, uma sensação final diferente ou um estalido ao soltar, você deve suspeitar de perda de integridade do ligamento colateral tibial. Esse procedimento deve ser repetido com o joelho do paciente em extensão. Se você obtiver um achado positivo em ambas as posições (flexionada e estendida), deve ser suspeitado um envolvimento do ligamento cruzado posterior em adição ao ligamento colateral tibial (Figura 12.45).

Para testar a integridade do ligamento colateral fibular, o mesmo teste deve ser repetido com a inversão dos posicionamentos das mãos. Tal teste irá permitir que se crie uma força em varo, gerando um espaçamento na parte lateral da articulação do joelho (Figura 12.46).

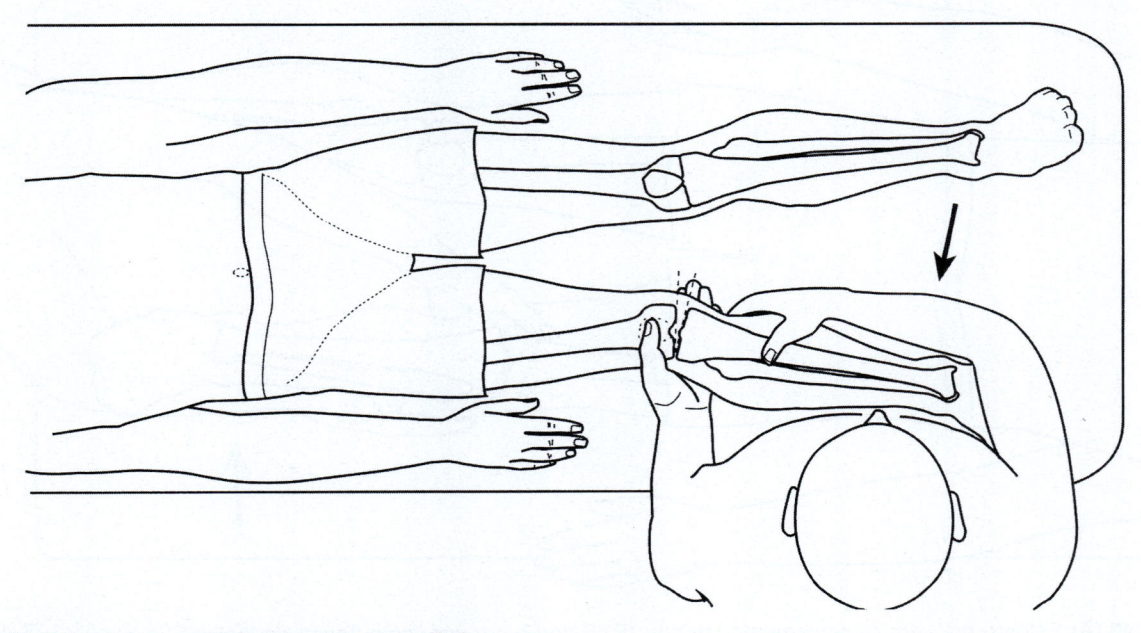

FIGURA 12.45 Esforço em valgo (espaçamento medial).

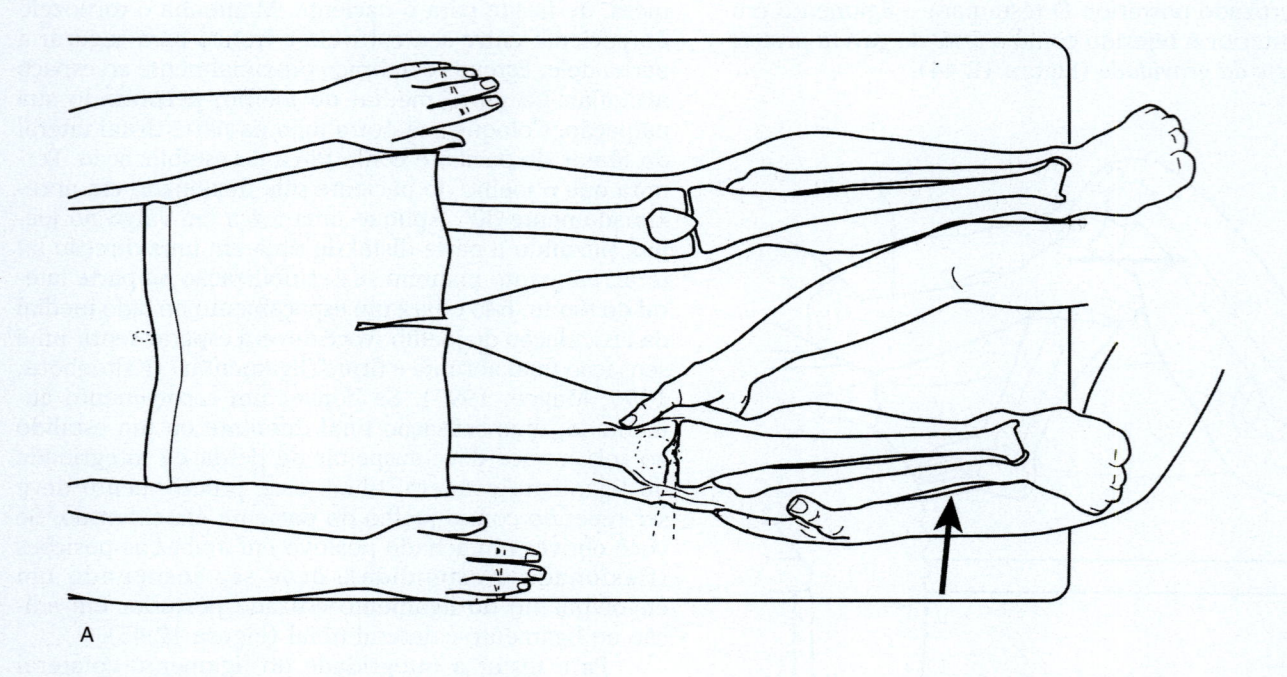

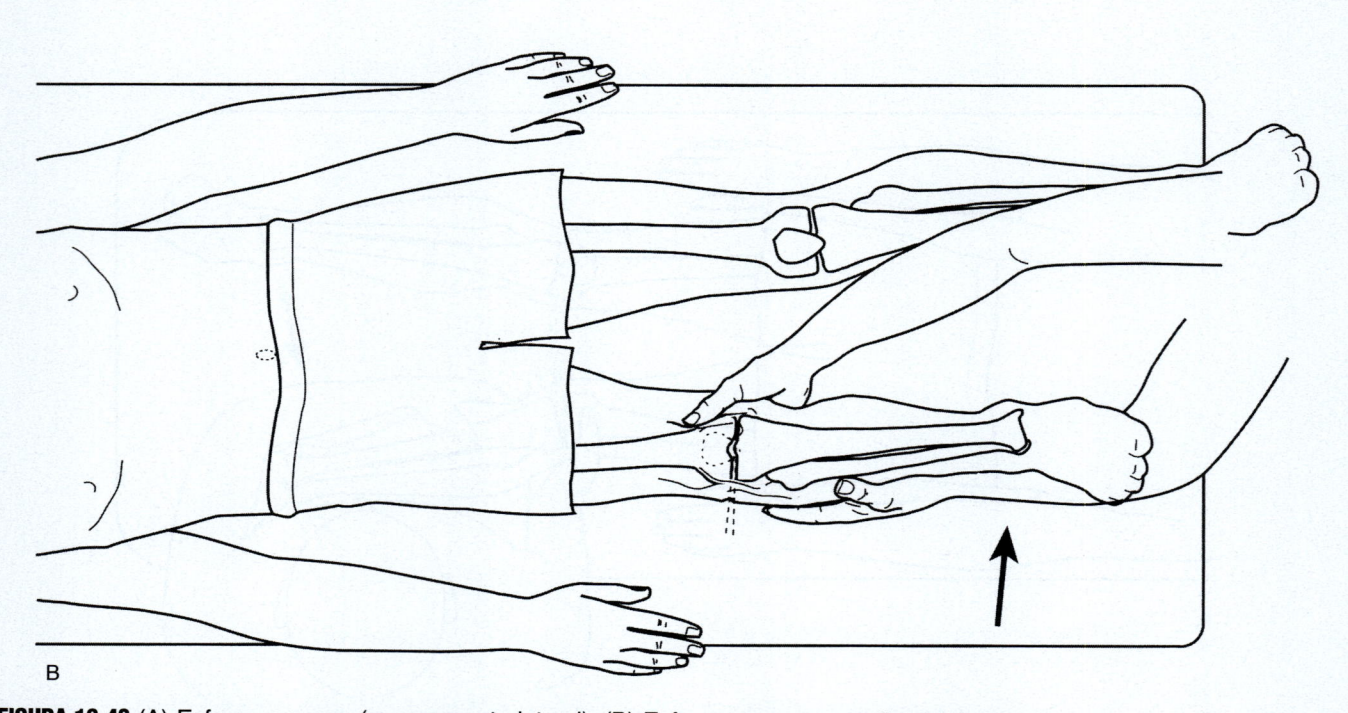

FIGURA 12.46 (A) Esforço em varo (espaçamento lateral). (B) Esforço em varo com flexão do joelho.

Deslizamento medial e lateral da tíbia

Coloque o paciente na posição supina de forma que o joelho esteja no final da mesa. Fique de frente para ele e mantenha o tornozelo entre suas pernas. Coloque sua mão de estabilização na parte distal medial do fêmur, logo proximalmente à interlinha articular. Sua mão de mobilização deve estar na parte proximal lateral da tíbia, logo distalmente à interlinha articular do paciente. Use sua mão de mobilização para empurrar em direção medial até que toda frouxidão tenha sido removida. Você deve perceber uma sensação final abrupta e firme (ligamentar) (Kaltenborn, 1999; Magee, 1997). Isso irá testar a mobilidade normal do deslizamento medial da tíbia (Figura 12.47).

O teste para a mobilidade normal do deslizamento lateral pode ser avaliado da mesma maneira, invertendo a colocação das mãos (Figura 12.48).

Mobilidade patelar

Coloque o paciente na posição supina, com uma pequena toalha sob o joelho, para evitar a extensão completa. Fique em frente ao paciente. Com ambas as mãos, agarre a patela entre seus dedos polegar, indicador e médio. Distraia a patela, levantando-a para longe do fêmur (Figura 12.49).

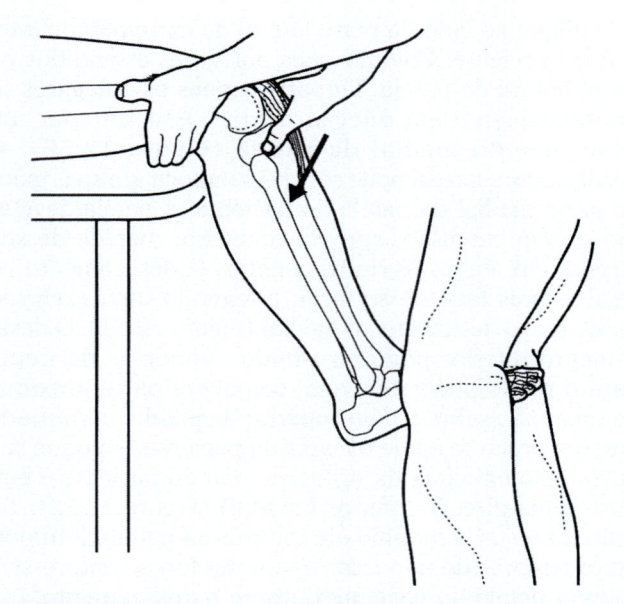

FIGURA 12.48 Deslizamento lateral da tíbia: teste da mobilidade.

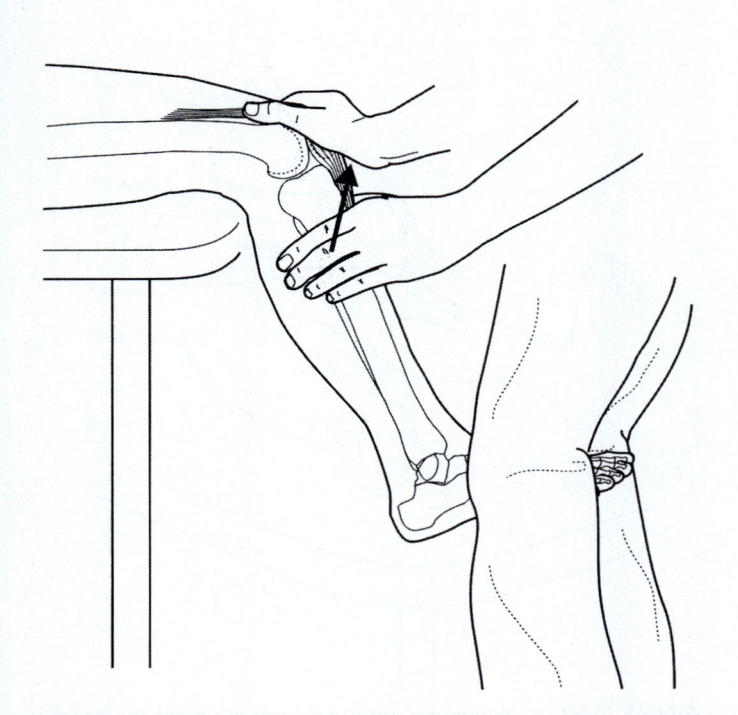

FIGURA 12.47 Deslizamento medial da tíbia: teste da mobilidade.

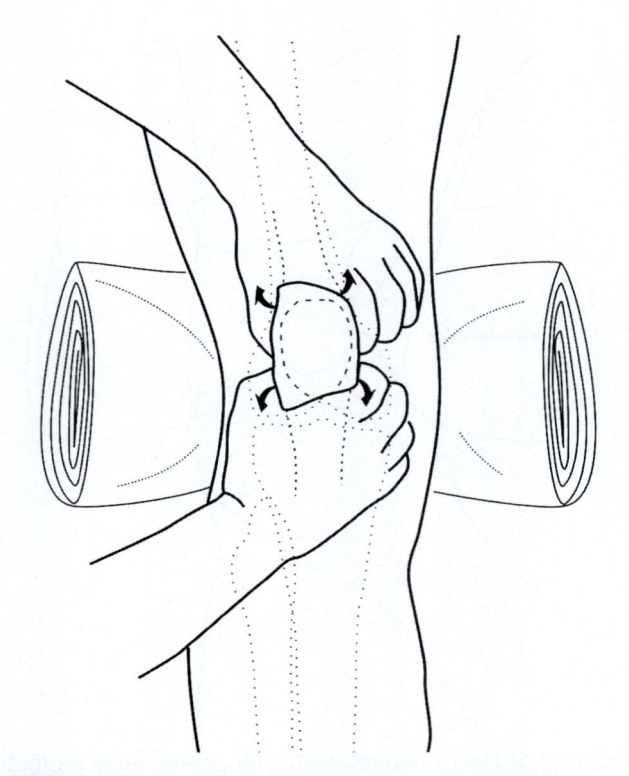

FIGURA 12.49 Distração da patela: teste da mobilidade.

O JOELHO   Capítulo 12

Fique ao lado da parte lateral da extremidade inferior do paciente. Coloque seus polegares estendidos na parte lateral da patela. Empurre ambos os polegares simultaneamente em direção medial. Isso irá criar um deslizamento medial da patela (Figura 12.50). O deslizamento lateral pode ser obtido colocando suas mãos na parte medial da patela do paciente. A patela deve se mover, em extensão, aproximadamente metade de sua largura em ambos os deslizamentos. O deslizamento lateral é mais fácil de se fazer, possuindo uma excursão maior que o deslizamento medial (Figura 12.51). O deslizamento inferior pode ser obtido virando-se de frente para o pé do paciente. Logo, coloque a parte proximal de uma mão sobre o pólo superior da patela, permitindo que seu braço se apóie na coxa do paciente. Coloque sua outra mão em cima da primeira mão do paciente e empurre uma direção inferior (caudal) (Figura 12.52). Tal ação irá testar a mobilidade inferior da patela. É importante lembrar de não criar nenhuma força compressiva sobre a patela do paciente durante o deslizamento.

TESTES CONTRA RESISTÊNCIA

Os movimentos primários do joelho a serem examinados são a flexão e a extensão. Também podem ser testadas as rotações interna e externa da tíbia contra resis-

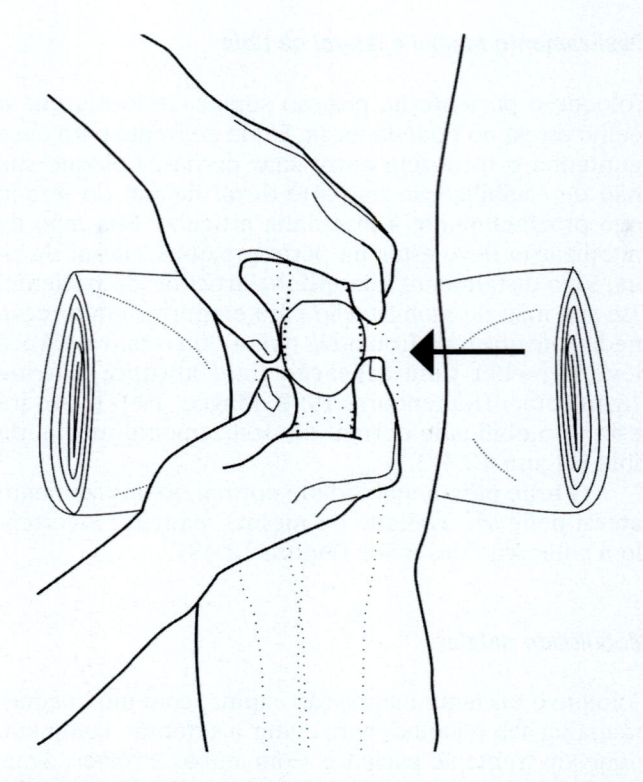

FIGURA 12.51 Deslizamento lateral da patela: teste da mobilidade.

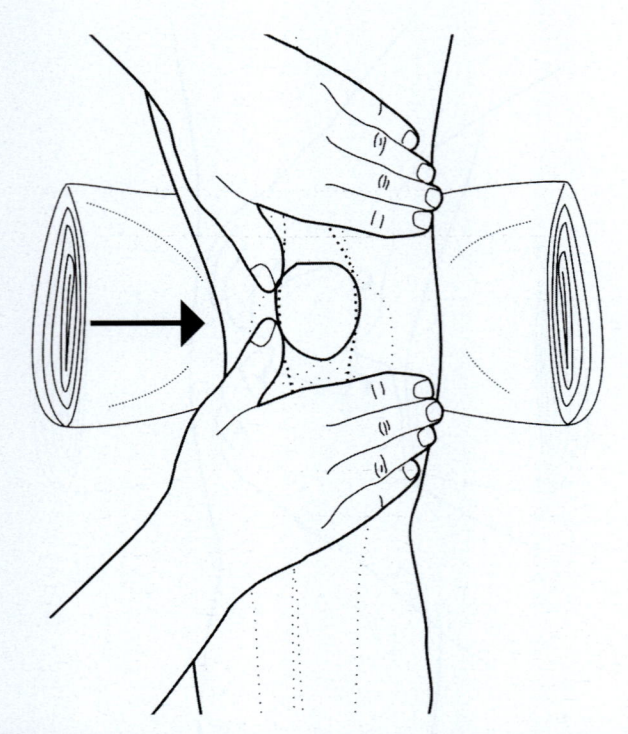

FIGURA 12.50 Deslizamento medial da patela: teste da mobilidade.

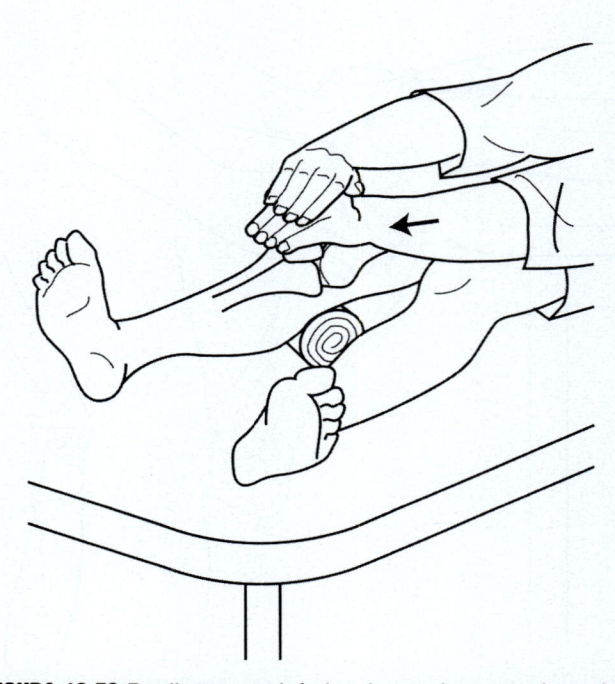

FIGURA 12.52 Deslizamento inferior da patela: teste da mobilidade. Lembre de não comprimir a patela.

tência. A capacidade de resistir a forças rotacionais é especialmente importante quando ocorreu lesão aos ligamentos estabilizadores do joelho do paciente.

Flexão

Os flexores do joelho são os isquiotibiais – semitendíneo, bíceps femoral e semimembranáceo (Figura 12.53). Os isquiotibiais são auxiliados pelos músculos sartório, grácil e poplíteo. Exceto pelo músculo poplíteo, todos os flexores do joelho também cruzam o quadril. Com a flexão do quadril, aumenta a força dos isquiotibiais como flexores do joelho.

- Posição do paciente: em decúbito ventral, com o quadril em posição neutra (Figura 12.54).
- Teste contra resistência: peça ao paciente para dobrar o joelho, levando o calcanhar em direção à nádega. Faça resistência ao movimento colocando uma mão posteriormente acima do tornozelo. Estabilize a coxa do paciente para baixo com a outra mão. Note que os isquiotibiais medial e lateral podem ser relativamente isolados rodando-se a coxa e a perna do paciente medialmente, a fim de testar os isquiotibiais mediais e, lateralmente, para testar os isquiotibiais laterais.

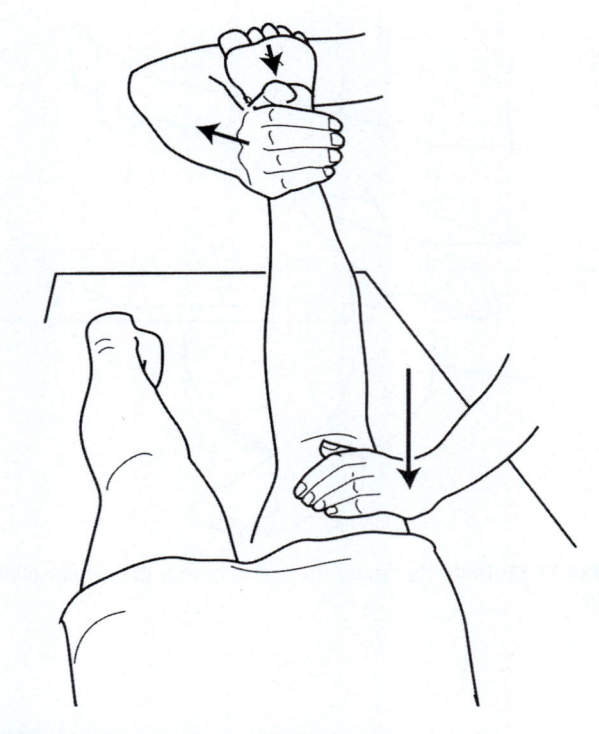

FIGURA 12.54 Teste da flexão do joelho.

O teste da flexão do joelho com a eliminação da gravidade é feito da mesma maneira, com o paciente deve estar em decúbito lateral (Figura 12.55).

Uma flexão dolorosa contra resistência pode ser causada por tendinite dos músculos isquiotibiais ou dos músculos da pata-de-ganso. Um cisto poplíteo também pode causar dor durante a flexão do joelho.

A fraqueza na flexão do joelho resulta em uma marcha anormal. Uma deformidade em hiperextensão do joelho pode resultar de falta de estabilidade dinâmica. A fraqueza isolada dos isquiotibiais mediais ou laterais pode resultar em instabilidade do joelho no mesmo lado articular da fraqueza. Por exemplo, a fraqueza dos isquiotibiais laterais causa tendência para deformidade em varo do joelho quando há carga no membro inferior.

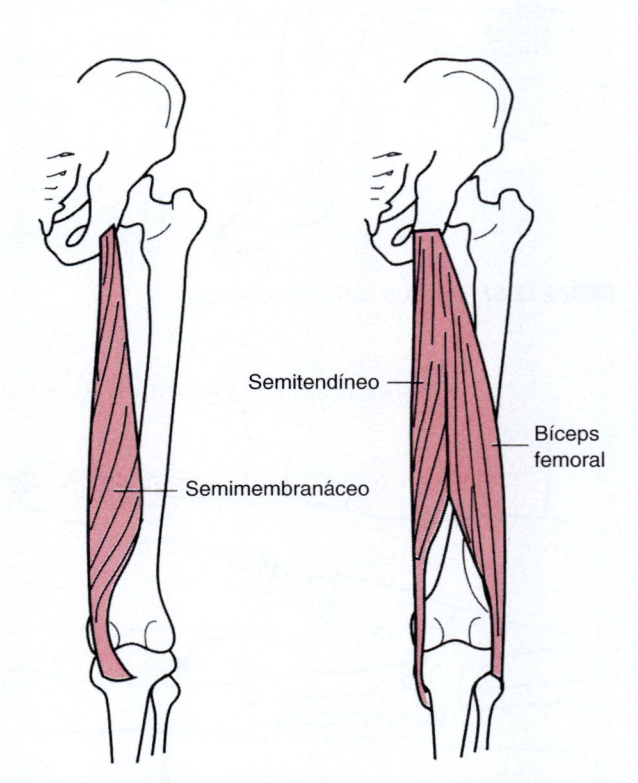

FIGURA 12.53 Os flexores primários do joelho. Note que a cabeça longa do bíceps é inervada pela porção tibial do nervo isquiático e que a cabeça curta do bíceps femoral é inervada pela porção fibular do nervo isquiático.

Extensão

O extensor primário do joelho é o músculo quadríceps femoral (Figura 12.56). O reto femoral também cruza o quadril e auxilia na flexão do quadril.

- Posição do paciente: sentado com as pernas pendendo sobre a borda da mesa de exame. Coloque uma toalha enrolada ou um pequeno travesseiro sob o joelho do paciente e na parte distal da coxa, para agir como um apoio (Figura 12.57).
- Teste contra resistência: peça ao paciente para estender o joelho enquanto você aplica com a mão, acima do tornozelo, uma pressão para baixo.

O teste da extensão do joelho com a gravidade eliminada é feito com o paciente deitado de lado e com o joelho inicialmente dobrado. O paciente tenta estender o joelho enquanto a perna fica apoiada sobre a mesa de exame (Figura 12.58).

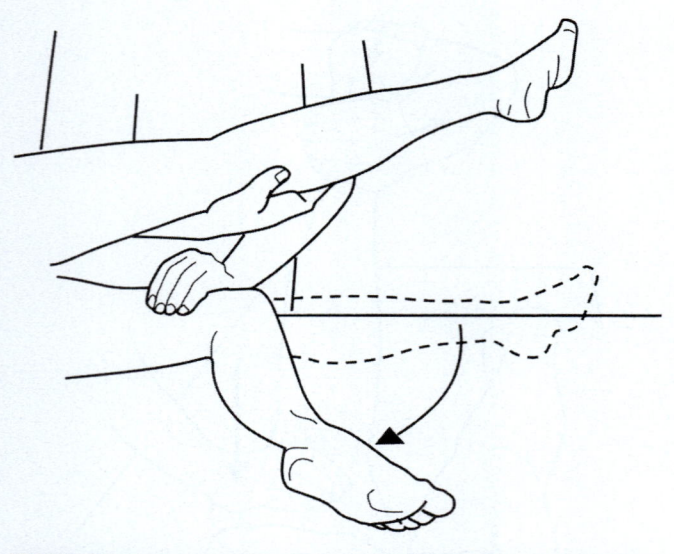

FIGURA 12.55 Teste da flexão do joelho com a gravidade eliminada.

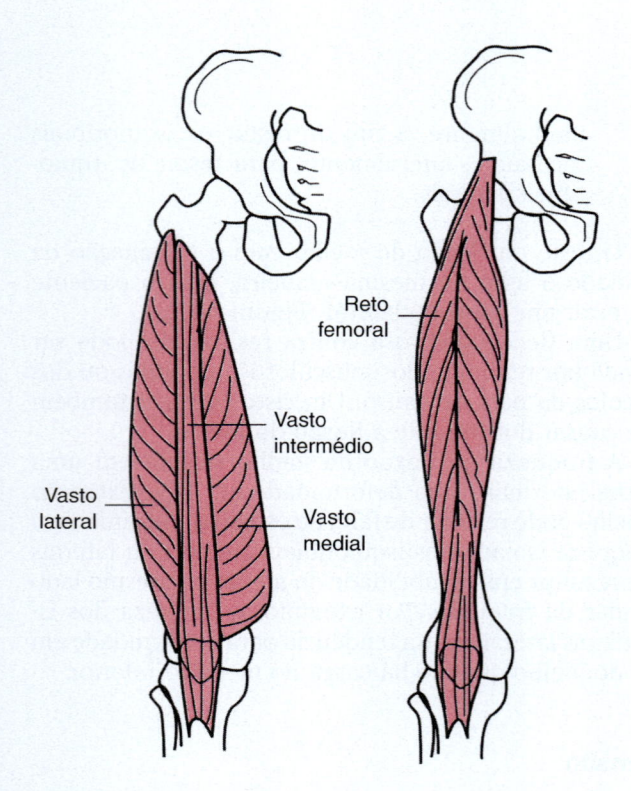

FIGURA 12.56 Os extensores primários do joelho. Note que o músculo reto femoral também cruza a articulação do quadril e age como um flexor do quadril e um extensor do joelho.

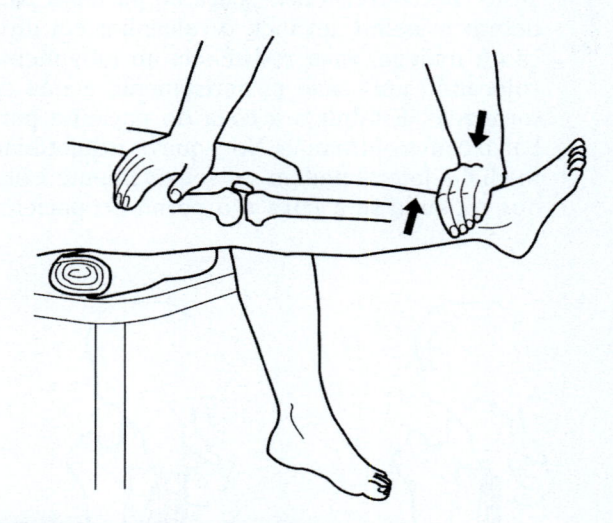

FIGURA 12.57 Teste da extensão do joelho.

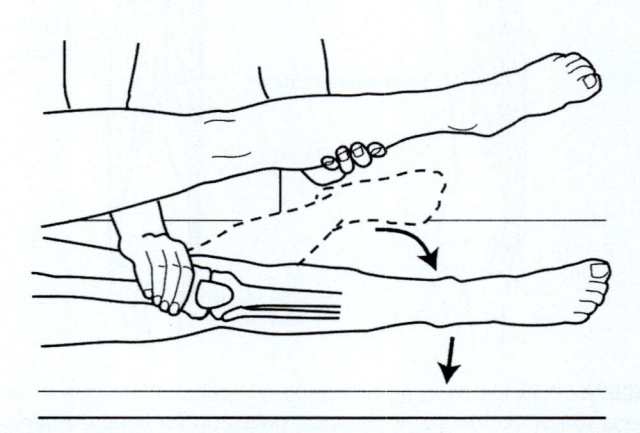

FIGURA 12.58 Teste da extensão do joelho com a gravidade eliminada.

A dor do joelho na extensão contra resistência pode ser causada por tendinite patelar, também conhecida como *joelho do saltador*. Os distúrbios da articulação patelofemoral também podem ser dolorosos se a extensão do joelho for testada em posição de flexão extrema. Essa posição aumenta a força dentro da articulação patelofemoral.

A fraqueza na extensão do joelho causa dificuldades para o paciente levantar de uma cadeira, subir escadas e caminhar em uma rampa. Resulta também em uma marcha anormal.

Rotação

Os isquiotibiais mediais e os músculos sartório, grácil e poplíteo são os rotadores mediais da tíbia (Figura 12.59). Tal rotação ocorre quando o joelho é desbloqueado de sua posição de extensão durante o início da flexão do joelho.

Os rotadores laterais da tíbia são os músculos bíceps femoral e tensor da fáscia lata (ver Figura 12.59). Todos os rotadores do joelho agem como estabilizadores dinâmicos em conjunto com os ligamentos.

- Posição do paciente: sentado com os joelhos dobrados sobre a borda da mesa (Figura 12.60).
- Teste contra resistência: segure a tíbia do paciente com ambas as mãos e peça a ele para tentar rodá-la. Faça o paciente girar medialmente e, depois, lateralmente, enquanto você tenta resistir a esse movimento.

EXAME NEUROLÓGICO

Motor

A inervação e os níveis medulares dos músculos que funcionam através da articulação do joelho estão listados na Tabela 12.1.

Reflexos

Reflexo patelar

O reflexo patelar é executado para testar as raízes nervosas de L3 e L4 (Figura 12.61). Para testar o reflexo patelar, coloque o paciente na posição supina. Após, eleve a perna do paciente atrás do joelho, com uma mão, de forma que esteja flexionado em aproximadamente 20 a 30°. Pegue o martelo de reflexos e percuta o ligamento abaixo da patela para observar a resposta. Analise a contração do músculo quadríceps com ou sem elevação do pé a partir da mesa. Execute o teste bilateralmente para comparação. A perda desse reflexo pode ser causada por uma radiculopatia de L3 ou L4 ou por uma lesão no nervo femoral ou no músculo quadríceps.

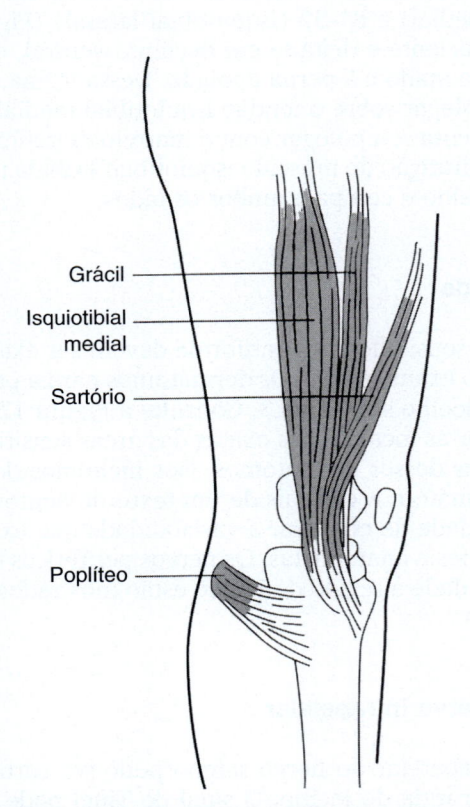

FIGURA 12.59 Os rotadores mediais e laterais do joelho.

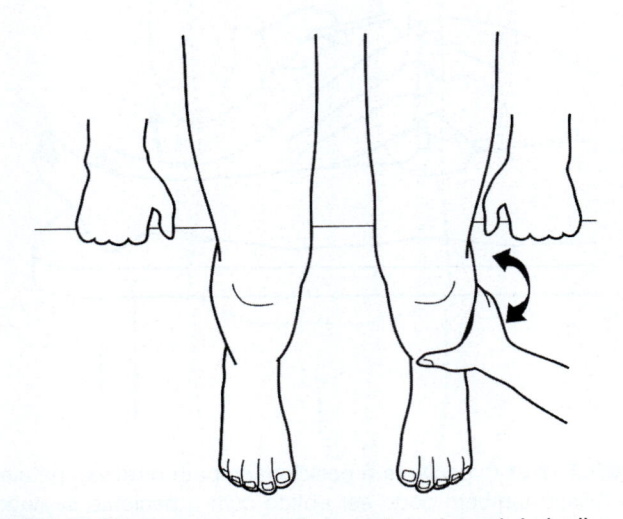

FIGURA 12.60 Teste das rotações medial e lateral do joelho.

Tabela 12.1

Movimentos do joelho: os músculos e seu suprimento nervoso, bem como suas derivações de raízes nervosas

Movimento	Músculos	Inervação	Níveis radiculares
Flexão do joelho	1. Bíceps femoral	Isquiático	L5, S1, S2
	2. Semitendíneo	Isquiático	L5, S1, S2
	3. Semimembranáceo	Isquiático	L5, S1
	4. Grácil	Obturatório	L2, L3
	5. Sartório	Femoral	L2, L3
	6. Poplíteo	Tibial	L4, L5, S1
	7. Gastrocnêmio	Tibial	S1, S2
Extensão do joelho	1. Reto femoral	Femoral	L2, L3, L4
	2. Vasto medial	Femoral	L2, L3, L4
	3. Vasto intermédio	Femoral	L2, L3, L4
	4. Vasto lateral	Femoral	L2, L3, L4
Rotação medial da perna flexionada	1. Poplíteo	Tibial	L4, L5, S1
	2. Semimembranáceo	Isquiático	L5, S1
	3. Sartório	Femoral	L2, L3
	4. Grácil	Obturatório	L2, L3
	5. Semitendíneo	Isquiático	L5, S1, S2
Rotação lateral da perna flexionada	1. Bíceps femoral	Isquiático	L5, S1, S2

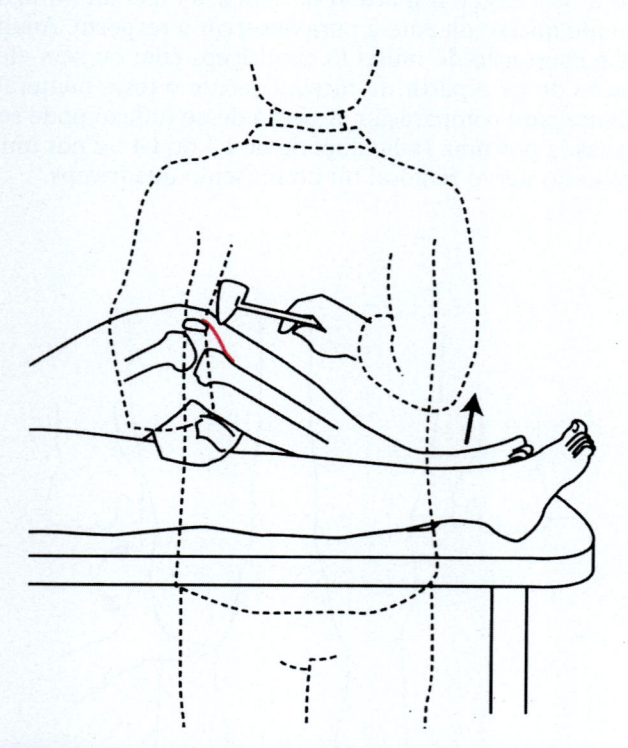

FIGURA 12.61 O paciente é posicionado para o reflexo patelar. O reflexo também pode ser obtido com o paciente sentado, percutindo sobre o ligamento patelar com o joelho flexionado.

Reflexo isquiotibial

Os reflexos dos isquiotibiais mediais e laterais são executados para testar os níveis radiculares de L5-S1 (isquiotibial medial) e S1-S2 (isquiotibial lateral) (Figura 12.62). O paciente é deitado em decúbito ventral, com o joelho flexionado e a perna apoiada. Dessa forma, coloque seu polegar sobre o tendão isquiotibial medial ou lateral e percuta seu polegar com o martelo de reflexos. Procure a contração do músculo isquiotibial exibida pela flexão do joelho e compare ambos os lados.

Sensibilidade

O toque e a sensibilidade puntiforme devem ser examinados após o exame motor. Os dermátomos para a parte anterior do joelho são L2 e L3. Consulte a Figura 12.63 para verificar as localizações exatas das áreas sensitivas fundamentais desses dermátomos. Nós incluímos desenhos de dermátomos de mais de um texto de anatomia com a finalidade de enfatizar a variabilidade que existe entre pacientes e anatomistas. Os nervos periféricos que dão sensibilidade à região do joelho estão mostrados na Figura 12.64.

Lesão do nervo infrapatelar

O ramo infrapatelar do nervo safeno pode ser cortado durante a cirurgia do joelho. O sinal de Tinel pode ser evidenciado percutindo-se a parte medial do tubérculo

Capítulo 12 O JOELHO

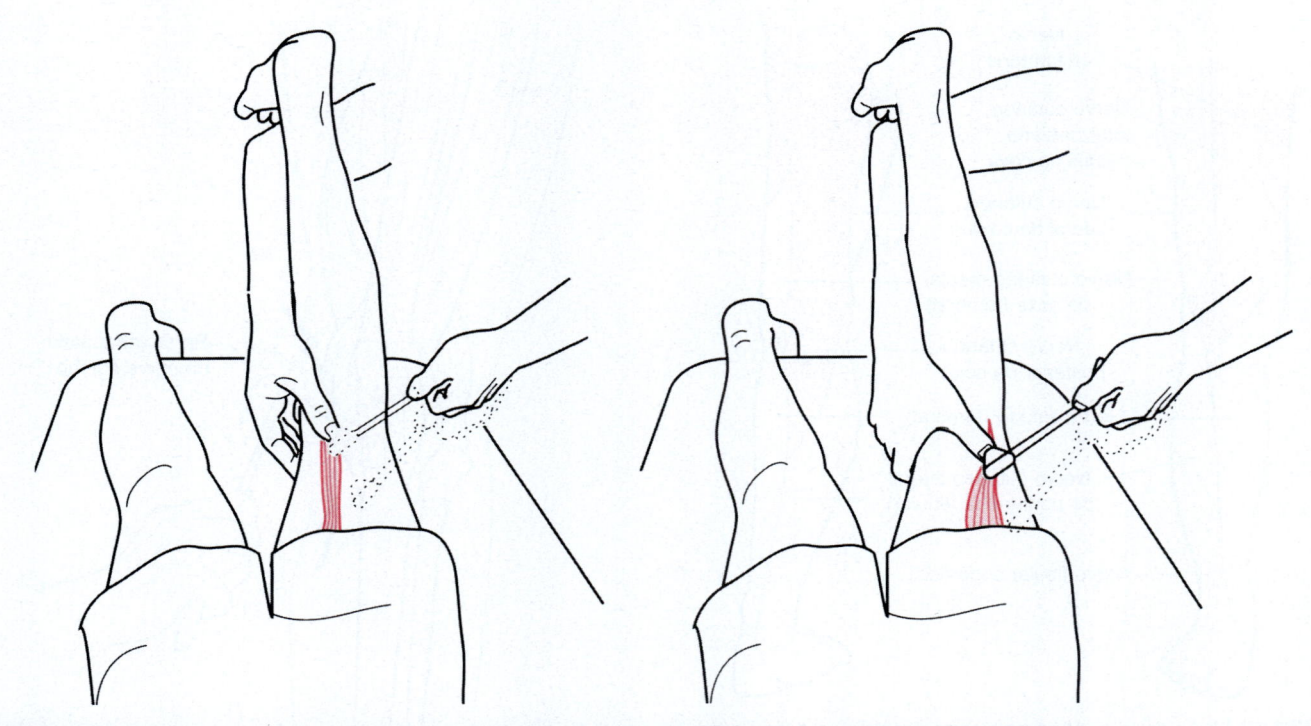

FIGURA 12.62 O teste dos reflexos dos isquiotibiais medial e lateral é feito com o paciente nesta posição.

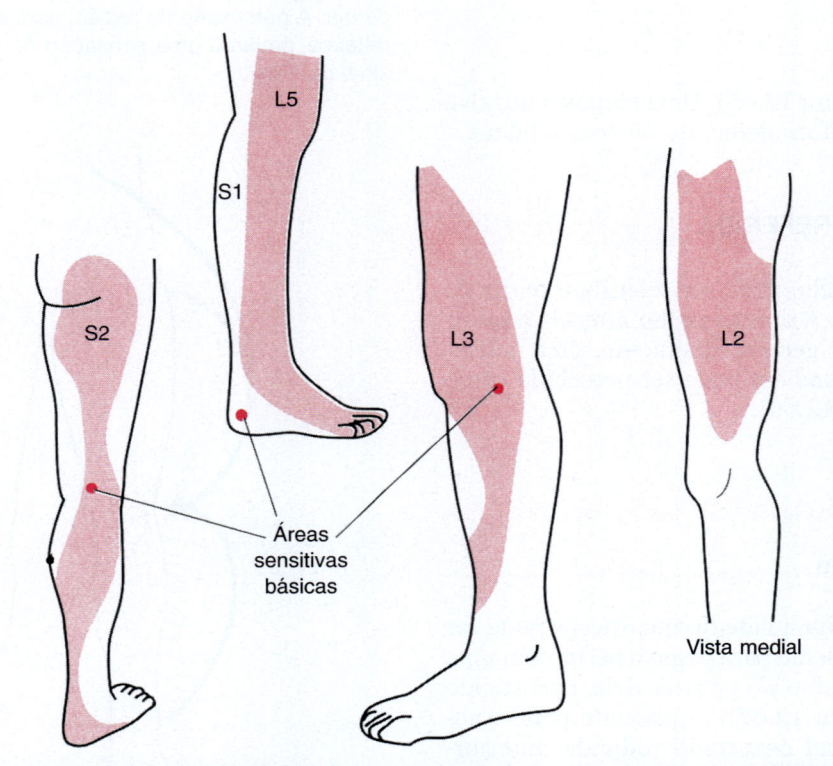

FIGURA 12.63 Os dermátomos na região do joelho. Note que a área sensitiva básica para L3 é medial à patela. A área sensitiva básica para S2 é mostrada na fossa poplítea. A área sensitiva básica para S1 está localizada distalmente ao maléolo lateral e calcâneo.

Áreas sensitivas básicas

Vista medial

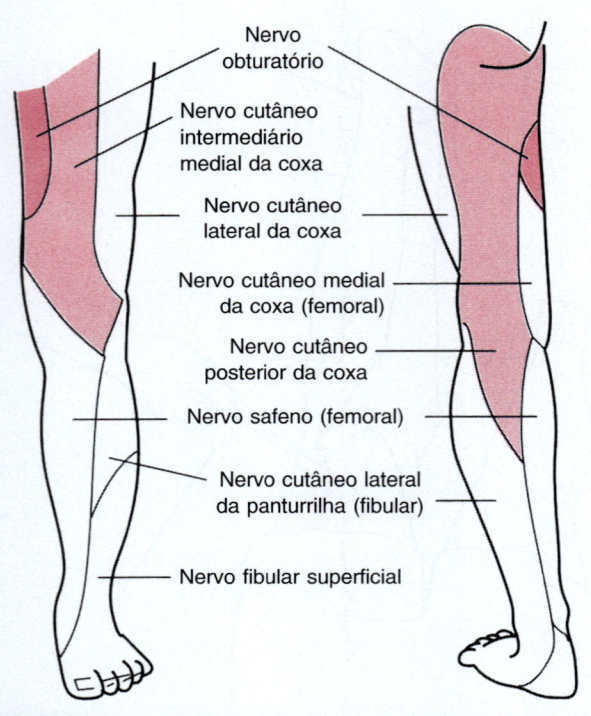

FIGURA 12.64 As distribuições nervosas à pele das áreas anterior e posterior da coxa e da perna.

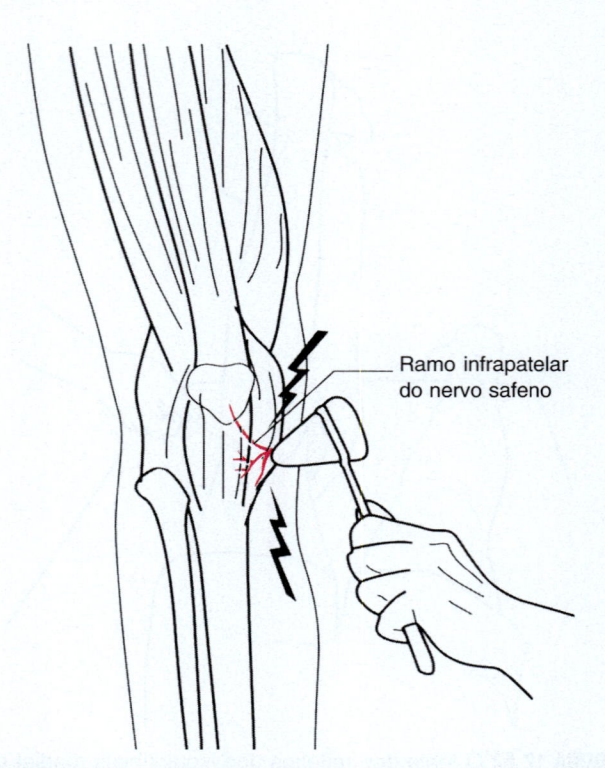

FIGURA 12.65 O ramo infrapatelar do nervo safeno pode ser lesado durante uma cirurgia. Isso irá causar insensibilidade ou formigamento na distribuição desse nervo, medialmente à patela. A percussão da região, com a utilização do martelo de reflexos, causará uma sensação de choque, conhecida como sinal de Tinel.

tibial do paciente (Figura 12.65). Uma resposta positiva se dá por meio de um formigamento ou sensibilidade.

PADRÕES DE DOR REFERIDA

A dor na região do joelho pode ser referida a partir do tornozelo e do quadril. A dor no joelho referida a partir do quadril é sentida em geral medialmente. Uma radiculopatia L3, L4 ou L5 também pode ser percebida como dor no joelho (Figura 12.66).

TESTES ESPECIAIS

Testes de flexibilidade

Uma estimativa da flexibilidade do quadríceps pode ser feita pedindo-se ao paciente para pegar a perna com uma das mãos e dobrar o joelho e o pé atrás dele, encostando o pé na nádega (Figura 12.67). O paciente pode compensar um reto femoral encurtado rodando anteriormente a pelve e flexionando o quadril. A flexibilidade dos isquiotibiais é descrita no capítulo sobre exame do quadril.

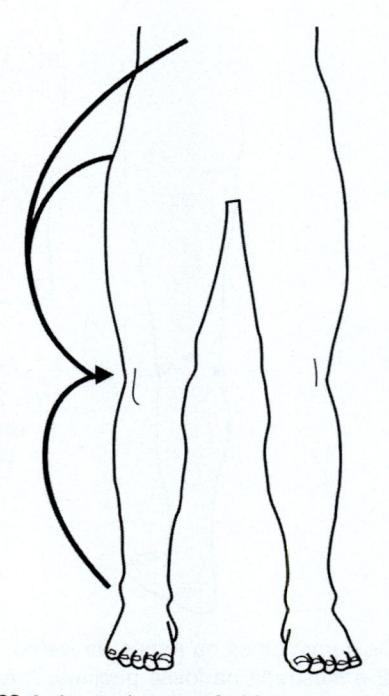

FIGURA 12.66 A dor pode ser referida para e a partir do joelho.

Capítulo 12 **O JOELHO**

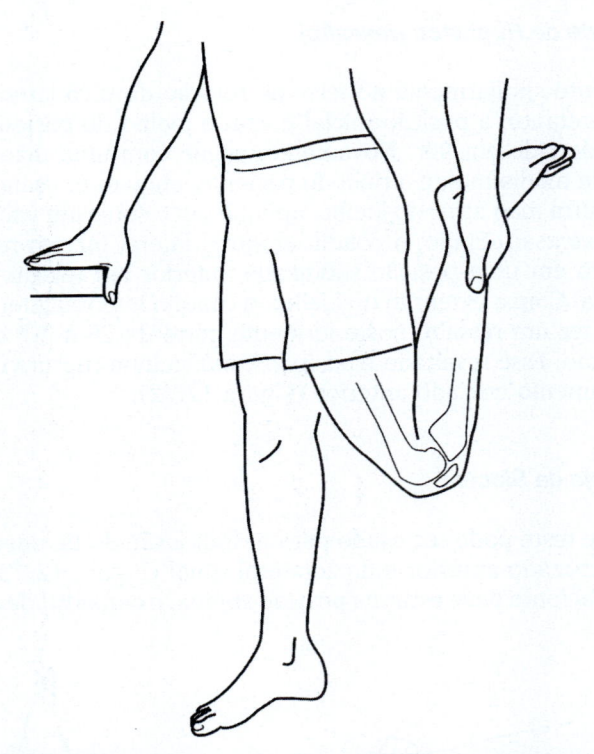

FIGURA 12.67 O paciente alonga o músculo quadríceps e mostra a flexibilidade normal do músculo.

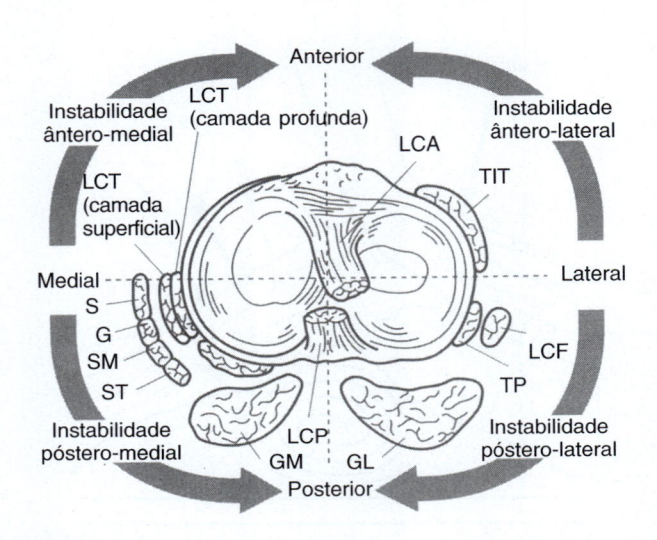

FIGURA 12.68 Instabilidade do joelho. LCA = ligamento cruzado anterior; LCP = ligamento cruzado posterior; LCT = ligamento colateral tibial; LCF = ligamento colateral fibular; G = grácil; TP = tendão poplíteo; TIT = trato iliotibial; SM = semimembranáceo; ST = semitendíneo; GM = cabeça medial do gastrocnêmio; GL = cabeça lateral do gastrocnêmio; S = sartório.

Testes para estabilidade e integridade estrutural

Sem suporte das partes moles, a articulação tibiofemoral é inerentemente instável. A Figura 12.68 mostra as estruturas que fornecem estabilidade ao joelho.

Existe uma abundância de procedimentos e testes com epônimos associados desenvolvidos no esforço de testar a estabilidade do ligamento cruzado anterior e do ligamento cruzado posterior em vários planos. Alguns dos testes mais comumente usados estão descritos nesta seção. Uma compreensão clara da anatomia funcional dos ligamentos cruzados é necessária para apreciar o propósito dos vários testes. Muitos dos testes revelam respostas sutis e requerem uma grande experiência para interpretá-las.

Ao testar os ligamentos cruzados anterior e posterior, o examinador deve primeiro examinar a instabilidade anterior e posterior da tíbia. Ela pode ser buscada com os testes de gaveta anterior e posterior, que são feitos com o joelho em 90° de flexão. Esses testes foram descritos anteriormente.

Teste de Lachman e teste de Lachman "invertido"

Tais testes são usados para evidenciar o movimento excessivo anterior ou posterior da tíbia, resultante de lesão do ligamento cruzado anterior ou posterior. Os testes são feitos com o paciente na posição supina com o joelho flexionado em aproximadamente 30°. Use uma mão para estabilizar a coxa, enquanto tenta deslocar anteriormente a tíbia do paciente para o teste de Lachman ou posteriormente para o teste de Lachman invertido. Um teste positivo implica lesão dos ligamentos cruzados anterior ou posterior (Figuras 12.69 e 12.70). Como em todos os testes de estabilidade, você deve examinar o lado oposto para comparação.

Ao testar a instabilidade ântero-medial e ânterolateral, o objetivo é reproduzir o fenômeno de "falseio" que o paciente reconhece após lesão no ligamento cruzado anterior. O teste pode ser feito começando com o joelho em extensão ou flexionado. Um ressalto súbito, que é o fenômeno do falseio, deve ser notado pelo paciente e pelo examinador quando o joelho é movido da posição estendida para flexionada ou de flexionada para estendida.

Teste de rotação do pivô lateral (MacIntosh)

O paciente é colocado na posição supina, com o quadril estendido. Segure o pé do lado afetado em uma mão e rode medialmente a tíbia sobre o fêmur. A outra mão deve ser colocada atrás do joelho do paciente de forma que possam ser feitos simultaneamente um esforço em valgo e uma manobra de flexão. Em aproximadamente 25 a 30° de flexão, existe um ressalto súbito; sendo as-

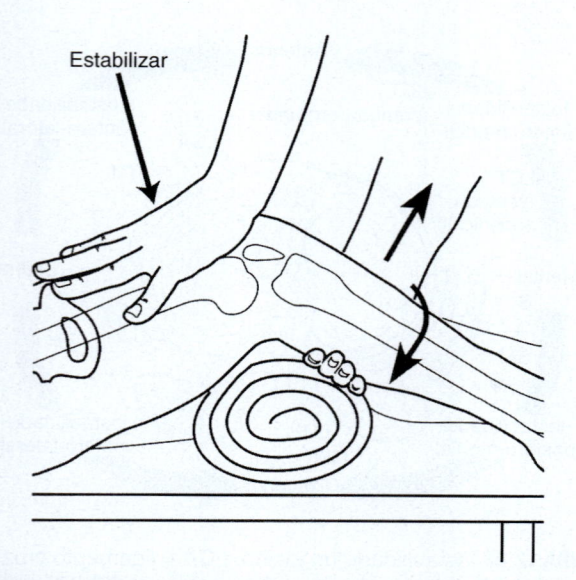

FIGURA 12.69 A posição do examinador e do paciente para a realização do teste de Lachman. É muito importante que o paciente fique relaxado para esse teste.

Teste de Hughston (ressalto)

É feito similarmente ao teste de rotação do pivô lateral. Entretanto, a posição inicial é com o joelho do paciente flexionado em 90°. Novamente, pegue com uma mão e rode medialmente a tíbia do paciente, enquanto, usando a outra mão atrás do joelho, aplique um esforço em valgo e extensão. Então, o côndilo femoral lateral faz um ressalto em uma posição subluxada anterior em relação à tíbia. Com a extensão do joelho, o côndilo femoral lateral irá ter um ressalto posteriormente perto de 25 a 30° de flexão. Esse resultado é positivo e indica uma ruptura do ligamento cruzado anterior (Figura 12.72).

Teste de Slocum

Esse teste pode ser usado para definir lesão do ligamento cruzado anterior e do colateral tibial (Figura 12.73). O paciente deve estar na posição supina, e o quadril deve

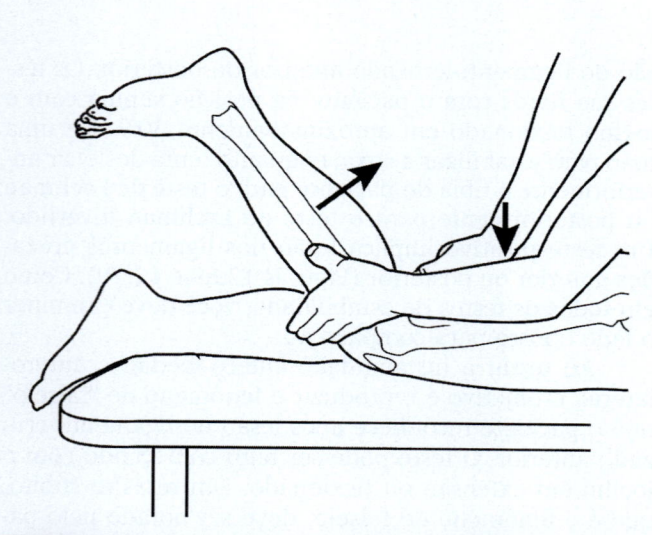

FIGURA 12.70 A posição para executar o teste de Lachman invertido. O resultado do teste é positivo quando a tíbia for capaz de ser posteriormente subluxada sobre o fêmur. O paciente deve estar completamente relaxado enquanto o teste é executado.

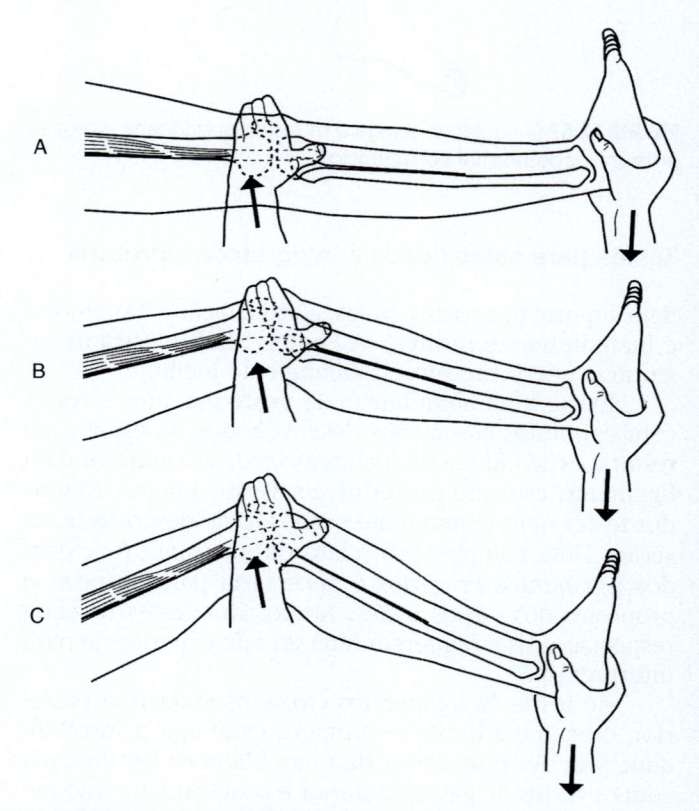

FIGURA 12.71 Posição para o teste da rotação do pivô lateral. (A) Note que o joelho do paciente está completamente estendido. Rodar internamente e aplicar um esforço em valgo. (B) Ao começar a flexionar o joelho, o platô tibial lateral subluxa. (C) Conforme a tensão do trato iliotibial é diminuída em 45° de flexão, um desvio em pivô é sentido quando a tíbia sofre redução. Esse teste é usado para identificar uma ruptura do ligamento cruzado anterior.

sim, você deverá sentir e ver o côndilo femoral lateral pular anteriormente sobre o platô tibial lateral. Esse resultado é positivo e significa uma ruptura do ligamento cruzado anterior. Com o joelho sendo ainda mais flexionado, a tíbia deve ser subitamente reduzida (Figura 12.71).

Capítulo 12 **O JOELHO**

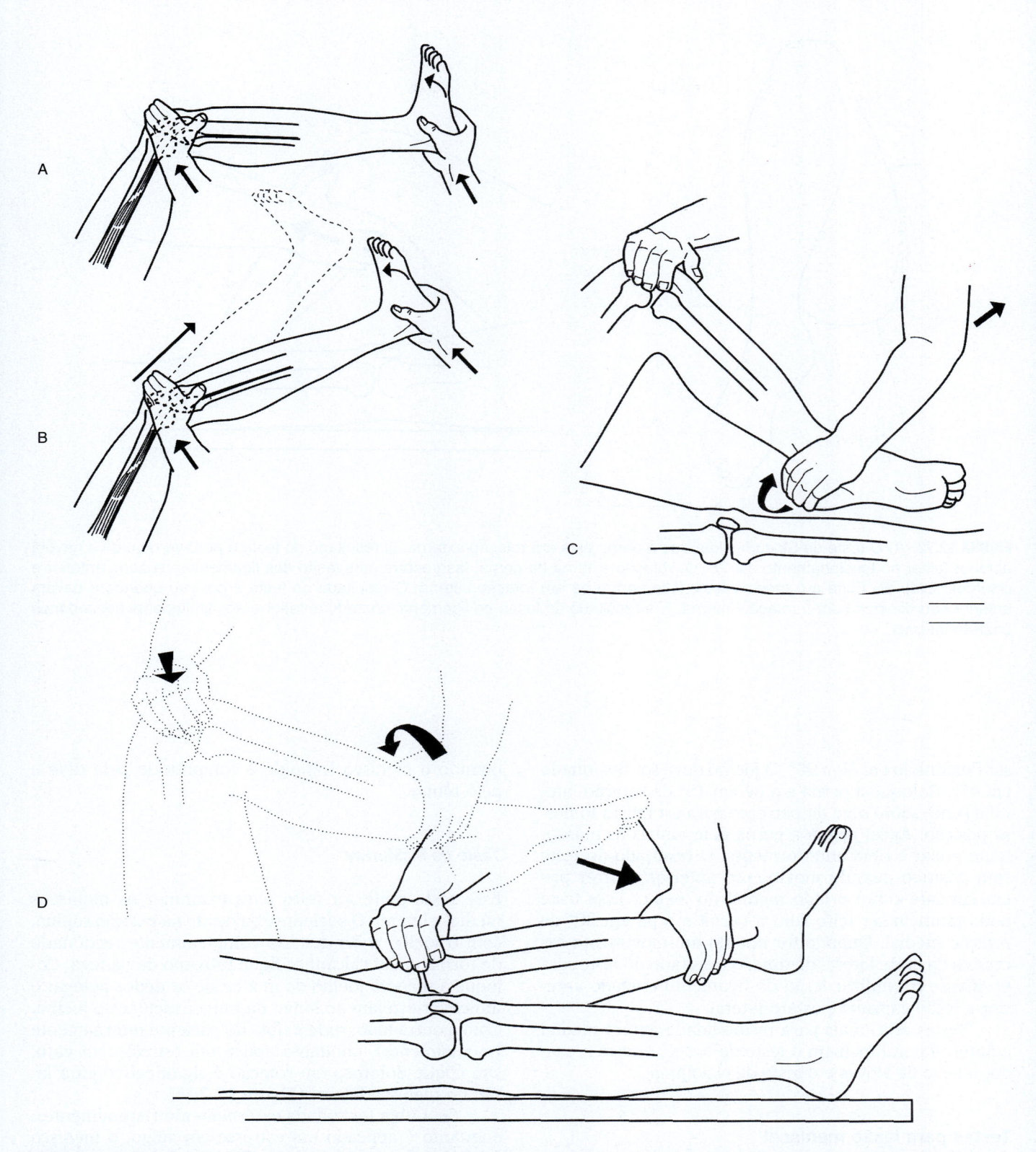

FIGURA 12.72 O teste de Hughston. (A) Note a posição inicial, com o joelho do paciente em 90° de flexão e a perna internamente rodada quando um esforço em valgo é aplicado. (B), (C) Note que o joelho do paciente está estendido enquanto é mantido o movimento de rotação interna da perna e o esforço em valgo no joelho. (D) Em 20°, ocorre subluxação da tíbia, que se reduz em extensão completa.

377

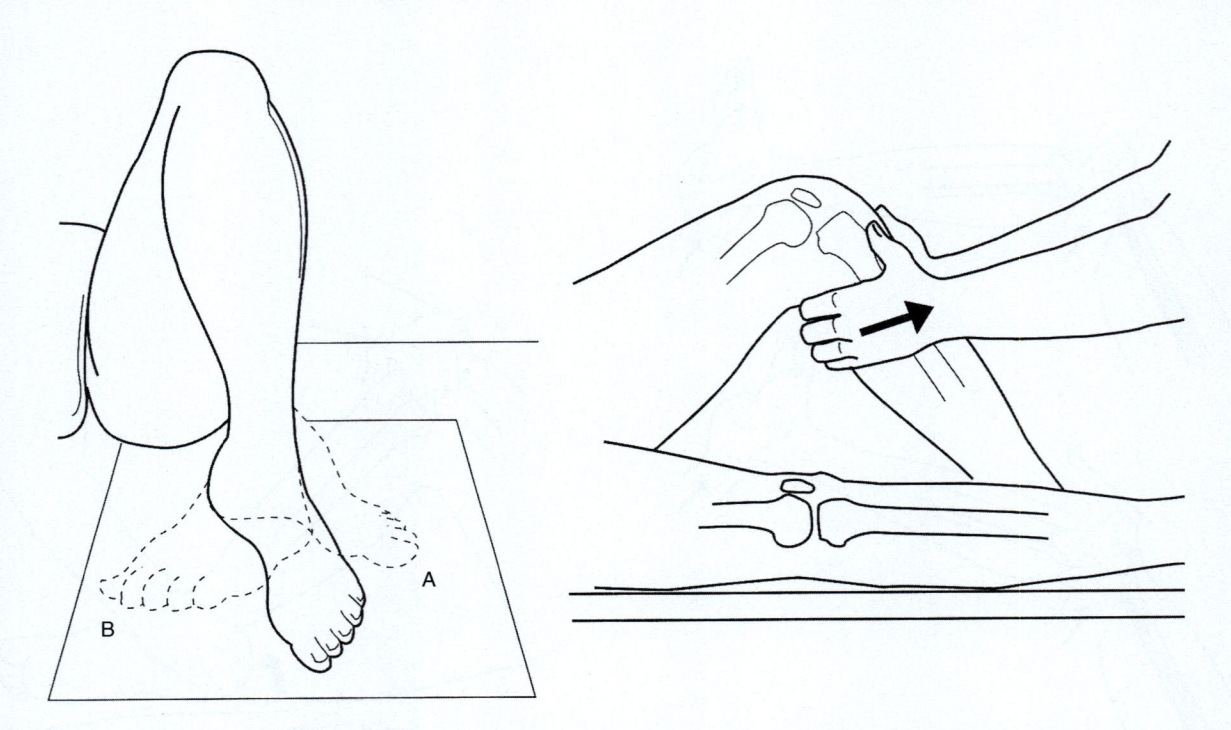

FIGURA 12.73 (A) O teste de Slocum. Note que a perna está em rotação externa. O resultado do teste é positivo quando a gaveta anterior falhar no tensionamento em 25° de rotação externa da perna. Isso ocorre com lesão dos ligamentos cruzado anterior e colateral tibial. (B) Esse é o mesmo teste feito com o pé em rotação interna. O resultado do teste é positivo quando a gaveta anterior não diminuir com a rotação interna. É o resultado de lesão ao ligamento cruzado anterior e aos limitadores secundários póstero-laterais.

ser flexionado em 80 a 90°. O joelho deve ser flexionado em 45°. Coloque a perna e o pé em 15° de rotação lateral e sente sobre o pé do paciente para estabilizá-lo nessa posição. Após, pegue a perna com ambas as mãos e tente puxar a tíbia anteriormente. O resultado do teste será positivo quando movimento anterior ocorrer primariamente sobre o lado medial do joelho. Esse teste pode também ser feito com a perna e o pé em 30° de rotação medial. Quando for notado um movimento excessivo da parte lateral da tíbia, o resultado do teste será positivo e irá indicar lesão do ligamento cruzado anterior e lesão capsular póstero-lateral.

Testes adicionais para instabilidade ântero-medial e ântero-lateral incluem o teste de Losee, o teste cruzado, o teste de Noyes e o teste de Nakajima.

Testes para lesão meniscal

O objetivo desses testes é avaliar a presença de uma lesão meniscal. Eles são feitos aplicando-se um esforço no joelho de modo que isso reproduza dor ou um clique, quando o menisco rompido é comprimido pela tíbia e pelo fêmur.

Teste de McMurray

Esse teste pode ser feito para examinar os meniscos medial e lateral. O paciente é colocado na posição supina, com o joelho a ser testado completamente flexionado de forma que o calcanhar fique próximo da nádega. Coloque a mão no joelho de modo que os dedos polegar e indicador estejam ao longo da linha articular do joelho. Com a outra mão, rode a tíbia do paciente internamente (medialmente), enquanto aplica um estresse em varo. Um clique doloroso em rotação é significativo para lesão no menisco lateral (Figura 12.74A).

Se a tíbia for rodada externamente (lateralmente), enquanto é aplicado um estresse em valgo, o menisco medial pode ser examinado (Figura 12.74B).

O teste pode ser feito em uma posição de quase flexão total. Com mais extensão, as porções anteriores do menisco podem ser examinadas. O resultado do teste

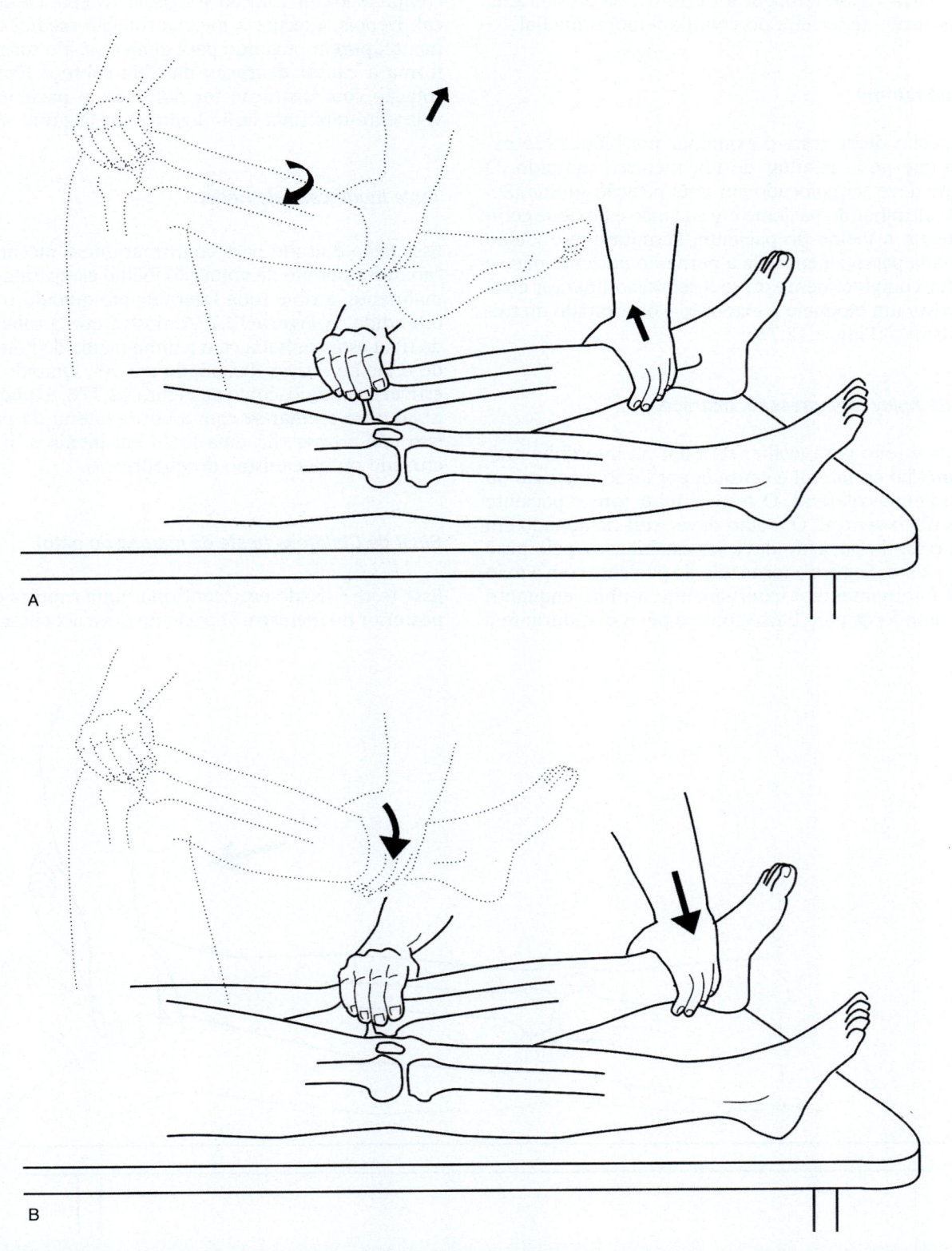

FIGURA 12.74 (A) O teste de McMurray é feito com a perna externamente rodada, aplicando um estresse em valgo para testar o menisco medial. (B) O teste de McMurray é feito com a perna internamente rodada, aplicando um estresse em varo para testar o menisco lateral.

de McMurray pode também ser positivo na presença de osteocondrite dissecante do côndilo femoral medial.

Teste do retorno

O propósito desse teste é examinar um bloqueio à extensão que pode resultar de um menisco rompido. O paciente deve ser colocado em uma posição supina. Segure o calcanhar do paciente em sua mão e flexione completamente o joelho do paciente. Permita que o joelho se estenda passivamente. Se a perna do paciente não se estender completamente ou se a sensação final for elástica, existe um bloqueio à extensão e o resultado do teste é positivo (Figura 12.75).

Teste de Apley (compressão, distração)

Tal teste é feito para avaliar se a dor na interlinha articular medial ou lateral é causada por lesão meniscal ou de ligamento colateral. O teste é feito com o paciente em decúbito ventral. O joelho deve estar flexionado em 90º. A coxa do paciente deve ser estabilizada pelo peso de seu joelho. Segure o tornozelo do paciente com a mão e rode internamente e externamente a tíbia, enquanto aplica uma força para baixo sobre o pé. A dor, durante a compressão com rotação, é significativa para lesão meniscal. Depois, execute a mesma rotação medial e lateralmente, porém puxando para cima o pé e o tornozelo de forma a causar distração da tíbia sobre o fêmur. Se a rotação com distração for dolorosa, o paciente provavelmente terá uma lesão ligamentar (Figura 12.76).

Teste modificado de Helfet

Esse teste é usado para confirmar que o mecanismo de "aparafusamento de volta" do joelho esteja intacto. Normalmente, a tíbia roda lateralmente quando o joelho é estendido. A Figura 12.77A mostra que a tuberosidade da tíbia está alinhada com a linha média da patela quando o joelho estiver flexionado em 90º. Quando o joelho estiver estendido, como na Figura 12.77B, a tuberosidade tibial deve alinhar-se com a borda lateral da patela. Se isso *não ocorrer*, há uma lesão em menisco, ligamento cruzado ou mecanismo do quadríceps.

Sinal de Childress (teste da marcha do pato)

Esse teste é usado para confirmar uma ruptura do corno posterior do menisco. O paciente deve acocorar e "cami-

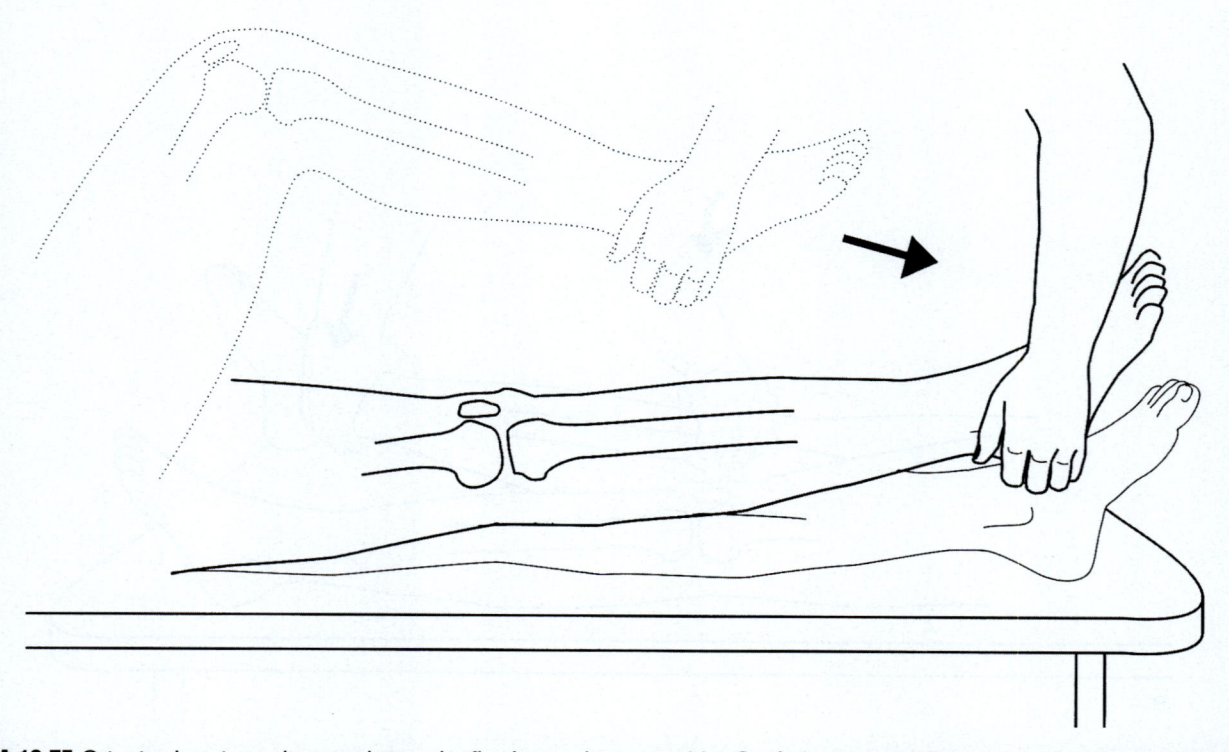

FIGURA 12.75 O teste de retorno busca alguma lesão de menisco rompido. O pé do paciente deve ser segurado com a mão, e o joelho é abaixado até extensão. Se o joelho não alcançar extensão completa ou caso seja notada uma sensação final mole, o resultado do teste será positivo.

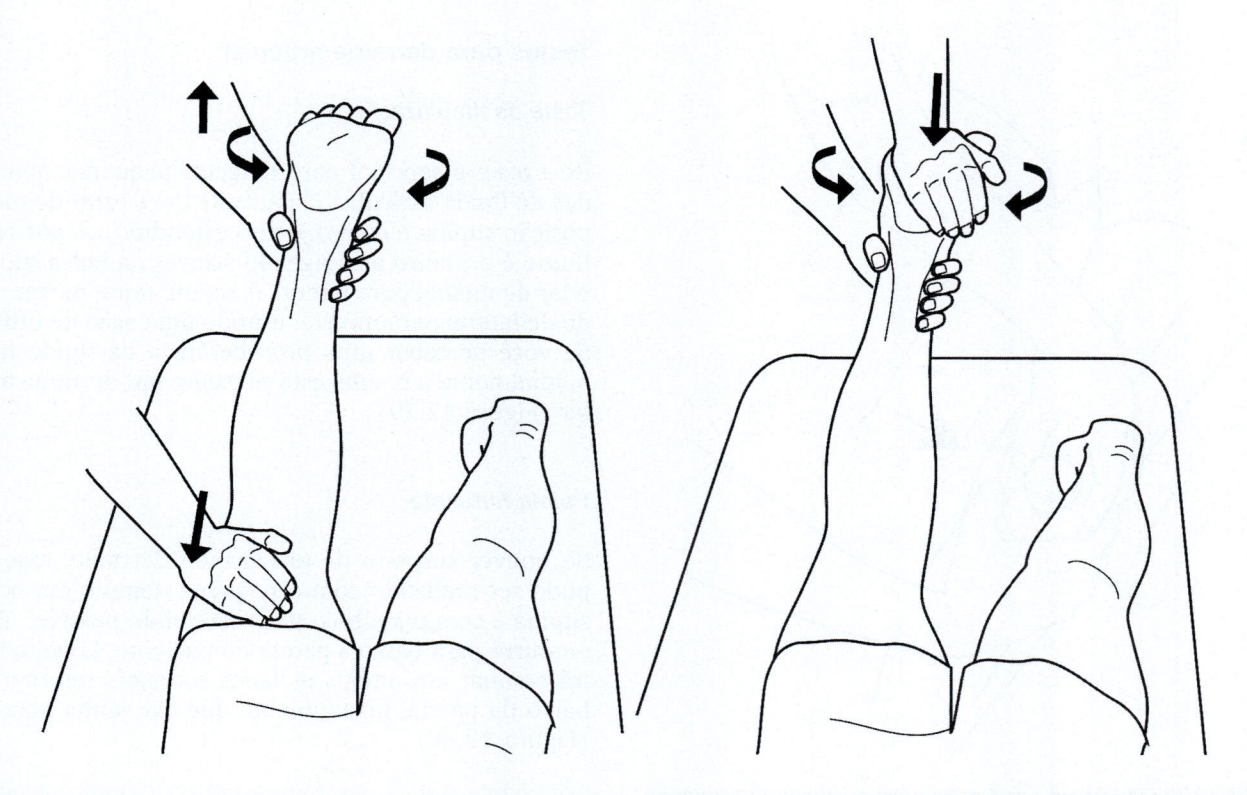

FIGURA 12.76 O teste de compressão/distração de Apley. A tíbia é rodada primeiro com uma força de distração na perna e, depois, com uma força de compressão. A distração com rotação testa os ligamentos colaterais, enquanto a compressão com rotação testa os meniscos.

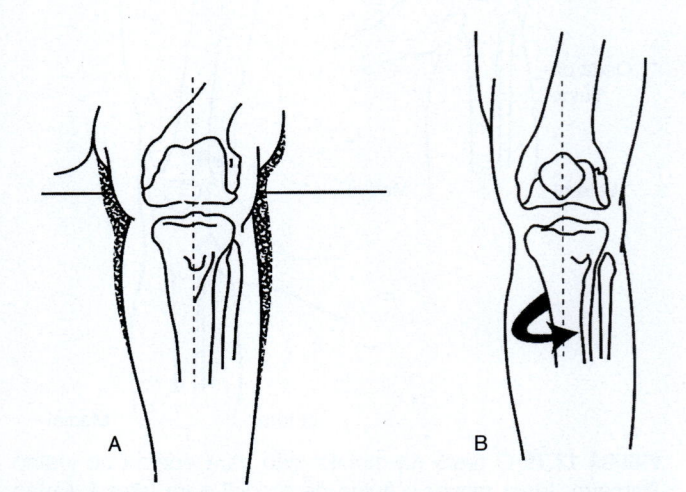

FIGURA 12.77 (A) Teste de Helfet modificado. O joelho é flexionado em 90°, e as linhas médias da patela e tuberosidade tibial estão alinhadas. (B) Em extensão, a tuberosidade tibial fica lateralmente à linha média patelar (normal).

nhar como um pato". Se houver estalido, dor ou sensação de ressalto, o teste será positivo.

Testes para articulação patelofemoral

Teste de apreensão (Fairbanks)

Esse teste é usado para diagnosticar uma luxação prévia da patela. O paciente deve ser colocado na posição supina, com os músculos do quadríceps o mais relaxados possível. O joelho deve ser flexionado em aproximadamente 30° enquanto você empurra, de forma delicada e cuidadosa a patela do paciente lateralmente. O resultado do teste será positivo se o paciente sentir que a patela irá luxar e abruptamente contrair o quadríceps (Figura 12.78).

Teste para plica

As plicas medial e lateral são espessamentos sinoviais que conectam o fêmur à patela. Em alguns indivíduos,

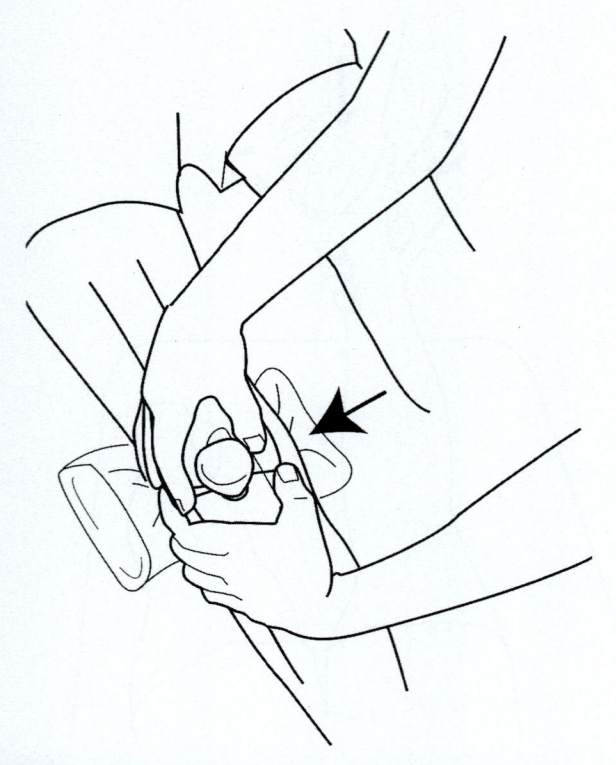

FIGURA 12.78 O teste de apreensão para subluxação e luxação patelar.

esses espessamentos sinoviais estão desenvolvidos demais e podem ser beliscados na articulação patelofemoral ou serem dolorosos. As plicas podem ser examinadas com o paciente deitado na posição supina, com a coxa relaxada. O teste para plica medial é feito empurrando a patela do paciente medialmente com uma mão. Então tenta-se dedilhar a plica, como uma corda de violão, no lado medial da patela. O examinador testa a plica patelar lateral empurrando a patela lateralmente com uma mão e tentando dedilhar a plica no lado lateral da patela.

Teste de artrite patelofemoral (Waldron)

O teste é usado para detectar a presença de artrite patelofemoral. Ao paciente deve ser solicitado para que faça várias flexões do joelho lentamente. Posteriormente, coloque sua mão sobre a patela de forma que você possa palpá-la enquanto o paciente flexiona e estende. Peça ao paciente para informar se houver dor durante a dobra ou o estiramento. A presença de crepitação durante uma queixa de dor é positiva para doença da articulação patelofemoral.

Testes para derrame articular

Teste da mobilização

Esse teste é sensível para detectar pequenas quantidades de fluido articular. O paciente deve estar deitado na posição supina e com o joelho estendido, se possível. O fluido é primeiro massageado através da bolsa suprapatelar de medial para lateral. A seguir, tente mover o fluido de lateral para medial, usando uma ação de ordenha. Se você perceber uma protuberância de fluido ínfero-medialmente à patela, está presente um derrame articular (Figura 12.79).

Patela flutuante

Se houver suspeita de um grande derrame, esse teste pode ser realizado com o paciente deitado em posição supina e com o joelho o mais estendido possível. Então, empurre para baixo a patela do paciente. Logo, o fluido irá emanar em ambos os lados e depois retornar para baixo da patela, fazendo com que ela venha para cima (Figura 12.80).

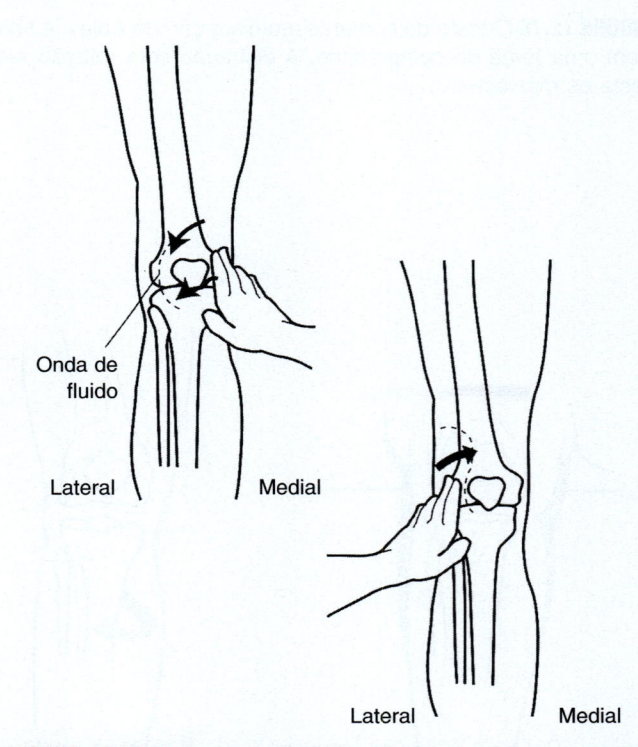

FIGURA 12.79 O teste de mobilização para edema no joelho. Primeiro, tente mover o fluido de medial para lateral. Então, tente deslocar o fluido de lateral para medial sobre a patela. Se um volume de fluido for notado inferior e medialmente à patela, o resultado do teste é positivo para um pequeno derrame articular.

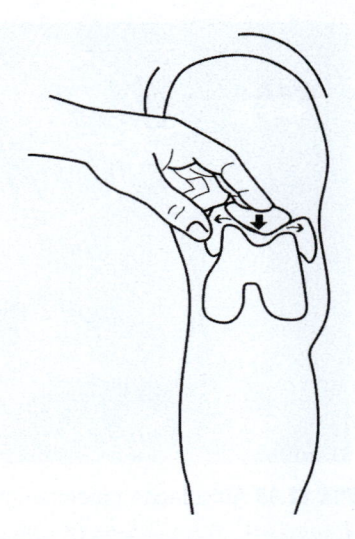

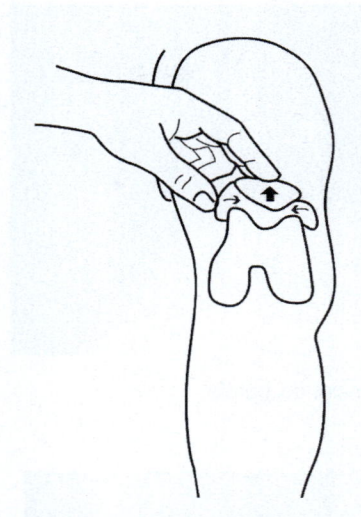

FIGURA 12.80 Teste para derrame volumoso no joelho mostrando uma patela flutuante com fluido saindo por ambos os lados da patela, com compressão para baixo.

VISTAS RADIOLÓGICAS

As vistas radiológicas estão mostradas da Figura 12.81 até a Figura 12.85.

F = Fêmur
T = Tíbia
P = Patela

Fi = Fíbula
MFC = Côndilo femoral medial
TT = Tubérculo tibial
F = Sulco troclear femoral
A = Ligamento cruzado anterior
B = Ligamento cruzado posterior
C = Corno posterior do menisco medial

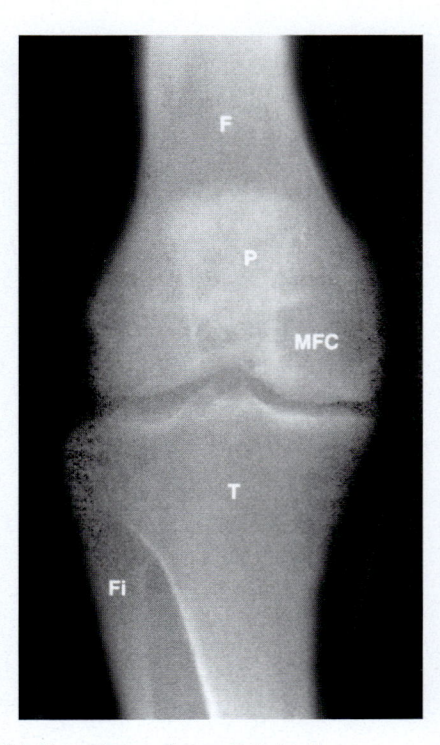

FIGURA 12.81 Vista ântero-lateral do joelho.

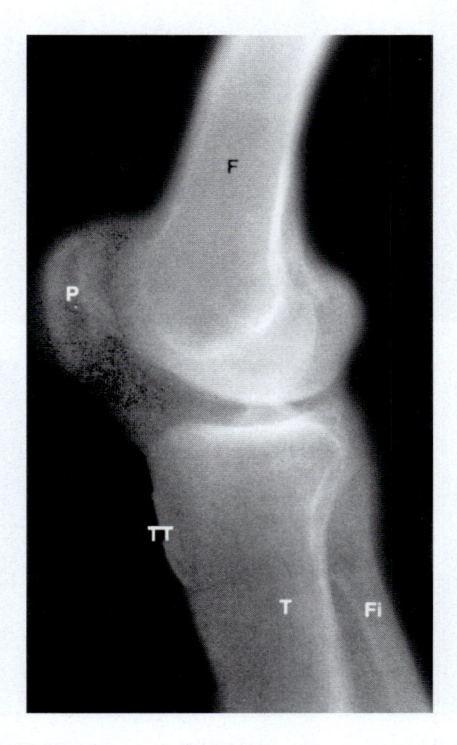

FIGURA 12.82 Vista lateral do joelho.

O JOELHO   Capítulo 12

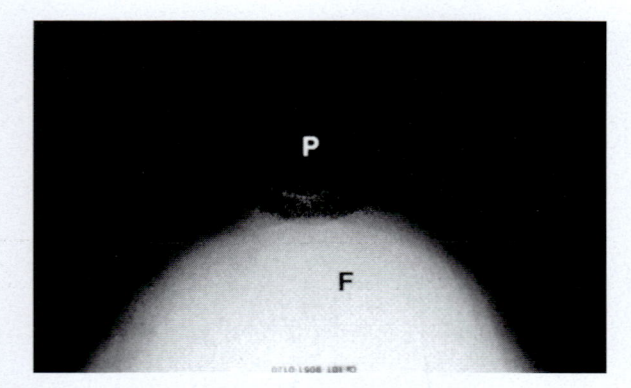

FIGURA 12.83 Vista tangencial da patela.

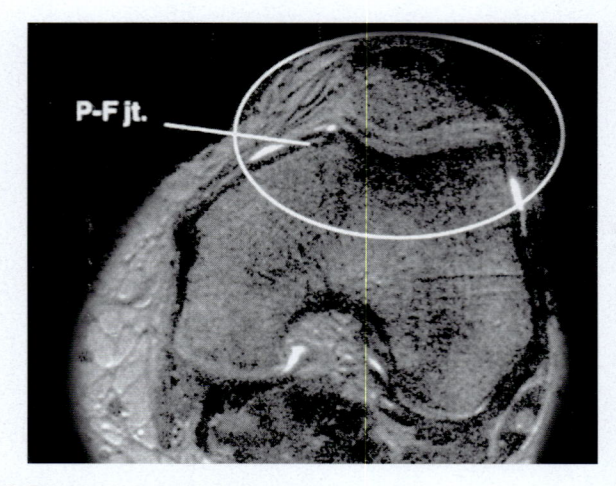

FIGURA 12.85 Articulação patelofemoral.

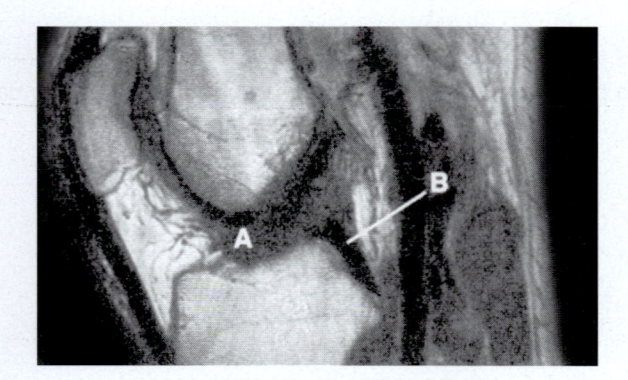

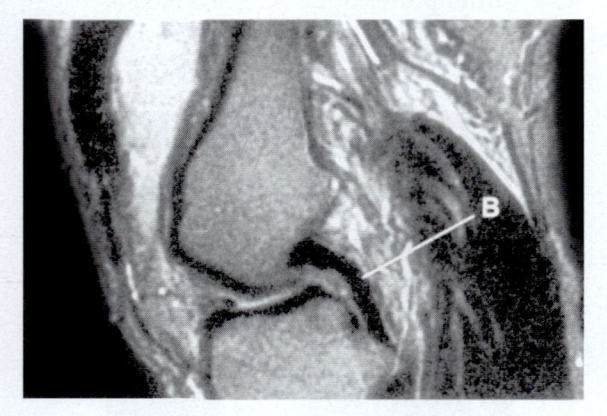

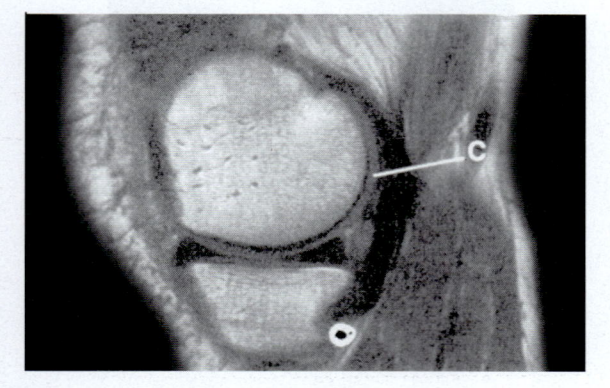

FIGURA 12.84 Vista sagital do joelho.

13 O tornozelo e o pé

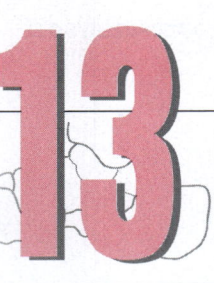

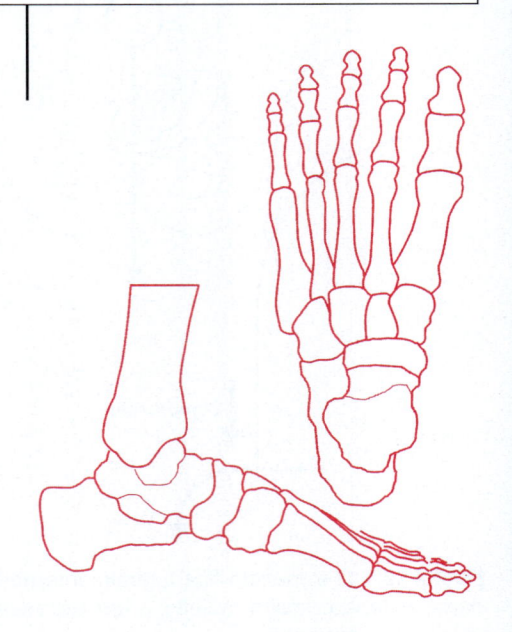

Consulte o Capítulo 2 para obter um panorama da seqüência de um exame físico. Por motivos de extensão e para evitar a repetição da anatomia, a seção de palpação aparece diretamente após a seção sobre exame subjetivo e antes de qualquer seção sobre teste, em vez de estar no final de cada capítulo. A ordem na qual o exame é feito deve ser baseada na experiência e na preferência pessoal do examinador, bem como na apresentação do paciente.

ANATOMIA FUNCIONAL

O tornozelo

O tornozelo é uma articulação sinovial composta de três ossos: a tíbia, a fíbula e o tálus. Embora intimamente relacionado com o pé, o tornozelo e o pé têm funções separadas e distintas. O tornozelo é a mais simples das duas estruturas. Ele é uma união extraordinariamente estável entre o corpo e sua base de apoio, o pé. Em geral, o tornozelo fica lateral ao centro de gravidade do corpo. Assim, a articulação do tornozelo está sujeita a cargas em varo, bem como a cargas compressivas (Figura 13.1). A estrutura do tornozelo é a de uma mortalha óssea. Tal estrutura é limitada medialmente pelo processo maleolar na extremidade distal da tíbia, superiormente pela superfície achatada da extremidade distal da tíbia (o pilão tibial) e lateralmente pelo processo maleolar da extremidade distal da fíbula. O maléolo fibular, que é o menor – estende-se distal e posteriormente em relação ao maléolo medial. Como resultado, o eixo transmaleolar está rodado externamente em cerca de 15° no eixo coronal da perna (Figura 13.2). Anteriormente, a mortalha é aprofundada pelo ligamento tibiofibular anterior. Posteriormente, é escorada pela projeção óssea distal da tíbia (maléolo posterior) e ligamento tibiofibular posterior. Dentro dessa mortalha está o corpo do tálus. O tálus articula-se com o pilão tibial por sua grande convexidade superior (o domo). Também apresenta uma superfície articular para cada um dos maléolos. O domo do tálus é mais largo anteriormente que posteriormente. Como tal, o tálus torna-se firmemente acunhado dentro da mortalha do tornozelo na dorsiflexão. Isso cria uma tensão medial-lateral através da sindesmose e do ligamento tibiofibular distal. A mortalha intacta do tornozelo primariamente permite ao tálus um único plano de movimento (flexão-extensão), com uma quantidade apenas modesta de deslocamento anterior-posterior. Por conseguinte, tal estabilidade aumentada do tornozelo durante a dorsiflexão fornece os meios para isolar e avaliar a integridade dos ligamentos mediais e laterais, assim como a mobilidade subtalar de inversão-eversão.

O tornozelo é exclusivamente responsável pela transmissão de todas forças de apoio entre o corpo e o

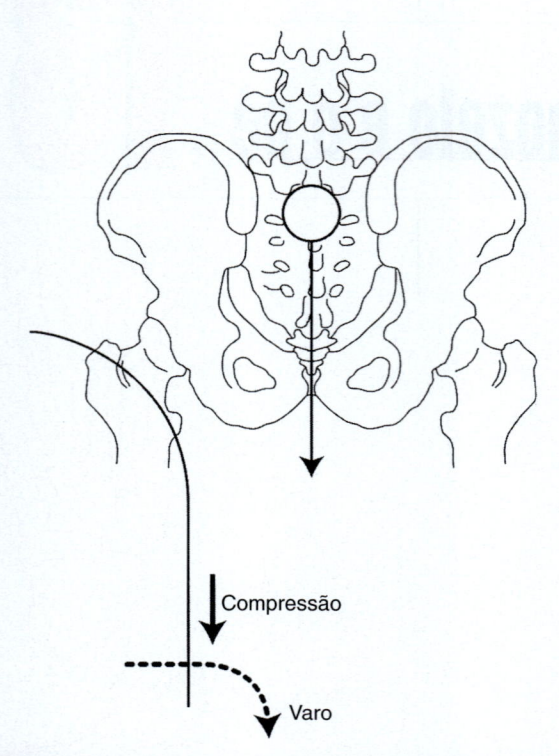

FIGURA 13.1 O tornozelo fica lateralmente ao centro de gravidade, estando, assim, sujeito a um estresse em varo, bem como de compressão.

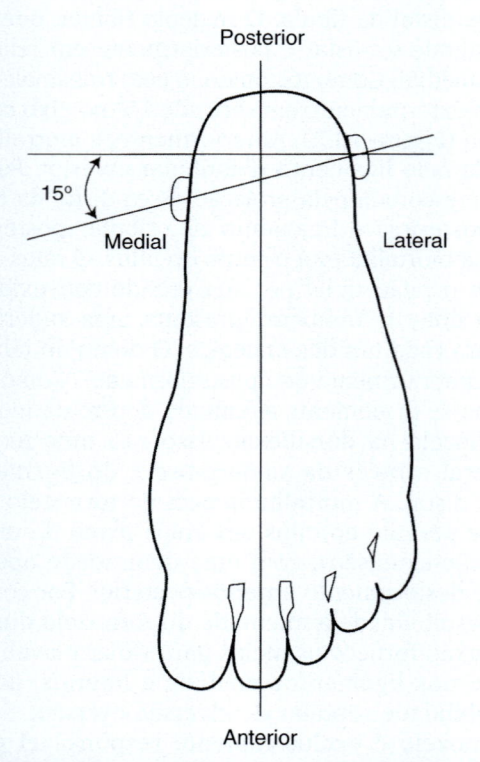

FIGURA 13.2 O eixo transmaleolar é rodado externamente em 15°.

pé. O tornozelo é notavelmente imune às alterações degenerativas vistas universalmente na senescência, observadas em outras grandes articulações sinoviais. Essa economia incomum e única da articulação do tornozelo talvez seja a conseqüência de uma combinação de fatores, incluindo a necessidade de graus limitados de liberdade do tornozelo e seu extremo grau de estabilidade. Entretanto, para acomodar os intensos estresses das atividades diárias e as alterações nos contornos do solo, o tornozelo é complementado por um complexo de articulações acessórias que compreendem o pé. A mais significativa delas é a articulação subtalar (talocalcaneana).

O pé

A função primária do pé é fornecer uma plataforma de suporte estável para atenuar a carga de impacto da extremidade durante a locomoção e para auxiliar na propulsão eficiente do corpo. Para conseguir essas tarefas, o pé é feito de três seções. Essas seções – o retropé, o mediopé e o antepé – são, por sua vez, compostas de múltiplas articulações móveis e semi-rígidas que asseguram a conformidade do pé a variadas topografias da superfície. Os elementos ósseos do pé estão arranjados para formar um arco longitudinal e um transverso. Esses arcos são mantidos através da parte plantar por bandas de tensão de partes moles que agem como amortecedores durante o impacto (Figura 13.3A).

O pé tem 26 ossos distribuídos ao longo do retropé, do mediopé e do antepé (Figura 13.3B) O retropé representa um terço do comprimento total do pé. Ele contém os dois maiores ossos do pé, o calcâneo e o tálus. O maior é o calcâneo (osso do calcanhar). O calcâneo fica por baixo e sustenta o corpo do segundo osso, o tálus. O tálus (osso do tornozelo) é a única ligação óssea entre a perna e o pé. A tíbia articula-se com o tálus no meio do retropé.

O mediopé contém os ossos pequenos e angulares que são o navicular, os cuneiformes (medial, médio e lateral) e o cubóide. O mediopé representa um pouco mais que um sexto do comprimento total do pé. Pouco movimento ocorre dentro das articulações do mediopé.

O antepé representa a metade remanescente do comprimento total do pé. É composto de ossos longos em miniatura, cinco metatarsais e 14 falanges.

A integridade estrutural do pé é dependente da combinação da geometria articular e da sustentação de partes moles. Todas as articulações do pé são sinoviais. A sustentação de partes moles é provida por estabilizadores estáticos (ligamentares) e dinâmicos (musculotendíneos). A falha da integridade estrutural articular ou de partes moles irá resultar em disfunção do tornozelo e do pé, eficiência reduzida, artrose e falência óssea (fraturas por fadiga).

O suporte do tálus é feito posteriormente pela faceta calcaneana anterior e distalmente pelo osso navicular.

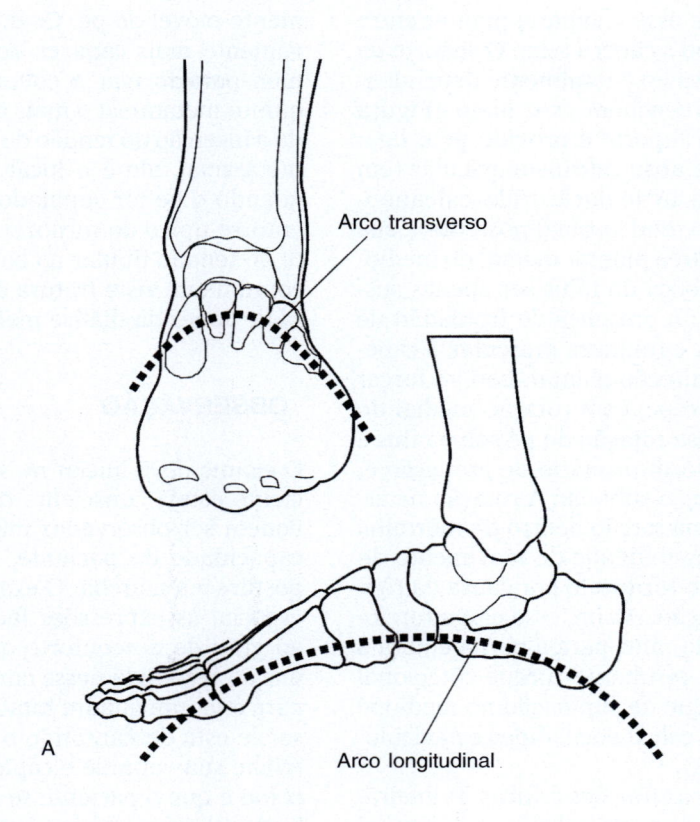

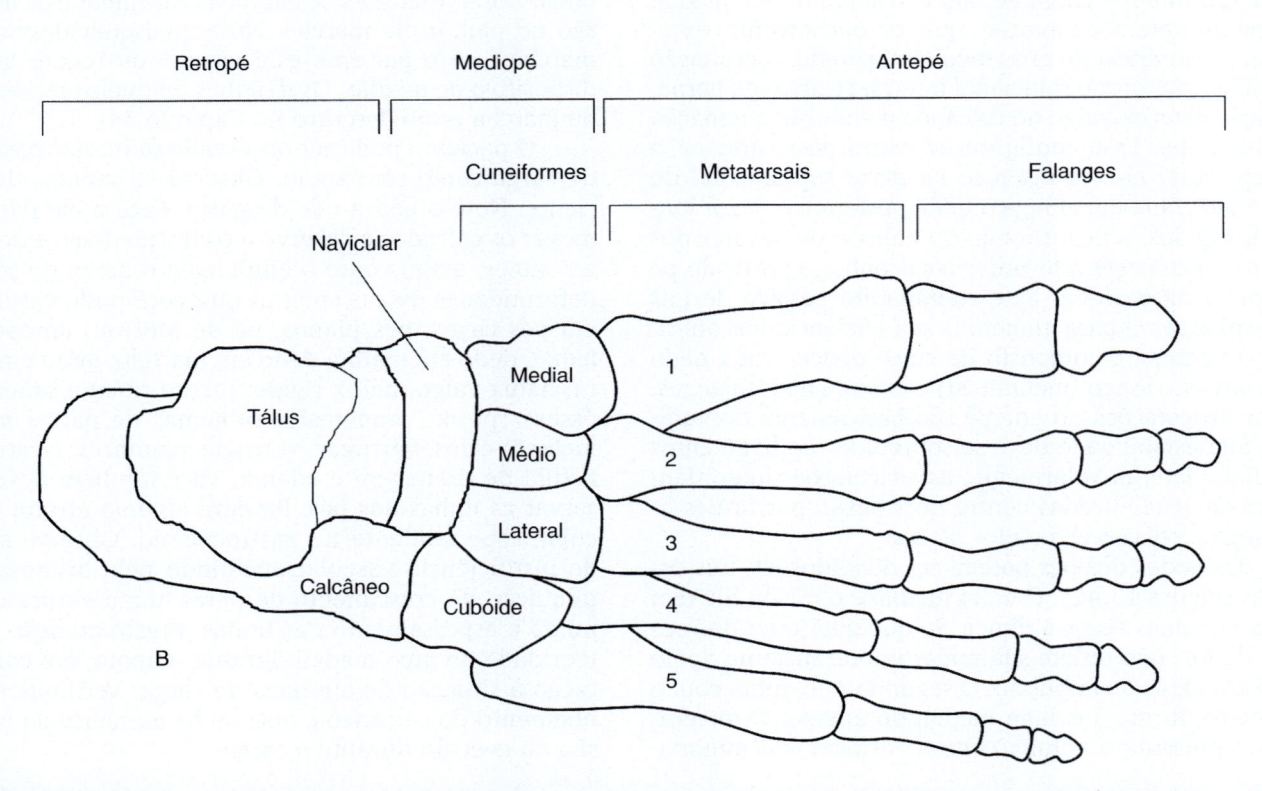

FIGURA 13.3 (A) Os arcos longitudinal e transverso são formados pelos ossos do pé. Os tecidos moles que formam esses arcos agem como amortecedores das forças de impacto durante a deambulação. (B) Os 26 ossos do pé são divididos em três seções.

Existe um vácuo de suporte ósseo na parte plantar entre o calcâneo e o navicular, sob a cabeça talar. O suporte da cabeça talar através desse vazio é totalmente dependente de partes moles que preenchem esse hiato (Figura 13.4A). Estaticamente, tal suporte é provido pelo ligamento plantar fibrocartilaginoso calcaneonavicular (em mola). Dinamicamente, a articulação talo-calcâneo-navicular é sustentada pelo tendão tibial posterior e sua ampla inserção plantar na área plantar medial do mediopé. Devido ao fato de a cabeça do tálus ser apenas sustentada por partes moles, na presença de frouxidão de partes moles ou ligamentar e fraqueza muscular, a cabeça do tálus pode virar em direção plantar. Isso irá forçar lateralmente o calcâneo e o pé, com rotação medial do pé sobre seu eixo maior. Essa rotação do pé sob o tálus é chamada de pronação. O local primário de *pronação* é, por conseguinte, a articulação subtalar. A rotação na articulação subtalar causa uma torção dentro da mortalha do tornozelo. Há pouca possibilidade de movimento do tálus dentro da mortalha do tornozelo por causa da rígida anatomia dessa articulação. Assim, essa carga torcional é transmitida através do tálus para a perna e para a extremidade inferior, com resultante torque rotacional interno na perna e um torque de supinação no mediopé (articulações talonavicular, calcaneocubóidea e naviculocuneiforme) (Figura 13.4B).

A pronação serve a duas funções críticas. Primeiramente, diminui a carga de impacto sobre o arco medial do pé durante a locomoção, que, de outra forma, excederia a tolerância do arco medial. Segundo, a pronação do tálus cria torque rotacional interno relativo da perna, rotação externa-valgo do calcâneo e abdução-supinação do mediopé. Essa configuração estira passivamente o tríceps sural na sua inserção na parte supramedial do calcâneo. Também alonga o tibial posterior, o flexor longo dos dedos, o flexor longo do hálux e os flexores dos dedos ao começar a levantar o calcanhar a partir do pé no meio da passada. Esse estiramento passivo de tais músculos serve para aumentar sua eficiência mecânica.

O antepé é composto de cinco dedos. Cada dedo tem um osso longo (metatarsal) e duas ou mais falanges. Essas articulações do antepé são basicamente dobradiças. Sua estabilidade deve-se sobretudo aos ligamentos medial e lateral. Volarmente, as articulações interfalângicas são estabilizadas contra dorsiflexão por firmes ligamentos volares chamados *placas*.

Os dedos dos pés podem ser divididos em três colunas (Figura 13.4C). O dedo medial é o maior. Ele tem mais que duas vezes a dimensão que quaisquer dos outros dedos. Isso reflete sua maior importância no apoio e na atividade de impulsão. O segundo raio, junto com o primeiro, forma a coluna medial do antepé. O terceiro raio representa a coluna central "estável" ou minimamente móvel do pé. Os dois raios laterais são progressivamente mais capazes de movimentos. Eles se combinam para formar a coluna lateral do antepé, sendo o quinto metatarsal o mais móvel de todos os dedos. Devido à inserção do tendão do fibular curto na base do quinto metatarsal, ele é o local de carga excessiva de tração quando o pé for supinado durante uma lesão como um entorse típico do tornozelo. A tração excessiva resultante do tendão fibular na base do quinto metatarsal leva à comumente vista fratura do quinto metatarsal e à fratura de Jones da diáfise metatarsal, que é mais complexa.

OBSERVAÇÃO

O exame deve iniciar na sala de espera, antes que o paciente esteja consciente da observação do examinador. Podem ser observadas informações sobre o grau da incapacidade do paciente, o nível de funcionamento, a postura e a marcha. O examinador deve prestar atenção especial às expressões faciais do paciente com relação ao grau de desconforto que ele está sentindo. A informação recolhida nesse curto período pode ser muito útil para criar um quadro total da condição do paciente. Note se ele está descansando o pé em uma posição de carga. Avalie sua vontade e capacidade de usar o pé. Verifique como é que o paciente se levanta e se é capaz de deambular. Observe as fases de batida do calcanhar e da impulsão no padrão de marcha. Note quaisquer desvios na marcha e se o paciente está usando ou requer algum dispositivo de auxílio. Os detalhes de quaisquer desvios na marcha estão descritos no Capítulo 14.

O paciente pode ser observado tanto nas posições de carga como sem apoio. Observe os sapatos do paciente. Note o padrão de desgaste. Peça a ele para remover os calçados e observe o contorno ósseo e de partes moles, assim como o alinhamento ósseo do pé. As deformidades ósseas comuns que você pode ver incluem pés cavos, pés planos, pé de Morton, antepé em leque, dedo em malho, dedo em martelo, dedo em garra, hálux valgo, hálux rígido, torção tibial e saliências ósseas (p. ex., joanetes). Problemas de partes moles incluem calos, verrugas, verrugas plantares, cicatrizes, fístula de drenagem e edema. Você também deve observar as unhas dos pés. Procure alguma atrofia muscular, especialmente no gastrocnêmio. Observe sinais de insuficiência vascular, incluindo pele brilhosa, diminuição do crescimento de pêlos, temperatura diminuída e espessamento das unhas. Preste atenção à integridade do arco medial durante o apoio, em comparação à situação de ausência de carga. Verifique o alinhamento do calcâneo e note se há aumento da inversão ou eversão durante a carga.

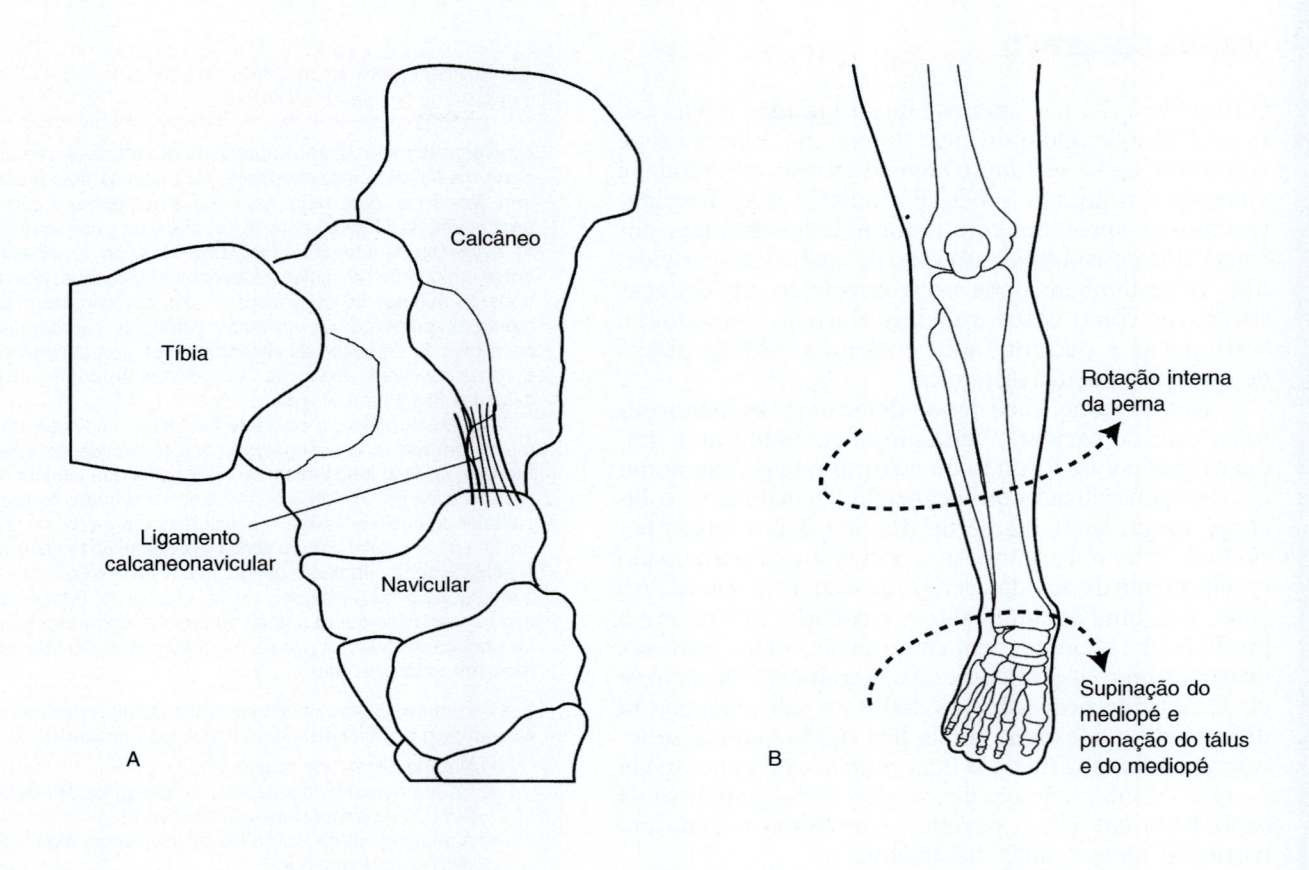

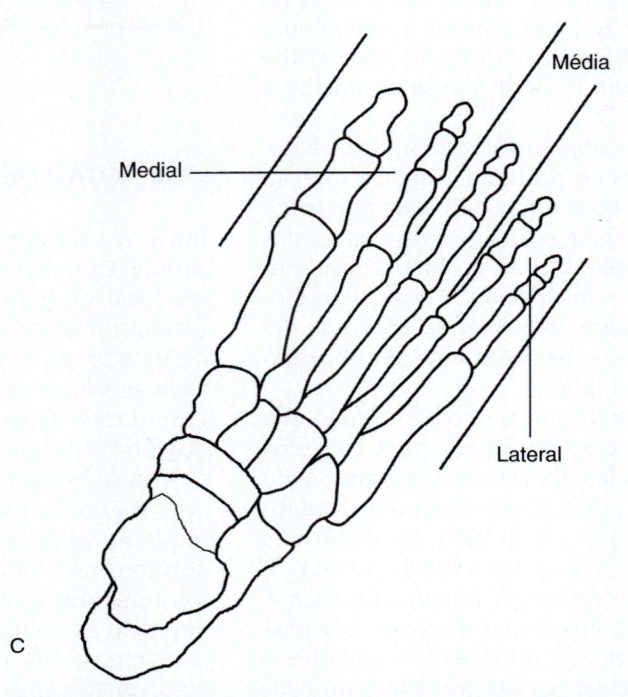

FIGURA 13.4 (A) Existe um hiato entre o navicular, anteriormente, e o calcâneo, posteriormente. É ocupado pelo ligamento calcaneonavicular (mola). (B) A pronação do tálus resulta em rotação interna da perna e em um torque de supinação no mediopé. (C) Os ossos do pé estão alinhados em três colunas – medial (dedos 1 e 2), média (dedo 3) e lateral (dedos 4 e 5).

EXAME SUBJETIVO

O tornozelo e o pé estão sujeitos a grandes forças durante a fase de apoio do ciclo da marcha. Embora o pé seja muito ágil e se adapte bem ao terreno que muda, é vulnerável a muitas lesões. Em adição, o pé freqüentemente se apresenta com deformidades estáticas por causa dos constantes estresses de apoio nele colocados. O pé também pode estar envolvido em doenças sistêmicas como diabete melito e artrite reumatóide. Verifique se o paciente apresenta uma história prévia de qualquer doença sistêmica.

Nesse exame, você deseja determinar as limitações funcionais do paciente. Verifique se ele notou uma mudança gradual no formato ou estrutura do pé e se notou inchaço generalizado ou localizado. Questione se o inchaço surgiu subitamente ou durante determinado período de tempo. Pergunte se o paciente tem participado regularmente de atividades vigorosas como corridas. Procure saber também quais são as atividades habituais e a profissão do paciente, bem como se ele coloca estresses anormais nos pés por causa do seu trabalho. Observe se ele é capaz de ficar sobre os dedos ou calcanhares sem dificuldade e questione se ele fica rígido quando se levanta pela manhã ou após ficar sentado. Pergunte se ele é capaz de subir e descer degraus, se pode adaptar-se na caminhada em vários terrenos e se algum terreno em particular oferece mais dificuldade.

Verifique se alguma porção do pé se apresenta insensível ou com sensibilidade alterada. Parestesias no tornozelo e no pé podem ser secundárias a radiculopatias a partir de L4, L5, S1, S2. Cãibras na panturrilha ou no pé após caminhar podem ser secundárias a claudicação.

Se o paciente relatar uma história de trauma, é importante notar o mecanismo da lesão. Saber a direção da força, a atividade na qual o paciente estava participando no momento da lesão e o tipo de calçados usados contribui para sua compreensão do problema resultante. O grau de dor, edema e incapacidade notada no momento do trauma e durante as primeiras 24 horas devem ser anotados. Veja se o paciente tem uma história prévia de lesão similar ou igual.

É também importante notar o tipo de calçado que o paciente está usando e se ele muda para calçados apropriados para atividades diferentes. Verifique se ele usa uma palmilha no calçado e se ela é bem-feita e adaptada apropriadamente no pé do mesmo. Os distúrbios do paciente podem ser relacionados à idade, ao sexo, à origem étnica, ao tipo corporal, à postura estática e dinâmica, à ocupação, às atividades de lazer, aos passatempos e ao nível geral de atividade. (Consulte o Quadro 2.1 para verificar as perguntas típicas do exame subjetivo.)

Paradigma para uma síndrome de uso excessivo do pé e do tornozelo

Uma corredora de 22 anos apresenta queixa de dor ao apoiar a parte medial do tornozelo direito. Nos últimos dois meses, ela tem "treinando" para uma maratona e aumentou a corrida em uma média de 8 km/dia para 16 km/dia, 6 dias por semana. Não há evidência de edema no tornozelo ou no pé. A paciente descreve um padrão de rigidez ao levantar pela manhã, que diminui após 15 minutos de caminhada. A dor, contudo, retorna e aumenta em proporção às atividades diárias. A corredora não fornece história de sintomas similares antes do treinamento para corridas de longa distância. Recentemente, começou a usar calçados leves para corrida.

Ao exame físico, a paciente tem toda amplitude de movimento em todas as articulações das extremidades inferiores. Ela tem um arco longitudinal bem-formado, que diminui de altura com a carga. Há uma quantidade moderada de pronação subtalar no apoio unilateral e sensibilidade à palpação ao longo da área medial distal da tíbia direita e posterior ao maléolo medial. A sensibilidade é também obtida com a eversão passiva e com a inversão contra resistência do pé. O sinal de Tinel é negativo com a percussão sobre o túnel do tarso. A corredora tem múltiplos hematomas subungueais. As radiografias, por sua vez, não mostram anormalidades.

Esse é um paradigma de síndrome de tendinite por uso excessivo crônico do tibial devido às seguintes características:

- Não há história de trauma agudo
- Há um aumento significativo na demanda em um período de tempo relativamente curto
- A paciente sente dor ao iniciar atividades, mas a dor diminui rapidamente
- Existe retorno dos sintomas em proporção com as atividades

PALPAÇÃO DELICADA

Inicie o exame palpatório com o paciente na posição supina. Examine o tornozelo e o pé para ver se há derrame local ou geral. Note quaisquer áreas de contusão, assimetria muscular, contornos ósseos anormais, áreas de incisão ou ferimentos abertos. Um edema generalizado pode ser secundário a distúrbios metabólicos ou vasculares. Observe a pele para avaliar alterações distróficas e considere a presença de distrofia simpática reflexa se houver quaisquer achados positivos.

A pressão profunda não deve ser usada para determinar áreas de sensibilidade ou desalinhamento. É importante usar uma pressão firme, porém suave, o que irá aumentar as habilidades de palpação do examinador. Se o examinador tiver uma boa noção de anatomia transversal, não precisará penetrar fisicamente através de diversas camadas de tecido para ter uma boa noção das estruturas subjacentes. É necessário lembrar que o aumento da dor do paciente, nesse ponto do exame, fará com que ele fique muito relutante em permitir que o exame continue, ou pode tornar-se mais limitado na sua capacidade de se mover.

A palpação é realizada de forma mais fácil com o paciente na posição relaxada. Embora a palpação possa ser feita com o paciente em pé, são preferíveis posições sem carga. A posição sentada, com as pernas pendendo sobre a borda da mesa de exame, permite acesso fácil a todas as partes. O examinador deve estar sentado em um banquinho com rodas, posicionado de frente para o paciente.

Área medial

Estruturas ósseas

Maléolo medial

Coloque seus dedos ao longo da diáfise anterior da tíbia, seguindo-a inferiormente. Você sentirá a proeminência do maléolo medial na parte distal medial da tíbia. O maléolo medial é maior e normalmente anterior em comparação ao maléolo lateral. Ele se articula com a parte medial do tálus e fornece estabilidade medial à articulação do tornozelo (Figura 13.5).

Sustentáculo talar

Permita que seus dedos se movam logo distalmente ao maléolo medial e você encontrará a pequena protrusão do sustentáculo talar. É mais fácil localizá-lo se o pé for evertido. Embora o sustentáculo talar seja uma estrutura muito pequena, ele provê sustentação inferior ao tálus. O ligamento de "mola" insere-se nesse local (Figura 13.6).

Tubérculo navicular

Se você continuar palpando distalmente com os dedos ao longo da borda medial do pé, a próxima grande protuberância é o tubérculo navicular (Figura 13.7). A

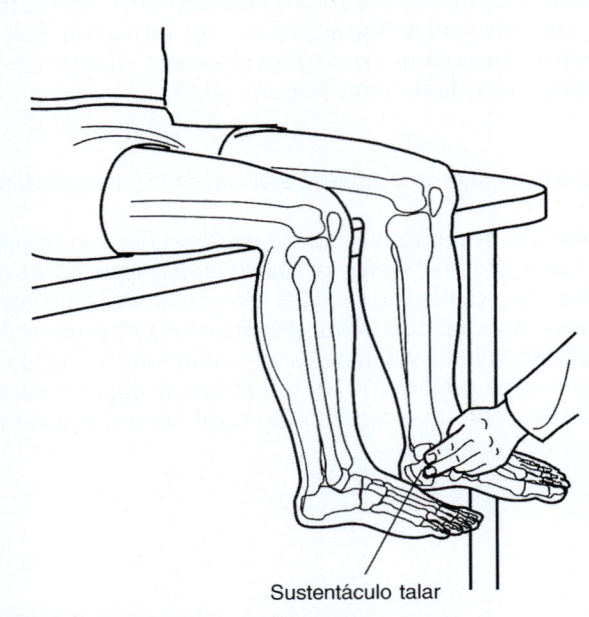

FIGURA 13.6 Palpação do sustentáculo talar.

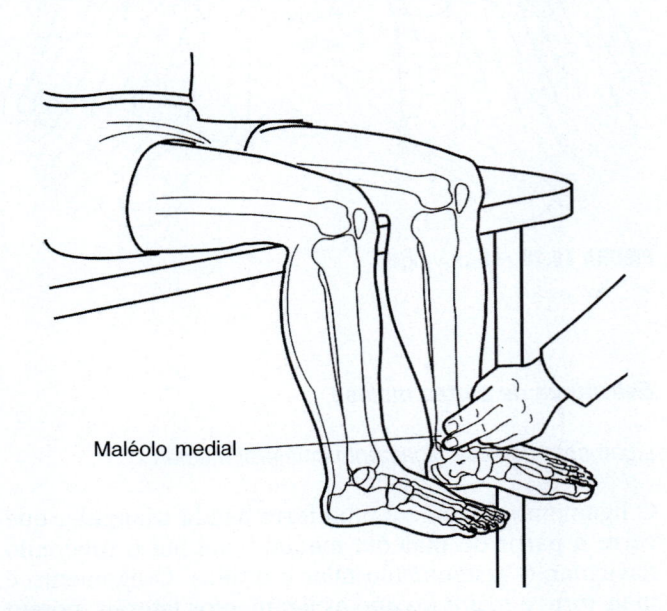

FIGURA 13.5 Palpação do maléolo medial.

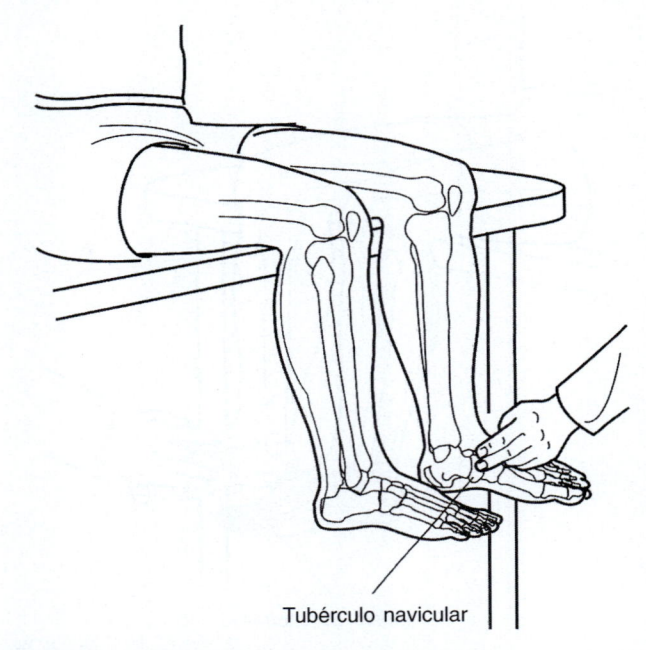

FIGURA 13.7 Palpação do tubérculo navicular.

porção tibionavicular do ligamento deltóide insere-se nesse local. Um tubérculo navicular muito proeminente pode originar calos e ser irritado pela parte medial do calçado.

Ossos cuneiformes

Permita que seu dedo continue distalmente a partir do tubérculo navicular. No espaço entre o navicular e a base do primeiro metatarsal, fica o primeiro osso cuneiforme. Há três ossos cuneiformes, e eles se articulam com os três primeiros metatarsais. Eles são muito difíceis de distinguir individualmente (Figura 13.8).

Primeiro metatarsal e primeira articulação metatarsofalângica

A base do primeiro metatarsal evidencia-se e é palpável na linha articular com o primeiro cuneiforme. Continue palpando a diáfise do osso até sentir a articulação com a falange proximal do hálux (Figura 13.9). A primeira articulação metatarsofalângica é comumente envolvida no hálux valgo (Figura 13.10) e pode estar muito dolorosa e desfigurada. Essa articulação também é um local comum de gota aguda.

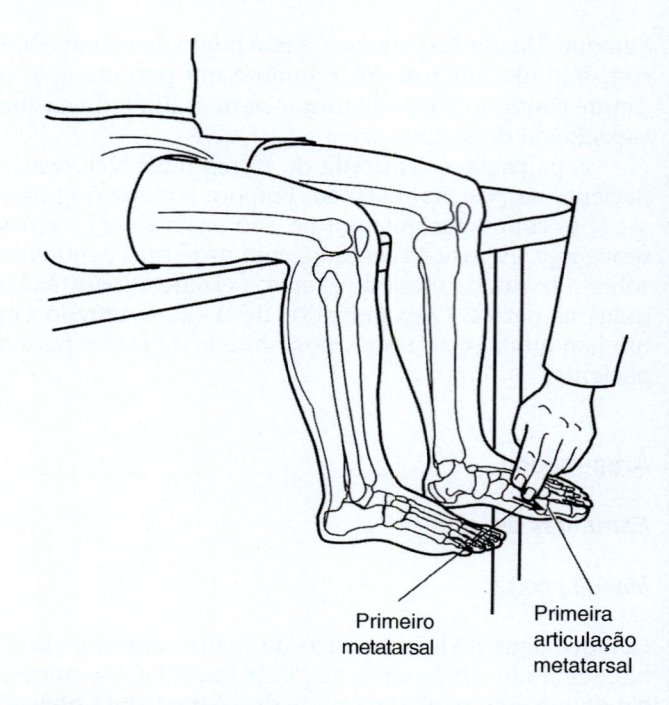

FIGURA 13.9 Palpação do primeiro metatarsal e da articulação metatarsofalângica.

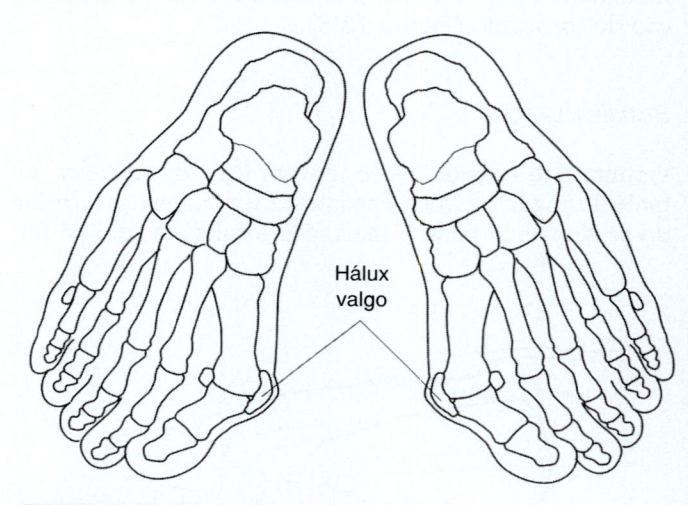

FIGURA 13.10 Hálux valgo.

Estruturas de partes moles

Ligamento deltóide (ligamento colateral medial)

O ligamento deltóide é uma forte banda triangular que corre a partir do maléolo medial e vai até o tubérculo navicular, o sustentáculo talar e o tálus. O ligamento é mais forte e maior do que os ligamentos laterais, porém não é distinto à palpação. Coloque seus dedos inferior-

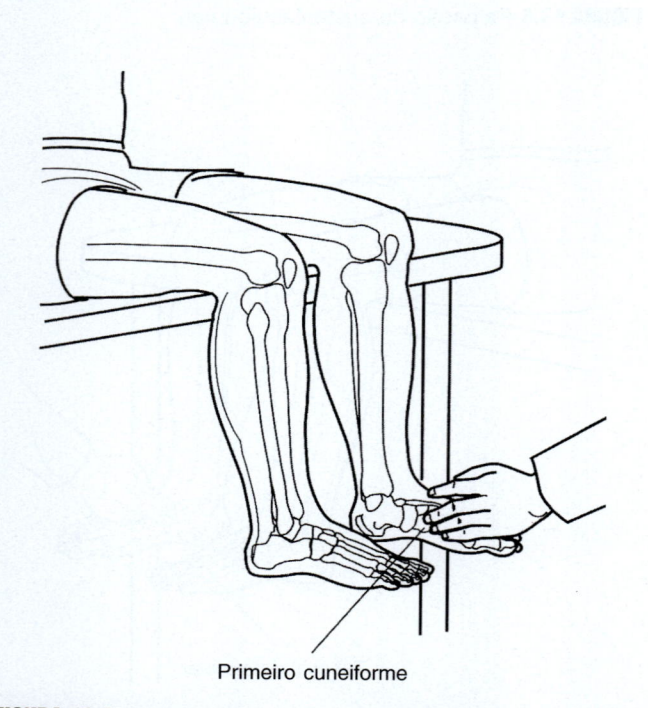

FIGURA 13.8 Palpação dos ossos cuneiformes.

mente ao maléolo medial e everta o pé. Sendo assim, você sentirá o retesamento do ligamento deltóide sob os dedos (Figura 13.11). A lesão de eversão do tornozelo resulta, com mais freqüência, em uma fratura-avulsão da tíbia do que um estiramento ligamentar.

Tibial posterior

Coloque os dedos entre a parte inferior do maléolo medial e navicular e você irá encontrar a banda do tendão tibial posterior. O tendão torna-se mais distinto quando for solicitado ao paciente para que ele flexione, realizando a flexão plantar do pé (Figura 13.12).

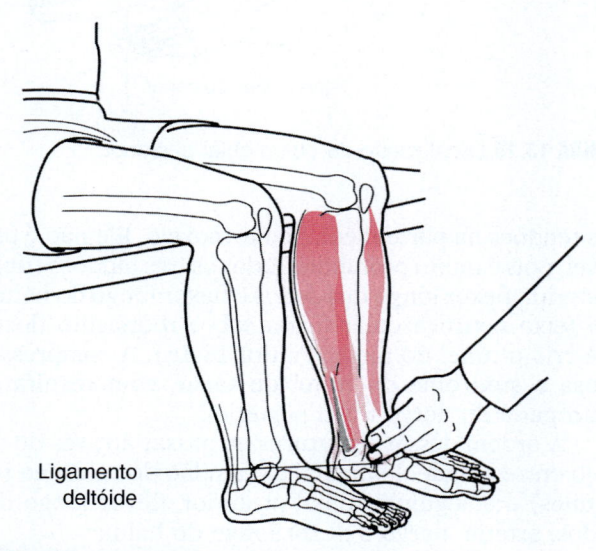

FIGURA 13.11 Palpação do ligamento deltóide.

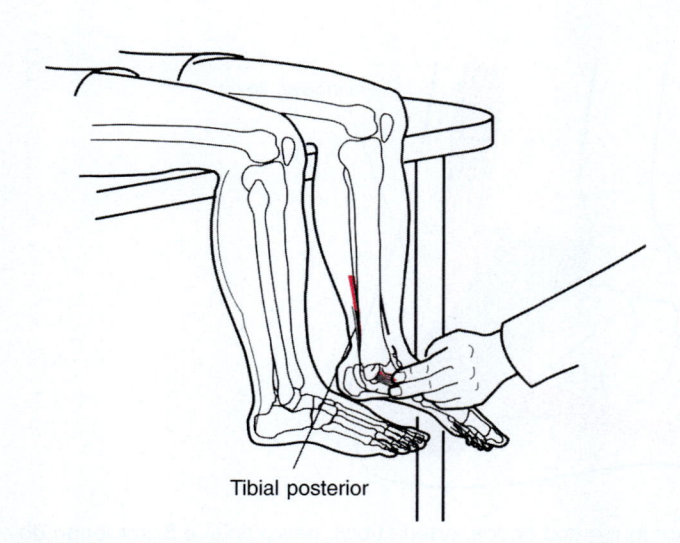

FIGURA 13.12 Palpação do tibial posterior.

Flexor longo dos dedos

Após localizar o tibial posterior, mova proximalmente de forma que esteja em posição posterior ao maléolo medial. O próximo tendão posterior a ele é o flexor longo dos dedos. Esse tendão não é tão distinto quanto o tibial posterior. Entretanto, você pode sentir ele se tornar tenso sob seus dedos ao resistir à flexão dos dedos (Figura 13.13).

Artéria tibial posterior

Coloque seus dedos posteriormente ao maléolo medial. Tenha certeza de que o pé do paciente está em posição neutra e que todos os músculos estão relaxados. A artéria tibial posterior está localizada entre os tendões do flexor longo dos dedos e o flexor longo do hálux (Figura 13.14). Palpe delicadamente o pulso. Não pressione muito firmemente, pois você irá obliterar o pulso. É útil comparar a intensidade de um tornozelo com a do outro. Esse é um pulso confiável e clinicamente significativo para palpar, uma vez que é um suprimento sangüíneo importante para o pé. Pode ser difícil tal localização, caso o paciente esteja edemaciado ou for obeso. A ausência de pulso tibial posterior pode ser indicativo de doença arterial oclusiva.

Nervo tibial posterior

O nervo tibial posterior segue junto com a artéria tibial posterior. Ele é levemente posterior e profundo à artéria

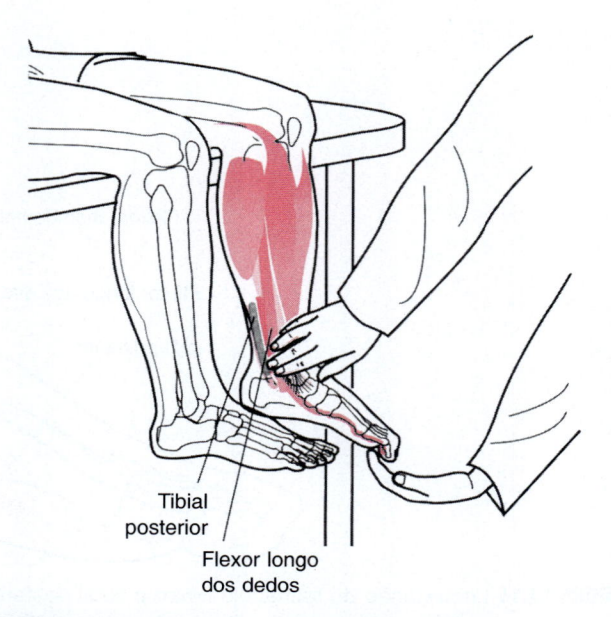

FIGURA 13.13 Palpação do flexor longo dos dedos.

O TORNOZELO E O PÉ   Capítulo 13

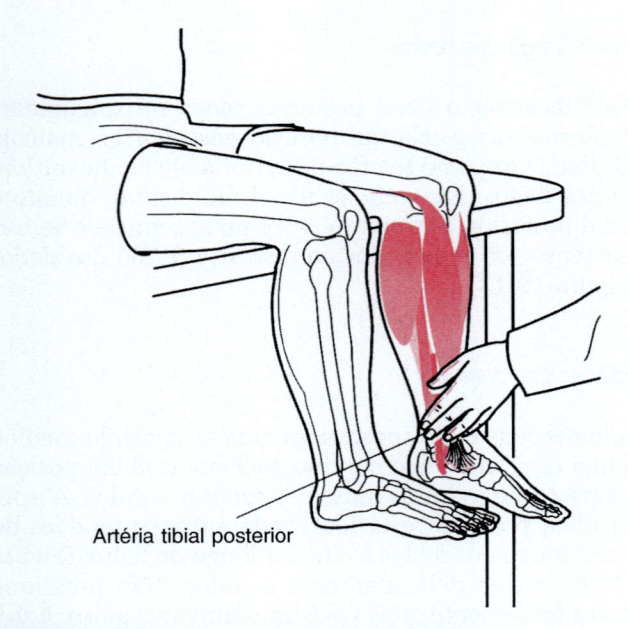

FIGURA 13.14 Palpação da artéria tibial posterior.

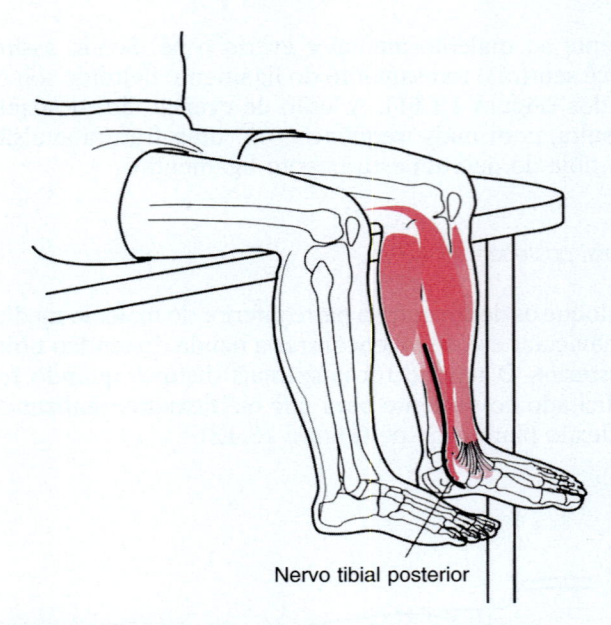

FIGURA 13.15 Localização do nervo tibial posterior.

(Figura 13.15). O nervo em si não é palpável, mas é de grande significado clínico, uma vez que é o principal suprimento nervoso à sola do pé.

Flexor longo do hálux

O tendão do flexor longo do hálux segue ao redor da parte distal posterior da tíbia, do tálus e da parte inferior do sustentáculo talar. Esse tendão é o mais posterior dos tendões na parte medial do tornozelo. Ele não é palpável, pois é muito profundo. Todos os três tendões (tibial posterior, flexor longo dos dedos e flexor longo do hálux) e o feixe neurovascular ficam sob o retináculo flexor, que cria o túnel do tarso (Figura 13.16). A compressão causa a síndrome do túnel do tarso, com resultante neuropatia do nervo tibial posterior.

A ordem dessas estruturas ao passar através do espaço entre o maléolo medial e o tendão do calcâneo (de Aquiles) é a seguinte: tibial posterior, flexor longo dos dedos, artéria, nervo e flexor longo do hálux.

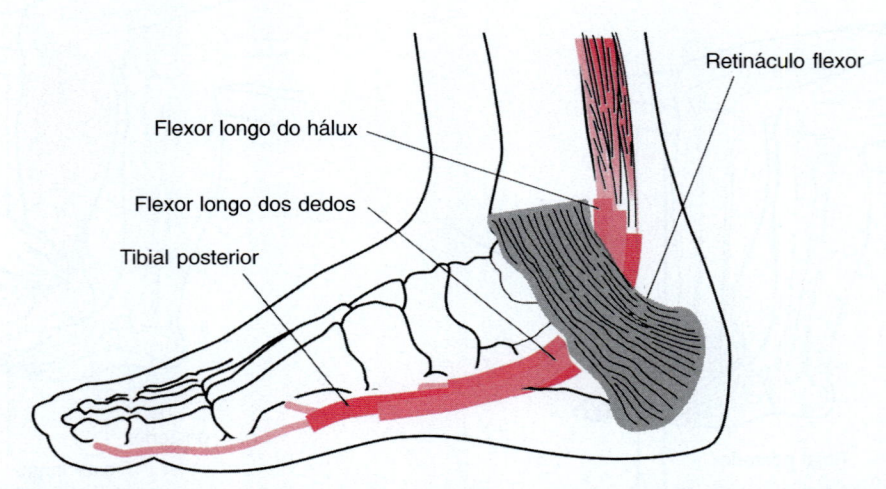

FIGURA 13.16 Localização do retináculo flexor e tibial posterior, flexor longo dos dedos, artéria tibial, nervo tibial e flexor longo do hálux.

Capítulo 13 O TORNOZELO E O PÉ

Veia safena magna

Coloque seu dedo sobre o maléolo medial e mova para frente, aproximadamente 2,5 a 3,0 cm. Desse modo, você irá palpar a veia safena magna (Figura 13.17). Essa veia é muito superficial e facilmente acessível para a colocação de cateteres intravenosos quando os locais da extremidade superior forem inacessíveis. Inspecione o comprimento da veia, prestando atenção para varicosidades e quaisquer indicativos de tromboflebite.

Área dorsal

Estruturas ósseas

Articulação tibiofibular inferior

Permita que seus dedos se movam inferiormente ao longo da parte anterior da tíbia, até que você alcance a depressão do tálus. Mova lateralmente e, dessa forma, irá detectar uma leve indentação antes de alcançar a parte inferior da fíbula (Figura 13.18). Você não pode palpar uma linha articular distinta porque o ligamento tibiofibular inferior fica por cima da área anterior da articulação. A mobilidade pode ser detectada quando a fíbula é deslizada em uma direção anterior.

Corpo do tálus

Coloque o polegar e o indicador na parte distal da tíbia, no nível da porção inferior do maléolo medial. Você

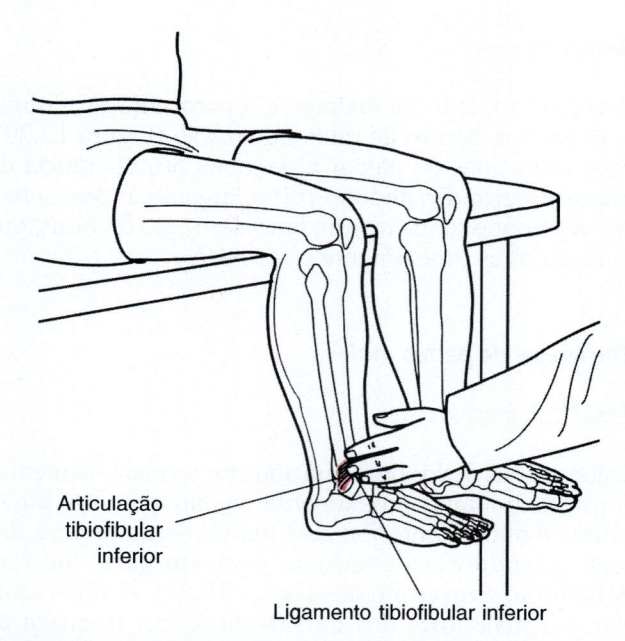

FIGURA 13.18 Palpação da articulação tibiofibular inferior.

sentirá uma depressão quando o tornozelo estiver em 0°. Leve o pé para flexão plantar e você sentirá o corpo do tálus sob seus dedos. Mova o antepé em inversão e eversão e você será capaz de sentir o movimento do corpo do tálus e encontrar sua posição neutra (Figura 13.19).

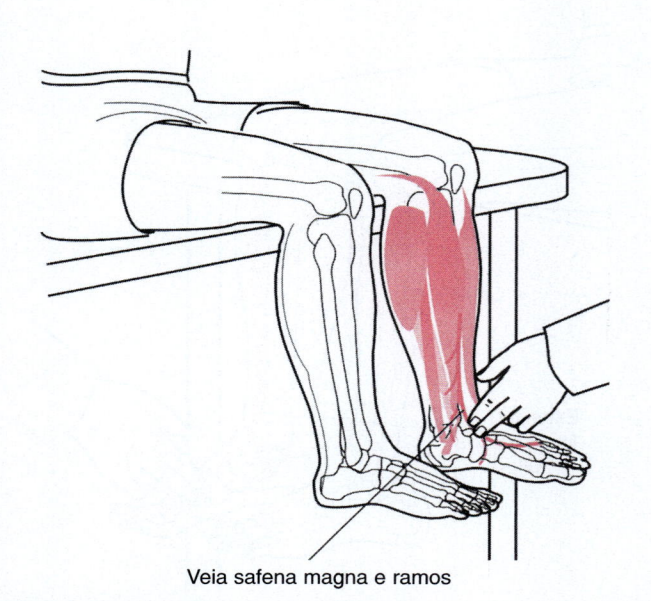

FIGURA 13.17 Palpação da veia safena magna.

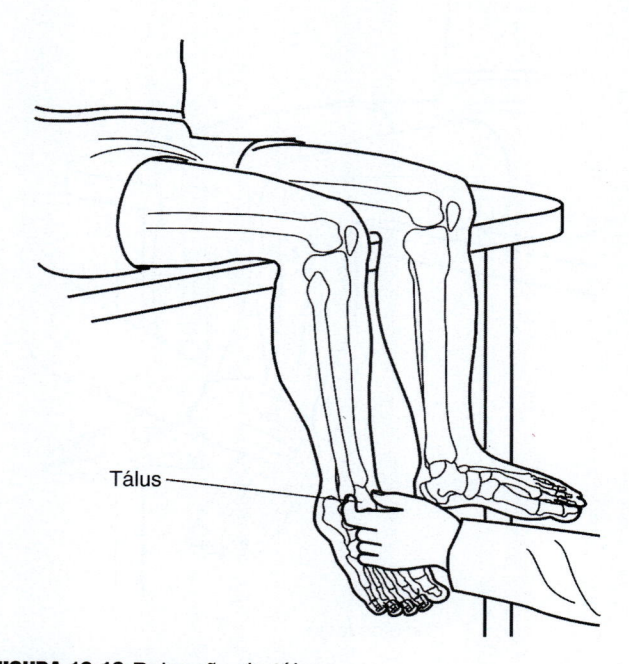

FIGURA 13.19 Palpação do tálus.

395

Seio do tarso

Coloque seu dedo medialmente à parte inferior do maléolo lateral, dentro de uma indentação (Figura 13.20). Você será capaz de palpar a pequena protuberância do extensor curto dos dedos. Profundamente às partes moles, você pode sentir a parte lateral do colo do tálus, que se torna mais proeminente à inversão.

Estruturas de partes moles

Tendão do tibial anterior

Coloque seus dedos de forma anterior ao maléolo medial. O primeiro e mais proeminente tendão que você irá localizar é o tibial anterior. Esse tendão torna-se mais distinto quando é solicitado ao paciente para que faça dorsiflexão e inverta o pé (Figura 13.21). O tibial anterior é o mais forte dos dorsiflexores, e a fraqueza do músculo causará eqüinismo do pé.

Extensor longo do hálux

Permita que seus dedos continuem lateralmente a partir do tibial anterior e você chegará no tendão do extensor longo do hálux. O tendão torna-se mais distinto quando o paciente estende o hálux. Você pode acompanhar visualmente esse tendão quando ele passa distalmente

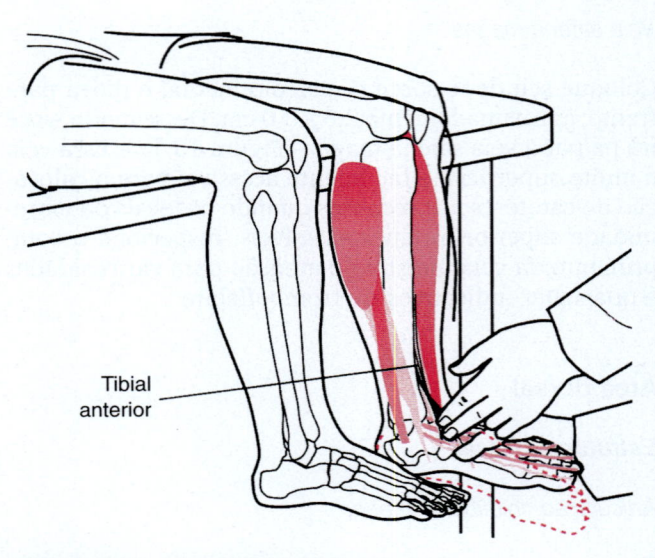

FIGURA 13.21 Palpação do tibial anterior.

até sua inserção, na base da falange distal do hálux (Figura 13.22).

Extensor longo dos dedos

Permita que seus dedos continuem lateralmente a partir do tibial anterior e, assim, chegará no tendão do extensor longo dos dedos. O tendão torna-se mais distinto quan-

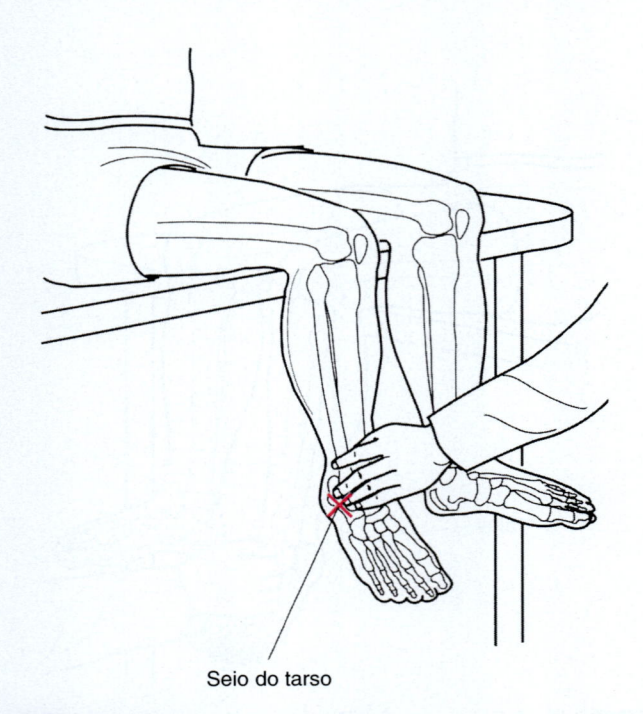

FIGURA 13.20 Palpação do seio do tarso.

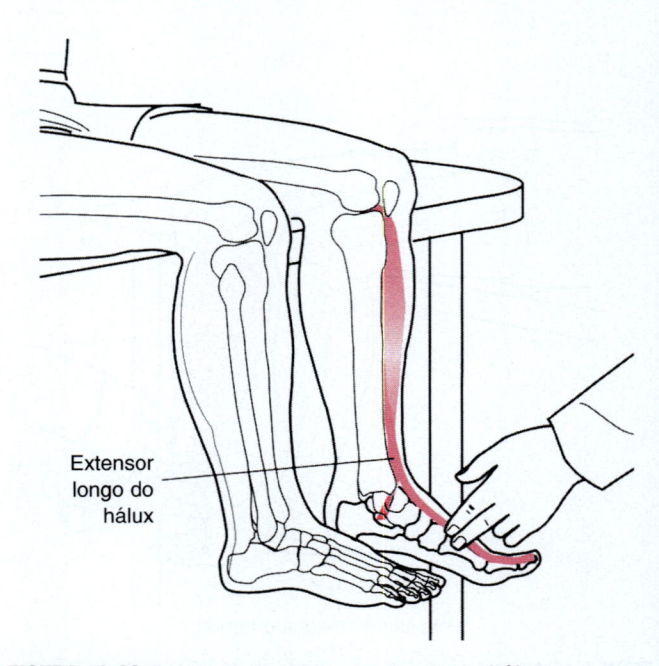

FIGURA 13.22 Palpação do extensor longo do hálux.

do se pede para o paciente estender os dedos. Então, você pode visualizar esse tendão quando ele se separa em quatro componentes e insere-se nas falanges média e distal do segundo até o quinto dedo (Figura 13.23).

Artéria dorsal do pé (pulso pedioso dorsal)

Coloque seus dedos na superfície dorsal do pé sobre a parte anterior do tálus. O pulso pedioso dorsal pode ser localizado lateralmente ao extensor longo do hálux e medialmente ao primeiro tendão do extensor longo dos dedos (Figura 13.24). O pulso é facilmente palpável, pois é muito superficial. Entretanto, esse pulso pode estar congenitamente ausente.

Extensor curto dos dedos

Coloque seus dedos sobre a parte dorsal lateral do pé, logo anteriormente ao maléolo lateral no seio do tarso. Dessa maneira, sentirá uma protuberância mole que se assemelha a uma bufa-de-lobo (fungo). Tal protuberância é, algumas vezes, de aspecto azul. Esse é o extensor curto dos dedos (Figura 12.25). O ventre muscular torna-se mais distinto quando o paciente estende os quatro últimos dedos.

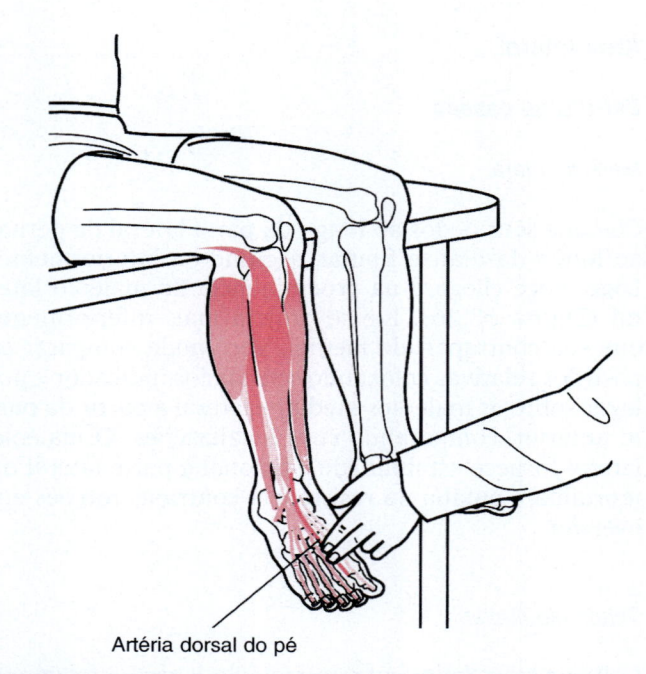

FIGURA 13.24 Palpação da artéria dorsal do pé (pediosa dorsal).

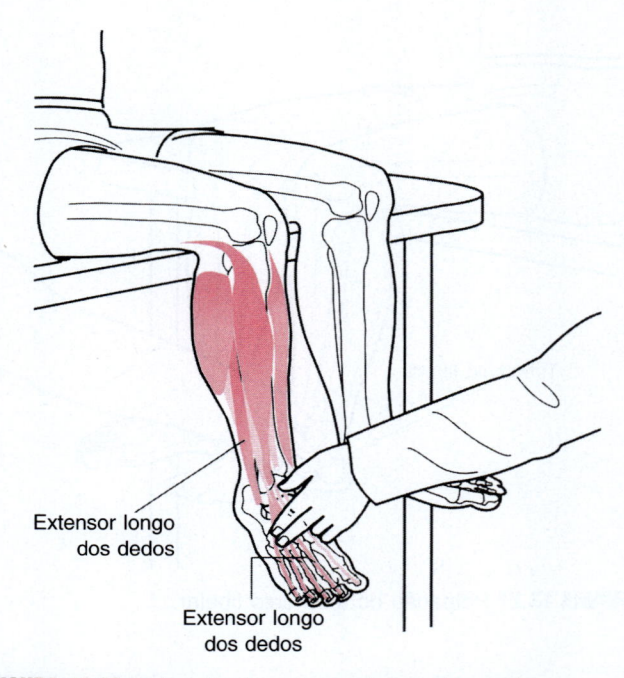

FIGURA 13.23 Palpação do extensor longo dos dedos.

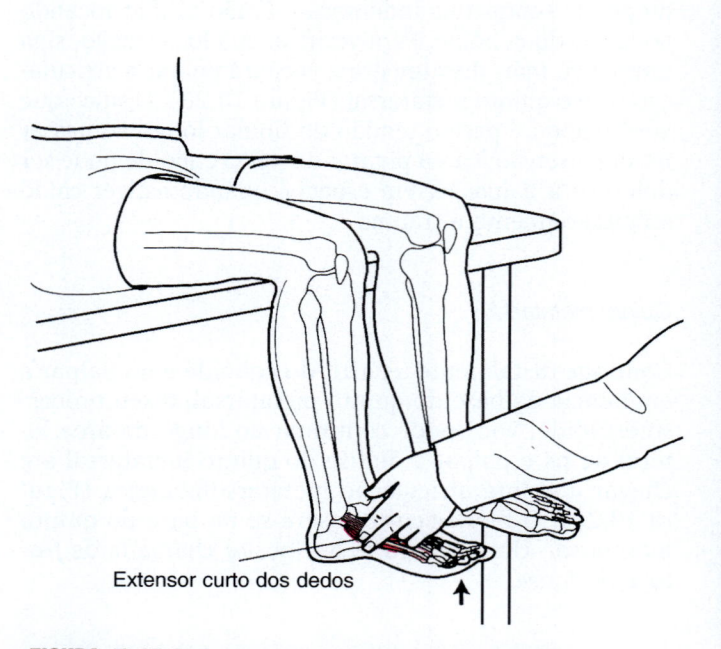

FIGURA 13.25 Palpação do extensor curto dos dedos.

Área lateral

Estruturas ósseas

Maléolo lateral

Coloque seus dedos ao longo da parte lateral da perna, ao longo da diáfise fibular, seguindo-a inferiormente. Logo, você chegará na proeminência do maléolo lateral (Figura 13.26). Ele se projeta mais inferiormente que sua contrapartida medial. Você pode comparar as posições relativas colocando seus dedos indicador e polegar sobre os maléolos medial e lateral a partir da parte anterior, comparando suas localizações. O maléolo lateral fornece estabilidade adicional à parte lateral da mortalha e auxilia na resistência contra as torções em eversão.

Tubérculo fibular

Coloque seus dedos sobre o maléolo lateral e mova um pouco inferior e distalmente. Você estará palpando o tubérculo fibular, que foi criado como a separação entre os tendões dos fibulares curto e longo, ao passar ao longo da parte lateral do calcâneo (Figura 13.27).

Cubóide

Coloque seus dedos inferiormente ao maléolo lateral e encontre a parte lateral do calcâneo. Permita que seus dedos passem anteriormente ao longo da parte lateral do pé até sentir uma indentação. Então, estará tocando ao longo do cubóide. Para verificar sua localização, siga um pouco mais distalmente e você irá palpar a articulação com o quinto metatarsal (Figura 13.28). O sulco que você palpou é para o tendão do fibular longo ao passar na sua inserção à área plantar do pé. O cubóide pode ser doloroso à palpação, em especial quando estiver caído secundariamente a trauma.

Quinto metatarsal

Continue distalmente a partir do cubóide e irá palpar a eminência da base do quinto metatarsal, o seu processo estilóide. Você pode continuar ao longo da área lateral do pé e palpar a diáfise do quinto metatarsal até chegar à quinta articulação metatarsofalângica (Figura 13.29). O fibular curto insere-se na base do quinto metatarsal. Uma fratura nesse local é chamada de *fratura de Jones*.

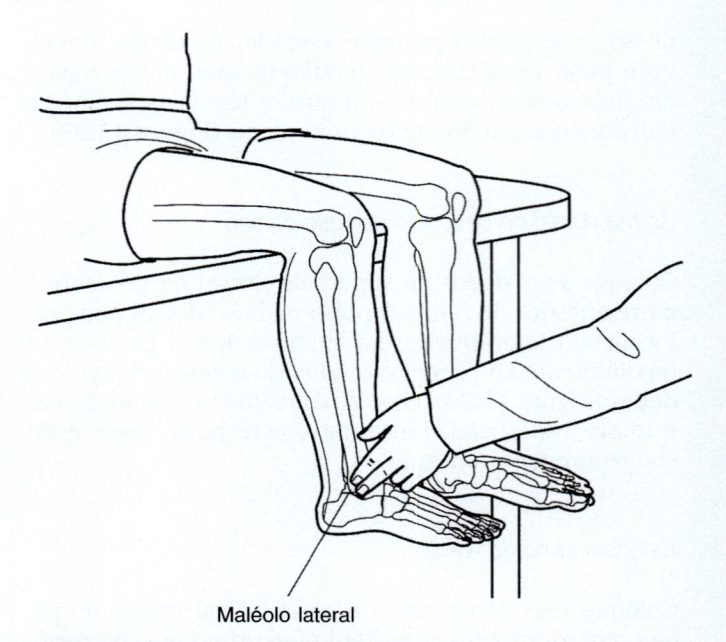

FIGURA 13.26 Palpação do maléolo lateral.

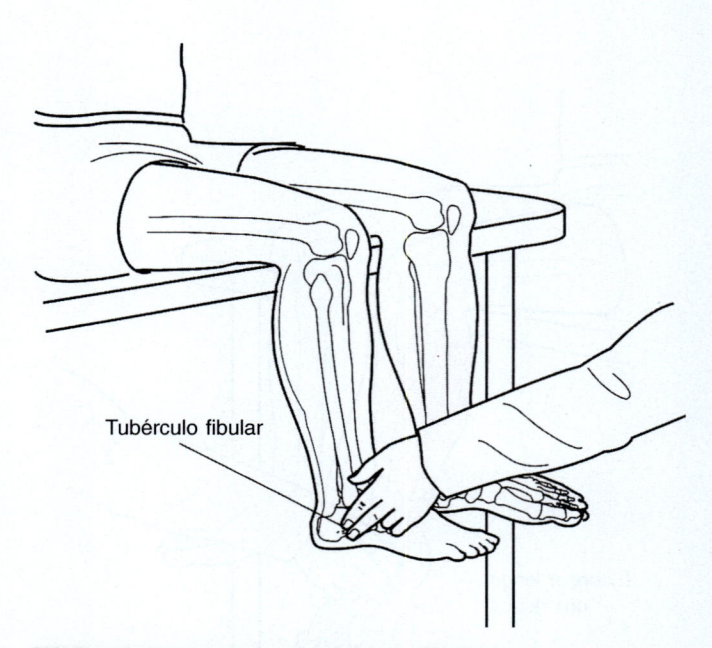

FIGURA 13.27 Palpação do tubérculo fibular.

Estruturas de partes moles

Ligamento talofibular anterior

Coloque seus dedos sobre o seio do tarso para localizar o ligamento talofibular anterior, local no qual ele passa, a partir do maléolo lateral, até o colo talar (Figura 13.30). O ligamento não é distintamente palpável. No entanto, um aumento na tensão pode ser notado sob o dedo que está sendo utilizado na palpação quando o paciente fizer a inversão e flexão plantar do pé. Esse ligamento torna-se verticalmente orientado em flexão plantar e é, por conseguinte, o mais comumente rompido em lesões de tornozelo após um estiramento desse ligamento, serão encontrados edema e sensibilidade sobre o seio tarsal.

Ligamento calcaneofibular

Coloque seus dedos entre o maléolo lateral e a parte lateral do calcâneo. Dessa forma, você irá encontrar a corda tubular do ligamento calcaneofibular (Figura 13.31). O ligamento fica mais distinto quando se pede para o paciente inverter o tornozelo. Esse ligamento também pode ser rompido durante lesões de inversão do tornozelo, e,

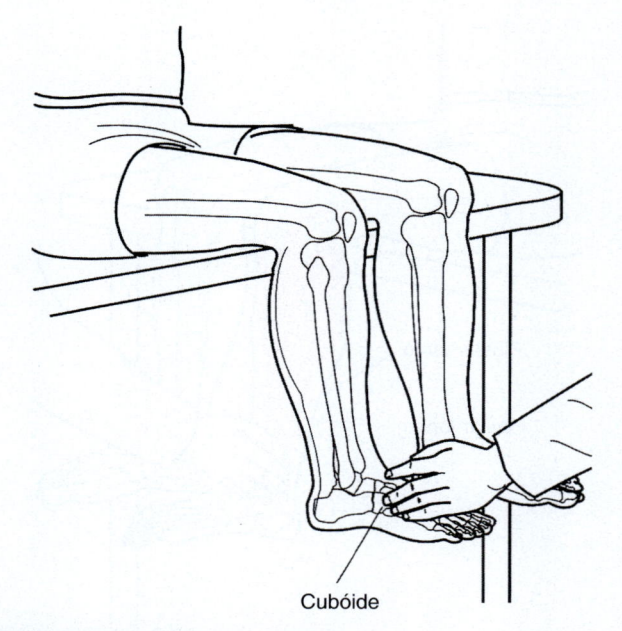

FIGURA 13.28 Palpação do cubóide.

FIGURA 13.29 Palpação do quinto metatarsal.

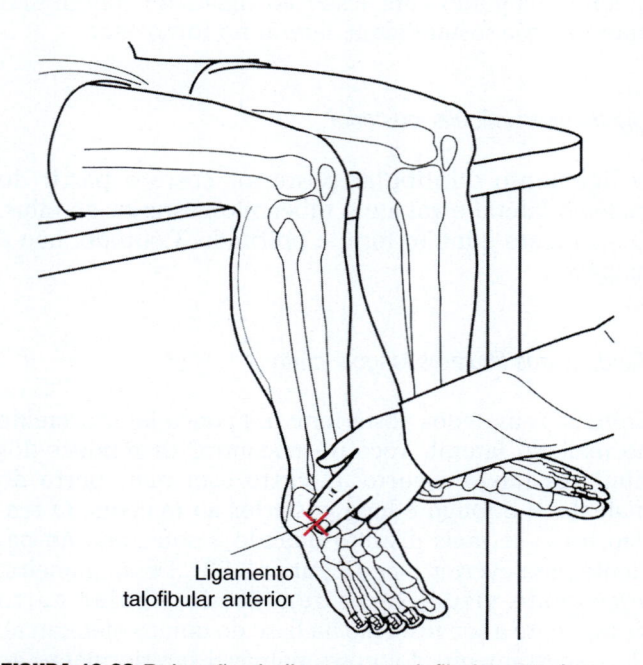

FIGURA 13.30 Palpação do ligamento talofibular anterior.

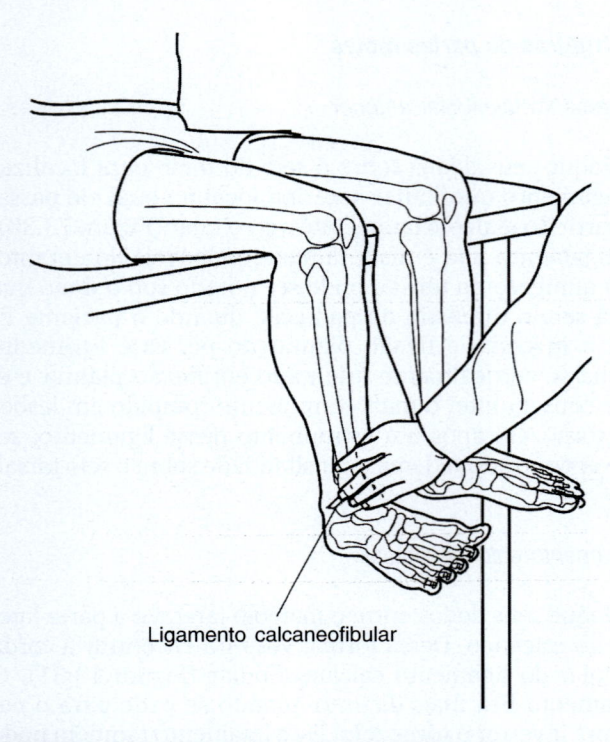

FIGURA 13.31 Palpação do ligamento calcaneofibular.

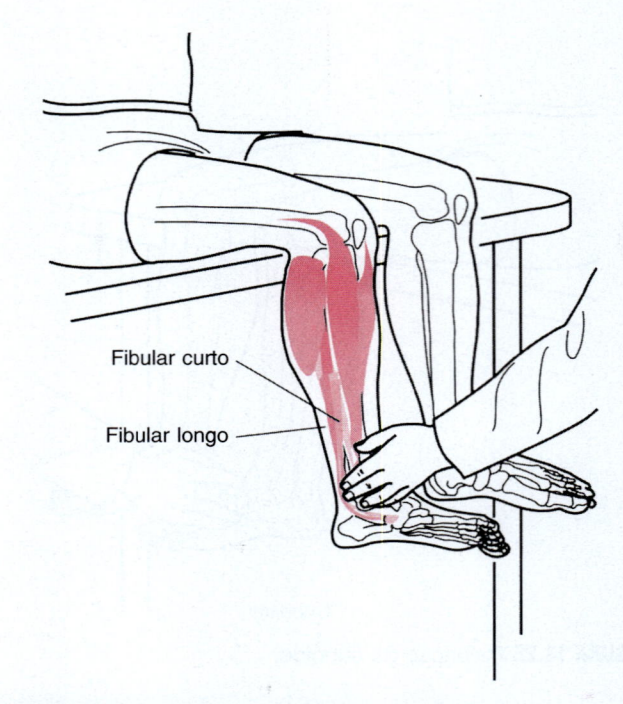

FIGURA 13.32 Palpação dos fibulares longo e curto.

quando acoplado com lesão ao ligamento talofibular anterior, cria instabilidade lateral no tornozelo.

Ligamento talofibular posterior

O ligamento talofibular posterior corre a partir do maléolo lateral e vai até o tubérculo posterior do tálus. O ligamento é muito forte e profundo. Contudo, não é palpável.

Tendões dos fibulares longo e curto

Coloque seus dedos posterior e um pouco inferiormente ao maléolo lateral. Você irá encontrar os tendões dos fibulares longo e curto. O curto está mais perto do maléolo, e o longo é logo posterior ao maléolo. O tendão torna-se mais distinto quando é solicitado ao paciente para everter o pé (Figura 13.32). Dessa maneira, você pode visualizar o tendão do fibular curto distalmente a sua inserção na base do quinto metatarsal. Um espessamento doloroso, palpável inferiormente ao maléolo lateral, pode ser indicativo de tenossinovite estenosante da bainha do tendão fibular comum. Um estalido doloroso dos tendões pode ocorrer caso haja subluxação anterior ao maléolo lateral.

Área posterior

Estruturas ósseas

Calcâneo

O grande domo do calcâneo é facilmente palpável na área posterior do pé. Você irá notar que o calcâneo se torna mais largo ao aproximar-se da base (Figura 13.33). Uma proeminência excessiva da tuberosidade superior do calcâneo ocorre com freqüência em mulheres que usam sapatos altos, sendo chamado de *esporão posterior*.

Estruturas de partes moles

Tendão do calcâneo (tendão de Aquiles)

Coloque seus dedos na parte posterior do calcâneo e mova-os proximalmente até o terço inferior da panturrilha. Palpe o espesso tendão comum do gastrocnêmio e sóleo, referido como o *tendão de Aquiles* (Figura 13.34). Uma sensibilidade pode ser notada se o paciente tiver usado excessivamente o músculo e desenvolver uma tenossinovite. Um edema pode ser notado, e a crepitação percebida com o movimento. O tendão pode estar rompido secundariamente a trauma. A descontinuidade do tendão pode ser clinicamente testada (ver página 423). A palpação da ruptura tendínea pode ser difícil devido ao edema secundário. Sendo as-

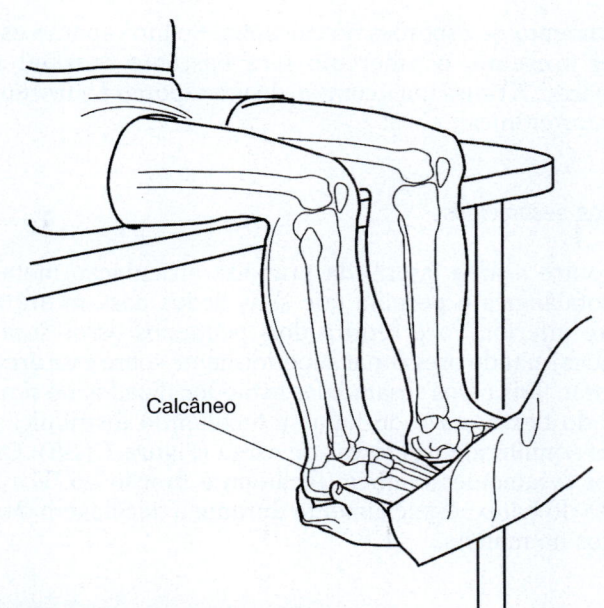

FIGURA 13.33 Palpação do calcâneo.

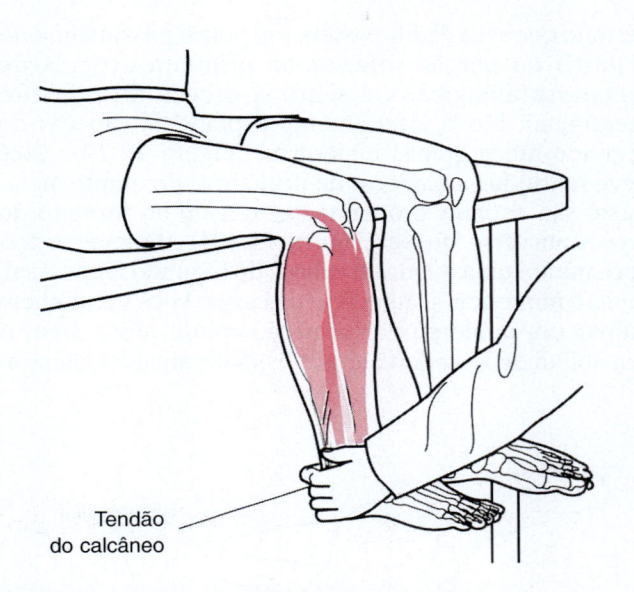

FIGURA 13.34 Palpação do tendão do calcâneo.

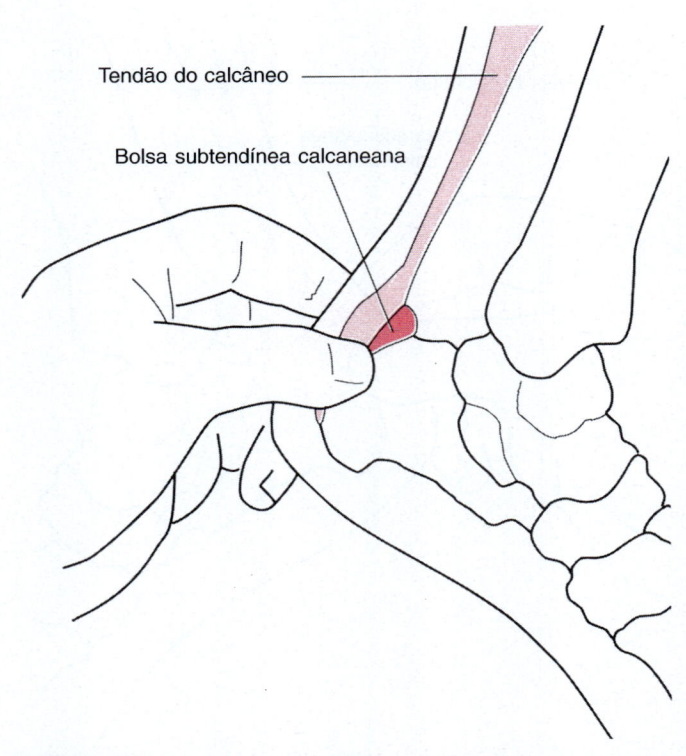

FIGURA 13.35 Localização da bolsa subtendínea calcaneana.

sim, o paciente estará incapaz de fazer a flexão plantar ativa do tornozelo.

Bolsa subtendínea calcaneana

A bolsa subtendínea calcaneana separa a parte posterior do calcâneo e o tendão do calcâneo. Ela não é normalmente palpável, exceto se estiver inflamada por aumento da fricção (Figura 13.35).

Bolsa subcutânea calcaneana

A bolsa subcutânea calcaneana separa a inserção distal do tendão do calcâneo e a pele. Essa bolsa não costuma ser palpável (Figura 13.36).

Se for notado espessamento, sensibilidade ou edema na área posterior do calcanhar, o paciente pode ter uma bursite. A bolsa subcutânea calcaneana é freqüentemente irritada pelo uso de calçados impropriamente ajustados, que atritam contra a área posterior do pé.

Superfície plantar

Estruturas ósseas

Tubérculo medial do calcâneo

Coloque seus dedos na superfície plantar do calcâneo e mova-os anteriormente em direção do domo. Então, irá sentir uma área achatada que não é muito distinta. Essa localização pode ser cinfirmada ao abduzir o hálux do paciente e palpar a inserção do abdutor do hálux. Se você mover medialmente, sentirá as inserções do flexor curto dos dedos e a aponeurose plantar (Figura 13.37). O tubérculo medial sustenta o peso e é o local de desenvolvimento de esporões do calcâneo. Se um esporão estiver presente, o tubérculo será bastante sensível à palpação. A causa mais comum de um esporão é a fasciíte plantar crônica.

Ossos sesamóides

Encontre a área lateral da primeira articulação metatarsofalângica e permita que seus dedos passem até a parte inferior. Você sentirá dois pequenos ossos sesamóides quando pressionar superiormente sobre essa área plantar. Tais ossos sesamóides estão localizados no tendão do flexor curto do hálux e auxiliam a distribuição mais equilibrada das forças de carga (Figura 13.38). Os ossos sesamóides também facilitam a função do flexor curto do hálux, especialmente durante a decolagem dos dedos na marcha.

Cabeças metatarsais

Permita que seus dedos passem um pouco proximalmente a partir da porção inferior da primeira articulação metatarsofalângica, até sentir a cabeça do primeiro metatarsal. Mova lateralmente e palpe as cabeças do segundo até o quinto metatarsal (Figura 13.39). Você deve sentir que as cabeças do primeiro e do quinto metatarsal são as mais proeminentes devido ao formato do arco transverso do pé (Figura 13.40). Algumas vezes, você notará uma queda da cabeça do segundo metatarsal, que irá aumentar a superfície de carga. Você irá também palpar um aumento da formação calosa nessa área. A sensibilidade e o edema entre os metatarsais podem in-

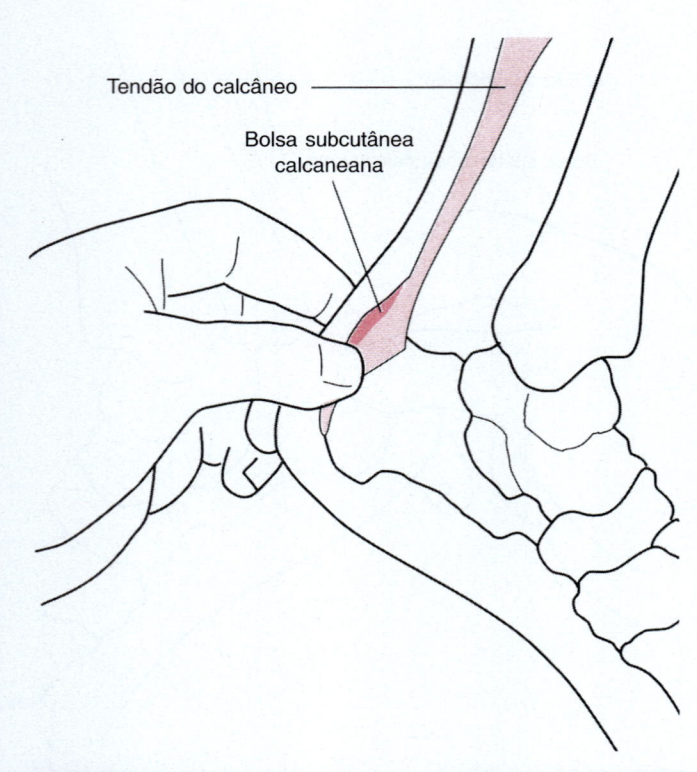

FIGURA 13.36 Localização da bolsa subcutânea calcaneana.

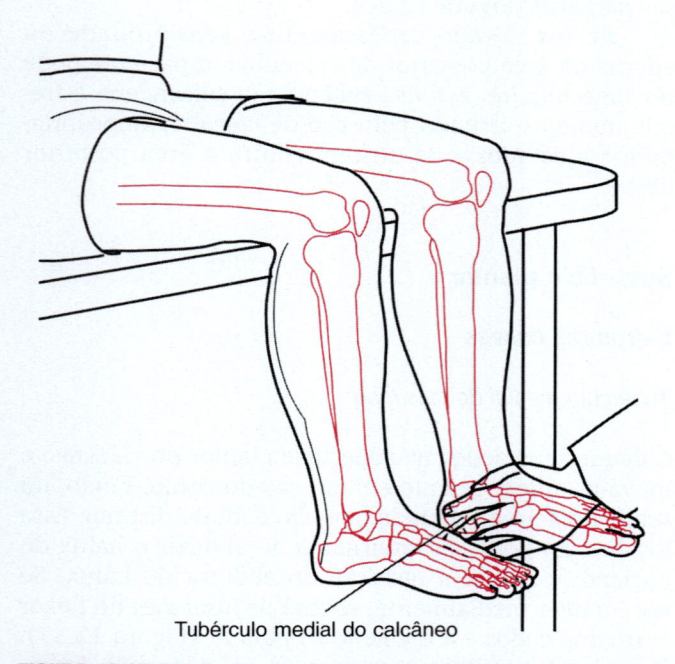

FIGURA 13.37 Palpação do tubérculo medial do calcâneo.

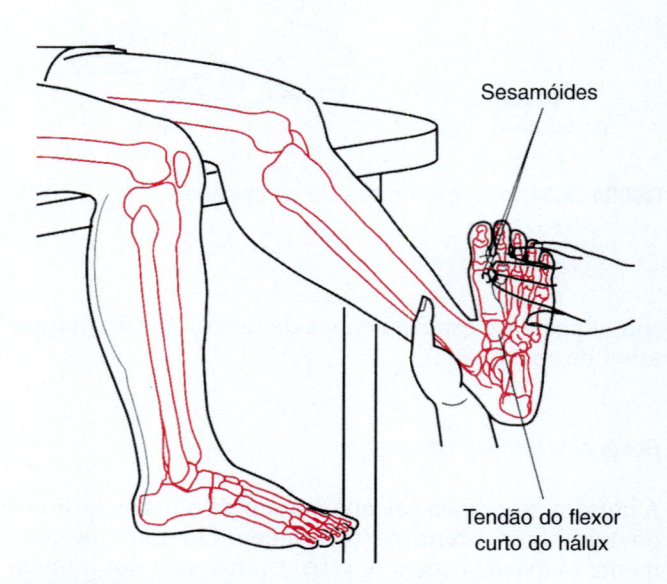

FIGURA 13.38 Palpação dos ossos sesamóides.

Estruturas de partes moles

Aponeurose plantar (fáscia plantar)

A aponeurose plantar consiste de fortes fibras longitudinais que correm a partir do calcâneo e dividem-se em cinco processos antes de se inserirem nas cabeças metatarsais. A aponeurose plantar tem uma parte integral no suporte do arco longitudinal medial (Figura 13.41). A sensibilidade focal e os nódulos na superfície plantar podem ser indicativos de fasciíte plantar. Em circunstâncias normais, a superfície plantar deve ser lisa e sem quaisquer nódulos. Ela não deve ser dolorosa à palpação.

Dedos

Em circunstâncias normais, os dedos devem ser achatados e retos. O hálux deve ser mais longo que o segundo. Se o segundo dedo for maior, ele é referido como *dedo de Morton* (Figura 13.42). Isso ocorre devido a um primeiro metatarsal encurtado. Observe os dedos no alinhamento, bem como formação de calo ou verruga, coloração e temperatura. Calos e verrugas podem ser encontrados sobre as superfícies articulares, sob os dedos e entre eles.

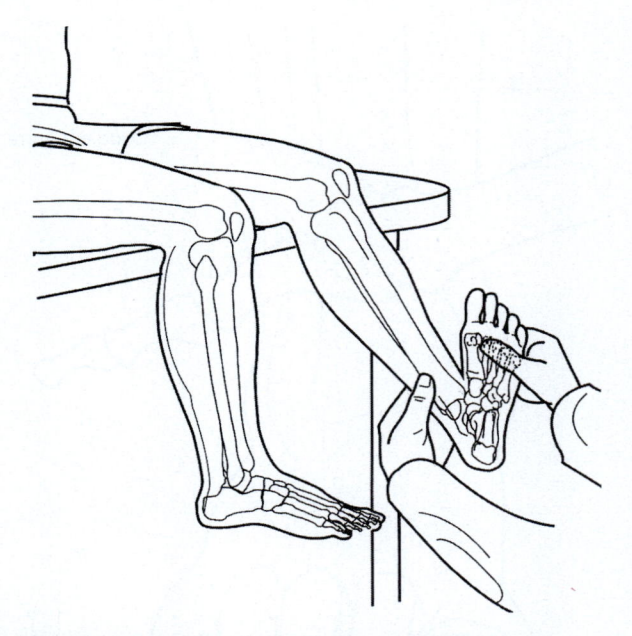

FIGURA 13.39 Palpação das cabeças metatarsais.

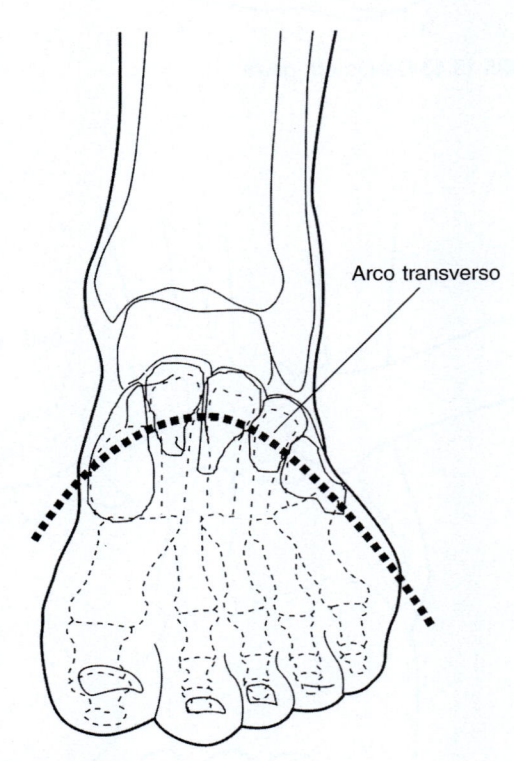

FIGURA 13.40 Arco transverso do pé.

dicar neuroma. O neuroma de Morton é o neuroma mais comum, sendo habitualmente encontrado entre o terceiro e o quarto metatarsais.

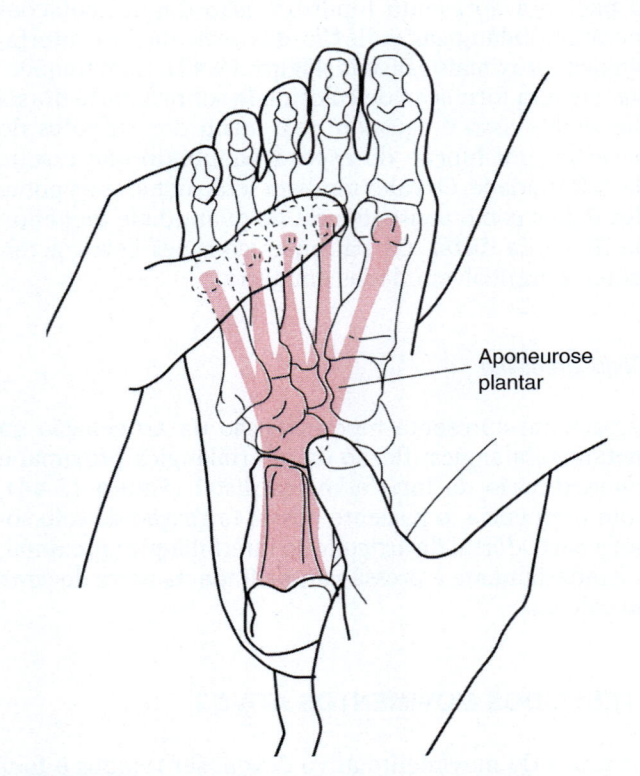

FIGURA 13.41 Palpação da aponeurose plantar (fáscia plantar).

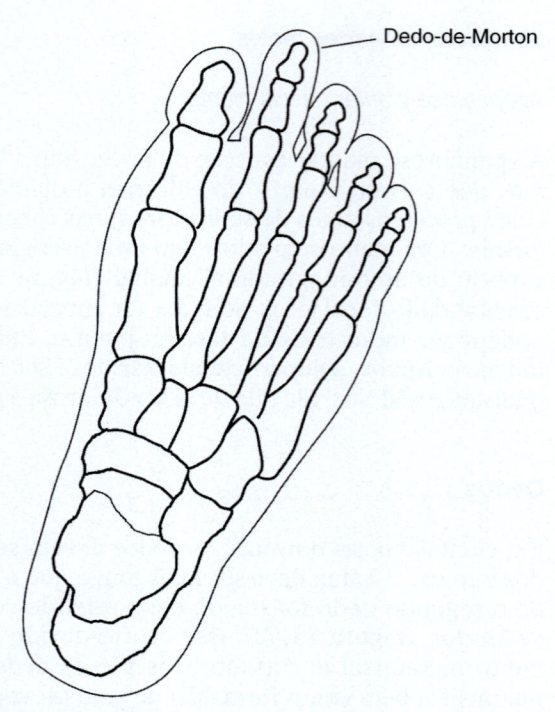

FIGURA 13.42 Dedo de Morton.

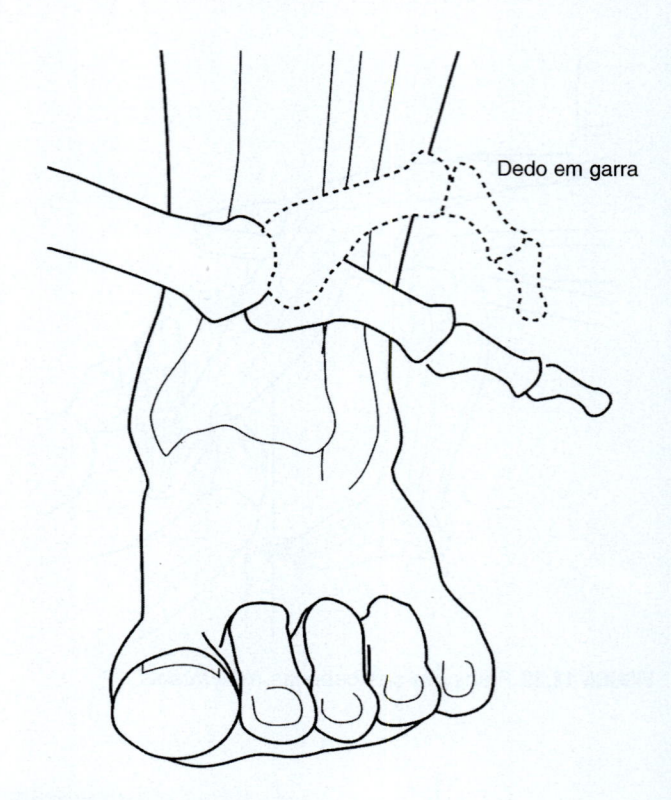

FIGURA 13.43 Dedos em garra.

Dedo em garra

O paciente apresenta hiperextensão das articulações metatarsofalângicas e flexão das articulações interfalângicas proximais e distais (Figura 13.43). Com freqüência, ele tem formação de calosidade sobre a parte dorsal dos dedos. Isso é causado pelo atrito dos calçados do paciente, em função do espaço diminuído que resulta da deformidade. Os calos também serão notados na ponta dos dedos como conseqüência da quantidade aumentada de carga distal. Os pacientes com pés cavos geralmente desenvolvem dedos em garra.

Dedo em malho

O paciente apresenta hiperextensão da articulação da metatarsofalângica, flexão da interfalângica proximal e hiperextensão da interfalângica distal (Figura 13.44). Com freqüência, o paciente possui formação de calo sobre a parte dorsal da articulação interfalângica proximal, secundariamente à pressão aumentada da parte de cima do calçado.

TESTE DOS MOVIMENTOS ATIVOS

Os testes do movimento ativo devem ser rápidos e funcionais para verificar a articulação. Eles são feitos para

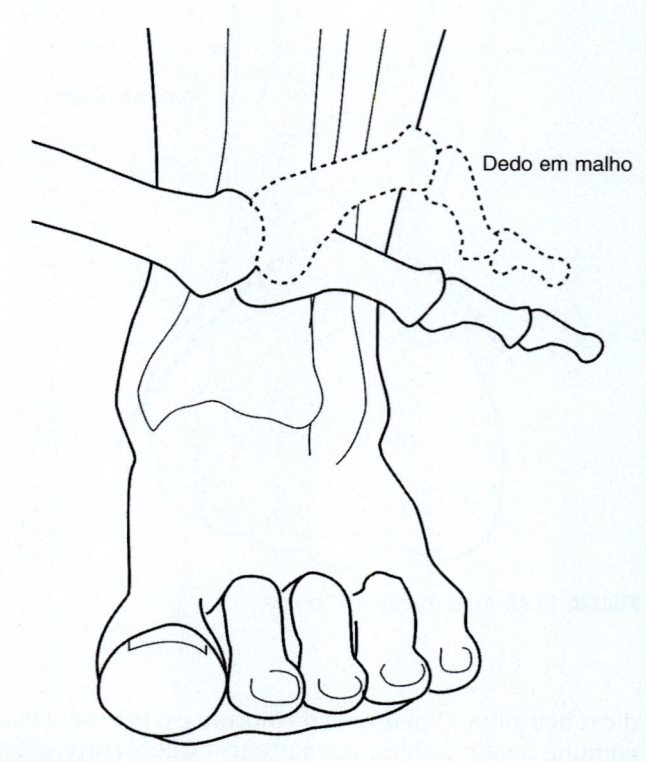

FIGURA 13.44 Dedos em malho.

ajudar a detectar se o paciente tem alguma restrição grosseira. É preciso lembrar sempre de comparar o movimento de um lado com o outro. Se o movimento for indolor no final da amplitude, você pode colocar uma pressão adicional para "limpar" a articulação. Se o paciente sentir dor durante qualquer desses movimentos, você deve continuar a explorar se a etiologia da dor é secundária a estruturas contráteis ou não-contráteis, usando testes passivos e contra resistência.

Os movimentos ativos do tornozelo e pé devem ser feitos nas posições de carga e sem carga (supina ou sentada com as pernas estendidas). Na posição de carga, instrua o paciente para que ele fique em pé e caminhe sobre os dedos para testar a flexão plantar e a flexão do hálux; e para que ele fique em pé e caminhe sobre os calcanhares com objetivo de testar a dorsiflexão e a extensão dos dedos. Então, instrua-o para ficar sobre a borda lateral do pé para testar a inversão e, depois, na borda medial do pé para testar a eversão (Figura 13.45).

Na posição sem carga, instrua o paciente para que faça a dorsiflexão do tornozelo o mais longe possível, empurrando-o para baixo e virando-o para dentro e para fora. Isso irá verificar a dorsiflexão, a flexão plantar, a inversão e a eversão. Faça o paciente levantar os dedos, encolhê-los e espraiá-los. Isso irá verificar a extensão, a flexão, a abdução e a adução dos dedos (Figura 13.46).

TESTE DOS MOVIMENTOS PASSIVOS

O teste dos movimentos passivos pode ser dividido em duas áreas: movimentos fisiológicos (plano cardinal), que são os mesmos dos movimentos ativos, e teste da mobilidade dos movimentos acessórios (jogo articular, componentes). Por meio desses movimentos, você pode determinar se os elementos não-contráteis (inertes) são os causadores do problema do paciente. Essas estruturas (ligamentos, cápsula articular, fáscia, bolsa, dura-máter e raiz nervosa) (Cyriax, 1979) são estiradas ou estressadas quando a articulação é levada ao final da amplitude disponível. No final de cada movimento fisiológico passivo, você deve sentir a sensação final e determinar se é normal ou patológica. Avalie a limitação do movimento e veja se ela está inserida em um padrão capsular. Os padrões capsulares do pé e do tornozelo são os seguintes: articulação talocrural (maior restrição da flexão plantar que dorsiflexão); articulação subtalar (maior restrição de varo do que valgo); articulação mediotarsal (maior restrição na dorsiflexão, seguida por flexão plantar, adução e rotação medial); primeira articulação metatarsofalângica (maior restrição da extensão do que flexão) e articulações interfalângicas (maior restrição da extensão do que flexão) (Kaltenborn, 1999, Magee, 1997).

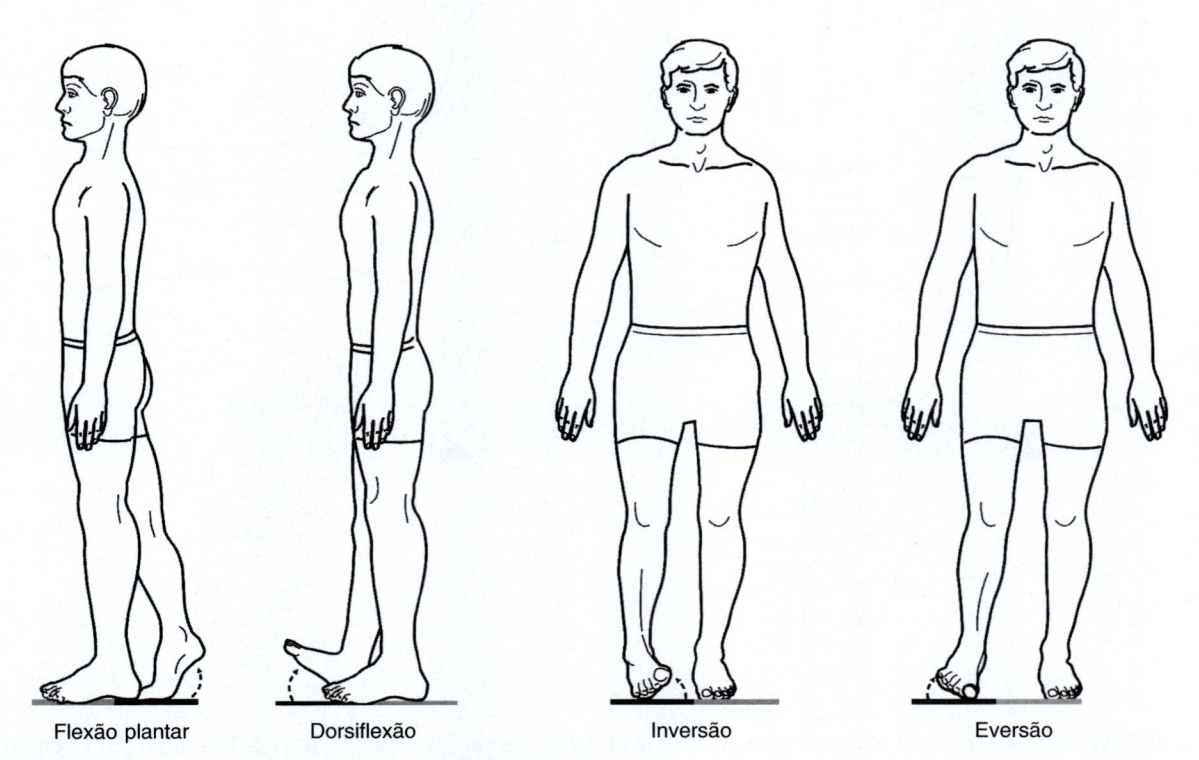

FIGURA 13.45 Teste dos movimentos ativos de inversão e eversão.

O TORNOZELO E O PÉ   Capítulo 13

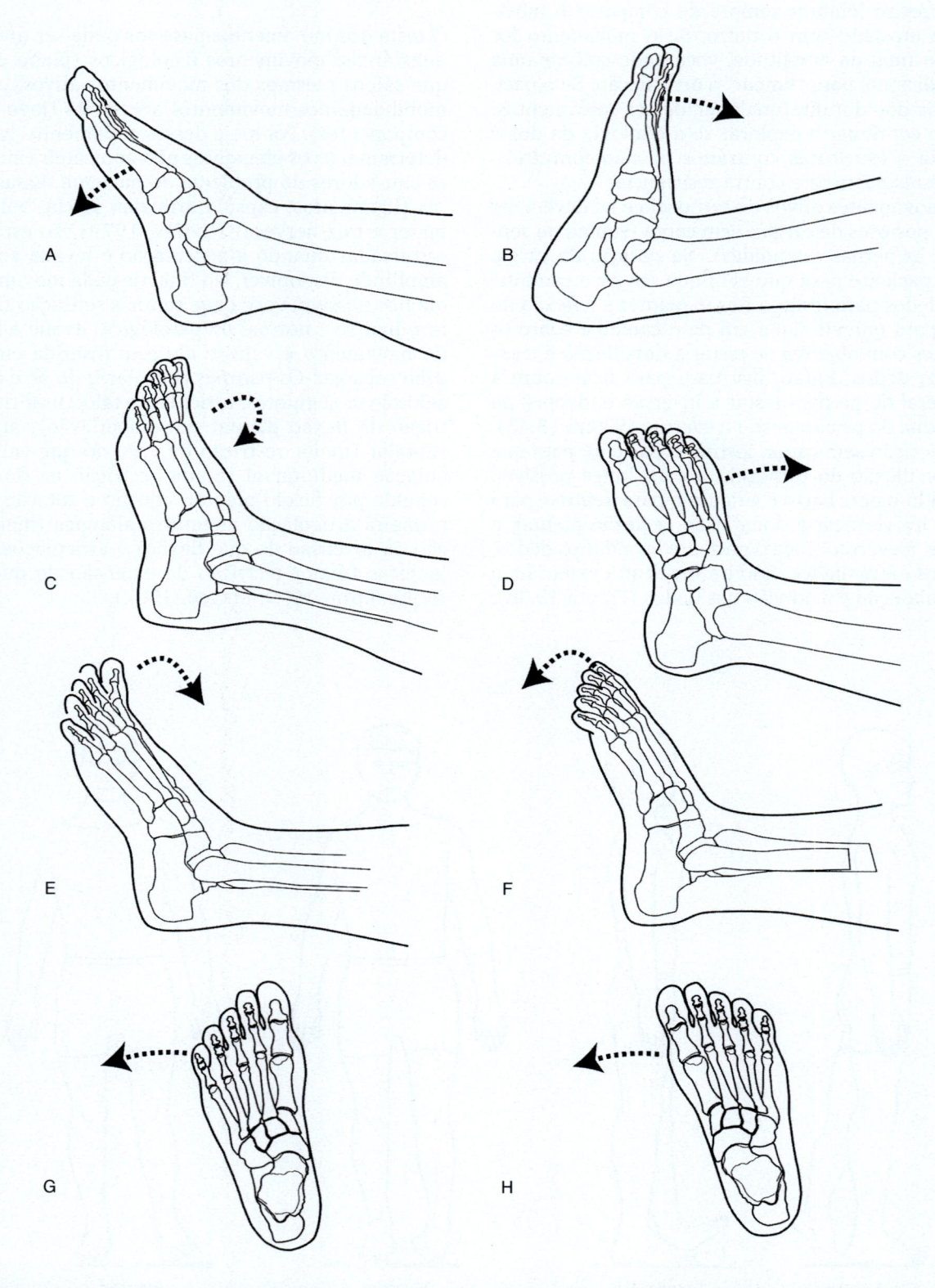

FIGURA 13.46 Teste dos movimentos ativos sem carga em: (A) Flexão plantar. (B) Dorsiflexão. (C) Inversão. (D) Eversão. (F) Flexão. (G) Abdução. (H) Adução.

Movimentos fisiológicos

Com esses movimentos, você estará avaliando a quantidade de movimento disponível em todas direções. Cada movimento é medido a partir da posição anatômica inicial. Na articulação talocrural, é quando a parte lateral do pé cria um ângulo reto com o eixo longitudinal da perna. Em adição, uma linha, passando através da espinha ilíaca ântero-superior e através da patela, deve estar alinhada com o segundo dedo. A posição inicial para os dedos é quando os eixos longitudinais através dos metatarsais formarem uma linha reta com a falange correspondente.

Dorsiflexão

Você pode medir a dorsiflexão com o paciente na posição sentada, com a perna pendendo sobre a borda da mesa, ou na posição supina. Esse movimento deve ocorrer na articulação talocrural. Posicione o paciente de forma que o joelho seja flexionado em 90° e o pé tenha 0° de inversão e eversão. Coloque uma mão sobre a parte posterior distal da perna para estabilizar a tíbia e a fíbula do paciente, assim como para evitar movimentos do joelho e do quadril. Coloque sua outra mão espalmada sob a superfície plantar do pé, dirigindo seus dedos em direção aos dedos do pé. Dobre o tornozelo em direção cranial. A sensação final normal é abrupta e firme (ligamentar) devido à tensão do tendão do calcâneo e dos ligamentos posteriores (Kaltenborn, 1999, Magee, 1997). A amplitude normal de movimentos é de 0 a 20° (Figura 13.47) (American Academy of Orthopaedic Surgeons, 1965).

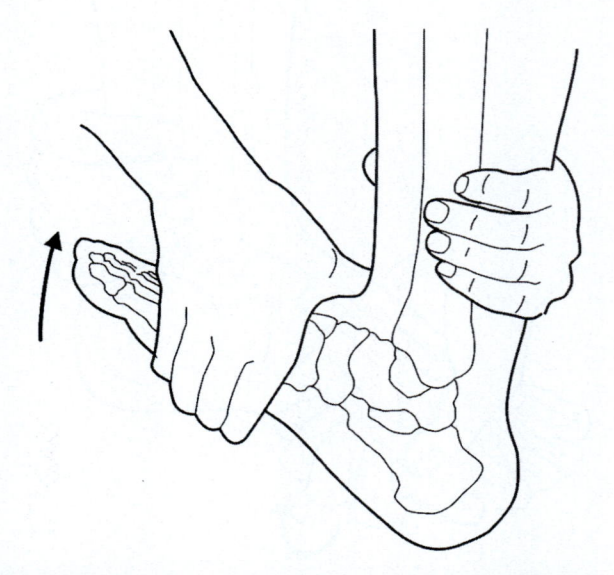

FIGURA 13.47 Teste do movimento passivo de dorsiflexão.

Flexão plantar

Você pode medir a flexão plantar com o paciente na posição sentada, com a perna pendendo sobre a borda da mesa, ou na posição supina. Tal movimento ocorre na articulação talocrural. Posicione o paciente de forma que o joelho seja flexionado em 90° e o pé tenha 0° de inversão e eversão. Coloque uma mão sobre a parte posterior distal da perna para estabilizar a tíbia e a fíbula e evitar movimentos do joelho e do quadril. Coloque sua outra mão com a palma achatada sobre a superfície dorsal do pé, dirigindo seus dedos lateralmente. Empurre o pé em direção caudal, evitando qualquer inversão ou eversão. A sensação final normal é abrupta e firme (ligamentar) por causa da tensão na cápsula anterior e nos ligamentos anteriores (Kaltenborn, 1999, Magee, 1997). Uma sensação final dura pode resultar a partir do contato entre o tubérculo talar posterior e a parte posterior da tíbia. A amplitude normal de movimentos é de 0 a 50° (Figura 13.48) (American Academy of Orthopaedic Surgeons, 1965).

Inversão

Posicione o paciente na posição sentada, com a perna pendendo sobre o lado da mesa, e com o joelho flexionado em 90° ou na posição supina, com o pé sobre

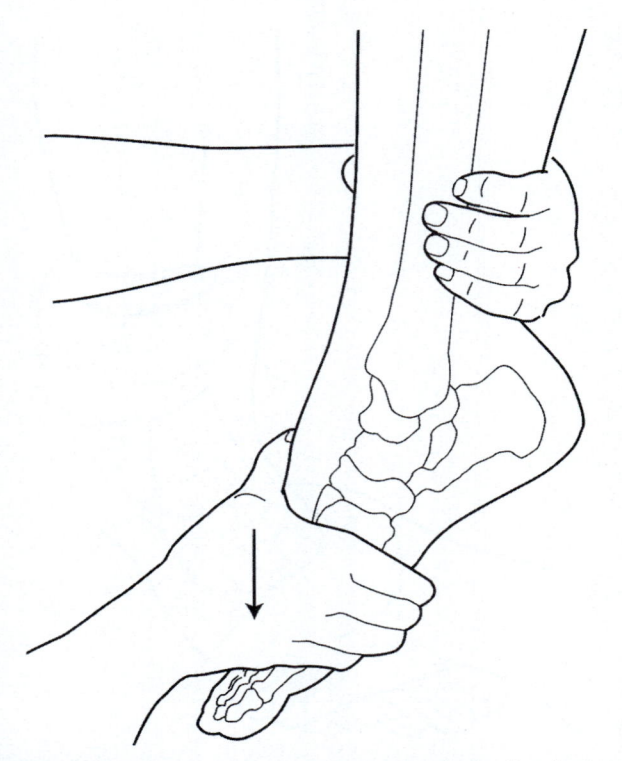

FIGURA 13.48 Teste do movimento passivo de flexão plantar.

a extremidade da mesa. Tenha certeza que o quadril está em 0º de rotação, adução e abdução. A inversão, que é uma combinação de supinação, adução e flexão plantar, ocorre nas articulações subtalar, tarsal transversa, cubonavicular, cuneonavicular, intercuneiforme, cuneocubóide, tarsometatarsal e intermetatarsal. Coloque uma mão sobre a parte medial e posterior da perna para estabilizar a tíbia e a fíbula e evitar movimentos do joelho e quadril. Coloque sua outra mão sobre a parte lateral distal do pé com o polegar sobre a superfície dorsal e os outros quatro dedos sob as cabeças metatarsais. Após, vire o pé em uma direção medial e superior. A sensação normal final é abrupta e firme (ligamentar) devido à tensão nas cápsulas articulares e ligamentos laterais (Kaltenborn, 1999, Magee, 1997). A amplitude normal de movimentos é de 0 a 35º (Figura 13.49) (American Academy of Orthopaedic Surgeons, 1965).

Eversão

Posicione o paciente na posição sentada, com a perna pendendo sobre o lado da mesa e com o joelho flexionado em 90º ou na posição supina, com o pé sobre a extremidade da mesa. Tenha certeza que o quadril está em 0º de rotação, adução e abdução. A eversão, que é uma combinação de pronação, de abdução e de dorsiflexão, ocorre nas articulações subtalar, tarsal transversa, cubonavicular, cuneonavicular, intercuneiforme, cuneocubóide, tarsometatarsal e intermetatarsal. Coloque uma mão sobre a parte lateral distal e posterior da perna para estabilizar a tíbia e a fíbula do paciente e evitar movimentos do joelho e do quadril. Coloque sua outra mão sobre área plantar distal do pé, com o polegar sobre o primeiro metatarsal, e os outros quatro dedos ao redor do quinto metatarsal. Vire o pé em direção lateral e superior. A sensação normal final é abrupta e firme (ligamentar) (Kaltenborn, 1999, Magee, 1997) devido à tensão nas cápsulas articulares e nos ligamentos mediais. A amplitude normal de movimentos é de 0 a 15º (Figura 13.50) (American Academy of Orthopaedic Surgeons, 1965).

Inversão subtalar (retropé)

Coloque o paciente na posição de decúbito ventral, com o pé sobre a extremidade da mesa. Tenha certeza de que o quadril está em 0º de flexão-extensão, abdução-adução e rotação, bem como de que o joelho está em 0º de extensão. Coloque uma mão sobre a parte posterior média da perna a fim de estabilizar a tíbia e a fíbula e evitar movimento no quadril e no joelho. Coloque sua outra mão na superfície plantar do calcâneo, segurando-o en-

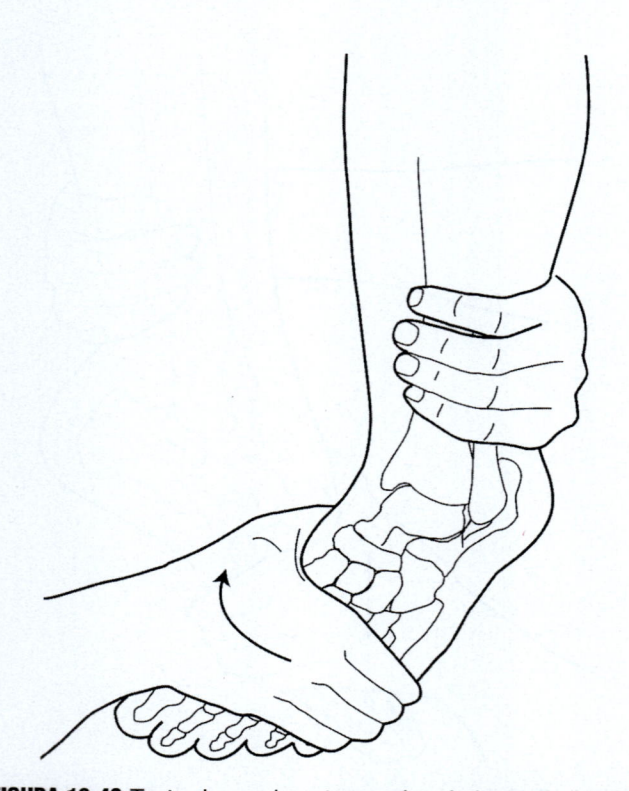

FIGURA 13.49 Teste do movimento passivo de inversão.

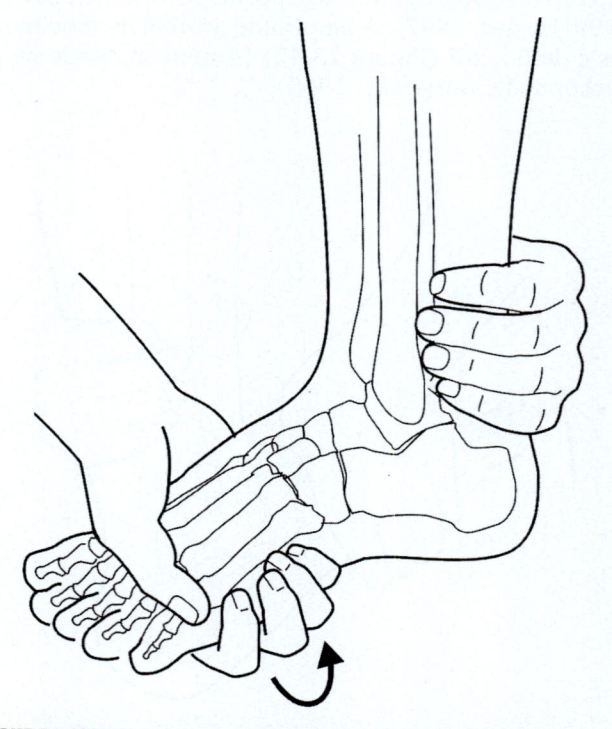

FIGURA 13.50 Teste do movimento passivo de eversão.

tre seu indicador e polegar. Rode o calcâneo em uma direção medial. A sensação normal final é abrupta e firme (ligamentar) por causa da tensão na cápsula articular e nos ligamentos laterais (Kaltenborn, 1999, Magee, 1997). A amplitude normal de movimentos é de 0 a 5° (Figura 13.51) (American Academy of Orthopaedic Surgeons, 1965).

Eversão subtalar (retropé)

Coloque o paciente na posição de decúbito ventral com o pé sobre a extremidade da mesa. Tenha certeza de que o quadril está em 0° de flexão-extensão, abdução-adução e rotação, bem como de que o joelho está em 0° de extensão. Coloque uma mão sobre a área posterior média da perna para estabilizar a tíbia e a fíbula e para evitar movimento no quadril e joelho. Coloque sua outra mão na superfície plantar do calcâneo, segurando-o entre seu indicador e polegar. Rode o calcâneo em uma direção lateral. A sensação normal final é abrupta e firme (ligamentar) devido à tensão na cápsula articular e nos ligamentos mediais (Kaltenborn, 1999, Magee, 1997). Se a sensação final for dura, pode ser por causa do contato entre o calcâneo e o seio tarsal. A amplitude normal de movimentos é de 0 a 5° (Figura 13.52) (American Academy of Orthopaedic Surgeons, 1965).

Inversão do antepé

Coloque o paciente na posição sentada, com a perna pendendo sobre a extremidade da mesa e o joelho flexionado em 90°, ou na posição supina com o pé sobre a extremidade da mesa de tratamento. Tenha certeza de que o quadril está em 0° de rotação, adução e abdução. Coloque a mão sob o calcâneo para estabilizá-lo e no tálus para evitar dorsiflexão na articulação talocrural e inversão da subtalar. Coloque a outra mão sobre a área lateral do pé sobre os metatarsais, com seu polegar sobre a área dorsal, de frente e medialmente, com os outros quatro dedos na superfície plantar. Após, mova medialmente o pé do paciente. A sensação normal final é abrupta e firme (ligamentar) por causa da tensão na cápsula articular e nos ligamentos laterais (Kaltenborn, 1999, Magee, 1997). A amplitude normal de movimentos é de 0 a 35° (Figura 13.53) (American Academy of Orthopaedic Surgeons, 1965, p. 88).

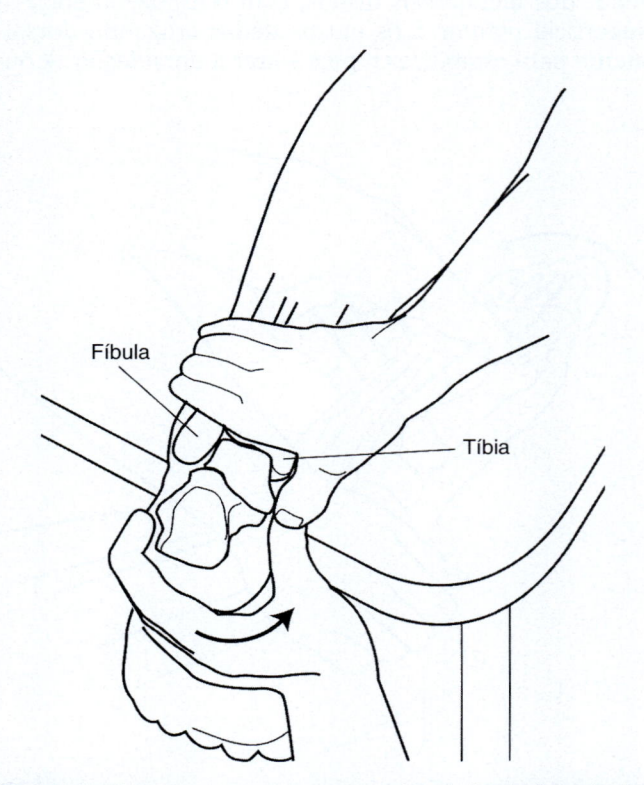

FIGURA 13.51 Teste do movimento passivo de inversão subtalar (retropé).

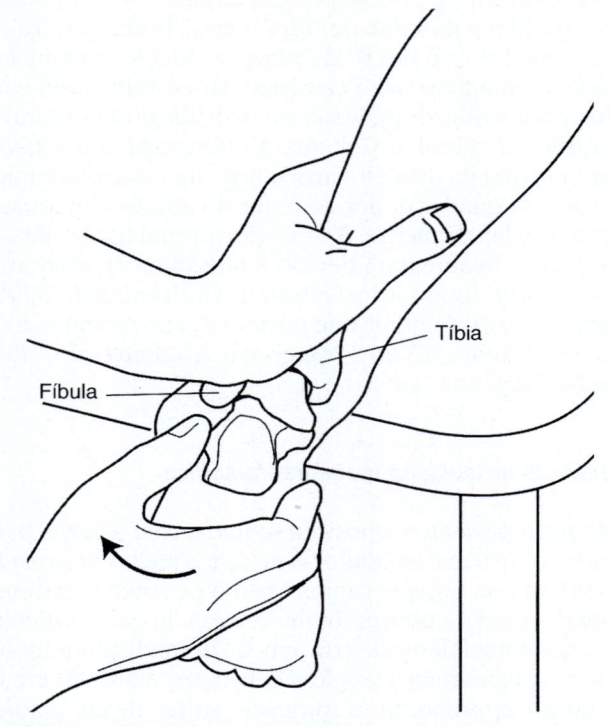

FIGURA 13.52 Teste do movimento passivo de eversão subtalar (retropé).

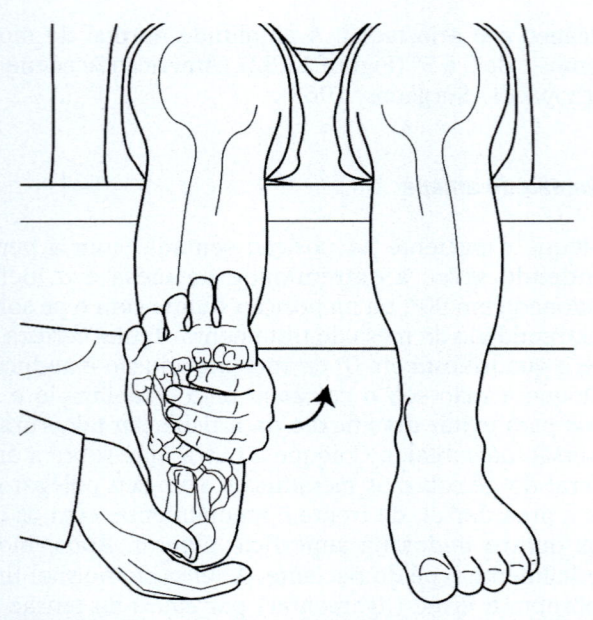

FIGURA 13.53 Teste do movimento passivo de inversão do antepé.

Eversão do antepé

Coloque o paciente na posição sentada, com a perna pendendo sobre a extremidade da mesa e com o joelho flexionado em 90°, ou na posição supina com o pé sobre a extremidade da mesa de tratamento. Tenha certeza de que o quadril está em 0° de rotação, adução e abdução. Coloque uma mão sob o calcâneo para estabilizá-lo e no tálus para evitar dorsiflexão na articulação talocrural e inversão da subtalar. Coloque a outra mão sob a parte plantar distal da primeira articulação metatarsofalângica e os outros quadro dedos ao redor do quinto metatarsal. Mova o pé lateralmente. A sensação normal final é abrupta e firme (ligamentar) devido à tensão na cápsula articular e nos ligamentos mediais (Kaltenborn, 1999; Magee, 1997). A amplitude normal de movimentos é de 0 a 15° (Figura 13.54) (American Academy of Orthopaedic Surgeons, 1965).

Flexão da articulação metatarsofalângica

Coloque o paciente na posição sentada, com a perna pendendo sobre a extremidade da mesa e o joelho flexionado em 90°, ou na posição supina, com o pé sobre a extremidade da mesa de exame. Tenha certeza de que a articulação metatarsofalângica está em 0° de abdução-adução. As articulações interfalângicas devem ser mantidas em 0° de flexão-extensão. Se o tornozelo sofrer flexão plantar ou se as interfalângicas do dedo a ser testado se flexionarem, a amplitude de movimento estará limitada pela crescente tensão no extensor longo dos dedos e no extensor longo do hálux. Coloque uma mão ao redor dos metatarsais distais, com seu polegar sobre a superfície plantar, e os dedos através do dorso a fim de estabilizar o pé e evitar a flexão plantar. A outra mão segura o hálux entre o polegar e o indicador, flexionando a articulação metatarsofalângica. A sensação normal final é abrupta e firme (ligamentar) por causa da tensão na cápsula articular e nos ligamentos colaterais (Kaltenborn, 1999, Magee, 1997). A amplitude normal de movimentos é de 0 a 45° para o hálux (Figura 13.55) (American Academy of Orthopaedic Surgeons, 1965).

Extensão da articulação metatarsofalângica

Coloque o paciente na posição sentada, com a perna pendendo sobre a extremidade da mesa e com o joelho flexionado em 90°, ou na posição supina com o pé sobre a extremidade da mesa de tratamento. Tenha certeza de que a articulação metatarsofalângica está em 0° de abdução-adução. As articulações interfalângicas devem ser mantidas em 0° de flexão-extensão. Se o tornozelo sofrer flexão dorsal ou se as interfalângicas do dedo a ser testado se estenderem, a amplitude de movimento estará limitada pela crescente tensão no flexor longo dos dedos e no flexor longo do hálux. Coloque uma mão ao redor dos metatarsais distais, com seu polegar sobre a superfície plantar e os outros dedos cruzando dorsalmente para estabilizar o pé e evitar a dorsiflexão. A ou-

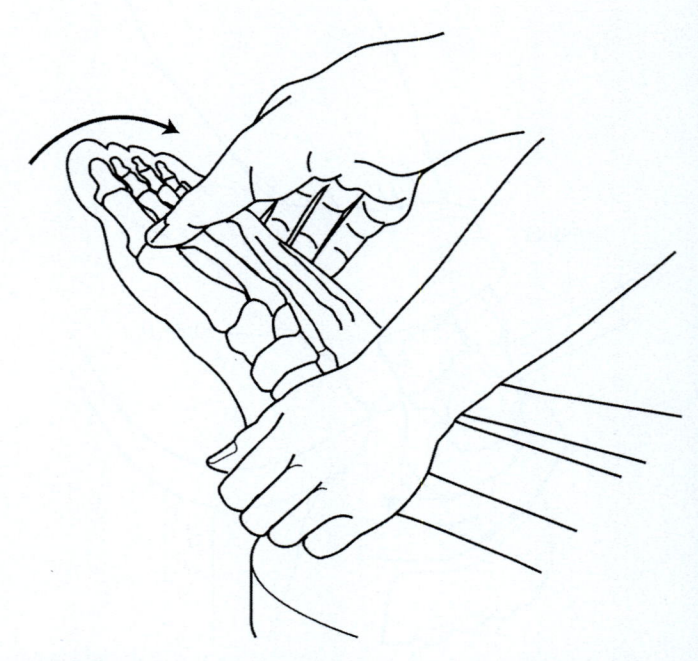

FIGURA 13.54 Teste do movimento passivo de eversão do antepé.

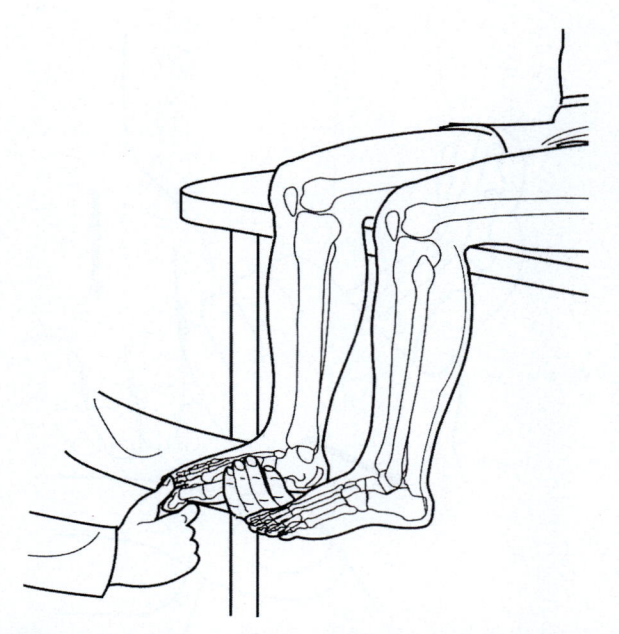

FIGURA 13.55 Teste do movimento passivo de flexão da articulação metatarsofalângica.

tra mão deve segurar o hálux entre o polegar e o indicador, estendendo a articulação metatarsofalângica. A sensação normal final é abrupta e firme (ligamentar) devido à tensão na cápsula plantar, na placa fibrocartilaginosa plantar, no músculo flexor longo do hálux, no flexor curto dos dedos e no flexor do dedo mínimo (Kaltenborn, 1999; Magee, 1997). A amplitude normal de movimentos é de 0 a 70° para o hálux (Figura 13.56) (American Academy of Orthopaedic Surgeons, 1965).

Teste da mobilidade dos movimentos acessórios

O teste da mobilidade dos movimentos acessórios fornecerá informações sobre o grau de frouxidão presente na articulação. O paciente deve estar totalmente relaxado e confortável para permitir que o examinador mova a articulação e obtenha a informação mais exata. A articulação deve ser colocada na posição mais frouxa (em repouso) para permitir o maior grau de movimento articular. A posição de repouso do tornozelo e do pé é a seguinte: articulação talocrural, 10° de flexão plantar e meio caminho entre inversão máxima e eversão; articulações interfalângicas distal e proximal, leve flexão; e articulações metatarsofalângicas, aproximadamente 10° de extensão (Kaltenborn, 1999).

Deslizamento dorsal e ventral da fíbula na articulação tibiofibular superior

Coloque o paciente na posição supina, com o joelho flexionado em aproximadamente 90°. Sente no lado da mesa e sobre o pé do paciente para evitar que ele deslize. Estabilize a tíbia do paciente colocando a mão sobre a parte ventral proximal. Segure a cabeça fibular do paciente colocando o polegar anteriormente e o dedo indicador posteriormente. Puxe a cabeça fibular em direção ventral-lateral e dorsal-medial (Figura 13.57).

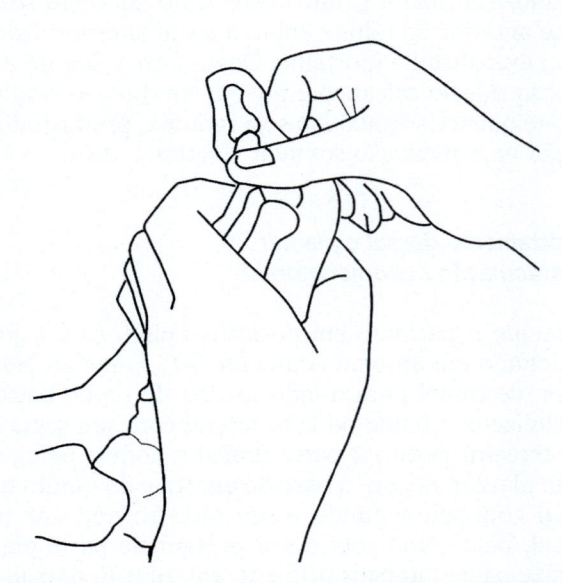

FIGURA 13.56 Teste do movimento passivo de extensão da articulação metatarsofalângica.

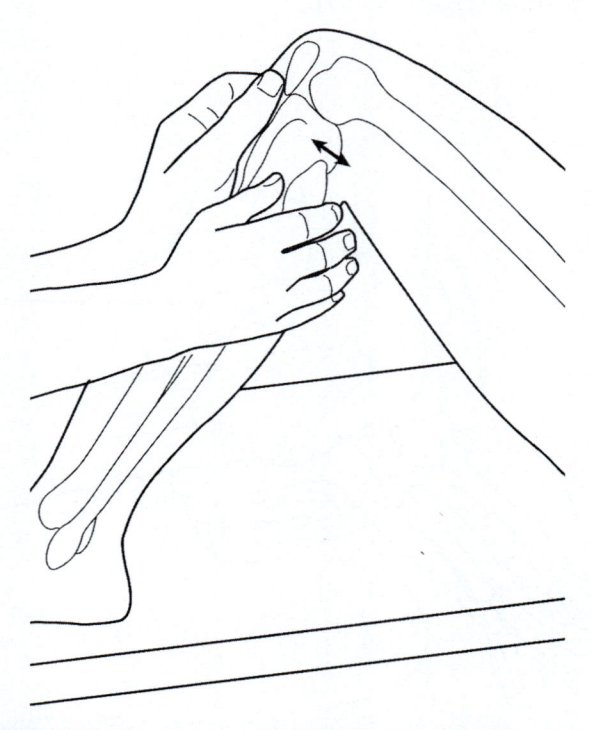

FIGURA 13.57 Teste da mobilidade no deslizamento dorsal e ventral da fíbula na articulação tibiofibular superior.

Deslizamento ventral da fíbula na articulação tibiofibular inferior

Coloque o paciente na posição de decúbito ventral com o pé posicionado sobre a extremidade da mesa. Coloque uma toalha enrolada ou uma cunha sob a parte anterior distal da tíbia, logo proximalmente à mortalha. Desse modo, fique na extremidade da mesa, de frente para a parte medial plantar do pé do paciente. Estabilize a tíbia colocando a mão sobre a parte distal medial. Usando sua mão sobre a parte posterior do maléolo lateral, empurre a fíbula em direção anterior (Figura 13.58).

Tração da articulação talocrural

Posicione o paciente em posição supina de forma que o calcâneo passe um pouco a extremidade da mesa. Fique na extremidade da mesa de frente para a parte plantar do pé do paciente. Assim, estabilize a tíbia colocando sua mão na parte distal anterior, logo proximalmente à mortalha. Então, segure o pé do paciente de forma que seu quinto dedo esteja sobre o tálus, com seus outros quatro dedos repousando sobre o dorso do pé. Permita que seu polegar segure a superfície plantar do pé, de frente para a primeira articulação metatarsofalângica. Puxe o tálus em direção longitudinal, até que seja eliminada a frouxidão. Isso produz distração na articulação talocrural (Figura 13.59).

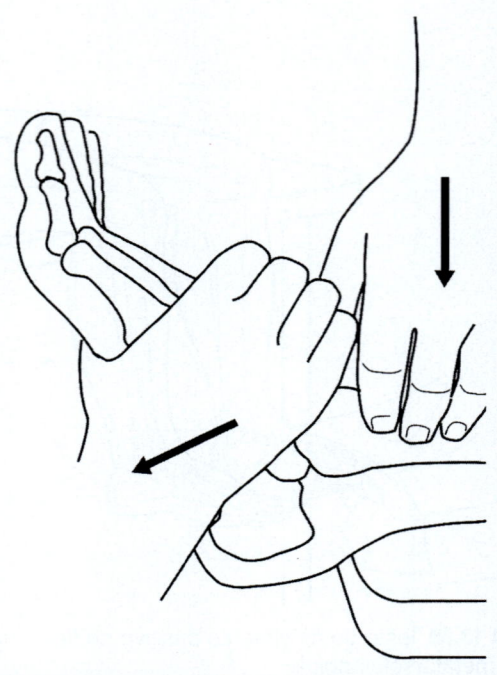

FIGURA 13.59 Teste da mobilidade na tração da articulação talocrural.

Tração da articulação subtalar

Coloque o paciente em posição supina, com o pé em 0° de dorsiflexão de forma que o calcâneo fique um pouco além da mesa. Fique na extremidade da mesa, de frente para a parte plantar do pé. Mantenha o ângulo de dorsiflexão repousando o pé do paciente sobre sua coxa. Estabilize a tíbia e o tálus colocando sua mão sobre a parte anterior do tálus e sobre a parte anterior distal da tíbia, logo distal à mortalha. Dessa forma, segure a parte posterior do calcâneo e puxe-a em direção longitudinal até que toda frouxidão seja retirada, produzindo distração na articulação subtalar (Figura 13.60).

Deslizamento dorsal e plantar da articulação cubometartarsal

Posicione o paciente em posição supina, com o joelho flexionado em aproximadamente 90°. Fique ao lado da mesa, de frente para o lado medial do pé do paciente. Estabilize o cubóide no lado lateral com seu segundo e seu terceiro dedo na parte dorsal e com o polegar na parte plantar. Segure a base do quarto e do quinto metatarsal com seu segundo e seu terceiro dedo na parte dorsal, bem como com o seu polegar na parte plantar. Deslize os metatarsais primeiro em direção dorsal, retirando toda frouxidão, e, então, em direção plantar (Figura 13.61).

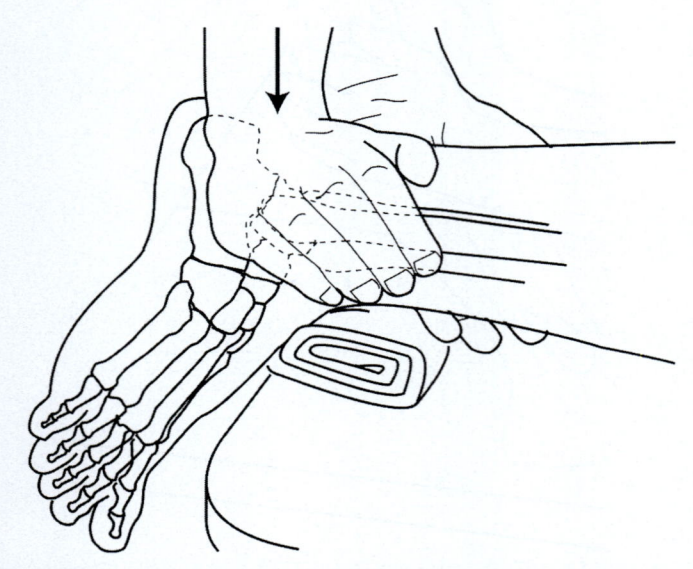

FIGURA 13.58 Teste da mobilidade no deslizamento ventral da fíbula na articulação tibiofibular inferior.

Deslizamento dorsal e plantar da primeira articulação cuneometatarsal

Coloque o paciente em posição supina, com o joelho flexionado em aproximadamente 90° e o pé em uma cunha logo proximal à primeira articulação cuneometatarsal. Fique ao lado da mesa, de frente para a parte lateral do pé do paciente. Sendo assim, estabilize o primeiro cuneiforme no lado medial com o segundo e o terceiro dedo ao seu redor. Depois, segure a parte lateral do pé contra seu tronco para estabilização adicional. Logo, segure a base do primeiro metatarsal com os dedos indicador e médio, a partir do lado medial, logo proximal à articulação. Deslize o primeiro metatarsal em direção dorsal, retirando toda frouxidão, e, então, em direção plantar (Figura 13.62).

Deslizamento dorsal e plantar dos metatarsais

Posicione o paciente em posição supina e com o joelho flexionado em 90° e o pé sobre a mesa. Fique ao lado da mesa, de frente para a parte dorsal do pé do paciente. Assim, estabilize o segundo metatarsal, a partir da área medial do pé, usando seu polegar sobre a parte dorsal e enrolando seus dedos ao redor do primeiro metatarsal, em direção à área plantar. Segure o terceiro metatarsal com seu polegar na parte dorsal e seus outros dedos na parte plantar. Após, mova o terceiro metatarsal em direção dorsal até que toda frouxidão tenha sido retirada e, depois, em direção plantar. Esse teste pode ser repetido por meio da estabilização do segundo metatarsal e da mobilização do primeiro metatarsal, estabilizando tam-

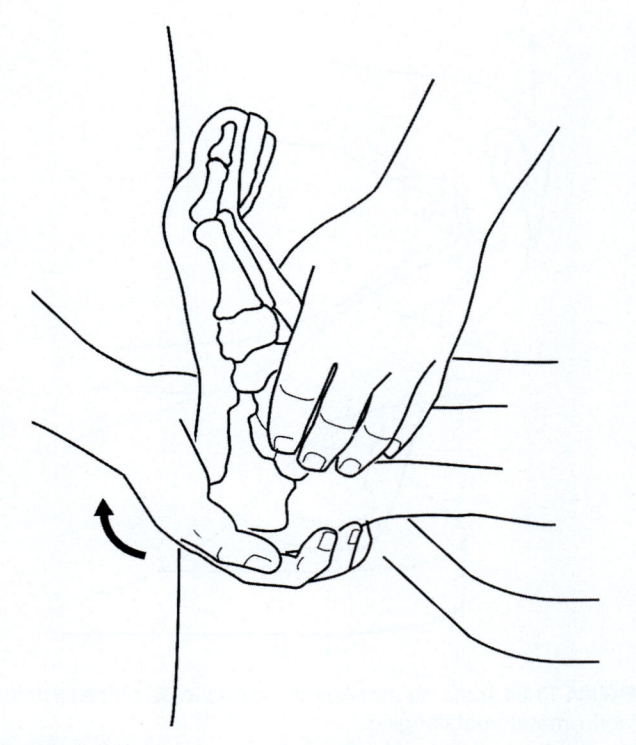

FIGURA 13.60 Teste da mobilidade na tração da articulação subtalar.

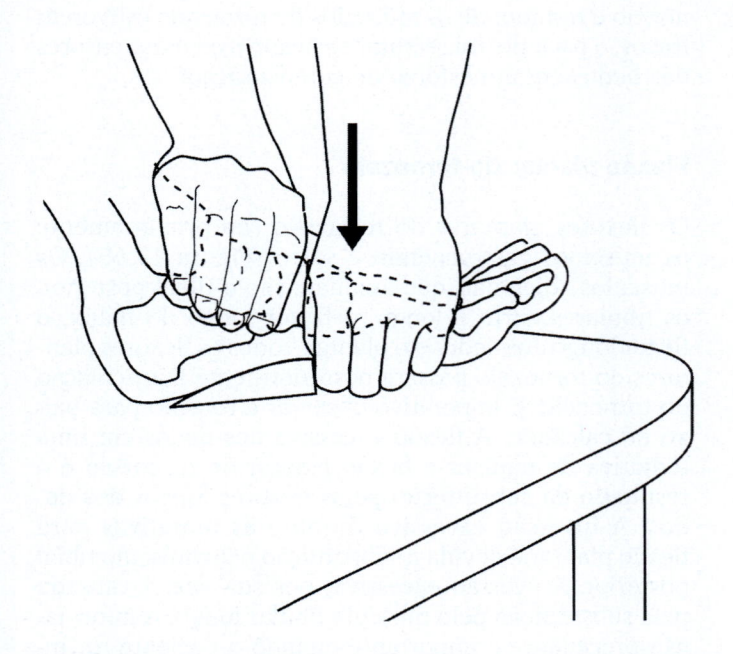

FIGURA 13.61 Teste da mobilidade no deslizamento dorsal e plantar da articulação cubometatarsal.

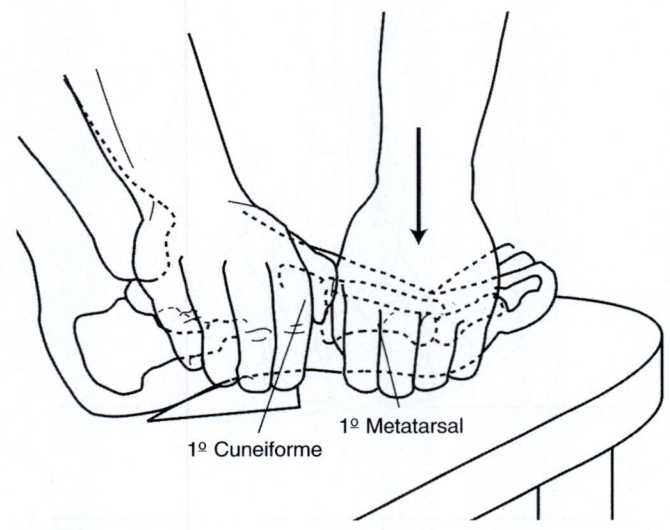

FIGURA 13.62 Teste da mobilidade no deslizamento dorsal e plantar da primeira articulação cuneometatarsal.

bém o terceiro metatarsal e mobilizando o quarto metatarsal e estabilizando o quarto metatarsal e mobilizando o quinto metatarsal (Figura 13.63).

Tração da primeira articulação metatarsofalângica

Posicione o paciente em posição supina, com o joelho estendido. Então, sente na borda da mesa, sobre a parte lateral do pé, permitindo que a perna do paciente repouse sobre sua coxa. Estabilize o primeiro metatarsal com o polegar na parte dorsal e os demais dedos enrolados ao redor da superfície plantar, logo proximal a interlinha articular. Segure o pé contra seu corpo para estabilização adicional. Após, segure a primeira falange proximal com seus dedos polegar e indicador. Puxe a falange em uma direção longitudinal até que toda frouxidão seja retirada, criando, dessa maneira, tração na primeira articulação metatarsofalângica (Figura 13.64).

TESTES CONTRA RESISTÊNCIA

A força muscular do tornozelo é testada em flexão plantar e dorsiflexão. A inversão e a eversão do pé ocorrem na articulação subtalar, sendo também testadas. Os dedos são examinados para a força de flexão e extensão.

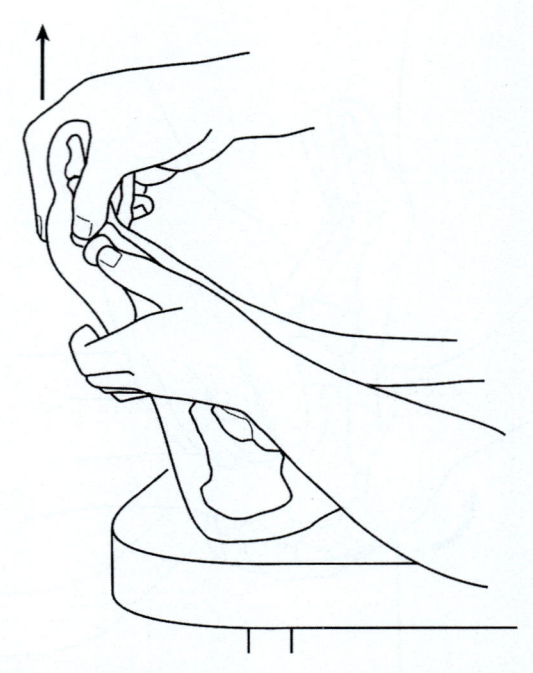

FIGURA 13.64 Teste da mobilidade na tração da primeira articulação metatarsofalângica.

Ao testar a força muscular do pé e do tornozelo, é importante verificar a evidência de substituição muscular. Observe o antepé para a presença de excesso de inversão, eversão, flexão plantar ou dorsiflexão. Os dedos devem ser avaliados para movimentos enquanto o tornozelo é testado. Se os músculos do tornozelo estiverem fracos, o paciente irá recrutar os flexores ou os extensores dos dedos em um esforço de compensação.

Flexão plantar do tornozelo

Os flexores plantares do tornozelo são primariamente os músculos gastrocnêmio e sóleo (Figura 13.65). Os músculos adicionais que auxiliam são o tibial posterior, os fibulares curto e longo, o flexor longo do hálux, o flexor longo dos dedos e o plantar. Todos os flexores plantares do tornozelo passam posteriormente à articulação do tornozelo. É imperativo observar a rotação para baixo do calcâneo. A flexão excessiva dos dedos em uma tentativa de realizar a flexão plantar do tornozelo é o resultado da substituição pelos flexores longos dos dedos. A inversão excessiva durante as tentativas para flexão plantar é devida à substituição pelo músculo tibial posterior. A eversão excessiva, por sua vez, é causada pela substituição pelo músculo fibular longo. A informação precedente é importante quando o paciente for incapaz de executar a flexão plantar normal na posição em pé devido à fraqueza do grupo muscular gastrocsóleo.

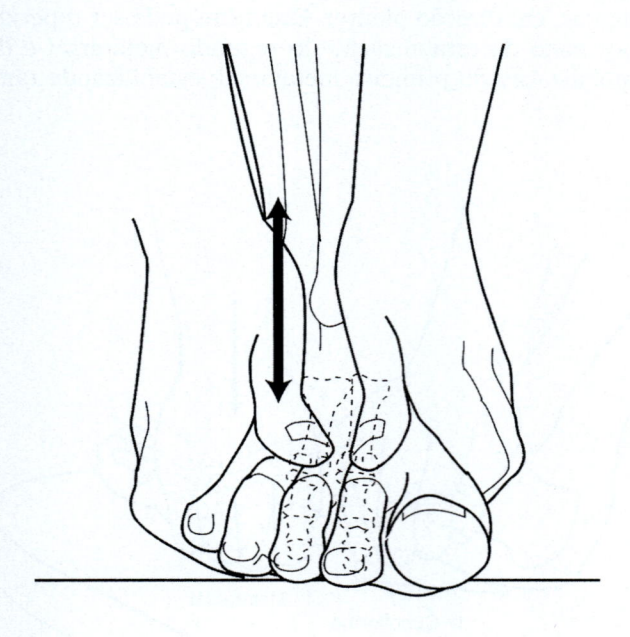

FIGURA 13.63 Teste da mobilidade no deslizamento dorsal e plantar dos metatarsais.

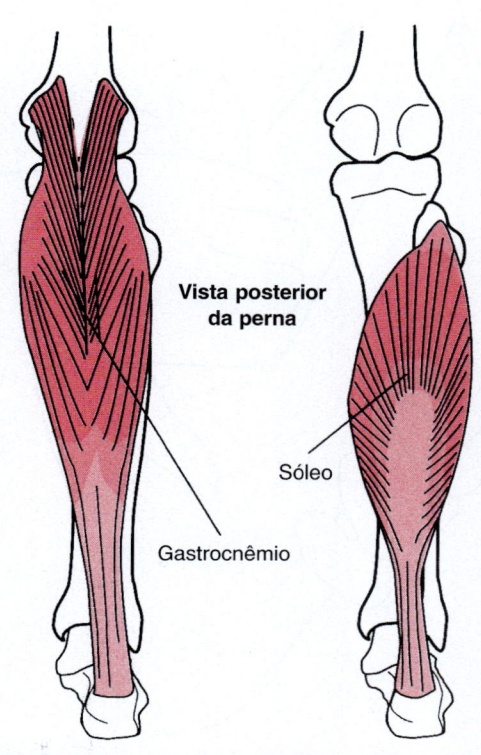

FIGURA 13.65 Flexores plantares do tornozelo.

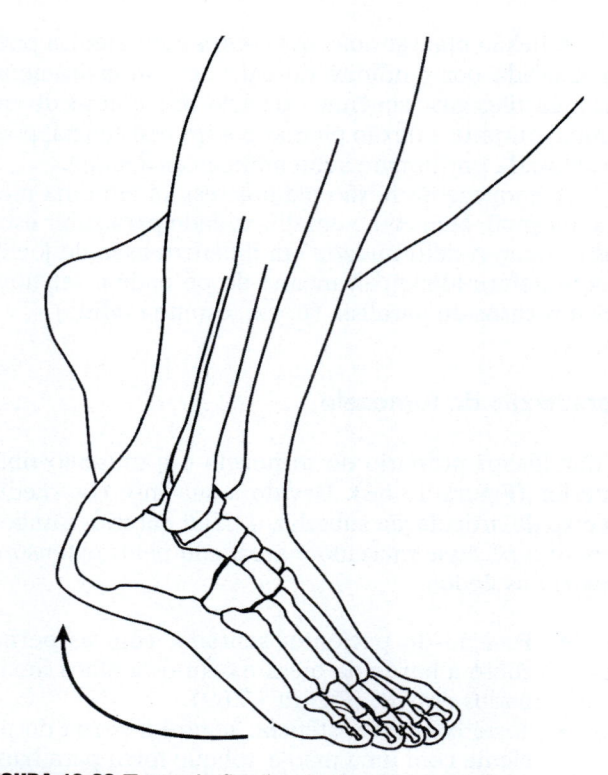

FIGURA 13.66 Teste da flexão plantar do tornozelo.

- Posição do paciente: em pé, sobre o lado a ser testado (Figura 13.66)
- Teste contra resistência: peça ao paciente para ficar em pé sobre os dedos. A resistência é suprida pelo peso corporal do paciente.

O teste da flexão plantar do tornozelo com a gravidade eliminada deve ser feito com o paciente deitado de lado e com o tornozelo do mesmo em posição neutra. O paciente deve tentar fazer a flexão plantar do pé para baixo. Observe a presença de substituição pelos inversores/eversores subtalares e flexores dos dedos (Figura 13.67).

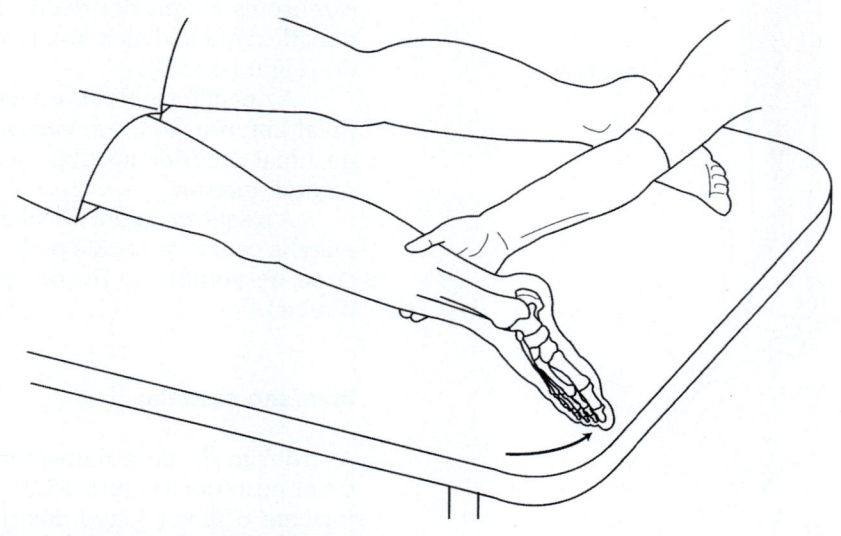

FIGURA 13.67 Teste da flexão plantar com a gravidade eliminada.

A flexão plantar dolorosa contra a resistência pode ser causada por tendinite do calcâneo ou estiramento dos músculos gastrocnêmio ou sóleo. A dor atrás do calcanhar, durante a flexão plantar contra resistência, pode ser causada por bursite subtendínea calcaneana.

A fraqueza da flexão plantar resulta em uma marcha anormal, bem como em dificuldade para subir escadas e saltar. A deformidade em hiperextensão do joelho e uma deformidade calcaneana do pé podem ser notadas nos casos de paralisia (p. ex., espinha bífida).

Dorsiflexão do tornozelo

O dorsiflexor primário do tornozelo é o músculo tibial anterior (Figura 13.68). Devido à sua inserção medial ao eixo da articulação subtalar, o tibial anterior também inverte o pé. Esse músculo é auxiliado pelos extensores longos dos dedos.

- Posição do paciente: sentado, com as pernas sobre a borda da mesa e com os joelhos flexionados em 90° (Figura 13.69).
- Teste contra resistência: segure a perna do paciente com uma mão e aplique força para baixo e de eversão no pé, em sua parte média, enquanto o paciente tenta fazer a dorsiflexão do tornozelo e inverter o pé.

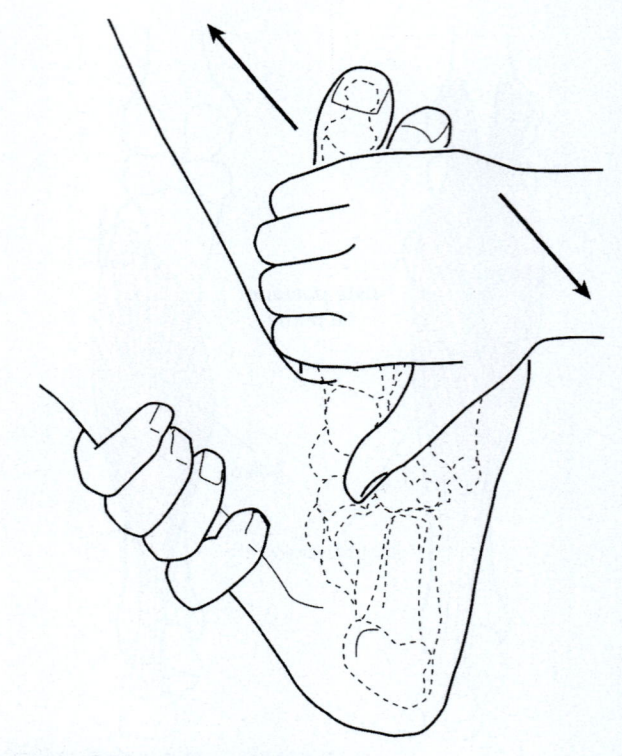

FIGURA 13.69 Testando a dorsiflexão.

A dorsiflexão pode também ser testada pedindo-se ao paciente para caminhar sobre os calcanhares, com os dedos levantados.

O teste da dorsiflexão com a gravidade eliminada é realizado ao se colocar o paciente em uma posição deitada de lado e solicitando que ele faça a dorsiflexão do tornozelo. Observe a presença de substituição pelos extensores longos dos dedos. Sendo assim, você verá a dorsiflexão dos dedos se a substituição estiver ocorrendo (Figura 13.70).

A dorsiflexão dolorosa contra resistência na região tibial anterior pode ser causada por lesões na inserção do tibial anterior na tíbia ou por síndrome compartimental anterior.

A fraqueza da dorsiflexão resulta em queda do pé e marcha com arrasto. Ela pode resultar em uma deformidade de eqüinismo do pé (p. ex., como na paralisia fibular).

Inversão subtalar

A inversão do pé é feita primariamente pelo músculo tibial posterior (Figura 13.71). Os músculos acessórios incluem o flexor longo dos dedos e o flexor longo do hálux.

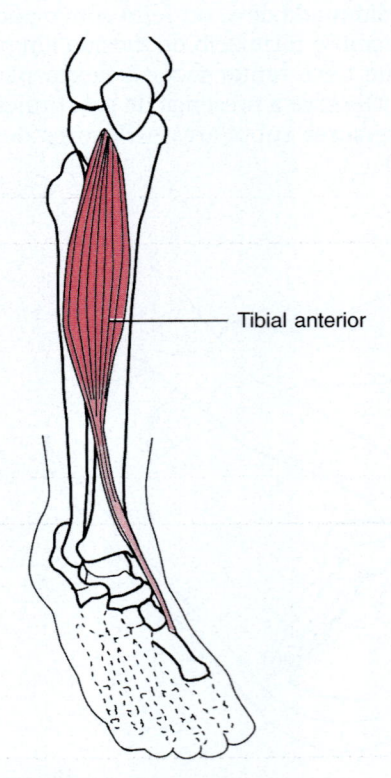

FIGURA 13.68 O dorsiflexor do tornozelo.

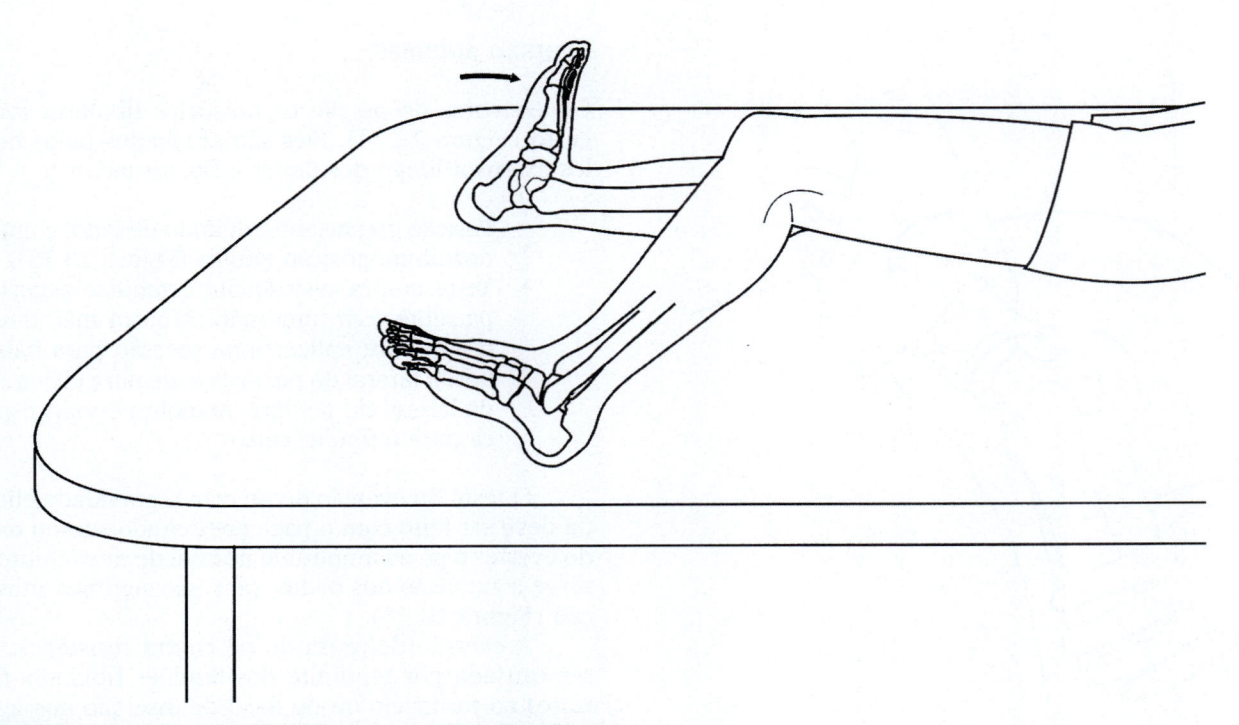

FIGURA 13.70 Testando a dorsiflexão com a gravidade eliminada.

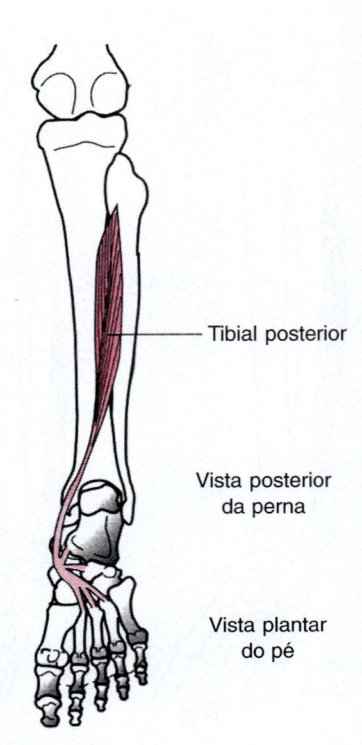

FIGURA 13.71 Os inversores do pé.

- Posição do paciente: deitado de lado, com o tornozelo em um leve grau de flexão plantar (Figura 13.72).
- Teste contra resistência: estabilize a perna com uma mão. A outra mão deve ser colocada sobre a borda medial do antepé. Então, aplique pressão para baixo sobre o antepé, enquanto o paciente tenta inverter o pé.

O teste da inversão do pé com a gravidade eliminada deve ser feito com o paciente deitado na posição supina e tentando inverter o pé na amplitude normal de movimento. Observe a substituição do flexor longo do hálux e do flexor longo dos dedos durante esse procedimento, pois os dedos podem flexionar em uma tentativa de superar um tibial posterior enfraquecido (Figura 13.73).

A fraqueza na inversão do pé resulta em deformidade de pronação ou valgo do pé, assim como apoio reduzido do arco plantar longitudinal.

A dor na inversão do pé contra resistência pode ser causada por uma tendinite do músculo tibial posterior na sua inserção, na parte medial da tíbia, conhecida como *dor na canela*. A dor também pode indicar tendinite do tibial posterior ou do flexor longo do hálux posterior ao maléolo medial.

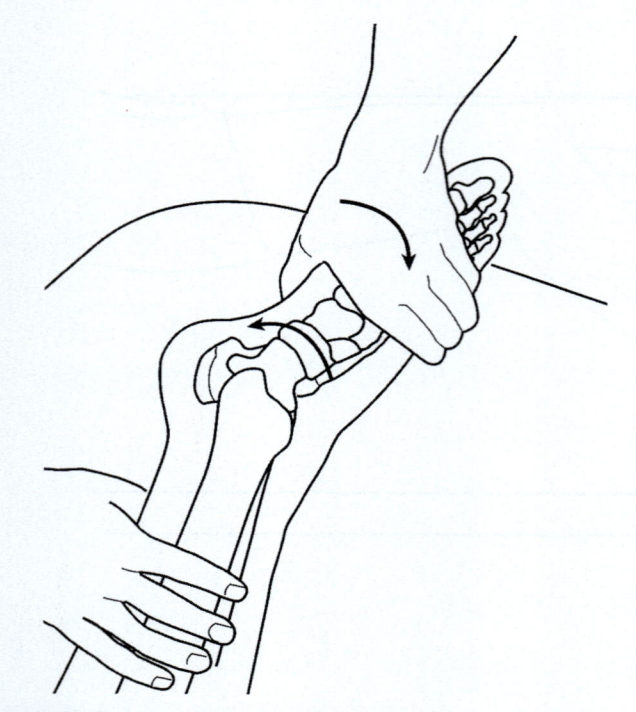

FIGURA 13.72 Testando a inversão subtalar.

Eversão subtalar

Os eversores do pé são os músculos fibulares longo e curto (Figura 13.74). Eles são auxiliados pelos músculos extensor longo dos dedos e fibular terceiro.

- Posição do paciente: deitado de lado, com o tornozelo na posição neutra (Figura 13.75).
- Teste contra resistência: estabilize a perna do paciente com uma mão. A outra mão deve ser usada para aplicar uma pressão para baixo na borda lateral do pé. Peça a ele para elevar a borda lateral do pé. Essa manobra é mais específica para o fibular curto.

O teste da eversão do pé com a gravidade eliminada deve ser feito com o paciente deitado supino tentando everter o pé na amplitude normal de movimento. Observe a extensão dos dedos, pois isso significa substituição (Figura 13.76).

A eversão dolorosa do pé contra resistência pode ser causada por tendinite dos tendões fibulares posteriores ao tornozelo ou no local de inserção dos músculos na fíbula. Um entorse em inversão do tornozelo pode resultar em estiramento ou ruptura dos tendões fibulares e eversão dolorosa do pé contra resistência. Um som tipo estalido pode ser ouvido quando os tendões passarem anteriormente sobre o maléolo lateral.

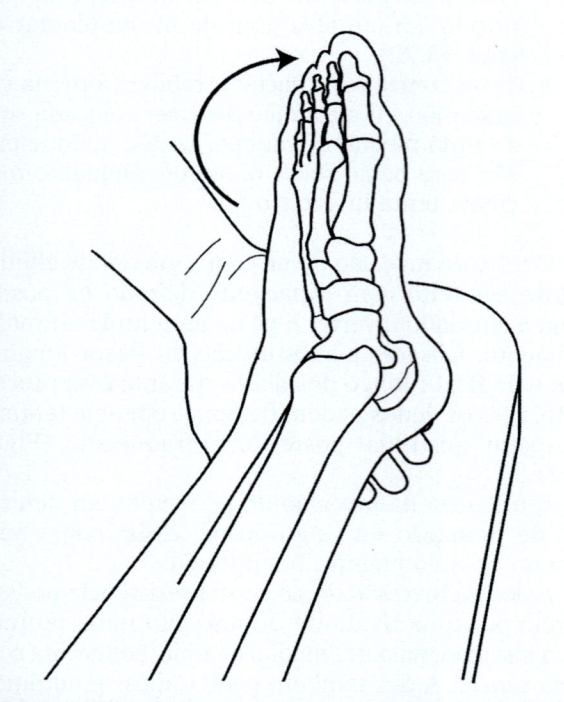

FIGURA 13.73 Testando a inversão subtalar com a gravidade eliminada.

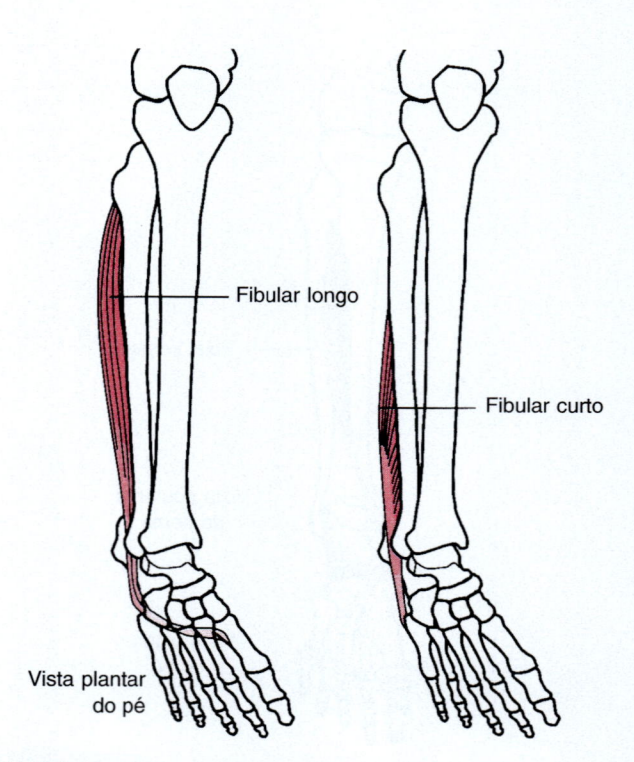

FIGURA 13.74 Os eversores do pé.

Capítulo 13 O TORNOZELO E O PÉ

A fraqueza da eversão do pé pode resultar em uma posição varo do pé e causar estabilidade reduzida da área lateral do tornozelo.

Flexão dos dedos

Os flexores dos dedos são os flexores curto e longo do hálux e os flexores curto e longo dos dedos (Figura 13.77).

- Posição do paciente: supina (Figura 13.78).
- Teste contra resistência: aplique uma força direcionada superiormente por baixo dos dedos do paciente enquanto ele tenta flexioná-los. Os flexores do hálux podem ser examinados separadamente.

A incapacidade de flexionar a falange distal dos dedos resulta da disfunção dos flexores longos.

A flexão dolorosa dos dedos contra resistência pode ser causada por tendinite dos flexores longos.

Extensão dos dedos

Os extensores dos dedos são os extensores curto e longo do hálux, bem como os extensores curto e longo dos dedos (Figura 13.79).

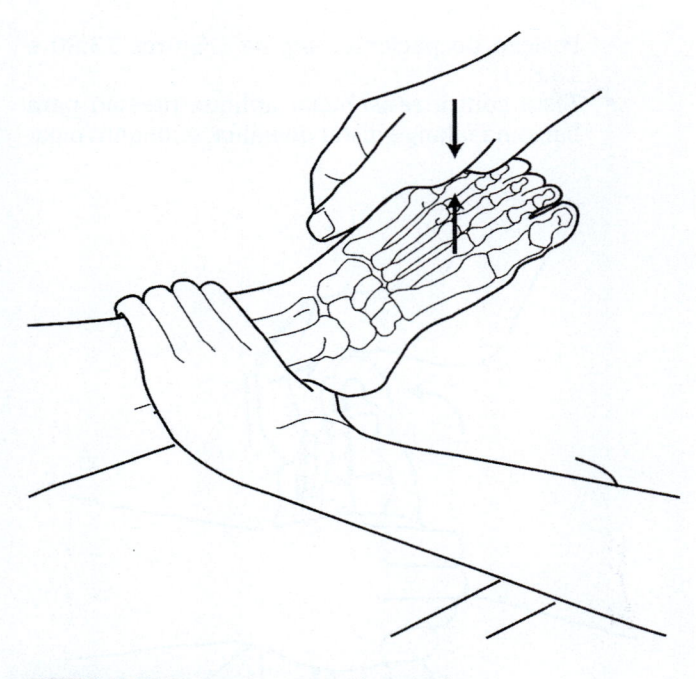

FIGURA 13.75 Testando a eversão subtalar.

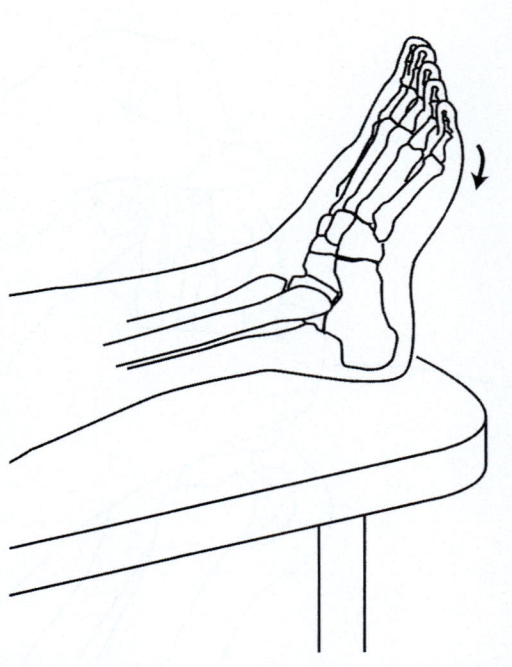

FIGURA 13.76 Testando a eversão subtalar com a gravidade eliminada.

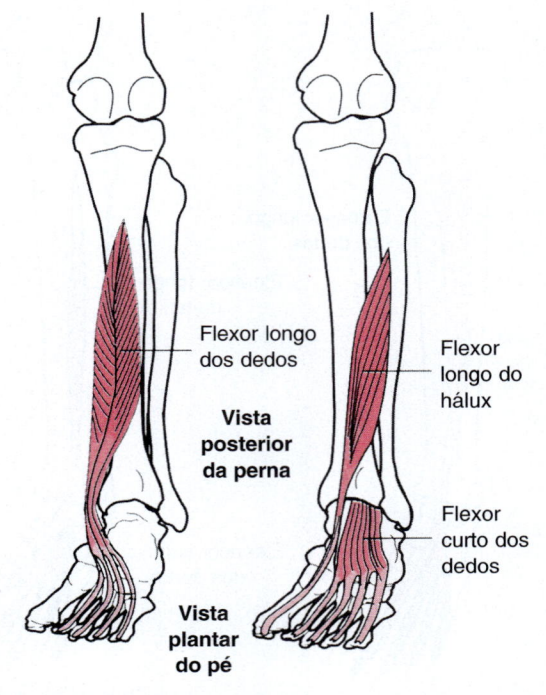

FIGURA 13.77 Os flexores dos dedos.

- Posição do paciente: supina (Figuras 13.80 e 13.81).
- Teste contra resistência: aplique pressão para baixo na falange distal do hálux, enquanto o pa-

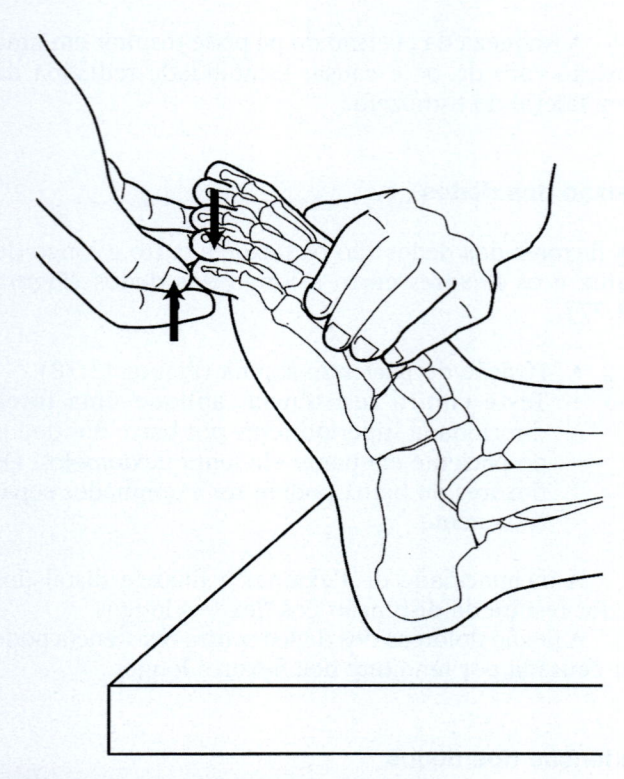

FIGURA 13.78 Testando a flexão dos dedos.

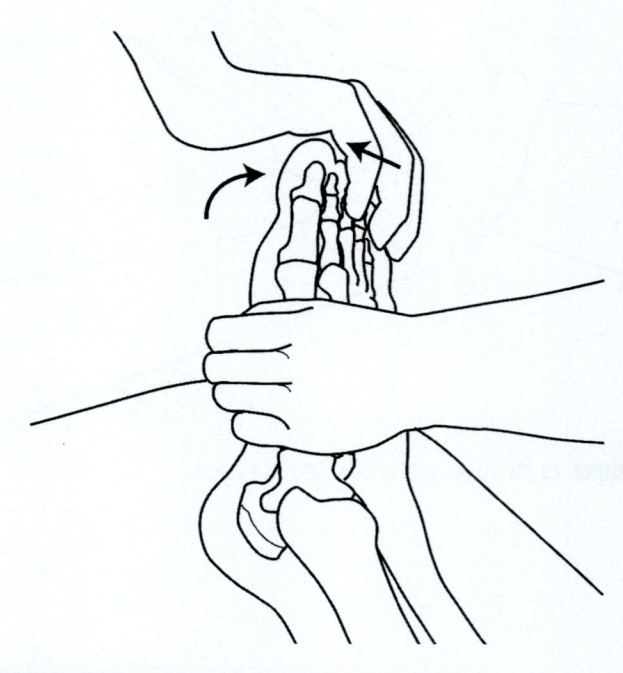

FIGURA 13.80 Testando a extensão dos dedos.

Extensor longo dos dedos
Extensor longo do hálux
Extensor curto dos dedos

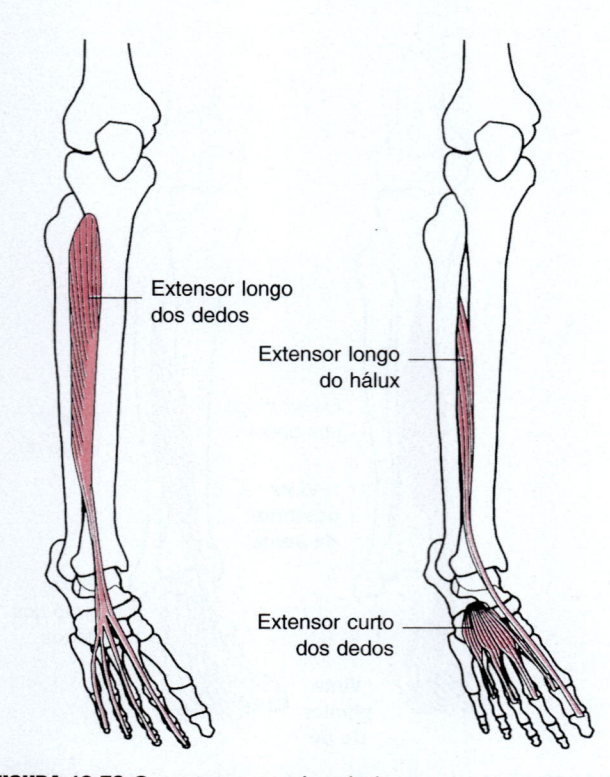

FIGURA 13.79 Os extensores dos dedos.

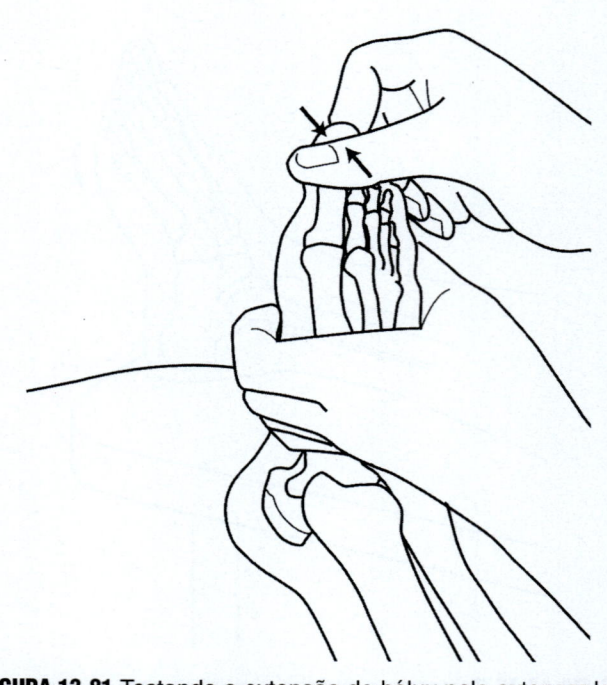

FIGURA 13.81 Testando a extensão do hálux pelo extensor longo do hálux.

ciente tenta estender o dedo, a fim de testar o extensor longo do hálux. A resistência pode ser aplicada nas falanges médias dos outros dedos conjuntamente, para testar os extensores longo e curto dos dedos.

A fraqueza da extensão dos dedos pode resultar em capacidade diminuída de dorsiflexão do tornozelo e de eversão do pé. Dessa forma, caminhar com os pés descalços pode não ser seguro devido ao risco aumentado de queda, pois os dedos tendem a dobrar sob o pé.

EXAME NEUROLÓGICO

Motor

A inervação e os níveis medulares dos músculos que atuam no tornozelo e pé estão listados na Tabela 13.1.

Reflexos

O reflexo do tornozelo primariamente testa a raiz nervosa de S1. Ele pode estar diminuído ou perdido em pacientes com radiculopatia de S1 ou ciática ou naqueles com lesão do nervo tibial. A perda de continuidade do tendão do calcâneo também resultará na perda do reflexo.

O reflexo do tornozelo é facilmente obtido quando o paciente está relaxado (Figura 13.82). Faça o paciente sentar na borda da mesa com os joelhos flexionados em 90°. Então, segure gentilmente o pé do paciente com uma mão enquanto pede que ele relaxe e não auxilie na dorsiflexão do pé. Pegue o martelo de reflexos e percuta delicadamente o tendão do calcâneo para obter uma resposta de flexão plantar no tornozelo. O teste pode também ser feito com o paciente em decúbito ventral, com os pés para fora da mesa. Nessa posição, o tendão do calcâneo deve ser percutido com o martelo de reflexos. Sempre compare os achados bilateralmente.

Tabela 13.1

Movimentos do tornozelo e do pé: os músculos e seu suprimento nervoso, bem como as suas ramificações radiculares

Movimento	Músculos	Inervação	Níveis radiculares
Flexão plantar (flexão) do tornozelo	1. Gastrocnêmio	Tibial	S1, S2
	2. Sóleo	Tibial	S1, S2
	3. Flexor longo dos dedos	Tibial	L5, S1, S2
	4. Flexor longo do hálux	Tibial	L5, S1, S2
	5. Fibular longo	Fibular superficial	L5, S1
	6. Fibular curto	Fibular superficial	L5, S1
	7. Tibial posterior	Tibial	L4, L5, S1
Dorsiflexão (extensão) do tornozelo	1. Tibial anterior	Fibular profundo	L4, L5
	2. Extensor longo dos dedos	Fibular profundo	L4, L5, S1
	3. Extensor longo do hálux	Fibular profundo	L5, S1
	4. Fibular terceiro	Fibular profundo	L4, L5, S1
Inversão	1. Tibial posterior	Tibial	L4, L5, S1
	2. Flexor longo dos dedos	Tibial	L5, S1, S2
	3. Flexor longo do hálux	Tibial	L5, S1, S2
	4. Extensor longo do hálux	Fibular profundo	L5, S1
	5. Tibial anterior	Fibular profundo	L4, L5
Eversão	1. Fibular longo	Fibular superficial	L5, S1
	2. Fibular curto	Fibular superficial	L5, S1
	3. Extensor longo dos dedos	Fibular profundo	L4, L5, S1
	4. Fibular terceiro	Fibular profundo	L4, L5, S1
Flexão dos dedos	1. Flexor longo dos dedos	Tibial	L5, S1, S2
	2. Flexor longo do hálux	Tibial	L5, S1, S2
	3. Flexor curto dos dedos	Tibial (plantar medial)	L5, S1
	4. Flexor curto do hálux	Tibial (plantar medial)	L5, S1
	5. Flexor do dedo mínimo	Tibial (plantar lateral)	S1, S2
Extensão dos dedos	1. Extensor longo dos dedos	Fibular profundo	L4, L5, S1
	2. Extensor longo do hálux	Fibular profundo	L5, S1
	3. Extensor curto dos dedos	Fibular profundo	L5, S1
Abdução do hálux	1. Abdutor do hálux	Tibial (plantar lateral)	S1, S2

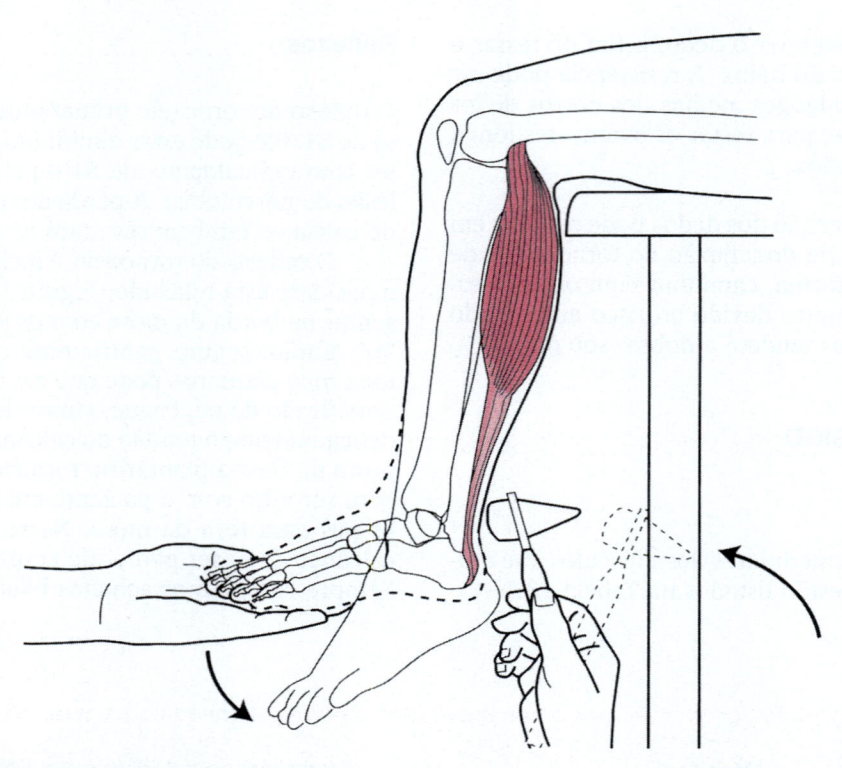

FIGURA 13.82 Teste do reflexo do tornozelo.

Sensibilidade

Após o exame motor, devem ser avaliadas as sensibilidades de contato e puntiforme. Os dermátomos da perna são L3, L4, L5, S1 e S2 (Figura 13.83). Note a localização das áreas sensoriais importantes para os dermátomos de L4, L5, S1. Os nervos periféricos que fornecem a sensibilidade para a perna e o pé estão mostrados nas Figuras 13.84, 13.85 e 13.86.

PADRÕES DE DOR REFERIDA

A dor na perna e no pé pode ser referida a partir da coluna lombar, do sacro, do quadril ou do joelho (Figura 13.87).

TESTES ESPECIAIS

Teste de flexibilidade

Sinal de Homan

Essa manobra é usada para auxiliar no diagnóstico de tromboflebite das veias profundas da perna (Figura 13.88). O teste é feito pela dorsiflexão passiva do pé do paciente com o joelho estendido. Dor na panturrilha é considerada como um sinal de Homan positivo. Edema, sensibilidade e calor na perna são também indicativos de trombose venosa profunda.

Testes neurológicos especiais

Compressão do nervo fibular

O nervo fibular comum pode ser lesado onde passa ao redor da cabeça da fíbula, estando localizado perto da pele (Figura 13.89). O sinal de Tinel pode ser obtido inferior e lateralmente à cabeça fibular, na percussão com o martelo de reflexos. O paciente irá notar uma sensação de formigamento para baixo, na parte lateral da perna e no dorso do pé. O paciente terá um pé caído.

Síndrome do túnel do tarso

Nessa síndrome, pode ocorrer a compressão do nervo tibial posterior sob o retináculo flexor no túnel do tarso (Figura 13.90). O sinal de Tinel pode ser obtido inferiormente ao maléolo medial pela percussão com o martelo de reflexos.

Capítulo 13 **O TORNOZELO E O PÉ**

FIGURA 13.83 Os dermátomos da perna, do pé e do tornozelo. Note as áreas sensitivas importantes para L4, L5 e S1.

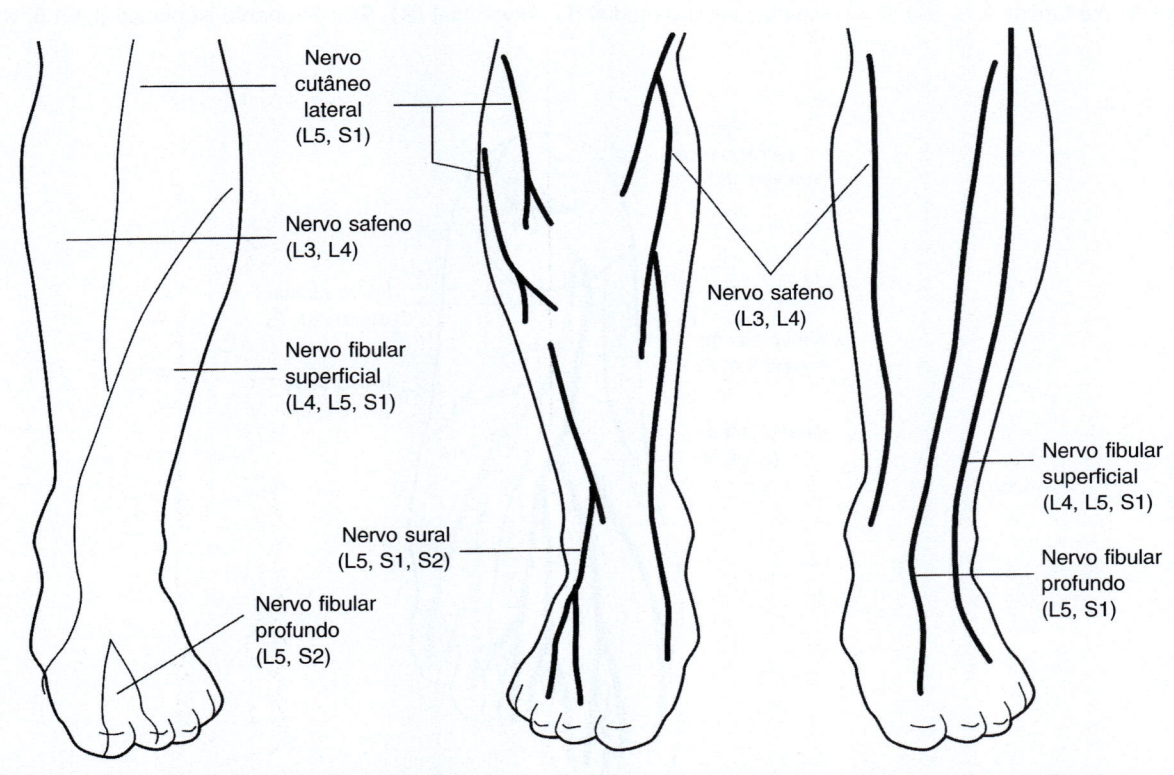

FIGURA 13.84 Vista anterior dos nervos periféricos da perna e do pé e suas distribuições. 1 = nervo safeno (L3, L4); 2 = nervo cutâneo lateral da panturrilha (L5, S1); 3 = nervo fibular superficial (L4, L5, S1); 4 = nervo fibular profundo (L5, S1); 5 = nervo sural (L5, S1, S2).

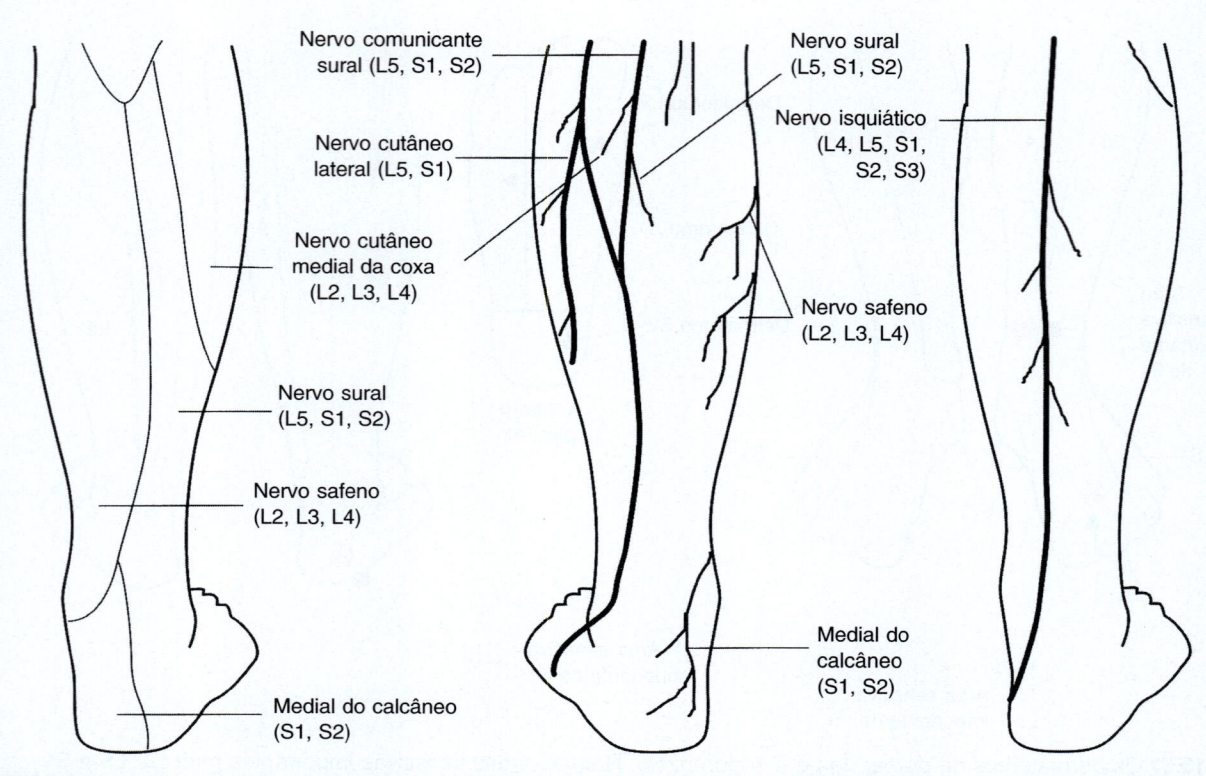

FIGURA 13.85 Vista posterior dos nervos periféricos da perna e do pé com suas distribuições. 1 = nervo safeno (L2, L3, L4); 2 = nervo cutâneo medial da coxa (L2, L3, L4); 3 = nervo sural (L5, S1, S2); 4 = comunicante sural (L5, S1, S2); 5 = nervo cutâneo lateral da panturrilha (L5, S1); 6 = ramo calcaneano medial do nervo tibial (S1, S2); 7 = nervo isquiático (L4, L5, S1, S2, S3).

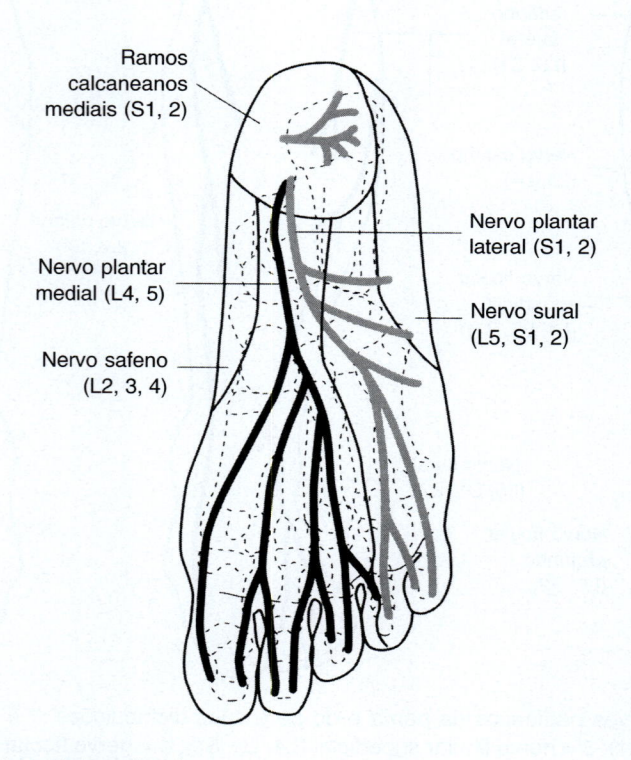

FIGURA 13.86 Os nervos da superfície plantar do pé.

Capítulo 13 O TORNOZELO E O PÉ

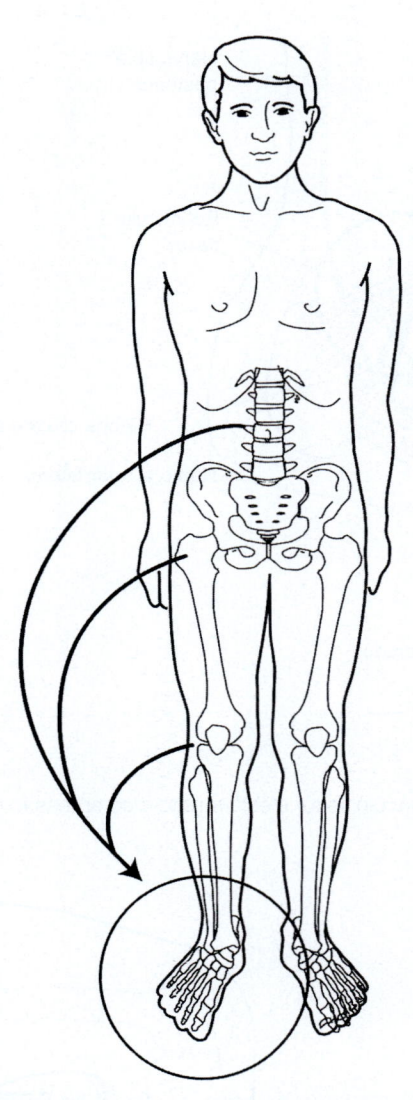

FIGURA 13.87 A dor na perna e no pé pode ser causada por patologia na coluna lombar, no sacro, no quadril ou no joelho.

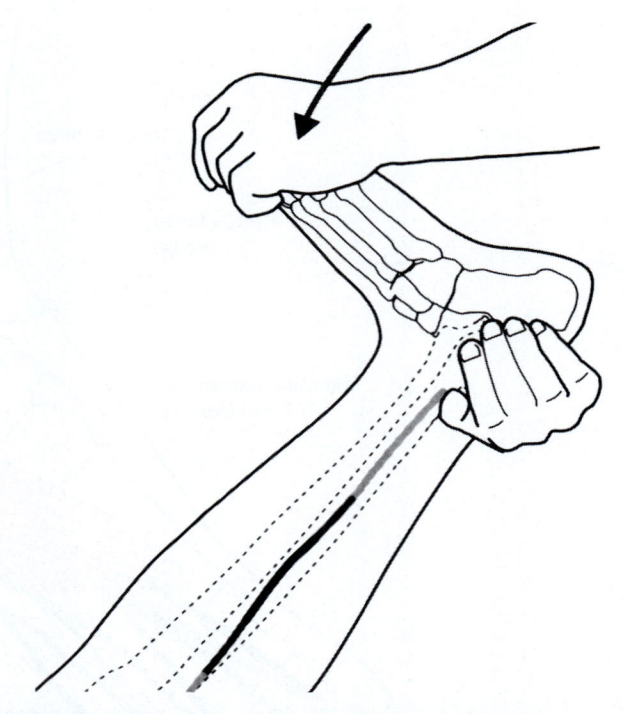

FIGURA 13.88 O sinal de Homan é usado para avaliar a trombose venosa profunda. Essa manobra causa estiramento das veias profundas da panturrilha.

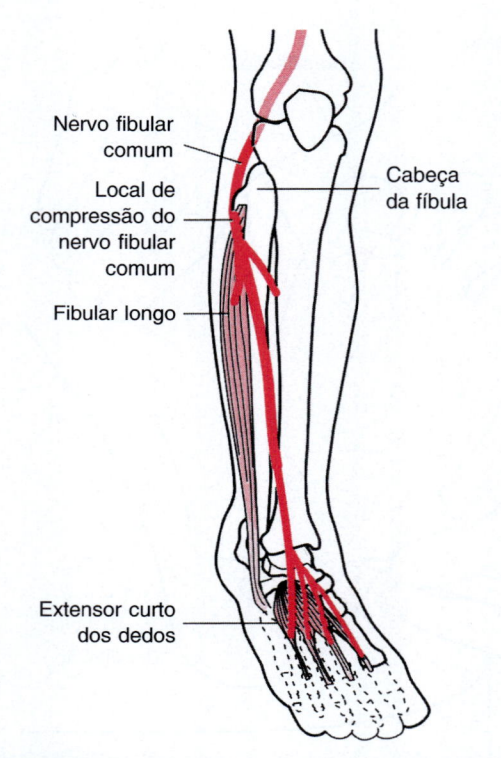

FIGURA 13.89 O nervo fibular é mostrado no seu local mais comum de compressão, onde passa ao redor da cabeça fibular.

Sinais de neurônio motor superior

A resposta de Babinski e o teste de Oppenheim são usados para diagnosticar doença do neurônio motor superior. A resposta de Babinski é obtida arranhando-se a área plantar, do calcanhar até a parte lateral e superior da sola e através das cabeças metatarsais (Figura 13.91). Uma resposta positiva é a dorsiflexão do hálux. A flexão do pé, do joelho e do quadril pode ocorrer concomitantemente.

O teste de Oppenheim deve ser feito correndo-se um nó do dedo ou da unha pela superfície tibial anterior. Uma resposta positiva é a mesma para a resposta de Babinski (Figura 13.92).

425

O TORNOZELO E O PÉ   Capítulo 13

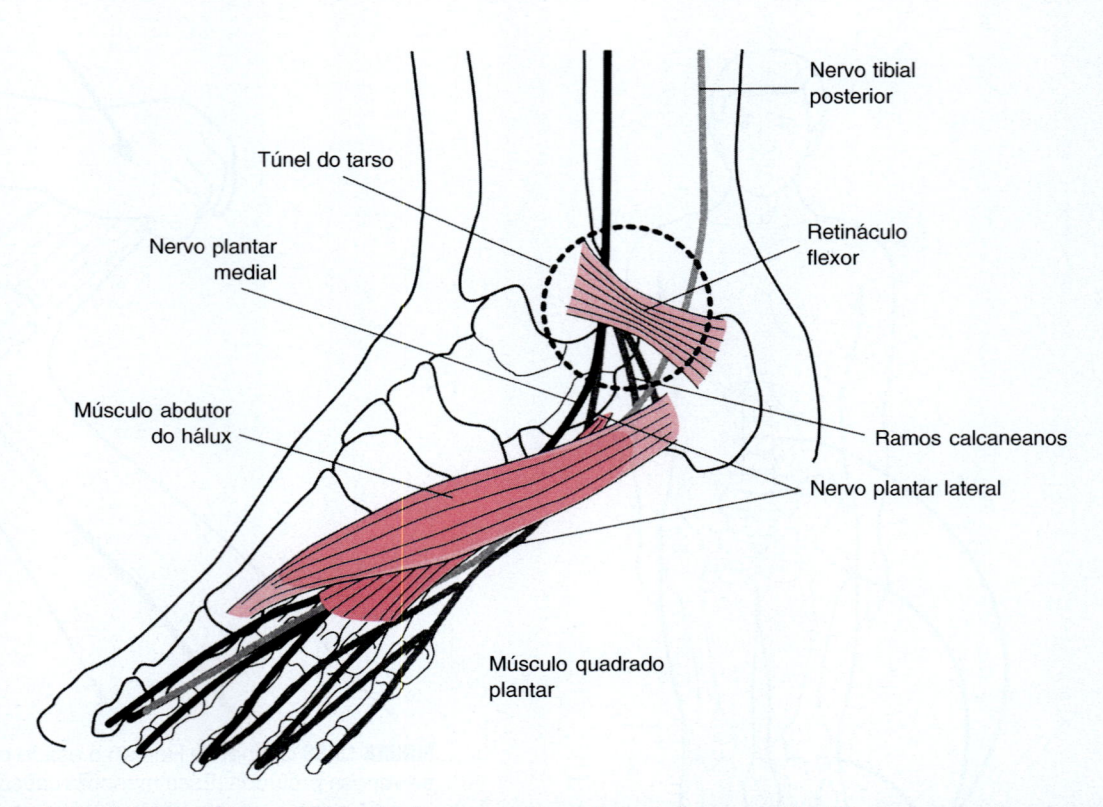

FIGURA 13.90 A anatomia do túnel do tarso. O nervo tibial posterior passa sob o retináculo flexor e está sujeito à compressão nesse local.

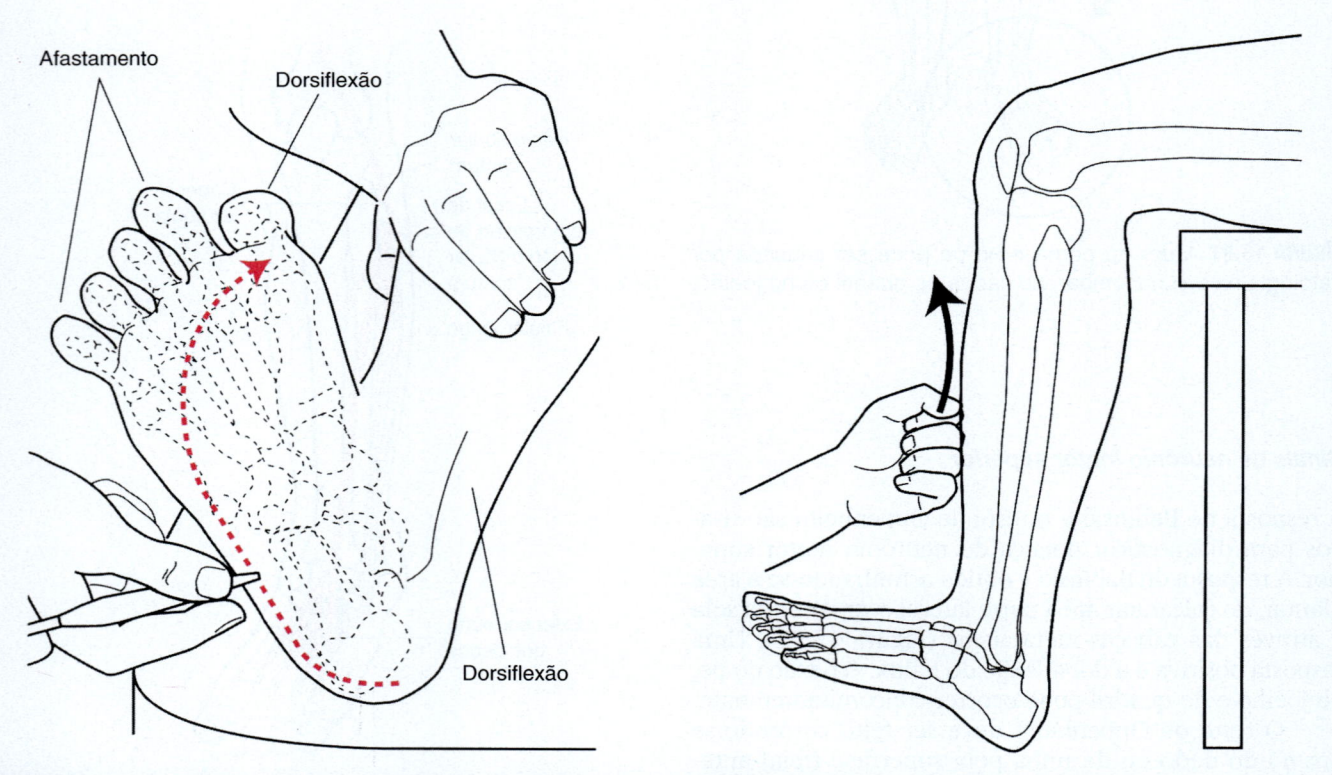

FIGURA 13.91 A resposta de Babinski é encontrada em pacientes com doença do neurônio motor superior.

FIGURA 13.92 O sinal de Oppenheim é encontrado em pacientes com doença do neurônio motor superior.

Testes para integridade estrutural

Teste de Thompson para ruptura do tendão do calcâneo

Esse teste é feito para confirmar ruptura do tendão do calcâneo (Figura 13.93). O tendão costuma romper-se em um local de 2 a 6 cm proximalmente ao calcâneo, que coincide com uma zona crítica de circulação. O teste deve ser realizado com o paciente deitado de bruços e com o pé pendendo sobre a borda da mesa. Aperte firmemente o músculo gastrocnêmio com a mão e observe a evidência de flexão plantar. A ausência de flexão plantar é um resultado positivo do teste. Também observe o paciente para verificar se há dorsiflexão passiva excessiva e uma lacuna palpável no tendão.

Sinal da gaveta anterior

Esse teste é usado para determinar se há integridade estrutural do ligamento talofibular anterior, da cápsula articular anterior e do trato calcaneofibular (Figura 13.94). O teste é feito com o paciente sentado, com os joelhos flexionados sobre a borda da mesa. Estabilize a

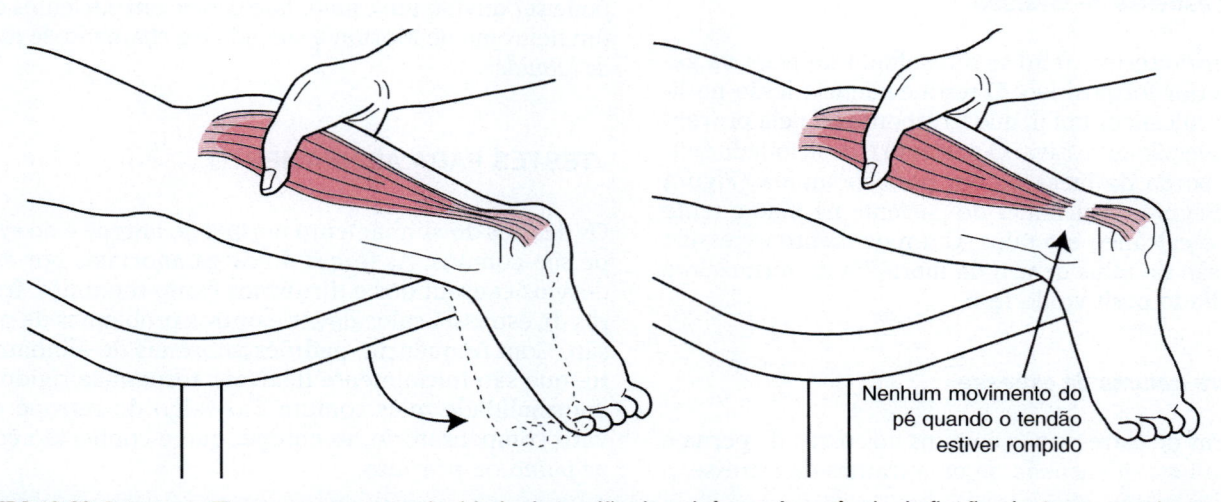

FIGURA 13.93 O teste de Thompson para continuidade do tendão do calcâneo. A ausência de flexão plantar ao apertar a panturrilha indica um tendão do calcâneo rompido (ou uma fusão da articulação do tornozelo).

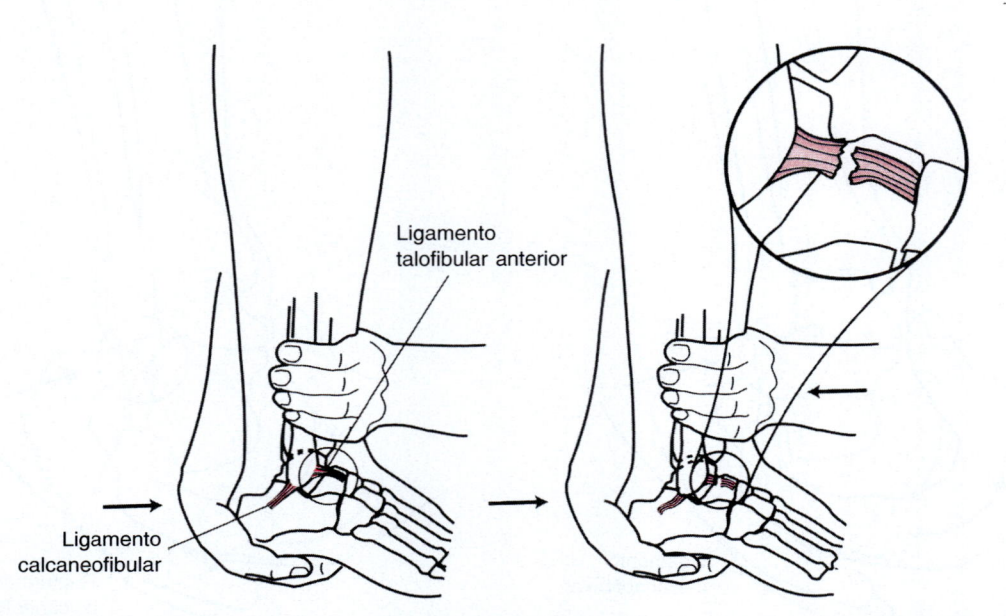

FIGURA 13.94 Testando a gaveta anterior do tornozelo. Um movimento anterior excessivo do pé indica uma ruptura do ligamento talofibular anterior.

perna do paciente com a mão e segure o calcanhar na palma da mão oposta. Posicione o tornozelo em 20° de flexão plantar. Tal posição torna o ligamento talofibular anterior perpendicular à perna. Agora tente trazer para frente, para fora da mortalha, o calcâneo e o tálus. Um movimento anterior excessivo do pé, que é freqüentemente acompanhado de um som, é um sinal positivo da gaveta anterior. Esse teste pode também ser feito posicionando o paciente em supino, com os quadris e os joelhos flexionados. A confiabilidade depende, em parte, da capacidade do paciente em relaxar e cooperar.

Teste do estresse de inversão

Esse referido teste é feito se o resultado do teste da gaveta anterior for positivo. O teste evidencia lesão no ligamento calcaneofibular, que é responsável pela prevenção da inversão excessiva. O paciente é posicionado sentado na borda da mesa ou em posição supina (Figura 13.95). Segure o calcanhar do paciente na mão e tente inverter o calcâneo e o tálus. Um movimento excessivo de inversão do tálus dentro da mortalha do tornozelo é um resultado positivo do teste.

Teste para fraturas de estresse

As fraturas de estresse são comuns nos ossos da perna e do pé. Se houver suspeita de uma fratura de estresse, a área de sensibilidade localizada sobre o osso pode ser examinada com um diapasão. A colocação do diapasão na área dolorida irá aumentar a dor na fratura de estresse. Esse teste não deve ser confiado sem o benefício da radiografia ou da cintilografia.

Teste para neuroma de Morton

Um neuroma de Morton desenvolve-se no segundo ou no terceiro espaço interdigital, no qual se ramificam os nervos interdigitais (Figura 13.96). Segurando o pé do paciente com a mão e apertando os metatarsais juntos, pode ser ouvido um estalo. Isso ocorre em pacientes com um neuroma de Morton avançado e é chamado de *estalo de Moulder*.

TESTES PARA ALINHAMENTO

Os desvios do alinhamento normal do antepé e do retropé são comuns. As forças de carga anormais por esses desvios causam dor e distúrbios como tendinite, fraturas de estresse, calosidades e outros problemas de pressão. Com freqüência, padrões anormais de alinhamento, que são inicialmente flexíveis, tornam-se rígidos. A anormalidade mais comum é o valgo do retropé com varo compensatório no antepé, que é conhecido como *pé plano* ou *pé chato*.

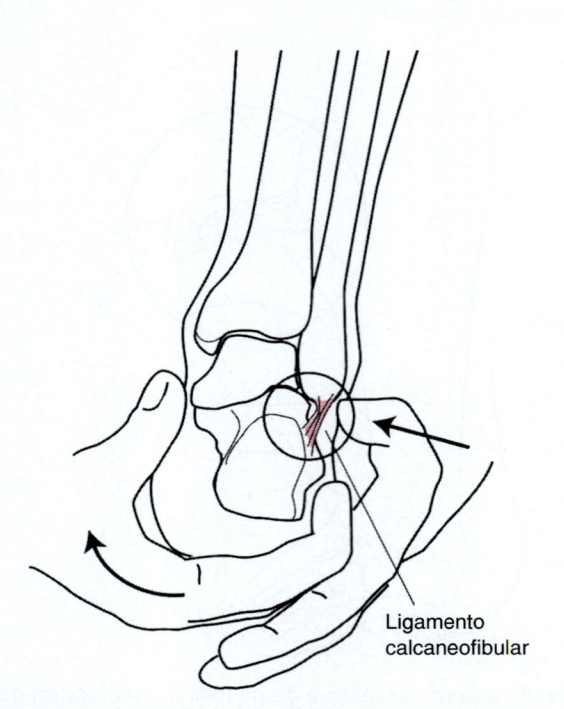

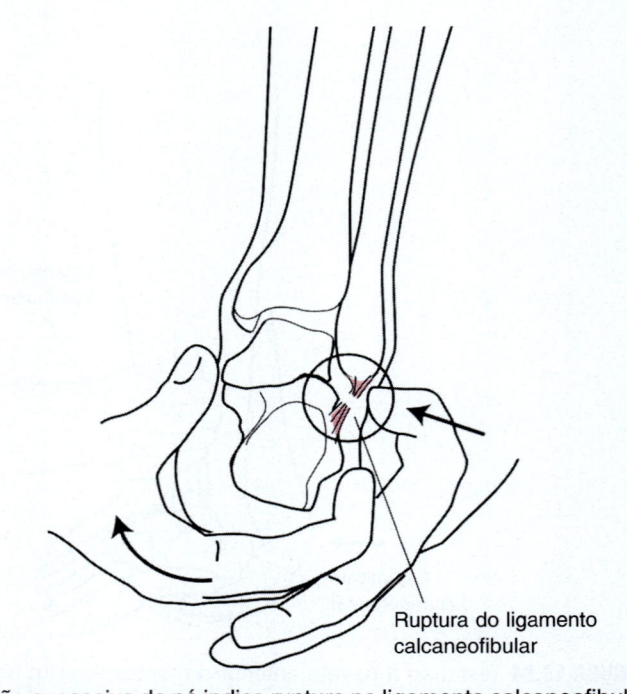

FIGURA 13.95 Teste de esforço em inversão do tornozelo. Uma inversão excessiva do pé indica ruptura no ligamento calcaneofibular.

Capítulo 13   **O TORNOZELO E O PÉ**

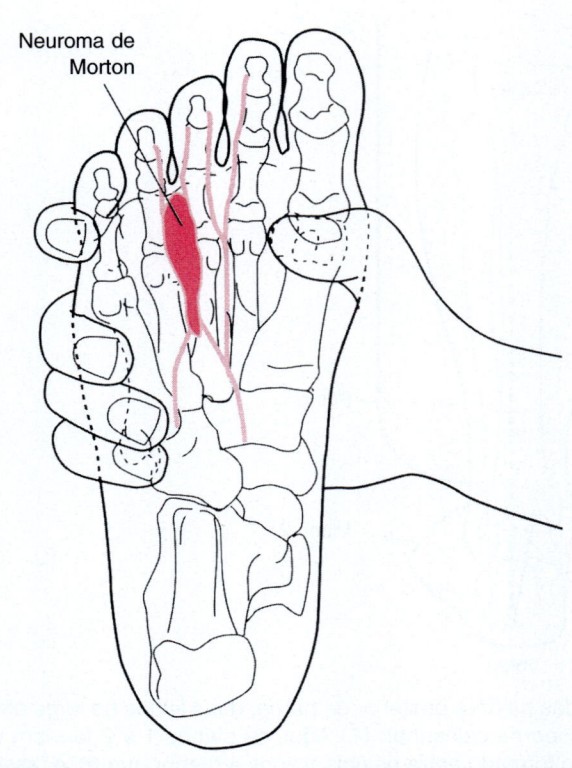

FIGURA 13.96 Os neuromas de Morton desenvolvem-se no segundo ou no terceiro espaço interdigital, local em que se ramificam os nervos interdigitais. Eles podem ser dolorosos à palpação e à compressão metatarsal.

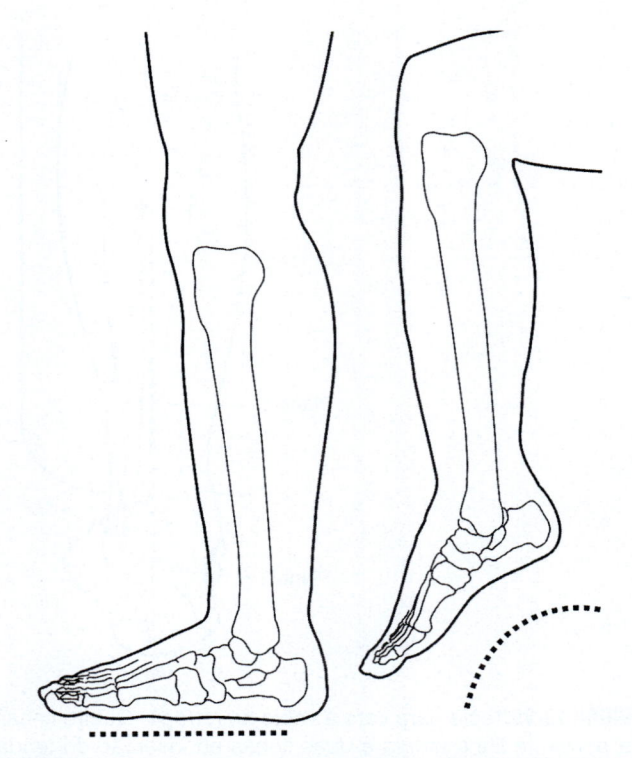

FIGURA 13.97 Os pés planos flexíveis são somente visíveis na posição em pé. O arco plantar normal é notado na posição sentada.

Teste para pé plano rígido ou flexível

Um arco longitudinal medial curvo deve ser normalmente observado quando o paciente está sentado ou em pé. Se um arco longitudinal medial for notado na posição sentada, e desaparecer quando o paciente ficar em pé, isso é referido como um *pé plano flexível* (Figura 13.97). Se o paciente não tem um arco visível na posição sentada, isso é conhecido como um *pé plano rígido* (Figura 13.98).

Teste para alinhamento perna-calcanhar

Esse teste é usado para determinar se há uma condição de valgo ou varo no retropé. O paciente deve ser colocado de bruços com a perna a ser testada estendida e o pé oposto cruzado sobre a parte posterior do joelho na perna a ser testada. Uma linha vertical é traçada ao longo do terço inferior da perna, na linha média (Figura 13.99). Outra linha vertical é desenhada na linha média da inserção do tendão do calcâneo no calcâneo. Enquanto a articulação subtalar é mantida na posição neutra, é medido o ângulo formado pelas duas linhas. É normal um

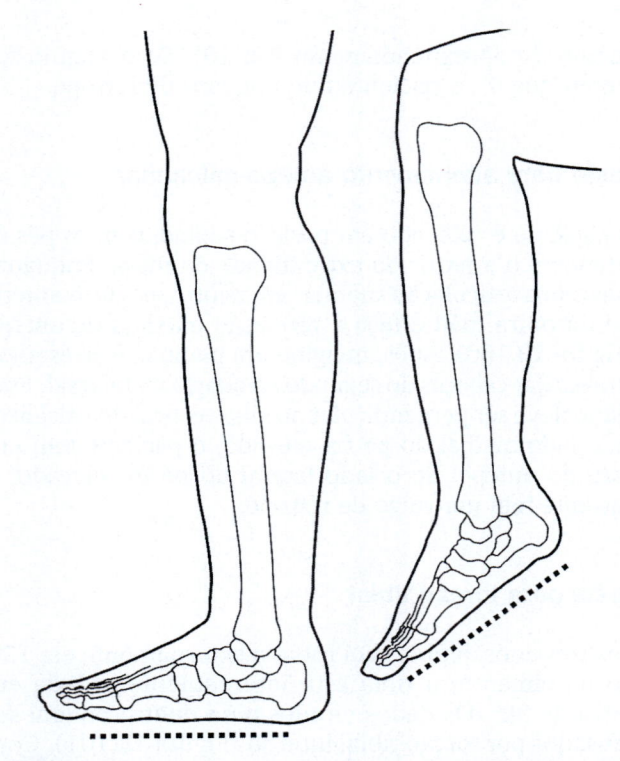

FIGURA 13.98 Os pés planos rígidos permanecem planos em qualquer posição.

429

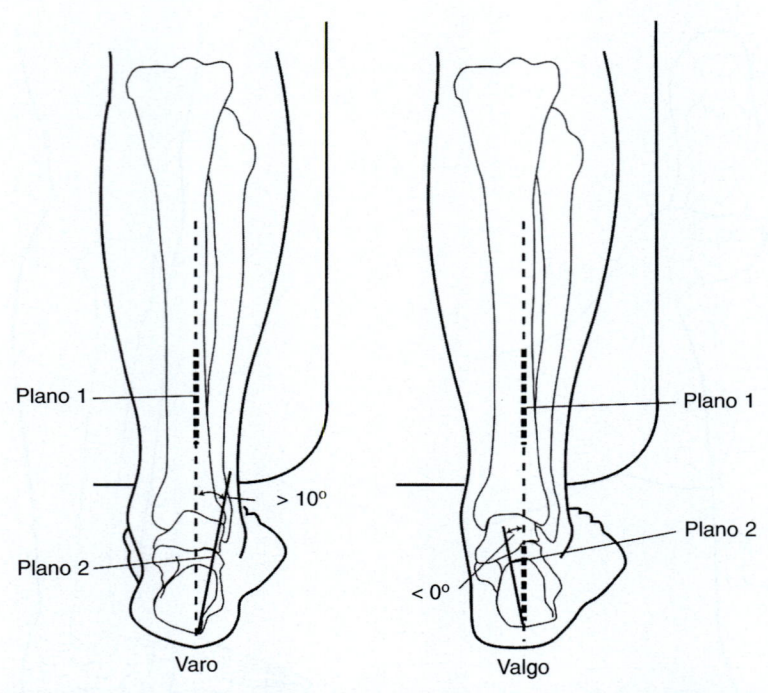

FIGURA 13.99 Teste para varo e valgo de retropé. Quatro linhas são traçadas na área posterior da perna, duas linhas no terço distal da perna na linha média e duas linhas na inserção do tendão do calcâneo no calcanhar. (A) Aqui, os planos 1 e 2 formam um ângulo maior que 10°, e o paciente tem um varo de retropé. (B) O ângulo formado entre os dois planos é menor que 0°, e, assim, o paciente tem um valgo de retropé.

ângulo de aproximadamente 0 a 10°. Se o ângulo for menor que 0°, o paciente tem um varo de retropé.

Teste para alinhamento antepé-calcanhar

O paciente é colocado em posição supina, com os pés se estendendo a partir da extremidade da mesa. Enquanto mantém a articulação subtalar em neutro, pegue o antepé com a outra mão e faça a pronação máxima do antepé (Figura 13.100). Após, imagine um plano que se estende através das cabeças do segundo ao quarto metatarsal. Esse plano deve ser perpendicular ao eixo vertical do calcâneo. Se o lado medial do pé for elevado, o paciente tem um varo do antepé. Se o lado lateral do pé for elevado, o paciente tem um valgo de retropé.

Teste para torção tibial

Aos três anos, a tíbia está rodada externamente em 15°. Ao nascimento, a tíbia está internamente rodada em cerca de 30°. Os dedos virados para dentro podem ser causados por torção tibial interna (Figura 13.101). Com o paciente sentado na borda da mesa, o examinador deve imaginar um plano perpendicular à tíbia e que se estende através do tubérculo tibial. Um plano que se estende através da mortalha do tornozelo deve ser rodado externamente em 15° (Figura 13.102). Se esse plano for externamente rodado em menos que 13°, o paciente tem torção tibial interna (Figura 13.103). Se o plano estiver rodado mais que 18°, o paciente tem torção tibial externa.

VISTAS RADIOLÓGICAS

As vistas radiológicas são apresentadas das Figuras 13.104 até a 13.107.

 G = Retropé
 H = Mediopé
 I = Antepé
 S = Ossos sesamóides
 A = Tornozelo
 B = Calcâneo
 Cu = Cubóide
 T = Tálus
 N = Navicular
 S = Esporão
 MT = Metatarsais

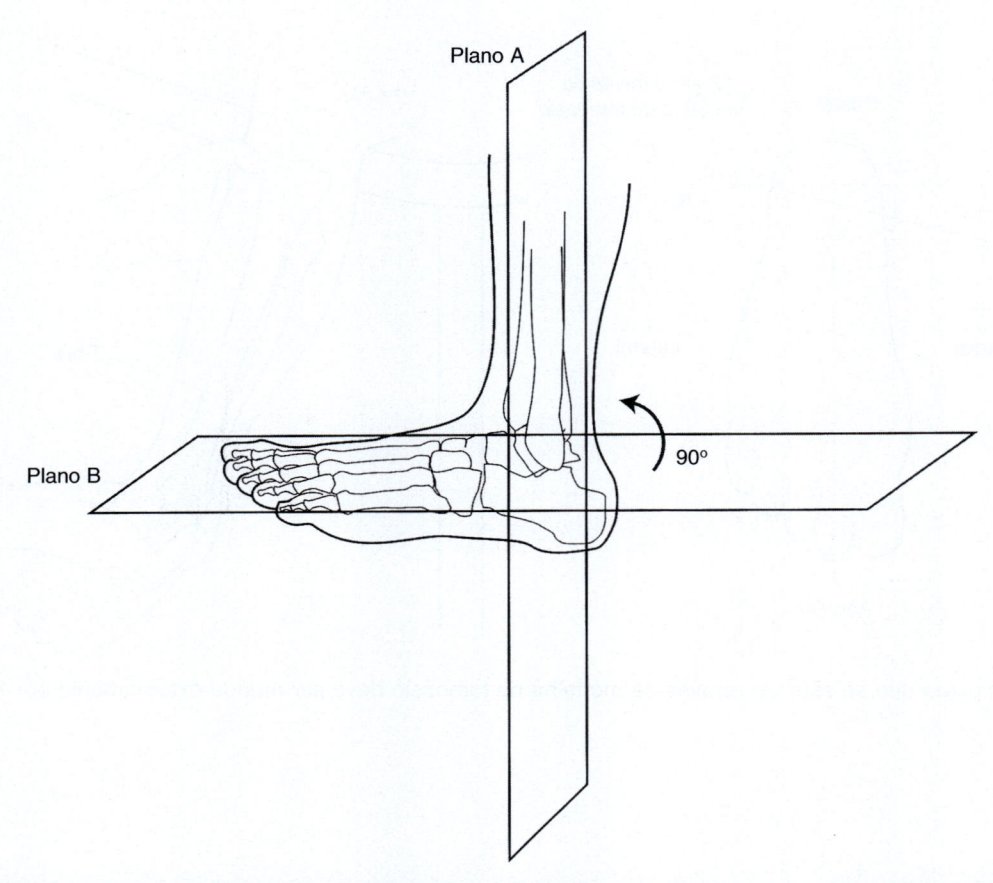

FIGURA 13.100 Teste para varo e valgo de antepé. Com a articulação subtalar na posição neutra, um plano imaginário (B) que passa através das cabeças dos metatarsais deve ser perpendicular ao eixo vertical (A). Se o lado medial do pé estiver elevado, há uma deformidade de varo no antepé. Se o lado lateral do pé estiver elevado, o paciente tem uma deformidade em valgo do antepé.

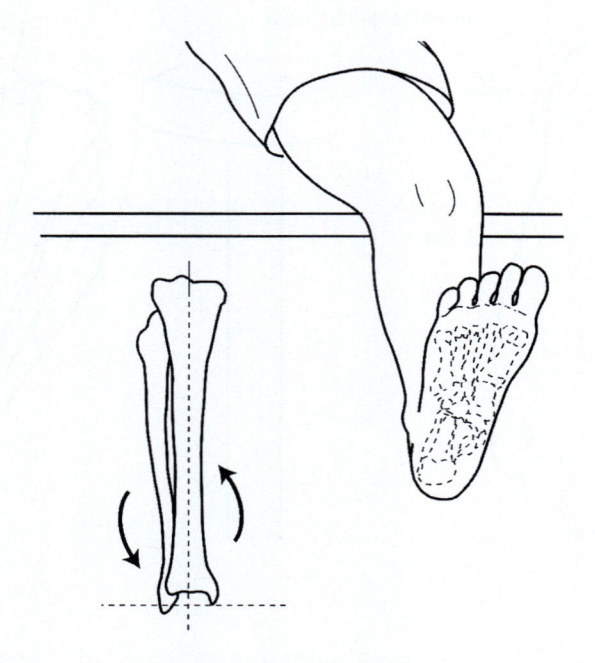

FIGURA 13.101 A adução dos dedos pode ser causada pela torção tibial interna.

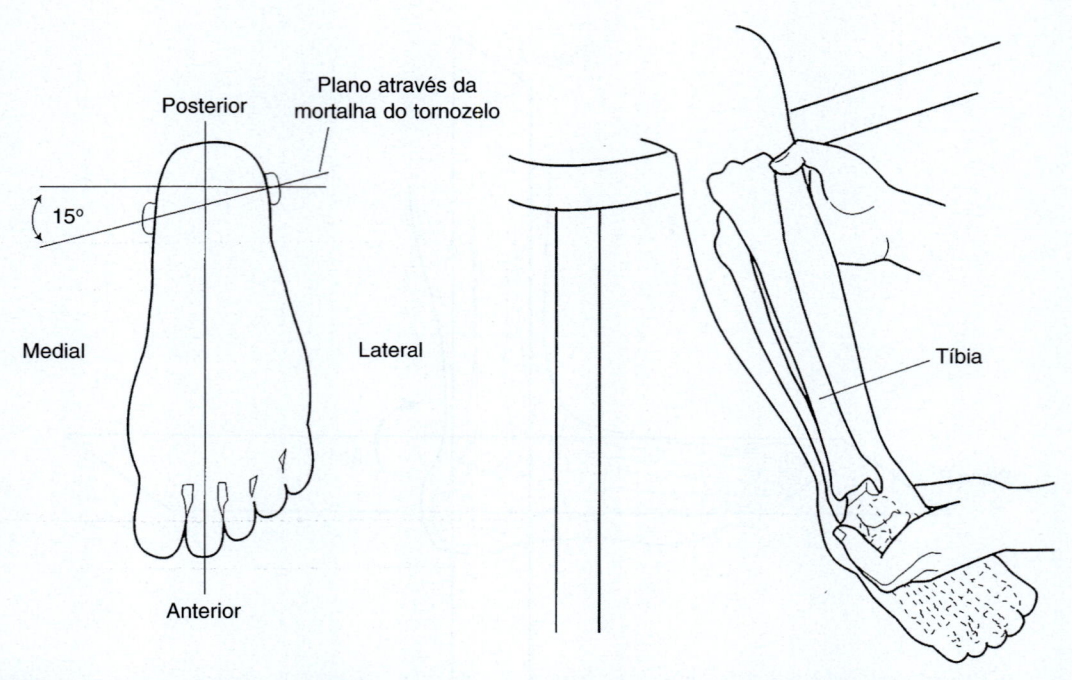

FIGURA 13.102 Um plano que se estende através da mortalha do tornozelo deve ser rodado externamente em 15°.

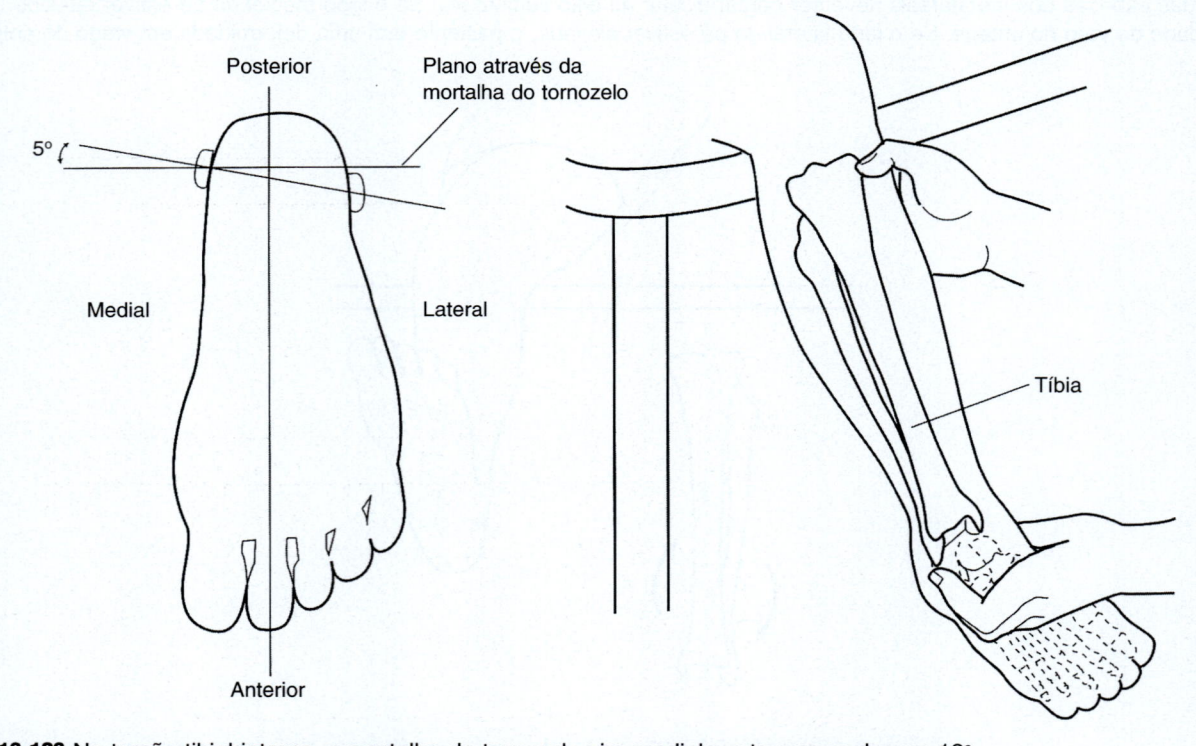

FIGURA 13.103 Na torção tibial interna, a mortalha do tornozelo vira medialmente menos do que 13°.

Capítulo 13 O TORNOZELO E O PÉ

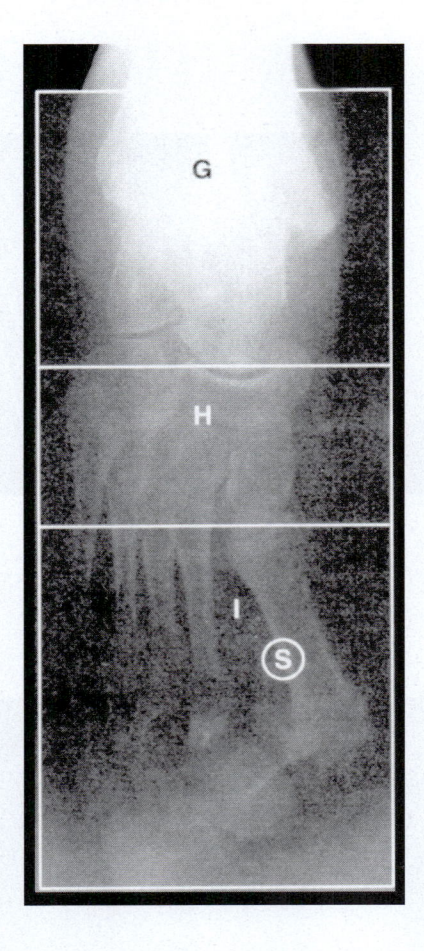

FIGURA 13.104 Vista ântero-posterior do pé.

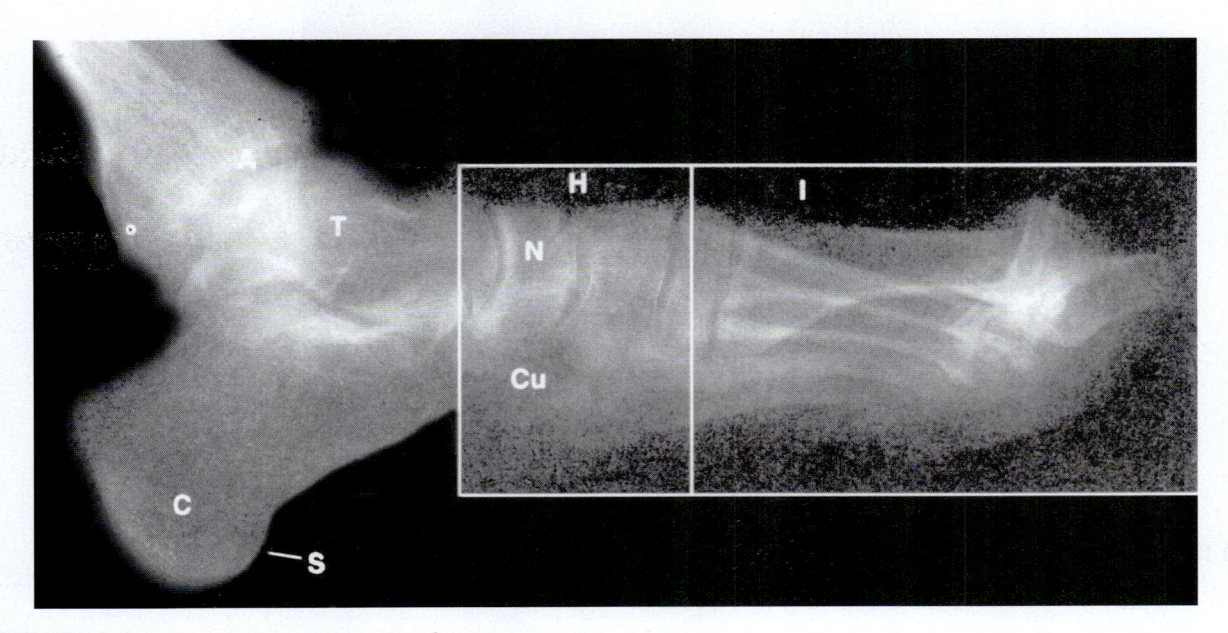

FIGURA 13.105 Vista lateral do tornozelo e do pé.

433

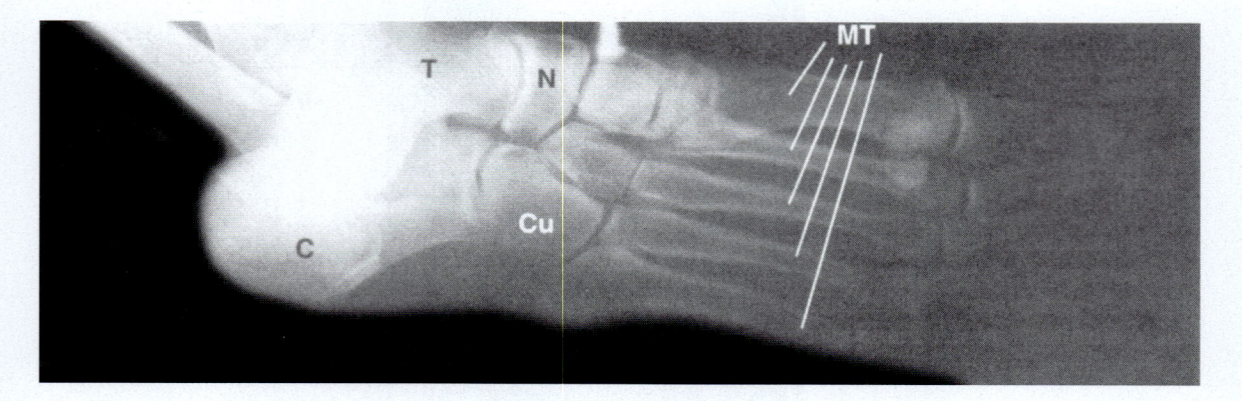

FIGURA 13.106 Vista oblíqua do pé.

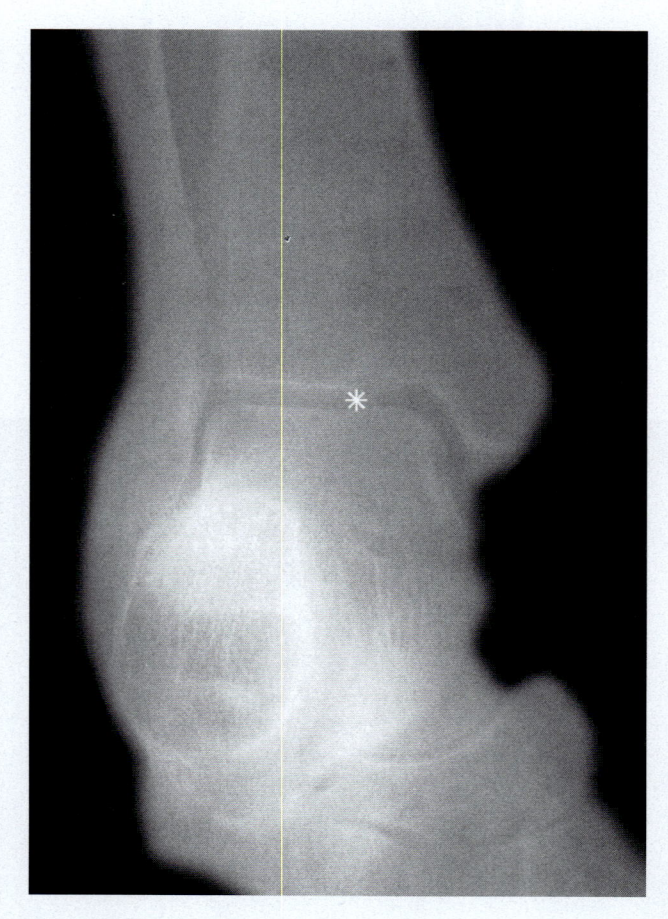

FIGURA 13.107 Vista sagital da mortalha do tornozelo (*).

A marcha 14

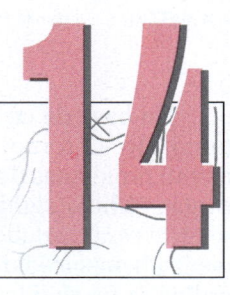

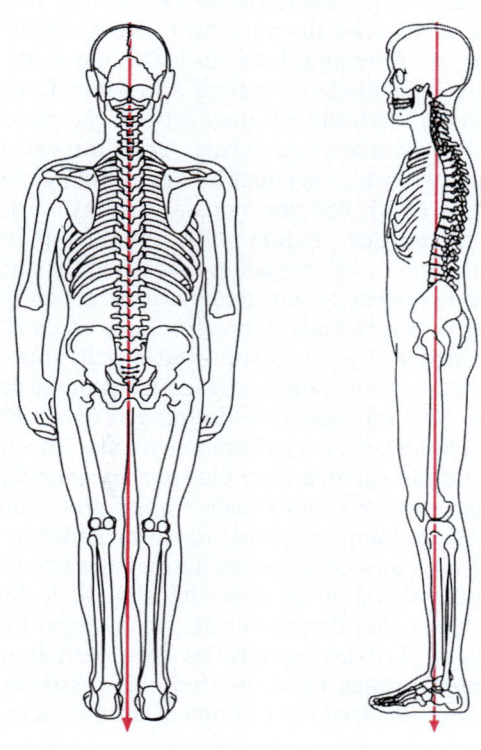

A EXTREMIDADE INFERIOR

Esta seção não pretende ser um tratado definitivo sobre a extremidade inferior, mas sim servir como introdução para o exame físico da extremidade inferior, com base nos princípios apresentados nos capítulos introdutórios deste livro. Sendo assim, esta seção revisa os aspectos mais salientes da estrutura da extremidade inferior, sua função e o exame físico. Logo, o objetivo pretendido é apresentar a extremidade inferior como um todo. Com essa perspectiva, espera-se que o examinador torne-se sensível às relações anatômicas que deixam o indivíduo em risco de lesão. O propósito desta seção também é, portanto, prover ao examinador (e ao paciente) os meios de identificar, abordar e evitar as causas de lesão.

A ligação e a interdependência das articulações e estruturas da extremidade inferior, do dorso e da pelve deve ser considerada ao se avaliar e diagnosticar as queixas da extremidade inferior.

As extremidades inferiores são pilares nos quais o corpo se apóia. Elas permitem e facilitam o movimento do corpo no espaço. Essas extremidades permitem tal tarefa por meio de uma série de ligações, como a pelve, o quadril, o joelho, o tornozelo e o pé. Cada uma dessas ligações tem um formato e uma função única. Juntas, elas permitem que a extremidade inferior se acomode eficientemente a vários terrenos e contornos.

O centro de gravidade do corpo está localizado na linha média, 1 cm anteriormente à primeira vértebra sacral. Durante a passada bipedestada, o peso do corpo é sustentado igualmente sobre cada membro inferior, criando uma carga compressiva para baixo sobre as articulações dos membros inferiores. Durante a fase de apoio unilateral da marcha, contudo, o centro de gravidade do corpo fica *medialmente* ao membro de suporte. Por conseguinte, durante o apoio unilateral, o quadril, o joelho e o tornozelo do membro de apoio experimentarão não apenas uma carga compressiva, mas também uma força de desestabilização rotatória em varo (para dentro), referida como *momento*. Essa força de desestabilização deve ser contrariada por um esforço muscular. Caso contrário, o corpo cairá para o lado sem apoio (Figura 11.1).

Na base de cada pilar está o complexo do pé e do tornozelo. O tornozelo e o pé são estruturas peculiarmente projetadas de forma a tolerar uma vida inteira de cargas cíclicas significativas de graus variados quando se atravessa qualquer terreno. A chave para o funcionamento bem-sucedido dessas estruturas reside na extraordinária estabilidade do tornozelo e nas propriedades de atenuação do impacto e acomodação de superfície do pé. A estabilidade do tornozelo pode explicar bem sua capacidade de resistir à inevitável degeneração mecânica esperada em uma articulação pequena e exposta a tais estresses repetitivos. A estrutura do tornozelo é de um pedestal, enclausurado em uma mortalha rígida (Figura 14.1). Por causa dessa extraordinária estabilidade, a menos que perdida por trauma, é que o tornozelo não demonstra as alterações osteoartríticas normais da idade encontradas em todas outras articulações sinoviais. Isso é ainda mais impressionante no caso de cargas significativas que são suportadas pela superfície articular relativamente pequena da articulação do tornozelo (cerca de 40% da superfície do quadril ou do joelho) durante atividades de carga como a corrida. Entretanto, tal estabilidade carrega com ela uma incapacidade de acomodar estresses rotacionais e angulares, que poderiam levar ao comprometimento da articulação do tornozelo, se os referidos estresses não fossem primeiramente neutralizados pelo pé que está abaixo. A flexibilidade das articulações do pé, ou seja, a pronação subtalar, acomoda as variadas topografias de superfície para acomodar esses torques. Os arcos atenuam o estresse repetitivo das cargas de apoio que ocorrem durante a locomoção. Esse sistema de funções complementares força o reconhecimento do tornozelo e do pé não como regiões isoladas, mas sim como um mecanismo único tornozelo-pé.

O tálus é fundamental para a íntima relação estrutural e mecânica que existe entre o tornozelo e o pé. Como a parte do tornozelo que é mantida dentro de uma mortalha rígida, o tálus está limitado a um movimento de flexão e extensão. Dessa forma, como parte do pé, o tálus deve acomodar a rotação medial. Essa rotação medial é denominada *pronação*. A locomoção eficiente requer a ocorrência simultânea de ambas as funções talares. A extremidade inferior deve acomodar o torque rotacional interno criado pela pronação subtalar, transmitindo essa força proximalmente através da rígida mortalha do tornozelo durante a marcha. O torque é mais eficientemente acomodado por uma combinação complexa de flexão do joelho e rotação interna de toda extremidade inferior, através do mecanismo de encaixe do quadril. Tal movimento compensatório tem o potencial de criar estresses excessivos nas estruturas proximais no tornozelo e no pé, tais como a articulação patelofemoral (Figura 14.2).

Uma inspeção mais atenta do tornozelo e do pé mostra que o corpo do tálus é sustentado pelo calcâneo. Esses ossos (tálus e calcâneo) divergem em 30°, tanto no plano coronal quanto no plano sagital. O resultado é

FIGURA 14.1 O tálus é um osso retangular encrustrado em uma mortalha rígida formada pelo processo maleolar medial da tíbia, pelo pilão tibial e pelo maléolo lateral.

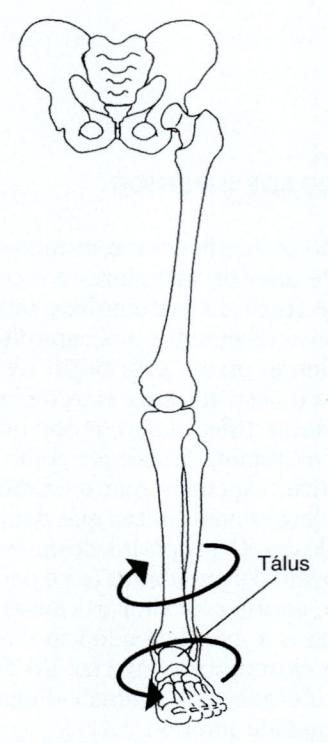

FIGURA 14.2 A pronação (rotação medial plantar) do tálus resulta em rotação interna da perna e torque de supinação do meio do pé.

que a cabeça do tálus é sustentada por partes moles (o ligamento talocalcaneonavicular ou "mola" e o tendão do tibial posterior). Como tal, na presença de frouxidão ligamentar generalizada de partes moles ou fraqueza muscular, a cabeça do tálus pode experimentar flexão plantar excessiva. Esse movimento em excesso forçará o calcâneo lateralmente, com uma eversão do retropé. Durante a carga, esse deslocamento forçará a rotação interna de toda extremidade inferior sobre o encaixe do quadril. Se não for corrigida, tal situação criará carga excessiva em vários pontos ao longo da extremidade inferior:

1. valgo e rotação medial da primeira articulação metatarsofalângica (levando a hálux valgo e formação de joanete);
2. estiramento excessivo e sobrecarga do músculo e do tendão do tibial posterior (dor na canela);
3. rotação interna aumentada do joelho, resultando em um "ângulo Q" aparentemente aumentado, estresse de subluxação patelar lateral, tensão retinacular lateral aumentada, carga compressiva lateral aumentada na faceta patelofemoral e tensão aumentada no músculo poplíteo; e
4. rotação interna aumentada do quadril, carga aumentada de tensão e estiramento dos rotadores externos do quadril (produzindo síndrome do piriforme e irritação do nervo isquiático [ciática]).

Conforme discutido anteriormente, as situações que criam cargas repetitivas excessivas podem levar à degradação dos tecidos e da estrutura (o "ciclo vicioso da lesão"). Cada uma das condições patológicas citadas é uma conseqüência potencial do suporte subtalar insuficiente e resultante pronação excessiva, que produz uma falha do sistema biológico.

Há vários exemplos clínicos de falha do sistema biológico devido à pronação subtalar excessiva. O edema da cápsula medial e o resultante acúmulo de tecidos duros e moles ao redor da primeira articulação metatarsofalângica do pé, conhecido como joanete, é a conseqüência direta dos excessivos estresses de carga na parte medial da primeira articulação metatarsofalângica (Figura 14.3). A tentativa infrutífera do músculo-tendão do tibial posterior em sustentar o arco subtalar resulta em estiramento excessivo e estresse daquela unidade músculo-tendão. Isso explica o aparecimento de dor no aspecto póstero-medial da perna e do tornozelo (dor na canela) na topografia da origem do músculo, em um corredor insuficientemente condicionado. O quadril, como uma articulação de encaixe, proporciona pouca resistência aos torques rotacionais internos. Como tal, a rotação para dentro de toda a extremidade inferior

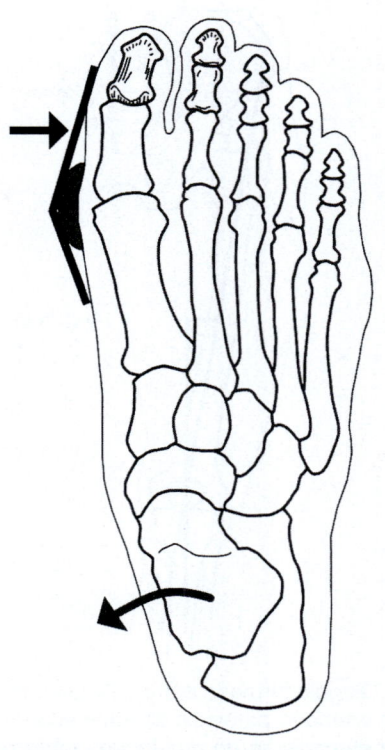

FIGURA 14.3 A pronação do retropé pode resultar em estresse de valgo na primeira articulação metatarsofalângica. O estresse crônico em valgo pode resultar na formação de inchaço (joanete) e angulação dessa articulação (deformidade em hálux valgo).

força o eixo do joelho em uma rotação medial. Essa rotação para dentro do joelho acentuará o alinhamento em valgo do joelho quando ele se flexionar. Tal combinação de rotação medial ou interna e flexão do joelho cria e aumenta (a aparente) angulação em valgo da articulação do joelho. Esse valgo, por sua vez, cria um maior vetor de deslocamento lateral no mecanismo patelofemoral com a contração do quadríceps (Figura 14.4). Isso ocorre porque a direção da tração do quadríceps tenta resolver o ângulo Q em uma linha reta de 180°. Essa força vetorial aumentada e direcionada lateralmente sobre a patela tem uma conseqüência direta sobre a longevidade e o atrito da cartilagem articular patelar. Ela também cria uma tensão excessiva dentro das partes moles peripatelares mediais. Ambas as situações podem resultar em condições dolorosas de condromalacia patelar e da síndrome da plica. As tentativas de resistir ou corrigir esse torque rotacional interno por esforço muscular podem ser criadas em vários pontos ao longo da extremidade inferior. Como mencionado anteriormente, um mecanismo é a contração do músculo tibial posterior na perna. Isso tenta contrariar a pronação talar pela sustentação do corpo do tálus contra a flexão plantar. Um segundo mecanismo é o do músculo poplíteo,

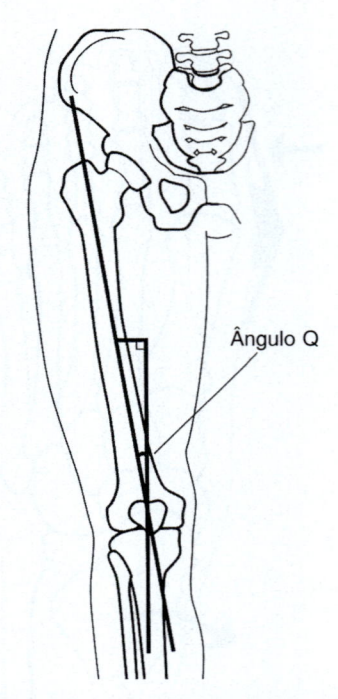

FIGURA 14.4 O ângulo formado entre a linha da musculatura do quadríceps e o tendão patelar é denominado de ângulo Q. A contração do mecanismo do quadríceps tenta resolver o ângulo Q em 180°. Por conseguinte, quanto maior for o ângulo Q, maior será a força do vetor de deslocamento lateral resultante quando ocorrer a contração do quadríceps.

na área póstero-lateral do joelho, que roda internamente a perna. Um terceiro mecanismo ocorre nas nádegas, posteriormente à articulação do quadril. Nele, o piriforme e os músculos rotadores externos do quadril estão bem posicionados para exercer um esforço de rotação externa sobre a extremidade inferior.

Entretanto, se um ou todos esses músculos forem incapazes de suportar a demanda, o resultado será desestabilização, reação inflamatória e dor, com as conseqüências de iniciar um ciclo vicioso de lesão. A incapacidade de suportar a demanda requerida poderia ser devida a uma falta global de condicionamento apropriado (sobrecarga relativa) ou devida a uma carga excessivamente verdadeira sendo aplicada (sobrecarga absoluta). Qualquer evento pode resultar em lesão.

No joelho, os problemas no tendão do poplíteo podem apresentar-se como dor póstero-lateral daquela articulação. Os sintomas resultantes da fraqueza dos rotadores externos do quadril irão se apresentar como dor na nádega. No quadril, essas lesões podem também afetar tecidos adjacentes, mas não envolvidos, tais como o nervo isquiático. O nervo isquiático está muito próximo e, em 15% das pessoas, passa por dentro dos músculos rotadores externos. Por conseguinte, a inflamação e a rigidez dos músculos rotadores externos pode criar um aprisionamento do nervo isquiático. Isso, por sua vez, pode estar mascarado como uma lesão no nervo isquiático ou como sintomas referidos a partir de uma lesão mais proximal (p. ex., trauma vertebral ou hérnia discal vertebral).

Espera-se que este breve discurso sobre as inter-relações que existem na extremidade inferior previna que o examinador aborde a extremidade inferior de forma fragmentária. É preciso enfatizar que o corpo – particularmente a extremidade inferior – é um sistema complexo de componentes interdependentes e interagindo entre si. Tal conceito é fundamental ao processo de diagnóstico um com exatidão.

O QUE É MARCHA?

A marcha é o movimento para frente do corpo ereto usando as extremidades inferiores para propulsão. O movimento de qualquer massa requer gasto de energia. A quantidade de energia necessária é uma função da quantidade de massa a ser movida e da quantidade de deslocamento do centro de gravidade da massa ao longo dos eixos X (anterior-posterior), Y (horizontal) e Z (vertical), a partir do seu ponto de origem. O centro de gravidade do corpo está localizado na linha média, 1 cm anterior a S1 (primeiro segmento sacral), quando o paciente estiver ereto e com os pés separados por alguns centímetros e com os braços ao lado.

O QUE É MARCHA NORMAL?

A marcha normal é o movimento para frente com eficiência. *Eficiência* significa que há um mínimo de energia sendo gasto durante essa atividade. Qualquer desvio desse mínimo pode ser denominado um *padrão anormal de marcha*. Há graus variados do anormal. A *marcha normal*, por conseguinte, pode ser definida como a locomoção para frente do corpo, durante a qual o centro de gravidade do corpo descreve uma curva sinusoidal de mínima amplitude em ambos os planos Y e Z (Figura 14.5). Um aumento no deslocamento do centro de gravidade do corpo a partir desse rumo requer um gasto energético maior, criando, assim, uma demanda metabólica maior. O resultado é eficiência diminuída na locomoção e aumento da fadiga. É por isso que se arrastar sobre um joelho fusionado e se inclinar para frente em um lado, por fraqueza de abdutores, são padrões de marcha anormal. Cada um é caracterizado por deslocamento crescente do centro de gravidade. Ao se arrastar, há um deslocamento vertical excessivo do centro de gravidade, enquanto na adernação lateral da marcha de Trendelenburg há uma translação lateral aumentada do centro de gravidade do corpo.

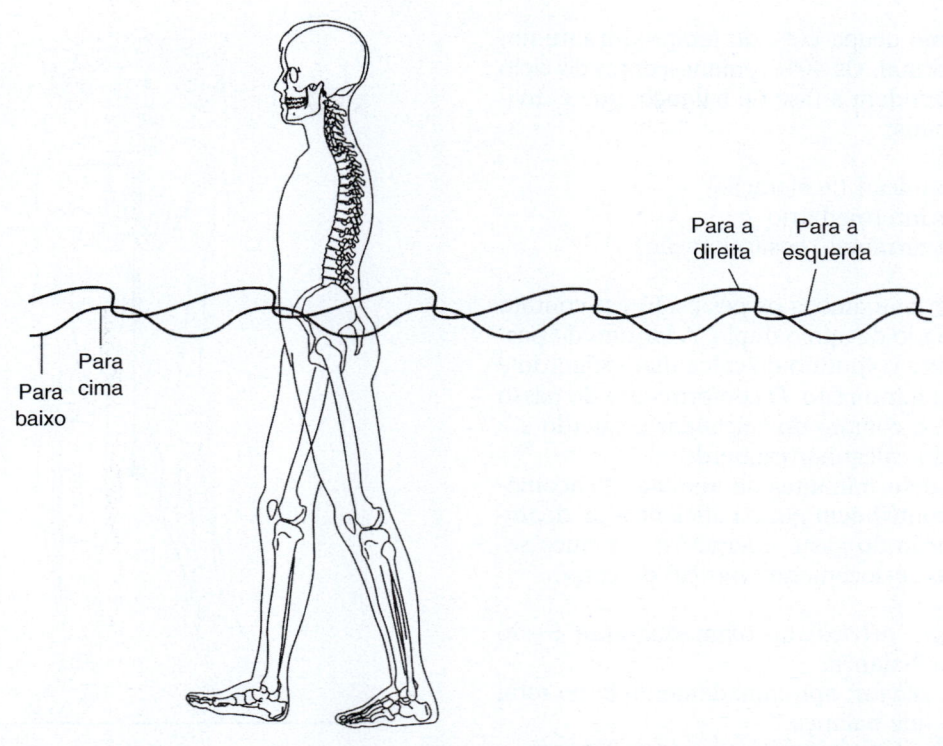

FIGURA 14.5 Durante a marcha normal, o centro de gravidade do corpo descreve uma curva de amplitude mínima nos eixos vertical e horizontal.

A marcha é uma atividade cíclica que requer posicionamento repetitivo das extremidades inferiores. O ciclo da marcha é dividido em duas fases: apoio e balanço (Figura 14.6). A fase de apoio é subdividida em cinco períodos discretos:

1. Batida do calcanhar
2. Aplainamento do pé
3. Apoio intermediário
4. Impulsão do calcanhar
5. Impulsão dos dedos

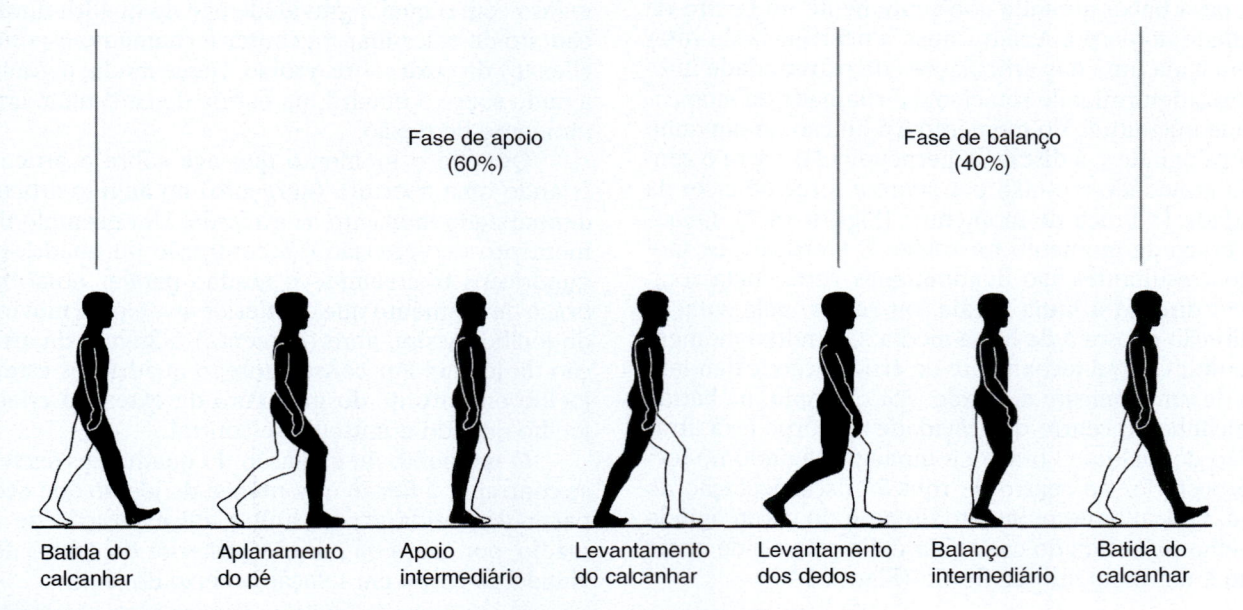

FIGURA 14.6 São mostradas as subdivisões das fases de apoio e de balanço da marcha.

A fase de apoio ocupa 60% do tempo durante um ciclo de marcha normal. Os 40% remanescentes do ciclo da marcha compreendem a fase de balanço, que é dividida em três períodos:

1. Balanço inicial (aceleração)
2. Balanço intermediário
3. Balanço terminal (desaceleração)

O período em que ambos os pés estão em contato com o solo é chamado de apoio duplo. A largura do passo é a distância entre o contato do calcanhar esquerdo e o contato do calcanhar direito. O comprimento do passo é a distância entre o contato do calcanhar esquerdo e o próximo contato do calcanhar esquerdo.

Existem seis determinantes da marcha. As acomodações posturais contribuem para a eficiência da deambulação pela redução do gasto energético. As cinco seguintes reduzem o deslocamento vertical do corpo.

1. *Inclinação pélvica*: aproximadamente 5° do lado que balança.
2. *Rotação pélvica*: aproximadamente 8° no total do lado que balança.
3. *Flexão do joelho*: aproximadamente 20° na fase de apoio inicial.
4. *Flexão plantar*: aproximadamente 15° na fase de apoio inicial.
5. *Flexão plantar*: aproximadamente 20° na fase de apoio tardia.
6. *Base de apoio estreita*: por causa do valgo normal do joelho e da posição do pé.

Durante cada ciclo de marcha, a gravidade é uma força para baixo atuando constantemente no centro de gravidade do corpo. Assim, causa a ocorrência de rotação em cada uma das articulações da extremidade inferior. Essa deformidade rotacional é chamada de *momento*. Uma magnitude do momento é a função do tamanho da força agindo e a distância perpendicular entre o centro da gravidade e o eixo por sobre a força de ação da gravidade (o braço de momento) (Figura 14.7). Quando o braço de momento for o eixo Z (vertical), os momentos resultantes são denominados *varos*, pela rotação em direção à linha média, ou *valgos*, pela rotação em direção oposta à da linha média. Quando o momento resultar em um fechamento da articulação, é denominado de um *momento de flexão*. Por exemplo, na batida do calcanhar, o centro de gravidade do corpo está atrás do eixo do joelho. O braço de momento agindo no joelho é posterior ao centro de rotação da articulação do joelho. O resultante momento do peso do corpo agindo no joelho na batida do calcanhar até a posição de apoio médio é um momento de flexão (Figura 14.8).

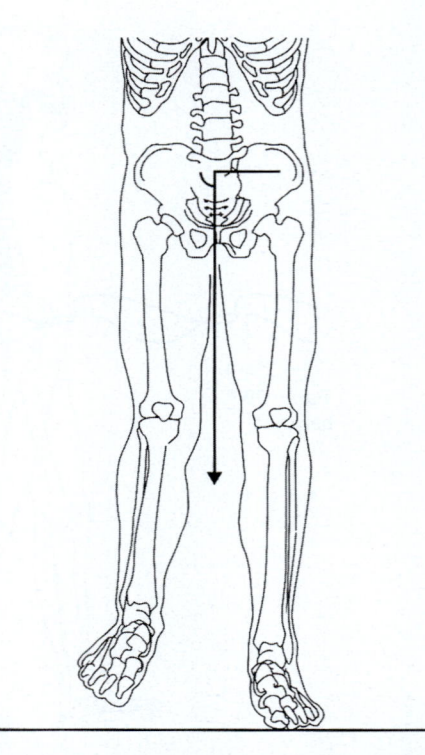

FIGURA 14.7 O momento de varo (para dentro) da rotação do quadril é o produto da força da gravidade, G, agindo no centro de gravidade do corpo, e a distância perpendicular, B, a partir do centro do corpo até o quadril: momento do quadril = G x b.

Similarmente, na batida do calcanhar, o centro de gravidade do corpo é anterior ao centro de rotação da articulação do quadril. Por conseguinte, o braço de momento com o qual a gravidade age no quadril durante o contato do calcanhar irá causar fechamento espontâneo (flexão) da coxa sobre o torso. Desse modo, a gravidade agindo sobre o quadril, na batida do calcanhar, cria um momento de flexão.

Quando o momento que age sobre a articulação criando uma abertura (aumento) no ângulo articular, é denominado *momento de extensão*. Um exemplo de um momento de extensão é a contração do quadríceps. O quadríceps tracionando o tendão patelar atua em um braço de momento que é anterior ao eixo do movimento do joelho. Assim, abre (aumenta) o ângulo da articulação do joelho. Por conseguinte, o quadríceps estende o joelho em virtude do momento de extensão criado no joelho quando o músculo se contrai.

O momento de extensão do quadríceps serve para se contrapor à flexão espontânea do joelho que ocorre a partir da batida do calcanhar até a posição de apoio médio, por causa da posição posterior do centro de gravidade do corpo em relação ao eixo do joelho.

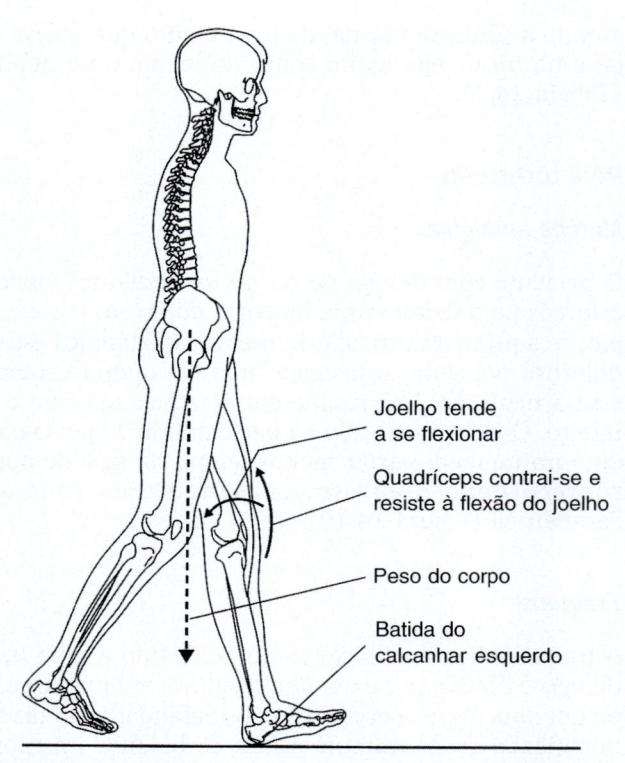

FIGURA 14.8 Na batida do calcanhar, o centro de gravidade do corpo está posterior ao eixo da articulação do joelho. Haverá uma tendência espontânea para a flexão do joelho. Isso é chamado de *momento de flexão*. Tal momento de flexão recebe resistência da contração ativa dos extensores do joelho (quadríceps).

Devido à compreensão do conceito de momento, uma análise pode ser feita para cada articulação durante todo o ciclo da marcha. Com tal análise das posições relativas do centro da gravidade do corpo e a articulação em questão, é teoricamente possível predizer quando uma estrutura muscular deve estar ativa e onde deve ser mantida para efeito ideal, de forma a manter um estado de equilíbrio balanceado (postura ereta) durante a marcha. Em outras palavras, os músculos funcionam para se contrapor ao efeito da gravidade sobre as articulações.

Em oposição, uma incapacidade em manter esse estado de equilíbrio pode ser analisada, de forma que seja possível compreender quais estruturas estão funcionando mal ou estão malposicionadas. Tal análise é fundamental e crucial para o diagnóstico e para o tratamento com exatidão das anormalidades da marcha.

Por exemplo, o claudicar por causa de uma doença do quadril pode ser analisado dentro do momento gravitacional, agindo para rodar o torso para dentro, durante o apoio unilateral, e o momento em valgo contraposto criado pelos músculos abdutores (em particular o glúteo médio). Um exemplo de um momento de valgo é a ação do glúteo médio no quadril na fase unilateral de apoio médio do ciclo da marcha. Nesse ponto do ciclo da marcha, o músculo abdutor irá contrair-se. Seu vetor de força irá puxar a pelve em uma rotação em valgo (para fora). Isso irá servir para contrapor o momento em varo (para dentro) criado pela força da gravidade. O abdutor, contudo, tem um braço de momento mais curto que a gravidade para o qual trabalha. Dessa forma, os abdutores devem exercer uma força proporcionalmente maior que a da gravidade para equilibrar o corpo através da articulação do quadril. De fato, uma vez que o braço de momento abdutor (a) é aproximadamente metade do corpo (b), a força abdutora (A) deve ser duas vezes a do peso corporal (B) – a ação da gravidade puxando no centro de gravidade do corpo. Isso pode ser expresso como uma equação do estado de equilíbrio: $A \times a = B \times b$, sabendo que $a = b$ e, então, $A = 2B$. Com tal análise do quadril, é fácil prever a utilidade de uma bengala mantida na mão oposta como um meio de auxiliar a musculatura abdutora fraca. A bengala irá prevenir a rotação para dentro do torso em direção ao lado não-sustentado, causada pela gravidade e pelos músculos abdutores fracos (Figura 14.9). Similarmente, a análise

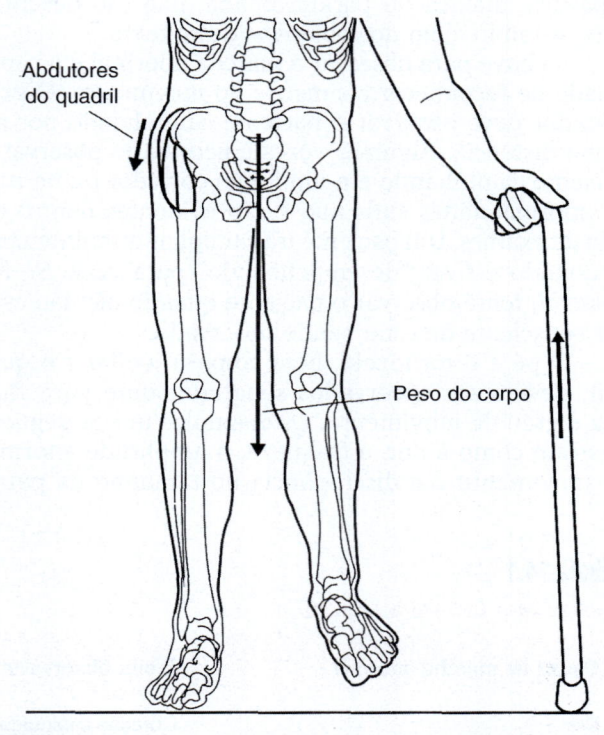

FIGURA 14.9 Uma bengala mantida na mão contralateral auxilia os músculos abdutores do quadril na resistência no momento gravitacional que puxa o corpo em direção ao lado não-apoiado durante a fase do balanço.

do joelho irá explicar como a imobilização do joelho em extensão é um meio eficaz de proteger uma vítima de pólio, com paralisia do quadríceps, de flexão espontânea súbita do joelho e queda durante a marcha.

O EXAME DA MARCHA ANORMAL

Como dito anteriormente, a avaliação da marcha anormal requer o conhecimento da biomecânica normal. As anormalidades ocorrem como resultado de dor, fraqueza, amplitude anormal de movimentos e discrepância do comprimento dos membros. Esses fatores podem ocorrer separada ou conjuntamente. Eles são bastante correlacionados; por exemplo, a fraqueza de um grupo muscular pode resultar em uma articulação dolorosa, que, então, perderia a amplitude normal de movimento. No entanto, quando isoladas a dor, a fraqueza, a amplitude anormal de movimento e a discrepância de comprimento da perna, em uma região anatômica em particular, resultam em uma anormalidade característica da marcha. Algumas dessas anormalidades foram referidas em capítulos anteriores.

Os distúrbios da marcha causados por doença ou por lesão do sistema nervoso central, como nas marchas espástica, atáxica ou parkinsoniana, não são descritas aqui, estando além dos objetivos deste texto.

A chave para observar a marcha anormal é a capacidade de reconhecer a simetria do movimento. O examinador deve observar o paciente caminhando por alguma distância. Algumas vezes é necessário observar o paciente caminhando em um longo corredor ou na rua. As anormalidades sutis não serão evidentes dentro da sala de exames. Um paciente irá caminhar diferentemente quando estiver "desempenhando" para você. Se for possível, tente observar o paciente quando ele não estiver consciente de estar sendo observado.

O pé e o tornozelo, bem como o joelho e o quadril, devem ser observados separadamente para fluidez e grau de movimento. Os exemplos que se seguem ilustram como a dor, a fraqueza, a amplitude anormal de movimento e a discrepância no tamanho da perna afetam a simetria normal do movimento que ocorre no pé e no tornozelo, assim como no joelho e no quadril (Tabela 14.1).

Pé e tornozelo

Marcha antálgica

O paciente com dor no pé ou no tornozelo irá envidar esforços para evitar carga na parte dolorosa. Por exemplo, se a primeira articulação metatarsofalângica estiver dolorosa por gota, o paciente não vai querer estender essa articulação. Isso resulta em uma passada com o pé inteiro. O peso é mantido na parte detrás do pé. O paciente irá também gastar menos tempo na fase de apoio sobre o dedo doloroso, causando uma cadência assimétrica (Figura 14.10).

Fraqueza

A fraqueza dos dorsiflexores do pé devido a uma lesão de nervo fibular, por exemplo, resultará em um pé caído ou em uma marcha escarvante. A inabilidade em fazer a dorsiflexão do pé durante a fase de balanço irá causar contato dos dedos com o solo. Para evitar essa ocorrência, o paciente irá flexionar o quadril e o joelho de forma exagerada, como se estivesse tentando subir um degrau, de forma que o pé irá sair do solo durante a fase de balanço (Figura 14.11). Isso é chamado de *marcha tabética*.

A dorsiflexão excêntrica do pé também ocorre quando o peso corporal é transferido do calcanhar para o antepé durante a batida do calcanhar. A fraqueza dos dorsiflexores do pé resulta em um golpe do pé contra o solo após a batida do calcanhar, conhecido como *batida do pé* (Figura 14.12).

Amplitude de movimento anormal

Se o tornozelo for incapaz de fazer a dorsiflexão, como na deformidade em eqüino (Figura 14.13), o paciente

Tabela 14.1
Fatores que afetam a marcha

Causa de marcha anormal	Efeito observável na marcha
Dor	Duração diminuída da fase de apoio. Evita o contato no solo com a parte dolorosa.
Fraqueza	Movimento aumentado ou diminuído na articulação afetada no momento do ciclo da marcha quando o músculo normalmente se contrai. O movimento compensatório em geral ocorre em outras articulações: para evitar quedas (pelo ajuste da localização do centro da gravidade) e para permitir a elevação do membro.
Amplitude anormal de movimento e discrepância no comprimento da perna	Movimento compensatório em outras articulações para permitir a carga, a elevação do membro ou a relocalização do centro da gravidade sobre o membro que recebe carga.

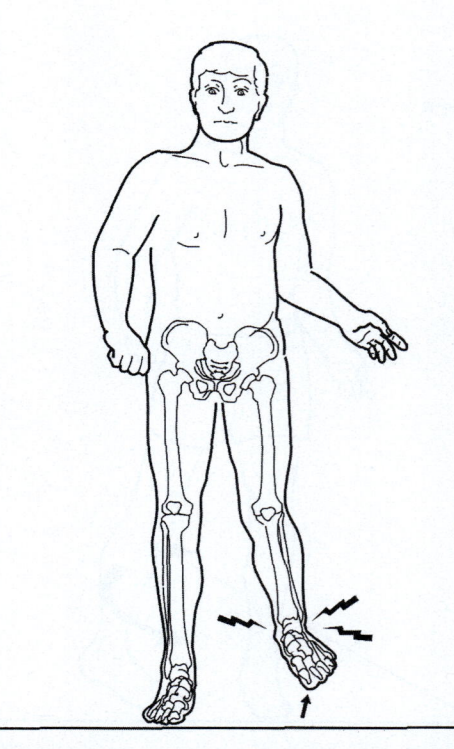

FIGURA 14.10 Uma marcha antálgica causada por dor no hálux ou no pé resultará em um encurtamento na fase de apoio.

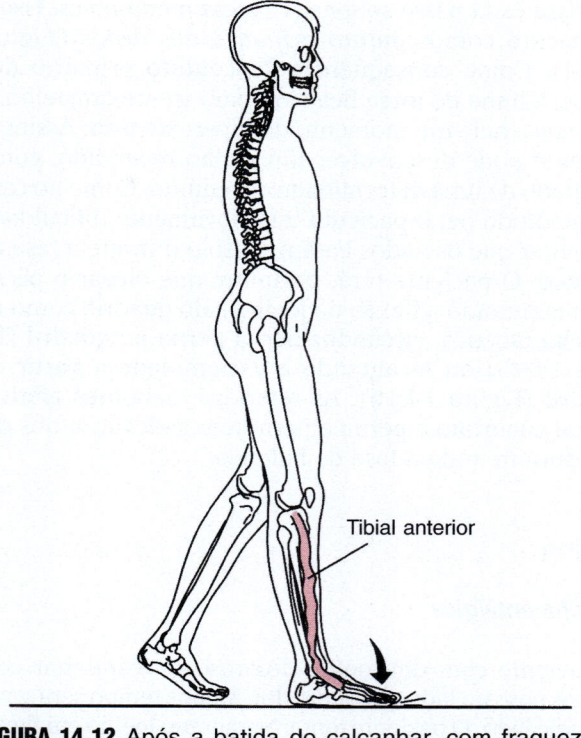

FIGURA 14.12 Após a batida do calcanhar, com fraqueza da dorsiflexão do pé, o antepé do paciente bate contra o solo. Isso é chamado de batida do pé.

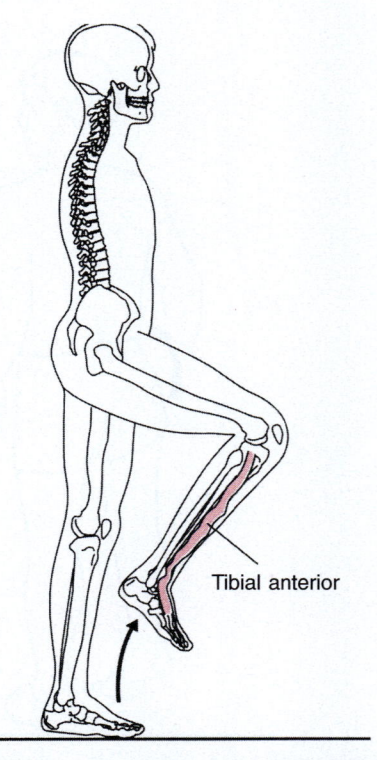

FIGURA 14.11 Fraqueza da dorsiflexão resulta em uma marcha tabética com aumento da flexão no quadril e no joelho para permitir a elevação dos dedos durante o balanço.

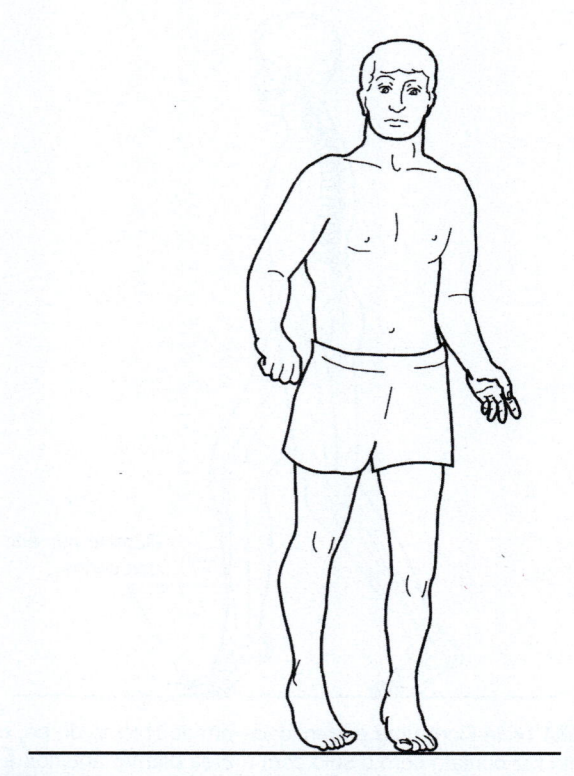

FIGURA 14.13 Uma deformidade em eqüinismo do pé.

aterrissa cada passo sobre as cabeças metatarsais. Isso é conhecido como *contato primário dos dedos* (Figura 14.14). Como conseqüência do contato primário dos dedos, a linha de força fica bem para frente do joelho, e isso causa nele um momento de hiperextensão. Assim, o paciente pode desenvolver um joelho recurvado, como resultado de uma deformidade em eqüino. Como no caso da queda do pé, o paciente terá novamente dificuldade em evitar que os dedos batam no solo durante a fase de balanço. O paciente terá, portanto, que elevar o pé no ar, aumentando a flexão do joelho e do quadril, como na marcha tabética, circunduzindo a perna no quadril (Figura 14.15) ou levantando a extremidade a partir do quadril (Figura 14.16). As referidas manobras efetivamente encurtam a perna e permitem a elevação dos dedos durante toda a fase de balanço.

Joelho

Marcha antálgica

O paciente com um joelho doloroso irá caminhar com menos peso no lado que sente dor. Menos tempo será gasto naquele lado. O paciente tentará manter o joelho em flexão se houver um derrame. Se o joelho for mantido em extensão, o paciente terá que circunduzir o quadril ou levantar

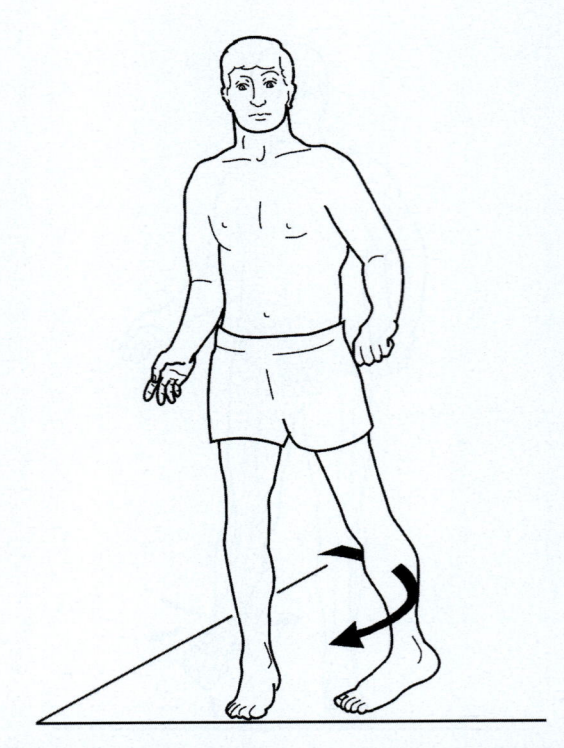

FIGURA 14.15 Uma deformidade em eqüino do pé resultará em um alongamento relativo da extremidade, e o paciente deverá circunduzir o quadril para elevar o membro do solo.

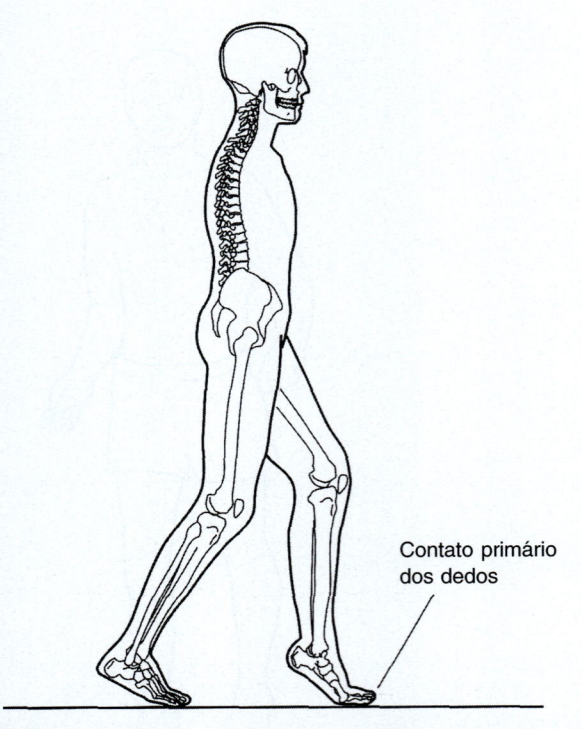

FIGURA 14.14 Com uma deformidade em eqüinismo do pé, o paciente faz contato com o solo com a área plantar anterior, e não com o calcanhar. Isso é chamado de *apoio primário dos dedos*.

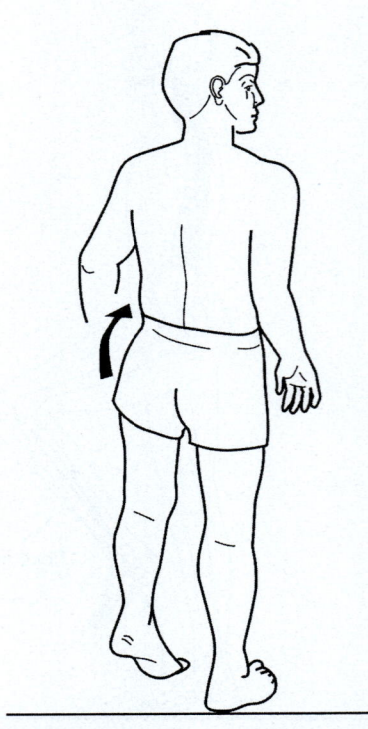

FIGURA 14.16 O paciente pode também elevar o membro com a extremidade relativamente alongada por causa de uma deformidade em eqüino na elevação do quadril.

a extremidade inferior a partir do quadril de forma a sair do chão durante a fase de balanço. O contato do calcanhar é doloroso – assim, será evitado.

Fraqueza

A fraqueza do quadríceps é comum em pacientes com poliomielite. A anormalidade da marcha que resulta é a hiperextensão do joelho após a batida do calcanhar. O paciente tem de tentar manter o peso em frente ao joelho para criar um momento de extensão. Isso é feito pela projeção do tronco para frente durante a batida do calcanhar. O paciente pode também tentar estender o joelho, empurrando a coxa para trás, após a batida do calcanhar (Figura 14.17). A fraqueza do quadríceps freqüentemente resulta em excesso de estiramento da cápsula posterior do joelho, o que causa um joelho recurvado (ver Figura 14.18).

Amplitude de movimento anormal

A perda da extensão completa do joelho irá resultar em uma extremidade funcionalmente mais curta. O paciente terá que elevar o corpo no lado normal, enquanto a perna tenta balançar, ao mesmo tempo em que sustenta o peso no lado anormal. Isso pode ser alcançado pela elevação ou pela circundução do quadril, no lado bom, durante a fase de balanço. Para permitir carga no lado afetado, o paciente irá caminhar sobre a parte da frente do pé (contato primário dos dedos).

Quadril

Marcha antálgica

O paciente com o quadril doloroso por osteoartrite, por exemplo, tentará reduzir a quantidade de tempo gasto apoiado naquele lado. O tronco é projetado lateralmente sobre o quadril durante a carga. Isso é feito em um esforço para reduzir a força compressiva dos músculos abdutores do quadril durante a carga, sendo conhecido como *marcha balançante* ou *de Trendelenburg compensada* (Figura 14.18). O quadril é mantido em uma posição relaxada de rotação externa durante a fase de balanço. A batida do calcanhar é evitada.

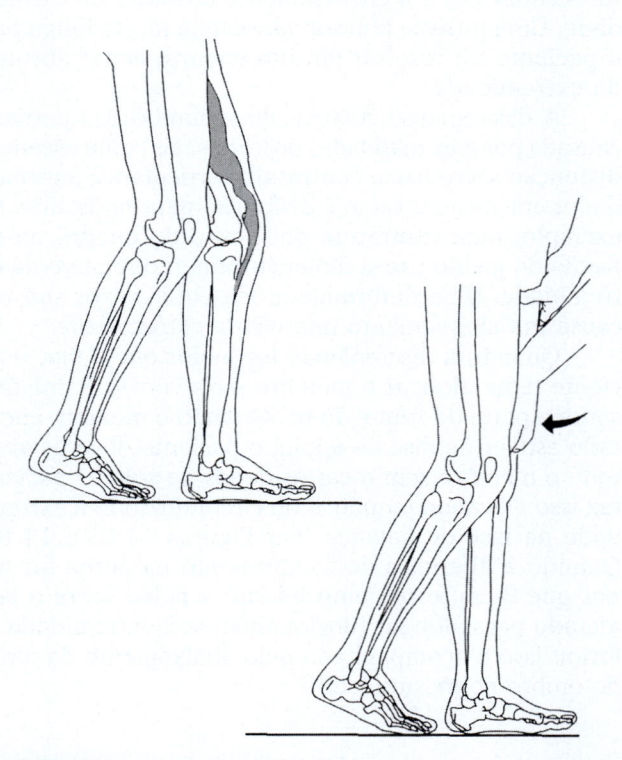

FIGURA 14.17 A fraqueza do quadríceps pode ser compensada pelo paciente empurrando a coxa para trás, após a batida do calcanhar, quando for necessária a função do quadríceps.

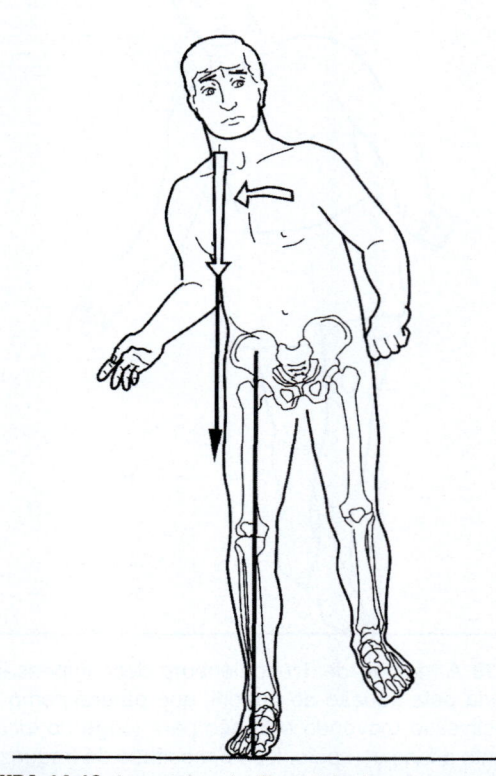

FIGURA 14.18 A marcha de Trendelenburg compensada é caracterizada pelo desvio do tronco sobre o quadril, durante a fase de apoio, com a finalidade de compensar a fraqueza na abdução do quadril. Esse padrão de marcha também pode ser notado em pacientes com um quadril doloroso, quando a duração da fase de apoio estará marcadamente reduzida.

Fraqueza

A fraqueza dos abdutores do quadril, que é vista freqüentemente em pacientes com poliomielite, resulta em uma marcha de Trendelenburg. Ela é caracterizada pela abdução do quadril na fase de apoio e aparece como se o paciente estivesse inclinando o tronco para o lado, para longe do quadril fraco, durante a carga (Figura 14.19). Alguns pacientes podem compensar isso flexionando seu tronco sobre o quadril que recebe carga. Isso é chamado de *marcha de Trendelenburg descompensada*. Tal marcha pode ocorrer devido a fraqueza da abdução do quadril ou dor no quadril. O examinador pode diferenciar a causa desse padrão de marcha observando a duração da fase de apoio na perna anormal. Com uma marcha dolorosa, a duração da fase de apoio fica reduzida. A fraqueza tem um efeito menor sobre a duração da fase de balanço.

A fraqueza dos extensores do quadril, freqüentemente vista em miopatias, resulta no tronco sendo projetado para trás na batida do calcanhar, quando os extensores do quadril são normalmente mais ativos.

Amplitude de movimento anormal

A perda da extensão do quadril que ocorre por causa de uma contratura em flexão, por exemplo, causará um encurtamento funcional da perna do paciente. Um aumento da lordose lombar irá desenvolver-se, a fim de que a postura ereta do tronco possa ser mantida. O paciente pode caminhar com o pé em flexão plantar sobre o lado encurtado para aumentar o comprimento funcional da perna. Um aumento da flexão do joelho irá ocorrer sobre o lado contraído, durante o final da fase de apoio, quando o quadril está normalmente em extensão.

Discrepância de tamanho das pernas

A discrepância de tamanho das pernas pode ser absoluta ou relativa. A discrepância absoluta resulta a partir de um alongamento ou encurtamento da extremidade, por lesão óssea ou doença. Por exemplo, uma fratura que se consolide no fêmur de forma encurtada irá resultar em um encurtamento absoluto da extremidade. Uma prótese femoral que esteja muito longa para o paciente irá resultar em um encurtamento absoluto da extremidade.

A discrepância relativa do tamanho das pernas é causada por anormalidades posturais tais como escoliose, disfunção sacroilíaca, contraturas articulares, anormalidades em varo ou valgo e disfunção neuromuscular. Por exemplo, uma contratura em flexão do quadril ou em flexão do joelho causa um encurtamento relativo da extremidade. Uma deformidade em eqüino, por sua vez, causa um alongamento relativo da extremidade.

Quando a discrepância for maior que 4 cm, o paciente tenta alongar o membro mais curto caminhando sobre a parte da frente do pé. Quando o membro encurtado estiver na fase de apoio, o paciente deve balançar todo o membro sem tocar os dedos no solo. O paciente faz isso elevando o quadril ou circunduzindo a extremidade na fase de balanço (ver Figuras 14.15 e 14.16). Quando a diferença de comprimento na perna for menor que 3 cm, o paciente irá cair a pelve sobre o lado afetado para alongar funcionalmente a extremidade inferior. Isso é acompanhado pelo abaixamento da altura do ombro no mesmo lado.

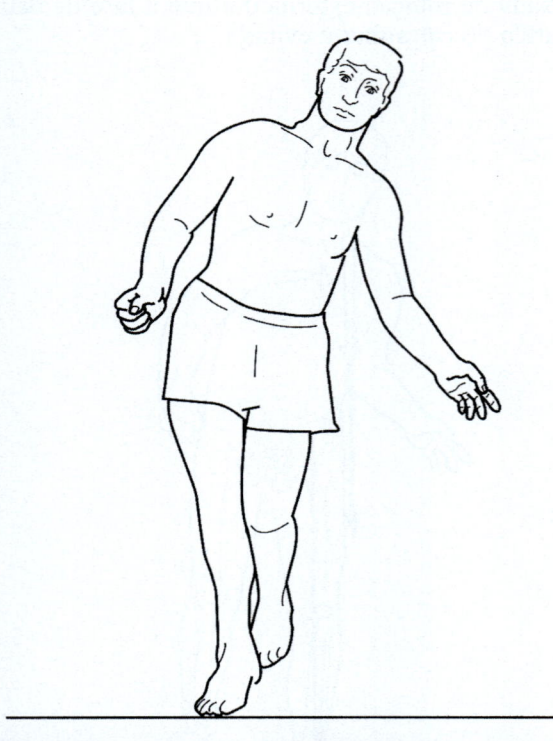

FIGURA 14.19 A marcha de Trendelenburg descompensada é caracterizada pela adução do quadril, que parece como se o paciente estivesse movendo o tronco para longe do local de carga durante a fase de apoio. Isso é resultado da fraqueza na abdução do quadril.

Apêndices

APÊNDICE 1 — Achados físicos nas condições anormais do sistema musculoesquelético

Lesão musculotendínea

Primeiro grau, leve
- Dolorosa sem edema, leve espasmo
- Sem equimose
- Sem defeito palpável
- Contração ativa e alongamento passivo são dolorosos

Segundo grau, moderada
- Dolorosa com edema
- Equimose leve a moderada
- Espasmo moderado
- Possível descontinuidade palpável
- Extremamente dolorosa no alongamento passivo e na tentativa de contração
- Movimento articular limitado

Terceiro grau, completa
- Dor extrema, com edema
- Pode haver sangramento intenso e possível síndrome compartimental com perda da sensibilidade e do pulso distalmente
- Defeito palpável com agrupamento do tecido muscular
- Completa perda da função muscular
- Nenhuma mudança na dor com alongamento passivo

Lesão ligamentar

Primeiro grau, leve
- Edema mínimo ou ausente
- Sensibilidade local
- Aumento da dor com amplitude de movimentos ativos e passivos
- Equimose mínima
- Nenhuma instabilidade nem perda funcional esperada

Segundo grau, moderada
- Edema moderado com equimose
- Muito dolorida, mais dolorida difusamente
- Amplitude de movimentos muito dolorosa e restrita pelo edema
- Pode ser reconhecida instabilidade
- Pode resultar em perda funcional

Terceiro grau, completa
- Edema e equimose ou hemartrose graves
- Instabilidade estrutural com aumento anormal da amplitude de movimentos
- Possivelmente menos dolorosa que uma ruptura de segundo grau

Lesão óssea

Contusão
- Sensibilidade localizada
- Com ou sem equimose
- Edema subcutâneo
- Sem descontinuidade palpável

Fratura
- Sensibilidade localizada ou difusa
- Deformidade e/ou instabilidade
- Descontinuidade palpável em áreas acessíveis
- Equimose
- Possível comprometimento neurovascular

APÊNDICE 1

Fratura de estresse	Sensibilidade localizada com edema e vermelhidão sobrejacentes Aumento da dor com vibração ou ultra-som aplicados no osso Certas localizações são muito comuns (p. ex., tíbia, fíbula, metatarsais, fêmur)
Doença articular inflamatória	Edema, vermelhidão articular, freqüentemente simétricas Sinovite, doença sistêmica comum Pode-se ver nódulos subcutâneos na superfície extensora São comuns deformidades articulares intensas Deformidades em valgo também são comuns Podem ser notadas rupturas de tendão extensor Pode ser notada neuropatia compressiva com perda da sensibilidade e da força muscular Fraqueza muscular e amplitude de movimentos limitada A dor piora com atividade
Doença articular não-inflamatória	Edema e vermelhidão agudos, envolvimento assimétrico Articulação hipertrófica sem destruição Comum padrão "capsular", que é dolorido na amplitude de movimento Fraqueza e retesamento dos músculos que cruzam as articulações envolvidas Dor diminui com a atividade Rigidez matinal; pode ocorrer eventual fusão articular Pode ocorrer deformidade em varo
Doença articular metabólica	Cristais anormais no fluido articular Articulações muito dolorosas, vermelhas e inchadas Perda da amplitude de movimentos Doença sistêmica comum A destruição articular pode ser intensa
Compressão nervosa ou radiculopatia	Dor, fraqueza, perda sensorial, perda de reflexos e parestesias na distribuição dermatômica e/ou miotômica do nervo afetado; o grau de perda de função pode ser leve ou completo Estiramento do nervo pode aumentar a dor A percussão sobre o nervo pode resultar em choques distais (sinal de Tinel), especialmente se estiver ocorrendo regeneração
Dor miofascial (pontos-gatilho)	Sensibilidade em uma localização característica de certos músculos A palpação dessa localização causa dor referida em um local distante Uma banda larga ou um pedaço de músculo em forma de salsicha pode freqüentemente ser palpado, podendo causar uma contração do músculo quando tangido, como uma corda de violão O músculo afetado é habitualmente incapaz de relaxar completamente, e, assim, o alongamento passivo é limitado e doloroso
Neoplasia	Dor constante, com freqüência acorda o paciente do sono, nenhuma posição é confortável para aliviar a dor Massa palpável se acessível e avançado Fratura (patológica) se osso estiver envolvido Febre, perda de peso e fadiga Possível comprometimento neurovascular
Infecção	Edema, vermelhidão, calor e sensibilidade Febre e fadiga Perda da amplitude de movimento articular com achados característicos no fluido da articulação afetada Compressão dolorosa, amplitude de movimento ativa e passiva comprometida no músculo que for envolvido
Distrofia simpática reflexa Aguda: menos que 3 meses após a lesão	Dor, calor, edema Muito doloroso ao toque Aumento do crescimento piloso Leve rigidez das articulações
Subaguda: 4-12 meses após a lesão	Dor extremamente intensa Rigidez articular aumentada com perda de amplitude de movimentos Amplitude de movimentos passivos muito dolorosa Frio e descoloração pálida ou cianótica Menos edema
Crônica: mais de 1 ano após a lesão	Habitualmente menos dor Fibrose periarticular Marcada limitação na amplitude de movimentos Sem edema Pele pálida, seca e brilhosa

APÊNDICE 2 Amplitude de movimento das extremidades

Articulação	Movimento	Amplitude (graus)
Ombro	Flexão	0-180
	Extensão	0-60
	Abdução	0-180
	Rotação interna (medial)	0-70
	Rotação externa (lateral)	0-90
Cotovelo	Flexão	0-150
	Extensão	0
Antebraço	Pronação	0-80/90
	Supinação	0-80/90
Punho	Extensão	0-70
	Flexão	0-80
	Desvio radial	0-20
	Desvio ulnar	0-30
Polegar		
Carpometacarpal	Abdução	0-70
	Adução	0
	Oposição	Ponta do polegar à base ou ponta do quinto dedo
Metacarpofalângica	Flexão	0-50
	Extensão	0
Interfalângica	Flexão	0-90
	Extensão	0-20
2º ao 5º Dedo		
Metacarpofalângica	Flexão	0-80
	Extensão	0-45
	Abdução/Adução	0-20
Interfalângica proximal	Flexão	0-110
	Extensão	0
Interfalângica distal	Flexão	0-90
	Extensão	0-20
Quadril	Flexão	0-120
	Extensão	0-30
	Abdução	0-45
	Adução	0-30
	Rotação externa (lateral)	0-45
	Rotação interna (medial)	0-45
Joelho	Flexão	0-135
	Extensão	0
Tornozelo	Dorsiflexão	0-20
	Flexão plantar	0-50
	Inversão	0-35
	Eversão	0-15
Subtalar	Inversão	0-5
	Eversão	0-5
Antepé	Inversão	0-35
	Eversão	0-15
Dedos		
1ª metatarsofalângica	Flexão	0-45
	Extensão	0-70
1ª interfalângica	Flexão	0-40
2ª a 5ª metatarsofalângica	Flexão	0-40
	Extensão	0-40

Referências

Aegerter E, Kirkpatrick JA. *Orthopedic Diseases,* 4th ed. Philadelphia: WB Saunders, 1968.

American Academy pf Orthopedic Surgeons. *Joint Motion: method of measuring and recording.* Edinburgh: Churchill Livingstone, 1965.

American Society for Surgery of the Hand. *The Hand: examination and diagnosis,* 2nd ed. Edinburgh: Churchill Livingstone, 1983.

Backhouse KM, Hutchings R T. *Color Atlas of Surface Anatomy.* Baltimore: Williams and Wilkins, 1986.

Bates B. *A Guide to Physical Examination,* 3rd ed. Philadelphia: Lippincott, 1983.

Beasley RW. *Hand Injuries.* Philadelphia: WB Saunders, 1981.

Bourdillon JF, Day EA, Bookhout MR. *Spinal Manipulation,* 5th ed. Oxford: Butterworth-Heinemann, 1992.

Brand P. *Clinical Mechanics of the Hand.* St. Louis: CV Mosby, 1985.

Brashear HR, Raney RB. *Handbook of Orthopedic Surgery,* 10th ed. St. Louis: CV Mosby, 1986.

Bukowski E. Assessing joint mobility. *Clin Manage* 1991;11:48-56.

Butler, DS. *Mobilisation of the Nervous System.* Melbourne: Churchill Livingstone, 1991.

Butler, DS. *The Sensitive Nervous System.* Adelaide: Noigroup Publications, 2000.

Cailliet R. *Low Back Pain Syndrome,* 5th ed. Philadelphia: FA Davis, 1995.

Cantu RI, Grodin AJ. *Myofascial Manipulation Theory and Clinical Application,* 2nd ed. Gaithersburg: Aspen, 2001.

Clark CR, Bonfiglio M. *Orthopedics Essentials of Diagnosis and Treatment.* New York: Churchill Livingstone,1994.

Corrigan B, Maitland GD. *Practical Orthopaedic Medicine.* London: Butterworth, 1983.

Cyriax J. *Textbook of Orthopaedic Medicine,* 7th ed; vol. 1. *Diagnosis of Soft Tissue Lesions.* London: Baillière Tindall, 1979.

Cyriax J. *Textbook of Orthopaedic Medicine,* 11th ed; vol. 2. *Treatment by Manipulation, Massage, and Injection.* London: Baillière Tindall, 1984.

Cyriax JH, Cyriax PJ. *Illustrated Manual of Orthopaedic Medicine.* London: Butterworth, 1983.

DiAmbrosia R. *Musculoskeletal Disorders: regional examination and differential diagnosis,* 2nd ed. Philadelphia: JB Lippincott, 1986.

Daniels L, Worthington C. *Muscle Testing Techniques of Manual Examination.* Philadelphia: WB Saunders, 1980.

DeGowin E, DeGowin R. *Bedside Diagnostic Examination,* 4th ed. New York: Macmillan, 1981.

DeLisa J, ed. *Rehabilitation Medicine-Principles and Practice.* Philadelphia: JB Lippincott, 1988.

Donatelli R. *Biomechanics of the Foot and Ankle.* Philadelphia: FA Davis, 1990.

Donatelli R, Wooden M. *Orthopedic Physical Therapy,* 3rd ed. New York: Churchill Livingstone, 2001.

Downey J, ed. *The Physiological Basis of Rehabilitation Medicine,* 2nd ed. Stoneham, MA: Butterworth-Heinemann.1994.

Edmond SL. *Manipulation and Mobilization Extremity and Spinal Techniques.* St. Louis: Mosby Year Book, 1993.

Epstein D, De Bono DP, Perkin GD, Cookson J. *Clinical Examination.* London: Gower Medical Publishing, 1992.

Esch D, Lepley M. *Evaluation of Joint Motion: methods of measurement and recording.* Minneapolis: University of Minnesota Press, 1976.

Fetto J, Marshall J. Injury to the anterior cruciate ligament producing the pivot-shift sign. *J Bone Joint Surg Am* 1979:61:710-714.

Goodgold J, Eberstein A. *Electrodiagnosis of Neuromuscular Diseases,* 3rd ed. Baltimore: Williams and Wilkins, 1983.

Gould J. *Orthopaedic and Sports Physical Therapy,* 2nd ed. St. Louis: CY Mosby, 1990.

Grieve GP. *Common Vertebral Joint Problems.* Edinburgh: Churchill Livingstone, 1981.

Greenman PE. *Principles of Manual Medicine,* 2nd ed. Baltimore: Williams and Wilkins. 1996.

Harrison AL. The temporomandibular joint. In: Malone TR, McPoil T, Nitz AJ, eds. *Orthopaedic and Sports Physical Therapy,* 3rd ed. St. Louis: Mosby Year Book, 1997.

Hartley A. *Practical Joint Assessment: a sports medicine manual.* St. Louis: Mosby Year Book, 1990.

Helfet AJ. *Disorders of the Knee,* 2nd ed. Philadelphia: JB Lippincott 1982.

REFERÊNCIAS

Hertling D, Kessler RM. *Management of Common Musculoskeletal Disorders. Physical Therapy Principles and Methods,* 3rd ed. Philadelphia: JB Lippincott 1996.

Hollinshead W. *Textbook of Anatomy,* 3rd ed. Hagerstown, MD: Harper & Row, 1974.

Hoppenfeld S. *Physical Examination of the Spine and Extremities.* New York: Appleton-Century-Crofts, 1976.

Hunter JM., Schneider LH, Mackin EJ, Bell JA, eds. *Rehabilitation of the Hand.* St. Louis: CV Mosby, 1978.

Iglarsh ZA, Snyder-Mackler L. Temporomandibular joint and the cervical spine. In: Richardson JK, Iglarsh ZA, eds. *Clinical Orthopaedic Physical Therapy.* Philadelphia: WB Saunders, 1994.

Kaltenborn FM. *The Spine Basic Evaluation and Mobilization Techniques,* 2nd ed. Oslo: Olaf Norlis Bokhandel, 1993.

Kaltenborn FM. *Manual Mobilization of the Extremity Joints: basic examination and treatment techniques*, 5th ed. Oslo: Olaf Norlis Bokhandel,1999.

Kapandji IA. *The Physiology of the Joints,* 2nd ed; vol. 1. *The Upper Limb.* Edinburgh: Churchill Livingstone, 1993.

Kapandji IA. *The Physiology of the Joints,* 2nd ed; vol. 2. *The Lower Limb.* Edinburgh: Churchill LivingstoDe, 1993.

Kapandji IA. *The Physiology of the Joints,* 2nd ed; vol. 3. *The Trunk and Vertebral Column.* Edinburgh: Churchill Livingstone, 1993.

Kasdan M, ed. *Occupational Medicine-Occupational Hand Injuries,* vol. 4 Philadelphia: Hanley and Belfus, 1989.

Kendall FP, Provance P, McCreary EK. *Muscles: testing and function,* 4th ed. Baltimore: Williams and Wilkins, 1993.

Kenneally M, Rubenach H, Elvey R. The Upper Limb Tension Test: the SLR test of the arm. In: Grant R, ed. *Physical Therapy of the Cervical and Thoracic Spine.* Edinburgh: Churchill Livingstone, 1988.

Kisner C, Colby LA. *Therapeutic Exercise: foundations and techniques,* 2nd ed. Philadelphia: FA Davis, 1990.

Kottke FJ, Stillwell GK, Lehmann JF, eds. *Krusen's Handbook of Physical Medicine and Rehabilitation,* 3rd ed. Philadelphia: WB Saunders. 1982.

Lehmkuhl L, Smith L. *Brunnstrom's Clinical Kinesiology.* Philadelphia: FA Davis, 1983.

Lichtenstein L. *Diseases of Bone and Joints,* 2nd ed. St. Louis: CY Mosby, 1975.

Lichtman DM. *The Wrist and its Disorders.* Philadelphia: WB Saunders, 1988.

Magee DJ. *Orthopedic Physical Assessment,* 3rd ed. Philadelphia: WB Saunders, 1997.

Maitland GD. *Peripheral Manipulation,* 3rd ed. London: Butterworth-Heinemann, 1991.

Maitland GD, ed. *Maitland's Vertebral Manipulation,* 6th ed. Oxford: Butterworth-Heinemann, 2001.

McCarty D. *Arthritis and Allied Conditions,* 10th ed. Philadelphia: Lea and Febiger, 1985.

McKenzie RA. *The Lumbar Spine Mechanical Diagnosis and Therapy.* New Zealand: Spinal Publication, 1981.

McMinn RMH, Hutchings RT. *Color Atlas of Human Anatomy.* Chicago: Yearbook Medical Publishers, 1978.

Melzack R. The McGill Pain Questionnaire: major properties and scoring methods. *Pain* 1975;1:277-299.

Mennell JM. *Joint Pain, Diagnosis and Treatment Using Manipulative Techniques.* Boston: Little Brown, 1964.

Mennell JM. *Foot Pain.* Boston: Little Brown, 1969.

Moore KL, Dalley AF. *Clinically Oriented Anatomy,* 4th ed. Philadelphia: Lippincott Williams and Wilkins, 1999.

Norkin CC, White DJ. *Measurement of Joint Motion: a guide to goniometry.* Philadelphia: FA Davis. 1985.

Palmer ML, Epler M. *Clinical Assessment Procedures in Physical Therapy.* Philadelphia: JB Lippincott 1990.

Paris S. *Course Notes: introduction to spinal evaluation and manipulation.* St. Augustine: Institute of Graduate Physical Therapy, 1991.

Porterfield J, DeRosa C. *Mechanical Low Back Pain Perspectives in Functional Anatomy.* Philadelphia: WB Saunders, 1991.

Porterfield J, DeRosa C. *Mechanical Neck Pain Perspectives in Functional Anatomy.* Philadelphia: WB Saunders, 1995.

Reid D. *Sports Injury Assessment and Rehabilitation.* New York: Churchill Livingstone, 1992.

Richardson and Iglarsh. *Clinical Orthopaedic Physical Therapy.* Philadelphia: WB Saunders, 1994.

Rocabado M, Iglarsh ZA. *Musculoskeletal Approach to Maxillofacial Pain.* Philadelphia: JB Lippincott, 1991.

Salter R. *Textbook of Disorders and Injuries of the Musculoskeletal System,* 3rd ed. Baltimore: Williams and Wilkins, 1999.

Saunders HD, Saunders RI. *Evaluation and Treatment of Musculoskeletal Disorders,* 3rd ed; vol. 1. *Spine.* Chaska: Educational Opportunities, 1994.

Seidel HM. *Mosby's Guide to Physical Examination.* St. Louis: CY Mosby, 1987.

Stanley BG, Tribuzi SM. *Concepts in Hand Rehabilitation.* Philadelphia: FA Davis, 1992.

Tomberlin JP, Saunders HD. *Evaluation and Treatment of Musculoskeletal Disorders,* 3rd ed; vol. 2. *Extremities.* Chaska: The Saunders Group, 1995.

Torg J, Shepard RJ. *Current Therapy in Sports Medicine.* Toronto: BC Decker, 1990.

Travell J, Simmons D. *Myofascial Pain and Dysfunction,* vol. 3. *The Trigger Point Manual, the Lower Extremities.* Baltimore: Williams and Wilkins, 1992.

Travell J, Rinzler SI. The myofascial genesis of pain. *Postgrad Med* 1952;31:425-431.

Turek S. *Orthopaedics Principles and Their Application,* 3rd ed. Philadelphia: JB Lippincott, 1977.

Tubiana R. *Examination of the Hand and Upper Limb.* Philadelphia: WB Saunders, 1984.

Wadsworth C. *Manual Examination and Treatment of the Spine and Extremities.* Baltimore: Williams and Wilkins, 1988.

Warwick R, Williams PL. *Gray's Anatomy,* 38th British ed. Philadelphia: WB Saunders, 1998.

Whittle M. *Gait Analysis-an Introduction.* Stoneham, MA: Butterworth-Heinemann, 1991.

Wilson F. *The Musculoskeletal System: basic prcesses and disorders,* 2nd ed. Philadelphia: JB Lippincott, 1983.

Índice

A

Abdominais, músculos, 115, 116
Abdução
 articulação carpometacarpal, 263-265
 articulação metacarpofalângica, 261-264
 dedos, 277, 278, 286
 dedos do pé, 404-406
  hálux, 421-423
 ombro, 191-192
  ativa, 311-312, 314-315
  contra resistência, 182-185
  passiva, 175-176
 polegar, 258-259, 281-284, 286
 quadril, 325-327, 332-333
  ativa, 311-312, 314-315
  passiva, 315-317
Abdutor, curto do polegar, 281-283
Abdutor, longo do polegar, 254-255, 281-283
Abdutores do quadril, 325-327
Acessórios, teste, dos movimentos, 40
 coluna cervical e torácica, 73-77
 coluna lombossacra, 123-125
 cotovelo, 219-220, 223-224
 joelho, 362-363, 366-368
 ombro, 177-178, 180-181
 punho e mão, 266-268
 quadril, 319-320
 tornozelo e pé, 411-414
Acrômio
 abdução do úmero e, 154-155
 palpação do, 159-160
Acromioclavicular, articulação, 153-155
 palpação da, 137-141
 teste da mobilidade, 179-180
 teste de flexão cruzada, 199
 teste do deslizamento, 199
Actina, 20-21
Adão, pomo-de-, 61-62
Adson, manobra de, 201, 203-204
Adução
 articulação carpometacarpal, 263-265
 articulação metacarpofalângica, 261-264
 dedos do pé, 404-406

dedos, 277, 278, 286
 ativa, 257-258
ombro, 191-192
 ativa, 142, 171-174
 contra resistência, 183-186
polegar, 258-259, 282-283, 286
quadril, 332-333
 ativa, 311-312, 314-315
 contra resistência, 326-329
 passiva, 315-318
Adutor, curto, 326-328
Adutor, do polegar, 270
Adutor, longo, 306-307, 326-328
Adutor, magno, 326-328
Adutores, do quadril, 326-328
Adutores, tubérculo dos, 352-354
Agonistas, 20-21
Aguda, carga única de supratolerância, 12-13
Alada, escápula, 29-30
Alinhamento, testes de
 quadril, 336, 339-341
 tornozelo e pé, 428-430
Allen, teste de, 295-297
Amplitude, de movimentos, 448-449
 marcha anormal
  joelho, 444-445
  pé e tornozelo, 442-444
  quadril, 445-446
 no teste de movimentos ativos, 39
Anatômica, tabaqueira, 248-252, 254-255
Ancôneo, 224-225
Ângulo, de anteversão femoral, 339-340
Ângulo, de Louis, 61-64
Anormal, padrão de marcha, 444-445
Antagonistas, 20-21
Antálgica, marcha
 joelho, 443-445
 pé e tornozelo, 441-442
 quadril, 444-445
Antebraço
 dermátomos do, 231
 pronação, 224-225, 227-229
 supinação, 227-228
Antecubital, fossa, 209

Antepé, 386-390
 colunas, 388-390
 desvios do alinhamento normal, 428-429
 eversão passiva, 410, inversão passiva, 409-410
Antepé, varo/valgo, 428-431
Antepé-calcanhar, teste do alinhamento, 428-431
Anterior, faceta calcaneana, 386-388
Anterior, ligamento cruzado, 18-19, 343-346
 insuficiência, 348-349
Anterior, ligamento talofibular, 398-400
Anterior, nervo interósseo, compressão do, 232-235
Anterior, sinal da gaveta, 364-365, 426-427
Anterior, teste da instabilidade (de Rockwood), 194-196
Ântero-superior, espinha ilíaca
 palpação da, 114, 115, 302-303, 274
 teste para o comprimento real da perna, 336-339
Anular, ligamento, 213-214
Aparente, discrepância de comprimento, da perna, 339-340
Apley, teste de distração de, 379-381
Apley, teste de escarificação de, 171-174
Apoio, fase de, 439-440
Apreensão, sinal da, 154-155
Apreensão, teste da
 para luxação anterior do ombro, 194-197
 para luxação patelar, 379-382
Aquileu, reflexo, 119, 417-419
Arrastada, marcha (de Trendelenburg compensada), 444-446
Arrasto, marcha com, 416, 442-442
Arredondada, cifose torácica, 39
Arredondado, ombro, 37-39
Arteriais, pulsos, 32
Articular, cartilagem, 15-17
Articular, derrame, no joelho, 381-382
Articular, pilar, 43-44, 53-54, 56-57
Ativos, teste dos movimentos, 39
 coluna cervical e torácica, 67-68, 70-74
 coluna lombossacra, 116-118, 120-121
 cotovelo, 216-217
 joelho, 360-361
 ombro, 166-167, 171-174

punho e mão, 257-259
quadril, 303-307
temporomandibular, articulação, 99-100, 103-104
tornozelo e pé, 404-405
Atlas (CI), 43-45
processo transverso, 53-54
Axila
dermátomos da, 193
palpação da, 163-165
Axilar, nervo, 192-194
Áxis (CII), 43-44
processo espinhoso, 53-54

B

Babinski, resposta de, 32, 136-137, 426-427
Baker, cisto de, 360-361
Balanço, fase do, 439-440
Barril, tórax em, 34-36
Basal, substância, 14-16
Benção, deformidade em, 242-243, 290-292
Bengala, auxílio aos abdutores do quadril com, 441-442
Bennett, fratura de, 251-252
Bíceps braquial, 223-224, 227-228
palpação do, 161-163, 210
pontos-gatilho e padrões de dor referida no, 216-217
teste de Speed, 199, 200
teste de Yergason, 199, 200
testes contra resistência, 224
Bíceps, femoral, 358-359, 369-371
pontos-gatilho, 360-361
Bíceps, reflexo do, 83-87, 228-229
Bíceps, tendão do
palpação do, 210
porção longa, 153-155
ruptura do, 155-156
Biológico, sistema, 12-13
Boca, abertura, 99-101-102
Boca, fechamento, 100-102
reflexo mandibular, 105-106
Bócio, 61-62
Boley, medidor, 101-102
Bolsa, 22-24
calcaneana, 400-401
gastrocnêmio-semimembranáceo, 360-361
joelho, 352-354
olécrano, 401-401
subcutânea, do calcâneo, 400-401
subtendínea, do calcâneo, 401
Botoeira, deformidade em, 247-248
Bouchard, nódulos de, 247-248
Braquial, 223-224
Braquial, artéria,
compressão traumática, 209
palpação, 209, 210
Braquial, plexo, 78-81, 192-194
pós-fixado, 78-79
pré-fixado, 78-79

Braquial, plexo, teste de tensão no (teste de Elvey), 78-79, 82
Braquiorradial, 223-224
palpação do, 213-214
teste contra resistência, 224
Braquiorradial, reflexo, 83-87, 228-229, 230
Bunnel-Littler, teste de, 291-292, 294
Bursite, 23-24

C

CI, ver Atlas
CII, ver Áxis
CIII-CVI, processos espinhosos, 56-58
C5, raiz nervosa, nível, 78-79
avaliação, 81-84, 87
reflexo do bíceps, 228-229
C6, raiz nervosa, nível da, 78-79
avaliação, 83-87
reflexo do braquiorradial, 228-229
CVII, processo espinhoso, 53-54
C7, raiz nervosa, nível, 78-79
avaliação, 83-87
reflexo do tríceps, 231
C8, raiz nervosa, nível, 78-79
avaliação, 83-87
Cabeça, posição da, 29-30, 33-39, 47-48
Café-com-leite, mancha, 50, 108-109
Calcâneo, 386-388, 436-437
palpação, 399-401
tubérculo medial, 400-403
Calcâneo, tendão do
palpação do, 400-401
teste de Thompson para ruptura de, 426-427
Calcaneofibular, ligamento, 398-400
Calcaneonavicular (mola), ligamento, 386-389, 436-437
Calcanhar, batida do, 439-441
Calcanhar, valgo do, 28-30
Calcanhar, varo do, 28-29
Cálcio, hidroxiapatita de, 15-16
Canela, dor na, 416, 418-419, 436-437
Capitato, 251-253
Capsular, ligamento Y, 299-300
Capsular, padrão, 119, 122
antebraço, 218, 258-259
cotovelo, 218
dedos, 258-259
joelho, 362
pé e tornozelo, 404-405
quadril, 314-315
Capsulares, ligamentos, 154-155
Carótico, tubérculo, 61-62
Carótida, artéria, palpação da (pulso carotídeo), 61-62, 65-67
Carpinteiro, joelho-de-, 352-353
Carpo, ossos do, 241-242
Carpo, túnel do, 241-243, 246-248, 288-289
Carpo, túnel do, síndrome do, 243-244, 246-247, 282-283, 287-290
Carpometacarpal, primeira articulação

abdução e adução, 263-265
tração, 267-270
Cartilagem, 16-18
Caudal, deslizamento (distração longitudinal), do ombro, 177-179
Centro, de gravidade, 435-436
marcha normal, 438-441
Cervicais, músculos, 76-78
Cervical, coluna, 43-45, 47-48, 92
exame neurológico, 78-79, 89
plexo braquial, 78-81
teste de tensão do membro superior, 78-82
teste por nível radicular, 81-82, 84-89
exame palpatório, 50-57
estruturas anteriores de partes moles, 64-67
estruturas ósseas anteriores, 60-65
estruturas ósseas posteriores, 51, 57-58
estruturas posteriores de partes moles, 57-61
exame subjetivo, 48-50
extensão, 77-78
flexão, 76-78
herniado, disco, 50
observação da, 47-49
pontos-gatilho, 66-71
referida, padrões de dor, 90-91
sinal de Lhermitte, 90-91
teste contra resistência, 76-79
teste da artéria vertebral, 90-91
teste da mobilidade, 73-77
teste de distração da, 90-91
teste de Spurling, 89-91
teste dos movimentos ativos, 67-68, 70-71, 73-74
teste dos movimentos passivos, 73-74, 76-77
vistas radiológicas, 91, 92
Cervical, tração, 75-76
Charcot-Marie-Tooth, doença de, 358-359
Childress, sinal de, 379-381
Ciática, 308-309, 436-437
Cifose, 29-30, 37-39
Claudicação, 440-441
Clavícula, 63-65, 151-152, 159-160
Coccidínia, 111-112
Cóccix, 44-45, 111-112
Colágeno, 14-16
da cartilagem, 16-17
do osso, 15-16
dos ligamentos, 17-19
dos tendões, 22-23
tipo I/tipo II, 14-16
Colo, de cisne, deformidade em, 247-248
Coluna
cervical; ver Cervical, coluna
compressão e distração da, 30, 33-34
exame de postura, 435-438, 440-441
lombossacra; ver Lombossacra, coluna
panorama, 34-38
Compartimentos, da mão
I, 254-255
II, 254-255
III, 254-257
IV, 256-257

456

V, 256-257
VI, 257-258
Compensada, marcha de Trendelenburg, 444-446
Compressão, e distração, 32
Compressão, neuropatias por, 231, 235-236, 287-288, 290-291
Comum, nervo fibular, 358-359
Condicionamento, 12-14
Condroblasto, 16-17
Condrócito, 16-17
Condromalacia, patelar, 346-347, 349-351
Congênita, displasia, do quadril, 301-302
Coracoacromial, ligamento, 154-155
Coracobraquial, músculo, 180-182
Coracóide, processo, 159-160
Coronha, de fuzil, deformidade, 208
Corpo, gráfico do, 25-29
Cortical, osso, 15-16
Costelas
   palpação da, 57-58
   primeira, 63-65, 202-203
      deslizamento ventral-caudal, 76-77
Cotovelo, 151-152, 205-206, 240
   anatomia funcional, 205-208
   dermátomos, 231
   exame neurológico, 227-229, 235-236
      neuropatias compressivas, 231-236
   exame palpatório, 208-209
      área anterior, 209-210
      área lateral, 211-214
      área medial, 210-212
      área posterior, 213-216
   exame subjetivo, 208
   extensão do, 214-216, 228-229
   flexão do, 214-216, 228-229, 232-235
   golfista, cotovelo de (epicondilite medial), 235-237
   inflamatória, doença do, 209
   mecanismos de lesão, 205-207
   observação do, 206-208
   padrões de dor referida, 235-236, 238-239
   pontos-gatilho, 215-218
   reflexos, 228-231
   sensibilidade, 231-233
   tenista, cotovelo do (epicondilite lateral), 235-237
   teste contra resistência, 223-228
   teste da mobilidade, 219-220, 223-224
   teste dos movimentos ativos, 216-217
   teste dos movimentos passivos, 216-217, 223-224
   vistas radiológicas, 238-240
Coxa, medida do perímetro, 352-353
Craig, teste de, 339-341
Crânio, 48-49
Cremastérico, reflexo, 199
Crescimento, cartilagem de, 16-17
Crônica, carga de tolerância submáxima repetitiva, 12-13
Cruzada, flexão, teste da, 199
Cruzamento, teste do, 376-377

Cubital, fossa, 209
Cubóide, 386-388
Cubometatarsal, articulação, 411-413
Cuneiforme, 386-388, 391-392
Cuneometatarsal, articulação, 413-414
Cutânea, inervação, do membro inferior, 133

D

de Quervain, doença de, 254-255, 281-283, 291-293
Dedos
   abdução, 277, 278, 286
   adução dos, 277, 278, 286
   extensão, 286
   flexão, 286
   palpação dos, 247-249, 254-255
   teste contra resistência, 272-273, 277
   teste dos movimentos ativos, 257-258
   teste dos movimentos passivos, 260-261, 266-267
Dedos, adutos, 430-432
Dedos, do pé
   exame palpatório, 403-405
   extensão dos, 419-423
   flexão dos, 418-423
      contra resistência, 414
Dedos, flexores, contração, 83-87
Deglutição, 103-104
Deltóide, ligamento (colateral medial), 391-392
Deltóide, músculo, 180-183
   palpação do, 160-162
   pontos-gatilho do, 170
Dental, exame, 96-97
Dermátomo
   braço e antebraço, 231
   cervical, 78-87
   cotovelo, 231
   extremidade inferior, 131-132
   joelho, 372-373
   lombar, 131-132
   mão e punho, 287-288
   ombro, 192-194
   perna, 420-423
   quadril, 331-334
   sacral, 139
   torácico, 89
Derrame, no joelho, 381-382
Descompensada, marcha de Trendelenburg, 445-446
Deslizamento, acromioclavicular, 199
Diabete melito, 388-390
Digitais, polpas, 248-249
Distal, articulação interfalângica
   extensão, 263-265
   flexão, 262-265, 273-274
   tração, 267-268
Distal, prega do punho, 244-245
Distal, prega interfalângica, 244-245
Distal, prega palmar (transversa), 244-245
Distração, 32
   coluna cervical, 90-91

   sacroilíaca, 145-147
   temporomandibular, articulação, 104
Dominante, olho, uso no exame físico, 26-28
Dor
   história do paciente, 25-28
   inflamatória, 13
   sobrecarga mecânica, 16-17
   teste contra resistência, 39
   teste dos movimentos passivos, 39
   torção, 17-20
Dorsais, interósseos, 276, 277
Dorsal, artéria, do pé, 396-398
Dorsal, deslizamento
   da articulação cubometatarsal, 411-413
   da cabeça radial, 223-224, 267-268
   da cabeça umeral, 178-180
   da cuneometatarsal, 413-414
   da fíbula na articulação tibiofibular superior, 411-412
   do rádio, 223-224, 267-268
   dos metacarpais, 267-268
   dos metatarsais, 413-414
Dorsal, nervo cutâneo ulnar, compressão do, 288-291
Dorsal, pulso pedioso, 396-398
Dorsal, tubérculo, do rádio (tubérculo de Lister), 251-253
Dorsiflexão, do tornozelo/pé, 421-423
   ativa, 404-406
   contra resistência, 416-418
   passiva, 404-405, 407-408
Duplo, apoio, 439-440
Dupuytren, contratura de, 246-247

E

Elastina, 17-19
Elevação, da perna, teste da, 32, 141-143
Elevação, escapular, 187-189
   músculos, inervação e níveis radiculares, 191-192
Elvey, teste de (teste de tensão do plexo braquial), 78-82
Ely, teste de, 333, 335, 337
Empunhadura, avaliação, 296-297
Endomísio, 20-21
Entorse, 18--20
Epimísio, 20-21
Eqüino, deformidade do pé em, 442-445
Erb-Duchenne, paralisia de, 192-196
Eretores, espinais, 112-113, 128-129
Escafóide-semilunar, dissociação (de Watson), teste, 291-292, 295-297
Escalenos, músculos, 48-49
   palpação dos, 65-66
   pontos-gatilho nos, 66-69
Escápula, 151-154
   abduzida, 29-30
   alada, 29-30
   borda lateral da, 162-164
   borda medial (vertebral) da, 57-59, 161-163

elevação, 187-189, 191-192
espinha da, 57-58, 161-163
exame de postura da, 28-30, 34-35
palpação da, 57-58
protração, 189-192
retração, 167, 174-178
teste da mobilidade da, 179-181
Escapulotorácica, articulação, 153-154
Escapuloumeral, ritmo, 153-154, 167, 174
Escarificação, teste da, 32
Escoliose, 29-31, 34-35
Espinal, nervo acessório, lesão do, 191-192
Espinal, torácico, 128-129
Espinha, bífida oculta, 50, 108-109
Espinhoso, processo, 43-44
    coluna cervical
        áxis (CII), 53-54
        CIII-CVI, 53-55
    coluna lombar, 108-110
    coluna torácica, 56-58
        TI, 53-54
    espiral póstero-anterior central no, 123-124
    palpação do, 53-58
    pressão póstero-anterior central em, 75-76
    pressão transversal em, 76-77, 124, 125
Esplênio, da cabeça, pontos-gatilho, 67-68
Espondilose, teste da, 146-147
Esponjoso (trabecular), osso, 15-17
Esquelético, músculo, 19-22
Esquiador, polegar do, 267-268
Estabilidade, e integridade estrutural, testes
    joelho, 374-377
    quadril, 333, 335-339
Estalido, do ombro, 197-198
Esternal, ângulo (de Louis), 61-64
Esternoclavicular, articulação, 151-154
    palpação da, 61-64, 159-160
    teste da mobilidade, 178-180
Esternocleidomastóideo, 48-49, 159-161
    palpação do, 64-66
    pontos-gatilho no, 66-67, 69
    teste contra resistência, 77-78
Estiramento, reflexos de, 40
Estrabismo, patelar, 33-35, 339-341, 348-350
Estreita, base de apoio, 439-440
Estresse, fratura de, 16-17
    perna e pé, 428-429
Estrutural, testes de integridade, 39
    joelho, 374-377
    postura, 26-29
    quadril, 333, 335, 338-339
    tornozelo e pé, 426-429
Estudante, cotovelo de, 214-216
Eversão, do pé e do tornozelo, 421-423
    antepé, 404-406
    ativa, 404-406
    passiva, 407-410
    subtalar (retropé), 408-410, 418-419, 421-423
Eversores, do pé, 418-419
Excêntrica, contração, 20-21

Excessivo, uso, síndrome do pé e tornozelo, 390-391
Extensão
    cervical
        ativa, 71-73
        contra resistência, 77-78
        passiva, 73-74
        teste da mobilidade intervertebral, 73-74
    cotovelo, 214-216, 228-229
        ativa, 216-217
        contra resistência, 224-226
        passiva, 217-218
    dedo do pé, 421-423
        ativa, 404-406
        contra resistência, 419-422
    dedos, 286
        articulação interfalângica, 263-265
        ativa, 257-258
        contra resistência, 274-276
            em apoio unilateral, 146-147
    joelho, 371-372
        ativa, 360-361
        contra resistência, 369-371
        passiva, 362-363
    lombo-sacra, coluna
        ativa, 117-118, 120-121
        contra resistência, 128-130
        passiva, 123
    metacarpofalângica, articulação, 261-264
    metatarsofalângica, articulação, 410-411
    ombro, 191-192
        ativa, 167, 171-174
        contra resistência, 182-183
        passiva, 175-176
    polegar, 266-267, 280-282, 286
        ativa, 258-259
    punho
        ativa, 257-258
        contra resistência, 270-273
        passiva, 258-261
    quadril, 332-333
        ativa, 311-315
        contra resistência, 322-323, 325-327
        passiva, 315-317
    tronco, 128-130
Extensão, momento de, 440-441
Extensor, comum dos dedos, 256-257
Extensor, curto do hálux, 419-420
Extensor, curto do polegar, 254-255, 280-282
Extensor, curto dos dedos, 397-398, 419-420
Extensor, curto, radial do carpo, 254-255
    palpação do, 213-214
    teste contra resistência, 270, 272-273
Extensor, do dedo indicador, 256-257, 274-275
Extensor, do dedo mínimo, 256-257
Extensor, dos dedos
    palpação do, 213-214
    teste contra resistência, 274-275
Extensor, longo do hálux, 396, 419-422
Extensor, longo do polegar, 254-257, 280-281
Extensor, longo dos dedos, 419-420

Extensor, longo dos dedos, 419-420 palpação do tendão, 396-398
Extensor, longo, radial do carpo, 254-255
    palpação do, 213-214
    teste contra resistência, 270-273
Extensor, retináculo, 254-255
Extensor, ulnar do carpo, 257-258
    teste contra resistência, 270-273
Extensores, do quadril, 322-323
Externa, protuberância occipital, 51-52
Externa, rotação
    ombro, 191-192
        ativa, 167, 171-174
        contra resistência, 186-188
        passiva, 176-178
        vistas radiológicas, 194
    quadril, 332-333
        ativa, 312-315
        contra resistência, 326-327, 329-331
        passiva, 318-319
Externo, oblíquo, 127-128

F

Fabere (Patrick), teste de, 145-147, 336-339
Facetas, articulares, 43-44, 53-57
Fairbanks, teste de, 379-382
Falanges, do pé, 386-390
Fáscia, 23-24
Fasciíte, 23-24
Femoral, artéria, palpação da, 305-306
Femoral, cabeça, deslizamento ventral, 319-322
Femoral, nervo, 305-306
Femoral, pulso, 305-306
Femoral, teste de estiramento, 143
Femoral, triângulo, 304-305
Femoral, veia, 305-306
Fêmur, 343-344
    anteversão
        ângulo, 339-340
        côndilos, 343-344
        teste de Craig, 339-341
Fibrocartilagem, 16-19
Fibroelástica, cartilagem, 16-18
Fíbula, 385-386
    deslizamento ventral e dorsal na articulação tibiofibular superior, 411-412
    deslizamento ventral na articulação tibiofibular inferior, 411-412
    palpação da cabeça da, 356-358
Fibular, curto, 418-419
Fibular, curto, tendão, 399-400
Fibular, longo, 418-419
Fibular, longo, tendão, 399-400
Fibular, nervo, 143
Fibular, nervo, compressão, 422-426
Fibular, tubérculo, 398-399
Final, sensação, 39
Finkelstein, teste de, 291-292
Físico, exame, 25-32
    definição, 12-13

objetivo, 26-28, 32
observações, 25
propósito do, 12-13
subjetivo, 25-28
Fisiológicos, movimentos
  articulação temporomandibular, 104
  coluna cervical e torácica, 73-74
  coluna lombossacra, 122
  cotovelo, 217-220
  joelho, 362-363
  ombro, 174-178
  punho e mão, 258-259, 266-267
  quadril, 315-319
  tornozelo e pé, 404-405, 407-411
Flexão
  cervical
    ativa, 71-74
    contra resistência, 76-78
    passiva, 73-75
  coluna lombar
    ativa, 117-118
    contra resistência, 126-127
    passiva, 122-123
  cotovelo
    ativa, 216-217
    contra resistência, 223-224
    passiva, 217-218
  dedos, 286
    articulação interfalângica, 262-265
    articulação metacarpofalângica, 410, 411
    ativa, 257-258
    passiva, 260-265
  dedos do pé, 421-423
    ativa, 404-406
    contra resistência, 414, 418-420
  joelho, 371-372
    ativa, 360-361
    contra resistência, 368-369
    marcha e, 439-440
    passiva, 362
  mão, 277
    articulação metacarpofalângica, 260-264
  ombro, 191-192
    ativa, 166-167, 171-174
    contra resistência, 180-183
    passiva, 174-175
  pé
    articulação metatarsofalângica, 410, 411
    ativa, 404-405
    contra resistência, 414-416
    passiva, 410, 411
    plantar, 404-408
  polegar, 264-267, 280-281, 286
    ativa, 258-259
  punho,
    ativa, 257-258
    contra resistência, 269-271
    passiva, 258-261
  quadril, 332-333
    ativa, 311-315

contra resistência, 320-323
    passiva, 315-316
  tornozelo, 421-423
    contra resistência, 414-416
  tronco, 126-128
Flexão, momento de, 439-440
Flexão, teste da mobilidade intervertebral em, 73-75
Flexibilidade, teste de
  joelho, 374-375
  quadril, 332-335
  tornozelo e pé, 422-426
Flexível, pé plano, 428-429
Flexor, curto do hálux, 418-419
Flexor, curto do polegar, 279-281
Flexor, curto dos dedos, 418-419
Flexor, longo do hálux, 393-394, 416, 418-419
Flexor, longo do polegar, 279-281
Flexor, longo dos dedos, 391-394, 416, 418-419
Flexor, profundo dos dedos
  palpação do, 245-247
  teste contra resistência, 273-274
Flexor, radial do carpo
  palpação do, 211-212, 246-248
  teste contra resistência, 269-270
Flexor, superficial dos dedos, 245-247, 273-275
Flexor, ulnar do carpo, 211-212
  palpação do, 244-245
  teste contra resistência, 269-270
Flexora, prega palmar, 244-245
Flexores
  cervical, 76-77
  cotovelo, 224
  dedos do pé, 418-419
  dedos, 273-274
  joelho, 366-369
  ombro, 181-182
  polegar, 279-280
  punho, 211-212
  quadril, 320-321
  tornozelo, 414, 416
  tronco, 127-128
Flutuante, patela, 381-383
Fowler, teste de reposicionamento, 195-196
Fraqueza, na marcha
  joelho, 444-445
  pé e tornozelo, 442-444
  quadril, 445-446
Fratura
  de Bennett, 251-252
  de estresse, perna e pé, 428-429
  de Jones, 398
  do cotovelo, 205-206
  do sacro, 314-315
Frente, inclinação para
  coluna cervical e torácica, 71-73
  coluna lombossacra, 117-118
Frente, postura da cabeça para, 37-38
Froment, sinal de, 283-286
Frouxidão, 40

G

Gaenslen, sinal de, 145-146
Garra, dedos do pé em, 30, 33, 403-405
Garra, dedos em, 247-248
Garra, mão em, 290-292
Garrote, teste do, 287-290
Gastrocnêmio, 359-360, 414
Gastrocnêmio-semimembranáceo, bolsa, 360-361
Gatilho, dedo em, 273-274
Gatilho, pontos, 448
  coluna cervical, 66-67, 70-71
  coluna lombossacra, 116-119
  cotovelo, 215-218
  joelho, 360-361
  ombro, 166-172
  quadril, 308-312
  região da articulação temporomandibular, 97-100
Gêmeo, inferior, 326-327, 329-330
Gêmeo, superior, 326-327, 329-330
Gerdy, tubérculo de, 356-357
Gillet, teste de, 125-126
Glenóide, 151-155, 177-178
Glenoumeral, articulação, 153-155
Glúteo, máximo, 299-300, 322-323, 325-327
  pontos-gatilho, 308-309
Glúteo, médio, 299-300, 325-327, 329-330, 440-442
  pontos-gatilho, 309-310
Glúteo, mínimo, 299-300, 330-331
Golfista, cotovelo de, 210
  teste do, 235-237
Goniômetro, 39
Gota, 441-442
Grácil, 326-328, 354-355, 368-372
Gravidade, teste da (gaveta posterior), 364-365
Guyon, canal de, 241-243, 248-250, 290-291

H

Hálux, valgo, 30, 33-34, 391-392, 436-438
Hamato, 248-250
Hawkins, teste de impacto do supra-espinal, 200-201
Heberden, nódulos de, 247-248
Helfet, 379-382
Hialina, cartilagem, 16-17
Hialurônico, ácido, 15-17
Hióide, osso, 60-61
Hipotenar, eminência, 333, 335
Hoffman, reflexo de, 32
Homan, sinal de, 422-426
Hoover, teste de, 123
Hughston, teste de, 376-378

I

Ilíaca, crista, 108-109, 302-303
Ilíaco, 320-322
  pontos-gatilho, 311-312
Ilíaco, tubérculo, 302-303

Iliocostal lombar, músculo, 119, 128-129
Iliocostal torácico, 118, 128-129
Iliopsoas, músculo, 131-132
Iliotibial, trato, 299-302, 333, 335, 357-359
Imobilização, 15-16
Impacto, síndromes do ombro, 154-158
    testes do tendão do supra-espinal, 200-201
Inclinação, para frente, teste da, 125
Inervação
    cotovelo, 228-233
    joelho, 371-373
    mão e punho, 286
    músculos, 21-22
    quadril, 334
    tornozelo e pé, 421-424
Infecção, 448-449
Inferior, articulação tibiofibular
    deslizamento ventral da fíbula na, 411-412
    palpação da, 395
Inferior, extremidade
    exame de postura, 28-30, 432
        sentado, 39
        vista anterior, 30, 33-35
        vista lateral, 35-36
        vista posterior, 28-30
    inervação cutânea, 133
    joelho, 343-344, 383-384
        exame neurológico, 371-373
        exame palpatório, 348-349, 360-361
        exame subjetivo, 347-348
        ligamentos do, 17-19
        marcha anormal, 443-445
        observação do, 346-348
        padrões de dor referida, 374-375
        pontos-gatilho, 360-361
        teste contra resistência, 366-372
        teste da mobilidade, 362-363, 366-368
        teste dos movimentos ativos, 360-361
        teste dos movimentos passivos, 360-361, 366-368
        teste para derrame articular, 381-382
        testes da articulação patelofemoral, 379-381
        testes de estabilidade e integridade estrutural, 374-377
        testes de flexibilidade, 374-375
        testes para lesão meniscal, 376-377, 379-381
        vistas radiológicas, 383-384
    marcha, 435-436, 446
        anormal, 441-442, 446
        definição, 438-439
        normal, 438-439, 441-442, 439-440
    quadril, 299-300, 341
        exame da postura, 28-30, 33-36
        exame neurológico, 331-332, 335
        exame palpatório, 302-303, 308-309
        exame subjetivo, 301-302
        marcha anormal, 444-446
        observação, 301-302
        padrões de dor referida, 332, 335
        pontos-gatilho, 308-312
        teste contra resistência, 320-321, 331-332
        teste da mobilidade, 319-320
        teste dos movimentos ativos, 309-310, 312-315
        teste dos movimentos passivos, 312-315, 319-320
        testes de alinhamento, 336-340
        testes de estabilidade e integridade estrutural, 333, 335, 338-339
        testes de flexibilidade, 332-335
        vistas radiológicas, 339-341
    tornozelo e pé, 385-386, 432
        exame neurológico, 419-424
        exame palpatório da superfície plantar, 400-404
        exame palpatório dorsal, 395-398
        exame palpatório lateral, 398-400
        exame palpatório medial, 390-391, 395
        exame palpatório posterior, 399-401
        exame subjetivo, 388-391
        observação do, 388-390
        padrões de dor referida, 422-424
        palpação dos dedos, 403-405
        teste contra resistência, 414, 419-420
        teste da mobilidade, 411-414
        teste de flexibilidade, 422-426
        teste dos movimentos ativos, 404-405
        teste dos movimentos passivos, 404-405, 407-408, 414
        testes para alinhamento, 428-430
        testes para integridade estrutural, 426-429
        vistas radiológicas, 430434
Inferior, instabilidade, teste da, 197-198
Inferior, lateral, ângulo, 110-112
Inferior, ligamento glenoumeral, 154-155
Inferior, nervo cutâneo lateral, 194-195
Inferior, reflexo cutâneo abdominal, 136-140
Inflamatória, doença, 448
    cotovelo, 209
Infra-espinal, 186-188
    pontos-gatilho, 169
Infra-espinal, tendão, 153-154, 161-162, 165-167
Infra-hióideo, músculo, 97-100
Infrapatelar, ligamento, 352-353
Infrapatelar, nervo, lesão do, 372-375
Inguinal, ligamento, 305-306, 332-333
Ínio, 51-52
Intercostobraquial, nervo, 194-195
Interfalângica, articulação,
    extensão, 263-265
    flexão, 262-265, 273-275
    palpação da, 254-255
    pé, 388-390
Interfalângica, prega, 244-245
Intermediária, fibra, 21-22
Interna, rotação
    ombro
        ativa, 171-174
        músculos, inervação e nível radicular, 191-192
        teste contra resistência, 185-187
        teste dos movimentos passivos, 175-177
        vistas radiológicas, 194
    quadril,
        ativa, 312-315
        contra resistência, 329-332
        passiva, 317-319
Interno, oblíquo, 127-128
Interósseos, 276-277
Intervertebral, mobilidade
    coluna cervical, 73-76
    coluna lombar, 123-125
Intratecal, pressão, 145-146
Intrínsecos, mão sem, 290-292
Inversão, pé e tornozelo, 421-423
    antepé, 409-410
    ativa, 404-406
    passiva, 407-410
    subtalar (retropé), 408-410, 416-419, 421-423
    teste de estresse, 428-429
Inversores, do pé, 416-418
Isométrica, contração, 20-21, 39
Isquiática, tuberosidade, 110-112, 307-308
Isquiático, nervo, 114, 308-309
Isquiorretal, abscesso, 314-315
Isquiotibial, 322-323, 325-327, 345-346, 368-372
    pontos-gatilho, 360-361
Isquiotibial, reflexo, 136-137, 371-373

J

Jendrassik, método de reforço de, 40
Joanete, 436-438
Jobe, teste de reposicionamento, 195-196
Joelho, 343-344, 383-384, 435-436
    anatomia funcional, 343-347
    dermátomos, 372-373
    estabilidade, 344-347
    exame da postura, 28-30, 33, 35-37
    exame neurológico, 371-373
    exame palpatório, 348-349, 360-361
        parte anterior, 348-349, 352-353
        parte lateral, 354-355, 358-359
        parte medial, 352-355
        parte posterior, 358-361
    exame subjetivo, 347-348
    extensão do, 371-372
    flexão do, 371-372, 440-441
    ligamentos do, 17-19
    marcha anormal, 443-445
    observação do, 346-348
    padrões de dor referida, 374-375
    pontos-gatilho, 360-361
    reflexos, 371-373
    teses de estabilidade e integridade estrutural, 374-377
    teste contra resistência, 366-368, 371-372
    teste da mobilidade, 362-363, 366-368
    teste dos movimentos ativos, 360-361
    teste dos movimentos passivos, 360-361, 366-368
    teste para derrame articular, 381-382

testes da articulação patelofemoral, 379-381
testes de flexibilidade, 374-375
testes para lesão meniscal, 376-377, 379-381
vistas radiológicas, 383-384
Joelho, recurvado, 28-29, 34-37, 347-348
Joelho, valgo, 28-30, 34-35, 347-348
Joelho, varo, 28-30, 34-35
Jones, fratura de, 398

K

Kienböck, doença de, 251-252
Koch, modelo de, 299-300

L

L1, teste do nível radicular, 131-132, 134
L2, teste do nível radicular, 131-132, 134
L3, teste do nível radicular, 135-137
L4, teste do nível radicular, 136-137
L5, teste do nível radicular, 136-138
Lachman, teste de, 375
Lasègue, teste de, 32, 141-143
Lateral (externa), rotação
    ombro
        contra resistência, 186-188
        passiva, 176-178
    quadril
        ativa, 312-315
        contra resistência, 326-327, 329-331
        passiva, 318-319
Lateral (radial), compartimento, da mão, 246-249
Lateral (radial), parte, do punho e mão, 248-252
Lateral, borda, da escápula, 162-164
Lateral, colateral, ligamento, 213-214, 343-345, 357-358
Lateral, côndilo femoral, 354-356
Lateral, deslizamento
    tíbia, 366-368
    ulna, 220-221
Lateral, distração,
    do ombro, 177-179
    do quadril, 319-320
Lateral, epicondilite, 211-212
    teste para, 235-237
Lateral, epicôndilo, 211-212, 214-216
Lateral, espaçamento
    cotovelo, 221-223
    joelho, 364-366
Lateral, femoral, epicôndilo, 354-356
Lateral, inclinação
    da coluna cervical e torácica, 71-75
    da coluna lombossacra, 117-118, 123
    teste da mobilidade intervertebral, 73-75
Lateral, inclinação, da coluna cervical, 78-79
Lateral, maléolo, 398
Lateral, menisco, 356-358
Lateral, nervo cutâneo femoral, 332-335
Lateral, platô tibial, 356-357
Lateral, pterigóideo, 96-98, 105-106
    pontos-gatilho, 99-100

Lateral, rotação
    coluna cervical, 77-78
    joelho, 362-363
    ombro, 191-192
Lateral, tubérculo tibial, 356-357
Latíssimo, do dorso, 127-128, 163-165, 182-186
Lenta, fibra de contração, 20-22
Levantador, da escápula, 187-189
    palpação, 60-61
    pontos-gatilho, 168
Lhermitte, sinal de, 90-91
Ligamento, 17-20
    lesão de, 447
Ligamento, amarelo, 18-19
Ligamento, de Struthers, 231-232
Ligamento, nucal, 58-61
Ligamento, redondo, 299-300
Linfonodos, palpação de, 65-66
Língua, posição, 103-104
Lister, tubérculo de (tubérculo dorsal do rádio), 251-253
Lombar, coluna, 44-45
    padrão capsular, 119, 122
Lombar, plexo, 128-130
Lombossacra, coluna, 107-108, 149
    dermátomos, 134-136
    exame neurológico, 128-130, 141
        níveis radiculares S2-S4, 136-137
        nível radicular L1, 131-132, 134
        nível radicular L2, 131-132, 134
        nível radicular L3, 135, 135
        nível radicular L4, 136, 136-137
        nível radicular L5, 136-137, 138
        nível S1, 136-137, 139
        plexo lombar, 128-130
        plexo lombossacro, 129-132
    exame palpatório, 108-109, 116
        estruturas de partes moles anteriores, 115-116
        estruturas de partes moles laterais, 114
        estruturas de partes moles posteriores, 111-113
        estruturas ósseas anteriores, 114, 115
        estruturas ósseas posteriores, 108-112
    exame subjetivo, 107-108
    manobra de Valsalva, 145-146
    movimentos fisiológicos, 122
    neoplasias, 108-109
    observação da, 107-108
    padrões de dor referida, 117-119
    pontos-gatilho, 116-119
    reflexos, 119, 123
    teste contra resistência, 126-130
    teste da dobradura, 143, 144
    teste da elevação da perna, 141-143
    teste da mobilidade, 122-125
    teste de Hoover, 143
    teste dos movimentos ativos, 116-118, 120-121
    teste passivo, 120-121, 126-127
    testes da articulação sacroilíaca, 145-147

testes de estiramento femoral, 143-146
testes para aumentar a pressão intratecal, 145-146
vistas radiológicas, 146-149
Lombossacra, herniação discal, 141, 142, 320-321
Lombossacro, plexo, 129-132
Longitudinal, arco, do pé, 386-388
Longitudinal, distração
    ombro, 177-179
    quadril, 319-320
Longo, osso, 15-16
Longuíssimo, do tórax, 119, 128-129
Lordose, 35-36, 44-45
Losee, teste de, 376-377
Luxação
    cotovelo, 205-206
    ombro, 192-194
        aspecto da, 195-196
        teste de apreensão na, 194-197

M

MacIntosh, teste de, 345-346, 376-377
Magna, veia safena, 393-395
Magnética, ressonância
    coluna cervical, 92
    coluna lombossacra, 147-149
    ombro, 194
Maior, nervo occipital, 58-61
Maior, trocanter, 303-305
Maior, tuberosidade, do úmero, 159-160
Maléolo, 390-392
Malho, dedo (pé)-em-, 30-34, 404-405
Mandíbula
    mensuração, 103-104
    movimentos ativos
        abertura da boca, 99-102
        desvio lateral, 101-103
        fechamento da boca, 100-102
        protrusão, 100-103
    palpação, 96-97
Mandíbula, abertura, 104-106
Mandíbula, fechamento, 105-106
Mandibular, contração, 105-106
Mandibular, postura, 30, 33
Manual, teste muscular, 40
Mão, 151-152, 241-242, 298
    anatomia funcional, 241-243
    dermátomos, 287-288
    exame neurológico, 286-291
    exame palpatório, 243-244, 257-258
        parte dorsal, 251-252, 257-258
        parte palmar, 243-244, 248-249
        parte radial, 248-252
        parte ulnar, 248-250
    exame subjetivo, 228-230
    flexão, 277
    músculos, inervação e níveis radiculares, 286
    observação, 242-243
    padrões de dor referida, 296-298
    teste contra resistência, 272-273, 286

extensão dos dedos, 260-264
flexão da interfalângica distal, 273-274
flexão da interfalângica proximal, 273-275
interósseos, 276-277
polegar, 280-281, 286
teste da mobilidade, 266-268
teste de Finkelstein, 291-292
teste de Phalen, 288-291
teste de Tinel, 287-290
teste dos movimentos ativos, 257-259
teste dos movimentos passivos, 259-259, 267-268
dedos, 260-261, 266-267
desvio radial, 260-261
desvio ulnar, 260-262
extensão do punho, 258-261
flexão do punho, 258-261
testes para flexibilidade e estabilidade articular, 291-292, 296-297
vistas radiológicas, 298
Marcha, 435-436, 446
anormal, 438-439, 441-446
joelho, 443-445
observação, 441-442
pé e tornozelo, 441-444
quadril, 444-446
apoio, fase, 439-440
balanço, fase, 439-440
definição, 438-439, 442
discrepância de comprimento da perna 445-446
normal, 438-440
Marcha, teste da, 103-107
Martelo, dedo em, 256-257
Masseter, 97-98, 105-106
pontos-gatilho, 99-101
Mastóide, processo, 51, 53-54
McMurray, teste de, 376-377, 379-381
Medial, arco longitudinal, 36-37
Medial, borda, da escápula, 161-163
Medial, compartimento, da mão, 244-246
Medial, côndilo femoral, 352-354
Medial, deslizamento
tíbia, 366-368
ulna, 221-222
Medial, e lateral, espaçamento
cotovelo, 221-223
joelho, 364-368
Medial, epicondilite, 210
teste para, 235-237
Medial, epicôndilo, 210-212, 214-216
Medial, isquiotibial, contração, 136-138
Medial, ligamento colateral (deltóide), 391-392
Medial, ligamento colateral, do cotovelo, 205-206, 210-212, 343-345, 353-355
Medial, maléolo, 390-392
Medial, menisco, 353-355
Medial, nervo cutâneo, 194-195
Medial, platô tibial, 352-354
Medial, pterigóideo, 96-98, 105-106
Medial, rotação

joelho, 362-363
ombro
contra resistência, 185-187
músculos, inervação, e nível radicular na, 191-192
passiva, 175-177
quadril, 332-333
ativa, 312-315
contra resistência, 329-332
passiva, 317-319
Medial, tubérculo, do calcâneo, 400-403
Mediano, nervo, 242-243
compressão do, 287-290
no cotovelo, 231, 234
no pronador redondo, 231-235
palpação do, 209, 210
teste de estiramento, 78-82
Médio, compartimento, da mão, 245-247
Médio-abdominal, reflexo cutâneo, 137-140
Mediocarpal, articulação, tração, 267-268
Mediopé, 386-388
Medular, cavidade, 15-16
Meniscal, lesão, testes para, 376-381
Meralgia, parestésica, 332-335
Metabólica, doença articular, 448
Metacarpais
deslizamento palmar e dorsal, 267-268
palpação de, 253-254
primeiro, 250-251
Metacarpofalângica, articulação
abdução e adução, 261-264
deslizamento ulnar, 267-270
extensão, 261-264
polegar, 266-267
flexão, 260-264
polegar, 264-267
palpação da, 253-254
tração, 267-268
Metatarsais, 386-390
primeira articulação metatarsal, 391-392
quinto, 398-399
teste da mobilidade, 413-414
Metatarsais, cabeças, 102-403
Metatarsofalângica, articulação
palpação, 391-392
primeira, tração, 414
Microfibrilas, 14-15
Microfraturas, 16-17
Miofascial, dor, na cintura escapular, 166-167
Miofibrila, 20-21
Miosina, 20-21
Mobilidade, teste da
articulação temporomandibular, 104
coluna cervical e torácica, 73-77
coluna lombo-sacra, 122-125
cotovelo, 219-220, 223-224
elasticidade póstero-anterior central no processo espinhoso, 123-124
joelho, 362-363, 366-368
ombro, 177-181

punho e mão, 266-268
quadril, 319-320
tornozelo e pé, 411-414
Modificado, teste de Helfet, 379-382
Mola, ligamento (calcaneonavicular), 386-389
Momento, 435-436, 439-440
Monteggia, fratura de, 205-206
Morton, dedos de, 403-404
Morton, neuroma de, 428-429
Moulder, estalido de, 428-429
Movimento, diagrama de, 39, 39
lombossacra, coluna, movimento ativo, 117-118, 120-121
Movimento, teste do
ativo, 39
contra resistência, 39-40
passivo, 39-39
mobilidade acessória, 40
Multidirecional, teste da instabilidade, 197-198
Multífidos, músculos, 118, 127-128
Musculocutâneo, nervo, 192-194
Musculoesquelético, sistema
componentes do, 14-15, 23-24
cartilagem, 16-18
fáscia, 23-24
ligamentos, 17-20
músculos, 19-22
osso, 15-17
sinóvia e bolsas, 22-24
tendões, 22-23
função do, 12-14
Músculos, 19-22
arranjos dos fascículos, 21-22
cotovelo, 228-229
joelho, 371-372
mão e punho, 286
ombro, 191-192
quadril, 332-333
tipos de fibras, 20-22
tornozelo e pé, 421-423
Músculos, teste dos
níveis radiculares S2-S4, 136-139
nível radicular L1, 131-132
nível radicular L2, 131-134
nível radicular L3, 135, 135
nível radicular L4, 136-137
nível radicular L5, 136-138
nível radicular S1, 136-139
Musculotendínea, junção, 22-23

N

Nádega, sinal da, 314-315
Nakajima, teste de, 376-377
Não-inflamatória, doença articular, 448
Navicular, 241-242, 248-251, 386-388
Navicular, tubérculo, 391-392
Neoplasia, 448
Nervo, teste de estiramento do, 32
Nervosa, compressão, 448

ÍNDICE

Neurofibromatose, 108-109
Neurológico, exame, 40
    coluna cervical, 78-79, 89
        plexo braquial, 78-81
        por nível radicular, 81-82, 84-89
        teste de extensão do membro superior, 78-81
    coluna lombossacra, 128-130, 141
        níveis radiculares S2, S3, e S4, 136-137
        nível radicular L1, 131-132, 134
        nível radicular L2, 131-132, 134
        nível radicular L3, 135, 136-137
        nível radicular L4, 136, 136-137
        nível radicular L5, 136-137, 138
        nível radicular S1, 136-137, 139
        plexo lombar, 128-132
        plexo lombossacro, 129-132
    cotovelo, 227-228, 228-229, 235-236
        neuropatias compressivas, 231-236
    joelho, 371-373
    ombro, 191-194
    punho e mão, 286-291
    quadril, 331-335
    tornozelo e pé, 419-424
Neurológicos, testes, tornozelo e pé, 422-427
Normal, marcha, 438-439, 441-442, 439-440
Noyes, teste de, 376-377

O

Ober, teste de, 333, 335
Observação, 25
    articulação temporomandibular, 93-95
    coluna cervical e torácica, 47-49
    coluna lombossacra, 107-108
    cotovelo, 206-208
    da postura, 26-29
    joelho, 346-348
    marcha anormal, 441-442
    ombro, 155-156
    punho e mão, 242-243
    quadril, 301-302
    tornozelo e pé, 388-390
Obturador, externo, 326-327, 329-330
Obturador, interno, 326-327, 329-330
Obturador, nervo, 328-329
Occipital, 51
Oclusiva, doença arterial, 391-392
Odontóide, 43-45
Olecraniana, bolsa, 22-23, 205-207, 214-216
Olecraniana, fossa, 213-216
Olécrano, 213-216
Ombro, 135, 189-190
    anatomia funcional, 153-156
    anterior, instabilidade, teste de Rockwood, 194-196
    arredondado, 37-39
    dermátomos, 192-194
    elevação escapular, 187-189
    exame da postura, 28-30, 35-36
    exame neurológico, 191-194

    motor, 191-194
    sensibilidade, 192-195
exame palpatório, 157-158, 166-167
    estruturas de partes moles anteriores, 159-162
    estruturas de partes moles laterais, 164-167
    estruturas de partes moles mediais, 163-165
    estruturas de partes moles posteriores, 161-167
    estruturas ósseas anteriores, 157-160
    estruturas ósseas posteriores, 161-164
exame subjetivo, 155-158
flexão, 180-182
inervação, 194-195
luxação, 192-194
    teste da apreensão, 194-197
manobra de Adson, 201-204
manobra de Wright, 201-204
observação do, 155-156
padrões de dor referida, 194, 203-204
pontos-gatilho, 166-172
protração escapular, 189-194
reflexos, 192-194
retração escapular, 188-190
rotação lateral (externa), 186-188
rotação medial (interna), 185-187
síndromes do impacto, 154-158
teste contra resistência, 180-181, 189-190
    abdução, 182-185
    adução, 183-186
    extensão, 182-183
teste da elevação escapular, 187-189
teste da gaveta posterior, 196-197
teste da mobilidade, 177-181
teste da queda do braço, 200, 201
teste de flexão cruzada, 199, 199
teste de Hawkins, do impacto do supra-espinal, 200-201
teste de instabilidade inferior e instabilidade multidirecional, 197-198
teste de Roos, 203-204
teste de Speed, do bíceps, 199, 200
teste de Yergason, do bíceps, 199, 200
teste do deslizamento da acromioclavicular, 199, 199
teste do estalido, 197-198
teste do reposicionamento, 195-196
teste dos movimentos ativos, 166-167, 171-174
teste dos movimentos passivos, 174-175, 180-181
vistas radiológicas, 194, 203-204
Ombros, meneio dos, 187-189
Oponente, do dedo mínimo, músculo, 285-286
Oponente, do polegar, 285-286
Oposição, 264-265, 285-286
Oppenheim, teste de, 426-427
Osgood-Schlatter, doença de, 352-353
Osler, nódulos de, 248-249
Ósseas, estruturas, palpação das,
    articulação temporomandibular, 95-97

coluna cervical e torácica
    anterior, 60-65
    posterior, 51-58
coluna lombossacra
    anterior, 114
    posterior, 108-112
cotovelo
    lateral, 211-214
    medial, 210
    posterior, 213-216
joelho
    anterior, 348-349, 352-353
    lateral, 354-355, 357-358
    medial, 352-353
ombro
    anterior, 157-160
    posterior, 161-164
punho e mão
    dorsal, 251-255
    palmar, 243-244
    radial, 248-252
    ulnar, 248-250
quadril, 302-308
tornozelo e pé
    dorsal, 395-396
    lateral, 398
    medial, 390-392
    posterior, 399-401
    superfície plantar, 400-403
Osso, 15-17
    lesão do, 447-448
Osteoartrite, 13-15, 18-19
    coluna cervical, 44-45
    joelho, 391-392
    quadril, 301-302, 444-445

P

Paciente, história do, Ver Subjetivo, exame
Palma, 243-244, 248-249
Palmar, aponeurose, 246-247
Palmar, deslizamento, dos metacarpais, 267-268
Palmar, interósseo, 276
Palmar, longo, 211-212, 245-247
Palpatório, exame, 32
    articulação temporomandibular
        área anterior, 96-98
        área posterior, 95-97
    coluna cervical e torácica, 50, 66-67
        estruturas de partes moles anteriores, 64-67
        estruturas de partes moles posteriores, 57-61
        estruturas ósseas anteriores, 60-65
        estruturas ósseas posteriores, 51-58
    coluna lombossacra, 108-109, 116
        estruturas de partes moles anteriores, 115
        estruturas de partes moles laterais, 114
        estruturas de partes moles posteriores, 111-113
        estruturas ósseas anteriores, 114

463

ÍNDICE

   estruturas ósseas posteriores, 108-112
cotovelo, 208-209
   parte anterior, 209-210
   parte lateral, 211-214
   parte medial, 210-212
   parte posterior, 57-61
joelho, 348-349, 360-361
   parte anterior, 348-349, 352-353
   parte lateral, 354-355, 358-359
   parte medial, 352-355
   parte posterior, 358-361
ombro, 157-158, 166-167
   estruturas de partes moles anteriores, 159-162
   estruturas de partes moles laterais, 164-167
   estruturas de partes moles mediais, 163-165
   estruturas de partes moles posteriores, 161-167
   estruturas ósseas anteriores, 157-160
   estruturas ósseas posteriores, 161-164
punho e mão, 243-244, 257-258
   parte dorsal, 251-258
   parte palmar, 243-244, 258-259
   parte radial, 248-252
   parte ulnar, 248-250
quadril, 302-303, 308-309
   estruturas de partes moles, 304-305, 308-309
   estruturas ósseas, 302-303, 307-308
tornozelo e pé, 390-391, 404-405
   dos dedos do pé, 403-405
   parte dorsal, 395-398
   parte lateral, 398-400
   parte medial, 390-395
   parte posterior, 399-401
   superfície plantar, 400-404
Pancoast, tumor de, 203-204
Paradigmas, 13-15
   displasia congênita do quadril, 301-302
   doença inflamatória do cotovelo, 209
   hérnia de disco cervical, 50
   neoplasia da coluna lombar, 108-109
   síndrome da articulação temporomandibular, 95-96
   síndrome de uso excessivo do pé e do tornozelo, 390-391
   síndrome do impacto crônico do ombro, 157-158
   síndrome do túnel do carpo, 243-244
Parótida, glândula, 66-67
Partes, moles, estruturas, palpação das
   articulação temporomandibular, 95-98
   coluna cervical e torácica
      anteriores, 64-67
      posteriores, 57-61
   coluna lombossacra
      anteriores, 115-116
      laterais, 114
      posteriores, 111-113
   cotovelo
      anteriores, 209-210
      laterais, 213-214

      mediais, 210-212
      posteriores, 214-216
   joelho
      anteriores, 352-353
      laterais, 213-214
      mediais, 353-355
      posteriores, 358-361
   ombro
      anteriores, 159-162
      laterais, 164-167
      mediais, 163-165
      posteriores, 161-167
   punho e mão
      dorsais, 254-258
      palmares, 244-249
      radiais, 251-252
      ulnares, 248-250
   quadril, 304-308
   tornozelo e pé
      laterais, 398-400
      mediais, 391-395
      posteriores, 400-401
      superfície plantar, 102, 403-404
Passada, amplitude da, 439-440
Passivos, testes dos movimentos, 39-40
   articulação temporomandibular, 103-104
   coluna cervical e torácica, 73-77
   coluna lombossacra, 120-121, 126-127
   cotovelo, 216-217, 223-224
   joelho, 360-361, 366-368
   ombro, 174-175, 180-181
   punho e mão, 258-259, 267-268
      dedos, 260-261, 266-267
      desvio radial, 260-261
      desvio ulnar, 260-261
      extensão do punho, 258-261
      flexão do punho, 258-261
      movimentos acessórios, 266-268
   quadril, 312-315, 319-320
   tornozelo e pé, 404-405, 407-408, 414
Pata-de-ganso, 354-356
Patela, 343-346
   ângulo Q, 346-348
   estrabismo da, 33-35, 339-341
   palpação da, 348-351
   teste da mobilidade, 366-369
Patela, alta, 348-350
Patela, baixa, 348-350
Patelar, ligamento, 352-353
Patelar, reflexo, 367, 366
Patelofemoral, articulação, 343-344
Patelofemoral, articulação, testes da, 379-381
Patelofemoral, artrite, teste da, (de Waldron), 379-381
Patelofemoral, compressão, síndrome de, 348-349
Pateloungueal, síndrome, 254-255
Patológico, limite, 39
Patológico, reflexo, teste do, 32
Patrick, teste de, 145-147, 336-339
Pé, 385-386, 432, 435-436

   anatomia funcional, 386-390
   arcos, 386-388
   colunas, 389-390
   dedos, 399-401
   dermátomos, 420-423
   exame de postura, 28-29, 30, 33, 35-36
   exame neurológico, 419-424
   exame palpatório, 390-391, 404-405
      dedos, 403-405
      parte dorsal, 395-398
      parte lateral, 398-400
      parte medial, 390-395
      parte posterior, 399-401
      superfície plantar, 400-404
   exame subjetivo, 388-391
   marcha anormal, 441-444
   observação do, 388-390
   ossos, 386-389
   padrões de dor referida, 422-424
   reflexos, 420-422
   síndromes de uso excessivo, 390-391
   teste contra resistência, 414
   teste da flexibilidade, 422-426
   teste da mobilidade, 411-414
   teste dos movimentos ativos, 404-405
   teste dos movimentos passivos, 404-408, 414
   testes neurológicos, 422-427
   testes para alinhamento, 428-430
   testes para integridade estrutural, 426-429
   vistas radiológicas, 430, 432-434
Pé, batida do, 442-444
Pé, caído, 416
Pé, cavo, 28-30, 33, 36-37
Pé, plano, 28-30, 33-37, 428-429
Pectíneo, 326-327
Peito, carinado, 34-35
Peito, escavado, 34-35
Peitoral, maior, 183-186
   palpação do, 160-162
   pontos-gatilho do, 172
Peitoral, maior, reflexo do, 192-194
Peitoral, menor, 202-203
Pellegrini-Stieda, doença de, 354-355
Pelve, 435-436
   exame da postura, 29-30, 33-37
   marcha e, 439-440
   panorama, 43-45
   vistas radiológicas, 339-341
Pericôndrio, 23-24
Periféricos, nervos
   braço e antebraço, 231-233
   coxa, 372-373
   perna e pé, 423-424
   punho e mão, 287-289
   quadril, 334
Perimísio, 20-24
Periósteo, 15-19, 23-24
Peritendão (bainha tendínea), 22-23
Perna
   distribuições nervosas da, 372-373

rotação lateral da, 371-372
rotação medial da, 371-372
Perna, discrepância de comprimento, 28-30, 34-35, 336-339
    aparente, 339-340
    marcha anormal, 445-446
    medida do comprimento verdadeiro, 336-339
    testes de alinhamento, 428-429, 430
Pescoço, relações ântero-posteriores, 47-48
Phalen, teste de, 288-291
Pinça, avaliação da, 296-298
Piramidal, 248-249
Piriforme, teste do, 329-331
Piriforme, 325-327, 329-330
    palpação do, 114, 307-309
    pontos-gatilho, 309-310
Pisiforme, 248-250
Plano, dorso, 36-37
Plano, pé, 28-30, 33-34, 36-37, 428-429
Plantar, deslizamento
    da articulação cubometatarsal, 411-413
    da primeira articulação cuneometatarsal, 413-414
    dos metatarsais, 413-414
Plantar, fáscia, 102, 403-404
Plantar, flexão, 404-405, 421-423
    marcha e, 439-440
    tornozelo, 414-416
        ativa, 404-406
        passiva, 407-408
Plantar, reflexo, 136-137
Plantar, superfície
    inervação, 422-424
    palpação, 400-404
Platisma, 63-64, 159-160
Plicas, 349-351
    testes, 379-381
Plummer-Vinson, síndrome de, 254-255
Polegar
    abdução do, 281-286
    adução do, 282-286
    articulação carpometacarpal
        abdução e adução, 263-265
        tração, 267-270
    articulação interfalângica
        extensão, 266-267
        flexão, 266-267
    articulação metacarpofalângica, 241-242
        deslizamento ulnar, 267-270
        extensão, 266-267
        flexão, 264-267
    extensão do, 280-282, 286
    flexão do, 286
    oposição, , 264-265, 285-286
    teste contra resistência, 280-286
Poliomielite, 441-442, 444-445
Poplítea, artéria, 359-360
Poplítea, fossa, 359-360
Poplítea, veia, 359-360
Poplíteo, 356-357, 368-372

Poplíteo, nervo, 355-356
Poplíteo, pulso, 359-360
Pós-fixado, plexo braquial, 78-79
Posterior, artéria tibial, 391-394
Posterior, deslizamento, da tíbia, 364-365
Posterior, gaveta, teste, 196-197, 364-365
Posterior, ligamento cruzado, 343-346
Posterior, ligamento talofibular, 399-400
Posterior, nervo cutâneo, do antebraço, 194-195
Posterior, nervo cutâneo, do braço, 194-195
Posterior, nervo interósseo, síndrome do (síndrome do supinador), 235-236
Posterior, nervo tibial
    compressão do, 425-427
    palpação do, 391-394
Posterior, pulso tibial, 391-394
Posterior, superior, espinha ilíaca, 109-111, 306-308
Posterior, teste da gaveta, 196-197, 364-365
Posterior, tórax, 47-48
Póstero-anterior, pressão
    processo espinhoso, 123-124
    processo transverso, 124
    sacro, 126-127
Póstero-anterior, pressão central no processo espinhoso, 75-6
Póstero-anterior, pressão unilateral no processo transverso, 75-77
Póstero-lateral, herniação discal, 142
Póstero-superior, espinha ilíaca, 109-111, 306-308
Postura, exame da, 26-29
    extremidade superior, 29-30
    posição da cabeça, 29-30, 33-39, 47-48
    quadril, 28-29, 34-35
    sentado, 39
    tórax, 30, 33-35
    vista anterior, 34-35
    vista lateral, 35-39
    vista posterior, 28-30
Pré-fixado, plexo braquial, 78-79
Preisler, doença de, 248-250
Primária, batida dos dedos, 443-444
Primeira, articulação metatarsal, 391-392
Primeira, articulação, carpometatarsal, 263-265
Primeira, articulação, cuneometatarsal, 413-414
Primeira, articulação, metatarsofalângica
    palpação da, 391-392
    tração da, 414
Primeira, costela
    deslizamento ventral-caudal, 76-77
    estruturas do desfiladeiro torácico, 202-203
    palpação da, 63-65
Primeiro, anel, cricóide, 61-62
Primeiro, metacarpal, 250-252
Profunda, fáscia, 23-24
Profundos, reflexos tendíneos (de estiramento), 40
Pronação,
    antebraço, 224-228
    cotovelo, 205-208, 216-220
    pé, 386-388, 389, 436-437
Pronador, quadrado, músculo, 224-225, 227-228

Pronador, redondo, 211-212, 224-225, 227-228
Pronador, redondo, síndrome do, 231-235
Protração, escapular, 189-194
    músculos, inervação e nível radicular, 191-192
Proximais, interfalângicas, articulações
    extensão, 263-264
    flexão, 262-264, 274-275
    tração, 267-268
Proximal, articulação radioulnar, 205-206
Proximal, prega digital, 244-245
Proximal, prega interfalângica, 244-245
Proximal, prega palmar (flexora), 244-245
Proximal, prega, do punho, 244-245
Psoas, 320-322
    palpação do, 115-116
    pontos-gatilho, 311-312
Psoríase, 254-255
Pterigóideos, músculos, 96-98, 105-106
Púbicos, tubérculos, 114, 115, 303-304
Punho, 181-182, 241-242, 298
    anatomia funcional, 241-243
    dermátomos, 287-288
    exame neurológico, 286-291
    exame palpatório, 243-244, 257-258
        parte dorsal, 243-244-, 48-249
        parte radial (lateral), 248-252
        parte ulnar (medial), 248-250
    exame subjetivo, 242-244
    extensão do, 286
    flexão do, 286
    músculos, inervação e nível radicular, 286
    observação do, 272-273
    padrões de dor referida, 296-298
    pronadores e flexores, 211-212
    supinadores e extensores, 213-214
    teste contra resistência, 269-273
        extensão, 270-273
        flexão, 269-271
    teste da mobilidade, 266268
    teste de Finkelstein, 291-292
    teste de Phalen, 288-291
    teste de Tinel, 287-290
    teste dos movimentos ativos, 257-259
    teste dos movimentos passivos, 258-259, 267-268
        dedos, 260-261, 266-267
        desvio radial, 260-261
        desvio ulnar, 260-261
        extensão do punho, 258-261
        flexão do punho, 258-261
        movimentos acessórios, 266-268
    teste dos movimentos acessórios, 251-255
    testes para flexibilidade e estabilidade articular, 291-292, 296-297
    vistas radiológicas, 298

Q

Q, ângulo, 346-348, 436-438
    medida, 349-351

Quadrado, femoral, 329-330
Quadrado, lombar, 112-113
Quadríceps, 369-371
    fraqueza do, 444-446
    medida do perímetro, 352-353
    movimento de extensão, 440-441
    palpação do, 352-353
    pontos-gatilho no, 360-361
    teste da flexibilidade, 374-375
Quadríceps, reflexo, 135-137
Quadril, 299-300-341, 435-436
    anatomia funcional, 299-302
    dermátomos, 331-334
    displasia congênita, 301-302
    exame de postura, 28-36
    exame neurológico, 331-335
    exame palpatório, 302-309
        estruturas de partes moles, 304-305, 308-309
        estruturas ósseas, 302-303, 307-308
    exame subjetivo, 301-302
    marcha anormal, 444-446
    mecânica, 299-301
    momento de flexão, 440-441
    observação do, 301-302
    padrões de dor referida, 332, 335
    pontos-gatilho, 308-309, 311-312
    teste contra resistência, 320-321, 331-332
    teste da mobilidade, 319-320
    teste dos movimentos ativos, 309-310, 312-315
    teste dos movimentos passivos, 312-315, 319-320
    testes de alinhamento, 336-341
    testes de estabilidade e integridade estrutural, 333, 335-339
    testes de flexibilidade, 333-335
    vistas radiológicas, 339-341
Queda, teste da, do braço, 32, 143, 144
Quinto, metatarsal, 398-399

R

Radial, artéria, 246-247
Radial, cabeça
    deslizamento ventral e dorsal, 223-224
    palpação da, 213-214
Radial, compartimento, da mão, 246-249
Radial, desvio
    mão, 257-258
    punho, 260-261
Radial, nervo
    compressão no cotovelo, 235-236
    teste de estiramento, 80-82
Radial, prega, longitudinal (tenar), 244-245
Radial, pulso, 246-247
Radiculares, níveis
    cotovelo, 228-229
    joelho, 371-372
    mão e punho, 286
    ombro, 191-192
    quadril, 332-333
    tornozelo e pé, 421-423

Radiculopatia, 448
Rádio, 205-206, 267-268
    deslizamento ventral e dorsal, 223-224
    fratura, 205-206
    processo estilóide, 248-251
    tubérculo dorsal (de Lister), 251-253
Radiocarpal, articulação, tração, 267-268
Radiológicas, vistas
    coluna cervical, 91, 92
    coluna lombossacra, 146-147, 149
    cotovelo, 238-240
    joelho, 383-384
    ombro, 194, 203-204
    punho e mão, 298
    quadril, 339-341
    tornozelo e pé, 430-432
Radioulnar, articulação, 205-206
Radioumeral, articulação, 205-208
    tração, 221-224
Radioumeral, bolsa, 213-214
Rápida, contração, fibra de, 2022
Redondo, maior, 182-186
Redondo, menor, 153-154, 186-188
Referida, padrões de dor
    articulação temporomandibular, 93-94
    coluna cervical, 90-91
    cotovelo, 235-236, 238-239
    joelho, 374-375
    ombro, 194, 203-204
    punho e mão, 296-298
    quadril, 332, 335
    região abdominal/coluna lombossacra, 117-119
    tornozelo e pé, 422-424
Reflexa, distrofia simpática, 448-449
Reflexos
    cotovelo, 228-231
    joelho, 371-373
    mandibular, 105-106
    nível radicular de L1, 131-132
    nível radicular de L2, 131-132
    nível radicular de L3, 135-137
    nível radicular de L4, 136-137
    nível radicular de L5, 136-137
    nível radicular de S1, 136-139
    ombro, 192-194
    superficiais, 136-137
    tornozelo e pé, 420-422
Reposicionamento, teste de, 195-196
Resistência, teste da, 39-40
    articulação temporomandibular, 104-106
    coluna cervical e torácica, 76-79
    cotovelo, 223-228
    joelho, 366-368, 371-372
    ombro, 180-190
        abdução, 182-184
        adução, 183-186
        elevação escapular, 187-189
        extensão, 182-183
        flexão, 180-183
        protração escapular, 189-194

        retração escapular, 188-190
        rotação lateral (externa), 186-188
        rotação medial (interna), 185-187
    punho e mão, 269-270, 286
        extensão do punho, 270-273
        extensão dos dedos, 274-276
        flexão da articulação interfalângica distal, 273-274
        flexão da articulação interfalângica proximal, 273-275
        flexão do punho, 269-271
        interósseos, 276-277
        polegar, 280-281, 286
    quadril, 320-332
    tornozelo e pé, 414, 419-420
Ressalto, teste, de Hughston, 376-378
Retinacular, teste, 291-292
Reto, abdominal, 115-117, 126-128
Reto, femoral, 320-321, 369-371
Retração, escapular, 188-190
    músculos, inervação e nível radicular, 191-192
Retropé, 386-388
    desvios do alinhamento normal, 428-429
    eversão passiva, 408-410
    inversão passiva, 408-410
Retropé, valgo e varo, 428-430
Reumatóide, artrite, 13-14, 247-248, 388-390
Reverso, teste de Lachman, 375, 376
Rígido, pé plano, 428-429
Rockwood, teste de (instabilidade anterior), 194-196
Rolagem, cutânea, 32
Rombóides, músculos, 163-164, 188-189
    pontos-gatilho, 171
Roos, teste de, 203-204
Rotação
    coluna cervical, 71-73
        ativa, 71-73
        teste da mobilidade intervertebral, 74-76
    coluna lombossacra, 117-118, 120-121
    joelho
        teste contra resistência, 369-372
        teste dos movimentos passivos, 362-363
    pélvica, 29-30, 439-441
    tronco, 127-129
Rotador, manguito, 153-155, 164-166
Rotadores, 127-128

S

S1, nível radicular, 136-137
S2-S4, níveis radiculares, 136-137
Sacral, base, 110-111
Sacral, sulco, 110-111
Sacro, 44-45, 125-127
Sacroespinal, músculo, 112-113
Sacroilíaca, articulação
    exame da, 125-127
    palpação da, 109-111, 306-308
    teste de Patrick (Fabere), 336-339
    testes da, 145-147
Sacroilíaca, distração, teste da, 145-147

ÍNDICE

Sacrotuberoso, ligamento, 112-113
Safena, veia, 393-395
Saltador, joelho do, 352-353, 369-371
Sarcômero, 20-21
Sartório, 306-307, 320-321, 354-355, 368-372
Schober, teste de, 117-118
Seio, tarsal, 395-396
Semi-espinal, da cabeça, 58-59
Semi-espinal, do pescoço, 58-59
Semilunar, 251-253
Semimembranáceo, 330-331, 359-360, 366-369
Semitendíneo, 330-331, 354-355, 366-369
    pontos-gatilho, 360-361
Sensibilidade, teste da, 40
    cotovelo, 231-233
    joelho, 372-373
    níveis radiculares S2-S4, 136-137
    nível radicular L1, 131-134
    nível radicular L2, 131-134
    nível radicular L3, 135
    nível radicular L4, 136-137
    nível radicular S1, 136-139
    ombro, 192-195
    punho e mão, 287-289
    quadril, 331-334
    tornozelo e pé, 420-424
Sentado, para frente-flexão, teste, 125-127
Sentado, postura, 39
Serrátil, anterior, 164-166, 189-190
Sesamóides, ossos, 102-103
Sinergistas, 20-21
Sinóvia, 22-24
Sinovial, articulação, 16-21
Sinovite, 23-24
Slocum, teste de, 376-378
Sobremordida, medida, 102-104
Sobressaliência, medida, 102-104
Sóleo, 414
Speed, teste de, do bíceps, 199, 200
Sprengel, deformidade de, 29-33
Spurling, teste de, 89-91
Stork, teste de, 125-126
Subacromial, bolsa, 154-155, 166-167
Subacromial, espaço, 154-155
Subaguda, endocardite bacteriana, 248-249
Subdeltóidea, bolsa, 154-155, 165-167
Subescapular, músculo, 185-186
    pontos-gatilho, 171
Subescapular, tendão, 153-154
Subjetivo, exame, 25-28
    articulação temporomandibular, 94-95
    coluna cervical e torácica, 48-50
    coluna lombossacra, 107-108
    cotovelo, 208
    joelho, 347-348
    ombro, 155-158
    perguntas, 26-28
    punho e mão, 242-244
    quadril, 301-302
    tornozelo e pé, 388-391

Suboccipitais, músculos
    palpação dos, 58-61
    pontos-gatilho em, 67-71
Subserosa, fáscia, 23-24
Subtalar, articulação (talocalcaneana), 386-389
    tração, 411-413
Subtalar, eversão, 418-419
    passiva, 408-410
Subtalar, inversão, 416-419
    passiva, 408-410
Sulco, sinal do, 197-198
Superficiais, reflexos, 136-137
Superficial, fáscia, 23-24
Superior, articulação tibiofibular, 411-412
Superior, espinha ilíaca ântero-
    palpação da, 114, 115, 302-304
    teste para comprimento verdadeiro da perna, 336-339
Superior, extremidade
    cotovelo, 205-206, 240
        exame palpatório, 208, 209, 215-216
        exame subjetivo, 208
        neuropatias compressivas, 231-236
        observação do, 206-208
        padrões de dor referida, 235-239
        pontos-gatilho, 215-218
        reflexos, 228-231
        sensibilidade, 231-233
        teste contra resistência, 223-228
        teste da mobilidade, 219-224
        teste do cotovelo-de-golfista, 235-237
        teste do cotovelo-de-tenista, 235-237
        teste dos movimentos ativos, 216-217
        teste dos movimentos passivos, 216-217, 223-224
        teste motor, 227-229
        vistas radiológicas, 238-240
    dermátomos, 241
    exame da postura, 29-30
    ombro, 151-154, 194
        elevação escapular, 187-189
        exame neurológico do plexo braquial, 78-81
        exame neurológico, 81-82, 84-89
        exame palpatório, 157-158, 166-167
        exame subjetivo, 155-158
        manobra de Adson, 201-204
        manobra de Wright, 201-204
        observação do, 155-156
        padrões de dor referida, 194, 203-204
        pontos-gatilho, 166-172
        protração escapular, 189-194
        retração escapular, 188-190
        teste contra resistência, 180-182
        teste da abdução, 182-185
        teste da flexão cruzada, 199
        teste da gaveta posterior, 196-197
        teste da instabilidade anterior (de Rockwood), 194-196
        teste da mobilidade, 177-181
        teste da queda do braço, 200, 201

        teste da rotação lateral (externa), 186-188
        teste da rotação medial (interna), 185-187
        teste da tensão do membro superior, 78-81
        teste de adução, 183-186
        teste de apreensão para luxação anterior do ombro, 194-197
        teste de extensão, 182-183
        teste de flexão, 180-183
        teste de impacto do supra-espinal de Hawkins, 200-201
        teste de Roos, 203-204
        teste de Speed, do bíceps, 199, 200
        teste de Yergason do bíceps, 199, 200
        teste do deslizamento acromioclavicular, 199
        teste do supra-espinal, 201-203
        teste dos movimentos ativos, 166-167, 171-174
        teste dos movimentos passivos, 174-178, 180-181
        vistas radiológicas, 194, 203-204
    panorama, 151-152
    punho e mão, 241-242, 298
        desvio radial, 260-261
        desvio ulnar, 260-262
        exame neurológico, 286-291
        exame palpatório, 243-244, 257-258
        exame subjetivo, 242-244
        extensão do dedo, 274-276
        extensão do punho, 258-261
        flexão da articulação interfalângica distal, 273-274
        flexão da articulação interfalângica proximal, 273-275
        flexão do punho, 258-261
        interósseos, 276-277
        observação do, 242-243
        padrões de dor referida, 296-298
        polegar, 280-286
        teste da mobilidade, 266-268
        teste de Finkelstein, 291-292
        teste de Phalen, 288-291
        teste de Tinel, 287-290
        teste dos movimentos ativos, 257-259
        teste dos movimentos passivos dos dedos, 260-267
        teste dos movimentos passivos, 258-270
        testes para flexibilidade e estabilidade da articulação, 291-297
        vistas radiológicas, 298
Superior, linha nucal, 51-52
Superior, membro, teste de tensão (teste de tensão do plexo braquial; teste de Elvey), 78-82
Superior, nervo cutâneo lateral, 194-195
Superior, neurônio motor, sinais, 426-427
Superior, reflexo cutâneo abdominal, 136-140
Supinação
    antebraço, 227-228
    cotovelo, 205-206, 208, 216-217, 219-220
Supinador, síndrome do (nervo interósseo posterior), 235-236

ÍNDICE

Supinadores, músculos, 227-228
Supraclavicular, nervo, 194-195
Supraclaviculares, linfonodos, 63-66, 159-160
Supracondilar, crista, 209-212
Supra-escapular, nervo, 192-194
Supra-espinal, ligamento, 111-113, 201
Supra-espinal, músculo, pontos-gatilho, 168
Supra-espinal, tendão, 153-155, 161-162
    palpação do, 164-167
    testes para impacto do, 200-201
Supra-espinal, teste do, 201-203
Supra-esternal, incisura, 61-64, 157-160
Supra-hióideo, músculo, 97-100
Sustentáculo, talar, 390-392

T

T1, nível radicular, 78-79
    avaliação, 83-88
TI, processo espinhoso, 53-54
T1-T2, avaliação do nível radicular, 89
Talocalcaneana, articulação, ver Subtalar, articulação
Talocrural, articulação, 411-413
Tálus, 385-387, 435-437
    palpação, 395
    pronação, 386-389, 436-437
Tardia, paralisia ulnar, 211-212
Tarso, túnel do, 393-394
Tarso, túnel do, síndrome do, 393-394, 426-427
Temporal, 96-97, 105-106
Temporomandibular, articulação, 93-94, 105-106
    anatomia funcional, 93-94
    avaliação do espaço livre, 102-103
    exame subjetivo, 94-95
    medidas mandibulares, 103-104
    observação, 93-95
    padrões de dor referida, 93-94
    palpação, 95-98
        área anterior, 96-98
        área posterior, 95-97
        estruturas de partes moles, 95-98
        estruturas ósseas, 95-97
    pontos-gatilho, 97-101
    sobremordida, medida, 102-104
    sobressaliência, medida, 102-104
    teste dos movimentos ativos, 99-104
        abertura da boca, 99-102
        deglutição, 103-104
        desvio mandibular lateral, 101-103
        fechamento da boca, 100-102
        protrusão da mandíbula, 100-103
    teste dos movimentos passivos, 103-104
        movimentos fisiológicos, 104
        teste da mobilidade, 104
    teste dos reflexos, 105-106
Temporomandibular, síndrome da articulação, 95-96
Tenar, eminência, 244-245

Tendão, 22-23
Tendão de Aquiles, ver Calcâneo, tendão do
Tendínea, bainha (peritendão), 22-23
Tendinite, 14-15, 22-23
Tenista, cotovelo-de- (epicondilite lateral), 235-237
Tenossinovite, mão e punho, 291-293
Tensor, da fáscia lata, 299-300, 320-321, 325-326, 330-331, 369-371
    pontos-gatilho, 311-312
teste contra resistência, 274-275
Thomas, teste de, 28-29, 332-335
Thompson, teste de, 426-427
Tíbia, 343-344, 385-386
    deslizamento medial e lateral, 366-368
    deslizamento posterior, 364-365
    deslizamento ventral, 350, 364-365
Tibial, anterior, músculo, 416
Tibial, anterior, tendão, 396
Tibial, nervo, 142
Tibial, posterior, 391-394, 416418
Tibial, torção, 430-433
Tibial, tuberosidade, 352-353
Tibiofemoral, articulação, 343-344
Tibiofibular, articulação, 411-412
Tinel, sinal de, 232-236, 287-290, 372-375, 422-424
Tireóide, cartilagem, 61-62
Torácica, coluna, 30, 33, 44-45, 47-48, 92
    exame neurológico, 83-89
    exame subjetivo, 48-50
    observação da, 47-49
    palpação da, 56-57, 66-67
        estruturas de partes moles anteriores, 64-67
        estruturas de partes moles posteriores, 57-61
        estruturas ósseas anteriores, 60-65
        estruturas ósseas posteriores, 56-58
    processos espinhosos da, 56-58
    sinal de Lhermitte, 90-91
    teste contra resistência, 76-79
    teste da artéria vertebral, 90-91
    teste da distração, 90-91
    teste de Spurling, 89-91
    teste dos movimentos ativos, 67-68, 73-74
    teste dos movimentos passivos, 74-77
Torácicas, vértebras, 44-45
Torácico, desfiladeiro, 202-203
Torácico, síndrome do desfiladeiro, 65-66, 201, 203-204
Torácicos, dermátomos, 89
Tórax, observação, 34-36
Torção, tibial, 430-433
Torcicolo, 34-36
Tornozelo, 385-386, 435-436
    anatomia funcional, 385-388
    dermátomos, 420-423
    exame da postura, 28-30
    exame neurológico, 419-424
    exame palpatório, 390-391, 404-405
        parte dorsal, 395-398

        parte lateral, 398-400
        parte medial, 390-395
        parte posterior, 399-401
        superfície plantar, 400-404
    exame subjetivo, 388-391
    extensão do, 421-423
    flexão do, 421-423
    marcha anormal, 441-444
    mortalha, estrutura/função, 385-386, 435-436
    observação do, 388-390
    padrões de dor referida, 422-424
    reflexos, 420-422
    teste contra resistência, 414-420
    teste da mobilidade, 411-414
    teste de flexibilidade, 422-426
    teste dos movimentos ativos, 404-405
    teste dos movimentos passivos, 404-408, 414
    testes neurológicos, 422-427
    testes para alinhamento, 428-430
    testes para integridade estrutural, 426-429
    uso excessivo, síndrome, 390-391
    vistas radiológicas, 432-434
Tornozelo, reflexo do, 136-137, 139, 420-422
Trabecular, osso (esponjoso), 15-17
Tração
    articulação mediocarpal, 267-268
    articulação radiocarpal, 267-268
    articulação radioumeral, 221-224
    articulação subtalar, 411-413
    articulação talocrural, 411-413
    cervical, 75-76
    cotovelo, 219-220
    joelho, 364-365
    ombro, 177-179
    primeira articulação carpometacarpal, 267-270
    primeira articulação metatarsofalângica, 414
    quadril, 319-321
Transmaleolar, eixo, 385-386
Transversa, prega, 244-245
Transversa, pressão, no processo espinhoso, 76-77, 124, 125
Transverso, arco, do pé, 386-388, 403-404
Transverso, processo, 43-44
    coluna cervical, 56-57
    coluna lombar, 109-110
    coluna torácica, 57-58
    espiral póstero-anterior em, 124
Trapézio, 187-189, 248-251
    palpação do, 57-59, 160-161
    pontos-gatilho em, 66-68
Trapezóide, 248-251
Trás, inclinação para, 125-126
    coluna cervical e torácica, 71-73
    coluna lombossacra, 117-121
Trendelenburg, marcha de, 326-327, 438-439, 445-446
    compensada, 444-445
Trendelenburg, teste de, 300-301, 333, 335, 338
Triangular, complexo de fibrocartilagem, 248-250

Tríceps, 224-225
    palpação do, 214-216
    pontos-gatilho e padrões de dor referida no, 218
    teste contra resistência, 224-226
Tríceps, reflexo do, 83-87
Trocanter
    palpação do, 303-305
    teste de Craig, 339-341
Troclear, sulco, 348-351
Tronco, extensão, 128-130
Tronco, flexão, 126-128
Tronco, rotação, 127-129
Tropocolágeno, 14-15
Túnel
    de Guyon, 241-243, 248-250, 290-291
    do carpo, 241-243, 246-248
    do tarso, 393-394, 425-427

U

Ulna, 205-206
    deslizamento lateral, 220-222
    deslizamento medial, 221-222
    fratura, 205-207
    processo estilóide, 248-249
Ulnar, área, do punho, 248-250
Ulnar, artéria, 245-247
Ulnar, borda, 214-216
Ulnar, compartimento, da mão, 244-246
Ulnar, deslizamento, da primeira articulação metacarpofalângica, 267-270
Ulnar, desvio
    mão, 257-258
    punho, 260-262
Ulnar, nervo, 242-243
    compressão do, 232-236, 288-291
    palpação do, 210-212, 245-246
    teste de estiramento, 80-82
Ulnoumeral, articulação, 205-208
    tração, 219-221
Úmero, 181-182, 205-206
    deslizamento dorsal, 178-180
    deslizamento ventral, 177-179
    limitação do movimento com ruptura do tendão do bíceps, 155-156
    relação com o processo do acrômio, 154-155
    tubérculo maior do, 159-160
Unhas, 30, 33, 254-255

V

Valgo, deformidade do pé, 416
Valgo, estresse em, 439-440
    antepé, 428-431
    cotovelo, 428-431
    joelho, 366-368
    retropé, 428-430
Valsalva, manobra de, 145-146
Varo, estresse em, 439-440
    antepé, 428-431
    cotovelo, 221-222
    joelho, 366-368
    retropé, 428-430
    tornozelo, 385-386
Vasto, lateral, 352-353
Vasto, medial, 352-353
Vasto, medial, oblíquo, atrofia de, 352-353
Ventral, deslizamento, 75-76
    da cabeça femoral, 319-322
    da cabeça radial, 223-224, 267-268
    da cabeça umeral, 177-179
    da fíbula
        na articulação tibiofibular inferior, 411-412
        na articulação tibiofibular superior, 411-412
    da tíbia, 350, 364-365
    do rádio, 223-224, 267-268
Vertebral, artéria, 44-45
Vertebral, artéria, teste da, 90-91
Vertebral, borda (medial), da escápula, 161-163
Vértebras, 43-44
Vicioso, círculo, da lesão, 13-14, 436-438
Vitamina, C, 14-15
Volkmann, contratura isquêmica de, 209

W

Waldron, teste de (artrite patelofemoral), 232-235
Wartenberg, sinal de, 232-235
Watson, teste de (dissociação escafo-semilunar), 291-292, 296-297
Wright, manobra de, 201-204

Y

Yergason, teste do bíceps de, 199-200

edelbra
Impressão e Acabamento
E-mail: edelbra@edelbra.com.br
Fone/Fax: (54) 3520-5000